Die besten Ideen...

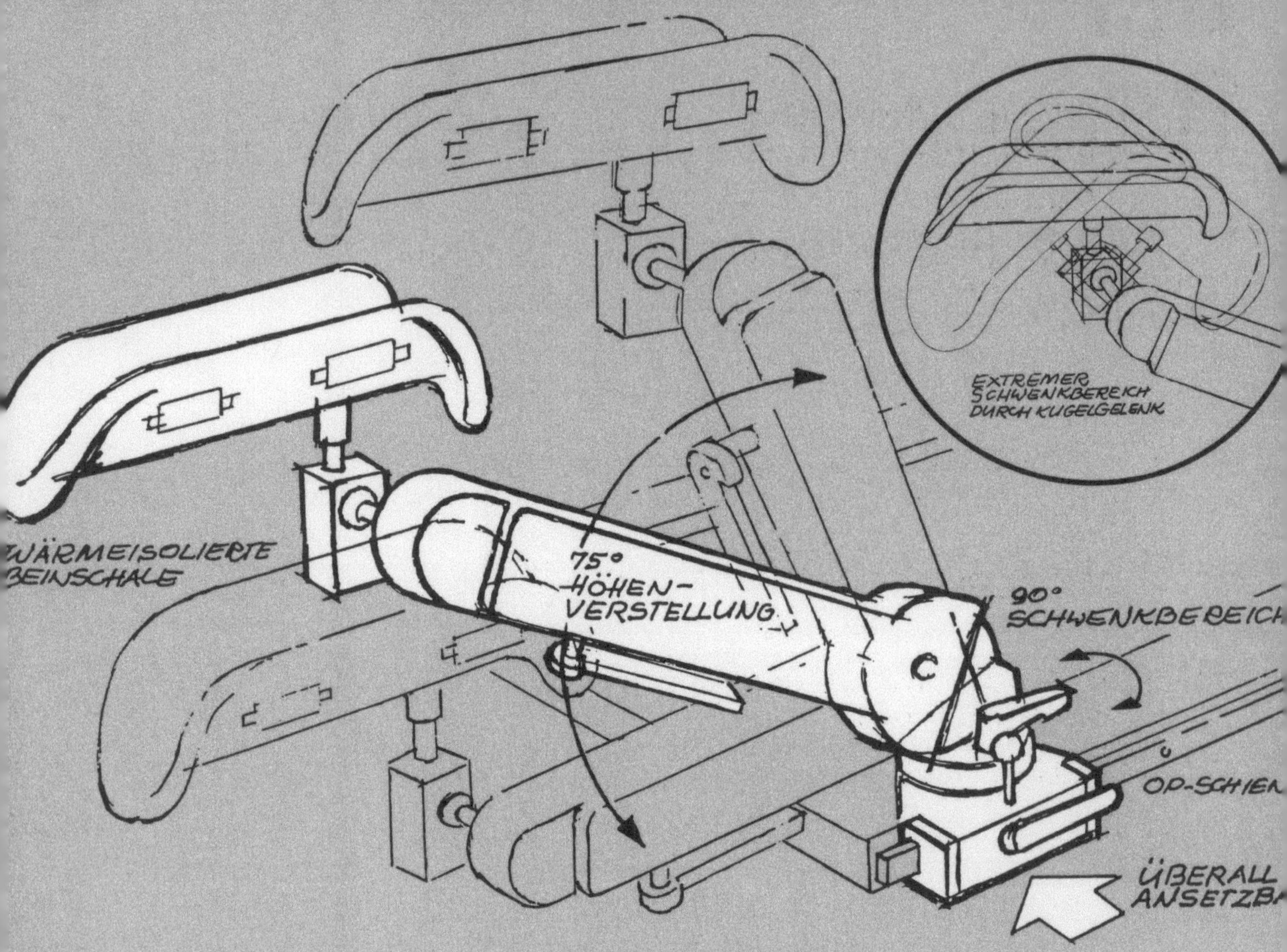

...entstehen im Team.

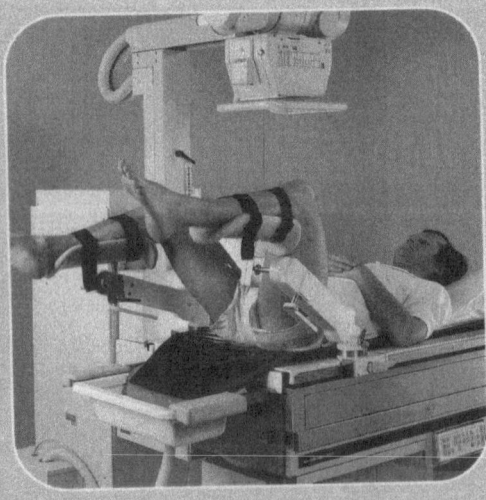

Wie zum Beispiel diese Beinhalter. Sie sind in Teamarbeit mi[t] klinisch tätigen Urologen entstanden. Das Ergebnis kann sich sehen lassen:

Höhenverstellung leichter, schneller und bombenfest fixiert.
Beinschalen austauschbar gegen Kinderbeinschalen.
Kugelgelenke zur freien Verstellung der Beinschalen.
Überall ansetzbar. Kein Aufschieben mehr vom Tischende.

Und das dazugehörige Röntgensystem heißt Uro DIAGNOST. E[s] ist modular aufgebaut und in allen seinen Details so gut durch dacht wie diese Beinhalter!

PHILIPS

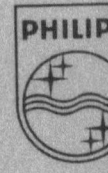

C.H.F. Müller Unternehmensbereich der Philips GmbH   Medizinisch-Technische Systeme

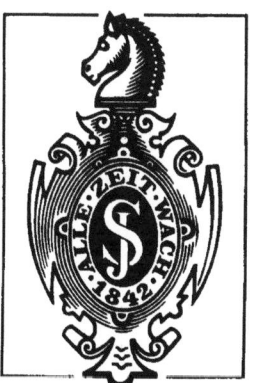

Verhandlungsbericht der Deutschen Gesellschaft für Urologie

38. Tagung
23.–28. September 1986, Würzburg

Tagungsleitung
H. Frohmüller, Würzburg

Redigiert durch den zweiten Schriftführer
der Deutschen Gesellschaft für Urologie
R. Ackermann, Düsseldorf

Mit 335 Abbildungen und 231 Tabellen

Springer-Verlag
Berlin Heidelberg GmbH

Professor Dr. med. HUBERT FROHMÜLLER
Direktor der Urologischen Klinik und Poliklinik der Universität Würzburg,
Josef-Schneider-Str. 2, D-8700 Würzburg

Professor Dr. med. ROLF ACKERMANN
Direktor der Urologischen Klinik und Poliklinik der Universität Düsseldorf,
Moorenstr. 5, D-4000 Düsseldorf

ISBN 978-3-540-18124-8   ISBN 978-3-642-83170-6 (eBook)
DOI 10.1007/978-3-642-83170-6

Dieses Werk ist urheberrechtlich geschützt. Die dadurch begründeten Rechte, insbesondere die der Übersetzung, des Nachdrucks, des Vortrags, der Entnahme von Abbildungen und Tabellen, der Funksendung, der Mikroverfilmung oder der Vervielfältigung auf anderen Wegen und der Speicherung in Datenverarbeitungsanlagen, bleiben, auch bei nur auszugsweiser Verwertung, vorbehalten. Eine Vervielfältigung dieses Werkes oder von Teilen dieses Werkes ist auch im Einzelfall nur in den Grenzen der gesetzlichen Bestimmungen des Urheberrechtsgesetzes der Bundesrepublik Deutschland vom 9. September 1965 in der Fassung vom 24. Juni 1985 zulässig. Sie ist grundsätzlich vergütungspflichtig. Zuwiderhandlungen unterliegen den Strafbestimmungen des Urheberrechtsgesetzes.

© Springer-Verlag Berlin Heidelberg 1987
Ursprünglich erschienen bei Springer-Verlag Berlin Heidelberg 1987

Die Wiedergabe von Gebrauchsnamen, Handelsnamen, Warenbezeichnungen usw. in diesem Werk berechtigt auch ohne besondere Kennzeichnung nicht zu der Annahme, daß solche Namen im Sinne der Warenzeichen- und Markenschutz-Gesetzgebung als frei zu betrachten wären und daher von jedermann benutzt werden dürften.

Produkthaftung: Für Angaben über Dosierungsanweisungen und Applikationsformen kann vom Verlag keine Gewähr übernommen werden. Derartige Angaben müssen vom jeweiligen Anwender im Einzelfall anhand anderer Literaturstellen auf ihre Richtigkeit überprüft werden.

Verantwortlich für den Anzeigenteil H. Hüttig, Kurfürstendamm 237, D-1000 Berlin 15

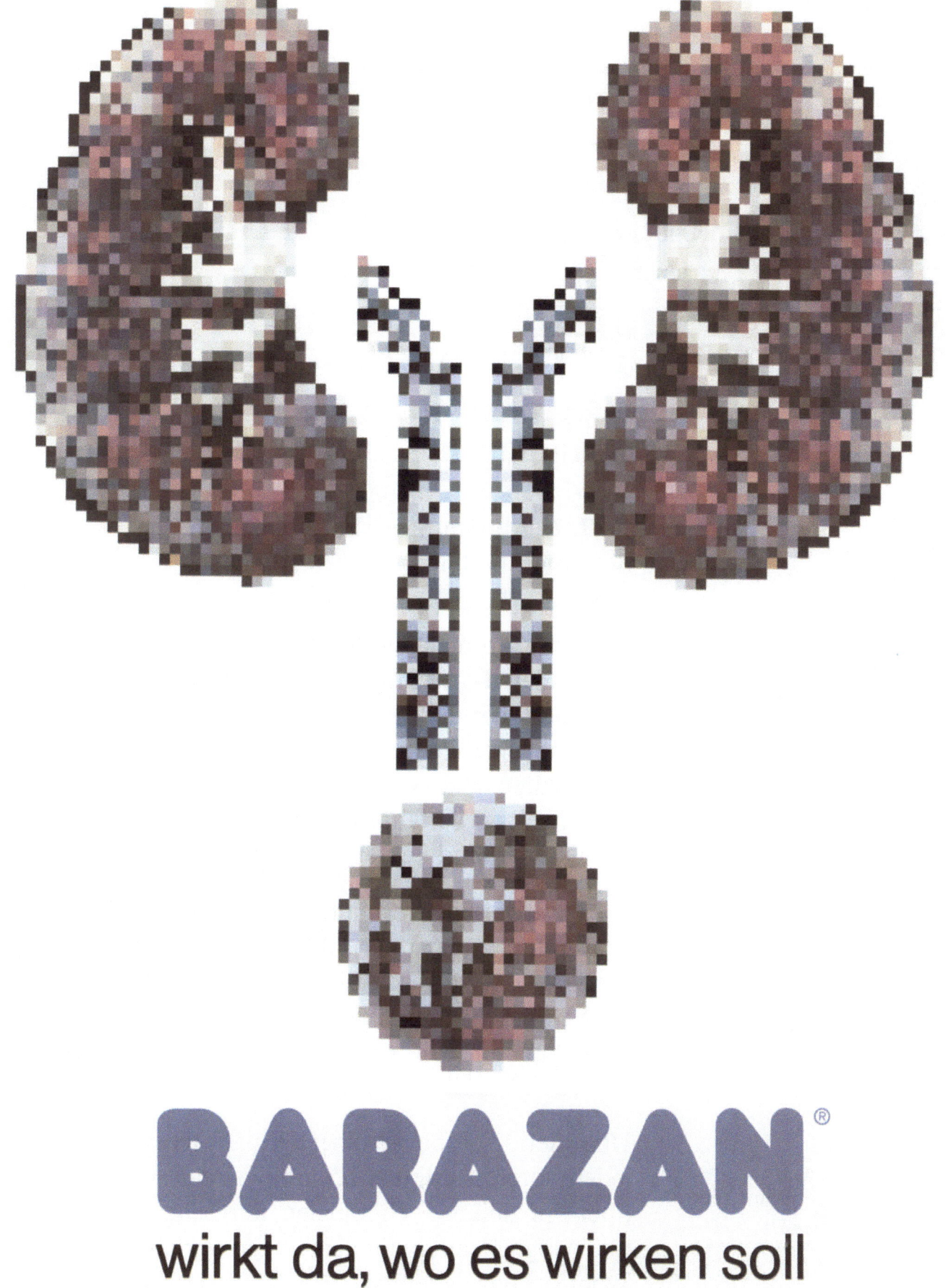

BARAZAN®
wirkt da, wo es wirken soll

Zusammensetzung: Jede Filmtablette enthält 400 mg Norfloxacin. **Anwendungsgebiete:** Bakterielle Infekte der ableitenden Harnwege (Nierengewebe, Nierenbecken, Harnblase) durch grampositive und gramnegative aerobe Keime oder durch mehrfach resistente Problemkeime. **Gegenanzeigen:** Überempfindlichkeit gegen Norfloxacin oder strukturell verwandte Chemotherapeutika. **Nebenwirkungen:** Die Nebenwirkungsinzidenz liegt bei etwa 5%. Am häufigsten (<3%) sind gastrointestinale Beschwerden (leichte Magenbeschwerden, Bauchschmerzen, Appetitlosigkeit, Übelkeit, Erbrechen, Diarrhoe), weniger häufig zentralnervöse Reaktionen (Kopfschmerzen, Schwindel, Benommenheit, Müdigkeit, Veränderungen der Stimmungslage, Parästhesien, Schlafstörungen, visuelle Störungen), leichtere Hautreaktionen, in Einzelfällen Überempfindlichkeitsreaktionen, Tendinitis, Arthralgie. Selten wurden Laborveränderungen festgestellt. Diese besaßen jedoch keine klinische Relevanz. **Hinweise:** Nicht bei Kindern und Jugendlichen in der Wachstumsphase, bei Schwangeren und Stillenden verordnen. Bei Patienten mit anamnestisch bekanntem Anfallsleiden sollte BARAZAN® wie andere Chinolinderivate mit Vorsicht verabreicht werden. Bei stark eingeschränkter Nierenfunktion Vor- und Nachteile des Einsatzes von BARAZAN® im Einzelfall sorgfältig abwägen. Dosierung: Erw. 2 x tgl. 1 Filmtabl. 7 bis 10 Tage; bei Frauen mit akuter, unkomplizierter Zystitis 3 Tage. Bei stark eingeschränkter Nierenfunktion (Kreatininclearance <30 ml/min) 1 Filmtabl./Tag. **Handelsformen und Preise:** 6 Filmtabletten (OP) DM 21,–, 20 Filmtabletten (N1) DM 63,75, 50 Filmtabletten (N2) DM 143,70, 100 Filmtabletten (N3) DM 273,–, Anstaltspackungen. Stand 1/87.
Weitere Informationen enthalten die wissenschaftliche Broschüre sowie die Gebrauchsinformation, deren aufmerksame Durchsicht wir empfehlen.
MSD PHARMA
MSD SHARP & DOHME GMBH, 8000 MÜNCHEN 83

M. Ziegler, Universität Homburg (Hrsg.)

Die extrakorporale und laserinduzierte Stoßwellenlithotripsie bei Harn- und Gallensteinen

Grundlagen – Anwendung – Klinik

1987. 73 Abbildungen. Etwa 95 Seiten.
Broschiert DM 58,–. ISBN 3-540-17960-7

Die extrakorporale Stoßwellenlithotripsie hat in kurzer Zeit die Steintherapie revolutionierend verändert. Bei der rasanten Entwicklung der einzelnen Verfahren fällt es schwer, den Überblick zu behalten, insbesondere die Vor- und Nachteile der einzelnen Verfahren zu kennen und abzuwägen, um Doppel- und Fehlentwicklungen zu vermeiden.

Diesen Überblick vermittelt erstmals das vorliegende Buch in knapper, alle Aspekte zusammenfassender Form: Physiker und Techniker stellen kurz die hauptsächlich in Deutschland entwickelten Verfahren vor; Kliniker berichten über die bisher vorliegenden klinischen Erfahrungen.

Über den Kreis der Urologen hinaus gibt das Buch jedem interessierten Arzt eine Bestandsaufnahme über Prinzipien, Technologien, klinische Ergebnisse und Möglichkeiten der derzeitigen Verfahren zum Wohle seiner Patienten.

Springer-Verlag
Berlin Heidelberg New York
London Paris Tokyo

Heidelberger Platz 3, D-1000 Berlin 33 · 175 Fifth Ave.,
New York, NY 10010, USA · 28 Lurke Street, Bedford
MK40 3HU, England · 26, rue des Carmes, F-75005 Paris ·
37-3, Hongo 3-chome, Bunkyo-ku, Tokyo 113, Japan

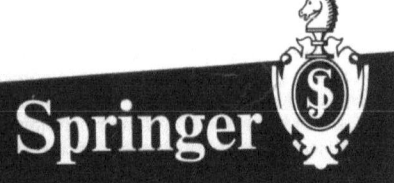

Zyloric®

QUALITÄT VOM ERFINDER
FÜR IHRE GICHT-PATIENTEN

Zyloric®, Zyloric® 300, Zyloric® Granulat · Deutsche Wellcome GmbH, 3006 Burgwedel 1
Zusammensetzung: 1 Tbl. Zyloric enth. 100 mg Allopurinol, 1 Tbl. Zyloric 300 enth. 300 mg Allopurinol, 1 g Granulat (= 1 Btl.) enth. 300 mg Allopurinol. **Anwendungsgebiete:** Erhöhte Harnsäurewerte im Blut und/oder erhöhte Harnsäureausscheidung im Urin, auch bei starkem Zellzerfall, Strahlen- u. Chemotherapie. Gicht, Verhütung und Auflösung von Harnsäuresteinen, Verhinderung der Bildung von Kalziumoxalqtsteinen bei gleichzeitiger Hyperurikämie. **Gegenanzeigen:** Überempfindlichkeit gegen Allopurinol. Schwangerschaft und Stillperiode. **Nebenwirkungen:** Gelegentlich Hautausschläge. Selten Übelkeit, Erbrechen und Durchfall. Sehr selten generalisierte Überempfindlichkeitsreaktionen (z.T. exfoliative Hautausschläge, Lymphadenopathie, Arthralgie oder Eosinophilie.

Handelsformen und Preise: Zyloric: 100 Tbl. DM 50,73. Zyloric 300: 28 Tbl. DM 35,57, 50 Tbl. DM 58,12, 84 Tbl. DM 89,34, 100 Tbl. DM 100,08. Zyloric Granulat: 84 Btl. DM 89,34. Apothekenverkaufspreise inkl. 14% MwSt.

Wellcome

H. Bartels

Urosonographische Differentialdiagnose

mit einem Geleitwort von W. Vahlensieck

1986. 394 Abbildungen in 742 Einzeldarstellungen.
XIV, 290 Seiten. Gebunden DM 148,–.
ISBN 3-540-16731-5

Sonographie ermöglicht unmittelbare bildgebende Diagnostik in Praxis und Klinik.

„Urosonographische Differentialdiagnose" zeigt alle derzeitigen Möglichkeiten und Applikationsformen der Urosonographie auf. In 10 Kapiteln werden für jeden Bereich Normbefunde und Normvariationen definiert und einer Fülle von pathologischen Befunden jeweils unter differentialdiagnostischen Aspekten gegenübergestellt.

Der Leser soll in die Lage versetzt werden, Befunde während der sonoskopischen Untersuchung nach ihrem Krankheitswert einzuordnen. Dadurch soll insbesondere Verunsicherung vermieden werden, um sicher die Diagnose oder *gezielt* die Indikation zu eventuellen weiteren Untersuchungsverfahren stellen zu können.

Inhaltsübersicht: Allgemeine Vorbemerkungen zur urosonographischen Untersuchungstechnik. – Das normale und das veränderte zentrale Reflexband (ZRB) der Niere unter differentialdiagnostischen Aspekten. – Der Parenchymsaum und seine Veränderungen – ohne lokalisierte Raumforderungen. – Urosonographische Differentialdiagnose der Raumforderungen der Niere. – Urosonographische Differentialdiagnose des peri- und pararenalen Bereiches. – Darstellung und Interpretation von Befunden an Transplantatnieren. – Differenzierung sonographischer Befunde der Harnblase. Sonographische Befunde des Penisschaftes und der Harnröhre. – Darstellung und Differenzierung prostatasonographischer Befunde. – Skrotalsonographie, Differenzierung von Befunden. – Urosonographische Befunde im Säuglings- und Kindesalter. – Literatur. – Sachverzeichnis.

Springer-Verlag
Berlin Heidelberg New York
London Paris Tokyo

Heidelberger Platz 3, D-1000 Berlin 33 · 175 Fifth Ave.,
New York, NY 10010, USA · 29, Lurke Street, Bedford
MK40 3HU, England · · 26, rue des Carmes, F-75005 Paris
37-3, Hongo 3-chome, Bunkyo-ku, Tokyo 113, Japan

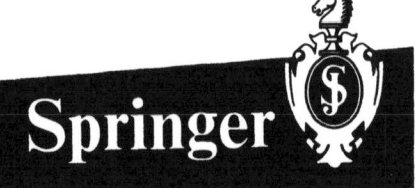

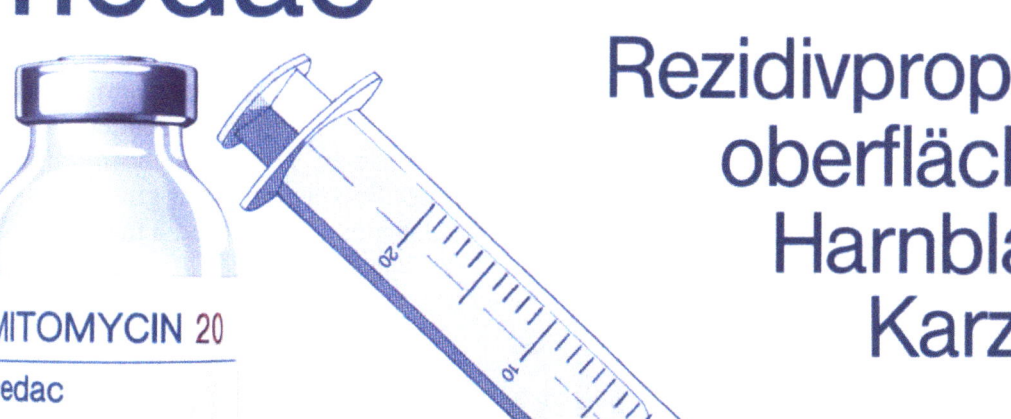

R. Nagel, Freie Universität Berlin (Hrsg.)

Konservative Therapie des Prostatakarzinoms

Eine Standortbestimmung

1987. Etwa 170 Seiten. Broschiert DM 56,-. ISBN 3-540-17724-8

Die Behandlung des lokal fortgeschrittenen Prostatakarzinoms stellt hohe Ansprüche an den behandelnden Arzt, da die therapeutischen Möglichkeiten begrenzt sind und sie außerdem der im Verlauf der Behandlung früher oder später einsetzenden Tumorprogression angepaßt werden müssen. Das Buch vermittelt insbesondere für die Bedürfnisse der Praxis einen sehr guten Überblick über den derzeitigen Stand der medikamentösen Therapie des Prostatakarzinoms

K.-H. Bichler, Tübingen;
J. E. Altwein, Ulm (Hrsg.)

Der Harnwegsinfekt

Pathogenese - Diagnostik - Therapie

1985. 48 Abbildungen. X, 138 Seiten. Gebunden DM 58,-. ISBN 3-540-15709-3

Dieses Buch behandelt interdisziplinär die Probleme des Harnwegsinfektes bei Patienten im Erwachsenenalter und bei Kindern. Neueste Untersuchungsergebnisse aus der Klinik und Erkenntnisse aus den theoretischen Wissensgebieten wie Bakteriologie, Immunologie und Pathologie werden ebenso wie die Ätiopathogenese übersichtlich und praxisgerecht dargestellt.

Die Einteilung in asymptomatische, symptomatisch-afebrile bzw. febrile Harnwegsinfekte ermöglicht einen rationelleren Einsatz diagnostischer Methoden wie Röntgen oder endo-urologische Abklärung. Hier sind es neben Kostenfragen insbesondere Folgeerscheinungen der Untersuchungstechniken wie Strahlenbelastung und Traumatisierung, die es erforderlich machen, die Anwendung auf das unbedingt notwendige Maß zu reduzieren.

Den mit der Erkennung und Behandlung von Harnwegsinfekten beschäftigten Ärzten - Urologen, Allgemeinmedizinern, Internisten, Pädiatern, Gynäkologen - vermittelt das Buch einen hervorragenden Überblick über den gegenwärtigen Stand der Ätiologie, Diagnostik und Therapie der Harnwegsinfekte.

Springer-Verlag
Berlin Heidelberg New York
London Paris Tokyo

Heidelberger Platz 3, D-1000 Berlin 33 · 175 Fifth Ave., New York, NY 10010, USA · 28 Lurke Street, Bedford MK40 3HU, England · 26, rue des Carmes, F-75005 Paris 37-3, Hongo 3-chome, Bunkyo-ku, Tokyo 113, Japan

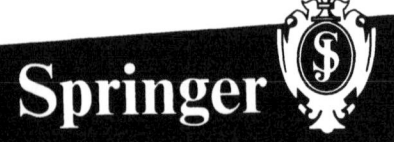

Begutachtung und Arztrecht in der Urologie

Herausgeber: **K.-H. Bichler,** Universität Tübingen

1986. 12 Abbildungen. X, 213 Seiten
Gebunden DM 68,–. ISBN 3-540-15930-4

Ein Buch über Begutachtung und Arztrecht in der Urologie fehlte bisher im deutschsprachigen Raum. Im ersten Teil wird die spezielle urologische Begutachtung getrennt nach Organgruppen abgehandelt. Dabei werden auch besondere Problemkreise wie die Begutachtung Rückenmarksverletzter bzw. die gutachterliche Einschätzung von Patienten mit Urogenitaltuberkulose in separaten Kapiteln vorgestellt. Die Nierenerkrankungen werden aus urologischer und nephrologischer Sicht behandelt, da eine Kooperation der beiden Disziplinen von besonderer Wichtigkeit für eine effektive Einschätzung der Nierenerkrankungen ist.

Die besonderen Fragen der Begutachtung durch die verschiedenen Auftraggeber wie die Berufsgenossenschaften, Rentenversicherungen und Sozialgerichte werden ausführlich von Vertretern dieser Entschädigungsträger bearbeitet.

In einem separaten Abschnitt sind die z. T. komplizierten Abrechnungsmodalitäten von Begutachtungsverfahren zusammengestellt. Der zweite Teil des Buches beschäftigt sich mit Grundproblemen des Arztrechts, ohne dessen ausreichende Kenntnisse weder der niedergelassene noch der klinisch-operativ tätige Urologe sinnvoll arbeiten kann.

Das Buch vermittelt die notwendigen Informationen und Einsichten und leistet so einen Beitrag zu einem Mehr an Gerechtigkeit für den Patienten und zu größerer Sicherheit für den Berufsstand des Urologen.

Springer-Verlag Berlin Heidelberg New York Tokyo

Heidelberger Platz 3, D-1000 Berlin 33
175 Fifth Ave., New York, NY 10010, USA
37-3, Hongo 3-chome, Bunkyo-ku, Tokyo 113, Japan

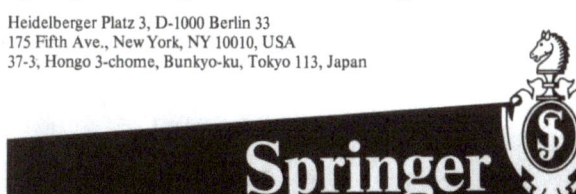

PROSTAMED®

Prostatasyndrom mit Harnverhaltung, Miktionsbeschwerden und Restharn, Reizblase, auch bei Frauen

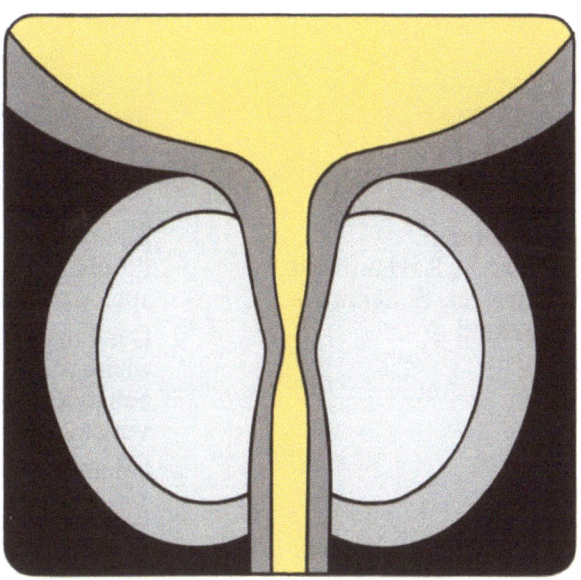

Zusammensetzung: 1 Tablette Prostamed enthält: Kürbisglobulin 0,1 g, Kürbismehl 0,2 g, Kakao 0,05 g, Extr. fl. Herb. Solidag. 0,04 g, Extr. fl. Fol. Popul. trem. 0,06 g. Sacch. lact. ad. 0,5 g.
Anwendungsgebiete: Prostata-Adenom Stadium I und beginnendes Stadium II mit Miktionsbeschwerden, Reizblase.
Dosierung: 3× täglich 2–4 Tabletten einnehmen.
Handelsformen und Preise (incl. MwSt.):

 60 Stück DM 8,97
120 Stück DM 15,48
360 Stück DM 36,98

 Dr. Gustav Klein, Arzneipflanzenforschung, 7615 Zell-Harmersbach/Schwarzwald

Aktuelle Fragen aus Klinik und Praxis:

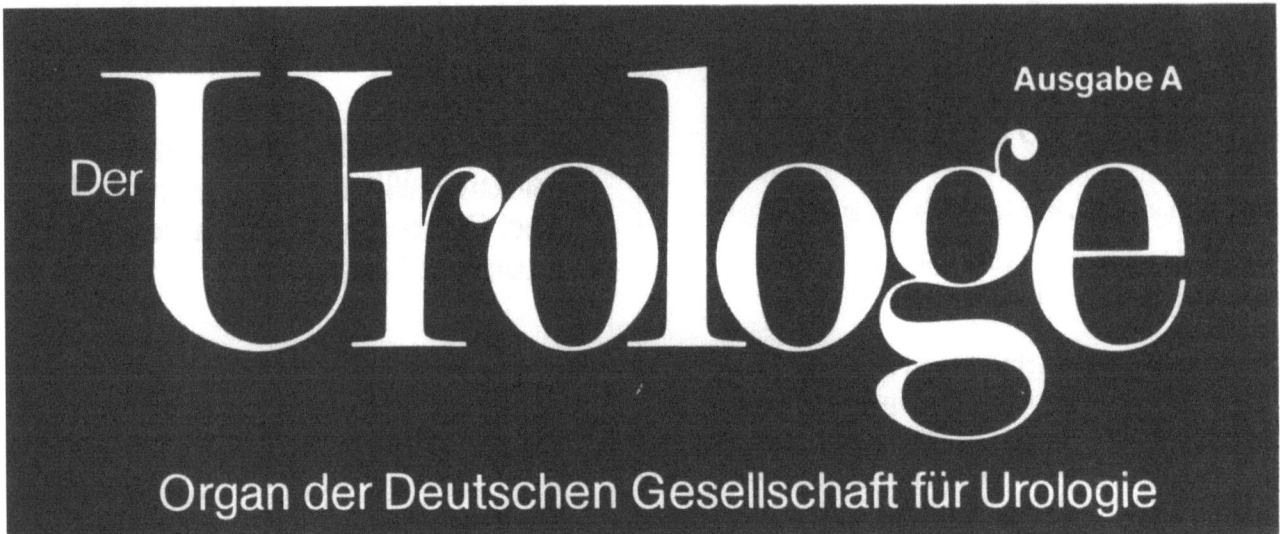

Schriftleitung:
C. Chaussy, R. Hautmann,
W. Lutzeyer, E. Schmiedt,
J. Sökeland

Ziel der Zeitschrift ist die Fortbildung des Urologen. Sie soll aktuelle Probleme aus Klinik und Praxis sowohl dem urologischen Facharzt als auch dem interessierten Vertreter der Grenzgebiete vermitteln.

Der Inhalt der einzelnen Hefte ist in Leitthemen festgelegt. Die wichtigsten Gebiete der Urologie werden in Übersichtsreferaten behandelt, die jeweils den Stand der Erfahrungen aus der jüngsten Vergangenheit zusammenfassen.

Originalarbeiten sowie Kasuistiken ergänzen die jeweiligen Hefte.

Leitthemen 1987/1988:

- Onkologie
- Varia
- Gynäkologische Urologie
- Plastische Eingriffe am Urogenitaltrakt
- Sexuell übertragbare Erkrankungen
- Pädiatrische Urologie
- Schmerz und Schmerzbehandlung
- Mikrobiologie
- Nephrologie
- Notfallurologie
- Impotenz
- Neue Technologien
- Steintherapie

Bezugsbedingungen: 1988. Band 27
(6 Hefte): DM 296,– plus Versandkosten
Inland DM 17,98; Ausland DM 40,80.

Bitte bestellen Sie bei Ihrem Buchhändler
oder bei: Springer-Verlag, Abtl. ZS,
Heidelberger Platz 3, D-1000 Berlin 33

Springer

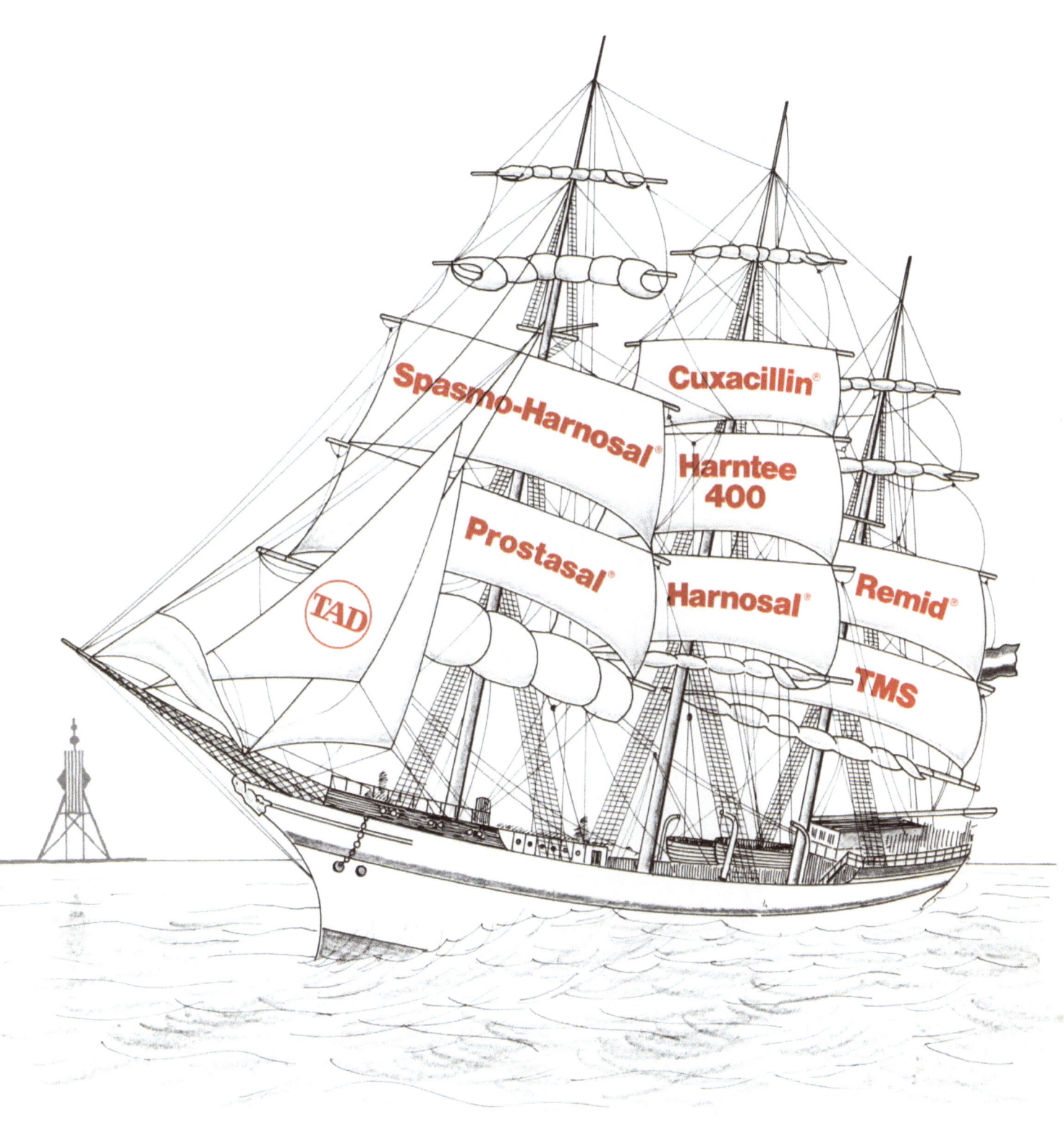

TAD PHARMAZEUTISCHES WERK GMBH
D-2190 Cuxhaven 1 · Heinz-Lohmann-Straße 5

SCHERING

Kontrastmittel

Zusammensetzung 1 ml Omnipaque®-240/-300/-350 enthält 518 mg (entspr. 240 mg Jod)/647 mg (entspr. 300 mg Jod)/755 mg (entspr. 350 mg Jod) Iohexol in wäßriger Lösung.
Anwendungsgebiete Urographie, Kontrastverstärkung bei der Computertomographie, Angiographie unter Einbeziehung der digitalen Subtraktionsangiographie, Darstellung von Körperhöhlen (exkl. Myelographie, Ventrikulographie, Zisternographie).
Gegenanzeigen Manifeste Hyperthyreose. Indikation besonders streng stellen bei Überempfindlichkeit gegen jodhaltige Kontrastmittel, schwerer Funktionsstörung von Leber oder Nieren, Herz- und Kreislaufinsuffizienz, Lungenemphysem, sehr schlechtem Allgemeinzustand, fortgeschrittener Hirnarteriosklerose, lange bestehendem Diabetes mellitus, zerebralen Krampfleiden, latenter Hyperthyreose, blanden Knotenstrumen, Plasmozytom, Schwangerschaft.
Nebenwirkungen Leichte Beschwerden, wie Wärmegefühl und Schmerzen, besonders bei hohen Konzentrationen, Hautrötungen, selten Übelkeit und Erbrechen, können auftreten, klingen jedoch nach der Anwendung rasch wieder ab. Überempfindlichkeitsreaktionen (cave besonders bei allergischer Disposition) bis zum Schock sind möglich.
Packungen und Preise Wir liefern zu Herstellerabgabepreisen nach unserer Mengenstaffel. Für Originalpackungen betragen die Apothekenverkaufspreise lt. AT: Omnipaque-240: Flasche zu 50 ml DM 89,63. Omnipaque-300: 10 Flaschen zu je 20 ml mit/ohne Einmalspritze; Flasche zu 50 ml mit Infusionsgerät DM 110,12; Flasche zu 75 ml mit Infusionsgerät DM 158,59; Flasche zu 100 ml mit Infusionsgerät DM 210,63. Omnipaque-350: Flasche zu 50 ml DM 107,38; Flasche zu 100 ml DM 209,14; Flasche zu 200 ml DM 403,78.
Dosierung Siehe spezielle Druckschriften.
Wechselwirkungen mit anderen Mitteln Die Schilddrüsendiagnostik mit Radioisotopen wird für 2-6 Wochen verfälscht.
Besondere Hinweise Bei Plasmozytom, lange bestehendem Diabetes mellitus, Poly- oder Oligurie, Gicht sowie bei Säuglingen, Kleinkindern und marantischen Patienten Flüssigkeitszufuhr nicht einschränken. Ein gestörter Wasser- und Elektrolythaushalt ist auszugleichen. Wegen der Gefahr von Blutdruckkrisen wird für Phäochromozytom-Patienten eine Prämedikation mit Alpharezeptorenblockern empfohlen.
Stand: Mai 1986

Schering Aktiengesellschaft,
Postfach 65 03 11, D-1000 Berlin 65

Richtungsweisend
in der Röntgendiagnostik:

Omnipaque®

nichtionisch, niederosmolar

In der Entwicklung:
**Neuartige Kontrastmittel
für neue Anwendungsgebiete**

● Paramagnetische Substanzen
für die Kernspin-Resonanz-Tomographie

● Standardisierte Mikrobläschen
für die Sonographie

● Dimere, nichtionische, liquor-isotone
Kontrastmittel für die Myelographie

Inhaltsverzeichnis

Eröffnung des Kongresses und Begrüßung durch den Präsidenten, Herrn
Prof. Dr. H. FROHMÜLLER 1

Bericht des Archivars
F. SCHULTZE-SEEMANN 7

I. Hauptthema: Lymphknotenchirurgie bei urologischen Tumoren

Die Lymphgefäße urologisch wichtiger Organe
W. LIERSE 11
Die Lymphknotenschnellschnittuntersuchung bei urologischen Tumoren
G. DHOM und B. BIER 13
Die Problematik der Lymphadenektomie aus immunologischer Sicht
R. ACKERMANN 18

Lymphknotenchirurgie bei Nierentumoren

Prognose des Nierenkarzinoms unter besonderer Berücksichtigung des
Lymphknotenbefalls. Ist die Lymphadenektomie sinnvoll?
G. STAEHLER, B. LIEDL, G. GREGOR, D. HÖLZL und J. PERSEUS 20
Der Wert der Lymphknotendissektion bei der Tumornephrektomie
H. R. OSTERHAGE, W. HECKL und H. FROHMÜLLER 21
Verbesserte aktualisierte Ergebnisse in der Behandlung des
Nierenkarzinoms durch systematische Lymphdissektion
A. HERRLINGER, A. SIGEL und G. SCHOTT 23
Lymphadenektomie beim lokal metastasierten Nierenzellkarzinom (T_{2-3} N_{1-3} M_0 V_{0-2})
W. KRAMER, CHR. FÜRSTENAU, U. WISSINGER und D. JONAS 24
Klinische Relevanz der Lymphadenektomie beim hypernephroiden
Nierenzellkarzinom – Analyse von 255 Tumornephrektomien
H. PORST, P. WINTER, N. JÄGER und R. MAYER 25
Ergebnisse der regionalen Lymphknotendissektion beim
Nierenzellkarzinom
L. ROHRMOSER, G. RODECK und E. POENITZ-POHL 27
Lokoregionäre Rezidive nach radikaler Tumornephrektomie ohne
Lymphknotendissektion
N. FISCHER, W. LEVENS, H. RÜBBEN und W. LUTZEYER 28
Zum Problem der Lymphozelenbildung nach radikaler Tumornephrektomie
P. G. FABRICIUS, B. LIEDL und G. STAEHLER 30
Nachweis von Lymphknotenmetastasen beim hypernephroiden
Nierenkarzinom – Wertigkeit der Computertomographie
U. ZWERGEL, H. U. BRAEDEL und TH. ZWERGEL 31
Aussagekraft des präoperativen Lymphknotenstagings im CT bei
Nierentumoren
M. SOHN, J. SCHEIDEGGER und U. E. STUDER 33

Lymphknotenchirurgie beim Prostata-, Blasen- und Peniskarzinom

Die Staging-Lymphadenektomie beim Prostatakarzinom
   M. Bressel, H. Bucher, H. Kastendieck und N. Novakovski 35
Die pelvine Lymphadenektomie als Stagingoperation beim
   Prostatakarzinom
   M. Wirth, J. W. Grups, V. Heller und H. Frohmüller 35
Lymphknotenchirurgie beim Prostatakarzinom – Erfahrungen mit der
   pelvinen Lymphadenektomie bei 143 Prostatakarzinom-Patienten
   B. Kopper, G. Dhom, G. Mast, H. Derouet und M. Ziegler 36
Zur Wunddrainage nach Lymphadenektomie
   H. Bülow, D. Demetriou und G. Weis 37
Hat die pelvine Lymphadenektomie im Rahmen der radikalen Zystektomie
   eine therapeutische Bedeutung?
   M. Stöckle, P. Alken, G. H. Jacobi und R. Hohenfellner 39
Stellenwert der pelvinen Lymphknotendissektion im Rahmen der
   erweiterten radikalen Zystektomie beim Blasenkarzinom
   F. Breuel, J. E. Altwein und W. Schneider 40
Die Lymphknotenchirurgie beim Peniskarzinom
   St. Peter und R. Ackermann 41
Ist die iliacale Lymphknotendissektion beim Peniskarzinom erforderlich?
   V. Heller, M. Wirth und J. W. Grups 43
Festlegung des N-Stadiums beim Peniskarzinom – Wieviel Chirurgie ist
   sinnvoll?
   R.-H. Ringert, G. Biermann, D. Kröpfl und M. Meyer-Schwickerath . 44

Lymphknotenchirurgie bei Hodentumoren

Die unilaterale Lymphadenektomie im Stadium I (pT_{1-4}, N_0, M_0) des
   nicht-seminomatösen Hodentumors
   W. Vahlensieck, N. Jaeger und K. Klocke 46
Die retroperitoneale Lymphadenektomie beim nicht-seminomatösen
   Hodentumor – Bericht über 200 Fälle (1961–1985)
   D. Hauri und P. Jaeger 47
Modifizierte versus radikale Lymphadenektomie im Stadium I des
   Hodentumors
   L. Weissbach 48
Verzicht auf Lymphadenektomie im klinischen Stadium I
   nicht-seminomatöser Hodentumoren
   E. Schindler, H.-J. Schmoll, H.-P. Kloppe und H.-T. Zöckler 49
Lymphknotenchirurgie beim Hodentumor – Die Wertigkeit präoperativer
   Diagnostik
   H.-J. Metzler, St. Peter und J. Potempa 50
Behandlung von massiv-metastasierten Hodentumoren: Können die
   Konzepte sich ändern?
   F. M. J. Debruyne, G. O. N. Oosterhof und C. E. Visser 51
Lymphknotendissektion beim Seminom im Stadium I, IIa und IIb?
   F. Recker, S. Lymberopoulos, R. Ostwald, H. Rübben und
   W. Lutzeyer 52
Chorionkarzinom des Hodens – Eine Indikation zur
   Lymphonodulektomie?
   P. Rathert 53
Der primär extragonadale (retroperitoneale) Keimzelltumor – ein
   prognostisch ungünstiges Kriterium?
   R. M. Schaefer, N. Jaeger, H. Porst und W. Vahlensieck 54

Lymphknotenchirurgie bei Hodentumoren II

Gravierende Komplikationen der retroperitonealen Lymphknotenchirurgie
– Art, Inzidenz und Korrektur
J. Weissmüller und A. Sigel 56

Zeitpunkt und Ausmaß der verzögerten Resektion beim malignen
Keimzelltumor mit „bulky disease"
N. Jaeger, E.-D. Kreuser, J.-E. Altwein und W. Vahlensieck 57

Effektivität des Debulking bei Hodentumoren
K. M. Schrott, J. Weissmüller, R. Kühn und R. Schafhauser 59

Inguinaler Progreß von Hodentumoren im Stadium I
H. van Ahlen, A. von Stauffenberg, H. Porst und W. Vahlensieck .. 60

Komplikationen bei 229 retroperitonealen Lymphadenektomien
R. A. Bürger, P. Alken, H. v. Vietsch und R. Hohenfellner 62

Komplikationen der retroperitonealen Lymphadenektomie
F. Balogh, L. Kisbenedek, P. Szeldeli und I. Bodrogi 63

Nierengefäßanomalien und die retroperitoneale Lymphadenektomie (RLA)
J. Pintér, V. Szokoly, M. Feher und I. Bedri 64

Verdacht auf Spätrezidiv bei metastasierendem Seminom
W. Halbig, F. Boeminghaus und R. Köster 65

II. Hauptthema: Prostatakarzinom

Zum cytologischen Erscheinungsbild ungewöhnlicher maligner Tumoren in
der Prostata
H.-A. Müller 69

Hormonabhängiges Wachstum des Prostatakarzinoms – Adaptation oder
Selektion?
F.-H. Schröder 71

Spätergebnisse nach radikaler Prostatektomie
M. Bressel 72

Diagnostik des Prostatakarzinoms

Wie kann das lokal begrenzte Prostatakarzinom rechtzeitig erfaßt werden?
U. E. Studer, H. U. Peter und E. J. Zingg 73

Gradientenanalyse klinisch-chemischer Parameter und Tumormarker in der
Verlaufskontrolle des Prostatakarzinoms nach pharmakologischer
Kastration
G. H. Jacobi, W. Ehrenthal, W. Prellwitz und U. K. Wenderoth 74

Vergleichende Untersuchung des prostataspezifischen Antigens und der
prostataspezifischen sauren Phosphatase in der Diagnostik und
Verlaufskontrolle des Prostatakarzinoms
M. Wirth, J. Grups und H. Frohmüller 75

Wertigkeit der prostataspezifischen sauren Phosphatase (PAP) zur
Verlaufskontrolle des Prostatakarzinoms (PC)
St. H. Flüchter, K.-H. Bichler und S. Halim 76

Stellenwert der sauren Prostata-Phosphatase und des prostataspezifischen
Antigens in der Diagnostik und Verlaufskontrolle des Prostatakarzinoms
Z. Csapo, A. Sigel und K. Brand 78

Fortschritt in der Verlaufskontrolle des Prostatakarzinoms
E. Allhoff, K. Oette, W. Franzen und R. Engelking 80

Wertigkeit klinischer Verfahren zur Klassifikation des T-Stadiums beim
Prostatakarzinom
S. Miller, T. Ebert, B. J. Schmitz-Dräger, W. Hort und R. Ackermann 82

Ermöglicht die NMR-Tomographie eine Verbesserung des Stagings bei
Prostatakarzinomen?
M. Beer, H. Schmidt und M. Rath 83

Präoperative Klassifizierung des lokal begrenzten Prostatakarzinoms durch
   Computertomographie und transrektale Prostatasonographie
   U. W. TUNN, M. CORDES, M. BINGOLD und W. WEIGLEIN 85
Voraussagewert der Computertomographie und Lymphangiographie bei der
   Bestimmung der Tumorausdehnung des Prostatakarzinoms
   R. BOSCH, F. H. SCHRÖDER und K. H. KURTH 86
Skelettszintigraphische und radiologische Verlaufs- und Therapiekontrolle
   beim Prostatakarzinom
   J. BRAUN, L. SCHMID, B. SCHWEMMER, H. LANGHAMMER und W. SCHÜTZ . . 87
Zuverlässigkeit einer positiven FNP für die Indikationsstellung zur
   radikalen Prostatektomie
   U. E. STUDER, R. KRAFT und E. J. ZINGG 88
Früherkennung der lokalen Progression des Prostatakarzinoms durch
   transrektale Sonographie
   H. BERTERMANN, P. HOPP und H. WAND 89

Therapie beim lokal begrenzten Prostatakarzinom

Radikale retropubische Prostatektomie nach transurethraler Resektion
   K. BANDHAUER und E. SENN 90
Operationstechnik zur Vermeidung von Harninkontinenz und Narbenenge
   bei der radikalen Prostatektomie
   M. BRESSEL und V. HAGMAIER 91
Ergebnisse der radikalen Prostatektomie bei Prostatakarzinom-Patienten
   mit mehr als 10jähriger Verlaufsbeobachtung
   J. W. GRUPS, M. WIRTH und H. FROHMÜLLER 91
Welche Faktoren bestimmen die Prognose nach radikaler Prostatektomie –
   eine prospektive Studie der Kliniken Basel und Genf
   F. HERING, M. RIST, M. MIHATSCH, G. RUTISHAUSER, P. GRABER und
   F. ROTH 93
40jährige Erfahrungen mit perinealen und retropubischen radikalen
   Prostatektomien
   G. WABROSCH, A. NOSZÁKAY und J. KOVÀCS 97
Die radikale Salvage-Prostatektomie – erweiterte Indikation zur
   Prostatovesikulektomie
   D. FROHNEBERG, G. PEIBERG, G. EGGHART und R. HAUTMANN 99
Die lokale Strahlentherapie des Prostatakarzinoms
   M. WIRTH, J. GRUPS und H. FROHMÜLLER 100
Überlebensrate des bestrahlten Prostatakarzinoms
   B. KOPPER, G. DHOM, K. SCHNABEL, H. DEROUET und M. ZIEGLER 101
Die kombinierte Behandlung undifferenzierter Prostatakarzinome
   (Stadium C) mit Megavoltstrahlung und schnellen Neutronen (DT;
   14 MEV)
   H. D. FRANKE, H. KLOSTERHALFEN und H. BECKER 103
Interstitielle Strahlentherapie: eine Standortbestimmung
   H. SOMMERKAMP und M. WANNENMACHER 104
Kombinierte Therapie mit interstitieller Gold-198-Implantation und
   externer Bestrahlung bei Behandlung des lokalisierten Prostatakarzinoms
   Å. FRITJOFSSON, J. CEDERLUND, B.-J. NORLÉN und H. WICKLUND 106
Welches Vorgehen ist beim incidentellen Prostatakarzinom (Stadium A1)
   indiziert?
   J. W. GRUPS, M. WIRTH, R. ZINK und H. FROHMÜLLER 107

Therapie beim fortgeschrittenen Prostatakarzinom

10-Jahres-Ergebnisse einer randomisierten Prospektivstudie beim
   metastasierten Prostatakarzinom
   H. KLOSTERHALFEN, H. BECKER und F. DONN 109

Palliativtherapie des Prostatakarzinoms mit dem LHRH-Analog
  Decapeptyl-Depot: Beeinflussung der Phosphatasekonzentration durch
  den Testosteronspiegel
    H.-W. SPINDLER, U. K. WENDEROTH, W. EHRENTHAL und G. H. JACOBI ... 110
GnRH-Depot: Zoladex' 2jährige Erfahrungen bei 26 Patienten
    H. GOLA, H. SINAGOWITZ, U. K. WENDEROTH und R. HAUTMANN 111
Ist eine „komplette Androgenblockade" der Prostata möglich?
    H. BECKER, W. BARTSCH, F. DONN, K. D. VOIGT und H. KLOSTERHALFEN ... 112
Ketoconazole High Dose (HD) Behandlung des metastasierenden
  Prostatakarzinoms
    F. M. J. DEBRUYNE, J. A. WITJES und P. F. DEL MORAL 113
Kombination von Orchiektomie und Flutamid bei der Behandlung des
  fortgeschrittenen Prostatakarzinoms
    P. CARL 114
Langzeittherapieergebnisse beim fortgeschrittenen Prostatakarzinom unter
  kompletter Androgensuppression durch Orchiektomie und
  Cyproteronacetat
    J. GRAFF, H. SCHULZE, P.-J. FUNKE und TH. SENGE 115
Endokrine versus - endokrin-zytostatische Behandlung bei einem
  unbehandelten fortgeschrittenen Prostatakarzinom im Stadium D II
    M. W. KÖLLERMANN, J. HAIN und M. WEIDENFELD 116
Rundtischgespräch 117
Prostatakarzinom - Historische Betrachtungen
    F. SCHULTZE-SEEMANN 126
Cytostatische Therapie beim progredienten Prostatakarzinom
    H. BECKER, K. KLEINSCHMIDT, V. VRADELES und R. KUHLENCORDT 127
Die Therapie des hormonrefraktären Prostatakarzinoms
    K. BURK, W. SCHULTZE-SEEMANN, W. DE RIESE und C. SROPP 128
Cytostase als primäre oder sekundäre Therapie des fortgeschrittenen
  Prostatakarzinoms?
    M. BINGOLD, J. ARNHOLD und U. W. TUNN 128
Spätergebnisse der spezifischen Immunstimulation beim Prostatakarzinom
    J. PRINZ, J. KRAUSHAAR und C. F. ROTHAUGE 130
Harninkontinenz nach radikaler Prostatektomie - Therapie
    F. SCHREITER 131
Histologische Untersuchungsergebnisse an 17 Hoden nach Behandlung mit
  dem LHRH-Agonist Buserelin bei Patienten mit metastasierendem
  Prostatakarzinom
    F. HADZISELIMOVIC, E. SENN und K. BANDHAUER 133
Hat das Antiandrogen Cyproteronacetat (Androcur) androgene Wirkung?
    F. DONN, H. BECKER, R. KUHLENCORDT und H. KLOSTERHALFEN 134
Gonadotropine und Nebennierenrindenhormone bei Hitzewallungen nach
  bilateraler Orchidektomie wegen Prostatakarzinoms
    E. VARENHORST, G. ÅLUND und K. CARLSTRÖM 135
Prostatakarzinom beim jüngeren Patienten
    R. FRIEDRICHS, H. RÜBBEN, W. LAGRANGE und W. LUTZEYER 136
Prognose des hochdifferenzierten Prostatakarzinoms im Alter
    A. FRANKENSCHMIDT und H. SOMMERKAMP 138
Knochenmetastasierung in Abhängigkeit von Staging und Grading bei
  384 Prostatakarzinompatienten
    J. BRAUN, L. SCHMIDT, B. SCHWEMMER, W. SCHÜTZ und H. LANGHAMMER . 139
Metastasenhäufigkeit nach TUR der Prostata bei Patienten mit
  Prostatakarzinom
    B. SCHWEMMER, K. ULM, W. SCHÜTZ, M. ROTTER und J. BRAUN 139
Klinischer Stellenwert der transrektalen Sonographie beim
  Prostatakarzinom
    H. BERTERMANN 141

Postersitzung 1: Lymphknotenchirurgie I (Hodentumoren)

Stadienspezifische Lymphadenektomie beim Hodentumor
L. Weissbach 142

Pathohistologische Grundlagen der modifizierten Lymphadenektomie beim Hodentumor im Stadium I
L. Weissbach und R. Bussar-Maatz 143

Ergebnisse nach retroperitonealer Lymphadenektomie wegen nicht-seminomatösem Hodentumor
E. Schindler, H.-J. Schmoll, S. Liedke und K.-W. Fritz 145

Probleme und Komplikationen bei retroperitonealer Lymphadenektomie wegen Hodentumor
E. Seidl, P. C. Esk, W. de Riese und E. Schindler 146

Lymphocele und Lymphaszites als Komplikationen der retroperitonealen Lymphknoten-Chirurgie
L. Weissbach 147

Ergebnisse beim Hodentumor-Patienten im Stadium I und II (1981–1985)
H. Joos, G. Kunit und J. Frick 149

Retroperitoneale Lymphadenektomie bei malignen Hodentumoren
B. v. Heyden und M. Hartmann 150

Ergebnisse der Lymphknotenchirurgie des fortgeschrittenen nicht-seminomatösen Hodentumors
K. Scheiber, E. Salzer und G. Bartsch 152

Komplikationsrate der radikalen retroperitonealen Lymphadenektomie und Metastasenverteilungsmuster als Kriterien für die Behandlungsstrategie maligner Hodentumoren
G. J. Mast, K. Niklas, P. Jung und B. Kopper 154

Ejakulationsverhalten nach begrenzter retroperitonealer Lymphadenektomie bei Hodentumor-Patienten
J. Weissmüller, K. M. Schrott und Ch. Bornhof 156

Ursachen, Prävention und Therapie der Lymphocele nach retroperitonealer Lymphadenektomie (RLA) beim Keimzell-Tumor
N. Jaeger, D. Molitor, H. Porst und W. Vahlensieck 157

Zur Notwendigkeit der sekundären retroperitonealen Lymphadenektomie nach primärer Chemotherapie des nicht-seminomatösen Hodentumors
H. Behrendt, S. Bergner, G. Schulte-Mattler und N. Niederle 158

Strahlentherapie oder Chemotherapie vor der radikalen Lymphadenektomie beim fortgeschrittenen Seminom
W.-D. Miersch, N. Jaeger, D. Molitor und J. Vogel 159

Iliacale Lymphadenektomie und Ablatio testis – der erste Schritt in der Behandlung von Hodentumoren
E. Becht, K. Niklas, P. Jung und G. Mast 161

Non-bulky Non-Seminome: Stellenwert bildgebender Untersuchungsverfahren bei der Beurteilung retroperitonealer Lymphknotenmetastasen
M. Tradowsky, C. G. Stief, W. Bähren und J. E. Altwein 162

Atypische Metastasierung beim germinalen Hodentumor und vorausgegangener Appendizitis – ein kausaler Zusammenhang?
A. v. Stauffenberg, W. Vahlensieck und H. van Ahlen 163

Zusammenfassung der Postersitzung 1: Lymphknotenchirurgie I (Hodentumoren)
L. Weissbach 164

Postersitzung 2: Lymphknotenchirurgie II

Intraoperative Lymphknotenvitalfärbung zur Optimierung der Lymphadenektomie
R. Harzmann, G. Haefelinger, F. Schweinsberg und P. Hirnle 167

Nervenerhaltende bilaterale retroperitoneale Lymphadenektomie –
Anatomische Studie, Zugangsweg und Operation
  W. SCHACHTNER, K. COLLESELLI, S. POISEL und G. BARTSCH 169
Bedeutung des Ultraschalls in der retroperitonealen Diagnostik
  M. MEYER-SCHWICKERATH, R.-H. RINGERT, H. BEHRENDT, D. KRÖPFL und
  R. HARTUNG 171
Spätergebnisse gefäßchirurgischer Maßnahmen bei retroperitonealer
Lymphadenektomie
  D. MOLITOR, W. MIERSCH, N. JAEGER und J. H. HARTLAPP 172
Einfluß der Heparinisierung auf die Inzidenz der postoperativen
Komplikationen bei der retroperitonealen Lymphadenektomie
  D. KRÖPFL, H. HIRCHE, M. GOEPEL und R. HARTUNG 174
Operative Techniken des Lymphgefäßverschlusses
  M. FIGGE und L. WEISSBACH 176
Therapie retroperitonealer Lymphocelen nach pelviner
Lymphknotendissektion mittels percutaner Drainage
  V. HELLER, J. W. GRUPS, M. WIRTH und H. FROHMÜLLER 177
Handhabung von Lymphfisteln nach radikaler pelviner oder
retroperitonealer Lymphadenektomie
  A. SCHILLING, A. VOIGT und A. FRIESEN 178
Die Morbidität der pelvinen Staging-Lymphknotendissektion und radikalen
Prostatovesikulektomie beim Prostatakarzinom
  H.-E. MELLIN und R. ACKERMANN 179
Lymphozele nach radikaler Prostatektomie – eine häufige und potentiell
lebensbedrohliche Komplikation
  P. JACOBI-NOLDE, M. W. KÖLLERMANN und E. BAUER 180
The Place of Regional Lymphadenectomy in Renal Pelvic and Ureteral
Tumours in Region of Balkan Endemic Nephropathy
  J. NIKOLIĆ, M. TOMIĆ und D. MILENKOVIĆ 180
Zum Wert der prinzipiellen Lymphadenektomie bei Nierentumoren
  P. C. ESK, W. BÜHMANN und E. SCHINDLER 182
Klinische Wertigkeit der NMR-Tomographie für das Lymphknotenstaging
bei Urogenitaltumoren
  M. BEER, H. SCHMIDT, M. RATH und G. STAEHLER 183
Der diagnostische Aussagewert der Lymphographie und der
Computertomographie in der Lymphknotendiagnostik beim
Adenokarzinom der Niere
  K.-R. KUTSCHER, R. MUSCHTER, A. HOFSTETTER und A. GREGL 184
Zusammenfassung der Postersitzung 2: Lymphknotenchirurgie II
  G. STAEHLER 186

Postersitzung 5: Prostatakarzinom I (Diagnostik)

Diagnostische Bedeutung der transrektalen, transversalen Sonographie
beim Prostatakarzinom
  P. CARL und P. REINDL 188
Die transrektale Sonographie in der Diagnostik des Prostatakarzinoms
  J. W. GRUPS, V. HELLER, M. WIRTH und H. FROHMÜLLER 190
Der Stellenwert der suprapubisch-transvesikalen Prostatasonographie
bezüglich der Differentialdiagnostik Adenom/Karzinom unter
Einbeziehung eines speziellen Rechnersystems
  H. FEIBER, P. NAUTH, A. GACA und U. K. WENDEROTH 191
Die Bedeutung der Prostatasonographie für Früherkennung,
Stadieneinteilung sowie Therapie- und Verlaufskontrolle des
Prostatakarzinoms
  H. FEIBER und P. NAUTH 191
Läßt sich durch ein erweitertes Screening die Früherkennung urologischer
Tumoren verbessern?
  F.-J. DEUTZ, H. RÜBBEN, F. RECKER und W. LUTZEYER 191

Transrektaler Ultraschall als Parameter des therapeutischen Response
R. HOFMANN und J. BRAUN 193
Vergleich der transrektalen Sonographie, Computertomographie und
  Kernspintomographie beim Prostatakarzinom
G. BARTSCH, G. JANETSCHEK, G. EGENDER und D. ZUR NEDDEN 195
Wertigkeit von Computertomographie und Kernspintomographie bei der
  präoperativen Klassifikation des N-Stadiums beim Prostatakarzinom
T. EBERT, B. J. SCHMITZ-DRÄGER, S. MILLER und R. ACKERMANN 196
Diagnostische Bedeutung von Sonographie, Computertomographie und
  Kernspintomographie beim Prostata- und Blasenkarzinom
P. CARL, P. REINDL, T. AUBERGER und K. PFÄNDER 197
Wertigkeit von Sonographie, CT, MR und Lymphographie beim pelvinen
  Lymphknotenstaging des Prostatakarzinoms
W. FRANZEN, E. ALLHOFF, R. LORENZ, R. ENGELKING und B. KÖNIG 198
Die Verwendbarkeit bekannter Analyseverfahren zur Diagnostik des
  Prostatakarzinoms
G. FREUND und K. PLANZ 200
Erste diagnostische Erfahrungen mit dem prostataspezifischen Antigen
  (PSA) im Serum bei Patienten mit BPH bzw. Prostatakarzinom
O. HALLWACHS, K. WALTER und W. SONNTAG 201
Prognostische Relevanz des prostataspezifischen Antigens (PSA) zur
  Früherkennung von Prostatakarzinomrezidiven
P. FORNARA, W. STURM und P. G. FABRICIUS 203
Vergleichende experimentelle Untersuchungen der Tumormarker PAP/RIA
  und PSA/RIA anhand menschlicher Nacktmaus-Tumormodelle
Z. CSAPO, K. M. SCHROTT, K. BRAND und R. WALTHER 205
Der Stellenwert kommerzieller Enzymimmunoassays zur Bestimmung der
  sauren Prostataphosphatase
J. RASSWEILER, K. LUTZ, H. A. G. MÜLLER und F. EISENBERGER 207
Ein neuer Festphasen-Enzymimmunoassay für die prostataspezifische saure
  Phosphatase
B. J. SCHMITZ-DRÄGER, G. BAUR, TH. EBERT, G. PFLEIDERER und
R. ACKERMANN 209
Texturanalyse – Eine Möglichkeit zur Differenzierung des
  Prostatakarzinoms vom Prostataadenom
CH. KRATZIK, A. HAINZ, E. SCHUSTER, D. RENNMAYER, W. KUBER und
G. LUNGLMAYR 210
Zusammenfassung der Postersitzung 5: Prostatakarzinom I (Diagnostik)
J. E. ALTWEIN und F. J. MARX 211

Postersitzung 6: Prostatakarzinom II (Diagnostik)

Vergleichende immunhistochemische und autoradiographische
  Untersuchungen an Prostatakarzinomen
J. VOGEL, B. HELPAP und N. JAEGER 213
Besteht bei Patienten mit Prostatakarzinom unter Therapie ein
  Zusammenhang zwischen histologischen Regressionsgrading und den
  anderen klinischen Parametern zur Verlaufskontrolle?
M. MARTELL, M. WEIDENFELD und M. W. KÖLLERMANN 215
Cytological Expression of Prostatic Cancer Prospects
F. DI SILVERIO, R. TENAGLIA, A. DE MATTEIS, F. SCIARA und R. DE VITA . . 215
Prognose und Beurteilung von Prostatakarzinomen – Ein Vergleich der
  Klassifikation nach Dhom und der kombinierten,
  histologisch-zytologischen Klassifikation des onkologischen
  Arbeitskreises Prostatakarzinom
P. HANKE, B. GÖTTING, K. BURK, M. SCHNEIDER und W. WEBER 216
Sind Kernformveränderungen ein prognostischer Marker beim
  Prostatakarzinom?
T. EICHENBERGER, G. RUTISHAUSER, F. HERICH, M. J. MIHATSCH,
M. OBERHOLZER und R. GSCHWIND 218

Teilautomatisierte Primärdiagnostik in der Prostatazytologie
H. J. SCHOLMAN, W. LEISTENSCHNEIDER, CH. BRINNEL (a. G.) und
S. BLÜMCKE (a. G.) 218
Immunhistologische Befunde des Estramustin-bindenden Proteins (EMBP)
im Prostatakarzinom (PC)-Gewebe unter Therapie
ST. H. FLÜCHTER, H. J. NELDE, K.-H. BICHLER und K. F. ROTHE 220
Östrogenrezeptor (ER) und Östrogenrezeptor-assoziiertes Antigen (ER
D5-Antigen) in Mamma- und Prostata-Gewebe
ST. H. FLÜCHTER, H. J. NELDE, K.-H. BICHLER, M. ZWIRNER und
T. RIEMENSCHNEIDER 221
Methodische Grenzen der Hormonrezeptoranalyse im Prostatagewebe
H. FINSTERWALDER, W. SALINGER, U. WETTERAUER und H. SOMMERKAMP . 222
Immunhistochemischer Nachweis von Östrogenrezeptoren in der Prostata
mit Hilfe monoklonaler Antikörper
G. THEYER und A. REINTER 223
Transtrigonale Staging-PE zur Differenzierung zwischen T_3 und T_4
Prostatakarzinom
CH. BORNHOF und K. M. SCHROTT 223
Selektive transurethrale Apexbiopsien – Ein neuer Weg zur Früherkennung
des inzidentellen Prostatakarzinoms?
W. HÖLTL, R. HASUN, D. KOSAK und M. MARBERGER 224
Transrektale Feinnadelbiopsie in der Diagnose des
Transitionalzellkarzinoms der Prostata
A. NAGY, J. PINTÉR und I. BEDRI 226
Einmaldosis-Antibiose vor transrektaler Prostatastanze
L. V. WAGENKNECHT und F. SHUKFEH 226
Zusammenfassung der Postersitzung 6: Prostatakarzinom II (Diagnostik)
G. H. JACOBI 228

Postersitzung 7: Prostatakarzinom III

Die Harnkontinenz nach radikaler Prostatektomie
J. KILIAN, J. FRANZ, G. VYDRA und M. BRESSEL 230
Zunahme des „inzidentellen Prostatakarzinoms" bei geänderter
histopathologischer Untersuchungsmethode und Ergebnisse der
fraktionierten Nachresektion
W. STRAUBE, J. BECKER, H. KIRSCHALL, W. SCHLAKE und C. HUNOLD 232
Therapie und Verlauf von 472 Prostatakarzinomen über 5 und 10 Jahre in
Fulda
G. BENDL, R. CHIARI und R. MÖNCH 233
Die Prognose des virginellen metastasierten Prostatakarzinoms
G. HIENERT und O. ZECHNER 235
Die „Urologische Spirale" als Palliativmaßnahme beim Prostatakarzinom
ST. ROTH und P. RATHERT 236
TUR-Prostata beim Prostatakarzinom: Ist eine Resektion unter
Estracytschutz sinnvoll?
K. LUTZ, R. RASSWEILER und R. GUMPINGER 238
10-Jahresbilanz einer kombinierten, kryochirurgischen und endokrinen
Behandlung des Prostatakarzinoms im Stadium C
F. DONN, H. BECKER und H. KLOSTERHALFEN 238
Verhalten der Lipide und Lipoproteine im Verlauf der Therapie des
Prostatakarzinoms mit Estracyt und Buserelin
H. GRÄFENHAHN, W. SCHWARTZKOPFF, H. AL-ABADI, R. NAGEL und
A. BIMMERMANN 239
Zum Problem der postoperativen erektilen Impotenz nach radikaler
Prostatovesikulektomie beim Prostatakarzinom
D. HAURI 241
Die totale perineale Prostatektomie – eine historische Operation?
G. EGGHART, H. D. MARQUARDT und J. BUBECK 241

304 totale Prostatektomien – Überlebenszeiten und Komplikationen
R. HOFFMEISTER, W. LIEBAU, W. RULF und RH. WIENHÖVER 242
Zur Frage der Erektions- und Orgasmusfähigkeit nach totaler
 Prostatektomie
K.-J. TEUFEL, A. SCHILLER und N. SCHMELLER 244
Estramustinphosphat beim sekundär therapieresistenten Prostatakarzinom
U. MAIER und G. HIENERT 244
Estramustinphosphat oder Aminoglutethimid als Sekundärtherapie des
 fortgeschrittenen Prostatakarzinoms
H. KNÖNAGEL und D. HAURI 245
Die ambulante zytostatische Therapie des hormonrefraktären
 Prostatakarzinoms mit 4-Epirubicin
K. BURK, W. SCHULTZE-SEEMANN, W. DE RIESE, P. HANKE und W. WEBER . 247
Ergebnisse der Polychemotherapie des metastasierenden Prostatakarzinoms
R.-H. RINGERT, P. BEGEMANN, W. KROPP und J. BREUL 247
Schmerztherapie mit Strontium 89 bei Knochenmetastasen des
 Prostatakarzinoms
P. RATHERT und H. SIMONS 249
Zusammenfassung der Postersitzung 7: Prostatakarzinom III
P. FAUL 250

Postersitzung 8: Prostatakarzinom IV (Strahlentherapie)

Perkutane Bestrahlung beim Prostatakarzinom: Zur Problematik der akuten
 und späten Strahlenreaktion im Bereich des Gastrointestinaltraktes
H. RÜBBEN, J. H. KARSTENS, D. ANDREOPOULOS, P. BRAUN, D. GOUVALIS
 und J. AMMON 252
Late Complications of Multiple Fraction Radiotherapy for Prostate Cancer
H. VAN POPPEL, L. VAN UYTSEL, H. CLAES, L. BAERT and E. VAN DER
 SCHUEREN 253
Nebenwirkung und Wirkung der percutanen Lokalbestrahlung des
 Prostatakarzinoms mit dem Betatron
J. BRAUN, B. SCHWEMMER, W. SCHÜTZ, H. CZEMPIEL und R. HOFMANN . . . 255
Technik der perinealen interstitiellen Iridium^{192}-Bestrahlung des
 Prostatakarzinoms
H. BERTERMANN und F. BRIX 256
Grenzen der Strahlentherapie beim undifferenzierten T3-Karzinom?
U. WETTERAUER und H. SOMMERKAMP 258
Potenzverhalten nach interstitieller Strahlentherapie
U. WETTERAUER und H. SOMMERKAMP 259
„High-dose-rate"-Afterloading-Strahlentherapie des lokalisierten
 Prostatakarzinoms mit IR-192
J. BRAUN, P. KNESCHAUREK, W. SCHÜTZ, H. LINDNER, R. HOFMANN und
 B. SCHWEMMER 260
Interstitielle Iridiumtherapie des locoregionalen Prostatakarzinoms mittels
 maschinellem Afterloading
H. KOREN, P. DOLLEZAL, G. ALTH und G. LUNGLMAYR 262
Perkutane, perineale, ultraschallgesteuerte Jod-^{125}-Implantation beim
 Prostatakarzinom
M. RICCABONA und A. SCHORN 263
Erfahrungen mit der interstitiellen Strahlentherapie mit Jod-^{125}-Seeds und
 pelviner Lymphadenektomie
R. TAUBER, R. ROHLOFF, D. JOCHAM und R. ZINK 264
Kombinierte interstitielle und externe Radiotherapie des Prostatakarzinoms
K. M. SCHROTT, H.-J. THIEL und R. WALTHER 265
Zur kurativen kombinierten Bestrahlung beim lokal begrenzten
 Prostatakarzinom
H. BERTERMANN, F. BRIX und P. KOHR 266
Zusammenfassung der Postersitzung 8: Prostatakarzinom IV
 (Strahlentherapie)
H. R. OSTERHAGE und E. SCHINDLER 269

Postersitzung 9: Prostatakarzinom V (Endokrine Therapie)

Decapeptyl-Depot (D-TRP-LHRH slow release) beim Prostatakarzinom im Stadium C und D
  H. Knönagel und D. Hauri 271
Primärtherapie des fortgeschrittenen Prostatakarzinoms mit der Depotform eines LHRH-Analogons
  K. Kleinschmidt, I. Papadopoulos und L. Weissbach 273
Hodenhistologie nach 6-monatiger Therapie mit der Depotform des LHRH-Analogons Decapeptyl
  I. Papadopoulos, K. H. Merkel, B. Cramer und L. Weissbach 274
Kinetik von D-Ser(Bu^t)^6-Azgly^{10} LHRH bei normaler und eingeschränkter Nierenfunktion
  W. Kuber, E. Girsch, Ch. Kratzik und G. Lunglmayr 277
Therapie des fortgeschrittenen Prostatakarzinoms mit dem LHRH-Agonisten D-Ser-(Bu^t)^6-Azgly^{10}-LHRH – Eine kooperative Multizenterstudie
  G. Lunglmayr, F. M. J. Debruyne, M. R. G. Robinson und L. Denis . . . 278
Antiandrogentherapie mit Flutamid bei Patienten mit metastasiertem Prostatakarzinom
  B. Schwemmer, W. Schütz, J. Braun und R. Hofmann 279
Die Therapie des fortgeschrittenen Prostatakarzinoms mit Buserelin-Implantat
  G. Ludwig, J. Sandow und H. Pauthner 281
Unterschiedliche Wirkung von zwei LHRH-Analoga während der Initialphase der kombinierten antiandrogenen Therapie beim metastasierenden Prostatakarzinom
  W. Aulitzky, M. Buchgeher, J. Frick, H. Joos, G. Kunit und H. Steiner 283
Behandlung des fortgeschrittenen Prostatakarzinoms durch Androgenneutralisation: Depot LHRH-Analog mono versus Kombination von Fugerel und Zoladex
  B. Lütkemeyer und H.-U. Eickenberg 285
Endokrinologisches Profil bei LHRH-Depot (Zoladex), Flutamid (Fugerel) oder Kombinationstherapie des Prostatakarzinoms
  H. Krüger, K. Möhring, J. Dörsam, G. Wipfler, L. Röhl und P. Vescei . 286
Ist der Testosteronmetabolismus im Prostatakarzinomgewebe ein Prädiktor für die Androgenabhängigkeit eines Prostatakarzinoms?
  U. W. Tunn, H. Mouhanna, J. Feller und H. U. Schweikert 287
Hochdosierte MPA-Behandlung beim fortgeschrittenen virginellen Prostatakarzinom (pT3-4NxM0-1)
  J. Flamm und J. Spona 289
Östrogeninduzierte intrahepatische Cholestase beim Prostatakarzinom
  R. Harzmann, D. Weckermann und R. Fleischmann 290
Zusammenfassung der Postersitzung 9: Prostatakarzinom V (Endokrine Therapie)
  H. Rübben und R. Tauber 292

Postersitzung 3: Freie Themen (ESWL)

Differentialindikationen bei der Behandlung des Ausgußsteines
  Ch. Chaussy, G. Fuchs, A. Lupu und M. Koyle 295
ESWL-angepaßte Nierensteinklassifikation
  C. P. Schmidbauer, G. Fuchs, Ch. Chaussy und J. J. Kaufman 296
Kombinierte Behandlung von Proteus-induzierten Ausgußsteinen durch Operation, ESWL und anschließender Renacedin-Spülung
  W. H. Meyer und H. Huland 297
Extrakorporale Stoßwellenlithotripsie (ESWL) bei Kindern
  B. Liedl, D. Jocham und Ch. Chaussy 299

Bewertung der High-Frequency-Jet-Ventilation (HFJV) bei der ESWL im
Vergleich mit konventioneller Beatmung (IPPV) und Periduralanästhese
(PDA)
H. SCHULDES, U. BEHRENDT, G. BERENDSEN und R. NAGEL 300
Renale Hämatome nach ESWL – Verlaufsbeobachtungen
W. VON WALDTHAUSEN, H. SCHULDES, A. BEHRMANN-KÜSTER und
R. NAGEL 301
Das subkapsuläre Hämatom als schwerwiegende Komplikation der ESWL
– Bericht über 10 Fälle
J. GRAFF, P.-J. FUNKE, W. MICHEL, L. HERTLE und TH. SENGE 302
Morphologische Nierenveränderungen durch die Anwendung der
extracorporalen Schockwellenlithotripsie und ihr klinisches Korrelat
R. MUSCHTER, N. T. SCHMELLER, K.-R. KUTSCHER, I. REIMERS,
A. G. HOFSTETTER und U. LÖHRS 303
Erfahrungen mit der ESWL bei 417 hohen Harnleitersteinen
J. GRAFF, J. PASTOR, L. HERTLE, P. MACH und P.-J. FUNKE 305
ESWL und Endourologie beim hohen und tiefen Harnleiterstein – Neue
Definition der Indikationen
K. MILLER, J. RASSWEILER, F. EISENBERGER und R. HAUTMANN 306
Extrakorporale Stoßwellenlithotripsie beim tiefen Harnleiterstein
K. MILLER, J. R. BUBECK und R. HAUTMANN 307
Die extrakorporale Stoßwellenlithotripsie des Harnleitersteines
W. W. MEYER, P. HANKE und S. SABEL 308
In-situ-ESWL beim prävesikalen Harnleiterstein – Das Ende der
Zeiss-Schlinge?
J. RASSWEILER, U. HATH und F. EISENBERGER 310
Der komplette Infekt-Ausgußstein (Ergebnisse der kombinierten bzw.
alleinigen ESWL-Behandlung)
B. ULSHÖFER, L. ROHRMOSER, W. SCHULTZE-SEEMANN, A. PEEMÖLLER,
J. KIECHLE und G. RODECK 312
Die Kombinationsbehandlung des Ausgußsteines
W. W. MEYER und P. HANKE 314
ESWL bei Ausgußsteinen ohne perkutane Reduktion der Steinmasse
M. A. GUNST, D. ACKERMANN, CH. ZEHNTNER und E. J. ZINGG 315
Berührungsfreie Nierensteinzertrümmerung mit dem piezo-elektrischen
Lithotriptor
B. KOPPER, M. ZIEGLER, R. RIEDLINGER, D. NEISIUS, H. WURSTER,
F. ÜBERLE, W. KRAUS und TH. GEBHARDT 317
Zweite Generation der extrakorporalen Stoßwellenlithotripsie – Lithostar –
Klinische Ergebnisse
D. M. WILBERT, H. RIEDMILLER, P. ALKEN und R. HOHENFELLNER 318
Zusammenfassung der Postersitzung 3: Freie Themen (ESWL)
CH. CHAUSSY 319

Postersitzung 4: Freie Themen II (Urolithiasis-Endourologie)

Fornixruptur und pyelotubulärer Reflux bei Druckbelastung des
Nierenbeckens
J. HANNAPPEL, B. SCHMITZ und F. ERKENS 320
Transurethrale intubierte Ureterotomia interna
J. SCHÜLLER, N. SCHMELLER, J. PENSEL und A. KNIPPER 321
Erfahrungen bei 210 Ureterorenoskopien (URS)
J. PASTOR, P. MACH, L. HERTLE und P.-J. FUNKE 323
Behandlung von Harnleitersteinen ohne Schnittoperation
N. SCHMELLER, J. SCHÜLLER, A. KNIPPER und A. HOFSTETTER 324
10 Jahre Erfahrung in der Behandlung von Harnleitersteinen mittels
Schlaufenschlinge nach Steffens
A. KRANZ, P. VOSSAERT und L. STEFFENS 325

Zur Wertigkeit von Übersättigungsberechnungen und Risikoquotienten bei
Patienten mit idiopathischer Calciumurolithiasis
M. Hegemann, R. Pfab, M. Weitbrecht, M. Fisser, M. Niggl und
S. Stöhr 327
Bier, ein Risikofaktor der Harnsteinbildung?
E. Vogel, M. Hegemann und W. Schütz 328
Der sogenannte Matrixstein – problematische Sonderform
der Urolithiasis
C. Fischer, R. Diederich und L. Hertle 329
Antihistaminika zur Behandlung der Steinkolik – Eine prospektive
randomisierte klinische Studie
R. Tauber, H. Kersting, R. Kiehn und H.-J. Reimann 331
Zinkkonzentration und Zinkausscheidung im Urin während der
Steinentstehungskrise im Tierexperiment
K. Jarrar, U. Niemeyer und C. F. Rothauge 333
Nicht-operative Behandlung bei beidseitiger extremer
Nephroureterolithiasis (Falldemonstration)
J. Pastor, L. Hertle, J. Graff und P.-J. Funke 335
ESWL und Endourologie – Beginn einer Umstrukturierung im
Erscheinungsbild des Harnsteinleidens?
P. Alken, C. Hammer, D. Wilbert und Th. Schärfe 336
Differentialindikationen bei der Behandlung des Uretersteines
G. Fuchs, Ch. Chaussy, A. Lupu und M. Koyle 337
Laserinduzierte Stoßwellenlithotripsie (LISL)
N. Schmeller, A. Hofstetter, J. Pensel, F. Frank und
F. Wondrazek 338
Nierenschäden nach mehrfacher perkutaner Punktion
W. Stackl, W. Hruby, A. Kroiss und M. Marberger 339
Perkutane Uretersteinextraktion durch retrogrades Flushing
N. Kaula und F. Schreiter 340
Zusammenfassung der Postersitzung 4: Freie Themen II
(Urolithiasis-Endourologie)
P. Alken 341

Postersitzung 10: Freie Themen III Onkologie)

Rezidivprophylaxe oberflächlicher Harnblasenkarzinome, Ergebnisse einer
multizentrischen Hamburger Studie
H. Huland, W. Brachmann, R. Hubmann, J. Kaufmann, W. Knipper,
F. Lantzius-Beninga und G. Klöppel 343
Therapie des Carcinoma in situ der Harnblase mit BCG
M. Schnyder v. W., D. Ackermann, U. E. Studer und E. J. Zingg 344
Indikation und Technik der locoregionären Chemotherapie beim
Blasentumor
G. Gellhaar, H.-G. Reichelt und H.-U. Eickenberg 345
Die geregelte bipolare Hochfrequenzkoagulation – Eine neue Methode zur
Behandlung von Blasentumoren
M. Kriegmair, J. Pensel, K. H. Rothenberger, A. Hofstetter,
K. Fastenmeier, E. Keiditsch und T. Boemers 347
Histologische und funktionelle Reparation nach Laserkoagulation der
Harnblase
J. Pensel, E. Keiditsch, A. Hofstetter und N. Schmeller 348
Vergleich der Harnzytologie, Immunzytologie und Flowzytometrie in der
Diagnostik von Harnblasenkarzinomen
H. Huland, E. Huland, R. Arndt, U. Otto, H. Baisch und G. Klöppel . 350
Long Term Follow-Up of Bladder Cancer Patients with Urine Cell Culture
in Soft Agar
W. J. Kirkels, W. A. M. Verhagen-Derks, W. F. Feitz and
F. M. J. Debruyne 352

Nachweis von HPV-6 DNA beim primären Urethra-Karzinom – Ein
Hinweis auf eine virusinduzierte Genese maligner Genitaltumoren
F.-J. DEUTZ, E. I. GRUSSENDORF-CONEN, E.-M. DE VILLIERS, H. RÜBBEN
und W. LUTZEYER 353
Problematik und operatives Vorgehen beim Karzinom der proximalen
männlichen Harnröhre
G. FUCHS, A. LUPU und CH. CHAUSSY 356
MAINZ-Pouch: Blasenaugmentation, Blasenersatz und kontinente
Harnableitung
P. ALKEN, J. THÜROFF, H. RIEDMILLER, U. ENGELMANN und
R. HOHENFELLNER 356
Die Funktion der kontinenten Ileumblase
CH. PERSSON, K.-P. JÜNEMANN und H. MELCHIOR 358
Die S-Blase als kontinenter antirefluxiver Funktionsersatz des unteren
Harntraktes bei Verlust der Blasenschließmuskelfunktion
F. SCHREITER 359
Stapler-Technik zur Erstellung des Ileumconduits
M. GOEPEL, H. BEHRENDT, D. KRÖPFL, L. HEILMANN und R. HARTUNG ... 361
Vergleich der Reservoir-Compliance der intakten Ileum-Schlinge und des
Ileum-pouches – Eine experimentelle Studie
C. P. SCHMIDBAUER, H. CHIANG und S. RAZ 362
Kontinente Harnableitung über Appendico-Vesico-Cutaneostomie (AVC)
bzw. distale Uretero-Cutaneostomie
F. BOEMINGHAUS, K. SCHWARTMANN und W. HORN 363
Zusammenfassung der Postersitzung 10: Freie Themen III (Onkologie)
H. HULAND 364

Postersitzung 11: Freie Themen IV (Onkologie)

Testikuläre Tumoren: Bedeutung der Anamnesedauer und des pT-Stadiums
K.-P. DIECKMANN, T. BECKER, D. JONAS und H. W. BAUER 365
Keimzellgeschwulst bei Hermaphroditismus
W. KROPP, H. BEHREND und M.-L. MLYNEK 367
Ergebnisse der chirurgischen Therapie pulmonaler Metastasen beim
Hodentumor
J. BREUL, M. WALZ, R. OSIEKA, R. HARTUNG und J. CHR. REIDEMEISTER .. 369
Hickman-Katheter für Cytostase bei Hodentumoren
TH. GEHRIG, H. MANNEL, M. RICHTER und H. ROMER 370
Vergleich der endokrinen Situation beim Hodentumor-Patienten unter
Chemotherapie
H. JOOS, W. AULITZKY und J. FRICK 371
Die bindegewebige Begleitreaktion beim Seminom – Pathohistologische
Aspekte zur Diagnostik von Hodentumoren
H. LAUKE, K. DRESSLER und M. HARTMANN 372
Seltene Hodentumoren
B. KUZAKA, J. B. MILEWSKI, R. PYKALO und M. CZAPLICKI 373
Organerhaltendes Vorgehen bei benignem Hodentumor?
D. SCHNELL, B. HEYMER und W. F. THON 377
Diagnose und Therapie von Nebennierentumoren
R. FRIEDRICHS, H. RÜBBEN, F.-J. DEUTZ, K. C. KLOSE und W. LUTZEYER .. 378
Präoperative Diagnostik beim hypernephroiden Karzinom
D. KRÖPFL, M. MEYER-SCHWICKERATH, M. GOEPEL, R.-H. RINGERT und
R. HARTUNG 379
Zellkern-DNS Analyse bei Nierenkarzinomen unter Berücksichtigung des
morphologischen Malignitätsgrades
H. AL-ABADI, V. BORGMANN und R. NAGEL 381
Zusammenfassung der Postersitzung 11: Freie Themen IV (Onkologie)
W. JELLINGHAUS 382

Postersitzung 12: Freie Themen V (Experimentelle Urologie)

Die Wirkung hochenergetischer Stoßwellen auf das BBN-induzierte
Harnblasenkarzinom der Ratte
N. Fischer, H. Rübben, H. M. Müller und W. Lutzeyer 383

In-vivo und in-vitro Effekte von hochenergetischen Stoßwellen auf
Tumorzellen
Ch. Chaussy, G. Fuchs, R. Randazzo und J. deKernion 384

Experimentelle Untersuchungen zur Regenerationsfähigkeit, Diagnostik,
Prognose und Therapie von Harnstauungsnieren
W. Wieland, H.-P. Peters, W. Rössler und W. Sturm 385

Untersuchungen zur Laserchirurgie am Harnleiter
A. Friesen, A. Schilling und E. Keiditsch 386

Immunhistologische Charakterisierung von Organspender- und
Tumorpatientenblasen
M. Mönk, H. Huland, E. Huland und R. Arndt 387

Multiparameter Analysis of Four Human Renal Cell Carcinoma Xenografts
in Nude Mice
H. F. M. Karthaus, W. F. J. Feitz, J. A. Schalken, H. P. J. Bloemers,
W. J. M. van de Ven und F. M. J. Debruyne 388

Effekt einer zusätzlichen Östrogen-Therapie auf Kastrationsniveau –
Experimentelle Studie mit heterotransplantierten
Human-Prostatakarzinom-Linien
K. M. Schrott, R. Walther und Z. Csapo 389

Transplantation von humanem Prostatakarzinomgewebe auf die NMRI
nu/nu Maus
U. Otto, H. Becker, H. Baisch, G. Klöppel und H. Klosterhalfen . . . 390

ADCP und Prostatakarzinom: Ein Tumormarker mit prognostischem Wert?
– Erste Resultate
J. Kirch, H. J. Tanke, J. ten Kate, F. Bosman und U. Jonas 390

Bestimmung der Proliferationsfraktion beim Nierenzellkarzinom mit dem
monoklonalen Antikörper Ki-67
V. Loy, W. Kramer, J. Gerdes, R. Krech und D. Jonas 393

Bestimmung der Proliferationsfraktion beim Prostatakarzinom mit dem
monoklonalen Antikörper Ki-67
W. Kramer, V. Loy, J. Gerdes und D. Jonas 395

Einfluß von Proteasen und Hormonen auf Wachstum von Prostatazellen
G. Hienert, J. C. Kirchheimer, J. Wojta, G. Christ, M. E. Heger,
B. R. Binder und H. Pflüger 395

Malignitätsgrad und Proliferationsfraktion des Urothelkarzinoms
V. Loy, W. Kramer, J. Gerdes, R. Krech und D. Jonas 395

Zur Frage des immunhistochemischen Östrogenrezeptornachweises an der
Prostata und im Prostatakarzinom
G. Seitz, N. Wernert und G. Dhom 398

Nachweis von prostata-assoziierten Antigenen mittels monoklonaler
Antikörper
F. Donn, H. Becker und T. Bruhns 399

VIP – ein peripherer Neurotransmitter bei der penilen Erektion
K.-P. Jünemann, T. F. Lue, E. A. Tanagho und H. Melchior 400

Untersuchung zur immunologischen Kontrollfunktion der pelvinen
Lymphknoten beim Prostata- und Blasenkarzinom
M. P. Wirth, J. Grups, B. J. Schmitz-Dräger und R. Ackermann 402

Human Alpha Interferon Restored Natural Killer Cell Activity Depressed
by Diethylstilbestrol Diphosphate in Patients with Advanced
Adenocarcinoma of the Prostate
K. Marumo, M. Ueno, J. Muraki and H. Tazaki 403

NK-Suppressor-Aktivität im Krankheitsverlauf vom Patienten mit
Prostatakarzinom
R. Hofmann, A. Lehmer, J. Braun, W. Schütz und B. Schwemmer 404

Die Physiologie der penilen Erektion
   K.-P. Jünemann, T. F. Lue, E. A. Tanagho und H. Melchior 406
Zusammenfassung der Postersitzung 12: Freie Themen V (Experimentelle
   Urologie)
   G. Bartsch 407

Postersitzung 13: Freie Themen VI (Andrologie)

Impotenzbewertung mit Hilfe des Rigiscan: Tumeszenz- und
   Rigiditätsmessungen – direkt als Schlafstudie und nach intrakorporaler
   Papaverininjektion
   U. Jonas, J. L. Bruins und A. E. J. L. Kramer 408
Optimierte und kostensparende Impotenzabklärung
   J. Denil und F. Schreiter 410
Ökonomie der Diagnostik und Therapie bei erektiler Dysfunktion –
   Analyse von 150 multidisziplinär untersuchten Patienten
   H. Porst, H. van Ahlen, O. Köster und W. Tackmann 412
Diagnostik und Therapie bei organischer Impotenz
   L. V. Wagenknecht 412
Abklärung und Therapie der erektilen Dysfunktion mit intracavernösen
   Papaverininjektionen
   M. Schnyder und U. E. Studer 416
Rationelle Diagnostik der erektilen Dysfunktion mit vasoaktiven
   Substanzen
   C. G. Stief, R. Beckert, C. Sparwasser, W. Bähren, W. Thon und
   J. E. Altwein 417
18 Monate Erfahrungen mit der Schwellkörper-Autoinjektions-Therapie
   C. G. Stief, R. Beckert, D. Schnell, W. Thon und J. E. Altwein 418
Erste Erfahrungen mit der AMS Hydroflex-Penisprothese
   F. Noll und F. Schreiter 419
Die Behandlung der Penisdeviation durch operative Korrektur nach Nesbit
   M. Goepel, W. Kropp, D. Kröpfl und R. Hartung 421
Prostata- und Bläschendrüsenveränderung bei Hämatospermie
   W. Weidner, Ch. Jantos und F. Schumacher 422
Akutes Skrotum bei paratestikulärer Nebennierenrindenektopie
   W.-D. Miersch, H. v. Ahlen, P. Brühl und G. Knöpfle 424
Zusammenfassung der Postersitzung 13: Freie Themen VI (Andrologie)
   G. Ludwig 426

Postersitzung 14: Freie Themen VII (Kinderurologie, Urodynamik)

Schwere Epispadieformen – Neues therapeutisches Konzept
   S. Perović, D. Sremčević und B. Talić 428
Hypospadia sine Hypospadia – Klassifikation und Behandlung
   S. Perović, B. Talić und D. Šćepanović 430
Hypoplastisches Skrotum – Eine Form der Androgenresistenz
   J. Eberle, J. Glatzl, H. U. Schweikert und G. Bartsch 432
Differentialtherapie und Langzeitbeobachtung von prä- und perinatal
   diagnostizierten Harnwegsfehlbildungen
   J. U. Leititis, G. Rodeck, F. Hildebrandt, B. Hackelöer und
   H. Höffken 434
Das kongenitale Blasendivertikel beim Kind – konservative oder operative
   Therapie?
   G. Peiberg, D. Frohneberg und R. Hautmann 435
Urologische und anäesthesiologische Aspekte bei ambulanten
   kinderurologischen Eingriffen
   J. Steffens, A. Ros, L. Steffens und H. G. Lühr 437

Therapie bei den bilateralen Wilmstumoren: Radiatio oder Chirurgie?
J. D. M. de Vries, J. P.-M. Bökkerink, G. A. E. M. Buys und
F. M. J. Debruyne 439
Neue Aspekte zur Innervation der menschlichen Harnblase
Sch. Alloussi, G. J. Mast, P. Sarafides, F. Loew und K. Schwertfeger . 440
Neuraltherapie der hyperaktiven Blase
K.-P. Jünemann, P. De Geeter, Ch. Persson und H. Melchior 440
Der Blasenstimulator nach Brindley – Eigene Erfahrungen und
Bemerkungen zur Indikation
H. Madersbacher und J. Fischer 442
Der Harnflußklassifikationsfaktor (KF): Eine Hilfe in der standardisierten
Bewertung von Flowkurven; Anwendung bei Frauen mit
Blasenhalsdyssynergie und nach radikaler Hysterektomie
H. J. Rollema, C. Frimodt-Møller, A. E. J. L. Kramer und D. van den
Ouden 444
Differenzierung zwischen operationsbedürftiger Obstruktion und
belangloser Atonie des oberen Harntraktes (OHT)
R. M. Kuntz, W. Schütz, E. Vogel und I. Wolf 446
Funktionsdiagnostik des oberen Harntraktes: PPMG – die perkutane
Pyelomanometrographie
K.-P. Jünemann, P. De Geeter und H. Melchior 447
Massive Dilatation der ableitenden Harnwege – Erstsymptom des
DIDMOAD-Syndroms
W. Michel, L. Hertle, J. Graff und P. J. Funke 449
Ein neuer Katheter zur suprapubischen Harnblasendrainage
V. Lent 450
Die protektive Wirkung von Metoprolol bei der komplizierten Harnstauung
in der Schwangerschaft
R. Tschada, A. Hettenbach, W. Wiest und J. Potempa 451
Dynamisch-endoskopische Befunderhebung bei Harnreflux
G. Konrad und P.-D. Karp 453
Zusammenfassung der Postersitzung 14: Freie Themen VII
(Kinderurologie, Urodynamik)
K. M. Schrott 456

Postersitzung 15: Freie Themen VIII (Varia)

Erste Erfahrungen mit einem neuen Tumormarker
P. H. Petritsch, A. Stenzl, G. Hubmer, E. Schauenstein, M. Reiter und
R. Rehak 458
Therapie des metastasierenden Hypernephroms mit IFN-RC 2-alpha als
Monotherapie und in Kombination mit MPA
W. Aulitzky, J. Frick, F. Porzsolt und U. Scrinzi 459
Die Behandlung der polyzystischen Nierendegeneration mittels perkutaner
Tetrazyklininfusionen
J. Darewicz, L. Galek und B. Karasewicz 460
Gleichzeitige Operation: Prostatektomie und Herniotomie
M. Kazon 463
Differentialdiagnose von Klinefelter-Syndrom und Pubertas tarda mit Hilfe
des transrektalen Ultraschalls
R. Hofmann, J. Braun und H. J. Vogt 464
Maligne Melanome des Urogenitaltraktes
P. Fornara und G. Staehler 465
Ungewöhnliche Metastasierung eines Magenkarzinoms in Prostata und
Praeputium
W. D. Schwab, A. Schilling, R. Bassermann und E. Keiditsch 467
Ist die skrotale Sonographie bei unauffälligem Palpationsbefund
entbehrlich?
W. Kramer, B. Hamm, F. Fobbe und D. Jonas 470

Präoperatives Staging des Rectumkarzinoms durch transrectalen Ultraschall
J. BRAUN, R. HOFMANN, U. BADER und B. SCHWEMMER 472
Einfluß von Bluttransfusionen auf Tumorentstehung und -wachstum bei
chemisch induzierten Malignomen
W. RÖSSLER, P. SCHOLLER, V. LENHARD, W. J. ZELLER und K. DREIKORN . . 474
Verbesserung der postobstruktiven Nierenfunktion nach zwei- und
vierwöchiger Harnstauung durch Blockade der Thromboxansynthese
W. STURM, D. JOCHAM, O. SEEMANN, T. STRAUB, A. BAETHMANN und
W. WIELAND 475
Der Einfluß der Thromboxan-Synthesehemmung auf die Entwicklung der
hydronephrotischen Atrophie
H. HULAND, D. GONNERMANN, B. BRENGER und H. SCHÄFER 477
Untersuchungen zum natürlichen Verlauf und zur Erholungsfähigkeit der
hydronephrotischen Atrophie nach einseitiger partieller
Ureterobstruktion
D. GONNERMANN, H. HULAND, U. SCHWEIKER und U. OESTERREICH 480
Kernspintomographie eines Angiomyolipoms: Vergleich mit dem
pathologisch-anatomischen Korrelat
H. G. ZILCH, R. HOFFMANN und J. H. SCHIESSL 482
Elektrolyte und Glycin im Serum bei transurethraler Prostataresektion mit
Glycinspüllösung
M. SCHAEFER, P. BRÜHL, N. LIAPPIS und H. PORST 483
Subcutane Ventralverlagerung des Stomas bei Langzeit-PCN zur
Verbesserung der Lebensqualität
K. SCHWARTMANN und F. BOEMINGHAUS 484
Entwicklung eines neuen Ureter-Stoma-Splintes zur Harnableitung
R. HOFMANN und U. SCHWARZER 486
Unsere Erfahrungen in der Sichturethrotomie
M. KAZÓN und W. PYPNO 487
Malignitätsindex beim Nierenkarzinom und seine Korrelation zur Prognose
U. OTTO, H. BAISCH, G. KLÖPPEL und H. KLOSTERHALFEN 488
Die Chirurgie ausgedehnter Tumore des Retroperitoneums
R. HARTUNG und W. KROPP 488
Zytoreduktive Chemotherapie beim bulky-Hodentumor: Stellenwert der
Metastasenvolumetrie
J. E. ALTWEIN, E. B. KREUSER, H. HEYMER und W. THON 490
Der Wert radikaler ausgedehnter Metastasenchirurgie bei
chemotherapieresistenten disseminierten Hodenkarzinomen
D. GONNERMANN, H. HULAND und A. v. PALLESKE 491
Der bilaterale Hodentumor - Analyse von 40 eigenen Fällen
H. PORST, H. VAN AHLEN und W. VAHLENSIECK 492
Versager in der Therapie nichtseminomatöser Hodentumoren [NSH]
H. RÜBBEN, F. RECKER, F.-J. DEUTZ und W. LUTZEYER 494
Stand der gesundheitspolitischen Aufklärung (Fertilität, Hodentumor) bei
früher orchidopexierten Patienten
B. HENGSTERMANN, P. BRÜHL und B. MENDE 496
Postnatales Management pränatal diagnostizierter Harntransportstörungen
P. BRÜHL, R. MALLMANN, D. EMONS, S. KOWALEWSKI und M. HANSMANN . 496
Perkutane Pyeloplastik - Indikation, Technik, Ergebnisse
K. KORTH 497
Auxiliäre Methoden zur perkutanen Nierensteinentfernung
E. ROSDY, P. TÖRÖK, M. BAKOS, P. LACZKO und T. NÁDOR 499
Kontrolle der Nierenfunktion nach ESWL mittels
Nierensequenzszintigraphie (NSS) und ^{131}-J-Hippuranclearance
H. SCHULDES, U. BEHRENDT, R. BABST-NICKIG und R. NAGEL 501
Zusammenfassung der Postersitzung 15: Freie Themen VIII (Varia)
R. HARZMANN 502

Nierentransplantation

Mögliche Langzeitfolgen nach unilateraler Nephrektomie
J. Mann, K. Dreikorn und E. Ritz 504
Erfahrungen und Ergebnisse mit 55 Lebendspendernierentransplantationen
L. Röhl, K. Dreikorn und R. Horsch 505
Ergebnisse der Verwandtennierentransplantation am Zentrum Frankfurt
a. M. unter Berücksichtigung der donorspezifischen Vortransfusion
P. Hanke, W. Fassbinder, M. Balducci und W. Weber 509
Donorspezifische oder „Random"-Transfusionen bei
Lebendspendernierentransplantationen?
K. Dreikorn und G. Opelz 510
Wertigkeit der Feinnadelaspirationscytologie zur Beurteilung akuter
zellulärer Rejektionen bei Nierentransplantaten
P. Hammerer, R. Arndt, H. Kraemer-Hansen und H. Huland 512
Neues Radiopharmakon zur simultanen Beurteilung der
Transplantatperfusion und der -funktion
B. Bubeck, K. Dreikorn, M. Steinbächer, W. Brandau und
M. Eisenhut 513
Rasterelektronenmikroskopische Untersuchungen über nephrotoxische
Einflüsse von Cyclosporin A bei Rattennieren
F. Recker, K. Marquardt, G. Uhlschmid, F.-J. Deutz und H. Rübben . 517
Diagnostik und Therapie akuter zellulärer Rejektionen
P. Hammerer, R. Arndt, H. Kraemer-Hansen und H. Huland 519
Niedrigdosierte Cyclosporinbehandlung bei Nierentransplantation im
Kindesalter
J. Strehlau, H. Ruder, K. Dreikorn, K. Schärer, O. Mehls und
D. E. Müller-Wiefel 520
Kombination von CAPD und Transplantation zur Therapie der terminalen
Niereninsuffizienz im Kindesalter
D. E. Müller-Wiefel, K. E. Bonzel, K. Dreikorn, K. Schärer und
J. Dippell 520
Nierentransplantation in höherem Lebensalter
K. Dreikorn, L. Röhl, R. Horsch und J. Mann 522
Chirurgische Behandlung urologischer Komplikationen nach
Nierentransplantation
F. M. J. Debruyne, E. H. Arendsen, A. J. Hoitsma und
G. O. N. Oosterhof 524
Nephropyelostomie bei Transplantatnieren
M. Beer, P. Fornara, Ch. Saul und W. Land 524
Die anurische Schrumpfblase nach Nierentransplantation
P. Fornara, G. Staehler, M. Beer, V. Laible und W. Land 525
Atypische pulmonale Komplikationen nach Nierentransplantation
R. A. Zink, R. Götz, E. Heidbreder und A. Heidland 527
Das Urothelkarzinom beim terminalen niereninsuffizienten Patienten
P. Hanke, B. Rehm, W. W. Meyer und W. Fassbinder 528
Maligne Tumoren nach Nierentransplantation
G. Rodeck, B. Ulshöfer, Th. Hanisch und H. Ebel 530
Entnahme und Transplantation einer Hufeisenniere
W. Kramer, U. Fiedler, F. Keller und D. Jonas 532
Der renoprotektive Effekt von Calcium-Antagonisten bei der
Konservierung und Transplantation von Rattennieren
S. Pomer, W. Hull, K. Dreikorn, R. Horsch und L. Röhl 534

Was gibt es Neues in der Urologie?
R. HAUTMANN 535
Die D1-Spacelabmission – Überblick über die medizinischen Ergebnisse
der D1-Mission
H. STROMEYER 538

Wissenschaftliches Filmprogramm 541
Preisverleihungen 542
Generalversammlung 542
Autorenregister 547

Eröffnung des Kongresses und Begrüßung durch den Präsidenten, Herrn Professor Dr. H. Frohmüller

Verehrte Gäste,
liebe Kolleginnen und Kollegen,
meine Damen und Herren!

Das Bläsertrio der Würzburger Hochschule für Musik hat mit dem ersten Satz von Ludwig van Beethoven's Trio C-Dur Opus 87 für zwei Oboen und Englisch Horn den XXXVIII. Kongreß der Deutschen Gesellschaft für Urologie musikalisch eingeleitet.

Es ist mir eine große Freude, Sie zu dieser Tagung, die erstmals in der 80-jährigen Geschichte unserer Gesellschaft in Würzburg stattfindet, hier in meiner Vaterstadt willkommen heißen zu können.

Es ist in der Tat fast auf den Tag genau, daß am 16. September 1906, also vor 80 Jahren, auf der 78. Tagung der „Gesellschaft Deutscher Naturforscher und Ärzte" in Stuttgart von 38 Ärzten unter der Federführung des Berliner Urologen Wossidlo die „Deutsche Gesellschaft für Urologie" gegründet wurde. Ich bin der Meinung, wir sind es der Tradition unserer Gesellschaft schuldig, anläßlich der jetzigen Tagung dieses Ereignisses zu gedenken.

Ich begrüße nun besonders herzlich die anwesenden Ehrenmitglieder unserer Gesellschaft. Es sind dies Herr Professor Fritjofsson, Uppsala, Schweden, Herr Professor Wolfgang Knipper, Hamburg, Herr Professor Madsen, Madison, Wisconsin, USA sowie Herr Professor Wildbolz, Bern.

Zwei weitere Ehrenmitglieder, Herr Geheimrat Professor Alken, Homburg/Saar und Herr Professor Mayor, Zürich, haben telefonisch bzw. schriftlich ihre Wünsche für einen guten Verlauf des Kongresses übermittelt, wofür herzlich gedankt sei.

Ein herzlicher Willkommensgruß gebührt unseren Gästen aus dem Ausland. Es sind Kollegen aus Belgien, Brasilien, Dänemark, Frankreich, Griechenland, Italien, Japan, Jugoslawien, den Niederlanden, Österreich, Polen, Schweden, der Schweiz, der Sowjetunion, von Südafrika, der Tschechoslowakei, Ungarn und last not least den USA. Ich freue mich, daß Sie, unsere Gäste, trotz des Fehlens eines internationalen Flughafens in der näheren Umgebung Würzburgs hierher gekommen sind. Dieses Fehlen wird jedoch weitgehend kompensiert durch die ausgezeichnete Anbindung dieser Stadt an das Verkehrsnetz der Autobahnen und der Bundesbahn – ein Faktum, das vor einiger Zeit den Herrn Oberbürgermeister von Würzburg zu dem werbewirksamen Slogan inspirierte: „Würzburg-New York, einmal umsteigen".

Auch aus der DDR sind erfreulicherweise einige Kollegen hierher gekommen, die nicht mehr aktiv im ärztlichen Berufsleben stehen. Ich möchte sie hiermit besonders begrüßen. Zu meinem großen Bedauern muß ich jedoch feststellen, daß sich trotz mehrfacher Einladungen meinerseits die Teilnahme einer offiziellen Delegation beruflich aktiver Urologen aus der DDR an unserer diesjährigen Tagung nicht ermöglichen ließ.

Es ist mir ferner eine besondere Ehre, zu dieser feierlichen Eröffnung eine Reihe weiterer Gäste begrüßen zu dürfen.

Ich begrüße Herrn Staatssekretär Dr. Rosenbauer von der Bayerischen Staatsregierung, der uns in Vertretung von Herrn Ministerpräsident Dr. Franz Josef Strauß die Ehre erweist.

Ich freue mich über die Anwesenheit des Mitgliedes des Bayerischen Landtags, Herrn Eyckmann sowie des Vertreters des Bayerischen Senats, unseres verehrten Herrn Oberbürgermeisters Dr. Zeitler.

Ich heiße Herrn Ministerialrat Preibisch vom Bayerischen Staatsministerium für Unterricht und Kultus herzlich willkommen und begrüße als Vertreter des Herrn Regierungspräsidenten von Unterfranken Herrn Abteilungsdirektor Dr. Wachsmuth.

Se. Magnifizenz, der Präsident unserer Alma Julia und derzeitiger Vorsitzender der Westdeutschen Rektorenkonferenz, Herr Professor Berchem, läßt sich wegen einer unaufschiebbaren Dienstreise nach Japan entschuldigen. Als seinen Vertreter begrüße ich mit besonderer Freude den Vizepräsidenten unserer Universität, Herrn Professor Schmidt. Ferner heiße ich den Kanzler unserer Universität, Herrn Professor Günther, Se. Spektabilität, den Dekan der Medizinischen Fakultät, Herrn Professor Nissen sowie eine große Anzahl von Kollegen meiner Fakultät willkommen. Mit besonderer Freude registriere ich dabei das Erscheinen meines Lehrers und früheren Chefs, Herrn Professor Wachsmuth, mit 86 Jahren der Nestor der Deutschen Gesellschaft für Chirurgie.

Auch der Präsident der mit uns befreundeten Österreichischen Gesellschaft für Urologie, Herr Dozent Figdor, Wien, gibt uns die Ehre, an dieser Eröffnungssitzung teilzunehmen. Der Präsident der Schweizerischen Gesellschaft für Urologie, Herr Professor Bandhauer, St. Gallen, kann erst ab morgen an unserer Tagung teilnehmen. Herzlich willkommen!

Der Präsident der Deutschen Gesellschaft für Chirurgie, Herr Professor Peiper, Göttingen, übermittelte brieflich im Namen seiner Gesellschaft die besten Wünsche.

Meine Damen und Herren! Einige unserer prominenten Gäste werden jetzt Worte der Begrüßung an uns richten. Ich darf als Ersten Herrn Staatssekretär Dr. Rosenbauer bitten.

Herr Oberbürgermeister Dr. Zeitler.

Der Vizepräsident unserer Alma Julia, Herr Professor Dr. Schmidt.

Se. Spektabilität, der Dekan der Medizinischen Fakultät, Herr Professor Dr. Nissen.

Meine Damen und Herren! Nach diesen freundlichen Begrüßungsworten habe ich nun die traurige Pflicht, Sie davon in Kenntnis zu setzen, daß seit der letzten Tagung in Mainz eine Anzahl von Mitgliedern unserer Gesellschaft durch Tod von uns gegangen sind.

Es verstarben unsere beiden Ehrenmitglieder, Herr Professor Karl Heusch, Aachen und Herr Professor Einar Ljunggren, Göteborg, sowie die Kollegen Professor K. M. Bauer, Rosenheim, Dr. Paul Dietz, Mülheim/Ruhr, Dr. Wolfgang Frank, Planegg b. München, Professor Gunther Karcher, Offenbach am Main, Dr. Karl-Heinz Linke, Alfeld/Leine und Dr. Hans Smoler, Isny.

Wenn wir im Tod auch alle gleich sind, so sei es mir doch gestattet, an dieser Stelle den beiden verstorbenen Ehrenmitgliedern einige Worte des Gedenkens zu widmen.

Karl Heusch wurde am 6. Juli 1894 in Aachen geboren. Nach dem medizinischen Staatsexamen und der Promotion in Köln arbeitete er in Berlin u.a. unter Geheimrat Sauerbruch und wurde von 1925 bis 1933 Assistent und später Oberarzt von Professor Ringleb an der Urologischen Abteilung der Chirurgischen Univ.-Klinik der Charité. 1933 gründete er die Urologische Abteilung des Rudolf Virchow-Krankenhauses in Berlin mit 104 Betten. Seit 1941 war er Mitherausgeber der „Zeitschrift für Urologie". 1942 präsentierte er die erste rein urologische Habilitation an der Medizinischen Fakultät der Universität Berlin mit dem Thema: „Klinische Beiträge zum Krebs der Harnblase". Nach dem 2. Weltkrieg gründete er im Februar 1946 eine neue Urologische Abteilung am damaligen Siemens-Krankenhaus, dem jetzigen Rotkreuzkrankenhaus Jungfernheide in Berlin. Von 1948 bis 1963 war er dann schließlich Chefarzt der Urologischen Klinik seiner Vaterstadt Aachen. Er war Präsident der Deutschen Gesellschaft für Urologie in den Jahren 1951/1953 und leitete den XV. Deutschen Urologenkongreß im September 1953 in Aachen. Professor Heusch war Mitbegründer des Berufsverbandes der Deutschen Urologen. Seine Freunde und Mitarbeiter rühmten ihn als einen sehr musischen Menschen. Professor Heusch starb am 5. Februar 1986 in seiner Heimatstadt Aachen. Er war einer der profiliertesten Persönlichkeiten der deutschen Urologie in der Nachkriegszeit.

Einar Ljunggren wurde am 16. Juni 1896 geboren und starb am 10. August 1986. Er promovierte 1930 mit dem Thema: „Grawitz Tumor" und war Dozent am Stockholmer Karolinska Institutet von 1932 bis 1937. 1945 wurde er Chef der großen Chirurgischen Klinik I am Sahlgrenska sjukhuset in Göteborg und 1952 Professor an der Universität von Göteborg, wo er bis zu seiner Emeritierung im Jahre 1962 blieb. Er gilt als einer der Pioniere der Urologie in Schweden. Professor Ljunggren nahm unermüdlich an Kongressen im Ausland teil und hatte zahlreiche Freunde in aller Herren Länder. Viele der hier anwesenden Kollegen werden sich an ihn, der in den letzten Jahren zunehmend unter Schwerhörigkeit litt, erinnern, denn er nahm regelmäßig an den Tagungen der Deutschen Gesellschaft für Urologie teil. Wie er mir vor einigen Jahren erzählte, hat er 50 Jahre lang keinen unserer Kongresse versäumt. Wir werden unserem Ehrenmitglied Ljunggren, ebenso wie allen anderen verstorbenen Mitgliedern, ein ehrendes Andenken bewahren.

Ich darf Sie nun bitten, sich zu Ehren unserer Toten von Ihren Plätzen zu erheben.

Ich danke Ihnen.

Meine Damen und Herren! Der Vorstand der Deutschen Gesellschaft für Urologie hat satzungsgemäß beschlossen, mehrere Persönlichkeiten, die die urologische Wissenschaft in besonderer Weise gefördert haben, zu Ehrenmitgliedern bzw. Korrespondierenden Mitgliedern zu ernennen.

Die Ehrenmitgliedschaft wird an 4 amerikanische und einen japanischen Kollegen verliehen.

Dr. Joseph J. Kaufman war langjähriger Mitarbeiter unseres Ehrenmitgliedes Dr. Willard E. Goodwin und wurde 1970 dessen Nachfolger als Professor und Chef der Urologie an der University of California School of Medicine in Los Angeles, California. Diese Position hatte er bis vor kurzem inne. Er ist ein außerordentlich innovativer und produktiver Kliniker und Wissenschaftler und ich selbst habe ihn als einen glänzenden Operateur erlebt. Er hat 52 Bücher bzw. Buchbeiträge publiziert, 309 wissenschaftliche Arbeiten geschrieben, 341 Vorträge auf nationalen und internationalen Kongressen gehalten und 38 Filme mit urologischer Thematik produziert. Unter letzteren befinden sich solche Klassiker wie „Die Kunst der retropubischen Prostatektomie", an den sich die Teilnehmer des Prostata Carcinom-Symposiums 1969 in Berlin noch mit großem Vergnügen erinnern werden. Er hat 16 Preise für wissenschaftliche Ausstellungen gewonnen und ist Mitglied oder Ehrenmitglied von 36 nationalen und internationalen wissenschaftlichen Gesellschaften. In diesem Jahr erhielt Dr. Kaufman die höchsten Auszeichnungen, welche die zwei großen amerikanischen urologischen Gesellschaften zu vergeben haben, nämlich die Barringer Medaille der American Association of Genito-Urinary Surgeons und den Ramon Guiteras Award der American Urological Association. Bei all diesen Ehrungen ist Joe Kaufman ein liebenswürdiger, stets fröhlicher, humorvoller Mensch geblieben, der stets bereit war und ist, seinen urologischen Kollegen mit Rat und Tat zur Seite zu stehen. Eine Reihe deutscher Urologen verdankt ihm einen Teil ihrer urologischen Ausbildung. Die deutsche Urologie bedankt sich bei Dr. Kaufman und verleiht diesem prominenten Urologen die Ehrenmitgliedschaft.

Dr. J. William McRoberts ist seit 1972 Professor und Chef der Urologischen Klinik der University of Kentucky in Lexington, Kentucky. Er ist Mitglied von 19 amerikanischen wissenschaftlichen Gesellschaften und seit 1983 am Editorial Board der weltweit wichtigsten und bekanntesten urologischen Zeitschrift, des „Journal of Urology". Unter seinen bisher 93 wissenschaftlichen Publikationen findet sich die Arbeit über die „Radikale retropubische Prostatektomie" im Urologen A im Jahre 1971. Dr. McRoberts ist ein hervorragender Operateur, Wissenschaftler und Organisator. Als Hobby ist er Moderator einer Radiosendung, die sich mit medizinischen Themen befaßt und die zweimal wöchentlich etwa 260 000 Hörer im Staat Kentucky erreicht. Die Deutsche Gesellschaft für Urologie freut sich, Dr. McRoberts die Ehrenmitgliedschaft verleihen zu können.

Dr. Stephen N. Rous ist seit 1975 Professor und Chef des Departments of Urology der Medical University of South Carolina in Charleston, S.C., nachdem er vorher von 1968 bis 1972 Chef der Urologie am Metropolitan Hospital in New York City und von 1972 bis 1975 Chef der Urologie an der Michigan State University in Lansing, Michigan, gewesen war. Er ist Mitglied von 28 nationalen und internationalen wissenschaftlichen Gesellschaften und seit 1983 Vorsitzender des audio-visuellen Komitees der American Urological Association. Sein Publikationsverzeichnis weist 76 Titel auf, worunter sich mehrere Lehrbücher befinden. Er ist ein begeisterter Lehrer und wohl deshalb ein gefragter Redner bei urologischen Fortbildungsveranstaltungen, für deren Organisation er ebenfalls verantwortlich zeichnet. Wir freuen uns, Dr. Rous als Ehrenmitglied in unsere Gesellschaft aufnehmen zu können.

Dr. David C. Utz ist Professor für Urologie an der Mayo Clinic und war von 1972 bis 1982 Chef des Departments of Urology an dieser Institution. 1984 war er Präsident der ca. 800 an der Mayo Clinic tätigen Ärzte. Er ist Mitglied bzw. Ehrenmitglied von 24 nationalen und internationalen wissenschaftlichen Vereinigungen und ist in zahlreichen medizinischen Organisationen der amerikanischen Ärzteschaft aktiv tätig, so u.a. als Governor und Schatzmeister des American College of Surgeons und Schriftführer/Schatzmeister der American Association of Genito-Urinary Surgeons. Er hat etwa 140 wissenschaftliche Arbeiten publiziert. Es ist für mich, der ich Dave Utz nun seit 28 Jahren kenne, immer wieder erstaunlich, wie er neben seiner umfangreichen klinischen Arbeit die Zeit aufbringt für all seine organisatorischen Tätigkeiten. Er ist ein exzellenter Operateur, der in seiner langen Laufbahn an der Mayo Clinic mit großer Wahrscheinlichkeit mehr radikale Prostatektomien und Cystektomien durchgeführt hat, als irgendeiner der in diesem Saal anwesenden Urologen. Ich freue mich ganz besonders, daß ich diesem hervorragenden Vertreter der amerikanischen Urologie und Mitglied des Departments of Urology der weltberühmten Mayo Clinic die Ehrenmitgliedschaft unserer Gesellschaft verleihen darf.

Dr. Hiroshi J. Tazaki ist seit 1977 Professor und Chef des Departments of Urology der Keio University in Tokio, der ältesten der zahlreichen Universitäten Tokios. Er ist ein hervorragender Wissenschaftler, von dem zahlreiche Veröffentlichungen in Englisch vorliegen, darunter ein sehr interessantes, mit George Prout vom Massachussetts General Hospital in Boston verfaßtes Buch über „Konzepte der Diagnose und Behandlung von Blasenkrebs". Professor Tazaki ist regelmäßiger Teilnehmer an den Tagungen der Europäischen und der Internationalen Gesellschaft für Urologie und pflegt besonders die Verbindung zur deutschen Urologie. Mehrere seiner Mitarbeiter haben z.B. an Forschungsprojekten meiner Klinik hier in Würzburg gearbeitet. In Anerkennung seiner Bemühungen um enge Beziehungen zwischen der japanischen und der deutschen Urologie verleiht die DGU Herrn Professor Tazaki die Ehrenmitgliedschaft.

Ich darf die 5 Herren nun zu mir auf das Podium bitten, damit sie die Urkunden in Empfang nehmen können und darf sie herzlich beglückwünschen.

Zu Korrespondierenden Mitgliedern werden ein japanischer und zwei italienische Kollegen ernannt.

Dr. Ken Marumo ist ein Schüler von Professor Tazaki und seit 1983 Chef der Urologie eines großen Krankenhauses in Tokio. Er war 1982/1983 ein Jahr lang im wissenschaftlichen Labor der hiesigen Urologischen Klinik tätig, wo er sich mit NK-Zell-Aktivitäten sowie der Wirkung von Interferon bei malignen Tumoren des Harntraktes beschäftigte. Seit dieser Zeit hält Dr. Marumo enge Verbindung zur deutschen Urologie.

Professor Franco DiSilverio ist seit 1980 Professor für Urologie an der Universität von Rom. Er ist Mitglied sowohl der Europäischen als auch der Internationalen Gesellschaft für Urologie und ist ein sehr produktiver Wissenschaftler, der bisher 287 Arbeiten publiziert hat. Er reiht sich würdig in die Zahl unserer bisherigen Ehren- und Korrespondierenden Mitglieder aus Italien ein.

Professor Raffaele Tenaglia ist ein Schüler von Professor Bracci und Professor DiSilverio und arbeitet an der Urologischen Klinik der Universität von Rom. Neben seiner klinischen Tätigkeit betrifft sein Hauptarbeitsgebiet Forschungen auf dem Gebiet der urologischen Neoplasien, wobei er engen Kontakt zu Kollegen in Deutschland hält.

Wir freuen uns, so bedeutende Vertreter der japanischen und der italienischen Urologie als Korrespondierende Mitglieder in unsere Gesellschaft aufnehmen zu können. Ich bitte die Herren, die Urkunden in Empfang zu nehmen. Herzlichen Glückwunsch!

Mit der Ernennung dieser neuen Ehren- und Korrespondierenden Mitglieder kommt die zunehmend enge Verbundenheit der Deutschen Gesellschaft für Urologie mit den wissenschaftlichen urologischen Vereinigungen anderer Länder zum Ausdruck.

Meine Damen und Herren! Einer guten Tradition der Präsidenten dieser Gesellschaft folgend, möchte ich nun meiner Lehrer gedenken, denen ich es letztendlich zu verdanken habe, daß ich von dieser Position aus zu Ihnen sprechen darf.

Zu einer Zeit, als es in Deutschland erst einen einzigen Lehrstuhl für Urologie, nämlich den von Professor Alken in Homburg/Saar gab, hatte ich das Glück, während meiner Internship am St. Joseph's Hospital in Paterson, New Jersey, USA, in den Jahren 1954/55 am Service von zwei hervorragenden Urologen, Dr. Yeaw und Dr. Veenema, tätig sein zu dürfen. Diese beiden Kollegen weckten mein Interesse für unser Fachgebiet, vor allem durch ihre klare Indikationstellung und präzise Operationstechnik.

Meine eigentliche urologische Ausbildung erhielt ich dann in den Jahren 1958 bis 1963 an der Mayo Clinic in Rochester, Minnesota, USA. Die hier in der Regel einmal wöchentlich stattfindenden abendlichen Konferenzen – an denen man selbstverständlich ohne sog. Überstundenbezahlung teilnahm! – sorgten für ein solides theoretisches Wissen, auf dem die klinische Arbeit aufbauen konnte. International bekannte Urologen wie Ormond Culp, der ein brillanter Operateur war, John Emmett ein hervorragender Endoskopiker und transurethraler Resekteur, Gershom Thompson, James DeWeerd, Larry Greene, Dave Utz, u.a., die z.T. endoskopische Instrumente und spezielle Operationstechniken entwickelten, die ihren Namen tragen, waren dort meine Lehrer. Ich freue mich, daß einer von ihnen, nämlich unser soeben ernanntes Ehrenmitglied Dr. Utz, heute bei uns ist und ich ihm hier stellvertretend für die anderen, von denen außer Dr. Utz nur noch Jim DeWeerd lebt, meinen Dank abstatten darf. Neben der klinischen Ausbildung hatte ich außerdem die Möglichkeit, mich ein halbes Jahr ausschließlich einer wissenschaftlichen tierexperimentellen Arbeit widmen zu können, die ich 1963 mit einem Examen und dem Titel eines Master of Science für Urologie an der Universität von Minnesota in Minneapolis abschloß. Die 5 Jahre an der Mayo Clinic waren zweifelsohne die fruchtbarsten meiner Lehrjahre, an die ich stets gerne zurückdenke.

Jeder von Ihnen, der schon einmal an der Mayo Clinic war, dem medizinischen Mekka Amerikas, wie es oft genannt wird, wird von der großartigen Organisation dieser Institution beeindruckt gewesen sein. Einer der Gründe, weshalb dort auf medizinischem Gebiet so Hervorragendes geleistet wird, dürfte der sein, daß sich der Arzt an dieser Klinik voll und ganz auf die Patientenbetreuung, die Lehre und Forschung konzentrieren kann, ohne mit administrativen und anderen fachfremden Aufgaben konfrontiert und durch sie belästigt zu werden, für die er eigentlich auch nicht zuständig und nicht ausgebildet ist. Zumindest einen Teil dieser Organisationsform auch auf die hiesige Klinik zu übertragen, ist mir wegen der den meisten von Ihnen bekannten anders gelagerten Verhältnissen im deutschen Universitätssystem leider nicht gelungen.

Nach meiner Rückkehr nach Deutschland war ich 1½ Jahre bei Egbert Schmiedt in München tätig, der damals die Urologische Abteilung an der Zenker'schen Chirurgischen Klinik leitete. Bei Schmiedt, mit dem mich seither eine auch in urologisch stürmischer Zeit bewährte Freundschaft verbindet, wurde ich mit den deutschen Besonderheiten unseres Fachgebietes Urologie vertraut gemacht. Ich habe Egbert Schmiedt in dieser Hinsicht viel zu verdanken.

1965 schloß sich dann der Kreis meiner medizinischen Lehr- und Wanderjahre und ich kam, einer Aufforderung Professor Wachsmuth's folgend, der während des Studiums mein chirurgischer Lehrer gewesen war, wieder zurück in meine Vaterstadt Würzburg. Wachsmuth überließ mir großzügig den nötigen Freiraum zur eigenen Entfaltung und respektierte meine volle Eigenverantwortlichkeit für die urologischen Patienten. Seine Art der Patientenbetreuung, seine strenge, von großer Verantwortung getragene Operationsindikation und sein Führungsstil waren für mich immer wieder beeindruckend und ich habe in dieser Beziehung viel von ihm gelernt und bin ihm heute noch für manchen Rat dankbar. Es mit mir deshalb eine besondere Freude, daß ich ihm, meinem väterlichen Freund, an dieser Stelle persönlich meinen aufrichtigen Dank aussprechen darf.

Unter Wachsmuth's Nachfolger, Professor Kern, wurde die Urologie in Würzburg dann am 1. Dezember 1971 selbständig und ich darf Herrn Professor Kern hier meinen Dank für seine Unterstützung während dieses Verselbständigungsprozesses aussprechen. Gleichzeitig danke ich bei dieser Gelegenheit all denen, die mich auf diesen ersten Lehrstuhl für Urologie an der Universität Würzburg berufen haben.

Meine Damen und Herren – nun einige Bemerkungen zum wissenschaftlichen Programm unseres Kongresses.

Es versteht sich von selbst, daß ich mich bei der Auswahl der Kongreß-Thematik von persönlichen Neigungen habe leiten lassen. Jeder Kliniker hat schließlich ein oder mehrere Spezialgebiete, denen er ein besonderes Interesse entgegenbringt. Aber dies war durchaus nicht der einzige Grund, auf dieser Tagung onkologische Themen in den Vordergrund zu rücken. Es sollte vielmehr die große Bedeutung herausgestellt werden, welche die Diagnose und Therapie von Krebserkrankungen des Urogenitalsystems sowohl für den klinisch tätigen als auch für den niedergelassenen Urologen hat – eine Bedeutung, die in Zukunft sicher noch erheblich zunehmen wird.

Daß selbst im uro-onkologischen Bereich auf einer solchen Tagung nicht alle Neoplasien angesprochen werden können, ist verständlich. Die enorm große Anzahl der angemeldeten Beiträge selbst für solche Teilaspekte wie die Lymphknotenchirurgie bei urologischen Tumoren und das Prostata-Carcinom beweist die Intensität, mit der von urologischer Seite auf onkologischem Gebiet gearbeitet und geforscht wird. Ich halte dies für eine sehr wichtige Feststellung, vor allem angesichts der Tendenzen, die Behandlung von Patienten mit Tumoren des Urogenitaltraktes im ambulanten und teilweise auch schon im klinischen Bereich den Urologen zu entziehen und sie auf fachfremde Onkologen zu übertragen.

Zwar kam die ständige Weiterbildungskommission der Bundesärztekammer in ihrer Stellungnahme vom 18.1.1985 zu dem Ergebnis, daß die onkologische Betreuung den Organfächern obliege, aber starke Tendenzen von anderen Disziplinen bestehen weiterhin, z.B. die cytostatische Behandlung – und nicht nur diese – für ihr Fachgebiet zu beanspruchen. Selbstverständlich ist es eine Voraussetzung und Verpflichtung für jeden Arzt, der krebskranke Patienten behandelt, daß er Kenntnisse auf den Gebieten der Molekularbiologie, der Zellkinetik, der Biochemie und der Immunologie besitzt. Er muß auch informiert sein über die Epidemiologie, den Spontanverlauf und die Möglichkeiten der Früherkennung der einzelnen Tumorarten sowie den Wert, die Indikation, die Applikationsart, die Technik, Grenzen, Komplikationen und Nebenwirkungen der chirurgischen, radio- und chemotherapeutischen Behandlungsmethoden. Der Erwerb solcher Kenntnisse steht dem Urologen natürlich ebenso offen wie anderen onkologisch interessierten Ärzten, z.B. den Internisten und Radiotherapeuten. Was den Urologen als Organspezialisten jedoch gegenüber einem internistischen oder radiotherapeutischen Onkologen auszeichnet, sind seine Erfahrungen mit den organspezifischen Tumoren, wobei sich gerade auf dem urologischen Fachgebiet durch die Kombination vieler verschiedener Behandlungsmöglichkeiten oft entscheidende Vorteile für den Patienten ergeben. Sicher trifft es zu, daß sich Metastasen in anderen als den Organen des Urogenitaltraktes ansiedeln können, aber die in solchen Fällen meist zum Einsatz kommenden cytostatisch wirksamen Substanzen sind mit ihren Wirkungen und Nebenwirkungen auch dem sich damit beschäftigenden Urologen bekannt. Die pharmakologischen Kenntnisse allein genügen für eine umfassende Behandlungsstrategie gewiß nicht. Es kann also sachlich kein Zweifel bestehen, daß es eine organspezifische systemische Tumortherapie geben und daß diese den einzelnen Organfächern vorbehalten bleiben muß.

Um diese Feststellung zu untermauern, wurden vom Onkologischen Arbeitskreis der Fort- und Weiterbildungskommission der Deutschen Urologen 825 Publikationen über Tumoren des Urogenitalsystems, die im Jahre 1985 erschienen sind, ausgewertet. Bei 287 dieser Veröffentlichungen, das sind 34,7%, war der Erstautor ein Urologe, gefolgt von 12,4% Internisten, 10,4% Radiologen, 11% Pathologen, 8% Chirurgen, 2,5% Pädiatern sowie einer Reihe weiterer Fachgebiete. Diese Untersuchung erbrachte weiterhin die beachtliche Erkenntnis, daß 240 dieser 825 Publikationen (29%) in urologischen Zeitschriften erschienen, während 585 (71%) in fachfremden Journalen Aufnahme gefunden hatten. Eine Durchsicht der auf den Deutschen Urologenkongressen der Jahre 1981 bis 1985 gehaltenen Vorträge, der dort gezeigten Poster und Filme, ergab eine sehr große Anzahl von onkologischen Beiträgen, nämlich 37%.

Ein Editorial des bekannten Chirurgen William P. Longmire aus Los Angeles im Journal „Surgery, Gynecology and Obstetrics" zeigte vor kurzem, daß die Probleme in der amerikanischen Medizin ähnlich gelagert sind wie bei uns. Longmire wies in diesem Artikel darauf hin, daß von Chirurgen jährlich 50% der neu entdeckten Krebsfälle behandelt werden und daß bei 60% aller Patienten, die jährlich von ihrem Leiden geheilt werden, die chirurgische Behandlung dafür verantwortlich ist. 25% werden durch Radiotherapie und 13% durch Chemotherapie geheilt. Operationen zur Behandlung von Krebsleiden machen etwa 40% der chirurgischen Eingriffe aus. In der Urologie dürften die Verhältnisse in ähnlichen Größenordnungen liegen.

In welch hohem Maße sich die deutschen Urologen darum bemühen, auf dem neuesten Wissensstand hinsichtlich uro-onkologischer Probleme zu bleiben, zeigt ferner die mit diesem Kongreß verbundene Seminartagung des Berufsverbandes, auf der eine der beiden Veranstaltungen der „Tumornachsorge aus urologischer Sicht" gewidmet ist.

Im übrigen lehrt die Erfahrung, daß man Medizin nicht aufgrund eines administrativen Ediktes praktizieren kann. Die Patienten lassen sich nicht willkürlich einer bestimmten Fachdisziplin zuweisen oder zuordnen, wenn dort nicht auf Dauer die bestmögliche Behandlung und Betreuung geboten wird.

Um Mißverständnissen, die durch falsche Interpretation meiner Ausführungen entstehen könnten, vorzubeugen, möchte ich ausdrücklich darauf hinweisen, daß ich mich selbstverständlich zur interdisziplinären Zusammenarbeit bekenne, wenn diese im Interesse des Patienten erforderlich ist. Ich bin aber ebenso der festen Überzeugung, daß der Patient mit einer Tumorerkrankung des Urogenitalsystems primär ein urologischer Patient ist und somit auch vom Urologen betreut werden sollte, auch und gerade in dem Bewußtsein, daß die Arzt-Patienten-Beziehung beim Vorliegen einer Krebserkrankung möglicherweise noch wichtiger ist als bei anderen Leiden. Dies gilt, wie bereits eingangs erwähnt, sowohl für den urologischen Kliniker als auch für den in der Praxis tätigen Kollegen.

Abgesehen von gewissen Kompetenzstreitigkeiten ist die intensive Beschäftigung mit onkologischen Problemen für uns Urologen auch deswegen von eminenter Bedeutung, weil sich abzuzeichnen beginnt, daß die Behandlung von bestimmten Tumoren des Harntraktes sich von der vorwiegend chirurgischen auf die cytostatische Therapie verlagern wird. Trotz der unbestreitbaren Erfolge der Cystektomie mit Harnableitung unter Einbeziehung der neueren Verfahren wie Kock Pouch, Mainz Pouch und ähnlicher Methoden darf man z. B. die Prognose wagen, daß die Zukunft der Behandlung des Blasen-Carcinoms eher der Chemotherapie gehören wird – mit allen daraus entstehenden Konsequenzen. Auf Hinweise, die diese Vermutung begründen, kann und will ich in diesem Rahmen nicht näher eingehen.

Wie bei jedem Fortschritt wird es sicher auch auf diesem Gebiet ohne wissenschaftlichen Streit nicht abgehen. Aber wissenschaftliche Erkenntnis ist letztlich ohne Streit nicht zu haben. Streit kann nur jene langweiligen Geister irritieren, denen an der Harmonie mehr liegt als an der Wahrheit, die eben auch eine Tochter wissenschaftlicher Zwietracht ist. Man kann in diesem Zusammenhang auch das Wort Lichtenberg's zitieren, daß es unmöglich ist, die Fackel der Wahrheit durch ein Gedränge zu tragen, ohne jemandem den Bart zu sengen.

Es paßt in den Rahmen der Thematik dieser Tagung, daß ein Rundtischgespräch über die Krebsvorsorgeuntersuchung beim Prostata-Carcinom stattfinden wird. Dabei soll eine Bestandsaufnahme über die vergangenen 15 Jahre seit Einführung dieser Krebsfrüherkennungsuntersuchung vorgenommen werden und es sollen Perspektiven dieses teilweise umstrittenen Programms aufgezeigt werden.

Eine Vormittagssitzung beschäftigt sich mit der Nierentransplantation und zwar sowohl mit dabei auftretenden Problemen als auch mit der Verbesserung der Erfolgschancen durch neue Medikamente. Unter der Rubrik „Freie Themen" sind Beiträge u. a. den Fortschritten in der Behandlung des Harnsteinleidens, der sog. Endourologie, der Kinderurologie und der Andrologie gewidmet.

Die soeben angesprochene Seminartagung mit den von zwei Arbeitskreisen der Fort- und Weiterbildungskommission der deutschen Urologen gestalteten Vorträgen wird in den kommenden Jahren definitiv an Bedeutung zunehmen. Dabei steht schon jetzt fest – und ich habe dies im Zusammenhang mit meinen Ausführungen zur onkologischen Thematik bereits angedeutet –, daß eine quasi propädeutische Fortbildung nicht ausreichen wird. Um unseren Platz im interdisziplinären Orchester behalten und weiter ausbauen zu können, wird der Schwerpunkt in Zukunft auf einer wissenschaftlichen Fortbildung liegen müssen. Bei Respektierung der Aufgaben des Berufsverbandes bleibt festzuhalten, daß die Kompetenz dafür bei den zuständigen Gremien der Deutschen Gesellschaft für Urologie liegt. Dies soll nur als Hinweis vermerkt werden auf die Wichtigkeit, die einer engen Zusammenarbeit der beiden Gesellschaften der Deutschen Urologen zukommt.

Sie sehen, meine Damen und Herren, daß es für uns Urologen kaum einen Grund gibt, auf echten oder vermeintlichen Lorbeeren auszuruhen. Es bläst uns von mehreren Seiten ein rauher Wind entgegen. Wir sollten und werden uns jedoch nicht entmutigen lassen. Denn das Erkennen der Probleme schafft bereits die Voraussetzungen für ihre Lösung.

Auch für die Urologie trifft Rodenberg's Poem zu:

Leben ist ein stetig Streiten,
ist ein ewiges Gescheh'n.
Stillesteh'n heißt Rückwärtsschreiten,
Rückwärtsschreiten Untergeh'n.

Das Bläsertrio wird uns nun zum Abschluß mit Ludwig van Beethoven's Variationen für zwei Oboen und Englisch Horn über das Thema „Reich' mir die Hand mein Leben" aus Mozart's Oper „Don Giovanni" erfreuen –

und damit eröffne ich den XXXVIII. Kongreß der Deutschen Gesellschaft für Urologie.

Professor Dr. H. Frohmüller
Direktor der Urologischen Klinik
und Poliklinik der Universität
Josef-Schneider-Straße 2
D-8700 Würzburg

Bericht des Archivars

F. Schultze-Seemann

Zum Teil I des Archivverzeichnisses von 1984 wurden erworben: 46 Werke in *deutscher Sprache,* darunter von Boeminghaus, Breitner, Casper, Frey, Fürbringer, Israel, Johnson, Kneise-Schober, Kräutermann (Lehre von Kennzeichen des Urins, 1788), Leydig, Reiser, Rovsing, Thelen, Thompson, Voelcker-Ledderhose, Wossidlo.

3 Werke in *englischer Sprache,* darunter:

1. Bitschai: History of Urology in Egypt
2. Gairdner: Pathology of the Kidney 1848
3. McCrea: Clinical Urology

7 Werke in *französischer Sprache,* darunter:

Charcot: De l'Albuminurie

2 Werke in *italienischer Sprache* von Bottini und Pavone

1 Werk in *holländischer Sprache* (mit engl. Übersetzg.): Lithotomien

1 Werk in *deutscher Sprache* (Übersetzg. aus dem *Französischen*):

Magendie: Ursachen, Symptome und Behandlung des Grieses und Blasensteines 1820

1 Werk in *deutscher Sprache* (aus dem *Englischen*):

Weldon: Harnblasenstich 1794

6 Bücher in *lateinischer Sprache*:

1. Aegidius Carboliensis: Carmina de urinarum 1505
2. Arnheimer: Viis urinariis Claudestinis 1826
3. Capivaccio: De urinis tractatus 1595
4. Charleton: Lithiaseos Diatriba 1650
5. Jehring: De genuina calculorum 1664
6. Schaumkell: Resolutionem Casus Medici de Calculo Vesicae 1729

Zu *Teil II* des Verzeichnisses von 1984 wurden erworben: 36 Bände: darunter Handbücher der Chirurgie u. chirurg. Lehrbücher mit Beiträgen zur Urologie,
Medicinische Jahrbücher Wien 1842
Wiener Medicinische Zeitschriften zwischen 1879-1896

Prager Vierteljahresschrift von 1846 und
die seltene Allgemeine Wiener Med. Zeitung 1.-17. Jg. 1856-1872, alle mit zahlreichen urologischen Arbeiten, bes. von Dittel.

Zu *Teil III:*

3 Dissertationen in lateinischer Sprache
4 Dissertationen in deutscher Sprache (bes. Hodenerkrankungen)

Zu *Teil IV:*

Biographie: Dr. Korth – Freiburg
Separata-Sammlung: 5 Konvolute
2 Portraits: 1. H. Kümmell-Hbg. und 2. E. Küster-Berlin u. Marburg
1 Bild „Harnschau" von 1498 (aus Schedels Weltchronik)
1 Tonband: „Urologische Musik" von Prof. Moonen-Eindhoven (Spende Antiquariat Klose-Bensheim)

Spenden:

1. Dr. Boden-Köln: 3 Bd. Gynäkol. Urologie von Stoeckel
2. Dr. Goebel-Berlin: a) Verhandlungsbericht DGfU 1928
   b) Hypertonie bei Nephritis
   c) Die Behandlung der Syphilis ohne Mercur 1857
3. Dr. Korth-Freiburg: Percutane Nierensteinchirurgie

1. Fortgeführt wurde die Serie „Bedeutende Urologen des deutschen Sprachraumes" im Mitteilungsblatt der DGfU mit v. Ivánchich, dem ersten Dozenten für Urologie 1851 in Wien: Dabei wurde endlich das exakte Todesdatum und sogar noch sein Grab auf dem Wiener Zentralfriedhof ausfindig gemacht, das damit von der Österr. Ges. f. Urologie als Ehrengrab in endgültige Obhut genommen werden konnte.

Durch einen wieder aufgefundenen Blasen- und Nierenarzt in Dresden, der sich wie v. Ivánchich 1838 niedergelassen hatte, konnte der Beginn der Urologie im deutschen Sprachraum um ein halbes

Jahrhundert vorverlegt werden. – Mit diesen Daten wird gleichzeitig eine Korrektur und Vervollständigung des „Biographischen Lexikons der hervorragenden Ärzte" für eine spätere Neuauflage durchgeführt.

2. Im Urologen B wurden 2 Dauerserien begonnen:

a) über *„Urologie in der Alten Medizin"* mit Übersetzung neu aufgefundener lateinischer Texte und

b) eine Serie über *„Klassische Beiträge zur Urologie"*, die eine Ergänzung aus dem deutschen Sprachraum zu dem klassischen Werk von Garrison-Morton bringen soll.

3. Am 4.9. 86 folgte auf dem XXX. Internat. Kongreß für Geschichte der Medizin ein Vortrag über „Die Entwicklung der Urologie und der Urologenschulen des deutschsprachigen Raumes im 19. und 20. Jahrhundert". – Ferner wurden Aktenordner mit wissenschaftlichen Arbeiten und urologische Bücher des am 5.2. 1986 verstorbenen ehemaligen Präsidenten der DGfU Prof. Karl Heusch neben zahlreichen Bildern älterer Kollegen in Aachen geordnet und für den Transport in das Archiv bereitgestellt.

Um in der Gesellschaft wieder mehr das Geschichtsbewußtsein zu wecken und die Tradition zu stärken, wurde die Geschichte der Gesellschaft an Hand von Originaldokumenten verfaßt und den Mitgliedern vom Springer-Verlag als Geschenk zum 80jährigen Bestehen überreicht.

Dr. F. Schultze-Seemann
Münchenerstr. 22
D-1000 Berlin 28

I. Hauptthema: Lymphknotenchirurgie bei urologischen Tumoren

Die Lymphgefäße urologisch wichtiger Organe

W. Lierse

Die Lymphgefäße entstehen im Bindegewebe und behalten auch im adulten Gewebe die enge topographische und funktionelle Beziehung zum Interstitium. Sie sind von Endothelzellen ausgekleidet, die einer Basalmembran anliegen. Sie sammeln sich zu größeren Stämmen, die zusätzlich in der Wand glatte Muskelzellen haben und die Förderbewegungen bewirken.

In der *Niere* finden sich Lymphgefäße vorzugsweise in der Rinde, wenig oder gar nicht im Nierenmark [5]. Sie liegen im Intersititum zwischen dem tubulären System. Das Interstitium ist spärlich vorhanden, weil die Nephrone eng beieinander liegen. In hydrierten Ratten wurde das Interstitium mit 9% kalkuliert, das freie Zellen kollagene Fasern, zahlreiche Kapillaren, Arterien, Venen und eben die begleitenden Lymphgefäße enthält. Die Angioarchitektur der Arterien spiegelt die Anordnung der Lymphgefäße wider. Aus Segmentarterien entspringen interlobare Arterien und aus diesen die A. arcuata. Die Aa. interlobulares gehen von den Aa. arcutae ab, die schräg zu den Septen und senkrecht zur Kapseloberfläche gerichtet und parallel zu den Markstreifen ziehen. Neben diesen interlobaren, den bogenförmigen und den interlobulären Arterien ziehen im Interstitium Lymphgefäße (Abb. 1). Sie reichen nicht in die Glomerula. Die Rindendrainage erfolgt dem arteriellen Strom entgegengesetzt: vom Interstitium der Aa. interlobulares, über das Interstitium der Aa. arcuate, der interlobaren und der Segmentarterien zum Nierenhilum, wo die regionären Lymphknoten liegen. Die zweite Drainagemöglichkeit ist über transkapsulären Lymphgefäßen gegeben, die im perirenalen Fettgewebe liegen. Durch die Nierenkapsel erreichen einige kleinere Lymphgefäße größere Gefäße, die auf der Kapsel liegend die Nieren umkreisen und den Hilum erreichen [1]. Man unterscheidet demnach die perirenale Lymphdrainage von der intrarenalen. Beide Wege führen zu Lymphknoten, die am Nierenhilum liegen.

Der *Ureter* liegt in seiner bindegewebigen Scheide, die ihn bis ins kleine Becken begleitet (Ureterscheide). Der Harnleiter läßt zwei verschiedene

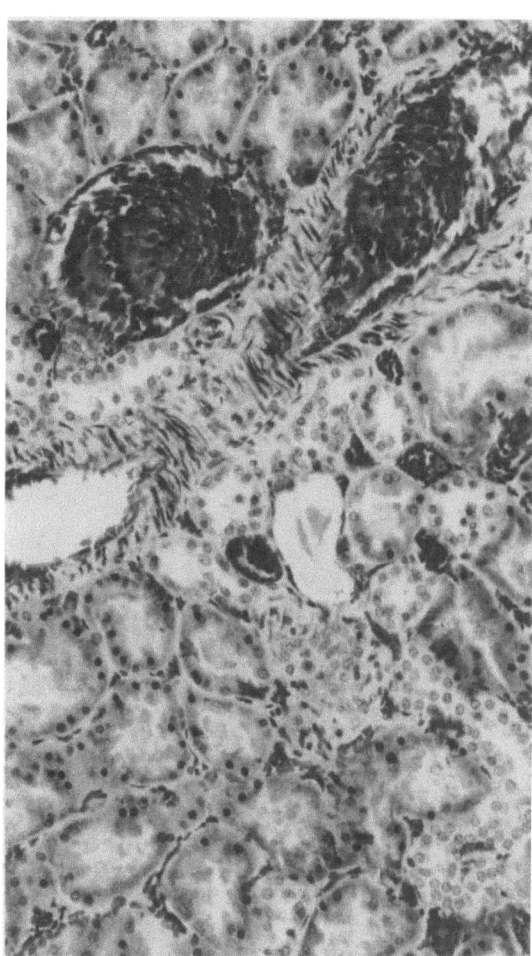

Abb. 1. Lymphgefäß neben einer interlobulären Arterie aus der Niere. Vergr. 200fach

Lymphgefäßgruppen erkennen: die intramurale und die periureterale. Die intramurale liegt subepithelial und in der Tela submucosa und drainiert in adventielle Lymphgefäße. Die periureteralen Lymphgefäße folgen der Ureterscheide (Abb. 2). Sie bestehen aus wetumigen Gefäßen, die vom Nierenhilum bis in das kleine Becken ziehen.

Die *Prostata* besitzt eine mit der Gefäßversorgung korrespondierende Lymphgefäßdrainage. In der Umgebung der Drüsenalveoli liegen Kapillaren und von ihnen separiert Lymphgefäße, die dicht an die Basalmembran der Drüsen reichen. Die größeren extragölandulären Lymphgefäße ziehen mit der glatten Muskulatur des Beckenbodens zusammen von medial nach lateral im Lig. ischioprostaticum (Abb.3). Im Verlauf des M. (Lig.) ischioprostaticus, den man auch als Parapatrium bezeichnen kann, werden die Nodi lymphatici obturatorii erreicht.

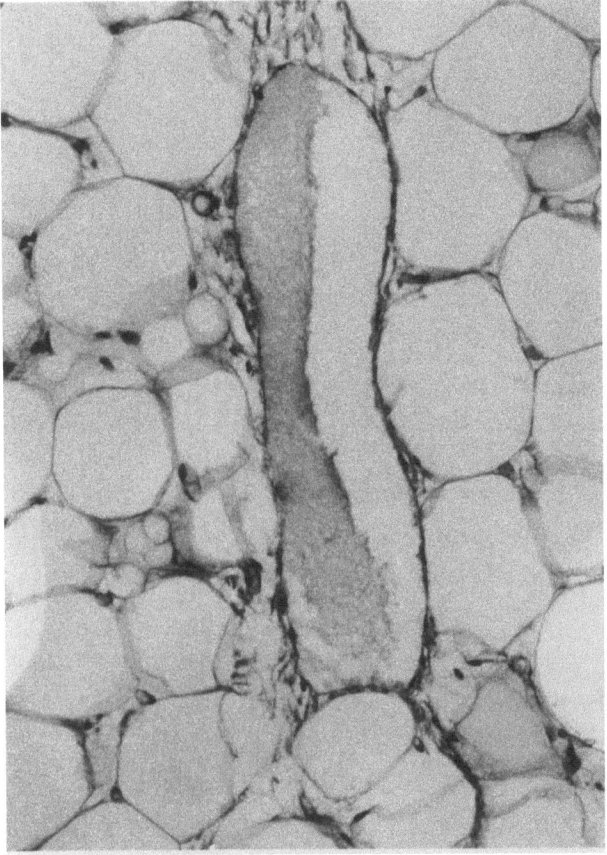

Abb.2. Lymphgefäß in der Ureterscheide. Das Lymphgefäß ist im Fettgewebe eingebettet. Vergr. 100 ×

Der *Hoden* hat eine doppelte Lymphdrainage: Aus dem Inneren des Hodens fließen die reichlich anzutreffenden Lymphgefäße zum Mediastinum testis, folgen dann den Gefäßen des Hodens bis zu den lumbalen Lymphknoten mit linksseitiger Betonung [3]. Sie liegen in der Gefäßnervenscheide, die der Entwicklung und dem Deszensus testis entspricht. Die zweite Drainage findet sich an den Hodenhüllen. Sie entsprechen der Ausdehnung der Leitstruktur beim Descensus testis, dem Processus vaginalis peritonei. Der Processus vaginalis peritonei zwängt sich während der Entwicklung durch den Leistenkanal. Er besteht wie jedes Peritoneum aus dem Mesothel, einer bindegewebigen Unterlage, der Tela subserosa, und der Peritonealunterfläche, die als Grenzlamelle oder als Faszie bezeichnet werden kann. Der Processus vaginalis peritonei hat als Unterlage die Fascia spermatica interna. Das Mesothel wird an den Stellen der Obliteration reduziert, so daß die Tela subserosa verklebt. Die in ihr eingeschlossenen Lymphgefäße ziehen zu den inguinalen Lymphknoten.

Das *Peritoneum* ist ebenso wie die bisher besprochenen Organe ein für die Urologie wichtiges „Organ". In der Anatomie wird das Peritoneum als ein Organüberzug angesehen. In der klinischen Medizin wird es richtigerweise als eigenständiger angesehen. Bei der Beschreibung der Peritonitis wird dieser Zusammenhang klar. Sieht man das Peritoneum als eigenständig an, gilt es seine Bestandteile aufzuzählen: Die Oberfläche ist das Mesothel, die Zwischenlage ist die Tela subserosa, und die Unterlage ist eine Faszie oder eine Grenzlamelle. In der Tela subserosa liegen neben peritonealen Blutgefäßen eigenständige Lymphgefäße, Makrophagen und freie Zellen des Bindegewebes. Die Arterien des Peritoneum verlaufen gestreckt von kranial nach kaudal. Sie bilden z.T. das Kolonbett und liegen vom urolo-

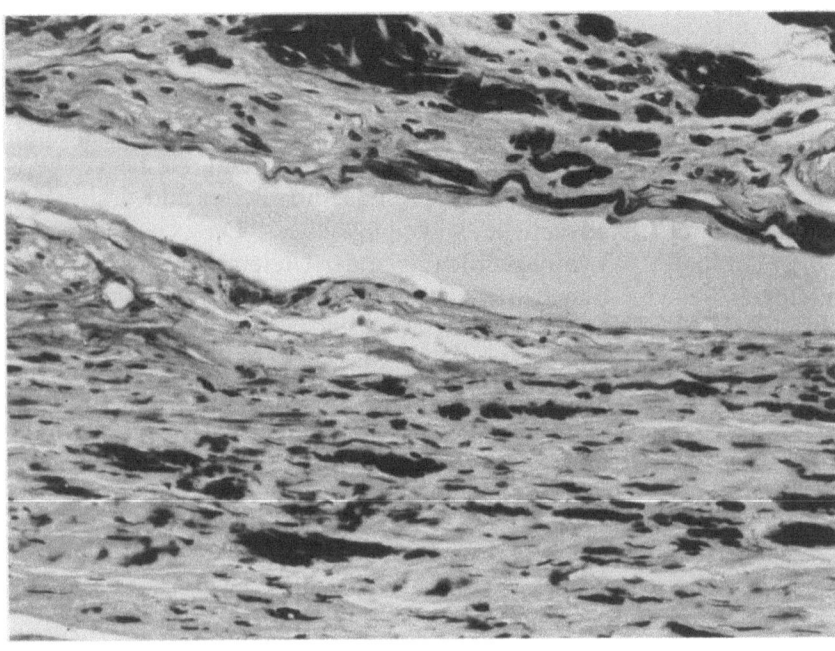

Abb.3. Lymphgefäße im M.ischioprostaticus. Seine Lymphgefäße werden vom Bindegewebe und glatter Muskulatur begleitet. Vergr. 100 ×

gischen Aspekt her gesehen ventral der Fascia Gerota im pararenalen Fettgewebe. Auf der Grenze vom intra- zum retroperitonealen Raum findet sich eine breite drainierende Lymphgefäßplatte, die überwiegend subdiaphragmal abfließt. Im retroperitonealen Raum praeaortal zieht die Lymphstraße der para-, retro- und praeaortalen Lymphknoten, zu denen die Lymphgefäße ebenfalls drainieren (vgl. [4]).

Literatur

1. Heptinstall H (1983) Pathology of the kidney. Little & Brown, Boston Toronto, pp 47–51
2. Hollinshead WH (1971) Anatomy for surgeons. Harper & Row, New York, p 518
3. Körner F (1974) Der Verlauf der Lymphabflußwege der unteren Extremitäten, der Hoden und des Penis im Retroperitoneum. Anat Anz 136: 417
4. Körner F, Hilpert KL (1970) Lymphographische Untersuchungen zu den Verlaufsformen der retroperitonealen Lymphbahnen. Anat Anz 126: 297
5. Kritz W, Napiwotzky P (1969) Structural and functional aspects of the renal interstitium. Am Heart 78: 101
6. Lierse W, Frohmueller H, Stelzner F, Stegner HE (1984) Bekken. In: Lanz T, Wachsmuth W (Hrsg): Praktische Anatomie. Springer, Berlin Heidelberg New York
7. Mayor G (1966) Die radikale Ausräumung des retroperitonealen Lymphsystems beim Hodenkarzinom. In: Verh Ber Dtsch Ges Urol. Springer, Berlin Heidelberg New York
8. Vahlensieck W (1972) Nebenhoden, Hoden, Skrotum. In: Baumgartl F, Kremer K, Schreiber HW (Hrsg): Spezielle Chirurgie für die Praxis. Stuttgart, Thieme, p 451

Prof. Dr. med. W. Lierse
Anatomisches Institut
Martinistr. 52
D-2000 Hamburg 20

Die Lymphknotenschnellschnittuntersuchung bei urologischen Tumoren

G. Dhom und B. Bier

Jede Schnellschnittuntersuchung hat das Ziel, noch während eines Eingriffes das operative Handeln zu beeinflussen. Die notwendigen Entscheidungen des Operateurs sollen sich auf eine gesicherte histomorphologische Basis stützen können.

Für das Prostatakarzinom heißt dies, daß bei geplanter radikaler Prostatektomie nachgewiesen sein muß, ob Lymphknotenmetastasen vorliegen oder nicht. Die Staging-Lymphadenektomie mit histologischer Aufarbeitung der entfernten Lymphknoten ist hierfür das Verfahren der Wahl. Die meisten Urologen verzichten wohl bei ausgeprägtem Metastasennachweis auf den radikalen Eingriff. Mehrere Studien haben gezeigt, daß die meisten Patienten mit tumorpositiven Lymphknoten innerhalb von 2–3 Jahren Skelettmetastasen entwickeln [1]. Kann eine so schwerwiegende Entscheidung auf die histologische Schnellschnittuntersuchung der Lymphknoten gestützt werden? Wie sicher ist diese Diagnostik, wie hoch ist die mögliche Fehlerrate, welche Fehler sind zu vermeiden?

Die technischen Voraussetzungen zur Anfertigung von Schnellschnitten sind in allen Pathologischen Instituten gegeben. Wohl durchweg werden vom unfixierten Gewebe Kryostatschnitte hergestellt, auf den Objektträger aufgezogen und gefärbt. Die Qualität der Präparate hängt z.T. von der Art des Gewebes, mehr aber noch von der Qualität der technischen Assistentin ab. Lymphknoten lassen sich – ob mit oder ohne Metastase – gut im Schnellschnitt verarbeiten. Limitierend kann sich die Kapazität des Labors auswirken, da Schnellschnittanforderungen oft gleichzeitig von den verschiedensten operativen Fächern an uns gerichtet werden. Man sollte deshalb – wenn irgend möglich – die geplante Schnellschnittuntersuchung voraus dem Institut melden.

Die Schnellschnittuntersuchung bei Lymphadenektomie wird dann erfolgreich sein, wenn Fehler von beiden Seiten, vom Operateur und vom Pathologen, vermieden werden. Es sind im wesentlichen 4 Fehlerkategorien, die es zu vermeiden gilt (Tabelle 1): Alle 4 Fehlermöglichkeiten können zu einer falsch negativen Schnellschnittdiagnose führen: Die gesuchte Metastase wird nicht erfaßt. Die mögliche falsch positive Diagnose, also die Fehlinterpretation eines Zellverbandes im Lymphknoten als Tumorgewebe, spielt bei der Metastasensuche dagegen keine Rolle. Betrachten wir kurz die 4 Fehlermöglichkeiten:

1. Zu einer falschen Selektion im Operationssaal kann es dann kommen, wenn nur ein Teil der

Tabelle 1. Fehler bei der Schnellschnittuntersuchung von Lymphknoten bei Staging-Lymphadenektomie

1. Falsche Selektion im Operationssaal
2. Falsche Selektion im Pathologischen Institut
3. Im Schnellschnitt nicht erfaßte Mikrometastase
4. Fehlinterpretation des Schnellschnittpräparates

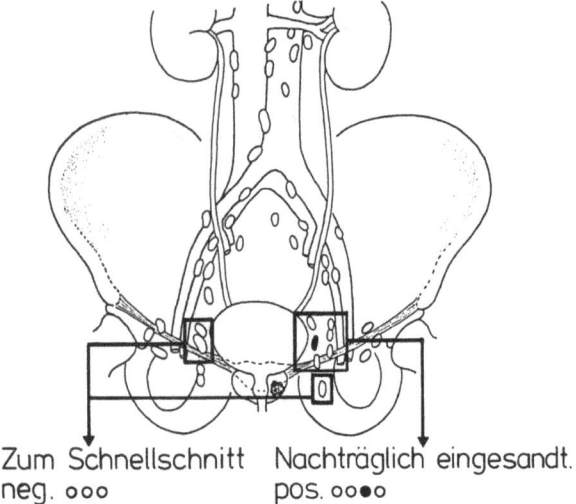

Abb. 1. Fehlerhafte Selektion von Lymphknoten im Operationssaal

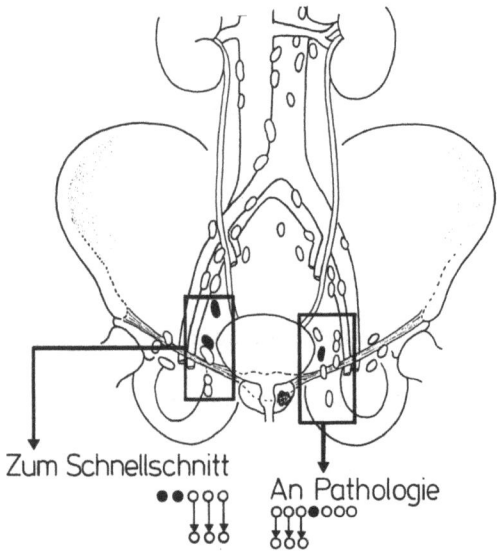

Abb. 2. Fehlerhafte Selektion von Lymphknoten im Pathologischen Institut

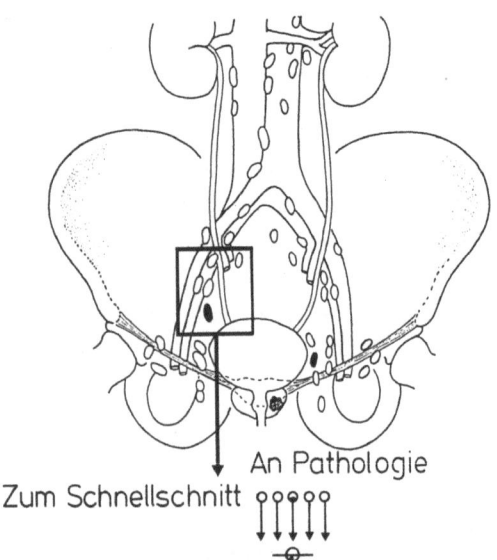

Abb. 3. Im Schnellschnitt nicht entdeckte Mikrometastase

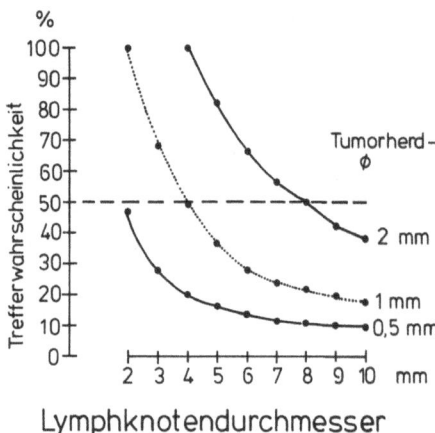

Abb. 4. Trefferwahrscheinlichkeit einer Mikrometastase bei einem Schnitt aus einem Zentrum eines Lymphknotens (Wilkinson und Hause 1974)

Lymphknoten ausgewählt wird, der zur Schnellschnittuntersuchung dem Pathologischen Institut übergeben wird. Das restliche Gewebe wird erst nach der Beendigung des Eingriffes zusammen mit dem Operationspräparat zur routinemäßigen Aufarbeitung nachgesandt. Hier findet dann der Pathologe tumorpositive Lymphknoten, während die Erstauswahl negativ war (Abb. 1).

Man muß hier besonders hervorheben, daß es nicht auf die Größe der Lymphknoten ankommt, ob eine Metastase erwartet werden kann oder nicht. Wir halten es deshalb für verfehlt, überhaupt eine Selektion im Operationssaal vorzunehmen. Vielmehr plädieren wir dafür, das gesamte Lymphadenektomiematerial, unterteilt in Fraktionen und – dem Operationsgang entsprechend – in kurzen zeitlichen Abständen in die Pathologie zu schicken.

2. Auch im Pathologischen Institut kann es zu einer falschen Selektion kommen. Es werden nur tumornegative Lymphknoten auf dem Kryostat geschnitten, die tumorbefallenen Lymphknoten aber bleiben außer Betracht. Da es meist unmöglich ist, das gesamte Gewebe aller Fraktionen – insbesondere das reichlich mitvorhandene Fettgewebe – in Schnellschnitten aufzuarbeiten, muß auf der Basis des makroskopischen Befundes eine Selektion vorgenommen werden. Es hängt von der Erfahrung des Pathologen ab, ob er den makroskopisch verdächtigen Lymphknoten sieht oder nicht. Es muß also genau inspiziert werden. Tumorherde, die größer als 2 mm sind, lassen sich auf der Schnittfläche eines Lymphknotens ausmachen. Die Größe des Lymphknotens ist kein Kriterium für die Selektion, wie schon einmal betont (Abb. 2).

3. Die dritte Fehlermöglichkeit ist kaum vermeidbar: (Abb. 3). Eine Mikrometastase wird nicht im Schnellschnitt, sondern erst im Restgewebe des gleichen Lymphknotens gefunden. Natürlich hängt die Chance der Entdeckung von der Zahl

Tabelle 2. Die Schnellschnittuntersuchung bei Staging-Lymphadenektomie

	n	Schnell-schnitte pos.	Paraffin-schnitte pos.	Schnell-schnitte neg.	Paraffin-schnitte neg.	falsch neg. Schnellschnitte (%)
Prostata-Ca	61	16	19	45	42	3 (4,9%)
Harnblasen-Ca	66	24+	23	42	43	0+: Ein falsch positiver Verdachtsfall

Tabelle 3. Falsch negative Schnellschnittdiagnose bei Staging-Lymphadenektomie: Prostatakarzinom

H 8378/86

Zum Schnellschnitt an Pathologie:

Obturatoriusgruppe	Schnellschnitte	Paraffinschnitte
rechts:	0	0
links	0000	0000

Nachträglich eingesandt:
H 8439/86
Parailiacal

rechts:	–	0000
links	–	⓪

Falsche Selektion im Operationssaal

Tabelle 4. Falsch negative Schnellschnittdiagnose bei Staging-Lymphadenektomie: Prostatakarzinom

H 8940/86

	Schnellschnitte	Paraffinschnitte
Fraktion I	000	Mikrometastase 2 mm ∅ 0000000
Fraktion II	000	000
Fraktion III	0	0⊖ Randsinus: Tumorzellen
Fraktion IV	000	000
Lymphknoten	10	15

Falsche Selektion im Pathologischen Institut bei Mikrometastase

der Schnitte ab, die durch einen solchen Lymphknoten gelegt werden. Bei der Schnellschnittuntersuchung, bei der ja von vorneherein eine ganze Reihe von Lymphknoten zu untersuchen sind, muß aber die Zahl der Schnitte des einzelnen Lymphknotens beschränkt bleiben. Die Chance der Erfassung einer Mikrometastase im Lymphknoten läßt sich berechnen.

Wilkinson und Hause [8] haben 1974 eine solche Kalkulation angestellt. Die Trefferwahrscheinlichkeit ist eine Funktion der Größe des Lymphknotens und der Größe des Herdes. Wird nur ein einziger Schnitt durch die Mitte eines Lymphknotens gelegt, sinkt mit zunehmendem Lymphknotendurchmesser die Trefferwahrscheinlichkeit unter 50%. Wird der Lymphknoten in Viertel geteilt, läßt sich die Trefferquote auf 80–100% steigern (Abb. 4).

Ob einer Mikrometastase von unter 2 mm ∅ überhaupt eine prognostische Bedeutung beim Prostata- oder Harnblasenkarzinom zukommt, ist unbekannt. Beim Mammakarzinom sind die Überlebensraten nicht schlechter als im Stadium N_0 [3], Behandlungsversager hängen hier mehr von der Zahl der mit Mikro- und Makrometastasen befallenen Lymphknoten als von der Größe des Tumorherdes ab.

4. Die 4. Fehlermöglichkeit sollte bei ausreichender technischer Qualität der Präparate und entsprechender Erfahrung des Pathologen eigentlich nicht vorkommen: Das Übersehen von Geschwulstzellverbänden im Schnellschnittpräparat oder ihre Fehlinterpretaion als gutartige Läsion. Auch in einem solchen Fall könnte es sich eigentlich nur um eine Mikrometastasierung handeln, etwa wenn Tumorzellen im Randsinus eines Lymphknotens nicht als solche erkannt werden.

Welche Ergebnisse hat nun de facto die Schnellschnittuntersuchung des Lymphknotens bei urologischen Tumoren? Wir beschränken uns auf die Darstellung beim Prostata- und beim Harnblasenkarzinom. Nur hier können Schnellschnittdiagnosen das operative Procedere beeinflussen, beim Hodentumor oder beim Nierenkarzinom ist dies wohl nicht der Fall.

Tabelle 2 zeigt, daß von 61 Staging-Lymphadenektomien mit Schnellschnittdiagnostik bei geplanter radikaler Prostatektomie 16 schon im Schnellschnitt tumorpositive Lymphknoten hatten, 42 Fälle waren endgültig auch in den nachfolgenden Paraffinschnitten negativ. Unter den 61 Fällen haben wir 3 Fälle (4,9%), die im Schnellschnitt falsch negativ beurteilt wurden. Von 66 Lymphknotenschnellschnittuntersuchungen beim primären Harnblasenkarzinom waren 23 auch in den Paraffinschnitten endgültig positiv. Ein Fall wurde als tumorverdächtig bewertet, der Tumorverdacht ließ sich in den Paraffinschnitten nicht bestätigen. Diesen Fall werten wir demnach als falsch positiv. Ein falsch negativer Befund ist in dieser Gruppe nicht aufgetreten.

Beim Prostatakarzinom haben wir keinen falsch positiven Schnellschnittbefund erhoben.

Sehen wir uns die 3 falsch negativen Befunde beim Prostatakarzinom näher an, so haben wir darunter einen Fall, bei dem es sich um eine fehlerhafte Selektion im Operationssaal handelte: Der eine positive Lymphknoten fand sich in einer parailiacalen Fraktion, die erst mit dem Operationspräparat eingesandt wurde (Tabelle 3).

Im 2. Fall liegt ein eigener Selektionsfehler in unserem Laboratorium vor. Von 7 Lymphknoten der Fraktion 1 wurden 3 im Schnellschnitt tumorfrei gefunden. Von 4 weiteren – nur in Paraffinschnitten aufgearbeiteten kleinen Lymphknoten – enthielt einer eine Mikrometastase von 2 mm ⌀. In der 3. Fraktion fand man noch Tumorzellen im Randsinus eines Lymphknotens (Tabelle 4).

Tabelle 5. Die Größe der Tumorherde in Lymphknoten bei Prostatakarzinom

Im Schnellschnitt positive Lymphknotenfraktionen bei Prostata-Ca

Größter Durchmesser der LK-Tumormasse (am Präparat gemessen)

≤ 2 mm	≤ 5 mm	≤ 10 mm	≤ 20 mm	> 20 mm
9	9	14	6	1 = 39

Tumormetastasenanteile in (geschätzten) Flächen %

90–100%	66%	50%	33%	< 1/3	Mikrometa
14	6	4	6		9 = 39

Tabelle 6. Die Größe der Tumorherde in Lymphknoten bei Harnblasenkarzinom

Im Schnellschnitt positive Lymphknotenfraktionen bei Harnblasen-Ca

Größter Durchmesser der LK-Tumormetastase (am Präparat gemessen)

≤ 2 mm	≤ 5 mm	≤ 10 mm	≤ 20 mm	> 20 mm
10	8	10	18 1× Konglomerat	7 1× Konglomerat = 55

Tumormetastasenanteile in (geschätzten) Flächen %

90–100%	66%	50%	33%	< 1/3	Mikrometa
27	2	8	6	3	9 = 55

Der 3. Fall schließlich ist eine Mikrometastase von unter 1 mm ⌀, die sich erst im Paraffinschnitt nachweisen ließ. Diesen Lymphknoten haben wir in Serie aufgearbeitet, die Folgeschnitte waren sämtlich negativ.

Die Größe der Tumorherde in den Lymphknoten beim primären Prostatakarzinom (Tabelle 5) variiert. In 32 von 39 Lymphknoten ist der Tumorherd nicht größer als 1 cm ⌀, allein 9 Fälle sind Mikrometastasen.

Beim Harnblasenkarzinom ist der Anteil großer Lymphknotenmetastasen dagegen höher, aber auch hier haben unter 55 tumorpositiven Lymphknoten 18 Herde, die nicht größer als 5 mm ⌀ sind (Tabelle 6). Der Größenvergleich (Abb. 5) tumorpositiver und tumornegativer Lymphknoten zeigt, daß die tumorbefallenen Lymphknoten keineswegs signifikant größer als die tumorfreien sind. Dies gilt für das Prostatakarzinom genauso wie für das Harnblasenkarzinom. Die Mehrzahl der Lymphknoten beider Gruppen liegt im Größenbereich bis 1 cm ⌀. Bei den Lymphknoten über 2 cm ⌀ beträgt die Relation positiv:negativ = 6:5 beim Prostatakarzinom bzw. 6:4 beim Harnblasenkarzinom.

Die Ergebnisse der Lymphknotenschnellschnittuntersuchung beim Prostatakarzinom sind in der Literatur z. T. deutlich schlechter als die hier vorgestellten Befunde. Während die Spezifität 100% beträgt – in keinem Fall wurde ein falsch positiver Befund erhoben –, liegt die Sensibilität teils um 60%, teils um 75%. Unser Wert liegt bei 84% (Tabelle 7).

Die Analyse von Kramolowski et al. (1984) [5] zeigt, daß von 16 falsch negativen Fällen 12 durch eine falsche Selektion im Operationssaal zustandekamen, 4 durch falsche Selektion im Pathologischen Institut.

Fassen wir die vorgelegten Ergebnisse zusammen, so kann die intraoperative Schnellschnittuntersuchung von Lymphknoten zur Metastasensuche beim Prostata- und Harnblasenkarzinom als eine genügend zuverlässige Methode bezeichnet werden,

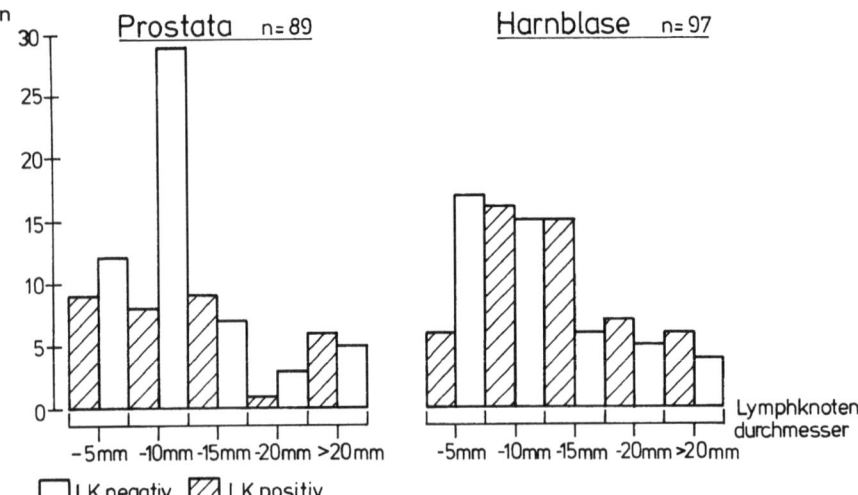

Abb. 5. Größen-Vergleich von tumorpositiven und tumornegativen Lymphknoten bei Prostata- und Harnblasenkarzinom

Tabelle 7. Sensitivität und Spezifität der Lymphknotenschnellschnitte beim Prostatakarzinom
⁺Lymphknoten ⊕Patienten

Autor	n	im Paraffin-schnitt pos.	im Schnell-schnitt pos.	im Schnellschnitt falsch neg.	Sensitivität %	Spezifität %
Salzstein + McLaughlin 1977	93⁺	13	8	5	61,5	100
Fowler et al. 1981	40⊕	8	5	3	62,5	100
Catalona + Stein 1982	75⊕	27	16	11	59,2	100
Sadlowski et al. 1983	42⊕	13	10	3	76,9	100
Kramolowski et al. 1984	100⊕	59	43	16	74,0	100
Dhom + Bier 1986	61⊕	19	16	3	84,2	100

wenn einige Regeln und Voraussetzungen beachtet werden:

1. Im Operationssaal sollte keine Selektion der Lymphknoten für die Schnellschnittuntersuchung vorgenommen werden.
2. Sofern die Gewebemenge (Fettgewebe und Lymphknoten) eine Selektion im Pathologischen Institut erfordert, ist dafür der makroskopische Befund ausschlaggebend und muß von einem erfahrenen Pathologen erhoben werden.
3. Bei guter Schnellschnitt-Technik kann eine Fehlinterpretation des Präparates vermieden werden.

Sind diese Voraussetzungen erfüllt, ist auch die Sensitivität ausreichend. Es bleiben dann nur noch die Mikrometastasen, die im Schnellschnitt nicht erfaßt wurden. Dabei ist es zumindest zweifelhaft, ob diesen Mikrometastasen überhaupt eine prognostische Relevanz zukommt.

Falsch positive Beurteilungen spielen bei der Metastasensuche in Lymphknoten keine Rolle. Wir haben nur einen einzigen nicht bestätigten Verdachtsfall beim Harnblasenkarzinom. Beim Prostatakarzinom wurde bisher ein falsch positiver Schnellschnittbefund nicht mitgeteilt.

Literatur

1. Catalona WC, Stein AJ (1982) Accuracy of frozen section detection of lymph node metastases in prostatic carcinoma. J Urol 127: 460–461
2. Dhom G, Bier B (1986) Lymphknotenmetastasen beim Prostatakarzinom. Zbl Allg Pathol Pathol Anat (im Druck)
3. Fisher ER, Palekar A, Rockette H, Redmond C, Fisher B (1978) Pathological findings from the National Surgical Adjuvant Breast Project: V. Significance of axillary nodal micro- and macrometastases. Cancer 42: 2032–2038
4. Fowler JE, Torgerson L, McLeod DG, Stutzman RE (1981) Radical prostatectomy with pelvic lymphadenectomy: Observations on the accuracy of staging with lymph node frozen sections. J Urol 126: 618–619
5. Kramolowski EV, Narayana AS, Platz ChE, Loening SA (1984) The frozen section in lymphadenectomy for carcinoma of the prostate. J Urol 131: 899–900
6. Sadlowski RW, Donahue DD, Richman AV, Sharpe JR, Finney RP (1983) Accuracy of frozen section diagnosis in pelvic lymph node staging biopsies for adenocarcinoma of the prostate. J Urol 129: 324–326
7. Salzstein SL, McLaughlin AP (1977) Clinicopathologic features of unsuspected regional lymph node metastases in prostatic adenocarcinoma. Cancer 40: 1212–1221
8. Wilkinson EJ, Hause L (1974) Probability in lymph node sectioning. Cancer 33: 1269–1274

Prof. Dr. med. G. Dhom
Pathologisches Institut der
Universität des Saarlandes
D-6650 Homburg/Saar

Die Problematik der Lymphadenektomie aus immunologischer Sicht

R. Ackermann

Am Beispiel des Prostatakarzinoms läßt sich zeigen, daß die Incidenz eines lokoregionären Lymphknotenfalls um so geringer ist, je kleiner die primäre Tumormasse ist. Da eine lokoregionäre Disseminierung eine kurative Therapie weitgehend ausschließt, das erstere aber nur durch operative Entfernung und histologische Untersuchung des Lymphknoten sicher ausgeschlossen werden kann, bedeutet dies, daß Patienten deren Primärtumor am ehesten durch radikale chirurgische Maßnahmen entfernt werden kann, am häufigsten ihre nicht befallenen Lymphknoten entfernt bekommen. Es stellt sich die Frage, welche Auswirkungen Lymphknotendissektionen auf die Abwehr des Organismus haben.

Diese Frage erscheint hypothetisch, da bei jeder regionalen Lymphadenektomie nur ein Bruchteil aller Lymphknoten des Organismus entfernt wird. Dies trifft sicher auch für die ausgedehnte retroperitoneale Lymphadenektomie zu. Ein unerwünschter Effekt wäre dann zu erwarten, wenn den regionären Lymphknoten eine spezifische Funktion zukommt. In diesem Fall wäre zu prüfen, inwieweit diese Aufgabe durch nachgeschaltete Lymphknoten übernommen wird.

In älteren Untersuchungen konnte gezeigt werden, daß es nach Applikation eines Antigens, z.B. von Zellen, die fremd für den Organismus sind, zum Einwandern von Lymphozyten aus der Blutbahn in die lokoregionären Lymphknoten kommt (sog. Recruitment zirkulierender Lymphozyten). Bereits 1954 konnte Mitchinson [5] durch Übertragung von mononukleären Zellen aus regionären Lymphknoten eine nach Transplantation eines antigen-wirksamen Tumors sich entwickelnde Immunität in syngene Wirtstiere transferieren.

Die in Abb. 1 dargestellten Experimente aus Untersuchungen von Fisher und Fisher [1, 2] zeigen, daß die antitumorale Immunantwort zunächst in den lokoregionären Lymphknoten abläuft, da Tiere, deren Lymphknoten vor der ersten Tumorinmokulation entfernt worden waren, häufiger proliferierende Tumoren auf ein zweites Tumorinokulat entwickelten.

Daß es sich hierbei wirklich um eine auf die Zellen der regionären Lymphknoten restringierte Immunantwort handelt, läßt sich durch eine fehlende zelluläre Reaktivität in anderen Lymphknoten und in der Milz belegen.

Durch weitere Untersuchungen so u.a. durch Yoshida und Tachibana [4] ließ sich zeigen, daß die Abwehrfunktion der lokoregionären Lymphknoten durch verschiedene Faktoren beeinflußt wird (Tabelle 1).

Inwieweit die experimentellen Beobachtungen auf den Menschen übertragen sind, läßt sich zum gegenwärtigen Zeitpunkt nicht abschätzen. Die bis-

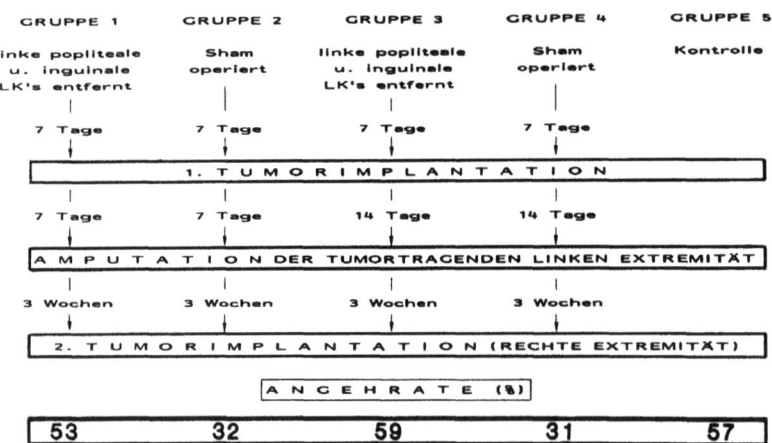

Abb. 1. (Nach Fisher und Fisher 1971, 1972)

Tabelle 1. Potentielle Einflüsse auf die Funktion der lokoregionären Lymphknoten in der Tumorpathogenese

1. Genetische Konstitution des Organismus
2. Antigenität des Tumors
3. Zeitpunkt der Exstirpation des Primärtumors (Tumormasse, Menge des präsentierten Antigens)

herigen Bemühungen, die Bedeutung der lokoregionären Lymphknoten zu analysieren konzentrieren sich auf 3 Aspekte:

1. morphologische Analyse der Lymphknoten unter der Vorstellung bestimmte morphologische Veränderungen mit bestimmten Verlaufsformen einer Tumorerkrankung korrelieren zu können.
2. Laboruntersuchungen, die vor allem im quantitativen Nachweis der verschiedenen Subpopulationen mononukleärer Zellen bestehen, z.B. von cytotoxischen T-Zellen, T-Helfer Zellen, T-Suppressorzellen, mit dem Ziel eine Korrelation mit bestimmten Phasen einer Tumorerkrankung ermitteln zu können.
3. auf kontrollierte klinische Studien, in denen vor allem die Rate der Therapieversager und die Überlebensrate unter radikaler chirurgischer Therapie im Vergleich mit einer begrenzten operativen Behandlung verglichen werden.

Über die Bedeutung der regionären Lymphknoten bei urogenitalen Tumorerkrankungen liegen nur vereinzelte Mitteilungen vor. Herr [3] beobachtete bei Lymphozyten von Patienten mit fortgeschrittenem Prostata- oder Harnblasencarcinom eine verminderte Proliferation nach in vitro Stimulation mit Mitogenen oder allogenen Lymphozyten. Darüberhinaus inhibierten Lymphozyten dieser Patienten eine nachfolgende Stimulation von Lymphozyten gesunder Probanden durch Mitogene. Weitere Experimente wiesen auf unspezifische Suppressorzellen, vermutlich Monozyten, als Ursache der beobachteten T-Zell-Inhibition hin.

Wirth und Mitarbeiter [6] konnten zeigen, daß in den lokoregionären Lymphknoten von Patienten mit lokalbegrenzten Prostatacarcinomen keine Aktivität von natürlichen Killer Zellen nachweisbar ist und diese auch durch Interferon nicht induziert werden kann.

Obgleich die Beobachtungen von Herr [3] und von Wirth et al. [6] nicht belegen, daß den lokoregionären Lymphknoten in der Pathogenese einer Tumorerkrankung eine grundsätzliche Bedeutung zukommt, handelt es sich doch auch unter Berücksichtigung der experimentellen Befunde um erste wichtige Hinweise. Die diagnostische Lymphadenektomie kann deshalb zum gegenwärtigen Zeitpunkt nicht als immunmologisch unbedeutende Manipulation erachtet werden.

Literatur

Fisher B, Fisher ER (1971) Studies concerning the regional lymph node in cancer. I. Initiation of immunity. Cancer 27: 1001-1004

Fisher B, Fisher ER (1972) Studies concerning the regional lymph node in cancer. II. Maintenance of immunity. Cancer 29: 1496-1501

Herr H (1980) Suppressor cells in immunodepressed bladder and prostate cancer patients. J Urol 123: 635-639

Yoshida K, Tachibana T (1985) Studies on lymphatic metastasis. I. Primary immunoregulatory role of regional lymph nodes in the establishment of lymphatic metastases. J Nat Cancer Inst 75: 1049-1058

Mitchinson NA (1954) Passive transfer of transplantation immunity. Proc R Soc Med 142: 72-76

Wirth M, Schmitz Dräger BJ, Ackermann R (1985) Functional properties of natural killer cells in carcinoma of the prostate. J Urol 133: 973-978

Prof. Dr. R. Ackermann
Urologische Klinik der
Medizinischen Einrichtungen Düsseldorf
Moorenstr. 5
D-4000 Düsseldorf

Lymphknotenchirurgie bei Nierentumoren

Prognose des Nierenkarzinoms unter besonderer Berücksichtigung des Lymphknotenbefalls. Ist die Lymphadenektomie sinnvoll?

G. Staehler, B. Liedl, G. Gregor, D. Hölzl und J. Perseus

Problemstellung

Nach wie vor umstritten ist der Wert der radikalen Lymphadenektomie beim Nierentumor. Diese Frage versuchten wir retrospektiv durch Auswertung unseres Krankenguts zu beantworten.

Krankengut

Von 1978 bis Mitte 1985 wurden an unserer Klinik 458 Nephrektomien wegen Nierenkarzinomen durchgeführt, 30 Kranke hatten Mehrfachkarzinome und schieden im Sinne unserer Fragestellung ebenso aus wie 8 Patienten mit doppelseitigem Tumor. Weitere 134 Fälle konnten für die Auswertung gleichfalls nicht herangezogen werden, da keine systematische Lymphadenektomie durchgeführt worden war oder unvollständig dokumentiert wurde (Nx). 286 Kranke wurden lymphadenektomiert: 157 mal (entsprechend 55%) lag das Stadium T_{1-2}, N_0, M_0, 80 mal das Stadium T_{3-4}, N_0, M_0 (= 28%) vor. In 17% der Fälle waren Lymphknotenmetastasen und/oder eine Fernmetastase (M_1) nachweisbar.

Die Geschlechtsverteilung Männer:Frauen betrag 65%:35%, das Durchschnittsalter lag bei ca. 58½ Jahren.

Ergebnisse

Die Operationsletalität war beim Gesamtkollektiv mit und ohne Lymphadenektomie 1,2%, bei den 286 lymphadenektomierten Fällen sogar nur 0,7%. Die Gesamt-3-Jahres-Überlebensrate betrug 74% (Berechnung nach Cutler-Ederer), die 5-Jahres-Überlebensrate um 67%. Bei diesem exzellenten Wert ist allerdings zu berücksichtigen, daß der Anteil von Patienten mit nichtmetastasiertem Tumor gegenüber früher gestiegen ist. Es ist ferner zu berücksichtigen, daß die Zahl nur die 286 Patienten enthält, die systematisch lymphadenektomiert wurden.

Die einzelnen Gruppen sind gesondert aufgeschlüsselt (Abb. 1). Bei Fällen mit Lymphknotenmetastasen und/oder Fernmetastasen (s. unterste Linie) zeigt sich, daß eine schlechte Prognose von höchstens 23% zu verzeichnen ist.

Diskussion und Schlußfolgerung

Beim Literaturvergleich zeigen sich erheblich differierende Angaben der 5-Jahres-Überlebensraten nach Lymphadenektomie bei positivem Lymphknotenbefall (N_{1-4}), die von 10–35% reichen [2, 3, 4, 6, 7]. In unserem Krankengut beträgt sie 23% und belegt die schlechte Prognose des Lymphknotenbefalls. Die Gesamt-5-Jahres-Überlebensrate von lymphadenektomierten Nierentumorpatienten schwankt zwischen 44 und 67% [2, 4, 5, 6, 7, 8] und erscheint im Vergleich zu Kranken mit alleiniger Nephrektomie ohne Lymphadenektomie (5-Jahres-Überlebensraten zwischen 44 und 55%) schlechter abzuschneiden [1, 3], wobei diese allerdings, zumindest zum Teil, operationstechnisch anders angegangen wurden, z.B. vom Lumbalschnitt aus. Eine gute

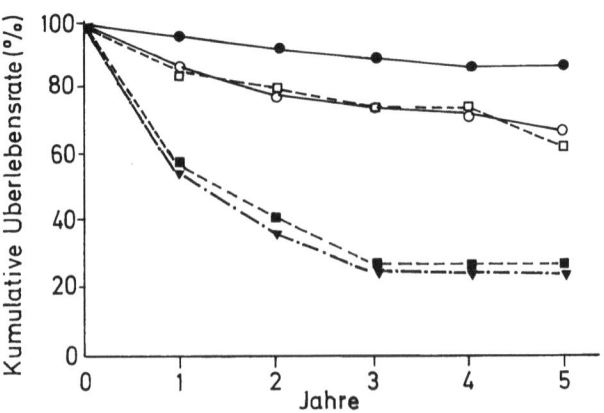

Abb. 1. Überlebensrate bei Tumornephrektomie mit Lymphadenektomie (n = 286). ●—●T_{1-2} N_0 M_0 (n = 157), ■—■T_{2-4} N_{0-4} M_1 (n = 29), □-----□T_{3-4} N_0 M_0 (n = 80), ▼—·—▼T_{2-4} N_{1-4} M_0 (n = 20), ○—○T_{1-4} N_{0-4} M_{0-1} (n = 286)

5-Jahres-Überlebensrate von 67% bei 286 eigenen Fällen von Tumornephrektomie und Lymphadenektomie läßt uns weiterhin die zusätzliche Lymphadenektomie befürworten:

a) wegen der Unsicherheit des präoperativen Stagings (in unserem Krankengut nur 80% Trefferquote des CT bei N_0)
b) wegen fehlender wirksamer adjuvanter Chemotherapie
c) deutlichem, aber insgesamt wenig spektakulärem therapeutischem Gewinn im Hinblick auf das Gesamtkollektiv.

Verzicht auf Lymphadenektomie ist vertretbar bei kleinen Tumoren (T_1, Stadium I), insbesondere bei Risiko-Patienten.

Literatur

1. Chatelain C (1982) In: Progress in clinical and biological research, vol 100. Renal Tumors. Proceedings of the First International Symposium on Kidney Tumors 1982. Liss, New York, pp 475-480
2. Giuliani L et al (1983) J Urol 130: 664
3. Haschek H (1981) In: Klinische und experimentelle Urologie, Bd 2, Diagnostik und Therapie des Nierenkarzinoms. Zuckschwerdt, München S 130-139
4. Herrlinger A, Sigel A (1984) Urologe A 23: 267-274
5. Robson CHJ et al (1969) J Urol 101: 297
6. Schmiedt E, Rattenhuber U (1982) In: Klinische und experimentelle Urologie, Bd 2, Diagnostik und Therapie des Nierenkarzinoms. Zuckschwerdt, München, S 134-139
7. Siminovitch JP et al (1982) J Urol 127: 1090
8. Skinner DG et al (1972) J Urol 107: 705

Prof. Dr. med. G. Staehler
Urologische Klinik und Poliklinik
der LM-Universität
Klinikum Großhadern
Marchioninistraße 15
D-8000 München 70

Der Wert der Lymphknotendissektion bei der Tumornephrektomie

H. R. Osterhage, W. Heckl und H. Frohmüller

Von 1965-1985 wurden 667 Patienten mit Nierenzell-Carcinom behandelt. In 653 Fällen erfolgte die Tumornephrektomie, 230 mal beim metastasierten Nierenzell-Carcinom. 14 Patienten waren inoperabel.

423 Patienten wurden ohne vorliegende Metastasen mit kurativer Zielsetzung nephrektomiert. Bei 245 Patienten lag die Operation über 5 Jahre zurück, so daß eine sichere Aussage bezüglich der 5-Jahresüberlebenszeit getroffen werden konnte. Die Tumor-Nephrektomie erfolgte in 17% auf lumbalem, in 83% auf transabdominalem Weg. Insgesamt erfolgte bei 45% der transabdominal operierten Patienten eine nicht standardisierte Lymphknotendissektion. Die 5-Jahresüberlebenszeit der z. Zt. der Operation metastasenfreien Patienten beträgt 52% (10 Jahre 40%) im Gegensatz zu 18% (10 Jahre 9%) bei Patienten mit Metastasen z. Zt. der Operation ohne Rücksicht auf das T-Stadium. Eine graphische Darstellung dieser beiden Gruppen im Vergleich ist in Abb. 1 wiedergegeben. Der Zusammenhang zwischen Überlebensrate und Tumorstadium ist in Abb. 2 wiedergegeben. Während Patienten im Stadium T 1 und T 2 eine 10-Jahres-Überlebenswahrscheinlichkeit von 0,51 aufweisen, sinkt diese im Stadium T 4 auf 0 ab.

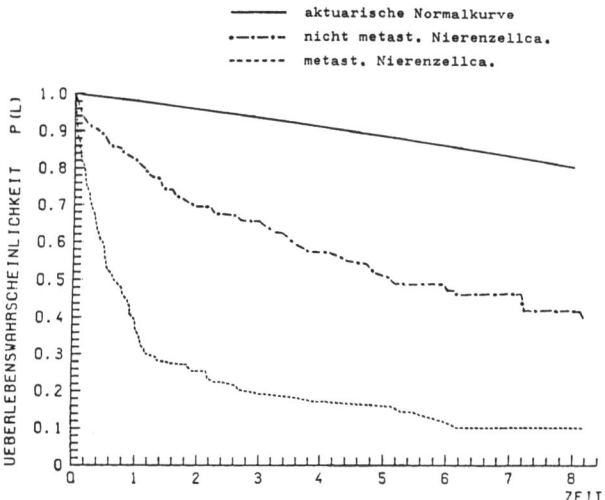

Abb. 1. Überlebenswahrscheinlichkeit bei nicht metastasiertem und metastasiertem Nierenzellcarcinom

Ein Stadium T 1 lag bei 8%, T 2 bei 69%, T 3 bei 14% und T 4 bei 9% der Pat. vor. Eine ausgedehnte, jedoch nicht standardisierte, regionäre Lymphknotendissektion erfolgte bei 45% der transabdominal operierten Patienten (n=92). Die Abhängigkeit der Überlebenszeit von der Lymphknotendissektion

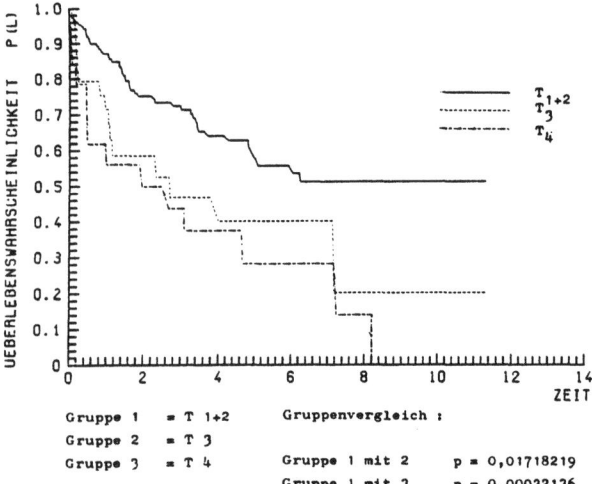

Abb. 2. Überlebensraten in Abhängigkeit vom Tumorstadium

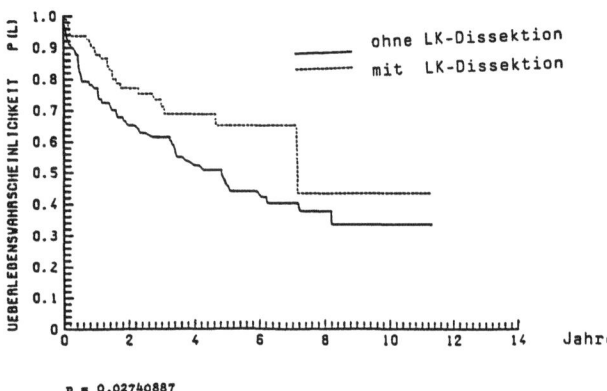

Abb. 3. Überlebenszeit in Abhängigkeit von erfolgter Lymphknotendissektion

dissektion beim Nierenzell-Carcinom sind u.a. durch fehlende standardisierte Kriterien für die operative und histologische Befundung begründet. So gibt es nur wenige Angaben über die Ausdehnung der Lymphadenektomie, die eine ausgedehnte retroperitoneale Lymphknotendissektion sein sollte. Herrlinger et al. konnten den therapeutischen Wert der systematischen Lymphknotendissektion für die Tumorstadien I und II nach Robson belegen. [5] Das verbesserte Staging der systematischen Lymphknotendissektion machte sich dadurch bemerkbar, daß das niedrige Tumorstadium abnahm und höhere Stadien zunahmen, so daß die besseren Ergebnisse wohl auf der größeren Radikalität des Eingriffs beruhen. Nur nach retroperitonealer Lymphadenektomie ist die exakte Einteilung nach dem TNM-System gewährleistet, so daß Prognose und Überlebensrate bestimmt werden können. [1]. Die bessere Überlebensrate nach retroperitonealer Lymphadenektomie wurde zuerst von Robson angegeben. Auch Skinner et al. wie auch Peters und Brown erreichten bessere Ergebnisse mit der Lymphadenektomie in allen Stadien. Golimbu und Morales berichteten über eine Verbesserung der 5-Jahresüberlebenszeit mit Lymphadenektomie um 15% im Stadium II nach Robson. Ähnlich wie Peters und Brown [6] interpretieren sie die Verbesserung der Überlebenszeit durch die Entfernung von Mikrometastasen, die in 10% der Fälle beobachtet wurden und die ohne Lymphadenektomie übersehen worden wären. Dies entspricht auch unserer Meinung, daß die besseren Ergebnisse auf der größeren Radikalität des Eingriffes beruhen.

geht aus Abb. 3 hervor. Die 5-Jahres-Überlebenszeit der Patienten mit Lymphknotendissektion (n=92) lag mit 66% deutlich über dem vergleichbaren Kollektiv mit 48% ohne Lymphknotendissektion (n=111). Die 10-Jahres-Überlebenszeit ist bei Patienten mit Lymphknotendissektion um 10% (44% gegenüber 34%) im Gesamtkollektiv, ohne Bezugnahme auf das jeweilige Tumorstadium, verbessert.

Der therapeutische Wert der Lymphknotendissektion, ist nach wie vor in der Behandlung des Nierenzell-Carcinoms umstritten. Beim metastasierten Hypernephrom führt die Lymphknotendissektion zu keiner Verbesserung der Überlebensquote. In 30%–40% der Patienten liegen zum Zeitpunkt der Diagnose bereits Metastasen vor, in 20% handelt es sich um Lymphknotenmetastasen, 10% davon sind Mikrometastasen.

Die 5-Jahres-Überlebenswahrscheinlichkeit mit Lymphknotenmetastasen liegt bei 20%. Demgegenüber beträgt die 5-Jahresüberlebensrate beim nicht metastasierten Nierenzell-Carcinom 50%, wobei nur 15% dieses Patientenkollektivs Metastasen entwickeln. Die Ungereimtheiten in der derzeitigen Diskussion [1, 2, 4] über den Wert der Lymphknoten-

Literatur

1. Bassil B, Doseretz DE, Prout GR Jr (1985) Validation of the tumor, nodes and metastasis classification of renal cell carcinoma. J Urol 134: 450
2. DeKernion JB (1983) Treatment of advanced renal cell carcinoma. J Urol 130: 2
3. Giuliani L, Martorana G, Giberti C, Pescatore D, Magnani G (1983) Results of radical nephrectomy with extensive lymphadenectomy for renal cell carcinoma. J Urol 130: 664
4. Golimbu M, Joshi P, Sperber A, Tessler A, Al-Askari S, Morales P (1986) Renal cell carcinoma: survival and prognostic factors. Urology 27: 291
5. Herrlinger A, Schrott KM, Sigel A, Giedl J (1984) Results of 381 transabdominal radical nephrectomies for renal cell carcinoma with partial and complete en-bloc lymph-node dissection. World J Urol 2: 114
6. Peters PC, Brown GL 61980) The role of lymphadenectomy in the management of renal cell carcinoma. Urol Clin North Am 7: 705
7. Robson CJ, Churchill BM, Anderson W (1969) The results of radical nephrectomy for renal cell carcinoma. J Urol 101: 297
8. Skinner DG, Vermillion DD, Covin RB (1972) The surgical management of renal cell carcinoma. J Urol 107: 705

Prof. Dr. med. H. R. Osterhage
Chefarzt der Urologischen Klinik
Städt. Marienkrankenhaus
D-8450 Amberg

Verbesserte aktualisierte Ergebnisse in der Behandlung des Nierenkarzinoms durch systematische Lymphdissektion

A. Herrlinger, A. Sigel und G. Schott

Material und Methode

An der Urologischen Universitätsklinik in Erlangen wurden im Zeitraum vom 1.1. 1970 bis zum 31.12. 1985 706 Tumornephrektomien vorgenommen, 222 über einen lumbalen Zugang, 484 auf transabdominalem Weg. Die vorliegende Studie vergleicht die Ergebnisse zweier Patientengruppen, die fast alle unter kurativer Aussicht, also ohne erkennbare Fernmetastasierung, transabdominal operiert wurden. Beide Kollektive unterscheiden sich nur hinsichtlich der Ausdehnung der Lymphdissektion voneinander. Bei den 291 Patienten der 1. Gruppe führten wir zusammen mit der transabdominalen Tumornephrektomie eine sog. systematische Lymphdissektion (SLD) durch, bei den 193 Patienten der 2. Gruppe eine sog. fakultative Lymphdissektion (FLD). Fakultative Dissektion heißt zufällige Mitnahme von einigen Hiluslymphknoten zu Stagingzwecken. Systematische Dissektion heißt Entfernen der regionären Lymphknoten der Tumorniere in exakt definierter Ausdehnung und unter standardisierten operativen Richtlinien, wobei Dissektat und Niere en bloc entnommen werden [1, 2]. In der SLD-Gruppe werden bei allen Patienten mehr als 5 Lymphknoten im Dissektat nachgewiesen und histologisch aufgearbeitet, beim linksseitigen Tumor durchschnittlich 24 Lymphknoten, beim rechtsseitigen Tumor durchschnittlich 22 Lymphknoten. Im Gegensatz dazu wurden bei der fakultativen Dissektion in 48% kein einziger Lymphknoten entfernt, in 22% 1-5 Lymphknoten und nur in 30% mehr als 5 Lymphknoten. Zum Vergleich dazu die Zahlen für die lumbale Nephrektomie: 62% ohne Entfernung eines einzigen Lymphknotens, 28% mit Entfernung von 1-5 Lymphknoten und 10% mit Entfernung von mehr als 5 Lymphknoten (Abb. 1).

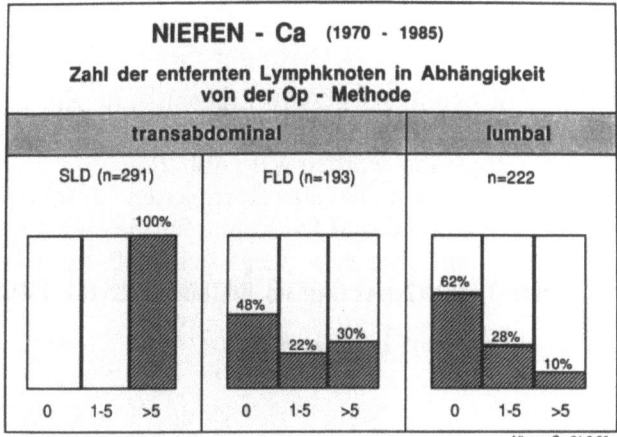

Abb. 1

Ergebnisse

Inzidenz und Ausmaß der lymphogenen Metastasierung beim Nierencarcinom: Für die 279 Patienten in der SLD-Gruppe ohne Fernmetastasen, wurden in 21,9% tumorpositive Lymphknoten nachgewiesen, bei den entsprechenden 191 Patienten der FLD-Gruppe dagegen nur in 14%.

In der SLD-Gruppe fanden wir folgende Stadien lymphogener Metastasierung:

pN0	(kein tumorbefallener Lymphknoten im Dissektat)	78,1%
pN1	(Befall eines einzigen Lymphknotens)	4,7%
pN2	(2-5 tumorpositive Lymphknoten)	12,5%
pN3	(paketartige Lymphmetastasierung)	3,9%
pN4	(juxta regionaler Lymphknotenbefall)	0,7%

Ein Vergleich aller unter kurativer Aussicht abdominal operierter Patienten, d.h. Patienten der Stadien Robson 1, 2 und 3 mit Untergruppen, erlaubt am besten eine zutreffende Aussage zum therapeutischen Wert der Lymphdissektion beim Nierencarcinom. Die Verlaufskurven der beobachteten aktualisierten Überlebensraten (1.1. 1970 bis 31.12. 1984) zeigen sowohl nach 3, nach 5 und besonders nach

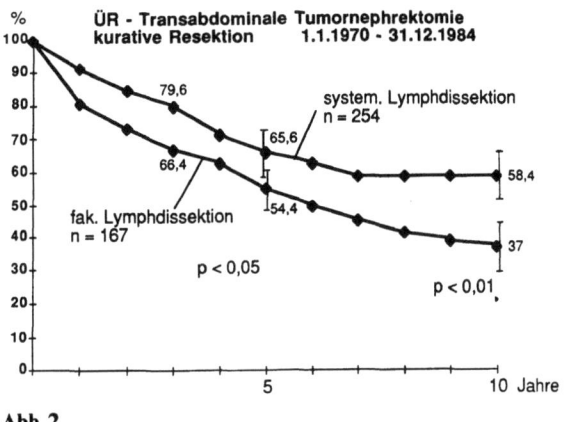

Abb. 2

10 Jahren signifikant bessere Ergebnisse für die Patienten, bei denen eine systematische Lymphdissektion durchgeführt worden war (Abb. 2).

Betrachtet man die alterskorrigierten 10 Jahres-Überlebensraten der SLD-Gruppe für die einzelnen Tumorstadien separat, so zeigt sich, daß Robson-Stadium 1 und 2 chirurgisch heilbar sind, für Robson-Stadium 3a, das Stadium mit Einbruch des Tumors in die Nierenvene, trifft das nur zu etwa 50% zu und für die Stadien mit metastatischem Lymphknotenbefall trotz systematischer Dissektion nur zu 25%.

Zusammengefaßt halten wir die systematische Lymphdissektion bei der transabdominalen Tumornephrektomie für eine wichtige kurative Maßnahme mit der eine signifikante Steigerung der Heilungsraten erzielt werden kann. Besonders unsere Langzeit-Beobachtungen über 10 Jahre unterstreichen diese Aussage.

Literatur

1. Herrlinger A, Sigel A, Giedl J (1984) Urologe A 23: 267–274
2. Herrlinger A, Schrott KM, Sigel A, Giedl J (1984) World J Urol 2: 114–121

Priv. Doz. Dr. med. A. Herrlinger
Urologische Klinik
am Stadtkrankenhaus Fürth
D-8510 Fürth

Lymphadenektomie beim lokal metastasierten Nierenzellkarzinom (T_{2-3} N_{1-3} M_0 V_{0-2})

W. Kramer, Chr. Fürstenau, U. Wissinger und D. Jonas

Wenn an unserer Klinik wohl eine lokale jedoch keine radikale Lymphadenektomie durchgeführt wurde, so beschäftigt sich die vorliegende Arbeit mit dem Patientengut, das von einer solchen Operation profitieren würde.

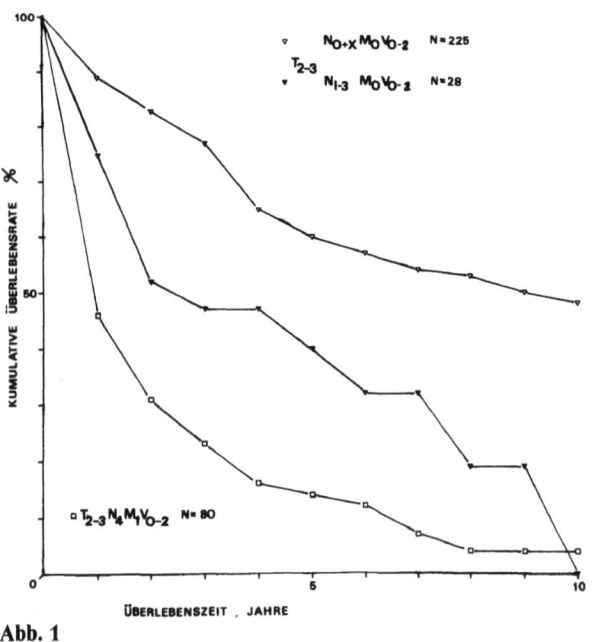

Abb. 1

In über 16 Jahren, vom 15.07. 1969 bis zum 30.10. 1985 wurden in der Urologischen Klinik und Poliklinik des Klinikums Steglitz der Freien Universität Berlin 383 Patienten mit einem Nierenzellkarzinom behandelt. 367 Patienten (95,8%) waren für eine retrospektive Untersuchung auswertbar. Die mittlere Nachbeobachtungszeit beträgt 6 Jahre und 4 Monate. 114 Patienten mit einem Nierenzellkarzinom (31%) besaßen zum Zeitpunkt der Diagnosestellung bereits Metastasen; bei 28 dieser Patienten, die 7,6% des Gesamtkollektivs ausmachen, war der Tumor im Sinne der Fragestellung ausschließlich lokal metastasiert.

Die Überlebensraten der 225 metastasenfreien Patienten zeigen, daß nach 5 Jahren 60% und die Hälfte der Kranken mit einem kapselüberschreitenden Tumor noch 9 Jahre nach Nephrektomie am Leben sind (Abb. 1, oben).

Eine ausgesprochen schlechte Prognose zeigen die 80 Nierenzellkarzinome mit Fernmetastasen (T_{2-3} N_4 M_1 V_{0-2}): Hier überleben nur 14% die ersten 5 Jahre; nach 9 Jahren sind nur 3 von 80 Patienten noch am Leben (4%) (Abb. 1, unten).

Die Patienten mit lediglich regionären Lymphknotenmetastasen, ebenfalls im Stadium T_{2-3} nehmen dagegen eine Mittelstellung ein. 40% von ihnen überleben 5 und 19% noch 9 Jahre (Abb. 1, Mitte).

Nicht bei allen Patienten mit einem Nierenzellkarzinom wurde die lokale Metastasierung präoperativ erkannt. Computertomographisch ließ sich die Lymphknotenbeteiligung im untersuchten Krankengut mit einer Sensitivität von 77% sowie einer Spezifität von 86,9% präoparativ feststellen.

Nur eine zumindest Staging-Lymphadenektomie vermag all jene Kranken mit lokaler Lymphknotenmetastasierung zu identifizieren.

Der Einbruch des Tumors in die Nierenvene verschlechtert die Prognose für dieses Kollektiv von Patienten mit nur lokaler Lymphknotenmetastasierung (Abb. 2). Leben nach 5 Jahren noch 33% der Patienten im Stadium $T_{2-3} N_{1-3} M_0 V_{1-2}$, so sind dies nach 9 Jahren 15%. Ohne Venenbeteiligung überleben 57% der Patienten gleichen Tumorstadiums 4 Jahre und 27% noch 9 Jahre. Da Patienten mit einem Nierenzellkarzinom T_{2-3} ohne Metastasen und ohne Veneneinbruch 5-Jahresüberlebensraten von 63% und 10-Jahresüberlebensraten von 53% zeigen, die bei Veneneinbruch auf eine 5-Jahresüberlebensrate von 47% und 10-Jahresüberlebensrate von 31% sinken, ist zu überlegen, Patienten im Stadium $T_{2-3} N_{1-3} M_0 V_0$, also mit lokalen Lymphknotenmetastasen ohne Veneneinbruch die Möglichkeit der chirurgischen Metastasenfreiheit und damit eventuell bessere Chancen anzubieten. Bei Tumorbeteiligung der Vena renalis kann dies nicht empfohlen werden.

Zusammenfassend wurden Lymphknotenmetastasen beim Nierenzellkarzinom durch die Computertomographie mit einer Sensitivität von 77% und einer Spezifität von 86,9% erkannt.

Sicher erfaßt werden lokale Lymphknotenmetastasen nur durch eine Staging-Lymphadenektomie.

Eine radikale Lymphadenektomie ist unseres Erachtens bei Beteiligung der Vena renalis ohne Sinn, während die Interpretation der Ergebnisse unserer retrospektiven Untersuchung die Entfernung aller befallenen Lymphknoten im Stadium $T_{2-3} N_{1-3} M_0 V_0$ nahelegt.

Eine fundierte Indikation und die Ausdehnung der radikalen Lymphadenektomie läßt sich bei diesem sehr langsam proliferierenden Tumor nur auf der Basis einer langfristigen prospektiven Studie festlegen.

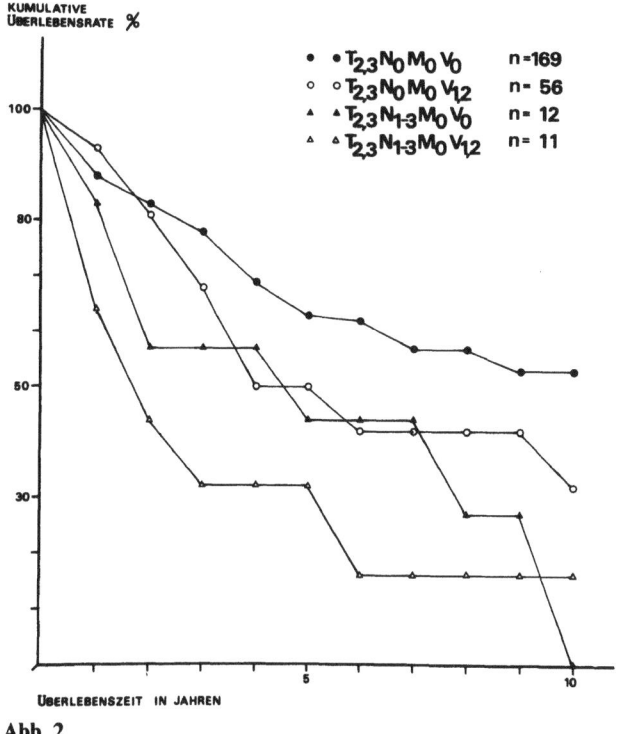

Abb. 2

Dr. W. Kramer
ZChir, Urologische Abteilung
Klinikum der JWG-Universität
Theodor-Stern-Kai 7
D-6000 Frankfurt 70

Klinische Relevanz der Lymphadenektomie beim hypernephroiden Nierenzellkarzinom – Analyse von 255 Tumornephrektomien

H. Porst, P. Winter, N. Jäger und R. Mayer

Einleitung

Die derzeit insgesamt noch schlechte Prognose des hypernephroiden Nierenzellkarzinoms ist insbesondere der Tatsache zuzuschreiben, daß Frühsymptome dieses häufigsten Nierenmalignoms meist fehlen und zum Zeitpunkt der Diagnose die meisten Patienten bereits die als prognostisch ungünstig einzustufenden Stadien II–IV nach Robson [9] aufweisen. Anhand einer größeren Untersuchungsserie sollte der Frage nachgegangen werden, ob Patienten mit einem Lymphknotenbefall noch von einer Lymphadenektomie profitieren.

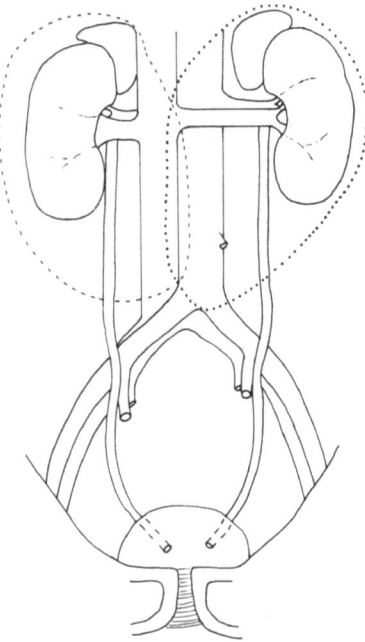

Abb. 1. Dissektionsgrenzen der Tumornephrektomie

Tabelle 1. Stadieneinteilung bei 255 Tumornephrektomien (Bonn/Kempten 1/80-1/86)

	T_1	T_2	T_3	T_4
N_0M_0	15	80	88	5
$N_{0/X}M_1$	-	7	16	7
$N_{1-3}M_0$	-	3	17	4
$N_{1-3}M_1$	-	-	9	4

Tabelle 2. Therapieergebnisse beim lymphknotenpositiven Hypernephrom (Bonn/Kempten 1/80-1/86)

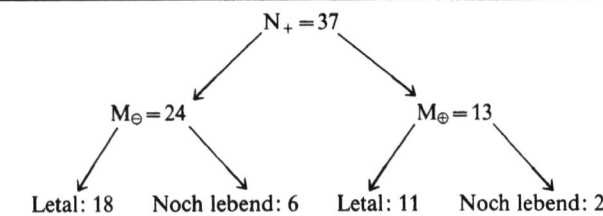

Material und Methode

Im Zeitraum 1/1980-1/1986 wurden an der Urologischen Universitätsklinik Bonn und an der Urologischen Abteilung des Kreiskrankenhauses Kempten 255 Patienten einer Tumornephrektomie zugeführt. Bei 21 Patienten wurde eine lumbale und bei 229 Patienten eine transperitoneale Tumornephrektomie mit Lymphadenektomie vorgenommen, wobei die Dissektionsgrenzen der LA der Abb. 1 zu entnehmen sind.

Ergebnisse

37 (16%) der 229 lymphadenektomierten Patienten zeigten pathohistologisch einen Lymphknotenbefall. 13 dieser 37 Patienten wiesen zum Zeitpunkt der Tumornephrektomie zumindest eine Fernmetastase und weitere 16 Patienten eine Beteiligung der V. renalis oder V. cava auf, sodaß lediglich 8/37 Patienten mit Lymphknotenbeteiligung ein V_0M_0-stadium zeigten. Die Verteilung der einzelnen Tumorstadien ist zusammenfassend in der Tabelle 1 dargestellt. Von den 37 Patienten mit Lymphknotenbefall verstarben 29 innerhalb des Beobachtungszeitraumes von maximal 5 Jahren, so daß lediglich 8/37 (21,6%) Patienten noch am Leben waren (siehe Tabelle 2).

Diskussion

Die Häufigkeit des metastatischen Lymphknotenbefalls beim hypernephroiden Nierenzellkarzinom schwankt in der Literatur abhängig vom Ausmaß der Lymphknotendissektion zwischen 2,8% [8] und 32,6% [3] und dürfte durchschnittlich um die 20% liegen, was in etwa den 17% lymphknotenpositiven Patienten der eigenen Untersuchungsserie entspricht. Der Stellenwert der Lymphadenektomie im Hinblick auf die Verbesserung der Überlebensrate nach Tumornephrektomie wird in der Literatur derzeit noch kontrovers diskutiert. Bei bereits vorhandenem Lymphknotenbefall profitieren die Patienten nicht mehr von einer ausgedehnten Lymphknotendissektion wie die eigene Untersuchungsserie mit einer Letalitätsrate von über 75% binnen 5 Jahren und eine Literaturübersicht [2, 4, 7, 10, 11] zeigt. Dies ist insbesondere darauf zurückzuführen, daß die meisten Patienten mit Lymphknotenbefall zum Zeitpunkt der Tumornephrektomie entweder eine Gefäßbeteiligung mit mikroskopischer oder aber bereits makroskopischer Fernmetastasierung zeigen und die Lebenserwartung nicht durch einen lokalen Relaps sondern meist durch einen Fernprogreß limitiert ist.

Ob in den Stadien pT_1 und pT_2 die ausgedehnte RLA eine signifikant bessere Überlebensrate gegenüber der regionären RLA herbeiführen muß anhand größerer prospektiver Untersuchungsserien abgewartet werden. Herrlinger und Mitarbeiter [5] konnten diesbezüglich eine 10 prozentige Überlegenheit der radikalen RLA gegenüber der lokoregionären LA im Hinblick auf die 5 Jahresüberlebensrate in einer retrospektiven Studie nachweisen.

Literatur

1. Bartsch G (1984) Renal cell carcinoma: An introduction. World J Urol 2: 87-88
2. Flocks RH, Kadesky MC (1958) Malignant neoplasms of the kidney: An analysis of 353 patients followed five years or more. J Urol 79: 196-201

3. Giuliani L, Martorana G, Giberti C, Pescatore D, Magnani G (1983) Results of radical nephrectomy with extensive lymphadenectomy for renal cell carcinoma. J Urol 130: 664–668
4. Golimbu M, Joshi P, Sperber A, Tessler A, Al-Askari S, Morales P (1986) Renal cell carcinoma: Survival and prognostic factors. Urology 27: 291–301
5. Herrlinger A, Sigel A, Giedl J (1984) Methodik der radikalen transabdominalen Tumornephrektomie mit fakultativer oder systematischer Lymphdissektion und deren Ergebnisse an 381 Patienten. Urologe A 23: 267–274
6. Javadpour N (1984) Cancer of the kidney. Thieme – Stratton, New York
7. deKernion JB (1983) Treatment of advanced renal cell carcinoma – traditional methods and innovative approaches. J Urol 130: 2–7
8. McNichols DW, Segura JW, DeWeerd JH (1981) Renal cell carcinoma: Long-term survival and late recurrence. J Urol 126: 17–23
9. Robson CJ, Churchill BM, Anderson W (1969) The results of radical nephrectomy for renal cell carcinoma. J Urol 101: 297–301
10. Siminovitch JMP, Montie JE, Straffon RA (1983) Prognostic indicators in renal adenocarcinoma. J Urol 130: 20–23
11. Skinner DG, Vermillion CD, Colvin RB (1972) The surgical management of renal cell carcinoma. J Urol 107: 705–710

Priv.-Doz. Dr. H. Porst
Urologische Universitätsklinik Bonn
Sigmund-Freud-Str. 25
D-5300 Bonn 1-Venusberg

Ergebnisse der regionalen Lymphknotendissektion beim Nierenzellkarzinom

L. Rohrmoser, G. Rodeck und E. Poenitz-Pohl

Bei der Nierentumorchirurgie erhebt sich die Frage, inwieweit eine ausgedehnte Lymphknotenausräumung Vorteile gegenüber einer regionalen Lymphknotendissektion für die Überlebensrate der Patienten bringt. Zur Klärung des Problems wäre eine prospektiv-randomisierte Studie am besten geeignet, aus verständlichen Gründen ist so ein Vorgehen aber nicht durchführbar. Der Operateur wird seine Entscheidung über die Ausdehnung des Eingriffs zuerst immer auch von der Tumorgröße einer bereits bestehenden Fernmetastasierung oder dem Alter und der Belastbarkeit des Patienten abhängig machen. Patientenserien, die nicht randomisiert sind, lassen sich aber bezüglich der Überlebensrate kaum vergleichen. Es müssen somit andere Kriterien zur Beurteilung herangezogen werden.

An unserer Klinik wird die Tumornephrektomie üblicherweise von einem interkostalen Zugangsweg zwischen 9./10. oder 8./9. Rippe ausgehend, vorgenommen. Die Nierengefäße werden paraperitoneal, nur bei sehr großen Tumoren transperitoneal, freigelegt und ligiert. Es folgt die en-bloc Entfernung der tumortragenden Niere samt Fettkapsel und Nebenniere. Die regionale Lymphknotenausräumung beim linksseitigen Tumor reicht prä- und paraaortal von suprahilär bis zur Aortenbifurkation, beim rechts liegenden Tumor prä- und paracaval, ebenfalls von oberhalb des Nierenhilus bis zu den Iliacalgefäßen. Bei sehr kleinen Tumoren, oder bei sehr großen mit eingeschränkter Operabilität und/oder bestehender Fernmetastasierung wurde auf eine Lymphknotendissektion verzichtet.

Die histologische Beurteilung der Operationspräparate geschieht anhand von Großflächenschnitten: Neben der Festlegung des pathologisch-anatomischen Tumorstadiums einschließlich Venenbefall auch die Einteilung des Differenzierungsgrades nach Hermanek.

In Marburg wurden von 1976–85 insgesamt 225 Tumornephrektomien bei einem Nierenzellkarzinom vorgenommen. Das Durchschnittsalter der Patienten betrug 59,3 Jahre. Die Mortalität innerhalb von 30 Tagen postoperativ lag bei 0,4%. Eine Lymphknotendissektion erfolgte bei 72% der Patienten. In 16 von 161 Fällen war das Ergebnis positiv.

Bereits präoperativ war bei 10,2% der Patienten eine Fernmetastasierung bekannt. Die kumulative 5-Jahres-Überlebensrate aller Patienten beträgt 61,9 ± 11,9, bei den 202 mit kurativer Aussicht operierten (ohne vorherige Fernmetastasen, Robson I–III) 66,6% ± 10,5.

In der Tabelle 1 sehen Sie die Aufteilung nach Tumorstadium T und Tumor-Grading G: die großen Ziffern geben die Gesamtzahl der Tumoren im jeweiligen T-Stadium und Grading wieder, die kleinen Ziffern bezeichnen in der jeweiligen Gruppe die Anzahl der Patienten mit positiven Lymphknotenbefunden. Dabei zeigt sich, daß eine Lymphknotenbeteiligung, bis auf eine Ausnahme, nur bei den

Tabelle 1. Nierenzellkarzinom 1976–85 n = 225

	T_1	T_2	T_3	T_4
G_1	4	25	30	–
G_2	6	38 1	57 5	1 1
G_3	1	17 3	43 5	3 1

kl. Ziffern: Pat. mit positiven LK

Tumorstadien T_3 und T_4 oder bei undifferenzierten G_3-Tumoren auftritt.

Wenn man nun die Gruppe der 16 Patienten mit befallenen Lymphknoten weiter analysiert – so ergibt sich folgendes: Bei 5 Patienten lag präoperativ eine Fernmetastasierung vor, bei 8 weiteren kam es bis jetzt postoperativ zu Fernmetastasen. Bei 10 Patienten fand sich ein Venenbefall. Lokoregionäre Tumorrezidive traten aber in dieser Gruppe nicht auf. Hier handelt es sich also um eine Patientengruppe mit einer Anhäufung und Summation schlechter prognostischer Kriterien. Der lebensentscheidende Faktor aber ist die Fernmetastasierung. Die 5-Jahres-Überlebensrate beträgt nur 25% und ist somit wesentlich schlechter als die von T_3 oder G_3-Tumoren. Eine schlechtere Prognose haben nur noch die T_4-Tumoren oder diejenigen mit präoperativen Fernmetastasen, dort liegt das 5-Jahres-Überleben bei 9%.

Schlußfolgerung

Hat ein Nierenzellkarzinom zu einer Lymphknotenabsiedlung geführt, ist nicht diese Tatsache als solche gesehen, prognostisch entscheidend, sondern nur Ausdruck für die schlechte Gesamtprognose der Erkrankung, die sich aus Tumorausdehnung, Tumorgrading, Venenbefall und Fernmetastasierung ergibt. Eine routinemäßig ausgedehnte Lymphknotendissektion verbessert unserer Ansicht nach nicht die Prognose, die weitgehend durch die Fernmetastasierung limitiert ist. Andererseits besteht dadurch die Gefahr vermehrter perioperativer Komplikationen und einer höheren postoperativen Letalität.

Unser Standardvorgehen ist daher die paraperitoneale Tumornephrektomie mit regionaler Lymphknotenausräumung als wenig belastenden Eingriff.

Dr. med. Leonhard Rohrmoser
Urologische Klinik der
Philipps-Universität
Baldingerstr.
D-3550 Marburg/Lahn

Lokoregionäre Rezidive nach radikaler Tumornephrektomie ohne Lymphknotendissektion

N. Fischer, W. Levens, H. Rübben und W. Lutzeyer

Bei geplanter standardisierter Lymphknotendissektion werden Lymphknotenmetastasen bei Nierenkarzinomen im klinischen Stadium T1-3 Nx M0 in 22% gefunden [2]. Die Bedeutung des Nachweises von Lymphknotenmetastasen für die Prognose des Kranken ist unbestritten. Während die 5-Jahres-Überlebensrate für Patienten ohne Lymphknotenmetastasen 61% beträgt, überleben nur 16% der Patienten mit Lymphknotenmetastasen [1].

Hinweise darauf, daß die Dissektion der Lymphknoten die Überlebenschancen von Patienten mit Nierenkarzinomen verbessert, geben die ausführlichen und gut dokumentierten Untersuchungen von Herrlinger und Sigel [1]. Ein positiver Effekt der Lymphknotendissektion ließ sich im Stadium I und II der Klassifikation nach Robson nachweisen, die Überlebensrate verbesserte sich von etwa 50% auf 90%.

Korrespondierend zur Häufigkeit der Lymphknotenmetastasen finden sich auch lokale Rezidive in der Verlaufskontrolle von Patienten, die ohne gezielte Lymphknotendissektion nephrektomiert wurden [3]. Die Frage, die wir in unserem kasuistischen Beitrag zu beantworten versuchen ist, ob diese solitären Absiedelungen tatsächlich nur eine lokale Erkrankung darstellen oder bereits eine systemische Ausbreitung des Karzinoms signalisieren.

Tabelle 1. Patientengut

1982-1984:	
radikale Nephrektomie:	94
lokale Rezidive (2 Jahre)	7
	=7,4%

Tabelle 2. Behandlungsverlauf

Therapie		Verlauf 18 Monate
radikale Resektion	:1	NED
fragl. Rad. Resektion	:1	NED
nicht rad. Resektion	:1	Kachexie
Interferon	:3	verst. 1 Progr. 2
Bestrahlung, MPA, Velbe	:1	verst. 1

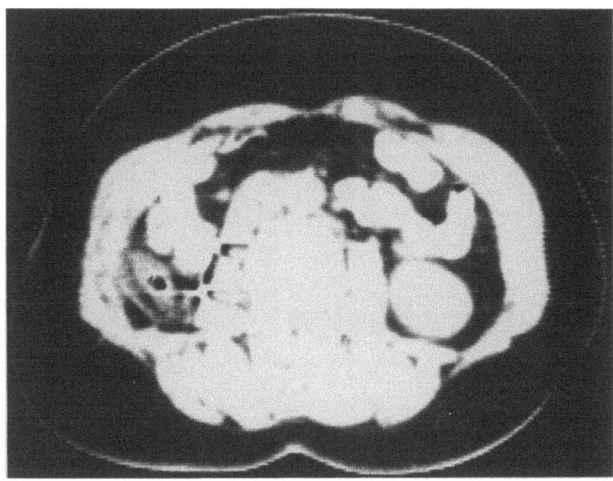

Abb. 1. Lymphknotenmetastase 2 Jahre nach radikaler Nephrektomie

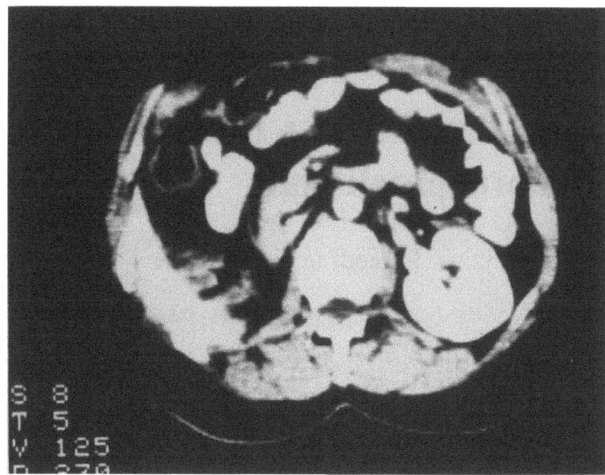

Abb. 2. Befund nach Metastasenchirurgie

Tabelle 3. Regionäre Lymphknotenmetastasen systemische Metastasierung

fehlende Fernmetastasierung selbst
bei „verzögerter" Lymphknotendissektion

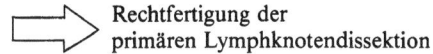 Rechtfertigung der
primären Lymphknotendissektion

In den Jahren von 1982 bis 1984 wurden 94 radikale Tumornephrektomien durchgeführt, in diesem Zeitraum ohne geplante Lymphknotendissektion. In einem Gesamtbeobachtungszeitraum von 4 Jahren fanden sich 7 lokale Rezidive, das heißt Lymphknotenmetastasen in Höhe des Nierenstiels.

Eine radikale Resektion der Metastase war in einem Fall möglich, in einem zweiten Fall konnte die komplette Tumorfreiheit durch die pathologische Schnellschnittuntersuchung nicht gesichert werden. Bei den übrigen 5 Patienten wurde eine Resektion entweder nicht angestrebt oder war nicht möglich. Alle diese Patienten befinden sich in Progression oder sind ihrem Tumorleiden erlegen.

Das Bildbeispiel zeigt den Befund eines Patienten, bei dem 18 Monate nach der Metastasenresektion nach wie vor kein Hinweis für Lokalrezidiv oder Fernmetastasen vorliegt.

Bei Patienten im Stadium T1–3 Nx M0 muß also in 20% der Fälle bei der Lymphknotendissektion tatsächlich mit Lymphknotenmetastasen gerechnet werden. Wesentlicher Gesichtspunkt ist jedoch die Beobachtung, daß bei 2 von 7 Patienten nach einem Zeitraum von 2 Jahren die Lymphknotenmetastasierung, die ja bereits zum Zeitpunkt der Operation bestanden haben muß, immer noch regional begrenzt war. Der tumorfreie Krankheitsverlauf von 2 dieser Patienten, bei denen eine solitäre Metastase operativ behandelt werden konnte, unterstützt die Annahme, daß eine regionäre Lymphknotenmetastasierung nicht in allen Fällen mit einer systemischen Metastasierung gleichzusetzen ist. Dies stellt in unseren Augen eine Rechtfertigung der primären Lymphknotendissektion dar.

Literatur

1. Herrlinger A, Sigel A, Giedl J (1984) Urologe [A] 23: 267
2. Skinner DG, Vermillion CD, Colvin RB (1972) J Urol 107: 705
3. Waters WB, Richie JP (1979) J Urol 122: 306

N. Fischer
Abt. Urologie der RWTH Aachen
Pauwelsstraße
D-5100 Aachen

Zum Problem der Lymphozelenbildung nach radikaler Tumornephrektomie

P. G. Fabricius, B. Liedl und G. Staehler

Zur Beurteilung kam die Menge und Zeitdauer der postoperativen Lymphabsonderung und Häufigkeit der Lymphozelenbildungen.

295 Patienten mit einem durchschnittlichen Alter von 58 Jahren (63,4% Männer, 36,6% Frauen) wurden hinsichtlich des postoperativen Verlaufes ausgewertet.

Bei 50% der Patienten lag nach Robson ein Stadium 1 vor. Die Beurteilung konzentrierte sich auf die Erfassung der Drainagedauer und täglichen Drainagesekretion sowie auf die Ausbildung von Pseudolymphozyten.

Ergebnisse

Die Auswertung der postoperativen Wunddrainagesekretion und Drainagedauer zeigt Tabelle 1.

Durchschnittlich mußten die Patienten 6 Tage drainiert werden. 34% aller Patienten benötigten eine Drainage über den 6. postoperativen Tag hinaus.

Bei 7 Patienten wurde ein Lymphozele beobachtet. Das sind 2,4% aller Patienten (Tabelle 2).

Diskussion

Die Zusammensetzung der Wundsekretion in den ersten postoperativen Tagen wurde von uns nicht näher analysiert. Zunächst ist der Anteil an Blut sicher hoch.

Die relativ lange durchschnittliche postoperative Drainage von 6 Tagen geht aber eindeutig zu Lasten eines vermehrten Lymphflusses, dessen Ursachen retrospektiv schwierig zu eruieren sind.

Ob die Operationstechnik eine Rolle spielt, ist fraglich. Die Gefäßligatur scheint suffizienter zu

Tabelle 1. Postoperative Drainagesekretion nach radikaler Tumornephrektomie n = 295

	postoperativer Tag						
	1.	2.	3.	4.	5.	6.	7.
Durchschnittlicher Sekretfluß [ml]	122	75	57	48	48	31	29
Pat. mit Sekretfluß n	95	95	65	74	58	40	30
> Durchschnitt %	35,5	32,2	22,0	25,0	18,9	13,6	10,2

Tabelle 2. Lymphozelenbildung nach radikaler Tumornephrektomie (n = 7, von 295 Pat. 2,4%)

	Anzahl	Tumorausdehnung	postop. Drainage Tage	Symptomatik
Asymptomatisch bei CT-Kontrolle nach 1 Jahr	2	Stadium 2 Stadium 3	11 6	Zufallsbefund
Rückbildung nach Punktion mit transitor. Drainage	3	Stadium 1 Stadium 1 Stadium 2	11 13 Am 10. Tag Fistel verloren	Übelkeit Erbrechen Flankenschmerzen
Infiziert, offen operiert	2	Stadium 1 Stadium 1	7 5	Fieber Schmerzen Leukozytose

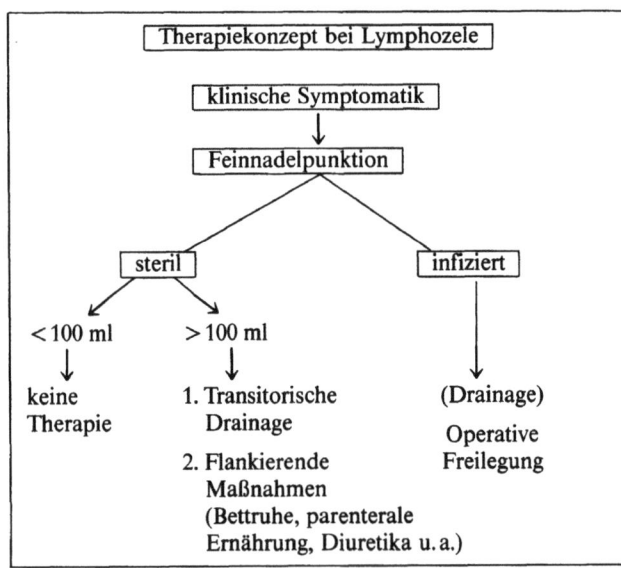

sein, als die Koagulation. Größere Erfahrungen mit der bipolaren Pinzette haben wir nicht.

Verschiedene Autoren weisen darauf hin, daß die perioperative Thromboseprophylaxe mit Heparin eine mögliche Ursache des vermehrten Lymphflusses ist. Das Durchschnittsalter in unserem Krankengut war 58 Jahre. Auf eine Thromboseprophylaxe kann man, wenn überhaupt, in dieser Altersgruppe nicht verzichten.

Die Häufigkeit des Auftretens von Lymphozelen in unserem Krankengut ist vergleichbar mit der bei Patienten, die wegen anderer urologischer Tumoren lymphadenektomiert werden mußten.

Bei nicht infizierten Lymphozelen, wenn überhaupt therapiebedürftig, ist eine einfache perkutane Punktion erfolgversprechend. Infizierte Lymphozelen sind meist durch alleinige perkutane Drainage nicht ausreichend therapiert.

Dr. med. P. G. Fabricius
Urologische Univ.-Klinik
Klinikum Großhadern
Marchioninistr. 15
D-8000 München 70

Nachweis von Lymphknotenmetastasen beim hypernephroiden Nierenkarzinom – Wertigkeit der Computertomographie

U. Zwergel, H. U. Braedel und Th. Zwergel

Die Prognose des hypernephroiden Nierenkarzinoms wird im wesentlichen vom pathologischen Tumorstadium bestimmt und hängt davon ab, ob es gelingt, die Niere vollständig mit dem Tumor, dem umgebenden Fettgewebe einschließlich Lymphknoten und zusätzlich die Nebenniere zu entfernen.

Im Rahmen der prätherapeutischen Stadieneinteilung der hypernephroiden Karzinome ist die präoperative Kenntnis möglicher tumorös befallener Lymphknoten wünschenswert. Ziel der vorliegenden Untersuchung ist es, die präoperativen Aussagen der Computertomographie bei der Klassifizierung der retroperitonealen Lymphknoten von Nierenkarzinompatienten mit dem histologischen Ergebnis der entnommenen Lymphknoten zu vergleichen.

Ergebnisse

Bei 43 von 73 Patienten, die sich in den Jahren 1983 bis 1985 an der Urologischen Universitätsklinik Homburg/Saar einer Tumornephrektomie unterzogen, wurden übereinstimmend im Computertomogramm und im histologischen Ergebnis keine tumorbefallenen Lymphknoten gefunden. Bei 6 Fällen fanden sich pathologische Lymphknoten des N1 und N2-Stadiums, bei 4 Patienten Lymphknotenmetastasen des Stadiums N3 und N4 sowohl im CT als auch histopathologisch (Tabelle 1). Insgesamt wurden 20 divergente Ergebnisse bezüglich CT und Pathologie beschrieben. In 3 Fällen fielen im CT

Tabelle 1. Korrelation von computertomographischen und pathohistologischen Befunden der retroperitonealen Lymphknoten beim hypernephroiden Nierenkarzinom

Vergleich: CT – Histologie

Histologie \ CT	N_0	N_{1+2}	N_{3+4}
N_0	43	14	3
N_{1+2}	2	6	
N_{3+4}	1		4

keine Pathologika auf, während Tumor in den Lymphknotenpräparaten nachzuweisen war. Andererseits wurden bei 17 Patienten Lymphknotenmetastasen im CT vermutet, ohne daß sie histologisch verifiziert werden konnten (Abb. 1). Demnach wurde in 72,6% das N-Stadium korrekt erkannt. In 23,3% war die CT-Aussage falsch positiv und in 4,1% falsch negativ.

Diskussion

Für den Nachweis tumorös befallener Lymphknoten im Retroperitonealraum war früher allein die diagnostische Lymphographie möglich. Diese wurde weitgehend durch moderne bildgebende Verfahren, wie Sonographie, Computertomographie und seit neuestem Kernspintomographie ersetzt.

Während bei den meist schlanken Patienten mit Hodentumoren eine sonographische Beurteilung

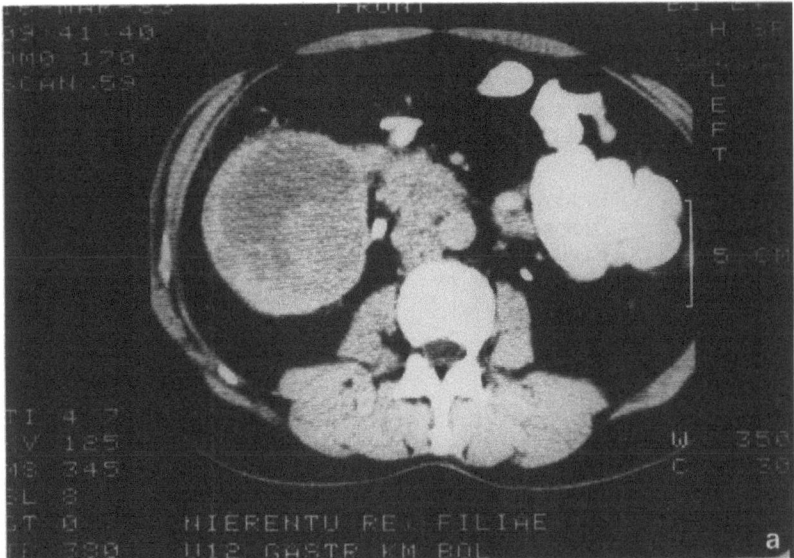
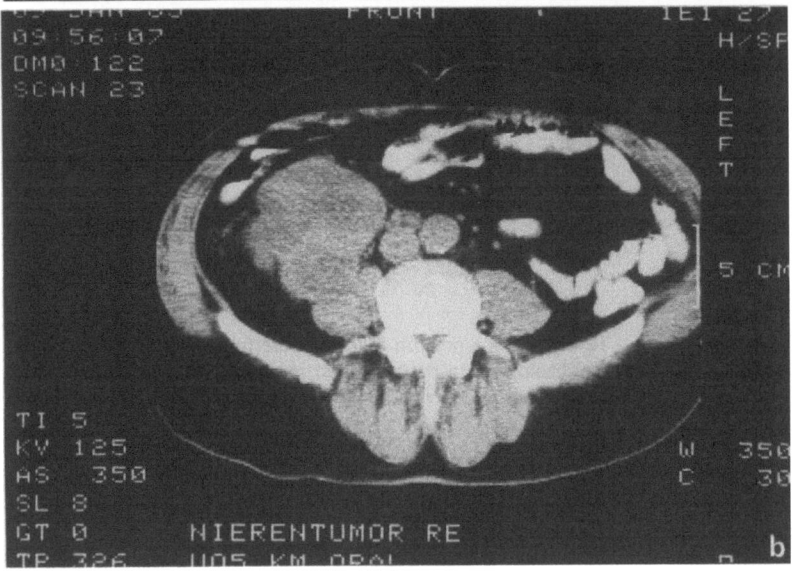

Abb. 1a, b. Präoperatives Computertomogramm bei hypernephroidem Nierenkarzinom a mit ausgeprägtem Tumorbefall der Lymphknoten, b mit vergrößerten retroperitonealen Lymphknoten, die histologisch nicht tumorös verändert waren

der retroperitonealen Lymphknoten möglich ist, sind die Ergebnisse der Ultraschalluntersuchungen bei den eher adipösen Nierentumorpatienten zur Festlegung des N-Stadiums unbefriedigend.

Die radiologischen Kriterien zum Nachweis eines malignen Nierentumors durch Computertomographie stehen weitgehend fest; demgegenüber ist die CT-Aussage hinsichtlich befallener retroperitonealer Lymphknoten unsicherer. Das Computertomogramm erkennt nur Größenveränderungen ab mindestens 1,5 cm. Beträgt der Durchmesser der Lymphknoten weniger als die genannte Größenangabe, werden Metastasen computertomographisch dort nicht erfaßt. Hieraus resultieren die wenigen falsch negativen Ergebnisse. Andererseits werden vergrößerte Lymphknoten eher als Metastase gedeutet, sofern bei der diagnostischen Abklärung ein maligner Nierentumor festgestellt wurde. Histologisch wird in diesen Lymphknoten nur eine unspezifische reaktive Entzündung beschrieben. Die Computertomographie kann demnach nur Größenveränderungen erkennen, jedoch keine Gewebsdifferenzierung vornehmen. Darauf beruhen die falsch positiven Ergebnisse. Die bisherigen Erfahrungen bei der Computertomographie im Rahmen der N-Stadiumeinteilung der Nierenkarzinome lassen nicht den Schluß zu, bei vergrößerten retroperitonealen Lymphknoten im prätherapeutischen CT in jedem Fall auf eine Tumornephrektomie mit Lymphadenektomie zu verzichten.

Dr. med. Ulrike Zwergel
Urologische Universitätsklinik
und Poliklinik des Saarlandes
D-6650 Homburg/Saar

Aussagekraft des präoperativen Lymphknotenstagings im CT bei Nierentumoren

M. Sohn, J. Scheidegger und U. E. Studer

Lymphknotenmetastasierung bei Nierenzellkarzinomen verschlechtert die Prognose erheblich, so daß man bei Patienten mit bedingter Operabilität versucht ist, auf eine kurative Operation zu verzichten, wenn im präoperativen CT metastasenverdächtige Lymphknotenvergrößerungen beschrieben werden.

In vielen Fällen finden sich indessen in der histologischen Aufarbeitung der entnommenen vergrößerten Lymphknoten lediglich Zeichen einer reaktiven entzündlichen Hyperplasie.

Anhand einer retrospektiven Studie (1978–86) an 133 wegen eines Nierenzellkarzinoms operierten Patienten wurde die Aussagekraft des CT im präoperativen Lymphknotenstaging untersucht, wobei die Jahrgänge 85 und 86 gesondert ausgewertet wurden, um technischen Verbesserungen und höherem Erfahrungsstand der Untersucher Rechnung zu tragen.

Ergebnisse

Vergrößerte regionäre Lymphknoten werden mit dem CT in 85, respektive 89% der Fälle korrekt erfaßt.

1978–84 n = 86

N postop. \ N im CT	< 1 cm	> 1 cm	
< 1 cm (N+ = 4)	59	10	(69)
> 1 cm (N+ = 9)	3	16	(19)
	(62)	(26)	88

Korrekte LK-Größenbeurteilung:	75 (85%)	
überschätzte LK-Größe im CT:	10 (11%)	
unterschätzte LK-Größe im CT:	3 (4%)	
	88	

1985–86 n = 45

N postop. \ N im CT	< 1 cm	> 1 cm	
< 1 cm (N+ = 0)	31	3	(34)
> 1 cm (N+ = 6)	2	9	(11)
	(33)	(12)	45

Korrekte LK-Größenbeurteilung:	40 (89%)	
überschätzte LK-Größe im CT:	3 (7%)	
unterschätzte LK-Größe im CT:	2 (4%)	
	45	

Korrelation: Lymphknotengröße im CT vs intra- und postoperativ bestätigter Lymphknotengröße.

Da sich jedoch in vielen Fällen bei vergrößerten Lymphknoten in der histologischen Aufarbeitung lediglich eine entzündliche Hyperplasie fand, andererseits Metastasen in Lymphknoten < 1 cm Größe gefunden wurden, reduzierte sich die Aussagekraft des präoperativen CT.

1978–84 n = 88

postop. Staging \ CT-Staging	N0	N+	
N0	57	19	(76)
N+	5	7	(12)
	(62)	(26)	88

CT-Staging korrekt:	64 (73%)	
Overstaging:	19 (21%)	
Understaging:	5 (6%)	
	88	

1985–86 n = 45

postop. Staging \ CT-Staging	N0	N+	
N0	33	6	(39)
N+	0	6	(6)
	(33)	(12)	45

CT-Staging korrekt:	39 (87%)	
Overstaging:	6 (13%)	
Understaging:	0 (0)	
	45	

Korrelation: CT-Staging versus postop. Staging regionäre Lymphknoten.

Bei 5/133 Patienten wurden die regionären Lymphknoten falsch negativ befundet. Davon wiesen 4 Patienten lediglich Metastasen <1 cm auf, in einem Fall wurde die vergrößerte Lymphknotenmetastase als Pankreasschwanz interpretiert. Bei 38 Patienten, die im CT vergrößerte Lymphknoten aufwiesen, konnte nur in 13 Fällen eine tatsächliche Lymphknotenmetastasierung histologisch bestätigt werden. Die falsch-positive Rate bei vergrößerten Lymphknoten im CT lag somit bei 65,8%. 17/25 falsch positiv befundete Patienten (68%) zeigten entzündliche Veränderungen in den untersuchten Lymphknoten, die zum Teil mit erheblicher Volumenzunahme verbunden waren. Solche entzündlichen Veränderungen konnten nur bei 29,3% aller 133 untersuchten Patienten festgestellt werden.

Folgende Besonderheiten des Primärtumors werden in hohem Maße von einer entzündlichen Reaktion der regionären Lymphknoten begleitet, wobei Kombinationen häufig zu beobachten sind:

Infiltration des Nierenbeckenkelchsystems:	62%
Infiltration des Nierenhilus und Venenbefall:	53,6%
Zystische Regression des Primärtumors, größere Einblutungen, Nekrosen >2 cm:	58,8%
Infiltration der Nierenkapsel und des perirenalen Fettgewebes:	35,3%

Schlußfolgerung

In Bezug auf die Lymphknotengröße ist die Aussagekraft des präoperativen CT mit 86,5% richtigen Vorhersagen sehr gut. 65,8% der im CT vergrößert beschriebenen Lymphknoten wiesen jedoch keine Metastasen, sondern lediglich eine reaktiv-entzündliche Hyperplasie auf. Da die Lymphknotengröße im CT das entscheidende Kriterium für einen metastatischen Befall darstellt, sind falsch-positive Befundungen bei entzündlich volumenvermehrten regionären Lymphknoten nicht vermeidbar. Finden sich im Primärtumor große Nekrosen, Einblutungen und Zysten, oder infiltriert der Tumor das Nierenbeckenkelchsystem, den Nierenhilus und die venösen Gefäße, so läßt sich in über 50% der Fälle eine entzündliche Reaktion der regionären Lymphknoten mit zum Teil erheblicher Volumenzunahme beobachten. Bei Patienten mit diesen Charakteristika des Primärtumors und computertomographisch vergrößerten Lymphknoten sollte somit auf eine Tumornephrektomie in kurativer Absicht nicht verzichtet werden.

Dr. M. Sohn
Urologische Univ.-Klinik
Inselspital
CH-3010 Bern

Lymphknotenchirurgie beim Prostata-, Blasen- und Peniskarzinom

Die Staging-Lymphadenektomie beim Prostatakarzinom

M. Bressel, H. Bucher, H. Kastendieck und N. Novakovski

Beitrag nicht eingereicht

Die Pelvine Lymphadenektomie als Stagingoperation beim Prostatakarzinom

M. Wirth, J. W. Grups, V. Heller und H. Frohmüller

An der Urologischen Klinik der Universität Würzburg wurde von 1973 bis 1985 bei 272 Patienten eine Dissektion der iliacalen und Obturatorlymphknoten bds. zur Stadieneinteilung des Prostata-Carcinoms vorgenommen. In 114 Fällen erfolgte über eine mediane Unterbauchincision die alleinige pelvine Lymphadenektomie. Bei 158 Patienten wurde in gleicher Narkose eine radikale retropubische Prostataketomie durchgeführt.

Das Durchschnittsalter der 272 Patienten betrug 61,5 Jahre. Der Anteil der Patienten im Stadium T1 betrug 23,2%. Bei 39,7% der Patienten lag ein Stadium T2 und bei 37,1% ein Prostata-Carcinom Stadium T3 vor.

Ergebnisse

An Komplikationen der alleinigen pelvinen Lymphadenektomie wurden Lymphocelen in 10,5%, Wundheilungsstörungen in 7,9% sowie in jeweils einem von 114 Fällen eine revisionsbedürftige Nachblutung, ein Herzinfarkt und eine Lungenembolie beobachtet. Kein Patient verstarb in Folge der alleinigen pelvinen Lymphadenektomie.

Wurde in gleicher Narkose nach der pelvinen Lymphadenektomie die radikale retropubische Prostatektomie vorgenommen, so kam es häufiger zu Komplikationen. Beobachtet wurden bei diesen 158 Patienten Lymphocelen in 19%, Wundheilungsstörungen in 10,1% und Nachblutungen in 4,4%. In 2,5% kam es zu einer Lungenembolie. Ein Patient verstarb infolge einer vorher nicht bekannten Blutgerinnungsstörung. Bei einem weiteren Patienten kam es postoperativ zu einer Colitis mit einer Coecumperforation. Dieser Patient verstarb infolge einer Sepsis.

Die Häufigkeit pelviner Lymphknotenmetastasen war im eigenen Krankengut abhängig von der lokalen Tumorausdehnung des Prostata-Carcinoms. Bei Patienten mit einem T1 Carcinom wurden in keinem Fall Lymphknotenmetastasen beobachtet. Bei T2 Tumoren lag in 7 von 108 Fällen ein Stadium N1 und in 3 von 108 Fällen ein Stadium N2 vor. Im Stadium T3 wurden in 39,6% Lymphknotenmetastasen histologisch nachgewiesen. Insgesamt betrug der Anteil der Patienten mit Lymphknotenmetastasen bei 272 Lymphadenektomien 18,4%. Eine Schnellschnittuntersuchung sämtlicher exstirpierter pelviner Lymphknoten wurde in 192 Fällen veranlaßt. Die Schnellschnittuntersuchung ergab in 30 Fällen den Nachweis von Lymphknotenmetastasen. Durch die nachfolgende histologische Untersuchung wurden in 4 weiteren Fällen Metastasen nachgewiesen. Die Rate falsch negativer Schnellschnittuntersuchungen betrug somit 13%. Eine falsch positive Schnellschnittuntersuchung lag in keinem Fall vor.

Zusammenfassung

Die in der vorliegenden Untersuchung beobachtete, ansteigende Komplikationsrate nach pelviner Lymphadenektomie in Kombination mit der radikalen retropubischen Prostatektomie im Vergleich zur alleinigen pelvinen Lymphadenektomie wird auch in der Literatur beschrieben [1, 3]. Bemerkenswert ist jedoch, daß im eigenen Krankengut im Vergleich zu anderen Autoren im Stadium T2 und T3 prozentual weniger Lymphknotenmetastasen nachgewiesen wurden [2, 4]. Der Anteil der Patienten, bei denen erst durch die pelvine Lymphadenektomie eine vorher nicht bekannte Metastasierung des Prostata-Carcinoms erkannt wurde, betrug im eigenen Krankengut 18,4%. Diese Patienten konnten jedoch auf Grund der Lymphadenektomie vor Eingriffen mit einer deutlich höheren Morbidität bewahrt werden, die aufgrund der Metastasierung des Tumors für sie keinen Vorteil bedeutet hätten. Bei der insgesamt vertretbaren Komplikationsrate der pelvinen Lymphadenektomie und da keine exakten Verfahren zur klinischen Feststellung von pelvinen Lymphknotenmetastasen vorhanden sind, ist dieser Eingriff deshalb zur stadiengerechten Behandlung des Prostata-Carcinoms nach wie vor unerläßlich.

Literatur

1. Babcock JR, Grayhack JT (1979) Morbidity of pelvic lymphadenectomy. Urology 13: 483–486
2. Kopper B, Dhom G, Schwaiger R, Neisius D, Ziegler M (1986) Erfahrungen mit der pelvinen Lymphadenektomie beim Prostatakarzinom. Akt Urol 17: 129–133
3. McCullough DL, McLaughlin AP, Gittes RF (1977) Morbidity of pelvic lymphadenectomy and radical prostatectomy for prostatic cancer. J Urol 117: 206–207
4. Lieskovsky G, Skinner DG, Weisenburger T (1980) Pelvic lymphadenectomy in the management of carcinoma of the prostate. J Urol 124: 635–638

Dr. med. habil. M. Wirth
Urologische Klinik und Poliklinik
der Universität Würzburg
Josef-Schneider-Str. 2
D-8700 Würzburg

Lymphknotenchirurgie beim Prostatakarzinom – Erfahrungen mit der pelvinen Lymphadenektomie bei 143 Prostatakarzinom-Patienten

B. Kopper, G. Dhom, G. Mast, H. Derouet und M. Ziegler

Von 1975 bis 1986 wurde die extraperitoneale pelvine Lymphadenektomie bei 143 Patienten mit histologisch gesichertem Prostatakarzinom der Stadien T0 bis T3 vor geplanter lokaler Behandlung durch Hochvolttherapie oder radikale Prostatektomie durchgeführt.

Für die Lymphadenektomie wurden nur Patienten ohne schwere Begleiterkrankungen mit einer geschätzten Lebenserwartung von etwa 10 Jahren ausgewählt. Das Durchschnittsalter der Patienten betrug 61,5 Jahre und reichte von 45 bis 74 Jahre.

Als Operationsmethode wählten wir die modifizierte extraperitoneale pelvine Lymphadenektomie mit Entfernung der Lymphknoten in der Fossa obturatoria, entlang der Arteria iliaca externa, interna und communis bis zur Bifurkation der Aorta beiderseits.

Bei 36 von 143 Patienten (25,1%) konnte bei der pelvinen Lymphadenektomie ein metastatischer Befall der regionären Lymphknoten nachgewiesen werden.

Von den exstirpierten Lymphknoten mit positivem Befund war mit annähernd 50% die Obturatoriusgruppe am häufigsten befallen. Bei 7 der 36 Patienten mit nachgewiesenen Lymphknotenmetastasen waren ausschließlich die iliacalen externen Lymphknoten befallen. In den Lymphknotenmetastasen mit pluriformem Primärtumor war stets der am niedrigsten differenzierte Karzinomtyp nachweisbar.

An Komplikationen nach pelviner Lymphadenektomie beobachteten wir in 13 Fällen subcutane Serombildungen, welche die Wundheilung verzögerten. 16 Patienten hatten eine vorübergehende Lymphfistel. Die in drei Fällen beobachteten klinisch aparenten Lymphocelen machten eine operative Revision erforderlich.

Zur Beurteilung der Effizienz eines praeoperativen Lymphknotenstagings durch Computertomografie wurden retrospektiv die computertomografisch erhobenen und die patho-histologischen Befunde von 55 Patienten miteinander verglichen. Dabei zeigte sich bei eindeutig positivem computertomografischem Lymphknotenbefund eine signifikante Korrelation mit dem histologischen Befund.

Die Mitteilungen über die hohe diagnostische Treffsicherheit der immunchemischen PAP-Bestimmung für loco-regionale Lymphknotenmetastasen veranlaßte uns, die Möglichkeiten eines zuverlässigen Lymphknotenstagings durch Vergleich der radioimmunologisch bestimmten sauren Prostataphosphatasen mit dem histologischen Lymphknotenbefund anhand unseres Krankengutes zu überprüfen. Dabei zeigte sich, daß ⅔ der Patienten mit erhöhten Phosphatasewerten Lymphknotenmetastasen hatten.

Wenn auch die pelvine Computertomografie, die radioimmunologische Bestimmung der sauren Prostata-Phosphatase und das histologische Grading für einen Teil der Patienten die Staging-Operation entbehrlich zu machen scheinen, so eröffnet doch allein die pelvine Lymphadenektomie die Möglichkeit, exakt festzustellen, ob regionäre Metastasen vorhanden sind oder nicht.

Priv. Doz. Dr. med. B. Kopper
Urologische Klinik des
Städt. Krankenhauses Kaiserslautern
D-6750 Kaiserslautern

Zur Wunddrainage nach Lymphadenektomie

H. Bülow, D. Demetriou und G. Weis

In den vergangenen 5 Jahren wurden an der hiesigen Klinik 74 Lymphadenektomien durchgeführt, 71 konnten ausgewertet werden. Von diesen waren 25 retroperitoneal bei Hoden-Carcinom-Patienten und 46 pelvin bei Prostata- und Blasen-Carcinom-Patienten.

Die pelvinen Lymphadenektomien wurden durch einen medianen Unterbauchschnitt extraperitoneal durchgeführt. In allen Fällen wurde in das jeweilige Dissektionsgebiet eine PVC-Redon-Drainage eingelegt, die außerhalb der Hautincision herausgeleitet und an der Haut mittels Naht fixiert wurde. An die Drainagen wurden dann Vakuumflaschen angeschlossen, wenn keine radikale Prostatektomie oder Harnableitung durchgeführt worden war. War letzteres der Fall, wurden sie mit einem Urinbeutel verbunden. Zweck der Drainagen war die kontinuierliche Ableitung von Blut, Lymphe und Urin. Nur 3 von insgesamt 92 Drainagen (3%) fielen vorzeitig heraus. In einem Fall entwickelte sich daraufhin eine Lymphocele, die beiden anderen Fälle blieben ohne Folgen. Über die Drainage des Wundgebietes nach retroperitonealer Lymphadenektomie wurde im Einzelfall entschieden. In 10 von 25 Fällen wurde auf eine Drainage verzichtet. In 14 Fällen wurde eine Redon-Drainage mit Sog, in einem Fall wurde eine Silikon-Drainage eingelegt und extraperitoneal herausgeleitet. Das Retroperitoneum wurde in jedem Fall fortlaufend verschlossen. Bei allen pelvinen und retroperitonealen Drainagen wurden die Sekretmengen 24-stündlich gemessen. Förderten sie nach mehrmaligem Kürzen nichts mehr, wurden sie entfernt. Alle lymphadenektomierten Patienten erhielten vom Operationstag an 2 × 5000 I. E. Heparin s. c.

Die postoperativen Verläufe nach retroperitonealer Lymphadenektomie ohne Drainage waren ohne Ausnahme komplikationslos. Bei 3 der 15 Patienten, bei denen Drainagen eingelegt worden waren, kam es zu Komplikationen (Tabelle 1): Im ersten Fall trat ein Platzbauch auf, im zweiten Fall kam es zu einer revisionsbedürftigen Nachblutung aus der rechten Arteria testicularis, deren Stumpf durch die links paraortal eingelegte Drainage nicht kontrolliert war. Die Nachblutung wurde deshalb erst relativ spät, aber noch rechtzeitig erkannt. Im dritten Fall mußte die beim Kürzen abgerissene Silikon-Drainage durch eine Laparatomie entfernt werden. Lymphocelen wurden in keinem Fall beobachtet. Bei 12 von 15 Patienten mit alleiniger pelviner Lymphadenektomie war der Verlauf ohne Komplikationen (Tabelle 2). Zweimal mußte eine Wundrevision durchgeführt werden, einmal trat eine tiefe

Tabelle 1. Retroperitoneale Lymphadenektomie
n = 25

Drainage	n	Komplikationen
nein	10	0
ja	15	3

Tabelle 2. Pelvine Lymphadenektomie
n = 46

Drainage	n	Komplikationen
ohne PE/CE[a]	15	3
mit PE/CE[a]	31	3

[a] radikale Prostatektomie/Cystektomie

Beinvenenthrombose auf. Therapiebedürftige Lymphocelen wurden nicht beobachtet.

Bei den 31 Patienten, die im Anschluß an die pelvine Lymphknotendissektion in gleicher Sitzung radikal prostatektomiert oder cystektomiert wurden, fanden sich in 3 Fällen auf die Lymphadenektomie zu beziehende postoperative Komplikationen, wobei es sich zweimal um revisionsbedürftige Lymphocelen handelte. Bei dem dritten Patienten lief die linke Drainage 23 Tage. Nach ihrer Entfernung kam es zu einer massiven Blutung aus der durch die Drainage arrodierten Arteria iliaca externa, die die Implantation einer Gefäßteilprothese erforderlich machte. Die durchschnittliche Drainage-Dauer betrug nach retroperitonealer Lymphadenektomie 6 Tage, nach alleiniger pelviner Lymphadenektomie 7 Tage und nach pelviner Lymphadenektomie mit radikaler Prostatektomie bzw. Cystektomie 13 Tage (Tabelle 3). Die über die Drainagen ausgeschiedenen Gesamtsekretmengen betrugen nach retroperitonealer Lymphadeketomie durchschnittlich 650 ml, nach alleiniger pelviner Lymphadenektomie rechts 840 ml, links 490 ml - für die Seitendifferenz haben wir keine Erklärung - und nach pelviner Lymphadenektomie mit radikaler Prostatektomie bzw. Cystektomie rechts 2900 ml und links 2450 ml. Während nach retroperitonealer Lymphadenektomie eingelegte Drainagen spätestens am 10. postoperativen Tag entfernt waren, blieben nach alleiniger pelviner Lymphadenektomie in 3 von 15 Fällen (20%) die Drainagen länger als 10 Tage in situ, nach pelviner Lymphadenektomie mit radikaler Prostatektomie bzw. Cystektomie blieben sie in 11 von 31 Fällen (35%) länger als 14 Tage wegen anhaltender Sekretförderung liegen. Eine parenterale Eiweißsubstitution war trotzdem niemals erforderlich.

Zusammengefaßt ergeben sich folgende Erfahrungen mit der Wunddrainage nach Lymphadenektomie:

1. Bei der retroperitonealen Lymphadenektomie sollte auf eine Drainage verzichtet werden, wenn das Wundgebiet lymph- und bluttrocken ist.
2. Bei der pelvinen Lymphadenektomie sollte auf eine Drainage nur verzichtet werden, wenn keine Heparinprophylaxe durchgeführt wird. Wird Heparin gegeben, können Lymphocelen durch sorgfältige und ausreichend lange Drainierung des Wundgebietes weitgehend vermieden werden. Wir sahen nach 46 Lymphadenektomien nur zwei therapiebedürftige Lymphocelen (4%), obgleich alle Patienten prophylaktisch Heparin bekommen hatten. Sehr lange in situ belassene Drainagen bergen das Risiko der Arrosion von Nachbarorganen. Ggf. sollte das Drain über einen Führungsdraht gewechselt werden.
3. Drainagen aus PVC sind denen aus Silikon wegen ihrer höheren Reißfestigkeit überlegen. Sie können beim Kürzen durch die Fixationsnaht gezogen werden, ohne daß diese gelöst werden muß. Eine Dislokation ließ sich in unserem Krankengut in 97% der Fälle vermeiden.
4. Ein im Wundgebiet falsch plaziertes Drain kann die frühzeitige Erkennung einer Nachblutung verzögern, d.h. auf die korrekte Lage der Drainage ist größter Wert zu legen.

Literatur

1. Grossmann IC et al (1980) Staging pelvic lymphadenectomy for carcinoma of the prostate: review of 91 cases. J Urol 124: 632–634
2. Kopper B et al (1986) Erfahrungen mit der pelvinen Lymphadenektomie beim Prostatakarzinom. Akt Urol 17: 129–133
3. Koonce J et al (1986) Complications of low-dose heparin prophylaxis following pelvic lymphadenectomy. Urology 28: 21–25
4. Lieskovsky G et al (1980) Pelvic lymphadenectomy in the management of carcinoma of the prostate. J Urol 124: 635–638
5. Paul DB et al (1983) Morbidity of pelvic lymphadenectomy in staging carcinoma of the prostate. J Urol 129: 1141–1144

Prof. Dr. H. Bülow
Urologische Klinik
im Leopoldina-Krankenhaus der Stadt Schweinfurt
D-8720 Schweinfurt

Tabelle 3. Wunddrainage nach Lymphadenektomie
n = 71

	Drainagedauer		Gesamtsekretmenge ml	
	n	Tage	rechts	links
retroperitoneale LA	15	6 (1–10)	650	
pelvine LA ohne PE/CE[a]	15	7 (3–14)	840	490
pelvine LA mit PE/CE[a]	31	13 (5–21)	2900	2450
ohne Drainage	10			

[a] radikale Prostatektomie/Cystektomie

Hat die pelvine Lymphadenektomie im Rahmen der radikalen Zystektomie eine therapeutische Bedeutung?

M. Stöckle, P. Alken, G. H. Jacobi und R. Hohenfellner

Bei mehr als 270 Zystektomien seit 1968 stellt die pelvine Lymphadenektomie seit 1973 einen integralen Bestandteil der radikalen Zystektomie an unserer Klinik dar. Wir beginnen die Lymphadenektomie mit der Dissektion der iliacalen Lymphknoten, nach cranial bis zur Aortenbifurkation. Sie wird zwischen V. iliaca und Muskulus psoas fortgesetzt, wo die sakrale Lymphknotengruppe entlang des proximalen Anteils des N. obturatorius ausgeräumt wird. Dem Verlauf dieses Nervs folgend, schließt sich die Ausräumung der Fossa obturatoria an, welche die Lymphadenektomie beendet.

6 vor 1973 nicht lymphadenektomierte Patienten des Tumorstadiums pT3b sind sämtlich tumorbedingt verstorben, während von den 25 anschließend lymphadenektomierten 44% tumorfrei leben. 27 Patienten des Gesamtkollektivs hatten eine lymphogene Tumorabsiedlung der Stadien pN1 und pN2. 7 von diesen Patienten überlebten 5 Jahre und länger tumorfrei, was immerhin einer 5-Jahresheilungsrate von 27% entspricht. Da eine konsequente und sorgfältige Lymphadenektomie zusammen mit der Zystektomie also noch jeden vierten Patienten mit dem Lymphknotenstadium pN1 und pN2 heilen kann, sollte eine geplante Zystektomie wegen Lymphknotenmetastasen dieses Stadiums nicht abgebrochen werden.

Um auch bei noch nicht nachgewiesener Metastasierung den richtigen Zeitpunkt zur Zystektomie festlegen zu können, haben wir unser Gesamtkollektiv in 3 Gruppen eingeteilt: *Gruppe 1* umfaßt alle Patienten, bei denen die Zystektomie nach dem ersten Nachweis eines infiltrierenden Tumors, d.h. Stadium pT1 oder mehr, also mindestens Infiltration der Lamina propria, durchgeführt worden war. Alle Patienten, die erst wegen eines Rezidivs eines zuvor transurethral resezierten infiltrierenden Tumors zur Zystektomie kamen, wurden in *Gruppe 2* zusammengefaßt. Das Durchschnittsintervall vom Erstnachweis eines infiltrierenden Karzinoms bis zur Zystektomie lag bei dieser Gruppe bei 11 Monaten. Der Erfolg der ersten Resektion bei dieser Gruppe war in der Regel durch eine Nachresektion zum Nachweis eines tumorfreien Resektionsgrundes bestätigt worden. 26 Patienten, die wegen eines Tumorrezidivs nach einer kurativ geplanten Bestrahlung zur Zystektomie kamen, bildeten die *Gruppe 3* der Salvage-Zystektomien. Im Followup dieser drei Vergleichsgruppen zeigt sich, daß die Prognose der Gruppe 2 und noch stärker der Gruppe 3 deutlich schlechter ist, als die der Gruppe 1. Der Unterschied ist statistisch hoch signifikant [6]. Die Vergleichsgruppen 1 und 2 sind bezüglich der Verteilung von Tumorstadien und -graden nahezu identisch [6]. Daher sollte die Differenz in den Überlebenskurven entscheidend durch den Zeitpunkt der Zystektomie beeinflußt worden sein.

Schon im Stadium pT1, also Infiltration der Lamina propria entsprechend dem Stadium 1b in der Nomenklatur von Pugh [4] behalten die frühzystektomierten Patienten der Gruppe 1 bei der 5-Jahresüberlebensrate einen Vorsprung von über 28% gegenüber den später zystektomierten Patienten der Gruppe 2. Mit etwa 60% entspricht die 5-Jahresüberlebensrate dieser Gruppe den Zahlen, die in der Literatur als Überlebensraten nach alleiniger Resektion oberflächlich infiltrierender Blasentumoren genannt werden [1, 2, 3]. Wir fanden in dieser Gruppe bereits 3 Fälle (4,2%) mit Lymphknotenmetastasen, was der von Skinner angegebenen Größenordnung entspricht [5].

Auch beim Tumorstadium pT2 hat Gruppe 1 eine etwa 30% günstigere 5-Jahresheilungsrate als Gruppe 2. Hier sei besonders auf die für einen muskelinfiltrierenden Tumor ausgezeichnete Prognose von ca. 80% 5-Jahresheilungsrate bei den früh zystektomierten Patienten hingewiesen.

Ähnliche Relationen finden sich bei Betrachtung den fortgeschrittenen Tumorstadien und selbst bei den Patienten, die aufgrund der vorausgegangenen TUR ein tumorfreies Zystektomiepräparat aufwiesen [6].

Die Vorgeschichte der Patienten ist also neben

den bekannten Kriterien der TNM- und G-Klassifikation ein weiteres maßgebliches Kriterium für die Prognose nach radikaler Zystektomie.

Literatur

1. Bandhauer K, Nemeth T (1983) Die prognostische Relevanz des primären Differenzierungsgrades und des Erythrozytenadhärenz-Testes (SRCA) bei oberflächlichen Blasenkarzinomen. Akt Urol 14: 119–122
2. Jakse G, Loidl W, Seeber G, Hofstädter F, Marberger H (1985) Das T1GIII-Urothelkarzinom der Harnblase. Akt Urol 16: 304–308
3. Lutzeyer W, Rübben H, Dahm H (1982) Prognostic parameters in superficial bladder cancer: An analysis of 315 cases. J Urol 127: 469–475
4. Pugh RCB (1981) Histological staging and grading of bladder tumors. In: Oliver, Hendry, Bloom (eds) Bladder cancer; principles of combination therapy. Butterworths, London Boston Sydney Wellington Durban Toronto, pp 3
5. Skinner DG, Lieskovsky G (1984) Contemporary cystectomy with pelvic node dissection compared to preoperative radiation therapy plus cystectomy in management of invasive bladder cancer. J Urol 131: 1069–1072
6. Stöckle M, Alken P, Engelmann U, Jacobi GH, Riedmiller H, Hohenfellner R (1986) Radikale Zystektomie - Oft zu spät? Akt Urol 17: 234–239

Dr. Michael Stöckle
Urologische Klinik und Poliklinik
Johannes Gutenberg-Universität
Langenbeckstraße 1
D-6500 Mainz 1

Stellenwert der pelvinen Lymphknotendissektion im Rahmen der erweiterten radikalen Zystektomie beim Blasenkarzinom

F. Breuel, J. E. Altwein und W. Schneider

Die pelvine Lymphadenektomie zum Zeitpunkt der Zystektomie wird von der Mehrzahl der Autoren als diagnostische Maßnahme angesehen [2]. Skinner [5, 6] erreichte jedoch durch eine sorgfältige Lymphknotendissektion bei „geringer" Lymphknotenbeladung (pN_{1-2}) eine errechnete 5-Jahresüberlebensrate von 43% (bei 18 Patienten im Stadium pN_1) und 50% (bei 10 Patienten im Stadium pN_2). Diese Feststellung wurde anhand unseres Krankengutes retrospektiv überprüft.

Es konnten 32 Zystektomien mit Lymphknotenbefall – operiert innerhalb eines Zeitraumes von knapp 10 Jahren – nachuntersucht werden. Es lag ein Durchschnittsalter von 63,1 Jahren mit einer Geschlechtsverteilung Männer zu Frauen von 4,33 : 1 vor.

Bei einer Komplikationsrate von 21,9% betrug die Mortalität 3,12%, wobei dieser eine Patient an einer Staphylokokkensepsis aufgrund eines zentralen Venenkatheters verstarb; ansonsten traten als Frühkomplikationen auf: Ileus, Gefäßläsion, Abdomen apertum, Abszeß im Becken sowie einmal eine Stenosierung der Harnleiterdarm-Anastomose. Alle Patienten hatten eine Lymphorrhoe von durchschnittlich 15 Tagen, die nach Peritonealverschluß im Mittel 7 Tage länger dauerte. Die meisten zystektomierten Patienten waren den Stadien pT_{3b}, pT_{4a} und pT_{4b} zuzuordnen. Bei 17 Kranken fand sich ein Stadium pN_{1-2}, während 15 Patienten dem Stadium pN_{3-4} angehörten. Eine Korrelation zwischen T-Stadium und Lymphknotenbeladung konnte nicht festgestellt werden. Alle Patienten hatten ein niederdifferenziertes Karzinom. Am Tumorleiden starben 71,9%, mit Tumor lebt zur Zeit noch 1 Patient. Bei 21,9% konnte mittels entsprechender bildgebender Diagnostik Tumorfreiheit nachgewiesen werden. Die Zweijahres-Überlebensquote liegt bei 24%; nach 3 Jahren leben noch drei Patienten, wobei es sich bei diesen „Langzeitüberlebenden" ausschließlich um Patienten des Stadiums pN_1/pN_2 handelt.

Wie einleitend erwähnt, hat nach Meinung der Mehrzahl der Autoren die pelvine Lymphadenektomie zum Zeitpunkt der Zystektomie lediglich prognostische Bedeutung.

Im Schrifttum werden für Patienten mit dem Tumorstadium pN_1 Fünfjahres-Überlebensquoten zwischen 20 und 43% angegeben. Durch eine „sorgfältige" Lymphknotendissektion bei „geringer" Lymphknotenbelastung (pN_{1-2}), wie sie auch in unserer Klinik erfolgte, konnte Skinner [5, 6] eine errechnete Fünfjahresüberlebensrate von bis zu 50% im Stadium pN_2 (bei 10 Patienten) erzielen.

Eine Literaturübersicht über 1680 Patienten ergibt, daß weder die Mortalität noch die Frühkomplikationsrate mit steigender Zahl an pN_+-Zystektomien zunimmt.

Daniels und Mitarbeiter [1] kamen bei einer Nachuntersuchung von 43 Zystektomien im Stadium pT_3/pT_4 zu dem Ergebnis, daß die Dreijahres-Überlebenswahrscheinlichkeit weder von der

Lymphadenektomie noch von einer Chemotherapie abhängig ist; der vorhandene Lymphknotenbefall sei ausschlaggebend für die Prognose.

Schlußfolgerung

In Übereinstimmung mit Smith [4], Studer [7] und Zincke [8] ist auch im Stadium pN_{1-2} eine Heilung durch chirurgische Maßnahmen allein nicht zu erzielen. Die guten Ergebnisse im Stadium pN_{1-2} sind weniger auf eine gewissenhafte Lymphknotendissektion als vielmehr auf das primär günstige Tumorstadium zurückzuführen. Die Lymphadenektomie ist ein Stagingverfahren ohne erhöhte Mortalität. Es ist zu prüfen, ob im Stadium pN_{1-2} z. B. eine kombinierte Cis-Platin-Radiotherapie, wie sie von Jakse und Mitarbeitern [3] beschrieben wurde, nicht bessere Ergebnisse liefert.

Literatur

1. Daniels JR, Skinner DG, Lieskovsky G, Turcillo P, Daniels AM, Krailo M (1985) Adjuvant chemotherapy following radical cystectomy for carcinoma of the bladder: A randomized trial. Proc ASCO 4: 105
2. Droller MJ (1986) Transitional cell cancer: Upper tracts and bladder. In: Walsh PC, Gittes RF, Perlmutter AD, Stamey TA (eds) Campbell's urology, 5 edn. Saunders, Philadelphia, pp 1343-1440
3. Jakse G, Rauschmeier H, Fritsch E, Frommhold H, Marberger H (1986) Die integrierte Radiotherapie und Chemotherapie des lokal fortgeschrittenen Harnblasenkarzinoms. Akt Urol 17: 68-73
4. Smith JA, Whitmore WF (1981) Regional lymph node metastasis from bladder cancer. J Urol 126: 591-593
5. Skinner DG (1982) Management of invasive bladder cancer: A meticulous pelvic node dissection can make a difference. J Urol 128: 34-36
6. Skinner DG, Tift JP, Kaufman JJ (1982) High dose, short course preoperative radiation therapy and immediate single stage radical cystectomy with pelvic node dissection in the management of bladder cancer. J Urol 127: 671-674
7. Studer UE, Ruchti E, Greiner RM, Zingg EJ (1983) Faktoren, welche die Überlebensrate nach totaler Zystektomie wegen Harnblasenkarzinom beeinflussen. Akt Urol 14: 70-77
8. Zincke H, Patterson DE, Utz DC, Benson RC Jr (1985) Pelvic lymphadenectomy and radical cystectomy for transitional cell carcinoma of the bladder with pelvic nodal disease. Br J Urol 57: 156-159

Dr. med. F. Breuel
Oberarzt an der Urologischen Abteilung
Krankenhaus der Barmherzigen Brüder
Romanstr. 93
D-8000 München 19

Die Lymphknotenchirurgie beim Peniskarzinom

St. Peter und R. Ackermann

Das Peniscarcinom und das Hodencarcinom sind die beiden urologischen Carcinome, bei denen trotz positivem Befall der Lymphknoten eine Heilungschance besteht. In Ermangelung einer therapeutischen Alternative hat die femorale/inguinale Lymphadenektomie beim Peniscarcinom eine diagnostische und therapeutische Bedeutung. Dennoch bestehen über die operative Strategie in der Literatur unterschiedliche Vorstellungen. Die Analyse der operativen Strategie ist aus verschiedenen Gründen schwierig:

1. Lange Zeit wurde im anglo-amerikanischem Raum das Peniscarcinom nach dem Jackson-Stadium klassifiziert, worin die Tumorgröße nicht berücksichtigt ist. Erst neuere amerikanische Arbeiten klassifizieren nach dem TNM-System, wobei nach den alten Krankenunterlagen ein Restaging vorgenommen wird. Ein T1 und T2 Peniskarzinom (TNM-System) kann z. B. nach Jackson ein Stadium 1 Tumor sein. Weiterhin geht aus vielen Arbeiten nicht hervor, ob es sich um ein klinisches- oder histopathologisches T-Stadium handelt.
2. Wegen der relativen Seltenheit des Peniskarzinoms in Europa und Nordamerika gibt es nur wenig große Serienuntersuchungen. Es handelt sich immer um retrospektive Untersuchungen mit einem Krankengut über mehrere Dekaden, in welcher in verschiedener Weise behandelt wurde.

Die Tumorbiologie – ob hoch differenziert oder wenig differenziert – fließt natürlicherweise ebenfalls nicht in die Untersuchung der früheren Jahre mit ein.

Es erheben sich grundsätzlich zwei wichtige Fragen: WANN soll WIE lymphadenektomiert werden?

30 bis 50% aller Patienten mit Peniskarzinom haben uni- oder bilateral tastbare Leistenlymphknoten. Aufgrund der häufig im Bereich des Primärtumors bestehenden entzündlichen Veränderungen,

findet sich bei histopathologischer Aufarbeitung der inguinalen Lymphadenektomiepräparate in 36% bis 63% kein metastatischer Befall, sondern lediglich eine entzündliche Schwellung der Lymphknoten. Bei unauffälliger inguinaler Palpation sind aber histopathologisch in ungefähr 20% der Fälle Metastasen nachzuweisen. Die Beobachtungen zeigen eindeutig, das durch Palpation keine Aussage über einen Tumorbefall in inguinalen Lymphknoten gemacht werden kann. Dies wird in der gesamten Literatur bestätigt. Eine sichere Aussage über Lymphknotenmetastasen ist nur durch eine Lymphadenektomie möglich.

Die allgemein bekannte hohe Morbidität der Lymphadenektomie, welche wie von Young angegeben häufig zusammen mit der Penisamputation durchgeführt wurde, schreckte viele Operateure ab. Zudem liegen Arbeiten wie z.B. von Baker et al. (1976) vor, die keinen Unterschied sahen in der Überlebensrate bei frühzeitig lymphadenektomierten Patienten und Patienten, welche erst zu einem späteren Zeitpunkt eine Lymphadenektomie erfuhren. Aus dieser häufig zitierten Arbeit, welche einen Zeitraum von 1945 bis 1974 erfaßt, geht nicht hervor, ob diese Analyse für alle Tumorstadien zutrifft und welcher Zeitraum eine verzögerte Lymphadenektomie umfaßt. Dagegen konnten Johnson und Lo (1984) zeigen, daß Patienten, bei denen unmittelbar nach der Penisamputation eine Lymphadenektomie durchgeführt wurde, die besseren Überlebenschancen haben. Die 8 Patienten, bei welchen erst zu dem Zeitpunkt lymphadenektomiert wurde als tastbare Leistenlymphknoten vorhanden waren, hatten eine deutlich schlechtere Prognose, auch wenn es sich ausschließlich um T1-Carcinome handelte. Dieser Meinung schließen sich auch Fraley et al. (1985) sowie McDougal et al. (1986) an.

Die Frage, wie sollte eine Lymphadenektomie durchgeführt werden, kann sich auf das Problem konzentrieren, ob bei negativen Schildwächterlymphknoten auf eine ausgedehnte inguinale Lymphadenektomie verzichtet werden kann. Cabanas (1977) berichtete, daß der Schildwächterlymphknoten die erste Lymphknotenstation im Lymphabfluß des Penis sein soll. Wenn diese histologische Untersuchung des Lymphknotens negativ sei, so wären auch die anderen Lymphknoten frei von Metastasen. Es muß jedoch betont werden, daß in der Arbeit von Cabanas von 31 Patienten mit negativen Schildwächterlymphknoten 90% eine 5-Jahres-Überlebensrate hatten. Cabanas gibt in seiner Arbeit nicht an, woran die restlichen 10% gestorben sind. Wenn diese Patienten mit negativer Biopsie des Schildwächterlymphknotens an den Folgen ihrer Tumorerkrankung verstorben sind, wäre in 10% der Fälle mit falsch-negativen Biopsiebefunden zu rechnen. Es ist auch nicht vorstellbar, daß bei einer intraoperativen Schnellschnittuntersuchung Serienschnitte eines Lymphknotens aufgearbeitet werden können. Weiterhin berichteten Perinetti et al. (1980) über einen Patienten, bei dem trotz beidseitig negativen Schildwächterlymphknoten 3 Monate nach der Biopsie inguinal und iliacal ausgedehnte Tumormetastasen nachgewiesen wurden.

Die vielen anatomischen Variationen des Gefäßsystems sind allgemein bekannt. Diese können sowohl während der Entwicklung wie später durch Entzündung oder Traumen entstanden sein. Es widerspricht den allgemeinen biologischen Vorstellungen, daß ausgerechnet im Lymphabflußsystem des Penis eine Gesetzmäßigkeit vorhanden sein soll, welche eine Umgehung der Schildwächterlymphknoten ausschließt.

Die noch immer hohe Morbidität nach Lymphadenektomie konnte in den letzten Jahrzehnten gesenkt werden. Unter Berücksichtigung der Literatur können folgende Empfehlungen ausgesprochen werden:

1. Die Lymphadenektomie sollte nicht in gleicher Sitzung mit der Penisamputation durchgeführt werden.
2. Die beidseitige femorale/inguinale Lymphadenektomie sollte auch bei nicht tastbaren Leistenlymphknoten so früh wie möglich nach abgeheilter Penisamputation durchgeführt werden.
3. Wenn klinisch vertretbar, sollte eine ausgedehnte inguinale Lymphadenektomie durchgeführt werden, die sich nicht auf eine Biopsie des Schildwächterlymphknotens beschränkt.

Prof. Dr. St. Peter
Urologische Universitätsklinik
Moorenstr. 5
D-4000 Düsseldorf 1

Ist die iliacale Lymphknotendissektion beim Peniskarzinom erforderlich?

V. Heller, M. Wirth und J. W. Grups

Einleitung

Von Januar 1965 bis August 1986 wurden an der Urologischen Klinik der Universität Würzburg 61 Patienten wegen eines Penis-Carcinoms behandelt. Die Problematik des diagnostischen und therapeutischen Vorgehens bezüglich der Lymphknotendissektion soll an einem Fall dargestellt werden.

Fallbeschreibung

Bei einem 81-jährigen Patienten mit einem 4 cm großen, exophytisch wachsenden Penis-Carcinom wurde die totale Penisamputation mit Anlage eines perinealen Urethrastomas durchgeführt. Wegen beidseits vergrößerter Leistenlymphknoten erfolgte in gleicher Narkose die inguinale Lymphknotendissektion beidseits. Die histologische Untersuchung des entfernten Penis ergab ein verhornendes Plattenepithel-Carcinom. Die Lymphknoten waren tumorfrei.

Nach anfänglich unkompliziertem Verlauf kam es am 28. postoperativen Tag zu einer Bronchopneumonie, an der der Patient am 32. postoperativen Tag verstarb. Bei der Sektion fand sich im Bereich der A. iliaca ext. dex. eine etwa 3 cm große, nekrotisch zerfallende Lymphknotenmetastase des vordiagnostizierten Plattenepithel-Carcinoms. Alle übrigen Organe und Lymphknoten waren tumorfrei.

Diskussion

Aus der Literatur wird deutlich, daß bei etwa der Hälfte der Patienten mit einem Penis-Carcinom eine entzündlich bedingte Schwellung der inguinalen Lymphknoten ohne nachweisbare Metastasierung vorliegt. Bei klinisch unauffälligen Lymphknoten muß jedoch in etwa 20% der Fälle mit Lymphknotenmetastasen gerechnet werden [1-5]. Die hohe Rate falsch positiver sowie falsch negativer Befunde verdeutlicht die geringe Wertigkeit der klinischen Beurteilung des N-Stadiums beim Penis-Carcinom.

Der dargestellte Fall zeigt, daß eine lymphogene Metastasierung direkt in die iliacalen Lymphknoten unter Umgehung der inguinalen Lymphknoten möglich ist.

⅓ der Patienten mit einem Penis-Carcinom weist zur Zeit der Diagnosestellung bereits Lymphknotenmetastasen auf. Ohne Lymphadenektomie überlebt keiner dieser Patienten 5 Jahre [1, 3, 4, 5]. Demgegenüber liegt die in der Literatur berichtete 5-Jahres-Überlebensrate bei Lymphknotenbefall zwischen 65 und 75%, wenn innerhalb von 6 Wochen nach der Operation des Primärtumors eine ilio-inguinale Lymphknotendissektion vorgenommen wird. Bei alleiniger inguinaler Lymphadenektomie beträgt die 5-Jahres-Überlebensrate nur 50% [1, 3, 4, 5].

Somit sprechen folgende Gründe für die Durchführung der ilio-inguinalen Lymphknotendissektion: Die Lymphadenektomie ist die zuverlässigste Methode, eine lymphogene Metastasierung nachzuweisen. Eine direkte Metastasierung in die iliacalen Lymphknoten unter Aussparung der inguinalen Lymphknoten ist möglich. Bei bereits lymphogen metastasiertem Penis-Carcinom werden die höchsten 5-Jahres-Überlebensraten mittels der ilio-inguinalen Lymphadenektomie erreicht.

Literatur

1. Beggs JH, Spratt JS Jr (1964) Epidermoid carcinoma of the penis. J Urol 91: 166-172
2. Cabanas RM (1977) An approach for the treatment of penile carcinoma. Cancer 39: 456-466
3. Hardner GJ, Bhanalaph T, Murphy GP, Albert DJ, Moore RH (1972) Carcinoma of the penis: Analysis of therapy in 100 consecutive cases. J Urol 108: 428-430
4. McDougal WS, Kirchner FK Jr, Edwards RH, Killion LT (1986) Treatment of carcinoma of the penis: the case for primary lymphadenectomy. J Urol 136: 38-41
5. Skinner DG, Leadbetter WF, Kelley SB (1972) The surgical management of squamous cell carcinoma of the penis. J Urol 107: 273-277

Dr. med. V. Heller
Urologische Klinik und Poliklinik
der Universität Würzburg
Josef-Schneider-Straße 2
D-8700 Würzburg

Festlegung des N-Stadiums beim Peniskarzinom – Wieviel Chirurgie ist sinnvoll?

R.-H. Ringert, G. Biermann, D. Kröpfl und M. Meyer-Schwickerath

Das Peniskarzinom ist in Mitteleuropa ein seltener Tumor mit einer Inzidenz zwischen 0,1 und 1%. Neben den unterschiedlichen Empfehlungen zur konservativen und operativen Therapie [1, 3, 4] des Primärtumors, werden auch sehr unterschiedliche Empfehlungen zur Festlegung des Lymphknotenstadiums gegeben. Lymphknotenmetastasen werden in etwa ein Drittel aller Patienten nachgewiesen [1], und die Entfernung tumorbefallener regionaler Lymphknoten ist als kuratives Therapiekonzept sinnvoll. Die inguino-iliakale Lymphadenektomie ist nicht ohne Morbidität und wird deshalb gern den Patienten vorbehalten, die ein hohes Risiko eines Lymphknotenbefalls aufweisen. Die Leistenpalpation ist dabei wenig hilfreich.

Material und Methodik

Von 1973 bis 1984 wurden 32 Patienten mit einem Peniskarzinom behandelt. Die retrospektive T-Klassifikation zeigt Tabelle 1.

Tabelle 1

T_1	–	9
T_2	–	12
T_3	–	7
T_x	–	4
		32

Eine alleinige Palpation der inguinalen Lymphknoten zur Unterscheidung in nicht-befallene und befallene mobile oder befallene fixierte Knoten wurde bei 14 Patienten durchgeführt. Eine pedale Lymphographie wurde bei 5 Patienten vorgenommen. 16 Patienten wurden operativer N-Stadium-Bestimmung unterworfen. Unilaterale Lymphadenektomien wurden 8-mal, bilaterale 6-mal durchgeführt. 8 Schildwächter-Lymphknotenbiopsien nach den Verfahren von Cabanas [1].

Ergebnisse

4 pedale Lymphographien von 5 wurden als befallen gedeutet, nur einmal bestätigte sich patho-histologisch der Tumorbefall. Bei 8 Schildwächter-Lymphknotenbiopsien konnte kein Tumorbefall nachgewiesen werden. 2 dieser Patienten entwickelten später Leistenlymphknotenmetastasen und verstarben am Tumorleiden. In 8 Fällen wurde eine unilaterale inguino-iliakale Lymphadenektomie durchgeführt. 4-mal wurde Tumorwachstum nachgewiesen. Bei 6 Patienten wurden beidseitige inguino-ilakale Lymphadenektomien vorgenommen. Tumorwachstum wurde in 3 Fällen in den entnommenen Lymphknoten bewiesen. Postoperative Komplikationen traten in 5 von 14 Fällen auf und bestanden in protrahierter Lymphfistelung, Lymphödem und Wundheilungsstörung. Schwerwiegende Komplikationen wurden nicht beobachtet. Bei den 8 Schildwächter-Lymphknotenbiopsien trat einmal eine Wundheilungsstörung auf.

Diskussion

Zur Bestimmung des Lymphknotenstadium werden beim Peniskarzinom entweder Schildwächter-Lymphknotenbiopsien nach dem Vorgehen von Cabanas [1], oder aber bilaterale inguinale oder inguino-iliakale Lymphadenektomien vorgenommen. Die Ergebnisse der Schildwächter-Lymphknotenbiopsien täuschten in 2 von 8 Fällen. Entsprechende Ergebnisse wurden von Perinetti et al. [5] berichtet.

Das Stadium I des Peniskarzinoms ist durch lokale Behandlungsmaßnahmen ausreichend zu therapieren und bedarf keiner zusätzlichen N-Stadium-Bestimmung [3, 4]. Beim Stadium II und III gehört eine inguino-iliakale Lymphadenektomie zum kurativen Behandlungskonzept des Peniskarzinoms mit entsprechend guten Spätergebnissen. Die Morbidität dieses Eingriffs ist nach unseren Erfahrungen nicht groß, wenn 2 inguinale Inzisionen und eine

Unterbauchinzision angelegt werden. Die freigelegten Beingefäße werden durch Medialisierung des Ursprungs des Musculus sartorius geschützt.

Literatur

1. Cabanas RM (1977) An approach for the treatment of penile carcinoma. Cancer 39: 456-466
2. Fowler JE (1984) Sentinel lymph node biopsy for staging penile cancer. Urology 23: 352-354
3. Fraley EE, Zhang G, Sazama R, Lange PH (1985) Cancer of the penis. Cancer 55: 1618-1624
5. McDougal WS, Kirchner FK, Edwards RH, Killion LT (1986) Treatment of carcinoma of the penis: the case for primary lymphadenectomy. J Urol 136: 38-41
5. Perinetti E, Crane DB, Catalona W (1980) Unreliability of sentinel lymph node biopsy for staging penile carcinoma. J Urol 124: 734-735

Prof. Dr. R.-H. Ringert
Urologische Univ.-Klinik
Hufelandstr. 55
D-4300 Essen 1

Lymphknotenchirurgie bei Hodentumoren

Die unilaterale Lymphadenektomie im Stadium I (pT_{1-4}, N_0, M_0) des nicht-seminomatösen Hodentumors

W. Vahlensieck, N. Jaeger und K. Klocke

Im Stadium I hat man sich heute bei den nicht-seminomatösen Hodentumoren für die „surveillance-, watch- bzw. wait and see-policy" oder die unilaterale, retroperitoneale Lymphadenektomie zu entscheiden.

Unter der „surveillance-, watch- bzw. wait and see-policy" muß nach Peckham et al. [1] sowie Pizzocaro et al. [2] bei etwa 30% mit einem Progreß gerechnet werden, der sich in etwa 40% retroperitoneal und in etwa 60% mediastinal bzw. pulmonal manifestiert. Durch kurzfristige, umfassende Kontrollen (Marker, US, CT) ist ein solcher Progreß in aller Regel frühzeitig zu erfassen und durch eine dann sofort eingeleitete Polychemotherapie ist in den meisten Fällen eine Heilung zu erreichen. Der große Vorteil dieses Vorgehens liegt darin, daß rd. 70% der Patienten mit klinischem Stadium I nach der Semikastration eine weitergehende Behandlung erspart werden kann.

Die Frage ist, ob durch eine unilaterale Lymphadenektomie (Synonyma: modifizierte oder begrenzte Lymphadenektomie) bessere Ergebnisse erzielt werden können. Wir wenden diese Methode seit 1977 an [3], wobei das Dissektionsgebiet bei linksseitigen Hodentumoren die linke Hälfte der Aorta, den paraaortalen Bereich und die Samenstranggefäße links einschließt und sich nach distal über die A. iliaca communis bis zur A. iliaca interna erstreckt. Bei rechtsseitigen Tumoren lymphadenektomieren wir interaortocaval unter Einschluß der rechten Hälfte der Aorta, pericaval unter Mitnahme der rechten Testiculargefäße und über die A. iliaca communis bis zur A. iliaca interna.

Zur Operation kamen 154 Patienten, bei denen klinisch ein Stadium I festgestellt worden war (Abb. 1). Bei 17 dieser Patienten d. h. bei 11% fanden sich intraoperativ unerwarteterweise retroperitoneale Metastasen, mußten die Patienten also dem Stadium II zugerechnet und einer entsprechenden Behandlung zugeführt werden. Bei 137 Patienten d. h. bei 89% fanden sich keine Metastasen. Bei 30 dieser Patienten mußte auf ausdrücklichen Wunsch der Patienten eine bilaterale Lymphadenektomie durchgeführt werden, während es bei 107 Patienten bei der typischen unilateralen Lymphadenektomie blieb.

Während einer mittleren Beobachtungszeit von 23 Monaten registrierten wir in 20 Fällen d. h. bei 19% einen Progreß (Abb. 2). 18 mal wurden die Metastasen im Mediastinum und/oder den Lungen manifest. In einem Fall fand sich gleichzeitig ein skrotaler und pulmonaler Progreß. Nur in einem Fall ergab sich ein retroperitonealer Progreß. Alle

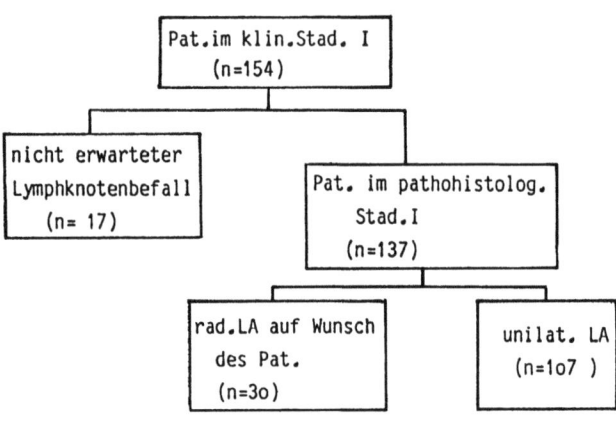

Abb. 1. Operatives Staging bei 154 Patienten mit nicht-seminomatösen Hodentumoren im Stadium I (1/1977–7/1986)

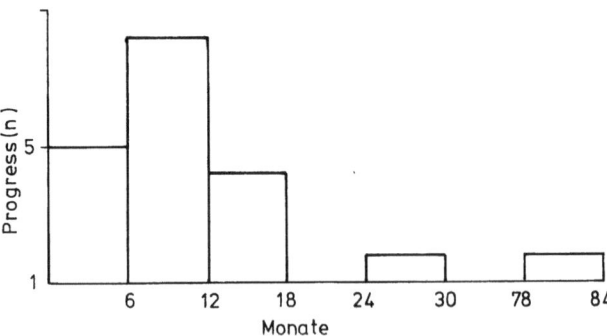

Abb. 2. Anzahl der Progresse nach unilateraler Lymphadenektomie (20/107 = 19%) und Zeitpunkt ihrer Manifestation

Patienten mit Progreß wurden einer Polychemotherapie zugeführt (bei dem Patienten mit skrotalem Progreß nach radikaler Skrotektomie). In 2 Fällen mit partieller Remission von Lungenmetastasen wurde eine Salvage-Operation durchgeführt. 3 Patienten sind noch unter der Chemotherapie und die anderen 17 Patienten leben ohne Zeichen von Tumoraktivität.

Die Komplikationsrate ist mit 8% deutlich niedriger als bei der bilateralen Lymphadenektomie oder gar der Salvage- oder Second-look-Lymphadenektomie [4]. Die Rate an Lymphocelen läßt sich senken, wenn man auf eine Heparinisierung verzichtet oder, wenn eine Heparinisierung indiziert ist, die größeren Lymphgefäße nicht elektrokoaguliert, sondern ligiert bzw. mit resorbierbaren Clips versorgt. Aber auch der definitive Ejakulationsverlust bei 19% unserer Patienten (17/91) zeigt, daß man keineswegs von einem komplikationsarmen Eingriff sprechen kann.

Zusammenfassend ist zu konstatieren:

1. Durch die unilaterale retroperitoneale Lymphadenektomie ist bei nicht-seminomatösen Hodentumoren im klinischen Stadium I die Progreßrate um etwa 10% gegenüber einer „surveillance-, watch- bzw. wait and see-policy" zu vermindern.
2. Auf Grund der relativ geringen Minderung der Progreßrate durch eine unilaterale Lymphadenektomie und deren Operationsmorbidität erscheint im klinischen Stadium I nicht-seminomatöser Hodentumoren eine „surveillance-, watch- bzw. wait and see-policy" gerechtfertigt.
3. Angeraten bleibt die unilaterale Lymphadenektomie im klinischen Stadium I nicht-seminomatöser Hodentumoren, wenn es sich um aggressive Tumorformen im Stadium $pT_{4a\ und\ b}$ handelt oder wenn erhöhte Tumormarker sich nach der Semikastration nicht normalisieren bzw. wenn die kurzfristigen, umfangreichen Kontrolluntersuchungen, aus welchen Gründen auch immer, nicht möglich sind.

Literatur

1. Peckham MJ, Horchwich A, Hendry WF (1985) Surveillance following orchiectomy for clinical stage I testicular germ cell malignancy. In: Jones WG, Milford Ward A, Anderson CK (eds) Germ cell tumors II. Pergamon, Oxford New York Toronto Sydney Frankfurt, pp 441–449
2. Pizzocaro G, Zanoni F, Salvioni R, Milani A, Piva L (1986) Surveillance or lymph node dissection in clinical stage I non seminomatous germinal testis cancer. Abstracts 7th Congr Europ Assoc Urology in Budapest, p 313
3. Vahlensieck W, Weißbach L, Hartlapp J (1980) Therapie von Hodentumoren. Urologe B 20: 113–118
4. Vahlensieck W, Jaeger N, Widmann T (1985) Ursachen, Prävention und Behandlung von Komplikationen der Lymphadenektomie bei Hodentumorpatienten. Urologe A 24: 137–141

Prof. Dr. med. W. Vahlensieck
Urologische Univ.-Klinik
Sigmund-Freud-Str. 25
D-5300 Bonn 1

Die retroperitoneale Lymphadenektomie beim nicht-seminomatösen Hodentumor – Bericht über 200 Fälle (1961–1985)

D. Hauri und P. Jaeger

Beitrag nicht eingereicht

Modifizierte versus radikale Lymphadenektomie im Stadium I des Hodentumors

L. Weißbach

Einleitung

Patienten im Stadium I eines Hodentumors sind allein durch die Semikastration geheilt. Deshalb verzichten heute viele Arbeitsgruppen nach der Entfernung des Primärtumors auf eine weitergehende Therapie [1, 2, 3, 6] und schaffen damit eine Alternative zur retroperitonealen Lymphadenektomie (LA). Die radikale Intervention ist mit einer hohen Morbidität – insbesondere dem Ejakulationsverlust – behaftet. Wir initiierten I/82 eine multizentrische prospektive nicht-randomisierte zweiarmige Therapiestudie, die vom BMFT gefördert wird (FKZ 01 ZP 051). In diesem Projekt wird die radikale Operation einem modifizierten Verfahren gegenübergestellt. Es sollen zwei Fragen beantwortet werden:

1. Erreicht die modifizierte LA die gleiche Rezidivrate wie die radikale?
2. Kann der Ejakulationsverlust durch ein modifiziertes Operationsverfahren vermieden werden?

Patienten und Methode

An diesem Projekt sind 38 Kliniken beteiligt (Projektgruppe Hodentumoren Bonn). Von I/82 bis XII/85 wurden 233 Patienten rekrutiert. 217 Patienten mit einer mittleren Beobachtungsdauer von 15 Monaten sind bisher auswertbar. Das Dissektionsgebiet der radikalen LA erstreckt sich lateral zwischen beide Ureteren und craniocaudal vom Nierenstiel bis zum inneren Leistenring. Bei der modifizierten Operation werden nur die primären Lymphdrainagegebiete nach Ray et al. (1974) reseziert: beim linksseitigen Hodentumor betrifft dies die paraortale und linke iliacale Region; beim rechtsseitigen Tumor werden das Areal vom rechten Ureter bis zur linken Aortencircumferenz sowie das rechte Iliacalgebiet reseziert. Das Stadium I wird durch die intraoperative Schnellschnittuntersuchung gesichert; bei Metastasennachweis wird von dem beabsichtigten Vorgehen abgewichen und die Operation radikal durchgeführt.

Ergebnisse

Die mittlere Rezidivrate ist in beiden Armen identisch: 15% nach modifizierter (n=152) und 16% nach radikaler Operation (n=65). 90% der bisher beobachteten Rezidive traten in den ersten 12 Monaten auf. 70% der Progresse waren in der Lunge lokalisiert (Tabelle 1). Ein retroperitoneales Rezidiv wurde jeweils in 1,5% festgestellt. Die Protektion der Ejakulation wird durch die modifizierte LA signifikant häufiger erreicht, da nur 18% – im Gegensatz zu 60% in der radikalen Gruppe – einen Ejakulationsverlust erlitten. Der Anteil einer gestörten bzw. retrograden Ejakulation ist in beiden Gruppen gleich.

Diskussion

Die Therapiestudie für Hodentumoren im Stadium I hat nachgewiesen, daß eine eingeschränkte retroperitoneale Dissektion das Rezidiv-Risiko nicht steigert. Aufgrund der signifikant besseren Protektion der Ejakulation ist sie der radikalen LA vorzuziehen. Über die Begrenzung der modifizierten LA bestehen in der Literatur unterschiedliche Vorstellungen [8]. Entsprechend differieren die Angaben über die Erhaltung der Ejakulation. Am günstigsten

Tabelle 1. Lokalisation der Rezidive im Stadium I des Hodentumors

Rezidiv-Lokalisation	mod. LA n=24/152	rad. LA n=10/65
Lunge	18*	6
Skrotum	4*	–
Leiste	1	–
Retroperitoneum	2	1
Mediastinum	–	1
Knochen	–	1
Markeranstieg	–	1

* bei einem Patienten gleichzeitig Metastasen in Lunge und Skrotum

sind hierzu die Angaben von Richie und Garnick [5], denen bei allen ihrer Patienten (n = 21) eine Schonung der sympathischen Nervengeflechte gelang. Von uns wurde das Dissektionsgebiet auf der Basis der Verteilung solitärer Metastasen neu definiert [7, 8]. Dadurch wird die diagnostische Sicherheit gesteigert, während das Risiko eines Ejakulationsverlustes vermindert wird.

Literatur

1. Oliver TRD, Read G, Jones WG, Williams CJH, Peckham MJ (1984) Justification for a policy of surveillance in the management of stage I testicular teratoma. Denis L, Murphy GP, Prout GR, Schröder F (eds), Controlled clinical trials in urologic oncology. Raven, New York, pp 73-78
2. Peckham MJ, Brada M (1987) Surveillance following orchiectomy for stage I testicular cancer. Int J Androl 10: 247-254
3. Pizzocaro G, Zanoni F, Milani A, Salvioni R, Piva L, Pilotti S, Bombardieri E, Tesoro-Tess JD, Musemeci R (1986) Orchiectomy alone in clinical stage I nonseminomatous testis cancer: A critical appraisal. J Clin Oncol 4: 35-40
4. Ray B, Hajdu SI, Whitmore WF Jr (1974) Distribution of retroperitoneal lymph node metastases in testicular germinal tumors. Cancer 33: 340-348
5. Richie JP, Garnick MB (1985) Limited retroperitoneal lymphadenectomy for patients with clinical stage I testicular tumor. Proc ASCO 4: 110, Abstract No c-428
6. Rørth M, Von der Maase H, Sandberg Nielsen E, Pedersen M, Schultz H (1987) Orchiectomy alone versus orchiectomy plus radiotherapy in stage I non-seminomatous testicular cancer. A randomized study by the Danish Testicular Cancer Study Group. Int J Androl 10: 255-262
7. Weißbach L, Boedefeld EA (1987) Localisation of solitary and multiple metastases in stage II non-seminomatous testis tumors as basis for a modified staging lymph node dissection in stage I. J Urol (im Druck)
8. Weißbach L, Bussar-Maatz R (1987) Pathohistologische Grundlagen der modifizierten Lymphadenektomie beim Hodentumor im Stadium I. Verhb Dtsch Ges Urol Bd 38, Springer, Berlin Heidelberg New York

Prof. Dr. L. Weißbach
Urologische Abteilung
Krankenhaus Am Urban
Dieffenbachstr. 1
D-1000 Berlin 61

Verzicht auf Lymphadenektomie im klinischen Stadium I nicht-seminomatöser Hodentumoren

E. Schindler, H.-J. Schmoll, H.-P. Kloppe und H.-T. Zöckler

Seit 1982 verzichten wir regelmäßig auf die retroperitoneale Lymphadenektomie (RLA) im klinischen Stadium I nicht-seminomatöser Hodentumoren. Voraussetzung sind das informierte Einverständnis des Patienten und engmaschige Kontrollen in anfangs vierwöchentlichen Abständen. Bei Verdacht oder ersten Hinweis auf Progreß im Retroperitoneum wird die RLA durchgeführt. 79 Patienten wurden bis Ende 1985 in das Programm aufgenommen:

MTU	22 Patienten	MTU + S	11 Patienten
MTI	24 Patienten	MTI + S	7 Patienten
TD	10 Patienten	TD + S	3 Patienten

1 Beta-HCG positives Seminom, 1 atrophischer Hoden.

57 von 79 Patienten blieben über einen medianen Beobachtungszeitraum von 33 Monaten progreßfrei. 22 Patienten (= 27,8%) entwickelten retroperitoneale und/oder pulmonale Metastasen, davon sind 21 über median 30 Monate tumorfrei; ein Patient mit primär pulmonalem Progreß wird wegen Rezidiv 3 Monate nach Chemotherapie erneut cytostatisch behandelt.

Der Progreß trat 16× solitär retroperitoneal auf, 6× in der Lunge (davon 1× gleichzeitig retroperitoneal). Auffallend ist der frühe pulmonale Progreß nach median 3 Monaten, immer innerhalb von 5 Monaten; während retroperitoneale Metastasen erst nach median 6 Monaten sichtbar wurden. Die Primär-Histologie hatte geringen Einfluß auf das Intervall bis zum Progreß, lediglich die differenzierten Teratome manifestierten sich erst nach median 15 Monaten. Der Anstieg mindestens eines Tumor-Markers wurde nur bei retroperitonealen Metastasen registriert, nie bei pulmonalem Progreß. 17 von 22 Progressen traten innerhalb des ersten Jahres nach Diagnosestellung auf. Die beiden größten Lymphknoten-Konglomerate mit maximal 11 und 7 cm Durchmesser wurden 3 bzw. 5 Monate nach Orchiektomie beobachtet, während die Mehrheit der Tumoren mit 2-5 cm Durchmesser nach median 7 Monaten entdeckt wurden. Lymphknoten bis 2 cm Durchmesser wurden in 3 Fällen erst nach median 12 Monaten auffällig. 10 von 16 retroperitonealen Metastasen hatten die Histologie des Primärtumors, 6× unterschiedliche Gewebsdifferenzierungen. Ein Markeranstieg fand sich bei 12 von 16 retroperitonealen Metastasen, relativ unabhängig von der Histologie.

Ein abwartendes Verhalten im klinischen Stadium I maligner nicht-seminomatöser Hodentumoren ist unseres Erachtens eine akzeptable Alternative zur primären Lymphadenektomie, die in diesem Stadium ebenfalls mit einer Progreßrate von 9–15% behaftet ist (im eigenen Patientengut 10%). Unsere Progreßrate von 27,8% entspricht der anderer Protokolle [1, 2, 3]. Auch lymphadenektomierte Patienten müssen nachuntersucht werden, wenn auch nicht so engmaschig. In Kauf genommen werden muß allerdings eine potentielle adjuvante Chemotherapie im Falle eines Progresses.

Literatur

1. Peckham MJ (1986) Surveillance following orchiectomy for stage I testicular cancer. Workshop on Testicular Cancer, Copenhagen, August 1986
2. Rørth M, von der Maase H, Sandberg-Nielsen E, Pedersen M, Schultz H (1986) Orchiectomy alone versus orchiectomy plus radiotherapy in stage I non-seminomatous testicular cancer. A randomized study by the Danish Testicular Cancer Study Group. Workshop on Testicular Cancer, Copenhagen, August 1986
3. Vugrin D, Peckham MJ, Pizzocaro G, Whitmore WF (1984) Multinational experience with orchiectomy alone in the treatment of clinical stage I non-seminomatous tumors. 4th International Conference on the Adjuvant Therapy of Cancer, March 1984, Tucson, AZ

Prof. Dr. med. E. Schindler
Medizinische Hochschule Hannover
Klinik für Urologie im Zentrum Chirurgie
Konstanty-Gutschow-Str. 8
D-3000 Hannover 61

Lymphknotenchirurgie beim Hodentumor – Die Wertigkeit präoperativer Diagnostik

H.-J. Metzler, St. Peter und J. Potempa

Zur Validierung diagnostischer Maßnahmen beim Hodentumor wurde vom 01.07.1981 bis 30.06.1985 mit Unterstützung des Bundesministerium für Forschung und Technologie eine multizentrische prospektive Studie durchgeführt. Dabei wurden die Minimalerfordernisse der UICC zur Festlegung der Lymphknoten-Kategorie, klinische Untersuchung, Urographie und Lymphographie, überprüft. Zur Bestimmung ihrer Wertigkeit wurden zusätzlich die Sonographie und Computertomographie des Abdomens durchgeführt und die Tumormarker bestimmt. Bei allen Patienten erfolgte eine retroperitoneale Lymphadenektomie.

Aufgrund der bekannten Histologie wird mit Sensitivität der Anteil richtig positiver Diagnosen an der Gesamtzahl der Patienten mit Lymphknotenmetastasen, mit Spezifität der Anteil richtig negativer Diagnosen an allen Patienten ohne Lymphknotenmetastasen bezeichnet.

In der Studie wurden 186 Patienten aufgenommen, kein Patient war zytostatisch vorbehandelt. Es ergab sich bei 102 Patienten Metastasenfreiheit, bei 84 metastasierten Patienten waren bei 35 Patienten (=42%) die Metastasen kleiner als 2 cm und bei 16 Patienten (=19%) lagen Lymphknoten-Konglomerate von mehr als 5 cm vor. Bei 16 der metastasierten Patienten (=19%) lagen solitäre Metastasen, 14 mal unter 2 cm und 2 mal bis maximal 3,5 cm, vor. Bei 186 Patienten wurde nur ein positiver und ein fraglicher Palpationsbefund erhoben. Dem positiven Palpationsbefund lag die Annahme iliacaler Metastasen rechts zugrunde, histologisch bestand jedoch eine interaortocavale Metastase. Bei dem fraglichen Palpationsbefund konnte keine Lymphknotenmetastase nachgewiesen werden. Damit ergibt sich für die klinische Untersuchung eine Sensitivität von 1% und eine Spezifität von 99%.

Bei 186 Patienten wurde eine Ektasie und 10-mal eine Verlagerung im Bereich der Harnleiter beschrieben. Davon waren jedoch 4 Patienten metastasenfrei. Bei 5 von 7 Patienten mit Verlagerungen im Harntrakt bestanden Metastasenkonglomerate zwischen 6 cm und 7 cm, bei 2 Patienten jedoch nur jeweils eine Metastase von 2 mm bzw. 7 mm.

Es ergibt sich für die Urographie eine Sensitivität von 8% und eine Spezifität von 96%. Diese niedrige Sensitivität war in Anbetracht einer Gesamtzahl von 19% der Patienten mit Lymphknotenmetastasen größer als 5 cm aber zu erwarten.

Von 185 sonographierten Patienten hatten 80 Metastasen, aber lediglich 25 Patienten waren durch die Sonographie erkannt worden. Das bedeutet eine

Sensitivität von 31%. Bei 13 Patienten war eine falsch positive sonographische Diagnose gestellt worden; das bedeutet eine Spezifität von 87%.

Nach den Studienergebnissen zeigt sich eine verbesserte Sensitivität der Computertomographie nach Lymphographie; dies gilt insbesondere für kleinere Metastasen. Die Sensitivität beträgt dann 47% gegenüber 33% ohne vorheriger Lymphographie.

Bei 139 von 186 Patienten mit Hodentumoren waren die Tumormarker AFP und Beta-HCG vor der Semicastratio bestimmt. Die Sensitivität zur Erkennung von Lymphknotenmetastasen, wenn AFP oder Beta-HCG oder beide Marker erhöht waren, erreicht nach Semicastration 37% und eine Spezifität von 93%.

Bei 6 von 69 Patienten waren die Tumormarker allein hinweisend auf Metastasen, 3-mal waren diese kleiner als 3 cm, bei den 3 anderen Patienten zwischen 2 cm und 5 cm groß.

Bei 72 metastasierten Patienten hat die Lymphographie 51-mal die Metastasen erkannt und bei 93 metastasenfreien Patienten bestätigte die Lymphographie lediglich in 56 Fällen diese Diagnose. Es ergibt sich für die Lymphographie eine Sensitivität von 71% und eine Spezifität von 60%. Bei 19 von 72 Patienten hat die Lymphographie alleine die Metastasen nachgewiesen.

Auch bei Erkennung von Solitärmetastasen bei 16 Patienten war die Sensitivität der Lymphographie mit 43% am höchsten, während Sonographie nur 20% und Computertomographie 27% ergaben. Erwartungsgemäß erhöht sich die Sensitivität der Sonographie und Computertomographie mit steigender Metastasengröße; auch die Sensitivität der Tumormarker verbessert sich mit zunehmender Metastasierung.

Zusammenfassend zeigt sich eine Sensitivität von 31% für die Sonographie, 41% für die Computertomographie und 37% für die Tumormarker. Dagegen ergibt die Lymphographie eine Sensitivität von 71%.

Palpation und Urographie sind für eine Diagnostik in frühen Metastasierungsstadien nicht ausreichend. Die Urographie kann jedoch unter Umständen dem Operateur vor der retroperitonealen Lymphadenektomie einige Zusatzinformationen geben.

Die Sensitivität von Ultraschall und Computertomographie scheint um so geringer zu sein, je größer die untersuchte Gesamtzahl der Patienten ist, da in größeren Serien der prozentuale Anteil minimal metastasierter Patienten zunimmt. Die Computertomographie liefert jedoch ebenfalls wichtige Zusatzinformationen über die Beteiligung anderer Organe. Die Tumormarker sind in Kombination mit anderen Untersuchungsmethoden in der Lage, die Sensitivität zu steigern. Die Bestimmung der Marker sollte aber in jedem Fall als zusätzliche Maßnahme am Operationstag der Semicastratio durchgeführt werden, da somit für die weitere Überwachung der Therapie und des Verlaufes vergleichbare Ausgangswerte vorliegen. Die Lymphographie weist zwar eine hohe falsch positive Rate von 40% auf, sie verbessert aber das Staging von Sonographie, Computertomographie und Tumormarkern und ist in der Erkennung retroperitonealer Lymphknotenmetastasen allen anderen Methoden überlegen. Sie ist insbesondere bei allen nicht operativen Behandlungsmethoden unerläßlich. Auffallend ist die geringe Sensitivität bei der Kombination von Sonographie und Computertomographie. Werden alle diagnostischen Maßnahmen praeoperativ durchgeführt, zeigt sich bei Metastasen unter 2 cm unter Einschluß der Lymphographie eine Sensitivität von 80%. Unter Berücksichtigung aller Metastasengrößen werden 12% der Patienten mit Metastasen jedoch nicht entdeckt.

Dr. H.J. Metzler
Oberarzt, Urologische Universitätsklinik Mannheim
Theodor-Kutzer-Ufer
D-6800 Mannheim

Behandlung von massiv-metastasierten Hodentumoren: Können die Konzepte sich ändern?

F.M.J. Debruyne, G.O.N. Oosterhof und C.E. Visser

Beitrag nicht eingereicht

Lymphknotendissektion beim Seminom im Stadium I, IIa und IIb?

F. Recker, S. Lymberopoulos, R. Ostwald, H. Rübben und W. Lutzeyer

Problemstellung

Ausgehend von der klinischen Beobachtung einer Tumorprogression nach Radiatio von Lymphknotenmetastasen eines Seminoms im Stadium IIa, wurde auf der 30. Jahrestagung der Deutschen Gesellschaft für Urologie 1978 das Postulat erhoben, bei Patienten der Stadien I, IIa und IIb eine modifizierte bzw. radikale Lymphknotendissektion durchzuführen. Theoretischer Hintergrund dieser Forderung stellte das mögliche Übersehen eines zweiten nicht seminomatösen Tumoranteils in der Histologie dar, insbesondere bei ausgeprägten Hodentumormassen. Außerdem ist die Differentialdiagnose zwischen anaplastischem bzw. reinem Seminom mit starker lymphozytärer Infiltration auf der einen Seite und solid wachsendem Embrionalcarcinom auf der anderen Seite schwer zu fällen [1, 2, 3]. Eine weitere Argumentation liegt in dem sog. Burned Out Phänomen, d.h. dem Zugrundegehen eines nicht seminomatösen Tumoranteils im Hoden, der vorher jedoch schon Metastasen gesetzt hat.

Material und Methode

In den Jahren 1975 bis 1982 wurden 50 Patienten mit Seminom der Stadien I, IIa, IIb behandelt. Die anschließende Kontrolle erstreckte über einen Zeitraum von mindestens drei Jahren. In 15 Fällen wurde an eine Ablatio testis eine modifizierte bzw. radikale Lymphknotendissektion angeschlossen, in 35 Fällen eine stadienorientierte Strahlentherapie. Die Stadienzuordnung erfolgte über Lymphographie und ab 1980 über Computertomographie. In drei Fällen der lymphadenektomierten Patienten war β HCG positiv, in weiteren drei Fällen bestand ein anaplastisches Seminom. Bei keinem Patienten war alpha-Fetoprotein erhöht. Die Stadienverteilung beider Behandlungsgruppen war vergleichbar (Tabelle 1).

Ergebnisse

Die intraoperativen Befunde der lymphknotendissezierten Patienten zeigt Tabelle 2. Von den 9 Fällen im Stadium I bestätigten 8 die präoperative Diagnostik. Ein Patient gehörte dem Stadium IIb an. Ein Patient des präoperativen Stadium IIa zeigte während der Operation keine Metastasen, bei dem zweiten Fall verifizierte sich der diagnostische Befund. 4 Patienten des klinischen Stadium IIb zeigten in zwei Fällen intraoperativ keine Metastasen, ein Patient war in die Gruppe IIa einzuordnen, der letzte entsprach der präoperativen Diagnostik. Sämtliche 4 Patienten mit Lymphknotenmetastasen hatten in der Histologie ausschließlich rein seminomatöse Anteile. Ein klinisches Understaging bestand nur in einem Fall, 11%. Es war keine Korrektur der Histologie notwendig und damit keine Änderung der Therapieplanung.

Die bei den 50 Patienten aufgetretene Rezidivrate innerhalb des Zeitraumes von 3 Jahren ist in Tabelle 3 aufgeführt. Es liegt eine gleichmäßige Vertei-

Tabelle 1. Durchgeführte Therapie und klinische Stadieneinteilung n. Ablatio testis

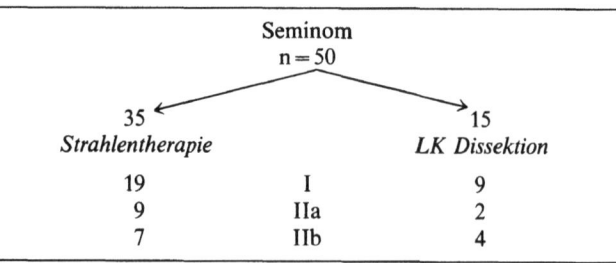

Tabelle 2. Vergleich der prä- und postoperativen Befunde lymphknotendissezierter Patienten

	pI	pIIa	pIIb
I	8	–	1[a]
IIa	1	1[a]	–
IIb	2	1[a]	1[a]

[a] Histologie: Seminom

Tabelle 3. Rezidivrate der lymphknotendissezierten und strahlentherapierten Patienten

	LKD	Strahlenth.
I	1/9	1/19
IIa	–/2	–/ 9
IIb	–/4	1/ 7

Tabelle 4. An den Tumorfolgen verstorbene Patienten der beiden Behandlungsgruppen

	LKD	Strahlenth.
I	–/9	1[a]/19
IIa	–/2	–/ 9
IIb	–/4	–/ 7

[a] inadäquate Folgetherapie!

lung beider Kollektive vor. Tabelle 4 beschreibt den Tod durch Tumorfolge. Im Stadium I verstarb ein Patient der Strahlentherapiegruppe aufgrund inadäquater Chemotherapie bei aufgetretenen pulmonalen Filiae.

Die Überlebensquote nach Lymphknotendissektion betrug 100%, nach Strahlentherapie 97%.

Diskussion

Die Überlebensrate nach Ablatio und Strahlentherapie steht mit denen anderer Gruppen im Einklang [4, 5]. Durch Lymphknotendissektion läßt sich o. g. Prozentsatz nicht verbessern. Lymphknotenmetastasen ließen sich nur in 20% der dissezierten Patienten nachweisen. Es handelte sich stets um rein seminomatöse Filiae, so daß eine Änderung der Folgetherapie nicht notwendig war und das anfangs erwähnte Burned Out Phänomen bzw. Übersehen eines nicht seminomatösen Tumoranteils nicht auftrat. Außerdem wurde unter Strahlentherapie Nebenwirkungsrate beobachtet, so daß die Ergebnisse die Radiatio als Therapie der Wahl beim Seminom Stadium I, IIa und IIb bestätigen. In der Diskussion des wait and see für Seminome des Stadiums I scheint jedoch der Befund des klinischen Understagings von 11% sowie die in 20% nachgewiesenen Lymphknotenmetastasen eher gegen eine abwartende Therapieplanung zu stehen.

Literatur

1. Friedman BB, Moore RO (1946) Tumors of the testis. A report of 922 cases. Milit Surg 99: 573–596
2. Hermanek P (1977) Testicular cancer, histologic, classification and staging, topography of lymph node metastases. Tumors of the male genital System. Springer, Berlin Heidelberg New York, pp 202–211
3. Lindsay CM, Glenn JF (1976) Germinal malignancies of the testis: Experience, management and prognosis. J Urol 116: 59–62
4. Ball D, Barrett A, Peckham MJ (1982) The management of metastatic seminoma testis. Cancer 50: 2289–2294
5. Dosoretz D, Shipley W, Blitzer P, Gilbert S, Prat J, Parkhust E, Wang C (1981) Megavoltage irradiation for pure testicular seminoma. Cancer 48: 2184–2190

Dr. F. Recker
Abt. Urologie der Med. Fakultät
der RWTH Aachen
Pauwelsstr.
D-5100 Aachen

Chorionkarzinom des Hodens – Eine Indikation zur Lymphonodulektomie?

P. Rathert

Das primär hämatogen metastasierende Chorionkarzinom des Hodens gilt als prognostisch sehr ungünstiger Tumor. Auch neuere Statistiken haben keine verbindlichen Therapieschemata aufstellen können, da der Tumor selten ist [1]. Ältere Statistiken geben eine Fünfjahresüberlebenszeit beim metastasierenden Chorionkarzinom von 0–5% an [3]. Generell wird derzeit jedoch eine systemische Chemotherapie – evtl. kombiniert mit einer Radiatio – nach der Ablatio testis empfohlen [2]. Eine chirurgische Intervention im Sinne einer retroperitonealen Lymphonodulektomie wird meist abgelehnt.

Der Erfolg einer aggressiven Therapie durch Kombination von Operation, Chemotherapie und Strahlentherapie wird durch die folgende Kasuistik belegt.

Ein 38jähriger Patient wurde 1979 linksseitig orchiektomiert. Die histologische Untersuchung des Operationspräparates ergab erst nach wiederholter Aufarbeitung ein im Durchmesser 0,5 cm großes

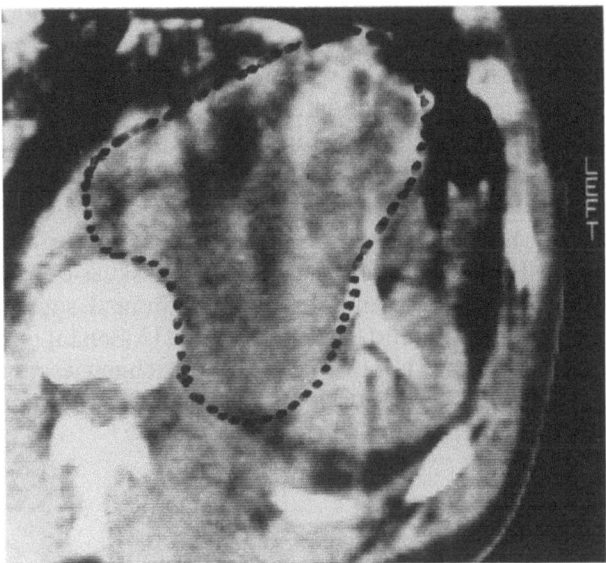

Abb. 1. Retroperitoneale Metastase von 16 cm Durchmesser links parahilär mit lateraler Verlagerung der linken Niere und Kompression des Colon descendens

Chorionkarzinom. Das Beta-HCG war im Serum mit 2800 ng/ml stark erhöht. Im Ausscheidungsurogramm Lateralverlagerung des linken Harnleiters. Die bei der Primäruntersuchung schon bestehende intestinale Symptomatik führte nach der ersten Zytostatikabehandlung zur Entwicklung einer Ileussymptomatik, die zur operativen Exploration zwang. Durchführung einer ausgedehnten retroperitonealen Lymphonodulektomie unter Einschluß einer linksseitigen Nephrektomie bei sehr großer Chorionkarzinommetastase links hilär mit kompletter Colonkompression (Abb. 1). Histologisch Lymphangiosis carcinomatosa. Postoperativ vier Zyklen Chemotherapie mit Vincristin, Actinomycin D, Bleomycin und Adriablastin. Zwischen der 2. und 4. Zytostatikakur Applikation von 2,0 Gy bzw. 2,8 Gy. Das Beta-HCG sank in den Normbereich nach der ersten Zytostase und der Lymphonodulektomie.

Sechs Jahre nach der Therapie ist der Patient weiterhin rezidivfrei und voll rehabilitiert. Da größere Statistiken über die Therapie des Chorionkarzinoms nicht vorliegen, erscheint nach dieser Kasuistik und den wenigen vorliegenden Berichten [2, 3] die Empfehlung einer retroperitonealen Lymphonodulektomie bei verbliebenen Tumormassen nach vorhergegangener Chemotherapie auch beim Chorionkarzinom gerechtfertigt.

Literatur

1. Ammon J, Karstens J-H, Rathert P (1981) Urologische Onkologie, 2. Aufl. Springer, Berlin Heidelberg New York, p 198
2. Fliege R, Mann K, Hartenstein R, Löhrs, Lamerz R (1981) Chorionkarzinom des Hodens-Tumormarker unter Chemotherapie. Internist 22: 645–648
3. Mostofi FK, Price EB (1973) Tumors of the male genital system. Armed Forces Institute of Pathology, Washington

Prof. Dr. med. P. Rathert
Roonstr. 30
D-5160 Düren

Der primär extragonadale (retroperitoneale) Keimzelltumor – ein prognostisch ungünstiges Kriterium?

R. M. Schaefer, N. Jaeger, H. Porst und W. Vahlensieck

Die Häufigkeit des Hodentumors schwankt zwischen 2,3 und 5,3 pro 100000 Männern bzw. Knaben [6]. 1–2% aller malignen Keimzelltumoren sind primär extragonadalen Ursprungs [2]. Im Kindes- und Jugendalter ist der Anteil höher und liegt bei etwa 3%. Die Lokalisation der Tumoren ist am häufigsten im vorderen Mediastinum und im Retroperitoneum [4, 5]. In der Weltliteratur sind bisher 263 Fälle beschrieben [1, 4]. Wir berichten nachfolgend über 12 Patienten, die zwischen 1/80 und 7/86 in der Bonner Urologischen Universitätsklinik behandelt wurden. Die Patienten waren zwischen 17 und 44 Jahre alt. Anamnestisch führten Rückenschmerzen, Bauchschmerzen, Dyspnoe und Lymphknotenschwellungen die Patienten zum Arzt (Tabelle 1). Die Beschwerden traten 6–21 Wochen vor dem Therapiebeginn auf. Das Tumormarkerprofil war bei allen Patienten pathologisch (Tabelle 2). Zur histologischen Sicherung wurden Probelaparotomie, Lymphknotenbiopsie, Thorakotomie und Laminektomie durchgeführt (Tabelle 3). Dabei fanden sich unreifes Teratom, embryonales Carcinom und Mischtumor (Tabelle 4). 6 Patienten hatten bereits Fernmetastasen (Stadium M_1), 6 wurden dem Stadium M_0 zugeordnet. Bei 11 Patienten wurde zunächst eine induktive Polychemotherapie modifi-

Tabelle 1. Erste Krankheitssymptome

Rückenschmerzen	5/12
Bauchschmerzen	3/12
Lymphknotenschwellungen	3/12
Dyspnoe	1/12

Tabelle 2. Tumormarker-Profil

Marker erhöht in n/12 Fällen	
AFP	1
HCG	1
LDH	1
AFP + HCG	1
AFP + LDH	2
HCG + LDH	3
AFP + HCG + LDH	3

Tabelle 3. Diagnosesicherung

Probelaparotomie	4/12
Lymphknoten-PE	6/12
Thorakotomie	1/12
Laminektomie	1/12

Tabelle 4. Histologischer Befund

Unreifes Teratom	3/12
Embryonales Carcinom	3/12
Mischtumor	6/12

Tabelle 5. Prognose in Abhängigkeit vom OP-Befund bei 10 Salvage-Operationen

	n	NED	DOD
Vitales Tumorgewebe	4	1	3
Nekrose/Fibrose	6	5	1

ziert nach Einhorn durchgeführt [3]. In 8 von 11 Fällen kam es nach der Chemotherapie zur Normalisierung der Tumormarker. 10 von 12 Patienten wurden einer Salvage-Operation unterzogen, ein Patient wurde lediglich Pleuro-pneumonectomiert, ein Patient wird z.Zt. noch chemotherapiert.

Histologisch fanden sich bei den sekundär operierten Patienten in 7 Fällen nur noch fibrotische und nekrotische Tumorresiduen im Dissektat. Bei 3 Patienten erbrachte die pathohistologische Aufarbeitung noch vitales, malignes Tumorgewebe.

Bei einer mittleren Beobachtungszeit von 30 Monaten lebten von den 11 operierten Patienten 7 mit NED (= no evidence of disease). 4 verstarben nach 1–10 Monaten postoperativ im Progreß (DOD = died of disease). Bei 3 der 4 Verstorbenen war bei der Salvage-Operation noch vitales, malignes Tumorgewebe gefunden worden, 3 hatten bereits vor Therapiebeginn Parenchymmetastasen (Stadium M_1). Nach unseren Ergebnissen haben Patienten mit primär extragonadalen Keimzelltumoren eine generell schlechtere Prognose (Tabelle 5). Die Gründe hierfür sind:

1. unspezifische Symptome führen relativ spät zur Diagnosesicherung
2. die parenchymatöse Dissemination wirkt sich zusätzlich negativ auf die Heilungschancen aus.

50% unserer Patienten im Stadium M_1 verstarben nach der Salvage-Operation im Progreß. Prognostisch günstiger ist das Stadium M_0. Hier verloren wir nur einen Patienten (16%). Durch die Polychemotherapie kann im Stadium ohne Fernmetastasen bereits eine Vollremission erzielt werden.

Zusammenfassung und Schlußfolgerungen

Bei jungen Männern mit uncharakteristischen Bauch- und Rückenschmerken oder Lymphknotenschwellungen muß auch an die Möglichkeit eines primär retroperitonealen Keimzelltumors gedacht werden. Aufgrund unserer Beobachtungen läßt sich auch für diesen Tumor eine relativ gute Heilungschance ermitteln, wenn er frühzeitig diagnostiziert wird und die entsprechende Therapie rechtzeitig beginnt. Beim Fehlen einer parenchymatösen Dissemination kann in einem hohen Prozentsatz (84%) ein NED-Stadium erreicht werden. Fernmetastasen verschlechtern die Prognose von vornherein erheblich. Findet sich bei der retroperitonealen Exploration kein vitales Tumorgewebe mehr, so ist dies nicht unbedingt ein Zeichen für eine Vollremission. Der Tumorprogreß kann später von Restherden ausgehen, die auch mit unseren modernen bildgebenden Verfahren nicht nachweisbar sind.

Literatur

1. Böhle A, Studer U, Sonntag RW, Zingg EJ (1985) Extragonale (mediastinale und retroperitoneale) Keimzelltumoren. Akt Urol 16: 178–182
2. Collins DH, Pugh RCB (1964) Classification and frequency of testicular tumors. Br J Urol (Suppl) 36: 1–11
3. Hartlapp J, Jaeger N, Fischer P, Weißbach L (1982) Nebenwirkungen der Polychemotherapie bei metastasierten Hodentumoren. Klin Wochenschr 60: 257–261
4. Kühn MW, Weißbach L (1985) Localisation, incidence, diagnosis and treatment of extratesticular germ cell tumors. Urol Int 40: 166–172
5. Lackner KL, Weißbach L, Boldt J, Scherholz K, Brecht G (1979) Computer tomographischer Nachweis von Lymphknotenmetastasen bei malignen Hodentumoren. Fortschr Röntgenstr 130: 636–643
6. Winz HR (1982) Mortalitätsstatistik. In: Weißbach, Hildenbrand (Hrsg) Register und Verbundstudie für Hodentumoren. Bonn. Zuckschwert, München, S 110–116

Dr. med. R. M. Schaefer
Urologische Universitätsklinik
Sigmund-Freud-Str. 25
D-5300 Bonn 1

Lymphknotenchirurgie bei Hodentumoren II

Gravierende Komplikationen der retroperitonealen Lymphknotenchirurgie – Art, Inzidenz und Korrektur

J. Weißmüller und A. Sigel

Für die retroperitoneale Lymphchirurgie beim Hodentumor wird in der Literatur die Rate an gravierenden Komplikationen mit meist 7,5%–9,5% angegeben, teils aber auch deutlich höher. Unser Krankengut aus den Jahren 1969 mit 1985 umfaßt 244 retroperitoneale Lymphadenektomien mit 25 gravierenden Komplikationen bei 21 Patienten, entsprechend einer Inzidenz von 8,6%. In 3 Fällen war die Komplikation wesentlich durch die zusätzliche Radio- und Chemotherapie mitbestimmt, hierzu gehört auch der einzige Todesfall. Die Tabellen 1 und 2 geben Art und Anzahl der aufgetretenen gravierenden Früh- bzw. Spätkomplikationen an, aufgeschlüsselt nach dem pN-Stadium.

1) Revisionspflichtige Nachblutungen: 7 × operative Revision, 1 × Punktionsdrainage. Blutungsquelle: Ein Uretergefäß, ein Nierenhilusgefäß, eine Vena suprarenalis, zumeist diffus. Therapie: Subtile Blutstillung, ausreichende Drainage, selten Tamponade.
2) Revisionsbedürftige Lymphansammlungen: Ursächlich meist diffuser Lymphfluß. 1 × massive Lymphfistel neben der Arteria mesenterica superior (Versorgung mit Umstechungen und Fibrinklebung). 1 × Lymphfistel aus dem linken Nierenhilus nach Debulking-Operation bei retroaortal nach Dissektion komprimierter linker Nierenvene (Versorgung mit Nephrektomie).
3) Ileus: 2 × in ursächlichem Zusammenhang mit einer großen Lymphocele, 2 × mechanischer Verwachsungsileus.
4) Gefäßläsionen: 1 × Abriß der linken Nierenarterie (Nephrektomie erforderlich). 1 × Abriß der Arteria iliaca communis dextra bei Second-look-Operation nach abgeschlossener Chemotherapie (Versorgung mit End-zu-Seit-Anastomose des distalen Stumpfes an die Arteria iliaca communis links). 1 × postoperative Nierenarterienthrombose (keine Nachuntersuchung möglich).
5) 2 akzidentelle Ureterdurchtrennungen wurden mit sofortiger Reanastomosierung sicher versorgt.

Tabelle 1. Gravierende Früh-Komplikationen der RLA beim Hodentumor
(n = 15/244 = 6,1%; Erlangen 1969–1985)

	pN 0	pN 1	pN 2	pN 3
Revision bei Blutung	1	1		6
Revision bei Lymphfistel			1	1
Revision b. Ileus + Lymphocele			1	3
Thrombose Art. renalis			1	
Läsion A. ren. (Nephrektomie)			1	
Läsion A. iliaca (Korrektur)				1
Ureterläsion (Korrektur)	2			
	3	3	2	11

Tabelle 2. Gravierende Spät-Komplikationen der RLA beim Hodentumor
(n = 6/244 = 2,5%; Erlangen 1969–1985)

	pN 0	pN 1	pN 2	pN 3
Renale Hypertonie	1			
Ureterobstruktion				1
Aorto-duodenale Fistel			1	
Darmfisteln nach Relap.				1
Bridenileus		1		
Lymphödeme				1
	1	1	1	3

6) Renale Spätschäden durch Vernarbung des Retroperitoneums: Nephrektomie 1 × wegen vaskulärer Schrumpfniere, 1 × wegen hydronephrotischem Untergang bei Ureterobstruktion (hier zusätzlich Radio- und Chemotherapie vorausgegangen).
7) Darmkomplikationen: 1 × nach RLA bei Bulky-Disease und 2-facher Relaparotomie Ausbildung von mehreren Dünn- und Dickdarmfisteln, die erfolgreich operiert werden konnten. 1 × nach RLA, Chemotherapie und Radiatio Auftreten einer letztlich letalen aortoduodenalen Fistel.
8) Ödembildung der unteren Extremitäten und des Genitales nach RLA mit beidseitiger inguinaler Dissektion wegen pakethafter Metastasierung.

Von den geschilderten 25 Komplikationen nach RLA traten 4 intraoperativ in Erscheinung, 15 in der postoperativen Phase noch während des Klinikaufenthaltes und 6 als Spätkomplikationen zwischen 2 Monaten und 9 Jahren. 9 der 25 Komplikationen traten bei Patienten im Stadium N 0 und N 1 auf, alle übrigen bei fortgeschrittener bis pakethafter Metastasierung im Sinn eines Bulky-Disease. Bemerkenswert ist auch, daß bei 3 Patienten die Komplikation nur im Zusammenwirken mit Radio- und Chemotherapie zu erklären ist; hierzu zählt auch der einzige Todesfall.

Insgesamt stellt die retroperitoneale Lymphadenektomie auch in ihrer erweiterten Form bei einer Rate an gravierenden Komplikationen zwischen 8 und 9% mit einer Mortalität von ½% ein sehr sicheres therapeutisches Verfahren dar.

Literatur

1. Danohue JP et al (1981) J Urol 125: 338–340
2. Fraley EE et al (1985) J Urol 134: 70–73
3. Vahlensieck EW et al (1985) Urologe A 24: 137–141

Dr. J. Weißmüller
Urologische Univ.-Klinik Erlangen
Maximiliansplatz
D-8520 Erlangen

Zeitpunkt und Ausmaß der verzögerten Resektion beim malignen Keimzelltumor mit „bulky disease"

N. Jaeger, E.-D. Kreuser, J.-E. Altwein und W. Vahlensieck

Einleitung

Bei 25–30% der Patienten mit fortgeschrittenem Keimzell-Tumor ist nach Polychemotherapie mit einem Residual-Tumor zu rechnen [1]. Da diese Geschwulstreste patho-histologisch von aktiv-maligner Natur sein können, müssen sie reseziert werden. Es gilt zum einen, für diese Patienten den NED-Status herbeizuführen und zum anderen – im Falle der malignen Histologie – die operativ erzielte Vollremission durch eine reinduktive Polychemotherapie zu sichern [2, 3, 5]. – Unklarheit verbleibt einerseits über den optimalen Zeitpunkt der chirurgischen Intervention bzw. die optimal notwendige Anzahl der Behandlungskurse vor der Operation und andererseits über das Ausmaß der Resektion.

Patientengut

136 Patienten der Stadien $T_X N_{3,4} M_{0,1}$ aus der Urolog. Abt. des Bundeswehrkrankenhauses Ulm und der Urolog. Univ.-Klinik Bonn wurden analysiert. Der Beobachtungszeitraum reicht von I/78–XII/85. Es handelt sich ausnahmslos um Fälle mit einer Partialremission nach induktiver Polychemotherapie, die durch eine Salvage-Operation in die Vollremission überführt werden sollten. Die Initialbehandlung erfolgte zumeist mit einer Viererkombination aus Vinblastin, Bleomycin, Cis-Platin und Ifosfamid. Eindeutige Regressionszeichen im Computertomogramm (Re-Staging) stellten neben der Normalisierung des Markerprofils *die* Indikation dar, bei 14 Patienten schon nach dem 3. Zyklus die Resektion der Residualtumoren durchzuführen. 68 Patienten konnten unter diesen Voraussetzungen erst nach dem 4., 54 erst nach dem 5. bzw. 6. Zyklus operiert werden. Der Zugang bei der Salvage-Operation richtete sich nach der Topographie der Residualtumoren. In 25 Fällen sahen wir uns zum thorako-abdominalen Vorgehen – teils in einer (n–7), teils in 2 und mehr Sitzungen (n = 18) – veranlaßt.

Resultate

Nach einer Beobachtungszeit von 8–102 Monaten leben 101 (74%) von 136 Patienten mit NED. 29 (21%) starben an den Folgen eines Tumorprogresses (DOD), 2 an postoperativen Komplikationen (DOTh); 4 (3%) leben mit Anzeichen eines Rezidivs (AWD). – Wichtig ist die Beziehung zwischen der Histologie des resezierten Materials und dem aktuellen Status. Der Befund eines vitalen Keimzell-Tumors verschlechtert die Prognose erheblich; nur 48% dieser Patienten leben ohne Anzeichen einer Erkrankung (NED). – In der statistisch ermittelten, graphischen Darstellung (Abb. 1) der persistierenden NED-Raten ist ersichtlich, daß ein promptes und wirksames Ansprechen auf die zytostatische Behandlung und damit eine relativ frühzeitig durchführbare Operation offensichtlich die besten Heilungschancen bietet.

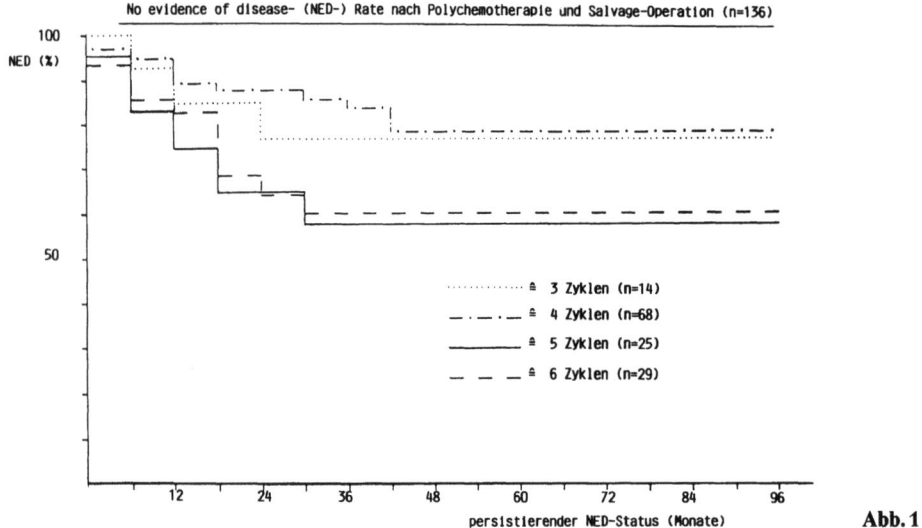

Abb. 1

Schlußfolgerungen

Aufgrund der dargelegten Behandlungsergebnisse ist die Frage nach dem optimalen Zeitpunkt und dem Ausmaß der Salvage-Operation im fortgeschrittenen Stadium des Keimzell-Tumors wie folgt zu beantworten:

I. Die Normalisierung des Tumormarkerprofils unter der Chemotherapie und der gleichzeitige Nachweis einer suffizienten Regression der Tumormasse im CT sind die entscheidenden Voraussetzungen, um den Patienten u. U. schon nach dem 3. oder 4. Behandlungszyklus der Operation zuzuführen [5]. Bei gleichzeitig vorliegenden Parenchymmetastasen ist eine chemotherapeutische Vollremission dieser Herde anzustreben; das gelingt häufig erst nach dem 5. oder 6. Behandlungszyklus. Sollte dieses Ziel unerreichbar sein, so ist auch die Dissektion dieser – zumeist pulmonalen – Absiedlungen zu fordern.

II. Da patho-histologisch maligne Tumorresiduen in ca. ⅓ der Fälle zu finden sind, ist es zwingend, alle makroskopisch verifizierbaren Residuen total zu entfernen. Nur so kann für diese offensichtlich chemotherapeutisch schlechter ansprechenden Patienten eine Vollheilung erzielt werden [6]. – Die Ausdehnung des retroperitonealen Resttumors in Bezug auf den Nierenstiel und ggfs. gleichzeitiges Vorliegen von Residuen in parenchymatösen Organen sind entscheidend für die Wahl des Zugangs. Eine suprahiläre Lokalisation der Residuen erfordert die Exploration von Abdomen und Thorax; diese Operation kann einzeitig oder zweizeitig durchgeführt werden.

Literatur

1. Donohue JP, Rowland RG (1984) Cancer 54: 2716
2. Jaeger N, Weißbach L, Altwein JE, Kreuser E (1983) Eur Urol 9: 329
3. Loehrer PJ, Hui S, Clark St, Seal M, Einhorn LH, Williams StD, Ulbrigth Th, Mandelbaum I, Rowland R, Donohue JP (1986) J Urol 135: 1183
4. Pizzocaro G, Salvoni R, Pasi M, Zanoni F, Milani A, Pilotti S, Monfardini S (1985) Cancer 56: 249
5. Stomper PC, Jochelson MS, Garnick MB, Richie JP (1985) AJR 145: 743
6. Tait D, Peckham MJ, Hendry WF, Goldstraw P (1984) Br J Cancer 50: 601

Prof. Dr. Norbert Jaeger
Urolog. Univ.-Klinik
Sigmund-Freud-Straße 25
D-5300 Bonn 1

Effektivität des Debulking bei Hodentumoren

K. M. Schrott, J. Weißmüller, R. Kühn und R. Schafhauser

Bei anfangs unzulänglicher und dann zögernd mit zwei bis drei Kursen nach Debulking eingesetzter Zytostase waren die Überlebensraten im N_3-Stadium von 1970–1979 (135 Nichtseminome N_{0-3} mit RLA) bei 26 Fällen mit 30% noch bescheiden.

Erst die forcierte primäre Chemotherapie mit 4 Einhorn-Zyklen steigerte die Überlebenschance in unserer Serie von 1980–1985 (216 Pat. mit RLA, siehe Abb. 1) auf 77,4% und zwar bei 31 Fällen mit residueller bis teils unveränderter Tumormasse: 10 davon hatten auch M_{1b-c}.

Es handelt sich dabei um ein negativ selektiertes Krankengut, da komplette Remissionen nicht mehr zum Debulking eingewiesen werden. Überraschend ist der hohe Anteil von 25% pT_1 Hodentumoren nach der Ausgangshistologie. Fast 50% der „Residual-Mass"-Träger rekrutieren sich aus Embryonal-Ca., teils Dottersack und Chorion. Dies sind bedenkliche Hinweise für die „Wait and See"-Taktik solcher Karzinome. Die Marker Alpha-Feto- und Beta-HCG waren vor Therapie nur bei der Hälfte erhöht.

Nach Zytoreduktion zum Zeitpunkt des Debulking sind die Marker größtenteils verschwunden, selbst in der Gruppe mit vitaler Tumormasse.

Die Histologie bestätigt die bekannte Differenzierung in 3 Gruppen, nämlich devital (35,5%), reife Teratome (29%) und Carcinome (35,5%), wobei die letzte Gruppe relativ groß ist. Dennoch erzielten wir eine beachtliche Überlebensrate von ca. 77%. Die Memorial-Gruppe [1] bewegte sich 1983 im analogen Stadium IIc bis III zwischen 72 bis 35%. Von unseren 11 Ca-Positiven verstarben 5 trotz Debulking und Salvage-Chemotherapie, also fast die Hälfte, unter den 9 Teratomfällen nur einer, von den 9 „Devitalen" keiner.

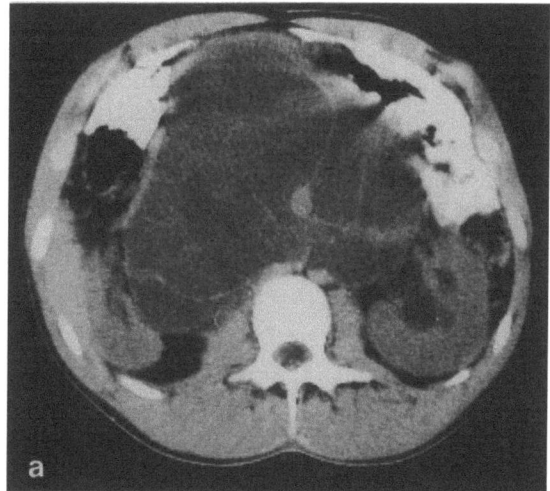

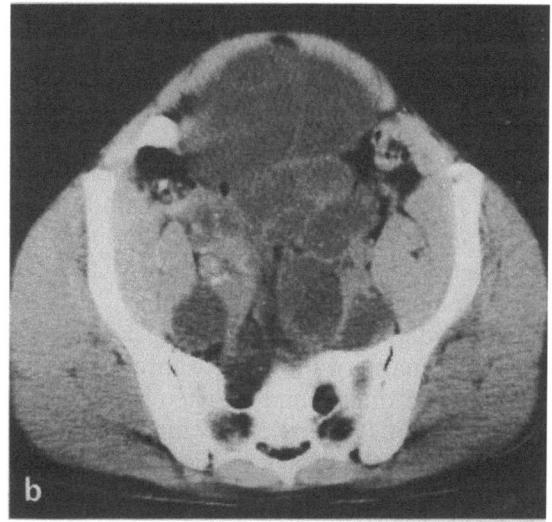

Abb. 2 a, b. CT-Schnitte von renal bis pelvin bei 20 J. mit Residual Mass nach 4 Einhorn-Zyklen (Terato-Ca. re. N 3, M 0)

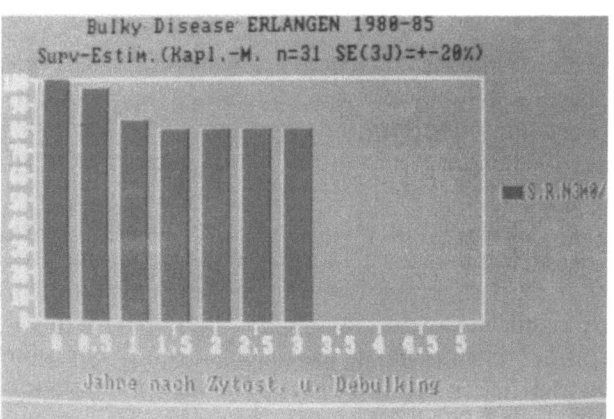

Abb. 1. Überlebensrate bei Hoden-Tu N_3, M_{0-1}

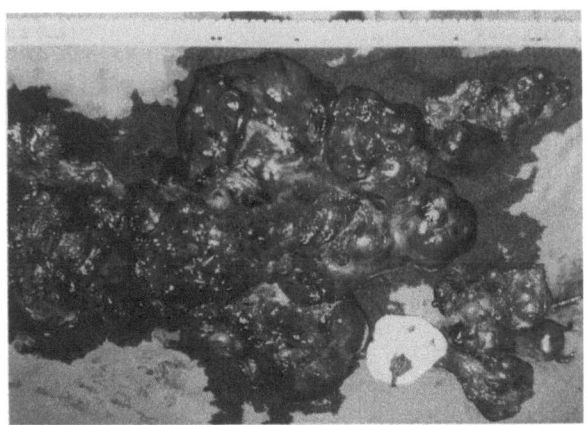

Abb. 3. Präparat (43 cm Länge) nach Debulking, 2,5 kg reife zystische Teratome

war voll mit reifen zystischen Teratomen von über 5 Pfund. Die Abb. 3 zeigt das Präparat nach 12stündiger Dissektion. Er lebt seit 2 Jahren ohne Rezidiv.

Zusammenfassung

1. *Debulking* ist wesentlich *effektiver, seit* eine wirksame *Zytoreduktion vorausgeht.*
2. Es ist eine unbedingte *diagnostische Voraussetzung* für eine nachfolgende Salvage-Chemotherapie bei noch vitalem Ca.
3. Die radikale Ausräumung ist eine *therapeutische Notwendigkeit* bei residuellen oder gar expansiven Teratom- und Karzinom-Massen.

Nach der neuesten Publikation aus Indianapolis [2] sind über 70%* bei Verlaufsbeobachtungen nach 3–5 Jahren durchaus reell (Survival Rate*).

Die Chancen der Zytostase und des Debulking zeigen wir abschließend bei einem extremen N_3-Stadium eines 20jährigen mit Teratocarcinom rechts, nach viermal Einhorn und trotzdem aufgetriebenem Abdomen. Die CT-Schnitte (Abb. 2a+b) zeigen Tumormassen von suprahilär bis in die Fossa obturatoria nebst Cavakompression bei gestauter Niere links und Szirrhose rechts. Das Retroperitoneum

Literatur

1. Bredael JJ, Vugrin D, Whitmore WF Jr (1983) Selected experience with surgery and combination chemotherapy in the treatment of nonseminomatous testis tumors. J Urol 129: 985
2. Loehrer PJ Sr et al (1986) Teratoma following chemotherapy for nonseminomatous germ cell tumors. J Urol 135: 1183

Prof. Dr. Karl M. Schrott
Urologische Universitätsklinik
Maximiliansplatz
D-8520 Erlangen

Inguinaler Progreß von Hodentumoren im Stadium I

H. van Ahlen, A. von Stauffenberg, H. Porst und W. Vahlensieck

Normalerweise verlaufen die Lymphbahnen des Hodens im Funiculus spermaticus bis zum inneren Leistenring und drainieren primär in die lumbalen Lymphknoten. Die übliche lymphogene Metastasierung von Hodentumoren ist von einigen Autoren untersucht worden. Metastasen entlang der Testikulargefäße sieht man etwa in 10%, während ein iliacaler Befall im Stadium I und II selten ist, bei bulky disease aber bis zu 75% erreicht. Wann werden nun inguinale, also im Bereich des Leistenbandes, entlang der Femoralgefäße gelegene Metastasen beobachtet?

Zum einen natürlich bei disponierenden Faktoren. Da sind zunächst inguinoscrotale Voroperationen inklusive der scrotalen Semikastration, dann scrotale Traumen, aber auch ein Befall des Nebenhodens und pT4 Tumoren zu erwähnen. Zum anderen gibt es offenbar atypische Lymphgefäßverläufe, die, ohne daß irgendwelche dieser Faktoren vorliegen, vom normalen Schema abweichen. Drei typische Beispiele für einen inguinalen Relapse bei entsprechender Disposition zeigt Tabelle 1. Auch bei entsprechender Disposition sind diese Patienten nicht durch ihr lokales Rezidiv, sondern durch eine mögliche atypische Metastasierung und durch ihre Fernmetastasierung gefährdet. Die eigentliche Problematik liegt in den lymphovenösen Anastomosen, die nach Voroperationen und atypischer Semikastration regelmäßig zu beobachten sind. Für sehr wichtig halten wir in diesem Zusammenhang eine „erweiterte Semikastration" bzw. eine Entfernung der iliakalen und obturatorischen Lymphknoten bei der retroperitonealen LA, da gerade hier Rezidive nur schwer erfaßbar sind und inguinale Metastasen besonders häufig sind bei iliakalem Lymphblock.

Einige Patienten, bei denen keinerlei Disposition eruierbar war, zeigen, daß es durchaus auch ohne Disposition im Stadium I zu einem inguinalen Pro-

Tabelle 1. Inguinaler Progreß bei Disposition

Stadium	Disposition	Intervall	Therapie	Verlauf
pT2pN0M0	scrotale Ablatio	2 Mon.	inguinale LA Cytostase	7 Mon. NED
pT4pN0M0	Samenstrang-infiltration	2 Mon.	inguinale LA Cytostase	Lungenfiliae 34 Mon. NED
pT4pN0M0	Scrotalbefall	9 Mon.	Cytostase, LA Cytostase	
		5 Mon.	inguinale LA Cytostase	dissem. Progr. unter Cytost.

Tabelle 2. Inguinaler Progreß ohne Disposition

Primärtumor	Intervall	Therapie	Verlauf
pT3 pN0 M0 Embryonales Ca Chorion-Ca	12 Mon.	ilioing./obtur. LA Cytostase	5 J. NED
pT3 pN0 M0 Embryonales Ca Teratom Seminom (HCG+)	10 Mon.	ilioinguinale LA Cytostase	18 Mon. NED
pT1 pN0 M0 Embryonales Ca Teratom Seminom	26 Mon. 18 Mon.	ilioinguinale LA Bestrahlung ilioinguinale LA Bestrahlung	ing. kontralat. 26 Mon. NED
pT2 pN0 M0 Teratom Embryonales Ca	3 Mon. 2 Mon.	Hemiscrotektomie inguinale LA inguinale LA Cytostase	4 J. 7 Mon. NED

greß kommen kann, weil nämlich in seltenen Fällen ein primärer Lymphabfluß des Hodens in die inguinalen Lymphknoten bestehen kann (Tabelle 2).

Es lassen sich einige Punkte zusammenfassend festhalten:

1. Eine inguinale Metastasierung ist nicht nur in fortgeschrittenen Fällen möglich, sondern auch bei ansonsten metastasenfreien Patienten im Stadium I. Dies gilt nicht nur dann, wenn inguinoscrotale Voroperationen oder andere disponierende Faktoren vorliegen.
2. Eine prophylaktische inguinale Lymphadenektomie erscheint heute wegen der gleichzeitigen hämatogenen Metastasierung nicht mehr angezeigt, eine Hemiscrotektomie nur bei nachgewiesener Infiltration.
3. Nach inguinaler LA sollte stets eine adjuvante Chemotherapie durchgeführt werden.
4. Zumindest bei Disposition sollte bei der Primärtherapie eine Dissektion der iliacalen und obturatorischen Lymphknoten erfolgen.

Dr. H. van Ahlen
Urologische Universitätsklinik
Sigmund-Freud-Str. 25
D-5300 Bonn Venusberg

Komplikationen bei 229 retroperitonealen Lymphadenektomien

R. A. Bürger, P. Alken, H. v. Vietsch und R. Hohenfellner

Im Rahmen einer retrospektiven Studie ermittelten wir Komplikationsrate, Komplikationsart und stadienabhängiges Verteilungsmuster der Komplikationen bei der retroperitonealen Lymphadenektomie (RPLA).

Material und Methode

An der Urologischen Universitätsklinik Mainz sowie der Urologischen Abteilung des Bundeswehrzentralkrankenhauses Koblenz wurde zwischen 1976 und 1986 bei 229 Hodentumorpatienten eine retroperitoneale Lymphadenektomie vorgenommen. Nach der histo-pathologischen Klassifizierung handelte es sich hierbei um 126 Patienten im Stadium N_0, 32 im Stadium N_1, 39 im Stadium N_2 und 32 im Stadium N_3. In 20 Fällen war eine Polychemotherapie vorangegangen.

Ergebnisse

Wir sahen bei 35 Patienten (14,9%) Komplikationen im intra- bzw. postoperativen Verlauf. Hierbei handelte es sich um 16 geringgradige Komplikationen, die entweder keiner Therapie bedurften oder unter konservativer Therapie ausheilten und schlußendlich zu keiner bleibenden Schädigung der Patienten führten, sowie um 19 gravierende Komplikationen. Die stadienorientierte Auswertung zeigte einen Anstieg der gravierenden Komplikationen bei zunehmender retroperitonealer Metastasierung.

Geringgradige Komplikationen betrafen überwiegend Lymphozelenbildung sowie Lymphorrhoe und Chylaszitis. 8 der 12 Lymphozelen waren unsymptomatisch und erforderten keine Therapie, während in 4 Fällen wegen passagerer Harnabflußbehinderung oder abdominaler Drucksymptomatik eine einmalige oder wiederholte Punktion durchgeführt wurde. Die Lymphorrhoen versiegten jeweils ohne Therapie innerhalb von 3 Wochen. Der Chylaszites konnte durch Punktion, parenterale Ernährung und Kostaufbau mit mittelkettigen Triglyceriden beherrscht werden.

Gravierende Komplikationen sahen wir bei 19 Patienten - dabei Nachblutung, Platzbauch und Pneumonie, wie sie bei größeren abdominalen Eingriffen vorkommen können. RPLA-spezifische Komplikationen waren Ureterläsion, Nierenarterienläsion und Aortenarrosionsblutung. Die intraoperativ versorgten Ureterläsionen blieben ohne Folge. Die Läsion der Nierenarterie führte bei einem Patienten zu einer vaskulären Schrumpfniere, wobei es jedoch durch Funktionsfähigkeit der kontralateralen Niere zu keiner Niereninsuffizienz kam, während dies beim zweiten Patienten eine eingeschränkte Nierenfunktion mit einem Kreatinin von 2 nach sich zog. Letale Verläufe wurden bei 2 Patienten gesehen, hier führten Sepsis bzw. Tumorinvasion der großen Bauchgefäße zu rezidivierenden Aortenarrosionsblutungen. Die größte Gruppe gravierender Komplikationen bildeten 8 Patienten, bei denen es aufgrund von Lymphozelenbildung 1 bis 5 Monate nach der RPLA zu sekundären Spätfolgen kam. Dabei handelte es sich um einen operationsbedürftigen Chylaszites, einen Morbus Ormond, eine Ureterabgangsstenose, einen mechanischen Ileus und 4 Cava- bzw. Beckenvenenthrombosen. Gemeinsam für diese Spätkomplikationen war, daß sie ausschließlich mit einer Lymphozelenbildung auftraten, daß sie sich durchschnittlich 40 Tage postoperativ manifestierten, daß eine passagere Lymphozelenentlastung ohne Effekt war und daß in 6 der 8 Fälle eine operative Intervention notwendig wurde.

Diskussion

Die bei der RPLA beobachtete Morbidität liegt bei einer Fallzahl von mehr als 60 Patienten bei 6,8-16,3% und die Mortalität bei 0,8-1,5%. Letale Verläufe wurden dabei überwiegend bei Patienten mit massiver retroperitonealer Metastasierung und primärer Chemo- bzw. Strahlentherapie gesehen.

Bei unserem Patientenkollektiv fand sich, unter

Tabelle 1. Komplikationen bei 229 retroperitonealen Lymphadenektomien

Nachblutung	2	Chylaszites	2
Platzbauch	2	M. Ormond	1
Pneumonie	1	Ureterabgangsstenose	1
Ureterläsion	2	Ileus	1
Nierenarterienläsion	2	Lymphozelen	12
Aortenarrosionsblutung	2	Cava- bzw. Beckenvenenthrombose	4
Lymphorrhoe	3		

Berücksichtigung aller Stadien, eine Morbidität von 14,9% und eine Mortalität von 0,9%, wobei die aufgetretenen Komplikationen den in der Literatur beschriebenen entsprachen (Tabelle 1). Auffallend war jedoch, daß 69% unserer RPLA-Komplikationen lymphogener Genese waren, wobei gravierende Spätkomplikationen, die meist eine operative Intervention erforderten, nur im Zusammenhang mit Lymphozelen auftraten. Dem entsprechend sind wir der Ansicht, daß Patienten mit Lymphozelen einer engmaschigen postoperativen Nachsorge und ggf. früher operativer Intervention bedürfen.

Dr. med. Rainer A. Bürger
Urologische Klinik und Poliklinik
der Johannes Gutenberg-Universität
Langenbeckstraße 1
D-6500 Mainz 1

Komplikationen der retroperitonealen Lymphadenektomie

F. Balogh, L. Kisbenedek, P. Szeldeli und I. Bodrogi

Von 1978 haben wir bei Patienten mit nicht-seminomatösen Hodentumoren 145 retroperitoneale Lymphadenektomien durchgeführt. In 20 Fällen erfolgte eine „salvage" und in 5 Fällen eine „second look"-Lymphadenektomie.

Tabelle 1 veranschaulicht unsere intraoperativen Komplikationen. Wir hatten Gefäßverletzungen in 15,1%. Darunter fallen auch kleinste Verletzungen von Vasa vasorum und V. Spermatica interna. Hierzu sei erwähnt, daß gravierende Verletzungen von Aorta und V. cava (1,2%) nur bei ausgeprägter retroperitonealer Metastasierung, bzw. Vernarbung auftraten. In einem Fall (0,6%) mußten wir eine Aorta-Patch und eine Teilresektion der V. cava (0,6%) durchführen. In einem Fall (0,6%) entwickelte sich nach einer schweren Hilusdissektion eine stumme Niere. In 5 Fällen (3%) erfolgte eine gleichzeitige Nephrektomie wegen einer Verletzung der V. renalis und Durchtrennung der Nierenarterie.

Eine Ureterverletzung kam in einem Fall vor (0,6%), die mittels End-zu-End-Anastomose beseitigt wurde.

Die Operationsmortalität betrug 1,3%. Ursache waren Narkosekomplikationen und eine Spätperforation eines Streßgeschwürs.

Tabelle 2 zeigt die postoperativen Frühkomplikationen. In 10% der Fälle kam die Darmmobilität nicht zufriedenstellend in Gang. Zur Entwicklung eines Subileus kam es aber nur in 2% der Fälle. In je 0,6% traten eine Pneumonie und eine tiefe Beinvenenthrombose auf. Bedeutende retroperitoneale Hämatome ließen sich nicht beobachten, obwohl das Retroperitoneum nur in 3% drainiert wurde. In

Tabelle 1. Intraoperative Komplikationen RPLND Nr = 145

Gefäßschädigung	Insgesamt	15,1%
	Unbedeutend	6,8%
	Bedeutend	8,3%
Ureterschädigung		0,6%

Gefäßschädigung

	Bedeutend	Unbedeutend
Primäre RPLND NR = 120	2,5%	6,6%
Salvage, Second Look NR = 25	5,6%	20 %

Tabelle 2. Postoperative Frühkomplikationen RPLND NR = 145

Passagestörungen	10 %
Filumsuppuration	3,7%
Pneumonie	0,6%
Tiefenvenenthrombose	6,6%
Genitalödem	2,7%

der Vorbeugung der Passagestörungen ist neben der konsequenten Nachsorge auch der Freilegung des Retroperitoneums nach Tobenkin eine wesentliche Bedeutung beizumessen, da auf diese Weise die durch die Haken verursachte Kompression der Art mes. sup. einfacher zu vermeiden ist.

Die Proportion der postoperativen Spätkomplikationen (Tabelle 3) ist in unserem Material relativ

Tabelle 3. Postoperative Spätkomplikationen RPLND NR = 145

Mechanischer Ileus	4,5%
Hydrozele	5,5%
Lymphozele	0,6%
Stummniere	0,6%
Nierenstauung	1,2%
Retrograde Ejakulation	80 %

hoch. Die Erklärung dafür liegt darin, daß im Schrifttum der mechanische Ileus und die Hydrozele, die wir als Spätkomplikationen der RLA betrachten, und in unserem Material in 4,1% bzw. 5,5% vorkamen, kaum erwähnt werden. Die niedrige Prozentzahl der Lymphsystemkomplikationen kann damit erklärt werden, daß wir an der oberen und unteren Grenze der Dissektion alles unterbinden, da nach unseren Erfahrungen durch die Elektrokoagulation die Lymphgefäße nicht mit Sicherheit verschlossen werden.

Der Anteil der Patienten mit retrograder Ejakulation ist in unserem Krankengut hoch (80%). Die Möglichkeit der Beibehaltung der Ejakulation besteht nur in Fällen, in denen ein einseitiger Eingriff, d.h. eine modifizierte RLA durchgeführt werden kann.

Prof. Dr. F. Balogh
Urologische Klinik
Semmelweis Universität
H-Budapest

Nierengefäßanomalien und die retroperitoneale Lymphadenektomie (RLA)

J. Pintér, V. Szokoly, M. Fehér und I. Bedri

In der Behandlung der Hodentumorpatienten hat die retroperitoneale Lymphadenektomie (RLA) eine vorrangige Bedeutung. Bei der Exploration des Retroperitoneums kann auch ein routinierter Operateur überrascht werden, da die retroperitoneale Gefäßlage, besonders das Venensystem eine erhöhte Variabilität aufweisen.

Vor der RLA führen wir keine routinemäßige Angiographie oder Kavographie durch. Da diese Untersuchungen nur bei Patienten im fortgeschrittenen Stadium erfolgen, werden in der Mehrzahl der Fälle Entwicklungsanomalien des Retroperitoneums nur intraoperativ, während der Dissektion, entdeckt.

Krankengut

In den vergangenen 6 Jahren haben wir 84 RLA bei Patienten mit Hodentumoren mit unterschiedlicher Histologie und Tumorstadium durchgeführt. Bei 9 Patienten, d.h. in 10,7% der Fälle wurden retroperitoneal folgende Gefäßanomalien gefunden (Tabelle 1):

Tabelle 1. Nierengefäßanomalien bei Patienten mit Hodentumor

Gesamte Patientenanzahl	N = 84	(100,0%)
Gefäßanomalie	N = 9	(10,7%)
Polarteria		1,0%
Akzessorische und aberrantes Gefäß		4,0%
Venenring		1,0%
Retroaortale Vena renalis		3,0%

Diskussion

Bei unseren Operationen haben wir keine Entwicklungsanomalie des Darmsystems beobachtet. Die urologischen Entwicklungsanomalien haben keine intraoperativen Schwierigkeiten verursacht, da diese auf Grund der präoperativ durchgeführten intravenösen Urographie schon bekannt waren.

Die in dem arteriellen und venösen System des Retroperitoneums beobachteten Gefäßanomalien zeigten keine Abweichung in der Größe.

Im retroperitonealen Venensystem sind meistens folgende Anomalien zu finden:

1. Die doppelte V. cava inferior, die in unserem Krankengut nicht vorkam, kennen wir aus Mitteilungen von Weißbach.
2. Der Venenring, der quasi einer doppelten, linksseitigen V. renalis entspricht, d.h. vor- und hin-

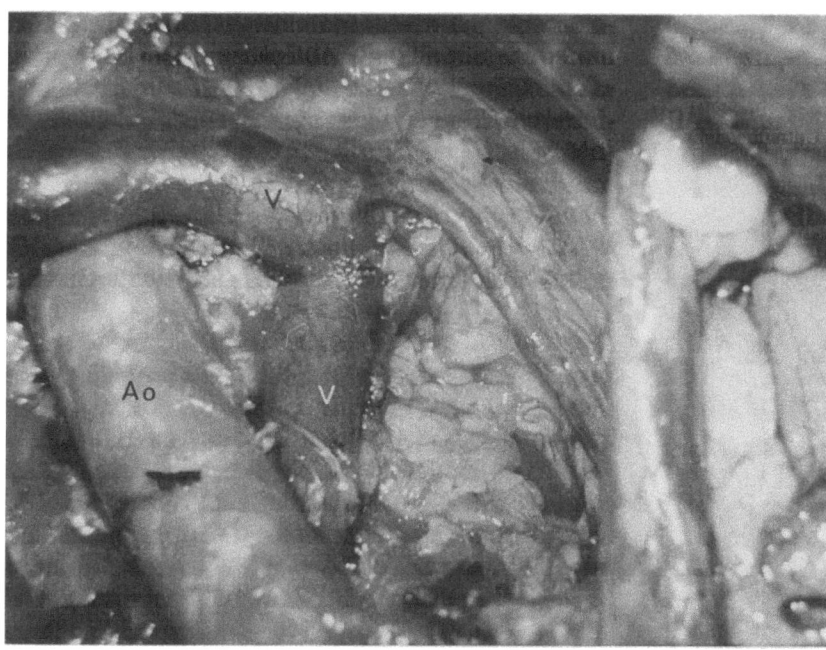

Abb. 1. Venenring der linken Niere
(Ao = Aorta abd., v = Venenring)

ter der Aorta je ein Ast der V. renalis verläuft. Dies wurde von uns beobachtet (Abb. 1).

3. Eine retroaortale V. renalis haben wir in 3 Fällen beobachtet.

Operationstechnisch ist es wichtig, die Dissektion immer in der zu erwartenden Höhe der linksseitigen V. renalis zu beginnen. Wenn keine Vene die Aorta kreuzt, spricht man von einer retroaortalen V. renalis; eine solche Anomalie wird sogleich am Beginn der Operation erkannt. Unsere Beobachtungen bestätigen die Auffassung, daß die retroaortal verlaufende V. renalis im Allgemeinen um einige cm distaler verläuft, als dies bei einem Normalbefund zu erwarten ist. Dies ist deshalb bedeutsam, da das Dissektionsgebiet dadurch modifiziert wird. So muß man unbedingt um 4–5 cm oberhalb der V. renalis präparieren.

Nach pathoanatomischen Angaben können wir bei 10–15% der Patienten mit Gefäßanomalien des Retroperitoneums rechnen. Die Gefahr besteht darin, daß bei der Mehrzahl der Fälle dies erst intraoperativ erkannt wird.

Zusammenfassend muß festgestellt werden, daß das Vorliegen von retroperitonealen Gefäßanomalien sowohl bei ausgedehnten Lymphknotenmetastasen oder nach vorausgegangener Polychemotherapie die Frage der Operabilität nicht beeinflußt.

Prof. Dr. J. Pintér
Urologische Klinik der
Medizinischen Universität
Nagyerdei krt. 98
Pf.: 29
H-4012 Debrecen

Verdacht auf Spätrezidiv bei metastasierendem Seminom

W. Halbig, F. Boeminghaus und R. Köster

Zur stationären Aufnahme kommt ein 30jähriger Patient wegen Verdachts auf iliacale Spätmetastase bei Zustand nach hoher Orchiektomie und Radiatio wegen metastasierendem Seminom.

1974 war wegen eines faustgroßen Hodentumors rechts eine erweiterte Orchiektomie unter Mitnahme des Lymph- und Fettgewebes der Vasa iliaca rechts erfolgt. Histologisch ergab sich ein ausgedehntes Seminom des Hodens mit Einbruch in den Nebenhoden. Postoperativ wurde lymphographisch eine paraaortale Lymphknotenmetastasierung links festgestellt. Daraufhin wurde eine Telekobalt-Bestrahlung von je 4000 rad Herddosis der paraaortalen Lymphknotengruppen und der iliacalen Lymphknotengruppen über ein dorsales ventrales Feld durchgeführt.

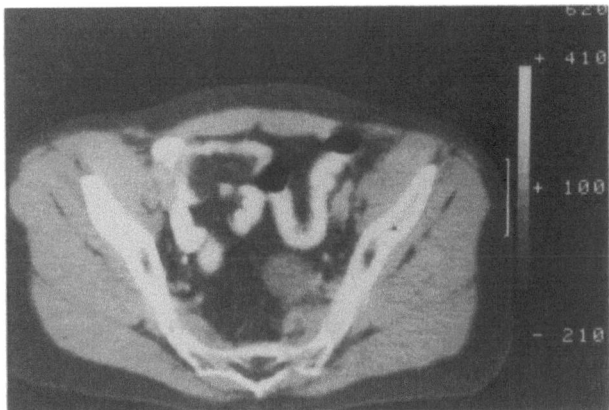

Abb. 1

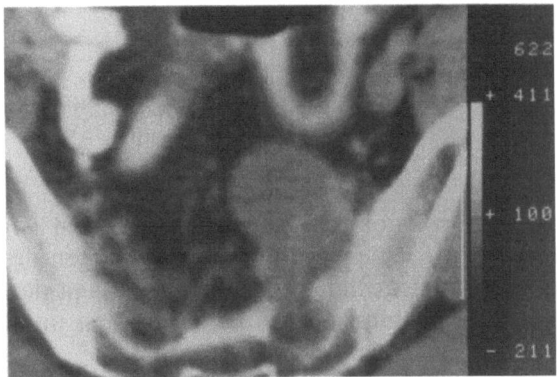

Abb. 2

J. L. *5.11. 54

1966 = 12 J	- Orchidopexie re
1974/III 20 J	- Hodenvergrößerung re
1974/VII	- Musterung
1974/VII	- Operation
	erweiterte Orchiektomie re
	Lymphogr. Meta Para Aort. li
1974	4000 Rad P. Aort.
	4000 Rad Dorso Ventral
	P. Iliacal
Bis IX 85	Regelmäßige „onkologische" Nachsorge
IX 85	1. Post op. CT
	Susp: Para Iliac. Meta *li*
IX 85	Extraperitoneale Freilegung
	(Pararekt. Zugang)

1985 war im Rahmen einer routinemäßigen Kontrolle erstmals eine Computertomographie veranlaßt worden. Dabei kam es zur Darstellung eines hochgradig suspekten Bezirkes im Bereich der linken Iliaca-Aorta-Bifurkation (Abb. 1).

Dem Patienten wurde eine Operation empfohlen. Über einen linksparárektalen, extraperitonealen Zugang wurden Harnleiter und Iliacalgefäße freigelegt. Der tumorverdächtige Bezirk war stark mit seiner Umgebung verwachsen.

Bei der weiteren Präparation des Tumors, der zu diesem Zeitpunkt histologisch noch nicht identifiziert ist, kommt es zu immer stärkeren Blutungen, insbesondere auch von den nur freiwerdenden Venen her. Im Bereich des Plexus sacralis ebenfalls stärkere Blutungen. Deswegen muß der Tumor nunmehr scharf aus seinem Bett gelöst werden, um die Blutung beherrschen zu können. Das Präparat wird zur Histologie eingesandt. Schnellschnitt: Ganglioneurom.

Die Blutung ist inzwischen so stark, daß eine textile Tamponade notwendig wird. Es wird ein Gefäßchirurg hinzugezogen. Die Blutungen, insbesondere aus dem präsacralen Venenplexus können jedoch auch nach Ausschöpfen des gefäßchirurgischen Repertoires nicht völlig beherrscht werden. Es muß wiederum eine textile Tamponade unter nur teilweisem Verschluß der retroperitonealen Wundhöhle durchgeführt werden.

Der weitere postoperative Verlauf war durch zusätzliche, von der Erst-OP unabhängige Komplikation belastet.

Kühn und Peter berichten 1986, daß bei einer Beteiligung des Nebenhodens dessen separate Lymphdrainage eine Metastasierung in dem Bereich der Iliaca externa eröffnen kann.

Ein antegrader iliacaler metastatischer Befall kann erfolgen bei atypischer Lymphdrainage, insbesondere nach Orchidopexien, Herniotomien etc., in unserem Fall theoretisch zusätzlich begünstigt durch die ehemalige Metastase und deren Bestrahlung.

Nach Aufarbeitung des Falles zeigt die *nachträgliche Vergrößerung des CT-Bildes* der betroffenen Region die Beziehung der weichteildichten Struktur zu einem Foramen intervertebrale (Abb. 2).

Die Literatur über die Differentialdiagnose von Ganglioneuromen ist spärlich. Die letzte klinisch-pathologische Studie, insbesondere über retroperitoneale Ganglioneurome ist 1962 von Carpenter und Kernohan aus der Mayo-Klinik veröffentlicht worden. In 44 Jahren beobachteten sie 21 Ganglioneurome, von denen 10 abdominal, 3 abdominopelvisch und 8 präsacral gelegen waren. In 6 Fällen waren zwei oder mehr chirurgische Fachdisziplinen notwendig, um die Operation erfolgreich zu beenden, eine Erfahrung, die auch wir in diesem Fall machen mußten.

Dr. med. W. Halbig
Krankenanstalten Neuss
Lukaskrankenhaus, Urologie
Preußenstr. 84
D-4040 Neuss

II. Hauptthema: Prostatakarzinom

Zum cytologischen Erscheinungsbild ungewöhnlicher maligner Tumoren in der Prostata

H.-A. Müller

Bei den malignen Tumoren der Prostata handelt es sich zu etwa 97% um Adenocarcinome. Sie werden daher auch ohne jeden weiteren Zusatz einfach als Prostatacarcinome, bzw. als übliche oder gewöhnliche Prostatacarcinome bezeichnet und damit den restlichen, unüblichen oder ungewöhnlichen Carcinomen sowie den weiteren bösartigen Geschwülsten der Vorsteherdrüse gegenübergestellt (1-3). Die aus therapeutischen Gründen unumgängliche Unterscheidung zwischen gewöhnlichen und ungewöhnlichen malignen Tumoren der Prostata ist auch in der Feinnadelbiopsie möglich. Die *üblichen* Prostatacarcinome besitzen nämlich ein für sie kennzeichnendes cytologisches Erscheinungsbild, das entsteht aus der Kombination zellulärer Merkmale an einzelnen Tumorzellen und architektonischer Muster an Tumorzellkomplexen. Unter den *zellulären* Merkmalen kommt den Veränderungen am Zellkern die größte Bedeutung zu: Es sind dies - nicht selten ungleichmäßige - Kernvergrößerungen, Abweichungen von der regelhaften rundlichen Kerngestalt, Änderungen in der Dichte und Verteilung der Chromatinstrukturen sowie das Auftreten z.T. großer, entrundeter und/oder multipler Nukleolen. - Die typischen *architektonischen* Muster der Zellkomplexe üblicher Prostatacarcinome bestehen einmal in sog. mikroadenomatösen Komplexen, hauptsächlich aber in soliden, plattenförmigen Tumorzellverbänden. Siebförmig durchlöcherte Tumorzellkomplexe können nur recht selten als cytologisches Äquivalent cribriformer Gewebsmuster gewertet werden: Zum größeren Teil stellen sie Artefakte dar, die in gleicher Weise auch in Zellverbänden aus der Rektumschleimhaut angetroffen werden. Disseminiert gelegene nacktkernige Tumorzellen schließlich sind - ganz allgemein - Ausdruck einer verminderten Zellkohäsion in unreifen Geschwülsten.

Die *ungewöhnlichen* malignen Geschwülste der Prostata weichen in ihrem zellulären und architektonischen Erscheinungsbild deutlich von jenen der üblichen Prostatacarcinome ab. So z.B. die Urothelcarcinome, die in der Regel recht zellreiche Ausstriche mit oft disseminiert gelegenen Tumorzellen liefern. Diese zeichnen sich durch einen scharf begrenzten Zelleib, durch eine feinschollige Hyperchromasie der Zellkerne sowie durch nur kleine Nukleolen aus. - Die seltenen Plattenepithelcarcinome der Prostata bieten auch in diesem Organ die für diese Geschwülste kennzeichnenden cytologischen Befunde. - Bei den sehr seltenen Sarkomen der Vorsteherdrüse handelt es sich vorwiegend um Leiomyosarkome, sofern sich die Patienten im mittleren oder höheren Lebensalter befinden. Die Zellen dieser Geschwülste können einen relativ großen, unscharf begrenzten Cytoplasmaleib mit plumpen ovalen Zellkernen besitzen, oder auch in nacktkernigen Aggregaten beisammen liegen. Ihre mitunter extreme Kernpolymorphie verlangt eine differentialdiagnostische Abgrenzung gegenüber Samenblasenepithelien, die - infolge nicht-neoplastischer Mitosestörungen - vergleichbar groteske Kernformen hervorbringen können [5].

Während sich in diesen Beispielen die ungewöhnlichen malignen Geschwülste der Prostata durch ihre cytologischen Eigenheiten haben recht leicht bestimmten Tumor-Entitäten zuordnen lassen, gelingt dies in anderen Fällen nicht oder nur schwer. So bei einem 76jährigen Patienten, in dessen Feinnadelbiopsie aus der Prostata die Tumorzellen ketten- oder netzförmig angeordnet waren, gelegentlich auch in rosettenartigen Komplexen vorkamen und einen teils kubischen, teils plump-zylindrischen oder trapezoiden Zelleib besaßen (Abb.1). In der Stanzbiopsie nur periprostatisches Gewebe mit Infiltration durch ein vorwiegend in soliden Nestern, gelegentlich einmal auch angedeutet cribriform oder tubulär wachsendes, uniform kleinzelliges Carcinom. Kein Nachweis von Prostata-spezifischem Antigen (PSA) und Prostata-spezifischer saurer Phosphatase (PSAP); kein Nachweis von argentophilen Granula im Cytoplasma der Tumorzellen. Die Herkunft der Geschwulst blieb unklar. - Die Feinnadelaspirate aus der Prostata eines 57jährigen Mannes enthielten zahlreiche drüsig-papilläre Tu-

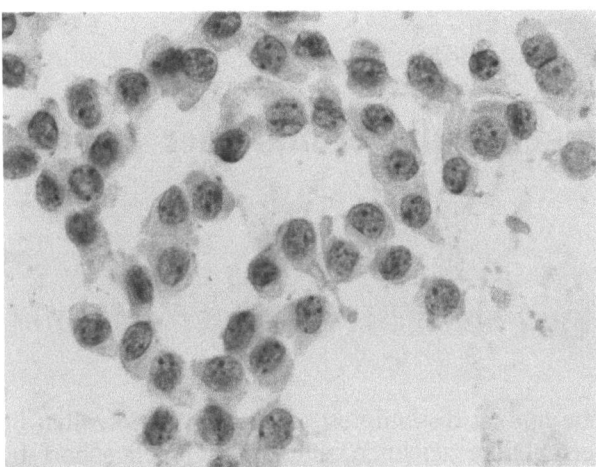

Abb. 1. Feinnadelbiopsie Prostata: Netzförmig angeordnete Zellen einer malignen epithelialen Geschwulst in der Prostata ohne immuncyto- und immunhistochemischen Nachweis von PSA und PSAP. – HE, 560×

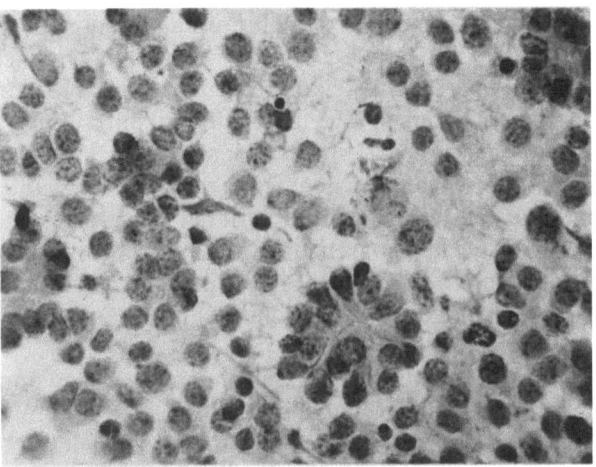

Abb. 2. Feinnadelbiopsie Prostata: Zahlreiche kleine disseminiert gelegene Tumorzellen neben drüsig-papillären Zellkomplexen eines endometrioiden Prostata-Carcinoms. – HE, 450×

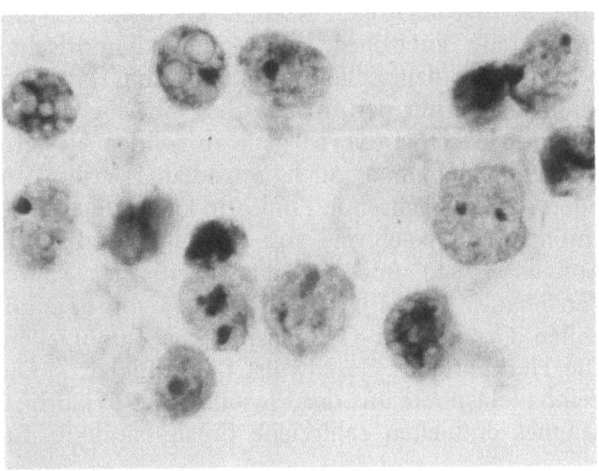

Abb. 3. Feinnadelbiopsie Prostata: Disseminiert gelegene, oft nacktkernige Tumorzellen eines undifferenzierten Prostata-Carcinoms mit direkten und indirekten Kerneinschlüssen (links oben). – Papanicolaou, 880×

morzellkomplexe sowie zahlreiche kleine, disseminiert gelegene Tumorzellen mit schmalem Cytoplasmaleib (Abb. 2). Immuncytochemisch Nachweis von PSAP, jedoch keine Expression von PSA. Histologisch: Endometrioides Carcinom mit identischem immunhistochemischem Verhalten. – In der Feinnadelbiopsie aus der Prostata eines 81jährigen boten die zahlreichen disseminiert gelegenen, oft nacktkernigen Tumorzellen karyologische Besonderheiten: Recht häufig wiesen sie intranukleäre Cytoplasmaeinschlüsse auf, ferner Eiweißkugeln, die direkt im Zellkern, aber auch in den intranukleären Cytoplasmaeinschlüssen gelegen waren (Abb. 3). Das cytologische Bild paßte damit weder zu einem üblichen Prostatacarcinom G III, noch zu einem Urothelcarcinom, wenngleich der histologische Befund noch am ehesten an eine solche Geschwulst denken ließ (s. 4). Immuncytochemisch sowohl Nachweis von PSA als auch von PSAP: Der Tumor konnte somit als undifferenziertes Prostatacarcinom klassifiziert werden.

Cytologische Befunde aus Feinnadelbiopsien der Prostata geben nicht selten allein die Grundlage ab für die Behandlung eines Patienten mit kontrasexuellen Maßnahmen. Dem Cytodiagnostiker erwächst somit die Aufgabe, im Ausstrichpräparat nicht nur einen malignen Tumor als solchen zu erkennen, sondern ihn darüber hinaus auch richtig zu klassifizieren, soll dem Patienten nicht infolge einer unangemessenen Therapie ein irreparabler Schaden zugefügt werden. Dies bedeutet, in jedem einzelnen Fall zu entscheiden, ob das aspirierte Zellmaterial einer malignen Geschwulst wirklich voll vereinbar ist mit dem cytologischen Erscheinungsbild üblicher Prostatacarcinome. Ist dies nicht der Fall, muß bereits am cytologischen Präparat mit Hilfe immuncytochemischer Verfahren eine weitere Klassifizierung der Geschwulst angestrebt und/oder eine histologische Klärung des Befundes herbeigeführt werden.

Literatur

1. Helpap B (1982) Zur Morphologie des Prostatacarcinoms. Extracta Urol 5: 491–517
2. Dhom G (1985) Histopathology of prostate carcinoma. Diagnosis and differential diagnosis. Path Res Pract 179: 277–303
3. Mostofi FK, Sesterhenn I, Sobin LH (1980) Histological typing of prostate tumours. International Histological Classification of Tumours No. 22 Geneva: World Health Organization
4. Müller H-A (1984) Zytologische Aspekte bei der Beurteilung von Prostatakarzinomen. In: Helpap B et al (Hrsg) Die Prostata, Bd 2: Prostatakarzinom. Frankfurt/Main: pharm & medical inform, S. 193–197
5. Müller H-A, Wünsch PH (1981) Features of prostatic sarcomas in combined aspiration and punch biopsies. Acta cytol 25: 480–484

Professor Dr. H.-A. Müller
Pathologisches Institut der Universität Würzburg
Teilbereich: Angewandte Cytologie
Josef-Schneider-Straße 2
D-8700 Würzburg

Hormonabhängiges Wachstum des Prostatakarzinoms – Adaptation oder Selektion?

F. H. Schröder

Die Frage, warum Prostata-Karzinome schließlich und endlich unabhängig von hormonaler Kontrolle proliferieren und zum Tode unserer Patienten führen, steht zentral in der klinischen und experimentellen Erforschung dieses häufigsten Urologischen Tumors.

Was ist hormonale Abhängigkeit im klinischen Sinne?

Dreißig bis fünfundvierzig Prozent aller Patienten mit Metastasen zeigen unter endokriner Behandlung eine objektivierbare Verminderung der vorhandenen Tumormasse. Dies spiegelt sich wieder in einer Verbesserung des allgemeinen Wohlbefindens, in Verminderung spezifischer Beschwerden und oft in den klinischen Eindruck, daß der Tumor verschwunden ist. Nur 5 bis 10% unserer Patienten zeigen jedoch unter endokriner Behandlung ein vollständiges Verschwinden aller nachweisbaren Metastasen. Sie werden eingeschätzt als Patienten mit einer vollständigen Remission oder Respons (CR). Zwanzig bis 25% unserer Patienten zeigen ein partielles Ansprechen auf endokrine Behandlung. Hierbei ist eine Reduktion der Tumormasse aber kein Verschwinden der Metastasen festzustellen. Diese Patienten zeigen eine partielle Remission oder partielle Respons (PR). Vierzig bis 45% der Patienten bleiben eine zeitlang stabil, das heißt, die Metastasen bleiben sichtbar aber wachsen nicht. Es kommen keine neuen Läsionen hinzu (NC). Beim Auftreten von neuen Metastasen sprechen wir, unabhängig vom Zustand der bereits bekannten Läsionen von Progression (PD).

Wie kann dann hormonale Unabhängigkeit des Prostata-Karzinoms umschrieben werden?

Das Schicksal unserer Patienten mit metastasiertem Prostata-Karzinom wird schließlich bestimmt durch Progression des Tumors trotz endokriner Behandlung. Etwa 30% aller Patienten mit Metastasen werden innerhalb eines Jahres progredient. Diese Erscheinung ist offenbar nicht abhängig von der Art der Behandlung wenn davon ausgegangen wird, daß eine Reduktion des Plasma Testosterons auf das Kastrationsniveau erreicht werden kann [2]. Die Überlebensrate nach 5 Jahren liegt für Patienten, die zum Zeitpunkt der Diagnose Metastasen aufweisen, zwischen 20 und 25% [1].

Was geschieht als Folge des Androgenentzuges am Tumorgewebe selbst?

Es tritt eine Volumenverminderung entsprechend der hormonalen Abhängigkeit des Tumors auf. Hierbei verändert sich, wie an der ventralen Prostata der Ratte und auch an anderen Modellen gezeigt werden konnte, der Proteingehalt der Zellen stärker als der DNS-Gehalt. Meist verschwindet der entsprechende Tumor nicht vollständig, sondern bleibt histologisch nachweisbar. Der Volumenverlust des primären Tumors und von meßbaren Metastasen ist mit klinischen Techniken objektivierbar.

Was sind nun die Ursachen hormonunabhängigen Wachstums?

Die theoretischen Möglichkeiten sind in Tabelle 1 wiedergegeben. Prostata-Karzinome entstehen multifokal, die Anwesenheit verschiedener, deutlich erkennbarer morphologischer Formationen im selben Tumor sind hierfür ein Beweis. Es wäre möglich, daß solche fokalen Tumorformationen von Anfang an bezüglich ihrer Hormonunabhängigkeit unterschiedliche Eigenschaften haben. Die weitere Entwicklung des klinischen Bildes eines nicht mehr kontrollierbaren Tumors könnte dann verursacht sein durch das Phänomen der klonalen Selektion. Ein Zellklon oder Zellstamm entsteht aus einer Gruppe von Zellen, die bezüglich bestimmter

Tabelle 1. Ursachen hormonaler Unabhängigkeit – Hypothese

- Multifokaler Ursprung. Die meisten Prostata-Karzinome sind innerhalb der Prostata multifokal und morphologisch inhomogen. Foci könnten von Beginn an bezüglich ihrer Hormonabhängigkeit unterschiedlich sein.
- Klonale Selektion. (Klon = bezüglich bestimmter Eigenschaften identische Zellpopulation). Zellpopulationen mit verschiedenen Eigenschaften wachsen nebeneinander.
- Genetische Instabilität. Genmutationen führen zur Hormonunabhängigkeit von ursprünglich endokrin abhängigen Zellen.
- Adaptation. Durch eine im metabolen Sinn veränderte Umgebung verändern Zellen ihre genetisch bedingten Eigenschaften.

Tabelle 2. Arbeitshypothese – Pathogenese des autonom wachsenden Prostata-Karzinoms

Normale Zelle
↓ ← Mutation
Fokales Karzinom
↓ ← Mutation
Hormonanhängiges Karzinom
↓ ← Mutation
Autonomes Karzinom

Wachstumseigenschaften identisch ist. Eine andere Möglichkeit für das Entstehen hormonaler Unabhängigkeit könnte im Vorkommen von genetischer Instabilität der Tumorzellen liegen. Genmutationen könnten frekwent vorkommen und zur Hormonunabhängigkeit ursprünglich endokrin abhängiger Zellen führen. Es wäre auch möglich, daß der Prozeß der genetischen Instabilität durch Adaptation von Zellen an eine bestimmte metabole Umgebung verursacht oder unterstützt wird. In diesem Falle müßten Veränderungen im Prostatagewebe selbst, wie zum Beispiel das hormonale Milieu oder die Eigenschaften des zugehörigen Stromas, genetische Veränderungen induzieren.

Jede dieser Arbeitshypothesen läßt sich an Tiermodellen bestätigen. Die Theorie der klonalen Selektion erklärt nicht das Entstehen von Zellpopulationen mit unterschiedlichen endokrinen Eigenschaften. Das klinische Geschehen der Überwucherung mit hormonunabhängigen Zellen wird durch diese Theorie jedoch gut erklärt. Die Kernfrage bleibt: Was verursacht genetische Instabilität und Genmutationen? Wie oft kommen diese vor? Wird die Häufigkeit und das Auftreten von Genmutationen durch das hormonale Milieu beeinflußt? Leider kann bisher auf diese Fragen keine Antwort gegeben werden. Tiermodelle lassen Spekulationen in alle angedeutete Richtungen zu.

Fest steht, daß die Pathogenese des autonom wachsenden Prostatakarzinoms mindestens drei Mutationsschritte erfordert. Die entsprechende Arbeitshypothese ist in Tabelle 2 zusammengefaßt. Es gibt Hinweise, daß ein oder zwei dieser Schritte, vor allem der vom fokalen zum hormonabhängigen Karzinom, durch Umwelteinflüsse induzierbar sind. Dies entspricht den epidemiologischen Beobachtungen, daß in einigen Ländern dieser Erde das fokale Karzinom ebenso häufig vorkommt wie in anderen, während das klinisch manifeste Karzinom viel seltener ist (Beispiel: Japan – westliche Länder).

Bei Menschen gibt es bisher keine Hinweise darauf, daß hormonale Behandlung das autonom werden des Prostata-Karzinoms unterstützt oder verursacht. Verschiedene Tiermodelle lassen diese Möglichkeit jedoch offen. Der Raum fehlt, detailliert auf diese Beobachtungen einzugehen.

Zusammenfassung

Zusammenfassend kann festgestellt werden, daß klonale Selektion den klinischen Verlauf der Erkrankung des Prostata-Karzinoms bestimmt. Irgendwann entstehen als Folge genetischer Instabilität autonom wachsende Zellpopulationen, die dann im Wettbewerb mit dem hormonabhängigen Teil des Tumors das klinische Bild bestimmen und zu unabhängigem Wachstum führen. Genetische Veränderungen, die die Wachstumsgeschwindigkeit bestimmen, sind wahrscheinlich relativ selten. Die Ursachen genetischer Instabilität sind ebenso wenig bekannt wie die Ursache der Krebserkrankung selbst. Hormonale Induktion von autonomem Wachstum kann auf Grund von Phänomenen im Tierreich nicht vollständig ausgeschlossen werden. Beim Menschen gibt es hierfür jedoch keine Hinweise. Eine Verbesserung der Prognose des menschlichen Prostata-Karzinoms erscheint nur möglich, wenn es gelingt, eine wirksame Behandlung für das hormonunabhängige Prostata-Karzinom zu finden.

Literatur

1. Blackard CE, Byar DP, Jordan WP (1973) Orchiectomy for advanced prostatic carcinoma. A reevaluation. Urology 6: 553–560
2. Schroeder FH, Lock MTWT, Chadha DR, Debruyne FMJ, Karthaus HFM, De Jong FH, Klijn JGM, Matroos AW, De Voogt HJ (1987) Metastatic cancer of the prostate managed by Buserelin (HOE 766) versus Buserelin plus cyproterone acetate (CPA). J Urol (in press)

Prof. Dr. F. H. Schröder
Urologische Klinik
Erasmus Universität
Postfach 1738
3000 DR Rotterdam
Niederlande

Diagnostik des Prostatakarzinoms

Wie kann das lokal begrenzte Prostatakarzinom rechtzeitig erfaßt werden?

U. E. Studer, H. U. Peter und E. J. Zingg

In den Jahren 1973-1983 wurde an der urologischen Universitätsklinik Bern bei insgesamt über 1500 Patienten die Diagnose eines Prostatakarzinoms gestellt. Während der gleichen Zeitspanne konnten lediglich 54 Patienten einer radikalen Prostatektomie zugeführt werden, die Zahl jener, welche eine perkutane Strahlentherapie in kurativer Absicht erhielten, ist nicht wesentlich größer (83). Demnach erhielten über 90% der Patienten mit einem neudiagnostizierten Prostatakarzinom keine kurative Therapie. In einem kleinen Prozentsatz der Patienten waren die Gründe das fortgeschrittene Alter, ein reduzierter Allgemeinzustand oder auch der Wille des Patienten. In der großen Mehrzahl der Fälle war das Prostatakarzinom zum Zeitpunkt der Diagnose bereits zu fortgeschritten, als daß eine lokale Therapie mit kurativer Intention noch möglich gewesen wäre. Nachdem der weitaus größte Anteil (über 90%) der der urologischen Universitätsklinik zugewiesenen Patienten Miktionsbeschwerden als Leitsymptom hatten, drängt sich zwingend die bekannte Schlußfolgerung auf, daß es für eine kurative Therapie des Prostatakarzinomes in der Regel zu spät ist, wenn dieses bereits Miktionsbeschwerden verursacht. Ebenso zwingend ist deshalb die Feststellung, daß das Prostatakarzinom, um es einer kurativen Therapie zuführen zu können, diagnostiziert werden muß, *bevor* der Patient wegen Miktionsbeschwerden einen Urologen aufsucht. Nachdem zur Zeit nur die lokale Therapie des Prostatakarzinoms Aussicht auf Erfolg hat, kann letztlich die Letalität des Prostatakarzinoms ebenfalls nur vermindert werden, wenn dieses diagnostiziert und therapiert werden kann, bevor es lokal zu weit fortgeschritten oder bereits zum Zeitpunkt der Diagnose disseminiert, resp. der Patient symptomatisch geworden ist. Um der Frage nachzugehen, wer denn das Prostatakarzinom bei den von uns in kurativer Absicht radikal prostatektomierten Patienten diagnostizierte, haben wir retrospektiv 54 radikal prostatektomierte Patienten analysiert. Dabei stellte sich heraus, daß bei 35/54 *(65%)* radikal prostatektomierten Patienten die Verdachtsdiagnose eines Prostatakarzinoms durch den *Hausarzt* anläßlich einer Routineuntersuchung gestellt wurde. Die Patienten waren von urologischer Seite alle völlig beschwerdefrei. Nur ⅓ aller Prostatakarzinome, welche einer radikalen Prostatektomie zugeführt werden konnten, sind durch einen Urologen diagnostiziert worden.

Nachdem die Mehrzahl der mit einer radikalen Prostatektomie therapierten Prostatakarzinome durch den Hausarzt „zufälligerweise" anläßlich einer Rektalpalpation diagnostiziert wurden, stellt sich die Frage, was die digitale Rektaluntersuchung zur Früherfassung des Prostatakarzinoms ersetzen könnte. Ohne umfassend die Möglichkeiten des (transrektalen) Ultraschalls oder des prostataspezifischen Antigens (PSA) bei der Früherfassung des Prostatakarzinoms beurteilen zu wollen, seien lediglich die Meinungen von Experten im entsprechenden Gebiet zitiert: So kommt Rifkin in einem Editorial (Radiology, 1986) zur Schlußfolgerung: „Transrektaler Ultraschall ist als Screening-Methode beim Prostatakarzinom nicht geeignet" [3]. Ganz ähnlich äußerte sich Kadow im British Journal of Urology, 1985 [1]. Über das prostataspezifische Antigen wurde 1979 erstmals von Ming-Chu und G. P. Murphy publiziert und wird seither weltweit bestimmt. Obwohl die Beobachtungszeit beim Prostatakarzinom sehr lange sein muß, um über den prognostischen Wert des PSA definitive Angaben machen zu können, so kommen dennoch die Entdecker des PSA 5 Jahre später zur Schlußfolgerung: „Prostataspezifisches Antigen (PSA) kann nicht zur Früherfassung des Prostatakarzinoms verwendet werden" [2].

Aufgrund unserer Daten kommen wir zur Schlußfolgerung, daß das noch einer kurativen Therapie zuführbare Prostatakarzinom in ⅔ der Fälle durch den Hausarzt anläßlich einer Rektalpalpation diagnostiziert wird und daß diese Patienten auch in der Mehrzahl der Fälle von urologischer Seite her völlig beschwerdefrei sind. Soll die Letalität des Prostatakarzinoms reduziert werden, so muß dieses vermehrt in einem noch nicht generalisierten Stadium diagnostiziert werden. Um dies zu erreichen, müssen vor allem nicht-urologische Ärzte über diese Zusammenhänge aufgeklärt werden.

So sehr die Früherfassung des Prostatakarzinoms wichtig ist, so gilt es dennoch auch darauf hinzuweisen, daß nicht jedes Prostatakarzinom T1/2 M0 letztlich zum Tode führen muß. Die Letalität des Prostatakarzinoms beträgt 30%; ⅔ der Patienten mit bekanntem Prostatakarzinom versterben an einer anderen Krankheit, resp. Unfall. Wenn man zudem davon ausgeht, daß es vor allem Patienten mit fortgeschrittenem Prostatakarzinom sind, welche daran sterben werden, so ist anzunehmen, daß die Letalität der kleinen, noch auf die Drüse beschränkten Prostatakarzinom eher noch geringer sein sollte.

Literatur

1. Kadow C, Gingell JC, Penry JB (1985) Prostatic ultrasonography: a useful technique? Br J Urol 57: 440–443
2. Chu MT, Murphy GP (1986) What's new in tumor markers for prostate cancer? Urology XXVII, 6: 487–491
3. Rifkin MD, Friedland GW, Shortliffe L (1986) Prostatic evaluation by transrectal Endosonography: Detection of carcinoma. Radiology 158: 85–90

PD Dr. U. Studer
Urologische Universitätsklinik
Inselspital
CH-3010 Bern

Gradientenanalyse klinisch-chemischer Parameter und Tumormarker in der Verlaufskontrolle des Prostatakarzinoms nach pharmakologischer Kastration

G. H. Jacobi, W. Ehrenthal, W. Prellwitz und U. K. Wenderoth

Unsere Analyse basiert auf ca. 6000 Laboruntersuchungen im Rahmen einer engmaschigen Langzeitüberwachung von 22 Patienten mit fortgeschrittenem Prostatakarzinom, behandelt durch pharmakologische Kastration mit dem LHRH-Analogon Decapeptyl-Depot.

Untersucht wurden die saure Phosphatase sowie tartrathemmbare saure Phosphatase, weiterhin die prostataspezifische Phosphatase PAP (Elisa-Technik) sowie das prostataspezifische Antigen (RIA). Weiterhin wurden untersucht das ossäre Isoenzym der alkalischen Phosphatase, außerdem die Hormone LH, FSH, Testosteron und Östradiol. Als quasi interne Kontrolle galten Serumbestimmung von Ferritin sowie die Vitamine A und E. Die vorgestellte Gradientenanalyse basiert auf der Prämisse, daß Tumormarker longitudinal pro Patient im zeitlichen Verlauf betrachtet werden, da die Bewertung von Einzelwerten durch Vergleich mit Mittelwerten sogenannter Normalkollektive geringere Aussagekraft hat.

Folgende Fragestellungen wurden behandelt:

1. Wie hoch ist der Ausgangswert im Vergleich zum sogenannten „Schwellenwert",
2. wie ausgeprägt ist die Veränderung im Vergleich zum Ausgangswert und zum letzten Vorwert,
3. wie schnell vollzieht sich die beobachtete Veränderung?

Hierfür wurde über ein speziell entwickeltes Tabellen-Kalkulationsprogramm (Lotos 123) eine allgemeingültige Formel für die Berechnung eines sogenannten Gradienten erstellt. Durch diese Darstellungsweise können Laborwert-Verläufe weitstreuender Absolutwerte mittels einer Gradientenkurve, die positiv, im Null-Bereich oder negativ verlaufen kann, vergleichend beurteilt werden. Die Innovation dieser Gradientenanalyse ist es, daß sie die jeweils aktuellen Laborwerte auf die Vorwerte bezieht, ihre Abweichung vom Normwert wichtet, sowie berücksichtigt, wie schnell sich eine solche Veränderung vollzogen hat. Da der Gradient immer die Dimension pro Zeiteinheit, unabhängig von der Konzentrationseinheit hat, sind Gradienten verschiedener Parameter sehr leicht zu vergleichen und gemeinsam darstellbar.

Zusammenfassung

Es wurde ein neues computergestütztes Verfahren zur Auswertung von Laborparametern dargestellt und auf die Verhältnisse einer engmaschigen Langzeitüberwachung bei Patienten mit Prostatakarzinom angewandt. Dieses Verfahren erleichtert eine Tumornachsorge in der Zusammenschau. Die grafik-analoge Darstellung mehrerer Marker reduziert die verschiedenen Konzentrationswerte, wie z.B. ng/dl, pmol/ml, IE/vol und andere auf einen einheitlichen Gradienten. Damit wird aus dem Vergleich von „Birnen" mit „Äpfeln" oder „Aprikosen" ein einheitliches „Obst".

Für das Monitoring beim Prostatakarzinom haben sich die Serumparameter Testosteron, PSA und PAP als die signifikantesten Laboruntersuchungen erwiesen. Bei der Analyse aller anderen eingangs aufgeführten Laborparameter hat sich gezeigt, daß sie keinen Beitrag zum besseren Verständnis des biochemischen Geschehens, d.h. der Prognose zu leisten vermögen.

Prof. Dr. G.H.Jacobi
Urologische Klinik und Poliklinik
im Klinikum der
Johannes-Gutenberg-Universität Mainz
Langenbeckstr. 1
D-6500 Mainz

Vergleichende Untersuchung des prostataspezifischen Antigens und der prostataspezifischen sauren Phosphatase in der Diagnostik und Verlaufskontrolle des Prostatakarzinoms

M. Wirth, J. Grups und H. Frohmüller

Eine vergleichende Untersuchung des prostataspezifischen Antigens (PSA) und der prostataspezifischen sauren Phosphatase (PAP) wurde bei insgesamt 360 Probanden vorgenommen. In 69 Fällen handelte es sich um gesunde Kontrollpersonen, bei 79 Patienten lag ein Prostata-Adenom und bei 212 Patienten ein Prostatakarzinom vor. Zur Bestimmung der PSA wurden Testsysteme der Fa. Hybritech und Diagnostic Products verwendet. Die PAP wurde mittels eines Enzymimmunoassays der Fa. Behringwerke AG nachgewiesen.

Ergebnisse

Bei 134 Parallelbestimmungen ergab sich für ein monoklonales (Fa. Hybritech, USA) und ein polyklonales Testsystem (Fa. Diagnostic Products, USA) zum Nachweis des PSA ein Korrelationskoeffizient von 0,97. Dies bedeutet, daß nur in 3 von 100 Fällen, die mit beiden Testsystemen bestimmten Werte signifikant differieren. Beide Testsysteme sind deshalb in gleicher Weise zum Nachweis des PSA geeignet.

Die Normalwerte für das prostataspezifische Antigen sind im wesentlichen abhängig von der gewählten Kontrollgruppe (Tabelle 1).

Die Serumwerte von Normalpersonen unterscheiden sich hierbei signifikant von den Werten von Patienten mit Prostata-Adenomen. Die Kenntnis dieser Befunde ist für die Beurteilung erhöhter PSA-Werte unerläßlich. In der weiteren Auswertung der Befunde wurde als Grenzwert die 97% Perzentile

Tabelle 1. PSA-Grenzwerte in Abhängigkeit von der Kontrollgruppe und der falsch positiven Befunde

PSA (ng/ml)		
Perzentile	Normalpersonen	Prostata-Adenome
90%	1,1	8,2
95%	1,3	12,7
97%	1,4	20,7

der Prostata-Adenome sowohl für das PSA mit 20,7 ng/ml als auch für die PAP mit 2,1 ng/ml zugrunde gelegt, da ansonsten zu häufig falsch positive Befunde zu erwarten sind.

Bei virginellen Prostatakarzinomen fanden sich im Tumorstadium T1-3 pNo Mo in 43,2% erhöhte PSA-Werte, jedoch nur in 9,1% erhöhte PAP-Werte. Im Tumorstadium T1-3 pN1-3 Mo waren das PSA in 75% und die PAP in 45% erhöht. Bei Patienten mit Fernmetastasen waren sämtliche PSA-Werte erhöht. Dies galt für die PAP nur in 90%.

Um zu überprüfen, ob in der Diagnostik und der Verlaufskontrolle des Prostatakarzinoms beide Marker bestimmt werden sollten, wurde die folgende Auswertung vorgenommen. Bei unbehandelten Prostatakarzinomen wurden gemeinsam erhöhte PSA- und PAP-Serumwerte über der 97% Perzentile der Prostata-Adenome in 40,1% ermittelt. Das PSA allein war zusätzlich in 26,2% und die PAP allein war nur in 1,3% erhöht.

Bei 128 nachbeobachteten Prostatakarzinomen waren in 43,2% entweder das PSA oder die PAP erhöht. Beide Marker waren gemeinsam in 18,6% pathologisch. Das PSA allein war in 19,5% und die PAP war allein in 5,1% erhöht.

Diskussion

Die Ergebnisse zeigen, daß weder das prostataspezifische Antigen noch die prostataspezifische saure Phosphatase zur Früherkennung des Prostatakarzinoms geeignet sind. Diese Tatsache wird heute für die PAP allgemein akzeptiert [3, 6]. Die eigenen Ergebnisse bezüglich der Wertigkeit der PSA in der Frühdiagnostik wurden von Kuriyama et al [1] bestätigt. Die Autoren konnten im Prostatakarzinom Stadium A und B ebenfalls keine signifikanten Unterschiede der PSA-Serumwerte im Vergleich zu Patienten mit Prostata-Adenomen aufzeigen. Das von Wang 1979 [5] erstmals beschriebene PSA erwies sich als der sensitivere Marker im Vergleich zur PAP. Nur in 5,1% konnten in der Verlaufskontrolle bei normalen PSA-Werten zusätzlich erhöhte PAP-Werte nachgewiesen werden. Sidall et al [4] fanden ebenfalls bei Patienten mit Prostatakarzinomen nur in 4,7% pathologische PAP-Serumwerte bei unauffälligen PSA-Werten. Ähnliche Ergebnisse wurden von Liedtke und Batjer [2] berichtet. Zusammenfassend kann festgestellt werden, daß insbesondere das PSA für die Verlaufskontrolle des Prostatakarzinoms gut geeignet ist.

Literatur

1. Kuriyama M, Wang MC, Papsidero LD, Kilian CS, Shimano T, Valenzuela L, Nishiura T, Murphy GP, Chu TM (1980) Quantitation of prostate-specific antigen in serum by a sensitive enzyme immunoassay. Cancer Res 40: 4568–4662
2. Liedtke RJ, Batjer JD (1984) Measurement of prostatic-specific antigen by radioimmunoassay. Clin Chem 30: 649
3. Pontes JE (1983) Biological markers in prostate cancer. J Urol 130: 1037
4. Siddall JK, Cooper EH, Newling DWW, Robinson MRG, Whelan P (1986) An evaluation of the immunochemical measurement of prostatic acid phosphatase and prostatic specific antigen in carcinoma of the prostate. Eur Urol 12: 123–130
5. Wang MC, Valenzuela LA, Murphy GP, Chu TM (1979) Purification of a human prostate specific antigen. Invest Urol 17: 159
6. Wirth MP, Gomes de Olivera J, Frohmüller HGW (1984) Monoclonal antibody based radioimmunoassay in the detection of prostatic acid phosphatase. Eur Urol 10: 326

Priv. Doz. Dr. M. Wirth
Urologische Klinik und Poliklinik
der Universität Würzburg
Josef-Schneider-Str. 2
D-8700 Würzburg

Wertigkeit der prostataspezifischen sauren Phosphatase (PAP) zur Verlaufskontrolle des Prostatakarzinoms (PC)

St. H. Flüchter, K.-H. Bichler und S. Halim

Einleitung

Die bessere Sensitivität des immunologischen Phosphatasen-Assays gegenüber dem kolorimetrischen Enzym-Assay gilt heute ebenso als gesichert wie die Aussage, daß der Phosphatasendiagnostik allein aufgrund der geringen Sensitivität im Frühstadium des PC keine Skreeningqualität zukommt [1, 2]. Gefragt war nach der Wertigkeit der prostataspezifischen sauren Phosphatase (PAP) zur Verlaufskontrolle des PC.

Material und Methode

Von 182 PC-Patienten des Stadiums D und C (G3) wurden die Daten der PAP-Verlaufskurven, die mindestens 10 Meßpunkte (RIA, Serono Diagnostika GmbH, Freiburg) enthielten, ausgewertet und mit dem klinischen Status des PC unter Therapie verglichen. Der Normwert der PAP lag definitionsgemäß bis 2,4 ng/ml Serum (95% Perzentile von 172 BPH-Patienten).

Ergebnisse

Unter erfolgreicher Hormontherapie fielen die PAP-Werte innerhalb von 7 bis 30 Tagen in den Normalbereich. Die Prognose war bei steilem, initialem Abfall der PAP-Serumkonzentration am günstigsten. Bei ca. 20% der Patienten mit Karzinomremission stellte sich der PAP-Abfall erst nach 2 bis 6 Monaten ein. Ein initial nur mäßiger Abfall der PAP oder eine Plateaubildung im erhöhten PAP-Bereich wurde als ungünstiges diagnostisches

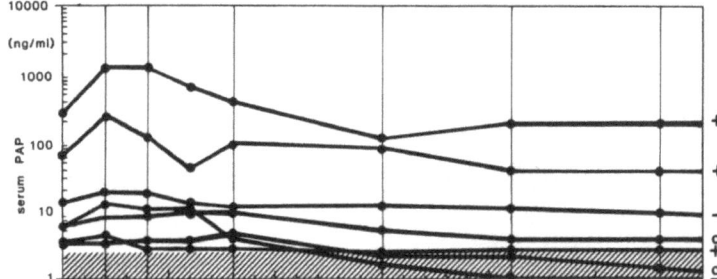

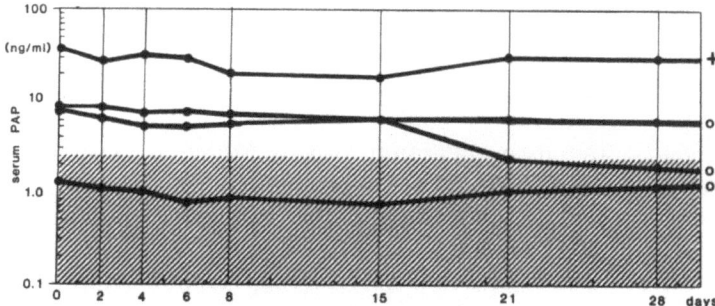

Abb. 1. Serum-PAP-Verlauf unter LH-RH-Analoga-Therapie (Buserelin, n = 11). *Oben:* 7 Patienten zeigten initial einen PAP-Anstieg. 5 dieser Patienten beklagten eine Zunahme der Knochenmetastasenschmerzen zu Therapiebeginn. *Unten:* Bei 4 Patienten fand sich weder ein initialer PAP-Anstieg noch eine Schmerzzunahme (− = Remission; *0* = Stabilisation; + = Progreß)

Zeichen interpretiert. Nach kurzer Befundbesserung kam es zum frühzeitigen Progreß. Hinweise, wonach ein PAP-Abfall auf 50% oder mehr mit einem günstigen Therapieansprechen korreliert, konnte nicht bestätigt werden [3].

Unabhängig vom späteren Verlauf war initial ein Abfall der PAP zu Beginn der Therapie nachweisbar. Nur in einer Pilotstudie mit Buserelin Monotherapie (n = 11 PC) zeigten 7 Patienten initial einen PAP-Anstieg unabhängig vom späteren PAP-Verhalten und vom klinischen Bild (Abb. 1). 5 dieser Patienten mit PAP-Anstieg hatten bereits vor Therapiebeginn Knochenmetastasenschmerzen, die zu Beginn der Therapie zunahmen. Bei 15 Patienten mit Kombinationstherapie Flutamid und Buserelin fand sich initial immer ein PAP-Abfall, nie eine Zunahme der Knochenmetastasenschmerzen.

Überprüft wurde die Sicherheit, mit der Remission oder Progression des Tumors durch die alleinige PAP-Diagnostik angezeigt wurde. Von 97 Patienten mit klinisch dokumentierbarer Remission wiesen 81,4% PAP-Normwerte auf. 18,6% hatten erhöhte PAP-Werte bis maximal 4,0 ng. PAP-Werte über 4 ng signalisierten zuverlässig einen Tumorprogress. Ließ sich der PAP-Anstieg durch Therapiewechsel nicht stoppen, verstarben die Patienten am Karzinom. Allerdings zeigten von 85 Patienten mit eindeutigem Progreß 9,4% initial, konsekutiv und final keine pathologisch erhöhten PAP-Werte.

Schlußfolgerungen

Die PAP-Diagnostik für die PC-Verlaufskontrolle ist nicht invasiv und kurzfristig wiederholbar. Im Gegensatz zu anderen Stagingverfahren (CT, Knochenskan, AUR, Biopsie) erfaßt sie die Karzinomaktivität global. Ein kontinuierlicher PAP-Anstieg ist sicherer Hinweis auf eine Tumorprogression. Persistiert dieser Anstieg trotz Therapiewechsel, so stirbt der Patient am Karzinom. Die 10% falsch negativen PAP-Serum-Befunde trotz Karzinomprogreß unterstreichen, daß man sich auf die PAP-Diagnostik in der Karzinomnachsorge allein nicht verlassen darf.

Literatur

1. Fleischmann J, Catalona WJ, Fair WR, Heston WDW, Menon M (1983) Lack of value of radioimmunoassay for prostatic acid phosphatase as a screening test for prostatic cancer in patients with obstructive prostatic hyperplasia. J Urol 129: 312–315
2. Flüchter SH, Bichler K-H, Harzmann R, Reuter MA, Mildner A (1982) Clinical value of different methods for determination of acid phosphatase in prostatic cancer. Urol Int 37: 79–86
3. Maatman TJ, Gupta MK, Montie JE (1984) The role of serum prostatic acid phosphatase as a tumor marker in men with advanced adenocarcinoma of the prostate. 79th Annual Meeting of the American Urological Association.

Priv. Doz. Dr. med. St. H. Flüchter
Abteilung Urologie der Universitätskliniken
Calwerstr. 7
D-7400 Tübingen

Stellenwert der sauren Prostata-Phosphatase und des prostataspezifischen Antigens in der Diagnostik und Verlaufskontrolle des Prostatakarzinoms

Z. Csapo, A. Sigel und K. Brand

Die prostataspezifische saure Phosphatase (PAP) und das prostataspezifische Antigen (PSA) sind biochemisch und immunologisch unterschiedliche, gewebsspezifische Glykoproteine des menschlichen Prostatagewebes. Da die beiden Tumormarker voneinander unabhängig in der Prostata entstehen, könnte die gleichzeitige Messung von PAP und PSA theoretisch die immunologische Diagnostik sowie das Monitoring von Prostatakarzinomen verbessern.

Patientengut und Methodik

In einem Zeitraum von 18 Monaten wurden bei 293 Patienten Serumproben für PAP und PSA gleichzeitig bestimmt. Die Patienten wurden nach dem rektalen Tastbefund und/oder Histologie (Stanzbiopsie, TUR, offene Adenomektomie) in 6 Gruppen unterteilt (Abb. 1 und 2).

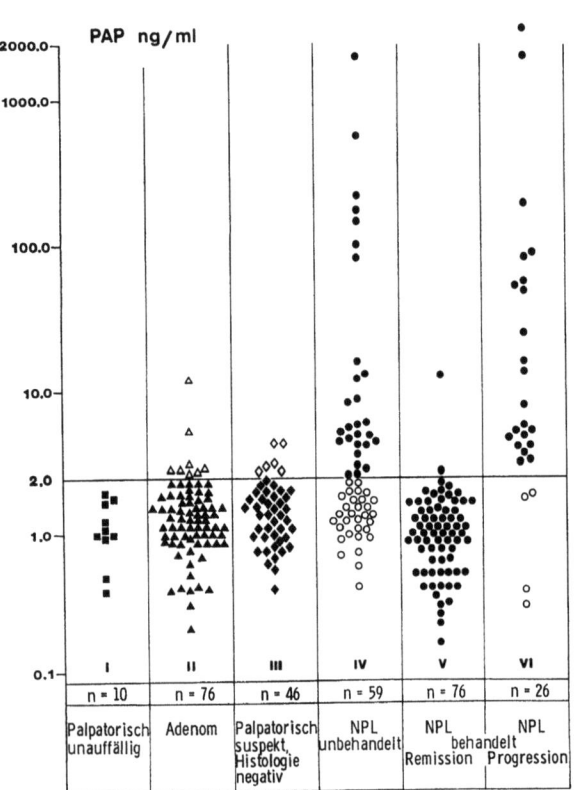

Abb. 1. PAP-Bestimmung im Serum von unbehandelten und behandelten Patienten mit Prostatakarzinom. Zum Vergleich sind die Ergebnisse bei gesunden Männern, bei Patienten mit suspektem Tastbefund (Konsistenzvermehrung, Knoten, etc.) jedoch ohne histologischen Karzinomhinweis und Patienten mit Prostataadenom aufgeführt

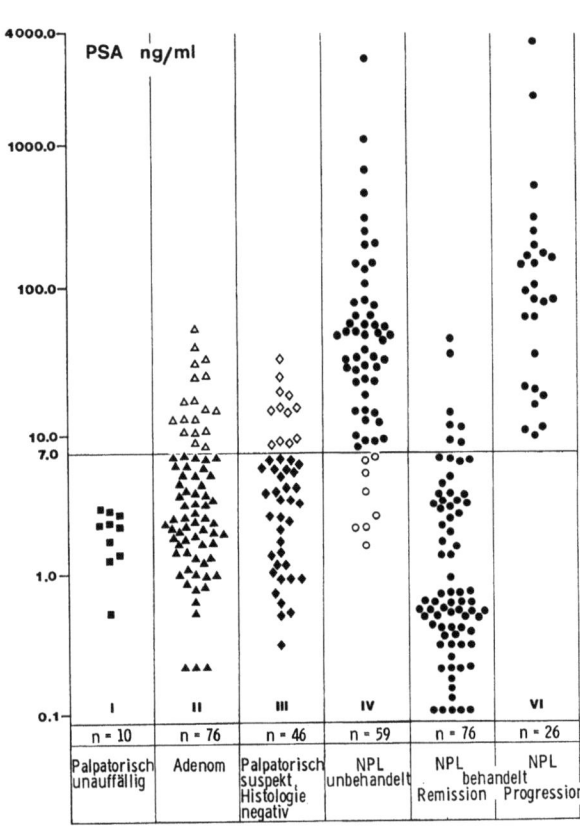

Abb. 2. PSA-Bestimmung im Serum von unbehandelten und behandelten Patienten mit Prostatakarzinom. Zum Vergleich sind die Ergebnisse bei gesunden Männern, bei Patienten mit suspektem Tastbefund (Konsistenzvermehrung, Knoten, etc.) ohne histologischen Karzinomhinweis und Patienten mit Prostataadenom aufgeführt

Tumorstaging: Die lokale Tumorausbreitung (T-Stadium) der neuentdeckten Fälle wurde nach dem rektalen Palpationsbefund, dem Computertomogramm des kleinen Beckens und der transtrigonalen endoskopischen Staging-Biopsie zur Differenzierung zwischen $cT_{2/3}$ und cT_4 festgelegt.

Blutentnahme: Bei 13 Patienten wurden die Serumwerte der PAP und PSA auch vor und 30 Minuten nach der rektalen Palpation bestimmt (Abb. 4), dies um den Einfluß der diagnostischen Manipulation zu überprüfen. Sonst ging die Blutentnahme immer *der rektalen Untersuchung voraus,* d.h. bei palpatorischem Verdacht oder bei unklarem Palpationsbefund erst mindestens 48 Stunden nach der Rektalisierung.

Markerbestimmung: Die Serumwerte von PAP wurden mit Hilfe der GammaDab 125-J-PAP-Radioimmunassay Kit (Travenol-Genentech Diagnostics) bestimmt, die von PSA mittels Doppelantikörper/PEG-Radioimmunassay (Diagnostic Products Cor-

poration). Als oberer Grenzwert wurde bei der PAP-Bestimmung 2,0 ng/ml, bei PSA-Bestimmung 7,0 ng/ml aus unserer Erfahrung gewählt.

Ergebnisse

Bei 54 von 100 Patienten mit einem verdächtigen Tastbefund (Gruppe III und Gruppe IV ohne T_0-Fälle) bestätigte die Stanzbiopsie das Vorliegen eines Prostatakarzinoms. Basierend auf dem bioptischen Befund ergab sich eine Sensitivität für PSA von 94%, eine Spezifität von 74%. Die Sensitivität von PAP war mit 52% eindeutig niedriger, die Spezifität mit 87% günstiger als die von PSA. Bei den neuentdeckten, unbehandelten Prostatakarzinomen steigt die Häufigkeit der pathologischen Werte sowohl bei PAP als auch bei PSA mit dem zunehmenden Malignitätsgrad bzw. cT-Stadium an (Abb. 3). Auffallend ist, daß die Zahl von pathologischen PSA-Befunden nicht nur im Stadium T_{0-2}, sondern auch im kapselüberschreitenden Prozeß (T_3) mehr als das Doppelte von denen der PAP beträgt. Dagegen erreichte im T_4-Stadium auch der Anteil von positiven Phosphatasen 91%. Die Erklärung dafür ist der hohe Prozentsatz (64%) nachgewiesener Knochenmetastasen in diesem Stadium der Krankheit. In allen Fällen von nachgewiesenem Lymphknotenbefall und Knochenmetastasen fanden wir einen meist extrem pathologischen (höher als 100 ng/ml) PSA-Wert, wobei in 25% der Fälle der PAP-Wert unter der Normgrenze (kleiner als 2,0 ng/ml) lag.

Unter den neuentdeckten Fällen war der Serumwert von PSA nie im Normbereich, falls PAP erhöht war. Bei klinischer Progredienz (Gruppe VI) wurde in keinem Fall ein normaler PSA-Wert registriert (in 42% von über 100 ng/ml), obwohl in 15% der Fälle das Ergebnis der PAP-Bestimmung noch unauffällig war. Bei den Patienten der Gruppe V, die sich klinisch in Remission befanden, lag der PSA-Wert in 89% im Normbereich.

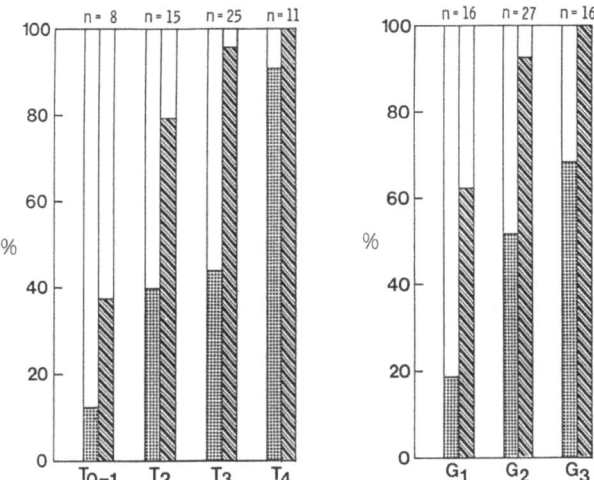

Abb. 3. Prozentuale Häufigkeit der pathologischen PAP-(▦) und PSA-(▧) Werte bei 59 unbehandelten neuentdeckten Prostatakarzinom-Patienten nach dem cT-Stadium bzw. Malignitätsgrad geordnet

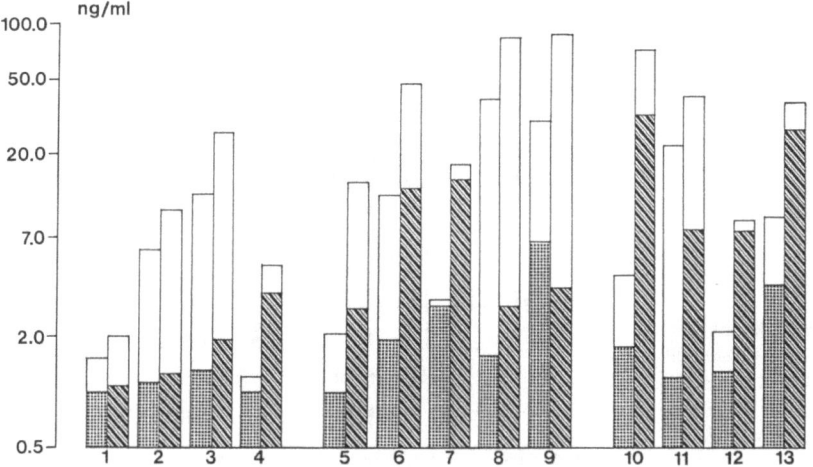

Abb. 4. Bestimmung der Serumwerte von PAP (▦) und PSA (▧) mit Radioimmunoassay bei 13 Patienten vor und 30 Minuten nach rektaler Untersuchung. Die nichtschraffierten Säulen zeigen den mehrfachen Anstieg der Serumkonzentrationen beider Tumormarker nach der Palpation der Vorsteherdrüse. (Pat. 1–4: unauffälliger Tastbefund; Pat. 5–9: Prostataadenom; Pat. 10–13: Prostatakarzinom)

Bei unseren Prostataadenom-Patienten war der Anteil falsch-positiver PSA-Werte mit 24% relativ niedrig. Diesen Unterschied führen wir auf die streng eingehaltene Regel zurück, niemals an eine Palpation oder Manipulation am Blasenhals Blut zur Markerdiagnostik zu entnehmen. Wie aus Abb. 4 ersichtlich, gehen unabhängig von der Diagnose – normaler Tastbefund, Adenom oder Karzinom – die Werte beider Tumormarker nach der rektalen Palpation in erstaunlich hohe (bis zum 40fachen) Bereiche.

Schlußfolgerungen

1. Das PSA ist mindestens zweifach sensitiver als PAP, sowohl im frühen o. lokal fortgeschrittenen Stadium als auch im kapselüberschreitenden Prozeß. 2. Annähernd identische Aussagen beider Marker sind erst im weit fortgeschrittenen Stadium möglich. 3. Die Parallelbestimmung konnte die Sensitivität in unserer Serie nicht verbessern.

Dr. Z. Csapo
Urologische Klinik der
Universität Erlangen-Nürnberg
Maximiliansplatz
D-8520 Erlangen

Fortschritt in der Verlaufskontrolle des Prostatakarzinoms

E. Allhoff, K. Oette, W. Franzen und R. Engelking

Loor und Mitarbeiter fanden 1981 als Ursache für die verminderte Sekretion der prostataspezifischen sauren Phosphatase (PAP) eine spezifische Gensuppression für dieses Antigen im Rahmen der malignen Transformation beim Prostata-Karzinom; davon ausgenommen sind das prostataspezifische Antigen (PSA) sowie die Ribonuklease [3]. Darüber hinaus ergaben tumorbiologische Analysen von Prostata-Karzinom-Geweben unterschiedlicher Differenzierungen bezüglich der Antigenexpression für PAP und PSA einen heterogenen Phänotypus als Ausdruck funktionaler Pleomorphie [1, 2] (Abb. 1). Diese Erkenntnisse bildeten die Grundlage einer vergleichenden Untersuchung der Serumwerte für PAP und PSA von Prostata-Adenom- und -Karzinom-Patienten, wobei bei letzterem Kollektiv die Gruppen vor bzw. unter bereits laufender Therapie unterschieden wurden. Von insgesamt 341 Prostata-Adenom-Patienten zeigten nur 2% einen pathologischen PAP-Serumwert, dagegen wurde dies für PSA in immerhin 45% der Fälle beobachtet. Die im Falle einer malignen Transformation jedoch im Vergleich zum Adenom-Kollektiv signifikant höher liegenden

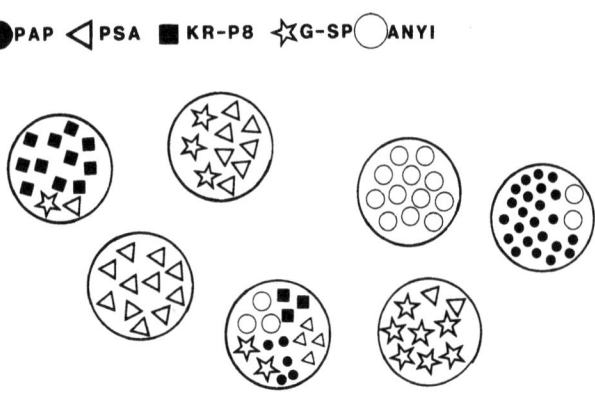

Abb. 1. Funktionale Pleomorphie des Prostatakarzinoms. *PAP* = prostataspezifische saure Phosphatase, *PSA* = prostataspezifisches Antigen, *G-SP* = Gamma-Seminoprotein, *ANYI* = bisher nicht identifiziertes Antigen. Für die jeweiligen organspezifischen Antigene unterschiedliche Sekretionsleistungen differenter Tumorzellklone

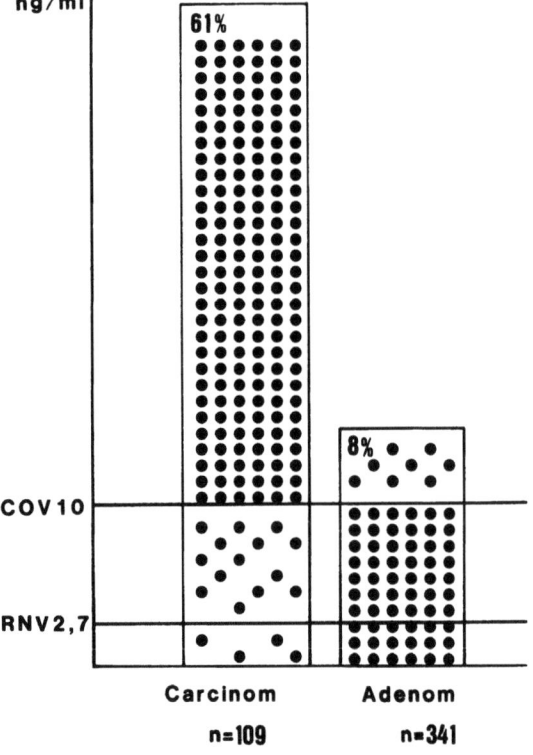

Abb. 2. PSA bei Adenom und Carzinom

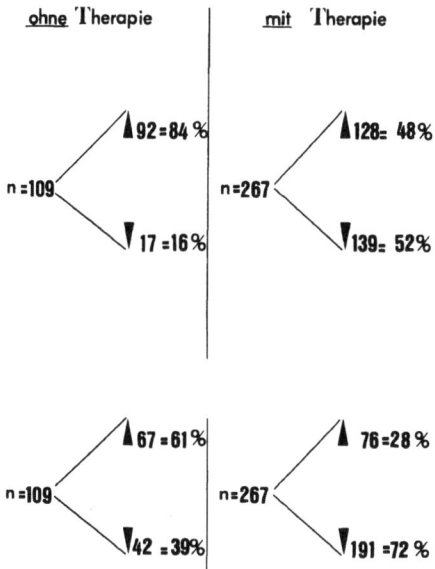

Abb. 3. PSA bei Prostata-Carzinomen

PSA-Werte berechtigten zur Einführung eines Cut off values (Erweiterung des Entscheidungsbereiches) von 10 ng/ml als Orientierungshilfe, wie auch von anderen Arbeitsgruppen beschrieben [4] (Abb. 2). Danach fällt der Anteil der – bezogen auf die Erfassung eines Tumorgeschehens – falsch positiven PSA-Werte auf 8%, jedoch korreliert in immerhin 61% der Fälle der erhöhte PSA-Wert mit der malignen Prostata-Erkrankung. Für PAP konnten dagegen nur in 32% der Fälle unbehandelter Prostatakarzinome sämtlicher Stadien und Differenzierungsgrade erhöhte Werte bestimmt werden. Bei 267 Patienten unter bereits laufender Prostata-Karzinom-spezifischer Therapie fanden sich in 28% der Fälle pathologische PSA-Werte, im Vergleich dazu war PAP nur in 14% dieses Kollektivs erhöht (Abb. 3). Diese deutliche Überlegenheit unabhängig vom Therapiebeginn um etwa 50% von PSA gegenüber PAP findet ebenso Ausdruck in der Verlaufskontrolle des Tumorleidens; so war in der Mehrzahl der Fälle eine Tumorpersistenz oder das Wiederaufflackern der biologischen Aktivität des Tumors im Sinne einer Progression durch die Bestimmung von PAP alleine nicht möglich, wohl aber durch die simultan ermittelten PSA-Werte. Der Abfall der Serumwerte für PAP und PSA spiegelte die Neutralisation der Tumorerkrankung wider, objektivierbar durch den klinischen Verlauf. Im direkten Vergleich beider Antigene wurde neben der Überlegenheit von PSA jedoch auch in 2% der Fälle eine ausschließliche Erhöhung von PAP beobachtet, so daß sich für eine optimale Verlaufskontrolle der Einsatz beider Marker empfiehlt. Zu erklären ist dies durch eine fehlende bzw. herabgesetzte Sekretion bestimmter Tumorzellverbände für PSA. In 15% der Fälle waren unabhängig vom Therapiebeginn weder eine PSA- noch eine PAP-Erhöhung festzustellen, so daß der Normalwert für diese Antigene ein Prostatakarzinom nicht unbedingt ausschließt. Nicht zuletzt durch die verbesserte Erfassung der therapeutischen Effizienz erscheint der simultane Einsatz beider Antigene für die Verlaufskontrolle des Prostatakarzinoms unentbehrlich.

Literatur

1. Allhoff EP, Proppe KH, Chapmann CM, Lin CW, Prout GR (1986) Evaluation of prostate specific acid phosphatase and prostate specific antigen in identification of prostatic cancer. J Urol 129: 315-318
2. Allhoff EP, Fischer R, Engelking R (1986) Die Bedeutung immunhistochemischer Techniken für Diagnose und Therapie des Prostatakarzinoms. Akt Urol 17: 113-118
3. Loor R, Wang MC, Valenzuela L, Chu TM (1981) Expression of prostatic acid phosphatase in human prostate cancer. Cancer Lett 14: 63-69
4. Siddall JK, Cooper EH, Newling DWW, Robinson MRG, Whelan P (1986) An evaluation of the immunochemical measurement of prostatic acid phosphatase and prostatic specific antigen in carcinoma of the prostate. Eur Urol 12: 123-130

Professor Dr. E. Allhoff
Urologische Universitätsklinik Köln
Jos.-Stelzmann-Straße 9
D-5000 Köln 41

Wertigkeit klinischer Verfahren zur Klassifikation des T-Stadiums beim Prostatakarzinom

S. Miller, T. Ebert, B. J. Schmitz-Dräger, W. Hort und R. Ackermann

Die Einteilung der T-Kategorie beim Prostatakarzinom (CaP) durch digitale rektale Untersuchung ist mit erheblicher Ungenauigkeit behaftet.

Ziel dieser noch laufenden, prospektiven Studie war die Untersuchung der Frage, ob die modernen bildgebenden Verfahren zur Beurteilung der Ausdehnung des Primärtumors beim CaP einer digitalen Exploration überlegen sind. Die Untersuchung wurde an 11 Patienten mit histologisch gesichertem CaP durchgeführt. Unabhängig voneinander erfolgte die digitale rektale Untersuchung, eine transrektale Sonographie (TRS), ein Computertomogramm (CT) sowie eine Kernspintomographie (MRT). Den Untersuchern wurde lediglich die Diagnose „Prostatakarzinom" mitgeteilt. Gefordert wurden Angaben zur Ausdehnung und Lokalisation des Tumors. Anschließend wurde eine radikale Prostatavesikulektomie durchgeführt. Die Organpräparate wurden nach Anfertigung von Stufenschnitten im Abstand von 4 mm beurteilt. Zwei Patienten hatten einen Tumor des Stadiums pT1, weitere 5 Patienten ein CaP des Stadiums pT2. Bei 4 Patienten wurde histopathologisch ein Kapseldurchbruch nachgewiesen.

Tabelle 1 zeigt, inwieweit durch die verschiedenen Verfahren die Stadienzuteilung korrekt vorgenommen wurde. Das CT wurde aus dieser Zusammenstellung herausgelassen, da ein intrakapsuläres CaP mit dieser Methode nicht erfaßt werden kann. Mit TRS und MRT wurde 1 Patient mit histopathologisch gerade beginnendem Kapseldurchbruch nicht korrekt eingestuft und einem zu niedrigen T-Stadium zugeordnet. Unter Berücksichtigung dieses Befundes erscheint keine dieser Methoden signifikant überlegen zu sein.

Wichtig im Hinblick auf die weitere Therapie erscheint vor allem die Frage nach einem kapselüber-

Tabelle 1. Einschätzung des T-Stadiums beim lokal begrenzten CaP durch digitale Palpation und bildgebende Verfahren

Stadienzuordnung	Palpation	TRS	MRT
korrekt	7	4	5
unterschätzt	3	3[a]	4[a]
überschätzt	1	4	2

[a] 1 Patient mit beginnendem Kapseldurchbruch wurde unterschätzt

Tabelle 2. Nachweis des kapselüberschreitenden Wachstums beim CaP durch digitale Palpation und bildgebende Verfahren

Histologie	n	Verdacht auf kapselüberschreitendes Wachstum			
		Palpation	TRS	MRT	CT
pT1-2	7	0	2	1	0
pT3	4[a]	3	2	0	0

[a] 1 Patient mit beginnendem Kapseldurchbruch

schreitenden Wachstum. In Tabelle 2 ist zusammengestellt, mit welcher Methode ein Kapseldurchbruch nachgewiesen wurde.

Es zeigt sich eine hohe Treffsicherheit der digitalen Untersuchung. Unter Berücksichtigung der bereits erwähnten Tatsache, daß bei einem der 4 Patienten im Stadium pT3 nur ein minimaler Kapseldurchbruch vorlag, muß auch der TRS eine relativ hohe Sensitivität zugestanden werden. MRT und CT scheinen unter diesem Gesichtspunkt keine Verbesserung der Diagnostik zu bedingen.

Dr. B. J. Schmitz-Dräger
Urologische Universitätsklinik
Moorenstr. 5
D-4000 Düsseldorf

Ermöglicht die NMR-Tomographie eine Verbesserung des Stagings bei Prostatakarzinomen?

M. Beer, H. Schmidt und M. Rath

Einleitung

Das locoregionäre Staging von Prostatakarzinomen durch bildgebende Verfahren ist trotz großer Verbesserungen durch Computertomographie und transrektale Sonographie noch unzulänglich. In Abhängigkeit von der Zusammensetzung des Patientengutes und der Erfahrung der Untersucher werden in den konventionellen bildgebenden Verfahren Treffsicherheiten zwischen 15% und 95% erreicht. Nach dreijähriger Erfahrung in der NMR-Tomographie war es Ziel der Studie, zu klären, in welchen Bereichen Verbesserungen in der Differentialdiagnostik zwischen Karzinom, Adenom und Prostatitis sowie eine sicherere Beurteilung durch NMR klinisch relevant sind.

Material und Methode

Seit 1983 wurden 78 Untersuchungen der Prostata bei unterschiedlichen Aufnahmetechniken (SE TE: 30–280 msec – TR: 300–2000 msec) und Feldstärken (0,35, 0,48 und 1,0 Tesla) durchgeführt. Zum Vergleich standen neben Histologie CT und transrektale Sonographie zur Verfügung. Bei 8 Patienten konnte GD-DTPA als NMR-Kontrastmittel eingesetzt werden.

Ergebnisse

Durch primäre multiplanare Abbildung in den 3 Raumebenen und durch simultane Darstellung des periprostatischen Venenplexus ermöglicht die

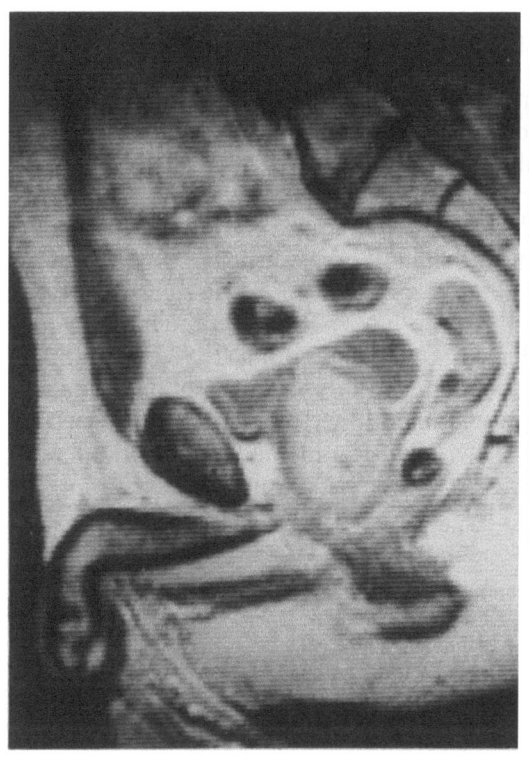
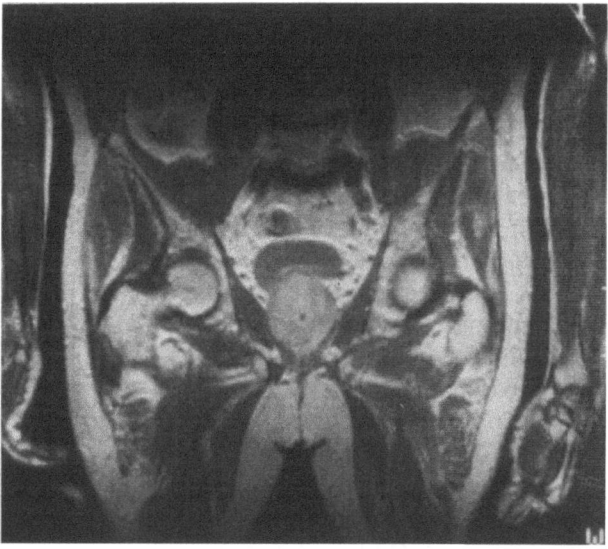

Abb. 1. Prostataadenom in sagittaler und coronarer Aufnahmetechnik. Man erkennt gut die Darstellung des periprostatischen Venenplexus und die Abgrenzung zur Umgebung

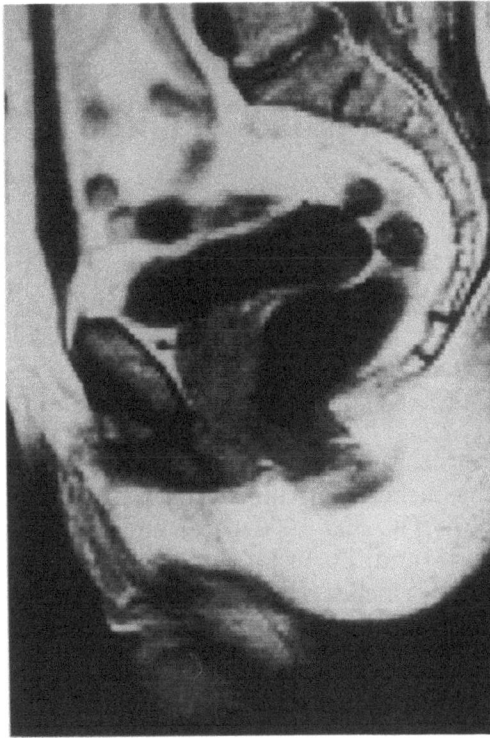 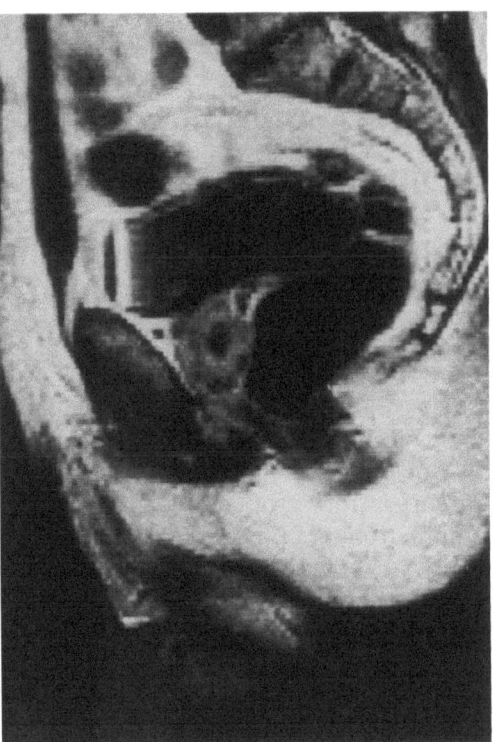

Abb. 2. Sagittales NMR-Tomogramm mit und ohne Kontrastmittelgabe. Nach Infusion von Gadolinium DTPA nehmen karzinomfreie Anteile der Prostata relativ mehr Kontrastmittel auf, wodurch eine Verbesserung der Artdiagnose mit konsekutiver Verbesserung des Stagings grundsätzlich in Aussicht gestellt wird

NMR-Tomographie eine exzellente Bildgebung mit klarer Darstellung der proximalen, distalen und lateralen Grenzflächen (Abb. 1).

Entgegen ursprünglicher Hoffnungen erlaubt die NMR-Tomographie derzeit noch keine sichere Differentialdiagnose zwischen Karzinom, Adenom und postinflammatorischen Narbenbildungen. Durch Einsatz von Gadolinium DTPA als paramagnetisches Kontrastmittel konnte die Kontrastierung verbessert werden, wobei die ersten Ergebnisse darauf hindeuten, daß Adenomknoten mehr Kontrastmittel aufnehmen als Karzinome und Narben. Allerdings konnten auch durch Kontrastmittelgabe noch keine eindeutigen Verbesserungen in der Beurteilung der Tumorausdehnung erzielt werden (Abb. 2).

Die sagittale und coronare Abbildung ermöglicht im Vergleich zum Computertomogramm und zur transrektalen Sonographie eine sicherere Beurteilung der Blasenbodeninfiltration. Eine Infiltration des Sphincter externus konnte in allen 4 Fällen auch NMR-tomographisch nicht erfaßt werden.

Große Lymphknotenmetastasen konnten übereinstimmend im Computertomogramm wie im NMR-Tomogramm in allen Fällen erkannt werden. Problematisch bleibt weiterhin der Nachweis kleiner pelviner Lymphknotenfiliae, wodurch die diagnostische Lymphadenektomie noch unumgänglich ist.

Schlußfolgerungen

Trotz der hohen Fallzahl halten wir es aufgrund der immer noch erforderlichen Variationen der Aufnahmemodalitäten und der geringen Erfahrung mit Befundinterpretation derzeit noch verfrüht, eine Beurteilung der Sensitivität und Spezifität anzustreben. Sicherlich sind keine Verbesserungen in der Entdeckung kleinerer Karzinome im NMR zu erwarten, jedoch erscheint die NMR-Tomographie in der Beurteilung der Organüberschreitung den konventionellen bildgebenden Verfahren wie CT und transrektale Sonographie leicht überlegen zu sein. Wir setzen sie daher inzwischen routinemäßig zum präoperativen Staging von „Prostatektomie-Fällen" ein.

Literatur beim Verfasser

Dr. med. Manfred Beer
Urologische Klinik und Poliklinik
der Ludwig-Maximilians-Universität
München, Klinikum Großhadern
Marchioninistraße 15
D-8000 München 70

Präoperative Klassifizierung des lokal begrenzten Prostatakarzinoms durch Computertomographie und transrektale Prostatasonographie

U. W. Tunn, M. Cordes, M. Bingold und W. Weiglein

Bei 30 Patienten, bei denen in den Jahren 1984 bis 1985 eine radikale Prostatektomie bei loko-regionär begrenztem Prostatakarzinom vorgenommen wurde, wurde die präoperativ durch Sonographie und Computertomographie (CT) festgelegte Tumorklassifizierung mit dem histo-pathologischen Befund verglichen. Das lokale Tumorstaging erfolgte klinisch neben digito-rektaler Palpation durch transrektale Prostatasonographie (TPS) mit einem rotierenden 90° Sektor 4,5 Megahertz-Schallkopf und Becken-CT mit Computertomographen Somatom 2 und 4 mm-schichtig.

Ergebnisse

Bei 17 der 30 radikalen Prostatektomiepräparate lag morphologisch ein pT_{1-2}-Stadium und bei 13 Fällen ein pT_3-Stadium mit Tumorinfiltration der Prostatakapsel vor. Die beiden Gruppen wurden getrennt und gemeinsam analysiert:

1. Zunächst die Ergebnisse für die 17 Fälle der pT_{1-2}-Prostatakarzinome: Mit der TPS wurde in 15 von 17 Fällen entsprechend 88% eine richtige Stadienzuordnung vorgenommen, mit der CT und dem Palpationsbefund konnte in jeweils 13 Fällen entsprechend 76% eine richtige Stadieneinteilung ermittelt werden. Die statistische Auswertung des Q-Testes nach Cochran bei einer Irrtumswahrscheinlichkeit von 5% ergab keine signifikanten Unterschiede in der Methode.
2. Die Ergebnisse der präoperativen Tumorklassifizierung für die patho-histologisch gesicherten pT_3-Tumorläsionen zeigten, daß mit der TPS in 7 der 13 Fälle entsprechend 54% eine richtige Zuordnung getroffen wurde, mit der CT in 5 der 13 Fälle, mit der Palpation in keinem Fall. Der Methodenvergleich zwischen TPS und CT ergibt statistisch ebenfalls keine signifikanten Unterschiede.
3. Für alle 3 Stadien (pT_{1-3}) ergibt sich, daß mit Hilfe der TPS in 22 von 30 Fällen entsprechend 73% mit Hilfe der CT in 18 von 30 Fällen entsprechend mit der Palpation alleine in 13 von 30 Fällen entsprechend 43% eine richtige Stadieneinteilung ermittelt wurde.

Tabelle 1 zeigt Sensitivität und Spezifität der vergleichend angewendeten Methoden bezüglich einer präoperativen Vorhersage für eine Prostatakapselpenetration des Karzinoms. Sowohl in der Sensitivität, als auch in der Spezifität ist die transrektale Prostatasonographie der Computertomographie geringgradig und der Palpation weit überlegen. Die lokale Tumorausbreitung läßt sich also mit der TPS häufiger richtig ermitteln als mit der CT und dem klinischen Palpationsbefund. Beide bildgebenden Verfahren sind statistisch jedoch noch als gleichwertig zu betrachten. Uns erscheint wegen der höheren Treffsicherheit der TPS im Hinblick auf die lokale Tumorausbreitung und insbesondere aufgrund der höheren Sensitivität und Spezifität bezüglich der Kapselpenetration die TPS die verläßlichere Methode zu sein. Andere Autoren [1] fanden für die TPS eine höhere Sensitivität und eine niedrigere Spezifität für die Kapselpenetration. Die unterschiedlichen Ergebnisse sind am ehesten durch die höhere Rate von pT_1 und pT_2-Tumoren in unserem Patientenkollektiv zu erklären.

Zusammenfassung

Die transrektale Prostatasonographie hat hinsichtlich der Tumorausbreitung einen höheren Informationsgehalt als die Computertomographie. Der hö-

Tabelle 1. Präoperative Prädiktion für Prostatakapselpenetration bei 30 radikalen Prostatektomiepräparaten

	Sensitivität	Spezifität
TPS	0,54	0,88
CT	0,38	0,76
Palpation	0,0	0,76

here Informationsgehalt der TPS beruht auf der sonographischen Darstellung einer Veränderung von Echostruktur und Kontur der Prostata, während mit der CT nur Veränderungen der Organkontur zu erfassen sind. Da sich durch die CT bezüglich der lokalen Tumorausbreitung im Stadium pT_1 bis pT_3 keine zusätzlichen Informationen gegenüber der TPS erhalten lassen, sind wir der Auffassung, daß die computertomographische Untersuchung der Prostata mit 4 mm Schichtdicke einen zu hohen Aufwand erfordert ohne zusätzlichen Informationsgehalt für ein lokales Prostatakarzinom-Staging.

Literatur

1. Pontes JE, Eisenkraft S, Watanabe H, Ohe H, Saiton M, Murphy GP (1985) Preoperative evaluation of localized prostatic carcinoma by transrectal ultrasonography. J Urol 134: 289–291

Prof. Dr. U. W. Tunn
Chefarzt der Urologischen Klinik
Städt. Kliniken
D-6050 Offenbach

Voraussagewert der Computertomographie und Lymphangiographie bei der Bestimmung der Tumorausdehnung des Prostatakarzinoms

R. Bosch, F. H. Schröder und K. H. Kurth

Ziel der Staginguntersuchung von Patienten mit einem Prostatakarzinom ohne nachgewiesene Fernmetastasen ist, jene Patienten zu identifizieren, denen eine chirurgische Exploration der Lymphknoten erspart bleiben kann. Der Wert einer diagnostischen Untersuchungsmethode, in einer bestimmten Population angewandt, hängt ab von deren Sensitivität und Spezifität sowie von der Prävalenz der Krankheit in diesem Fall des Lymphknotenbefalls. Die Parameter PVpos und PVneg, d.h. Voraussagewert einer Untersuchungsmethode für positive oder negative Befunde, berücksichtigen die Prävalenz der Erkrankung.

Von 1977 bis 1985 wurden 107 Patienten mit lokal begrenztem Prostatakarzinom ohne nachweisbare Fernmetastasen diagnostiziert. Die Tabellen 1a, b zeigen die Zuordnung der Patienten zu den verschiedenen Tumorstadien und Malignitätsgraden. Bei allen Patienten wurde der Lymphknotenstatus entweder an Hand histologischer Untersuchung des pelvinen Lymphadenektomiepräparates oder zytologisch auf Grund der Feinnadelbiopsie festgelegt. Für die Auswertung wurden nur Feinnadelaspirate mit positivem Befund verwandt. Es zeigt sich das bekannte Bild von zunehmendem Lymphknotenbefall bei Anstieg des Tumorstadiums oder Anstieg des Malignitätsgrades. Bei der Bestimmung des Voraussagewertes der Lymphangiographie hinsichtlich eines positiven oder negativen Befundes zeigt sich wiederum eine Korrelation mit dem Tumorstadium bzw. dem Malignitätsgrad (Tabellen 2a, b). Insgesamt erfolgte die pedale Lymphangiographie bei 95 der 107 operierten Patienten. Nur bei T3 oder G3 Tumoren liegt der positive Voraussagewert hoch. D.h. die Chance, daß ein positives Untersuchungsresultat auf einen Lymphknotenbefall hindeutet, ist größer als daß ein negativer histologischer Befund erhoben wird. Der hohe negative Voraussagewert bei den Stadien T0 bis T2 und den Malignitätsgraden G1 und G2 hat nur prognostische Bedeutung, da beim Staging vorwiegend versucht wird, Patienten mit Lymphknotenbefall ohne chirurgische Exploration zu identifizieren. Die Sensitivität der Lymphangiographie für alle Stadia und Malignitätsgrade betrug 50%.

Tabelle 1a

T-Stadium	N-Pat.	% N +
T0 ($pT \geqslant 1$)	14	0
T1	8	12,5
T2	29	21
T3	54	56
T4	1	–
TX	1	–
Total	107	

Tabelle 1b

Malignitätsgrad	N-Pat.	% N +
G1	15	7
G2	56	21
G3	34	68
GX	2	–
Total	107	

Tabelle 2a. Voraussagewert der Lymphangiographie

klinisches Stadium	N-Pat.	PVpos	PVneg	% N+Pat.
T0	13	0%	100%	0%
T1	6	0%	100%	0%
T2	25	25%	94%	20%
T3	51	76%	59%	54%

Tabelle 2b. Voraussagewert der Lymphangiographie

Malignitätsgrad (Prostatabiopsie)	N-Pat.	PVpos	PVneg	% N+Pat.
G1	13	0%	100%	0%
G2	52	21%	82%	21%
G3	31	92%	56%	68%

Tabelle 3a. Voraussagewert der Computertomographie

klinisches Tumorstadium	N-Pat.	PVpos	PVneg	% N+Pat.
T0	10	–	100%	0%
T1	6	–	83%	17%
T2	19	–	79%	21%
T3	35	75%	59%	51%

Tabelle 3b. Voraussagewert der Computertomographie

Malignitätsgrad (Prostatabiopsie)	N-Pat.	PVpos	PVneg	% N+Pat.
G1	12	–	92%	8%
G2	37	33%	82%	19%
G3	21	100%	44%	62%

Die Tabellen 3a, b zeigen den Voraussagewert der Computertomographie in Abhängigkeit vom Tumorstadium und Malignitätsgrad des Tumors. Die Computertomographie erfolgte bei 70 der 107 Patienten. In den Stadien T0 bis T2 trug die Computertomographie nicht zur Identifizierung der Patienten bei, bei denen histologisch der Lymphknotenbefall nachgewiesen wurde. Im Stadium T3 ergab sich mit 75% ein der Lymphangiographie vergleichbarer Voraussagewert. Wird der Voraussagewert eines positiven Befundes für Patienten in der Kategorie T3G3 berechnet, dann ergibt sich ein Wert von 100%. Der negative Voraussagewert in der Kategorie T3G3 betrug 40% für die Lymphangiographie und 43% für die Computertomographie. Das heißt, daß mit ca. 40%iger Sicherheit mit beiden Untersuchungsmethoden Patienten ohne Lymphknotenmetastasen identifiziert werden können. Für die Computertomographie ergab sich für alle Stadien und Malignitätsgrade eine sehr niedrige Sensitivität von lediglich 27%. Hieraus ergeben sich die folgenden Schlußfolgerungen: Im Stadium T3 oder bei hohem Malignitätsgrad des Prostatakarzinoms sind Lymphangiographie und CT-Scan nützlich zur Untersuchung auf Lymphknotenbefall. Auf Grund der höheren Sensitivität ist die Lymphangiographie als Untersuchungsmethode vorzuziehen. Im Stadium T0pT1, T1 bis T2 sind Lymphangiographie und Computertomographie als Untersuchungsmethode zum Nachweis von Lymphknotenmetastasen von geringem Wert.

Priv. Doz. Dr. K. H. Kurth
Afd. Urologie
Academisch Ziekenhuis
Dr. Molewaterplein 40
3015 GD Rotterdam
Niederlande

Skelettszintigraphische und radiologische Verlaufs- und Therapiekontrolle beim Prostatakarzinom

J. Braun, L. Schmid, B. Schwemmer, H. Langhammer und W. Schütz

Beitrag nicht eingereicht

Zuverlässigkeit einer positiven FNP für die Indikationsstellung zur radikalen Prostatektomie

U. E. Studer, R. Kraft und E. J. Zingg

Die Vorteile der Feinnadelpunktion der Prostata (FNP) mit Hilfe des Instrumentariums nach Franzèn sind im Vergleich zur Stanzbiopsie eindeutig: keine Vorbereitung des Patienten, keine Anästhesie, tiefe Komplikationsrate, hohe Trefferquote, keine Tumordissemination (?). Dennoch hat die FNP die Stanzbiopsie noch nicht in allen urologischen Kliniken ersetzt, resp. zumindest ergänzt. Oft dürfte das Fehlen eines kundigen Zytologen die Ursache sein, zum Teil bestehen aber auch Bedenken bezüglich der Zuverlässigkeit einer FNP. Wir haben deshalb die Ergebnisse der zytologischen und histologischen Untersuchungen von jenen 650 Patienten durchgesehen, bei welchen eine auswertbare FNP durchgeführt wurde und bei welchen gleichzeitig histologisch aufgearbeitetes Material vorlag (TUR-P-Material, Adenomektomie, radikale Prostatektomie).

In 554/650 Fällen stimmte die Diagnose überein (85%). Die 34 falsch negativen FNP-Ergebnisse (Zytologie negativ, Histologie positiv) sind in den meisten Fällen auf Fehler in der Entnahmetechnik zurückzuführen. Dies geschieht an einer Ausbildungsklinik insbesondere dann, wenn es der Lernende zu gut machen will und die Aspirationsnadel zu weit vorschiebt. Bei 39 von den 62 Patienten mit positiver Zytologie, aber negativem histologischen Befund (in der Regel TUR-Material) war eine Nachbeobachtung über länger als 2 Jahre möglich. Bei 36 dieser 39 Patienten bestanden klinische Hinweise auf das Vorliegen eines Prostatakarzinoms (Metastasen, Phosphatasenanstieg, z. T. lokale Progression).

Ein Vergleich des zytologischen und histologischen Gradings (Tabelle 2) zeigt, daß eine Differenzierung des Prostatakarzinoms mit der Zytologie durchaus möglich ist. Mehr als eine Gradingklasse Unterschied kam in knapp 2% der Fälle vor. Die Unterschiede zwischen histologischem und zytologischem Grading dürften in der Mehrzahl keine echten sein, sondern vielmehr daher rühren, daß zytologisch und histologisch nicht immer dieselben Bezirke untersucht und verglichen wurden, was sei-

Tabelle 1

	Zytologie	
	positiv	negativ
Histologie positiv	384	34
Histologie negativ	62[a]	170

[a] 23 Patienten ohne Follow-up, 36 Patienten mit klinischem Nachweis von Karzinom

Tabelle 2

		positive Zytologie		
		G1	G2	G3
positive Histologie	G_1	13	33	4
	G_2	12	182	18
	G_3	4	45	58

Tabelle 3. Vergleich Zytologie-Histologie bei 53 radikalen Prostatektomiepräparaten

		Histologie			
		pG_1	pG_2	pG_3	n
Zytologie:	G_1	17	0	0	17
	G_2	8	21	5	35
	G_3	0	1	1	2
Total		25	22	6	53

ne Erklärung in der heterogeneischen Art und zumindest zum Teil multifokalen Wachstum des Prostatakarzinoms hat.

Nachdem es sich bei den von uns mit einer FNP untersuchten Patienten um ein selektioniertes Krankengut handelte und da zudem viele der zytologisch primär als falsch positiv einzureihende Patienten im späteren Verlauf klinisch eindeutige Zeichen eines Prostatakarzinoms hatten, sind Sensitivitäts- und Spezifitätsberechnungen nach üblicher Art nicht statthaft. Wohl bester Ausdruck der Zuverlässigkeit der FNP ist die Tatsache, daß bei 53 von den letzten 54 an unserer Klinik radikal prostatektomierten Patienten die Operationsindikation alleine aufgrund einer positiven FNP gestellt wurde. Bei allen 53 Fällen konnte die Karzinomdiagnose im Prostatektomiepräparat bestätigt werden. Steht das gesamte Prostatapräparat zur histologischen Untersuchung zur Verfügung, so ist die Korrelation zytologisches-histologisches Grading hoch (Tabelle 3).

Aufgrund unserer Erfahrung handelt es sich bei der FNP der Prostata um eine risikoarme Untersuchungsmethode, welche - zurückhaltend beurteilt - der Stanzbiopsie der Prostata mindestens ebenbürtig ist. Die FNP der Prostata ist ein sehr zuverlässiges diagnostisches Hilfsmittel unter der Voraussetzung, daß die Entnahmetechnik, wie auch der Zytologe, sehr gut sind.

PD Dr. U.E. Studer
Urologische Universitätsklinik
Inselspital
CH-3010 Bern

Früherkennung der lokalen Progression des Prostatakarzinoms durch transrektale Sonographie

H. Bertermann, P. Hopp und H. Wand

Beitrag nicht eingereicht

Therapie beim lokal begrenzten Prostatakarzinom

Radikale retropubische Prostatektomie nach transurethraler Resektion

K. Bandhauer und E. Senn

Etwa 10% der Prostatakarzinome werden erst nach einer transurethralen Resektion einer klinisch scheinbar gutartigen Prostatahyperplasie diagnostiziert. Diese Tumoren entsprechen damit dem Stadium pT0 (fokal)-A1 oder pT0 (multifokal)-A2. Während das hochdifferenzierte Karzinom pT0 fokal oder A1 keine primäre radikale Prostatektomie erfordert – stellt das Stadium A2 bei entsprechender Patientenselektion die Indikation zu einer radikalen Prostatektomie dar. Auch die sich nach einer länger zurückliegenden TUR wegen Prostatahyperplasie entwickelnden Tumoren können bei rechtsseitiger Diagnose, d.h. im Stadium B1, einer kurativen radikalen Prostatektomie zugeführt werden.

Krankengut und Methode

Zwischen 1971 und 1985 wurden 64 radikale Prostatektomien durchgeführt. Bei 14 Patienten war vorher eine transurethrale Prostataresektion vorgenommen worden. Die Zeitdifferenz zwischen der transurethralen Resektion und der radikalen Prostatektomie betrug zwischen 2 Wochen und 4 Jahren. 9 Patienten wurden als Stadium A2 und 5 Patienten, bei welchen längere Zeit nach der transurethralen Resektion ein Prostatakarzinom diagnostiziert wurde, als Stadium B1 klassifiziert. Histologisch wiesen alle Tumoren einen hohen Malignitätsgrad (GII/GIII) auf. Bei den neun A2-Tumoren waren auch in den peripheren Drüsenanteilen Tumorinfiltrate nachweisbar, in zwei Fällen war der Tumor in die Lymphspalten eingewachsen, die iliacalen und obturatorischen Lymphknoten waren tumorfrei. Von den 5 Tumoren des Stadiums B wiesen 3 multifokale Herde in den peripheren Drüsenpartien auf und ein Tumor breitete sich in die Lymphspalten aus, ohne daß die pelvinen Lymphknoten befallen waren.

Operationstechnische Probleme

Gegenüber einer primären radikalen Prostatektomie verursachen die nach einer transurethralen Resektion auftretenden entzündlichen periprostatischen Infiltrationen oder nach länger zurückliegenden Resektionen die periprostatische Narbenbildung eine erschwerte Präparation der Prostata. Dies gilt besonders für die Identifikation des Gefäß-Nervenbündels und für die Präparation der apikalen Drüsenanteile und des intrapelvinen membranösen Harnröhrenabschnittes. Vor allem die vesikourethrale Anastomose ist bei einer Infiltration des Blasenhalses und der membranösen Harnröhre schwierig und erfordert besondere Sorgfalt. Wegen des Elastizitätsverlustes der Harnröhre ist für eine spannungsfreie Anastomose eine großzügige Mobilisation der Harnblase notwendig. Die relative Starre des Blasenhalses nach transurethraler Resektion veranlaßte uns auf Raffnähte zu verzichten, die wir auch sonst nur in Einzelfällen anwenden. Die vesikourethrale Anastomose wurde mit 4-6 Einzelknopfnähten über einem Siliconkatheter vorgenommen.

Postoperative Ergebnisse

Alle 14 Patienten waren als Folge der Unmöglichkeit das Gefäßnervenbündel zu erhalten impotent. Diese operationstechnische Schwierigkeit stellt einen Nachteil gegenüber der primären radikalen Prostatektomie dar, der aber bei vorheriger Aufklärung von den Patienten anstandslos akzeptiert wurde. Bezüglich der Kontinenz bestanden dagegen keine Unterschiede, da nur 1 Patient an einer mäßigen Streßinkontinenz leidet, während 13 Patienten nach 3-8 Wochen postoperativ völlig kontinent waren.

Die durchschnittliche Operationszeit mit ca. 3 Stunden war länger als die der primären radikalen Prostatektomie, welche im Mittel 2,5 Stunden betrug. Der intraoperative durchschnittliche Blutverlust war mit 800 ml ebenfalls etwas höher als in der primären Gruppe mit 600 ml.

Die postoperativen Komplikationen (2 Nachblutungen, 2× postoperativer Ileus) waren gering und in keinem Fall mußte eine Reintervention vorgenommen werden. Die Beurteilung der Langzeitergebnisse ist einerseits wegen der zum Teil kurzen Beobachtungszeit von 8 Monaten bis 12 Jahren und andererseits wegen der geringen Fallzahl noch nicht möglich. Einem Todesfall durch Lokalrezidiv und diffuser Metastasierung 2 Jahre nach der radikalen Prostatektomie bei einem B1-Tumor und ein Lokalrezidiv nach 4 Jahren bei einem A2-Tumor stehen 12 Patienten gegenüber, die derzeit tumorfrei leben.

Zusammenfassung

Die radikale Prostatektomie nach einer transurethralen Resektion hat nur wenig operationstechnische Schwierigkeiten, welche über die der primären radikalen Prostatektomie hinausgehen [1, 2]. Die periprostatischen Gewebsveränderungen erlauben kaum eine potenzerhaltende Technik, so daß mit einer Impotenz zu rechnen ist. Im übrigen unterscheiden sich die postoperativen Ergebnisse bei schonender Operationstechnik und spannungsloser vesikourethraler Anastomose nicht von denen der primären radikalen Prostatektomie.

Eine transurethrale Resektion stellt deshalb keine Kontraindikation gegen eine aufgrund des histologischen Befundes notwendige radikale Prostatektomie dar.

Literatur

1. Bass RB Jr, Barrett A (1980) Radical retropubic prostatectomy after transurethral prostatic resection. J Urol 124: 495
2. Goodwin WE (1952) Radical prostatectomy after previous prostatic surgery: Technical problems encountered in treatment of occult prostatic carcinoma. JAMA 148: 799

Prof. Dr. K. Bandhauer
Klinik für Urologie
Kantonsspital
CH-9007 St. Gallen

Operationstechnik zur Vermeidung von Harninkontinenz und Narbenenge bei der radikalen Prostatektomie

M. Bressel und V. Hagmaier

Beitrag nicht eingereicht

Ergebnisse der radikalen Prostatektomie bei Prostatakarzinom-Patienten mit mehr als 10jähriger Verlaufsbeobachtung

J. W. Grups, M. Wirth und H. Frohmüller

Einleitung

Es wird heute allgemein akzeptiert, daß die Therapie lokal begrenzter solider Malignome bevorzugt in der operativen Entfernung des Tumors bestehen sollte. Beim lokal begrenzten Prostatakarzinom lassen sich mit diesem Therapiekonzept, wie Untersuchungen aus den USA zeigen, hervorragende Ergebnisse hinsichtlich der Überlebensrate und der Rezidiv-Freiheit erzielen [1, 2, 5]. In randomisierten und prospektiven Studien konnte die Überlegenheit der radikalen Prostatektomie bezüglich der Tumorkontrolle gegenüber der externen Strahlentherapie bzw. der interstitiellen Strahlentherapie nachgewiesen werden [3, 4]. Ziel der hier vorgestellten retrospektiven Analyse war es, die langfristigen Behandlungsergebnisse der radikalen Prostatektomie hinsichtlich der Überlebenszeit anhand des eigenen Krankengutes zu untersuchen.

Patienten und Methodik

An der Urologischen Klinik der Universität Würzburg wurde von 1969 bis August 1986 bei 210 Patienten wegen eines Prostatakarzinoms die radikale Prostato-Vesiculectomie durchgeführt. Bei 43 Patienten liegt dieser Eingriff jetzt länger als 10 Jahre zurück, so daß eine Aussage über die Langzeitergebnisse möglich ist. Das Durchschnittsalter der Patienten betrug 61 Jahre. Der älteste Patient war zum Zeitpunkt der Operation 77 Jahre und der jüngste 47 Jahre alt. 21 mal erfolgte die radikale Prostatektomie über einen perinealen Zugang und bei 22 Patienten wurde die Operation retropubisch vorgenommen. Mit Ausnahme der ersten 7 Patienten wurde jeweils die pelvine Lymphknotendissektion zum Ausschluß von Lymphknotenmetastasen durchgeführt.

Ergebnisse

Die 10-Jahres-Überlebensrate der Patienten, die wegen eines lokal begrenzten Prostatakarzinoms radikal prostatektomiert worden waren, beträgt 72,0%. Dabei sind auch die Patienten berücksichtigt, die aus anderen Ursachen wie z.B. Herzinfarkt verstarben. Wie Abb. 1 zeigt, liegt die Überlebensrate somit geringfügig über derjenigen, die für die männliche Normalbevölkerung in diesem Alter zu erwarten ist.

Bei einer durchschnittlichen Nachbeobachtungszeit von 11,5 Jahren kam es bei 10 Patienten (23,2%) zu einem Tumorrezidiv. Nur 7 Patienten, dies entspricht einem Anteil von 16,3%, verstarben an der Tumorprogression.

Diskussion

Diese Daten belegen, daß die radikale Prostatektomie in der Therapie des lokal begrenzten Prostatakarzinoms hervorragende Langzeitergebnisse erbringt. Sowohl zur lokalen Tumorkontrolle als auch zur Verhinderung von Fernmetastasen ist sie anderen Behandlungsmethoden überlegen. Die statistische Auswertung der 43 Patienten, die länger als 10 Jahre nachbeobachtet werden konnten, macht deutlich, daß diese Patienten eine identische Lebenserwartung haben wie die vergleichbare männliche Normalbevölkerung. Somit kann festgestellt werden, daß Patienten, die aufgrund ihres Tumorstadiums, ihres Alters und ihres Allgemeinzustandes für eine radikale Prostatektomie geeignet erscheinen, dieser operativen Behandlung unterzogen werden sollten.

Literatur

1. Boxer JR, Kaufman JJ, Godwin WE (1977) Radical prostatectomy for carcinoma of the prostate: 1951-1976. A review of 329 patients. J Urol 117: 208-213
2. Culp OS, Meyer JJ (1973) Radical prostatectomy in the treatment of prostatic cancer. Cancer 32: 1113-1118
3. de Vere White R, Benson MC, Olsson CA (1985) The role of radical surgery in the management of stage A2 prostate cancer. J Urol 133: 242A, 514
4. Paulson DF, Lin GH, Hinshaw W, Stephani St, and the Uro-Oncology Research Group (1982) Radical surgery versus radiotherapy for adenocarcinoma of the prostate. J Urol 128: 502-504
5. Young JA, Bohne AW (1972) Carcinoma of prostate: Treatment and survival with radical prostatectomy. J Urol 107: 1041-1042

Dr. J. W. Grups
Urologische Klinik und Poliklinik
der Universität Würzburg
Josef-Schneider-Str. 2
D-8700 Würzburg

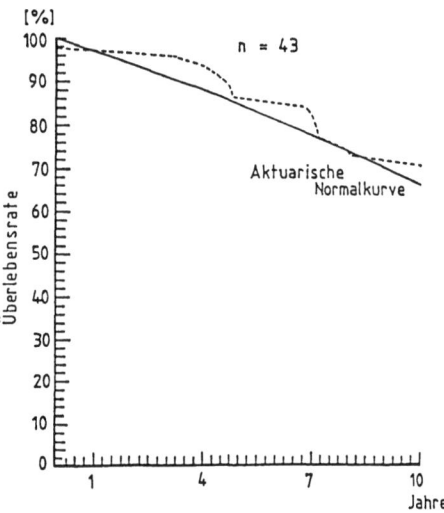

Abb. 1. Überlebensrate der radikal prostatektomierten Patienten im Vergleich zur männlichen Normalbevölkerung

Welche Faktoren bestimmen die Prognose nach radikaler Prostatektomie – eine prospektive Studie der Kliniken Basel und Genf

F. Hering, M. Rist, M. Mihatsch, G. Rutishauser, P. Graber und F. Roth

In einer prospektiven Studie werden seit 1976 alle Patienten mit radikaler Prostatektomie verfolgt. Nach beidseitiger pelviner Lymphadenektomie erfolgte die retropubische radikale Prostatektomie. Beim Lymphknotenbefall oder organüberschreitendem Wachstum wurde eine Nachbestrahlung eingeleitet.

In Tabelle 1 ist das pT-Stadium dem Lymphknotenbefall gegenübergestellt.

$2/3$ unserer Patienten im klinischen Stadium T_2 wiesen ein organüberschreitendes Wachstum auf, zudem fand sich überraschenderweise in den Stadien pT_1 und pT_2 ein Lymphknotenbefall bei 5 Patienten. Traten Rezidive in den Stadien pT_1 und pT_2 erst 2½ Jahre nach der Operation auf, waren diese in den Stadien pT_3 und pT_4 schon im ersten Jahr nach dem Eingriff zu beobachten. Bis heute sind 87% der Patienten in den Stadien pT_1 und pT_2 und nur noch 38% der Patienten in den Stadien pT_3 und pT_4 rezidivfrei (Abb. 1).

Da im amerikanischen Schrifttum auf die prognostische Bedeutung eines Samenblasenbefalls hingewiesen wird, erfolgte durch die an der Studie beteiligten Pathologen (Professoren Mihatsch und

Tabelle 1. pT-Stadien versus Lymphknotenbefall

		N neg.	N pos.
pT0	1	1	
pT1	6	4	2
pT2	28	25	3
pT3	66	29	37
pT4	1		1
	102	59	43

Tabelle 2. pT-Stadium (UICC) versus modifiziertem pT-Stadium

	pT2	pT3.1	pT3.2	pT4
pT1	5	2		
pT2	23	3	18	2
pT3	52	1	4	45	1
pT4	1			1

pT3.1 – Mikroinvasion der Kapsel
pT3.2 – Kapseldurchbruch/Samenblasenbefall

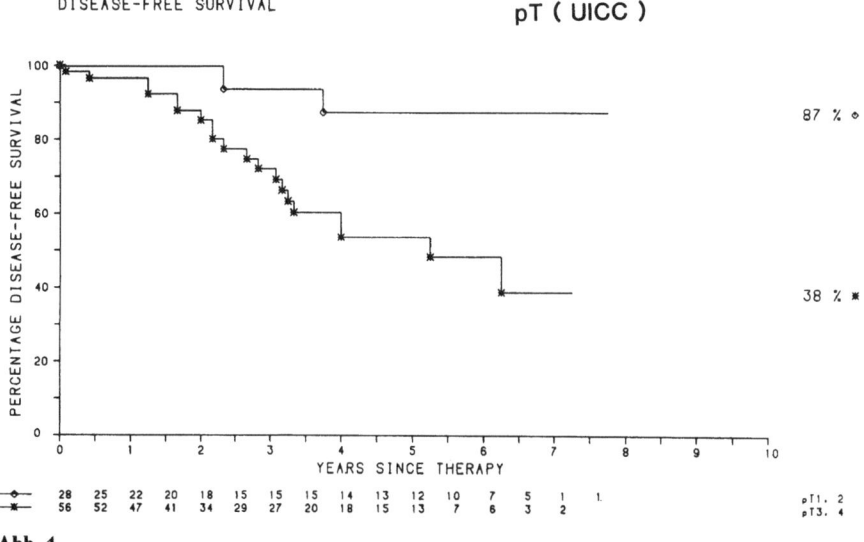

Abb. 1

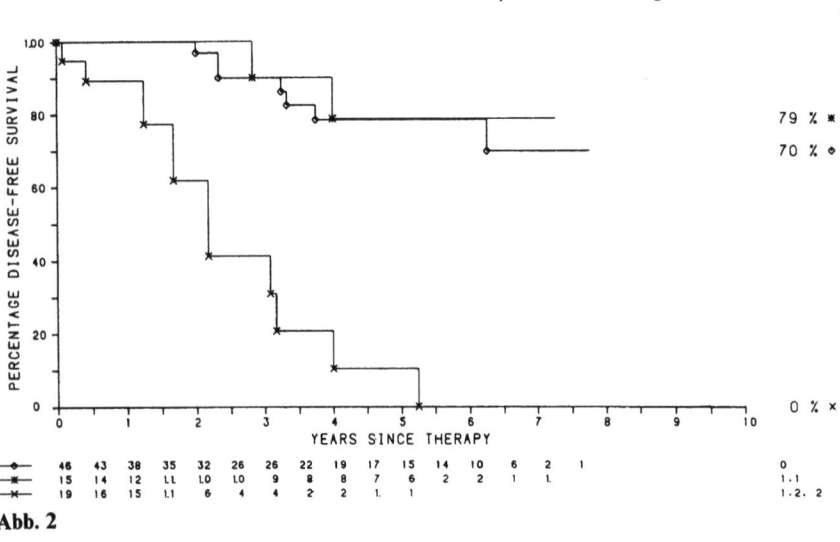

Abb. 2

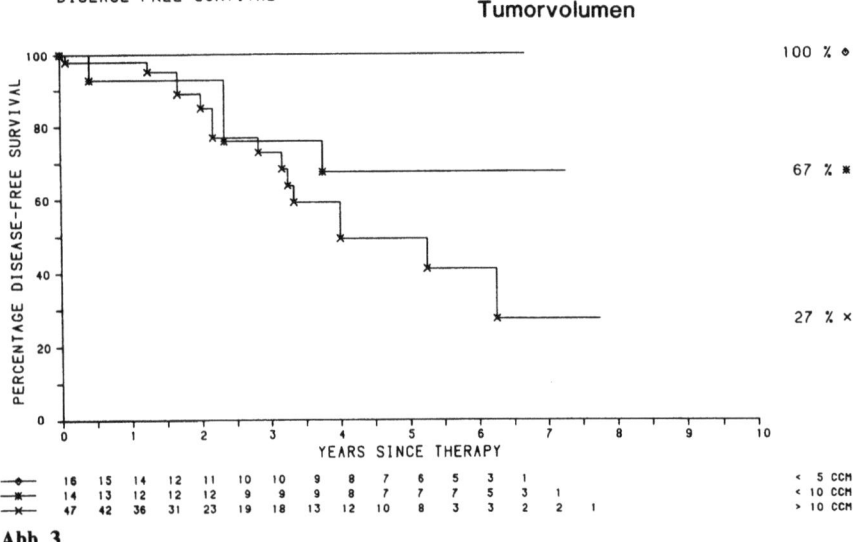

Abb. 3

Tabelle 3. Modifizierte pT3-Stadien versus Tumorvolumen

	Tumorvolumen		
	< 5 ccm	> 10 ccm	> 10 ccm
pT3.1	11	6	10
pT3.2	4	8	40

Tabelle 4. Modifizierte pT3-Stadien versus nuclear roundness

	nuclear roundness		
	1	2	3
pT3.1	1	13	8
pT3.2	0	18	31

Chatelenat) eine Reklassifikation aller Gross-Serienschnitte (Tabelle 2 und Abb. 2).

Besondere Beachtung galt dem der UICC entsprechenden pT_3-Stadium, hier erfolgte eine Aufschlüsselung in ein $pT_{3.1}$-Stadium, gleichbedeutend mit Microinvasion der „Kapsel" und ein $pT_{3.2}$-Stadium, gleichbedeutend einem Kapseldurchbruch und/oder Samenblasenbefall. 20 von 23 Patienten im Stadium pT_2 wurden in die neue pT_3-Kategorie eingeordnet und 45 der pT_3-Stadien wiesen einen Samenblasenbefall auf (Tabelle 2).

Betrachtet man die Zeiten bis zum Auftreten eines Rezidives, so verhalten sich die Patienten im Stadium $pT_{3.1}$ wie die klassischen pT_2-Stadien. Das bedeutet, daß eine mikroskopische Kapselinvasion nicht per se mit einer schlechten Prognose einhergeht, aber nach der UICC dem pT_3-Stadium zugeordnet wird (Abb. 2).

Patienten mit eindeutig kapselüberschreitendem Wachstum haben auch weitere Risiken, so sind sie mit einem prognostisch ungünstigeren höheren Tumorvolumen vergesellschaftet. Hier erfolgte eine Trennung in Tumorvolumina < 5, < 10 und > 10 ccm (Tabelle 3, Abb. 3).

Zudem weisen sie häufiger ungleichförmige oder entrundete Kerne auf. Die nuclear roundness beschreibt Zellkernformen, wobei Carcinomzellen mit gleichmäßig runden Kernen eine gute und solchen mit entrundeten und ungleichförmigen Kernen eine schlechte Prognose zukommt. In unserer Darstel-

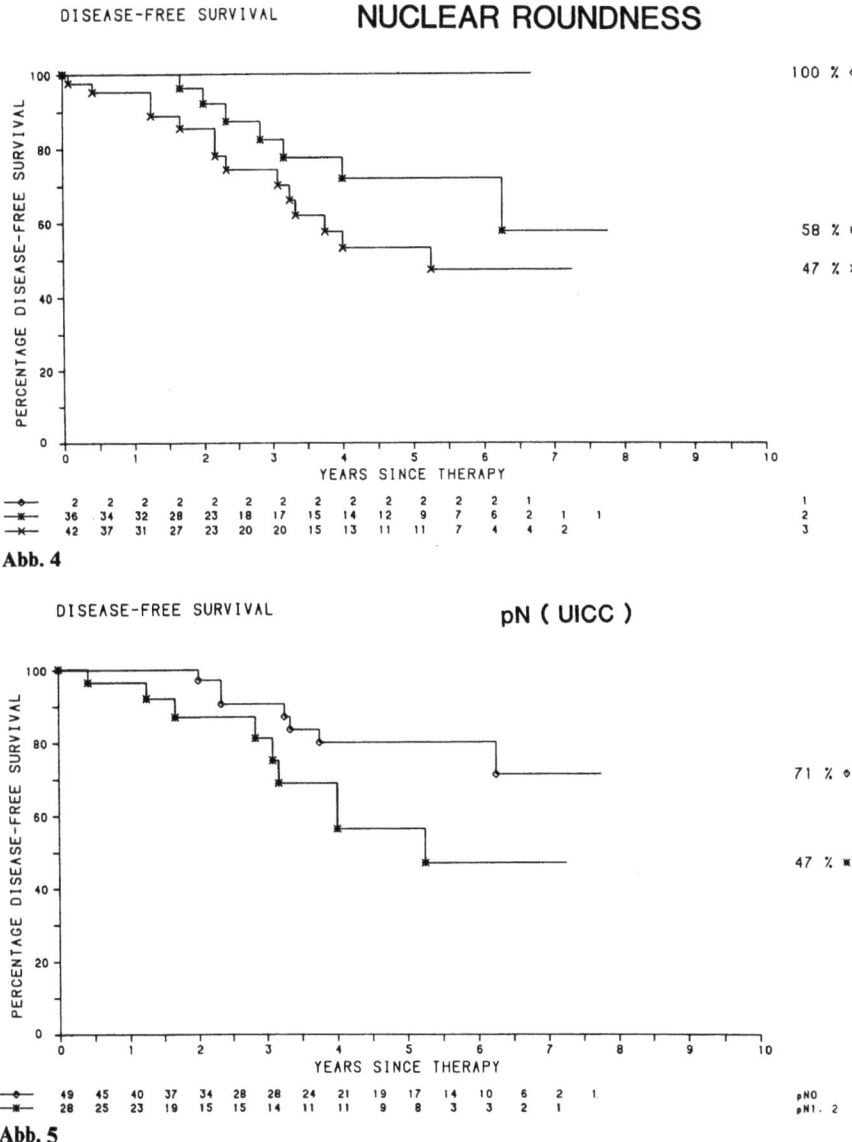

Abb. 4

Abb. 5

Tabelle 5. Modifizierte pT3-Stadien versus modifizierte pN-Stadien

	pN0	pN1.1	pN1.2	pN2
pT3.1	24	22	1	1
pT3.2	52	20	14	4	14

pN1.1 - unilaterale Mikrometastase
pN1.2 - unilaterale Makrometastase
pT3.1 - Mikroinvasion der Kapsel
pT3.2 - Kapseldurchbruch/Samenblasenbefall

lung bedeutet 1 gleichmäßig runde Zellkerne, 2 mäßig entrundete und 3 ungleichförmige Zellkerne und Formen (Tabelle 4, Abb. 4).

Neben der lokalen Tumorausdehnung, dem Tumorvolumen, der Zellkernmorphologie kommt dem Lymphknotenbefall eine lebensentscheidende Prognose zu. 71% der Patienten ohne Lymphknotenbefall, die Stadien pT_{1+2} sowie pT_3 und höher sind gleich häufig vertreten, sind bis heute rezidivfrei, aber nur noch 47% der Patienten mit einem Lymphknotenbefall (Abb. 5).

Uns interessierte, ob ein mikroskopischer Befall die Prognose beeinflußt. Demgemäß wurde unterschieden zwischen einer unilateralen Mikrometastase mit einem Durchmesser < 5 mm, entsprechend einem Stadium $pN_{1.1}$, und einer Makrometastase, welche bei unilateralem Befall dem neu geschaffenen Stadium $pN_{1.2}$ zugeordnet wurde (Tabelle 5).

Wie die Kaplan-Meier-Kurven zeigen, ist kein Unterschied zu sehen zwischen Lymphknoten ohne Metastasen und solchen mit Mikrometastasen. Dagegen wiesen alle Patienten mit einer einseitig tastbaren Makrometastase oder einem beidseitigen Lymphknotenbefall nach 5¼ Jahren Rezidive auf. Auch hier weisen Patienten mit Mikroinvasion der Kapsel nur in zwei Fällen und solche mit eindeutig kapselüberschreitendem Wachstum oder Samenblasenbefall die prognostisch deutlich schlechteren Stadien auf (Abb. 6).

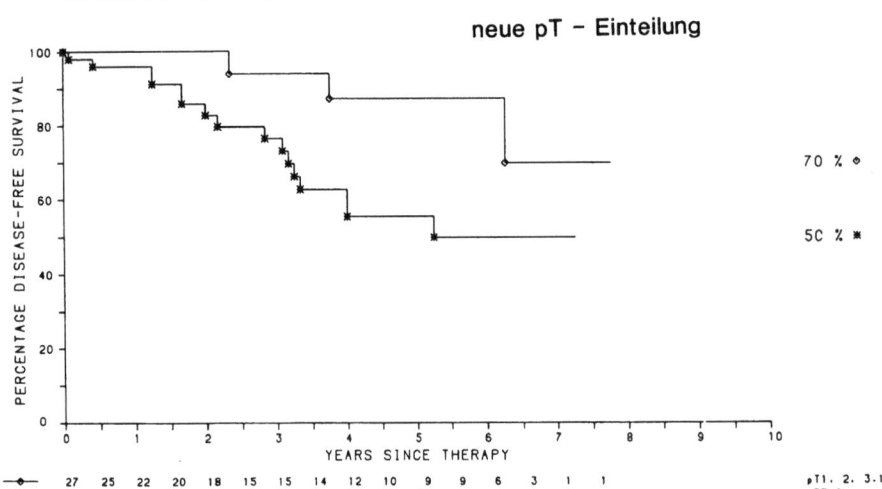

Abb. 6

Tabelle 6. Erhöhte Werte des Prostata spez. Antigens (PSA) und der sauren Prostata Phosphatase (RIA) in Abhängigkeit vom Tumorstadium

	PSA	SPP
pT1pN1	+	−
T1pT0pN0	−	−
pT2pN0	+	−
pT2pN1	+	−
pT3pN0	+	−
pT3pN0	+	−
pT3pN1	+	−
pT3.2pN0	+	+
pT3pN2	+	−
pT3pN2M1	+	+

Eine Gegenüberstellung der Resultate von prostataspezifischem Antigen und der im Radioimmun-Assay bestimmten sauren Prostataphosphatase mit den patho-histologischen Stadien zeigt eine deutlich höhere Sensitivität und Spezifität für das prostataspezifische Antigen. Lediglich ein Patient, bei dem die Karzinom-Diagnose feinnadelbioptisch gesichert wurde, aber im Ops.-Präparat kein Karzinom mehr nachweisbar war, zeigte im Normbereich gelegene Werte für das prostataspezifische Antigen (Tabelle 6).

Zusammenfassend sind folgende Kriterien mit einer schlechten Prognose gekoppelt.

1. Kapselüberschreitendes Wachstum und/oder Samenblasenbefall – die UICC übliche pT_3-Klassifikation läßt hier keine eindeutige Zuordnung zu.
2. Tumorvolumina größer 10 ccm.
3. Histologisch überwiegend solide oder cribriforme Carcinomanteile und/oder nuclear roundness Typ III (überwiegend entrundete, ungleichmäßige Zellkerne).
4. Makroskopisch tast- oder sichtbare Lymphknotenmetastasen.
5. Präoperativ hohe PSA-Werte.

Literatur beim Verfasser

Priv. Doz. Dr. F. Hering
Urologische Klinik
Universitätsspital Basel
Spitalstr. 21
CH-4031 Basel

40jährige Erfahrungen mit perinealen und retropubischen radikalen Prostatektomien

G. Wabrosch, A. Noszkay und J. Kovács

Im János-Krankenhaus zu Budapest wurden während 40 Jahren 93 radikale Prostatektomien wegen Prostatakrebses durchgeführt.

Material und Methode

Zwischen 1946 und 1973 haben wir in 60 Fällen mit perinealem Zugang die Prostata entfernt, seit 1974 wurde von uns in 33 Fällen eine retropubische radikale Prostatektomie durchgeführt. Den retropubischen Eingriff operierten wir nach Verfahren von Millin bzw. von Flocks-Vahlensieck. In 22 Fällen kam es zur Operation nach Millin, in 11 Fällen nach Flocks-Vahlensieck (Abb. 1).

Bei den letzten 10 Patienten führten wir auf retrogradem Weg die retropubische Operation durch, d.h., wir beginnen die Entfernung des Organs am Blasenhals und beenden sie mit dem Durchschnitt der Urethra. Dadurch wird nach unseren Erfahrungen nicht nur die Operation technisch erleichtert, sondern auch die Sicherung der Radikalität und die Vermeidung von Komplikationen werden gefördert. Die letzten 15 Operationen führten wir verbunden mit einer Staging-Lymphadenektomie durch.

Das Durchschnittsalter der Patienten betrug in der ersten Periode 66 Jahre, in der zweiten 63 Jahre.

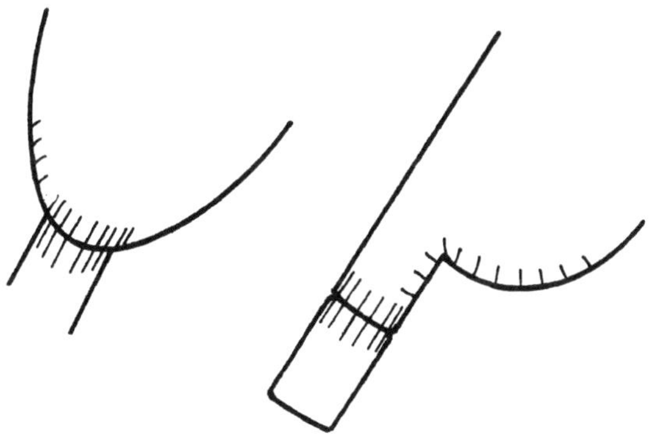

Abb. 1. Vereinigung von Blasenhals und Urethra nach Millin bzw. nach Flocks-Vahlensieck

Tabelle 1. Verteilung der perinealen radikalen Prostatektomien (1946–1973) nach prä- und postoperativer Klassifikation

Stadium	präop. Dg.	postop. Dg.	
A	27	Ca 0	8
		A	9
		B	10
B	33	Ca 0	5
		A	0
		B	22
		C	6
insgesamt	60		

In unserem Operationsgut überstieg die obere Lebensaltergrenze das 70. Jahr nicht.

Von 60 Operationen diagnostizierten wir bei 27 Patienten präoperativ Stadium A. Dies wurde postoperativ in 19 Fällen histologisch nachgewiesen. In 8 Fällen ließ sich das Karzinom nicht nachweisen. Bei 33 Patienten wurde präoperativ Stadium B diagnostiziert. In 22 Fällen stand damit die histologische Diagnose im Einklang. In 6 Fällen war der Tumor postoperativ nicht nachweisbar. In 6 Fällen überschritt der Prozeß die Organgrenze. In dieser Periode gründete sich die Diagnose des Prostatakrebses auf den rektalen Tastbefund, der sauren Serumphosphatase und Röntgenuntersuchung (Urographie, Knochen-, Thorax-Aufnahmen). Aufgrund von histologischen Untersuchungen wurde ein differenziertes Adenokarzinom in 35 Fällen nachgewiesen. Die histologische Diagnose war in 12 Fällen carcinoma solidum und in 9 Fällen lag ein undifferenziertes Karzinom vor. Bei 13 Patienten ließ sich im Operationspräparat kein Tumor nachweisen. In diesen Fällen zeigte die histologische Untersuchung zelluläre Atypien und Metaplasien größeren Grades sowie eine chronische Entzündung und adenomatöse Veränderungen. In Verbindung mit der perinealen Prostatektomie gab es keinen operativen Todesfall. Auch eine intraoperative Verletzung des Rektums kam nicht vor. Harnröhrenstrikturen als postoperative Komplikationen wur-

Tabelle 2. Verteilung der retropubischen, radikalen Prostatektomien (1974–1985) nach prä- und postoperativer Klassifikation

Stadium	präop. Dg.	postop. Dg.	
A/T0 N0 M0	4	T0 N0 M0	2
		T1 N0 M0	2
B/T1-2 N0 M0	12	T1-2 N0 M0	11
		T3 N1 M0	1
C T3 N0 M0	17[a]	T1-2 N0 M0	8
		T3 N0 M0	9
insgesamt	33		

[a] In 12 Fällen sind sie durch Hormonbehandlung präoperativ auf T1-2 zurückgegangen.

Tabelle 3. Verteilung der retropubischen radikalen Prostatektomien nach Malignitätsgrad (G)

Stadium	G1	G2	G3
T0	1	1	–
T1-2	2	16	3
T3	1	7	2

den nicht beobachtet. In 5 Fällen wurde eine vollständige Inkontinenz registriert, die Impotenzrate betrug 100%.

Überlebensraten nach Operation
über 10 Jahre .... 16 Fälle
zwischen 5 und 10 Jahren .... 13 Fälle
zwischen 1 und 5 Jahren .... 12 Fälle

Von 9 Patienten, deren Ableben bekannt wurde, verstarben 2 innerhalb von 1 Jahr postoperativ, 4 Patienten nach 2 Jahren, 2 nach 3 Jahren und 1 nach 5 Jahren. 6 Patienten verstarben infolge der karzinomatösen Grundkrankheit, 3 Patienten infolge einer davon unabhängigen Krankheit.

Die präoperative Diagnose wurde in dieser Periode aufgrund von Tastbefund, zytologischer und histologischer Untersuchung saurer Serumphosphatase, Röntgenuntersuchungen (Urographie, Lymphangiographie, Thorax-, Knochen-Aufnahmen), transabdominalem und intrarektalem Ultraschall und Knochen-Szintigraphie festgestellt. In den letzten 15 Fällen ergänzten wir unsere diagnostischen Verfahren auch mit einer Staging-Lymphadenektomie.

Bei 17, im Stadium C (T3 N0 M0) diagnostizierten Patienten führten wir präoperativ 3–12 Monate eine Hormontherapie (Östrogen, Antiandrogen) bzw. eine Strahlentherapie (2 Fälle) durch. In 12 Fällen beobachteten wir eine intrakapsuläre Rückbildung des Tumors.

Die histologische Aufarbeitung der radikal entfernten Prostata ergab in 2 Fällen im Stadium A eine Geschwulst mit größerer Ausdehnung bzw. mit mehreren Herden. Im Stadium B hatte der Tumor in einem Fall die Kapsel dem postoperativen Befund nach durchbrochen. Von den, in 12 Fällen im Stadium C befindlichen, aber nach vorheriger Hormonbehandlung bzw. Radiation zurückgegangenen Tumoren konnte in 8 Fällen der intrakapsuläre Charakter der Geschwulst auch postoperativ festgestellt werden.

In Verbindung mit 15 Staging-Lymphadenektomien bemerkten wir in 1 Fall einen tumorös infiltrierten Lymphknoten. Mit Rücksicht auf den intrakapsulären Charakter des Prostata-Prozesses führten wir die radikale Prostatektomie durch.

Ein Patient verstarb an einer Lungenembolie. In einem Fall (Op. nach Flocks-Vahlensieck) kam es wegen Nahtinsuffizienz und Nekrose zur persistierenden suprapubischen Fistel. In 1 Fall kam eine vorübergehende Inkontinenz vor, die sich nach einigen Monaten besserte. Impotenz erfolgte nicht in jedem Fall. Nur ein Teil der Patienten berichtete über eine postoperative Impotenz.

Todesfälle
nach 2 Jahren – 1 Fall (T3 N0 M0 G2) wegen örtlicher und Fernmetastasen
nach 5 Jahren – 1 Fall (T3 N0 M0 G3) wegen örtlicher und Fernmetastasen

Zur Zeit beobachten wir 5 Jahre nach der Operation einen Patienten, bei dem ein lokales Rezidiv seit 3 Jahren behandelt ist und multiple Knochenmetastasen vorliegen.

Zusammenfassung

Unsere Erfahrungen über die, in zwei verschiedenen Perioden durchgeführten perinealen und retropubischen Prostatektomien wertend, kann festgestellt werden, daß die Geschwulst mit beiden Operationsmethoden zuverlässig und erfolgreich entfernt, unter günstigen Bedingungen geheilt werden kann. Die perineale Operation bedeutet für den Patienten die geringere Belastung. Der längere Zeit dauernde und belastendere retropubische Eingriff hat dagegen folgende Vorteile: Er ist radikaler, kann mit einer Lymphadenektomie zusammen durchgeführt werden und hat weniger postoperative Komplikationen. Aufgrund unserer Erfahrungen stellt sich auch heraus, daß die besseren diagnostischen Möglichkeiten der letzten Zeit zu genauerer präoperativer Diagnosestellung führen und die Durchführung der radikalen Operation auch im Stadium C (T3 N0 M0) ermöglicht. In diesem Stadium sind besonders die auf Hormongabe mit einer Regression reagierenden Geschwülste für eine radikale Prostatektomie geeignet. Im Interesse der Vermeidung der örtlichen Rezidive aber muß man besonders auf die Radikalität der Operation achten, damit kein Geschwulstgewebe um den Urethrastumpf oder im kleinen Becken zurückbleibt.

Prof. Dr. G. Wabrosch
Chefarzt der Urologischen Abteilung
János-Krankenhaus
H-1125 Budapest

Die radikale Salvage-Prostatektomie – erweiterte Indikation zur Prostatovesikulektomie

D. Frohneberg, G. Peiberg, G. Egghart und R. Hautmann

Die operative Therapie des Prostata-Karzinoms mit kurvativer Zielsetzung wird bis heute von der Mehrzahl der Autoren auf das lokoregionäre Karzinom bis zum Stadium T2 begrenzt. Alternativ zur radikalen Operation ist die Strahlentherapie mit kurvativer Zielsetzung, z.B. bei allgemeiner Inoperabilität der Patienten, etabliert. Die vorliegenden Vergleiche beider Therapieformen lassen eine Tendenz zugunsten der radikalen Operation erkennen. Im Gegensatz zu Publikationen verschiedener Autoren [4], die das fortgeschrittene Prostatakarzinom bis zum Stadium T3, N1-2 unter kurvativer Zielsetzung bzw. mit dem Ziel der Verlängerung der Überlebensrate propagieren, ist die Zahl der Autoren, die nach definitiver Strahlentherapie, bei Nachweis eines Residualtumors, die radikale Salvage-Prostatektomie anschließen, gering [2, 3]. Der Begriff der radikalen Salvage-Prostatektomie ist im Gegensatz zur Therapie des Blasenkarzinoms daher bei der kurvativen Behandlung des Prostatakarzinoms nicht etabliert. Trotz der geringen Zahl der Publikationen über radikale Prostatektomien nach Voroperationen [1] oder Radiotherapie [2, 3], wird die Erweiterung des Indikationsbereiches der operativen Therapie angestrebt.

Patienten

Im Krankengut der Urologischen Universitätsklinik Ulm wurden zwischen 1974 und 1986 64 radikale Prostatektomien durchgeführt. Bei 7 dieser Patienten war eine Voroperation erfolgt (TUR-P 4×, Adenomektomie 2× und 1× transrektale Abszeßdrainage der Prostata). Die radikale Prostatektomie (1× perineal, 6× retropubisch) erfolgte zwischen 1 Monat und 7 Jahren (Mittel 16 Monate) nach Voroperation.

Das Alter der Patienten lag zwischen 43 und 70 Jahren, im Mittel bei 59 Jahren. Das Tumorstaging ergab in vier Fällen einen Tumor im Stadium T3 N0 M0, in einem Falle T2 N1 M0. Bei einem Patienten war nach präoperativem Understaging die radikale Prostatektomie, bei positivem Lymphknotenbefund unterblieben. Bei einem Patienten handelte es sich um ein Prostatasarkom.

Ergebnisse

Die Nachbeobachtungszeit lag zwischen 6 und 77 Monaten, im Mittel bei 22 Monaten. Drei der Patienten waren vollständig kontinent, zwei Patienten klagten über eine geringgradige Streßinkontinenz. Der Patient mit dem großen Prostatasarkom war postoperativ erwartungsgemäß inkontinent und wird mit einem artefiziellen Sphinkter versorgt. Im Rahmen der Nachbeobachtung ergab sich in keinem Fall bisher eine Tumorprogression oder ein Rezidiv.

Diskussion

Im Gegensatz zu den vereinzelt erfolgten Mitteilungen über die radikale Prostatektomie nach Voroperation an der Prostata [1] ist das Behandlungskonzept des Prostatakarzinoms nach definitiver Radiotherapie offen. Scardino [3] berichtete über acht Patienten, bei denen nach Radiotherapie mit kurvativer Zielsetzung (Dosis 75 gy) ein Rezidiv- bzw. Residualtumor nachgewiesen wurde. Alle Patienten waren vor Radiatio dem Stadium B zugeordnet. Die sogenannte Salvage-Prostatektomie bei diesem Patientengut zeigte eine nicht unerhebliche Komplikationsrate mit einer iatrogenen Colonverletzung, einer Harnleiterläsion und drei Anastomosenstrikturen. Drei Patienten waren inkontinent. Trotz der operativ technischen Schwierigkeit nach definitiver Radiotherapie geht auch er, eine adäquate Patientenselektion vorausgesetzt, von einem vertretbaren Operationsrisiko aus. Das erhöhte Operationsrisiko, die höhere Morbidität und Komplikationsrate gegenüber der primären radikalen Prostatektomie bei

Patienten nach Voroperationen oder Radiotherapie des Prostatakarzinoms setzt für die Indikation zur „Salvage"-Prostatektomie voraus, daß ein angemessenes Anästhesie- und Operationsrisiko abgeschätzt werden kann, der Patient das erhöhte Risiko der Inkontinenz bzw. Impotenz akzeptiert, seine allgemeine Lebenserwartung nicht unter zehn Jahren liegen sollte, der Eingriff unter kurativer Zielsetzung erfolgt und die allgemeine Motivation des Patienten den Eingriff rechtfertigt.

Zusammenfassend bleibt festzustellen, daß mit der Indikation zur „Salvage"-Prostatektomie beim lokoregionären Prostatakarzinom und der Erweiterung der Operationsindikation auf Patienten nach Voroperationen und beim Tumorstadium C oder D eine Erweiterung des operativen Behandlungskonzeptes angestrebt wird. Bei der aufgrund geringer Fallzahlen zweifellos unsicheren Prognose im Hinblick auf die Überlebensrate und den lokalen Behandlungserfolg dieses Konzeptes, rechtfertigen die bisherigen Erfahrungen mit der operativen Therapie, bei strenger individueller Indikationsstellung und Patientenselektion, ein vorsichtiges Umdenken im Behandlungskonzept des Prostatakarzinoms.

Literatur

1. Bass RB Jr, Barrett DM (1980) Radical retropubic prostatectomy after transurethral prostatic resection. J Urol 124: 495-497
2. Carson CC III, Zincke H, Utz DC, Cupps RE, Farrow GM (1980) Radical prostatectomy after radiotherapy for prostatic cancer. J Urol 124: 237-239
3. Scardino PT, Ivy J (1986) Technique of salvage radical prostatectomy for radiorecurrent prostatic cancer. AUA NY Abstract 116A/50
4. Zincke H, Utz DC, Taylor WF (1986) Bilateral pelvic lymphadenectomy and radical prostatectomy for clinical stage C prostatic cancer: Role of adjuvant treatment for residual cancer and in disease progression. J Urol 135: 1199-1205

Priv. Doz. Dr. D. Frohneberg
Urologische Klinik Ulm
Prittwitzstr. 43
D-7900 Ulm

Die lokale Strahlentherapie des Prostatakarzinoms

M. Wirth, J. Grups und H. Frohmüller

Zwischen 1977 und 1985 wurden 51 Patienten der Urologischen Klinik der Universität Würzburg einer perkutanen Strahlentherapie des Prostatakarzinoms zugeführt. Bei 39 der 51 Patienten lag ein Tumorstadium T1-3 pN0 M0 vor. Bei diesen 39 Patienten war durch eine histologische Untersuchung der exstirpierten Lymphknoten nach pelviner Lymphadenektomie eine regionäre Metastasierung ausgeschlossen worden. Die verbliebenen 12 Patienten wiesen ein Tumorstadium T1-3 N0-1 M0 auf. Das Durchschnittsalter aller Patienten betrug 63 Jahre. Die Therapie bestand aus einer externen Telekobaltpendelbestrahlung mit 60-80 Gy. Bei 45 der 51 Patienten konnte im Jahre 1986 eine Nachuntersuchung vorgenommen werden. Die durchschnittliche Nachbeobachtungszeit beträgt 54,6 Monate. Die Daten der Patienten wurden entsprechend der von Axtell [1] beschriebenen Methode statistisch ausgewertet. Beim Nachweis eines Tumorrezidivs wurde eine bilaterale Orchiektomie oder eine Hormontherapie vorgenommen.

Ergebnisse

Die lokale Tumorprogressionsrate des Prostatakarzinoms Stadium T1-3 pN0 M0 nach Strahlentherapie wurde nach einer Beobachtungszeit von 6 Jahren mit 48% ermittelt. Die Gesamttumorrezidivrate dieser 39 Patienten im Stadium T1-3 pN0 M0 beträgt nach 6 Jahren 51%. Die berechnete Überlebensrate der 39 Patienten des Tumorstadiums T1-3 pN0 M0 ist auf Abb. 1 wiedergegeben. Sie liegt nach 7 Jahren bei 48%. Sie ist damit deutlich schlechter als die Lebenserwartung der gleichaltrigen Normalbevölkerung wie die aktuarische Normalkurve zeigt. Die Überlebensrate der Patienten nach perkutaner Strahlentherapie war signifikant abhängig vom Tumorgrading. Nach 6 Jahren Beobachtungszeit waren alle Patienten mit einem G3-Tumor verstorben. Spätkomplikationen der perkutanen Strahlentherapie wurden in insgesamt 48,8% beobachtet. In 23,1% der Patienten lagen multiple Komplikationen vor. Zu einer Urethrastriktur kam es in 28,2%. Lymphödeme wurden in 20%, eine chronische Cystitis in 7,7%, eine Harninkontinenz bei radiogener Schrumpfblase in 5,1%, eine radiogene Schrumpfblase ohne Harninkontinenz in 5,1%, sowie eine chronische Proktitis in ebenfalls 5,1% beobachtet.

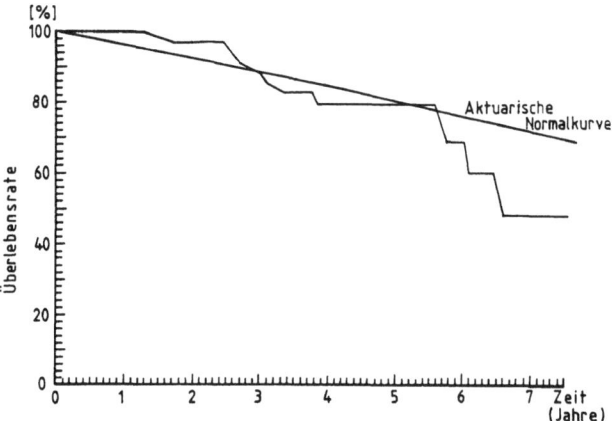

Abb. 1. Berechnete Überlebensrate nach perkutaner Strahlentherapie des Prostatakarzinoms Stadium $T_{1-3}pN_0M_0$, n = 39

In einem Fall kam es nach der Radiotherapie zu einer Rektumstriktur, die zu einem Ileus führte. Dem Patienten mußte ein Anus praeter angelegt werden.

Zusammenfassung

Diese Untersuchung bestätigt die Ergebnisse der Literatur, daß die externe Strahlentherapie im Vergleich zur radikalen Prostatektomie eine deutlich höhere lokale Tumorrezidivrate und Tumorprogression aufweist. So konnten Leach et al. [4] 4 Jahre nach Strahlentherapie noch in 68% der Fälle Tumorgewebe in der Prostata nachweisen. Kurup et al. [3] fanden vor allem bei lokal begrenzten Karzinomen mit hohem Grading in bis zu 50% Therapieversager. Paulson et al. [5] sowie de Vere White et al. [2] konnten des weiteren eindeutig zeigen, daß die Strahlentherapie der radikalen Prostatektomie in bezug auf die Tumorrezidivrate deutlich unterlegen ist. Durch die Strahlentherapie konnte im eigenen Krankengut bei lokal begrenzten Prostatakarzinomen nur eine 7-Jahresüberlebensrate von 48% erreicht werden. Die hohe Komplikationsrate im eigenen Krankengut zeigt zudem, daß es sich bei der Strahlentherapie keinesfalls um einen risikoarmen Eingriff handelt.

Literatur

1. Axtell LM (1963) Computing survival rates for chronic disease patients, simple procedure. JAMA 186: 1125
2. de Vere White R, Benson MC, Olsson CA (1985) The role of radical surgery in the management of stage A2 prostate cancer. J Urol 133: 242 A, 514
3. Kurup P, Kramer TS, Lee MS, Phillips R (1984) External beam irradiation of prostate cancer. Cancer 53: 37–43
4. Leach GE, Cooper JF, Kagan AR, Snyder R, Forsythe A (1982) Radiotherapy for prostatic carcinoma: post-irradiation prostatic biopsy and recurrence patterns with longterm follow-up. J Urol 128: 505–509
5. Paulson DF, Lin GH, Hinshaw W, Stephani St and the Uro-Oncology Research Group (1982) Radical surgery versus radiotherapy for adenocarcinoma of the prostate. J Urol 128: 502–504

Priv. Doz. Dr. M. Wirth
Urologische Klinik und Poliklinik
der Universität Würzburg
Josef-Schneider-Str. 2
D-8700 Würzburg

Überlebensrate des bestrahlten Prostatakarzinoms

B. Kopper, G. Dhom, K. Schnabel, H. Derouet und M. Ziegler

An der Strahlensensibilität des Prostatakarzinoms bestehen keine Zweifel. Laut einer Sammelstatistik 10 renommierter Bestrahlungszentren betragen die Überlebenszeiten nach perkutaner Hochvolttherapie im Stadium T1 und T2 für 5 Jahre 83% und für 10 Jahre 59%. Keine Zweifel bestehen jedoch auch daran, daß nach Strahlentherapie mehr Patienten am Grundleiden versterben, als nach der radikalen Prostatektomie. Dies und in zunehmendem Umfang zu beobachtende Spätrezidive sind mit Indiz für einen zeitlich limitierten Therapieeffekt der Radiotherapie.

Seit 1971 wurden an der Universitätsklinik Homburg 149 Patienten mit nicht vorbehandeltem Prostatakarzinom einer lokalen Hochvoltbestrahlung in kurativer Absicht zugeführt.

Bis 1975 erfolgte die Stadieneinteilung des Prostatakarzinoms nach rein klinischen Kriterien. Seit 1975 ist die pelvine Lymphadenektomie fest integrierter Bestandteil des Stagingprogrammes vor geplanter lokaler Behandlung des Prostatakarzinoms.

Der Bestrahlungsmodus ist eine lokale Kobaltpendelbestrahlung ohne Einschluß der pelvinen Lymphknoten. Die Gesamtherddosis beträgt 76 Gy. Über die Bestrahlungstechnik hatten wir bereits an anderer Stelle berichtet.

Von 105 Patienten mit und ohne Lymphadenektomie, alle Stadien T0 bis T3 umfassend, bei denen

Tabelle 1. Tumorstadium und Lymphknotenmetastasen

Stadium	n	Lymphknoten pos.	Lymphknoten neg.	Metastasen %
T0	18	1	17	5,5
T1	13	0	13	0
T2	90	26	64	28,8
T3	22	9	13	40,9
gesamt	143	36	107	25,1

Tabelle 2. Differenzierungsgrad des Tumors und Lymphknotenmetastasen

Diff. Grad.	n	Lymphknoten pos.	Lymphknoten neg.	Metastasen %
G1	31	1	30	3,2
G2	46	10	36	21,7
G3	66	25	41	37,8
gesamt	143	36	107	25,1

vor über 5 Jahren das Prostatakarzinom diagnostiziert worden ist, leben noch 84 Patienten, das entspricht einer 5-Jahres-Überlebensrate von 80%. Von 63 Patienten der Stadien T0 bis T3, bei denen vor über 10 Jahren das Prostatakarzinom diagnostiziert worden ist, leben noch 30%, entsprechend einer 10-Jahres-Überlebensrate von 47,6% (Tabelle 1). Korreliert man die Überlebensrate zum Tumorstadium und Differenzierungsgrad des Tumors, so zeigt sich, daß sich die Überlebensraten abhängig von der Zunahme der lokalen Tumorausdehnung und der Abnahme der Tumordifferenzierung verringern (Tabelle 2).

Betrachtet man die Progressionsraten der beiden Patientengruppen mit und ohne Lymphadenektomie, so fällt ganz deutlich eine frühzeitig einsetzende Progression der Patienten ohne praetherapeutische Lymphadenektomie auf. Die Tumorprogression in der Gruppe ohne Lymphadenektomie ist auf die unzureichende klinische Stadienfestlegung als Auswahlkriterium für ein lokales Behandlungsverfahren zurückzuführen. Diese Tatsache unterstreicht die Notwendigkeit einer diagnostischen Lymphadenektomie vor Radiotherapie, um die Patienten mit eventuell bereits vorhandenen Lymphknotenmetastasen von dieser Form der Behandlung auszuschließen.

Vergleicht man in unserem Krankengut die Überlebenszeiten bestrahlter Prostatakarzinom-Patienten mit und ohne vorausgegangene pelvine Lymphadenektomie, so zeigt sich in der Gruppe der lymphadenektomierten Bestrahlungsfälle eine um fast 20% höhere Überlebensrate für 7 Jahre (86,6% mit gegenüber 68,5% ohne Lymphadenektomie).

Die höheren Überlebensraten bestrahlter Prostakarzinom-Fälle nach operativem Lymphknotenmetastasenausschluß untermauern nicht den kurativen Effekt der pelvinen Lymphadenektomie, sondern resultieren aus einer exakteren Patientenselektionierung, da Patienten mit histologisch nachgewiesenen Metastasen von der Strahlentherapie ausgeschlossen wurden.

Unsere Erfahrung mit der Hochvolttherapie des Prostatakarzinoms mit und ohne vorausgegangene Staging/Operation läßt folgende Schlüsse zu:

1. Die lokale Behandlung des Prostatakarzinoms durch lokale Radiotherapie ist erst nach sicherem Ausschluß von Lymphknotenmetastasen durch diagnostische pelvine Lymphadenektomie gerechtfertigt.
2. Verbesserte Überlebensraten des bestrahlten Prostatakarzinoms nach Lymphknotenmetastasenausschluß durch pelvine Lymphadenektomie resultieren aus einer exakteren Patientenselektionierung.
3. Die lokale Hochvolttherapie ist eine effektive Therapieform mit zeitlich limitiertem Therapieeffekt. – Wegen größerer Radikalität sollte bei Patienten mit geschätzter Lebenserwartung von über 10 Jahren der Radikaloperation der Vorzug gegeben werden.

Priv. Doz. Dr. med. B. Kopper
Urologische Klinik des
Städt. Krankenhauses Kaiserslautern
D-6750 Kaiserslautern

Die kombinierte Behandlung undifferenzierter Prostatakarzinome (Stadium C) mit Megavoltstrahlung und schnellen Neutronen (DT; 14 MEV)

H. D. Franke, H. Klosterhalfen und H. Becker

Die Prognose des Prostatakarzinoms ist in erster Linie abhängig vom Stadium und dem Malignitätsgrad. Mit allen Behandlungsmethoden weisen undifferenzierte Prostatakarzinome eine schlechtere Prognose auf, auch histologisch ist der Regressionsgrad nach Hormon- und/oder Strahlentherapie bei undifferenzierten Prostatakarzinomen geringer als bei differenzierten [1, 3, 8], ebenfalls klinisch die lokale Tumorkontrolle. Die Frequenz persistierender Tumorzellen 1-2 Jahre nach der Therapie ist abhängig von der Tumorgröße, also von dem mit der Tumorgröße ansteigenden Anteil undifferenzierter Tumorzellen [10] sowie von der Dosis; allerdings ergibt sich kein entscheidender Einfluß auf die Rezidivrate in T4 mit Dosen oberhalb 65 Gy [2, 6], sondern ein Anstieg der Komplikationsrate. Patienten mit positiver Biopsie 1-2 Jahre nach der Megavolttherapie weisen eine schlechtere Prognose auf [2, 7] als mit negativer Biopsie.

Generell sind undifferenzierte Tumorzellen nach strahlenbiologischen Regeln und strahlentherapeutischer Erfahrung strahlensensibler als differenzierte. Der gegenteilige Effekt in der Prostata kann durch O_2-Mangel verursacht sein, da undifferenzierte Prostatakarzinome weniger Stroma aufweisen als differenzierte [1, 5]. Tumorregionen mit erniedrigtem O_2-Partialdruck sind bei Megavolttherapie bis zum Faktor 3 resistenter als euoxische Tumorzellen. Die Dosis läßt sich jedoch nicht um diesen Faktor steigern, ohne das „Normalgewebe" in der Umgebung zu schädigen. Dagegen ist die Wirkung schneller Neutronen in viel geringerem Grade vom O_2-Partialdruck im Gewebe oder von der Zellkinetik abhängig.

Deshalb versuchten wir, diese strahlenresistenten Tumoren im Stadium C nach Megavolttherapie (bis 40 Gy) mit schnellen Neutronen (4-8 Gy) zu behandeln [4]. In einer Pilotstudie (1976-1980) wurde bei 12 Patienten der Primärtumor zusätzlich mit schnellen Neutronen in 1-2 Wochen bestrahlt. Dadurch erzielten wir bei T3-Tumoren einen Anstieg der 5jährigen Überlebensrate (ÜLR) von etwa 40% (nach ausschließlicher Megavolttherapie) auf etwa 80%, also der ÜLR von differenzierten T3-Tumoren: Es traten bis heute keine Lokalrezidive auf, bei 3 Patienten war die Probebiopsie 8-12 Monate nach der Behandlung bereits negativ; jetzt fand man bei einem Patienten nach 10 Jahren bioptisch Tumorzellen, aber kein Lokalrezidiv, keine Fernmetastasen, keine Erhöhung der sauren Phosphatasen im Serum. Bei T4-Tumoren konnte die Prognose nicht verbessert werden, offenbar durch die hohe Rate occulter Fernmetastasen. Chronische Nebenwirkungen traten nicht auf, das Allgemeinbefinden ist gut [5].

Deshalb bestrahlten wir 50 weitere Patienten seit Anfang 1984 bis Mitte 1986 in den Kategorien T3 und T4. Von ihnen wurden 25 vor mindestens 1 Jahr behandelt, von den Patienten mit T3-Tumoren leben alle ohne Lokalrezidiv oder Fernmetastasen sowie ohne chronische Nebenwirkungen (Tabelle 1). Bei Patienten mit T4-Tumoren konnte die ÜLR nicht

Tabelle 1. Vergleich der Überlebensraten nach kombinierter Megavolt-Neutronen-Therapie (Hamburg 1984/85) mit denen nach ausschließlicher Megavolttherapie (v. d. Werf-Messing 1978 und Hamburg 1986) bei undifferenzierten Prostatakarzinomen (Stadium C)

Primär-Tumor-Kategorie	Überlebensraten							
	Neutronen- und *Megavolt*-Therapie Hamburg 1984/85		*Ausschließlich Megavolttherapie*					
			Rotterdam 1978			Hamburg 1986		
	>1 Jahre	>2	>1 Jahre	>2	>5	>1 Jahre	>2	>5
T3	10/10	4/4	60%	60%	40%	90%	65%	50%
T4	7/11 (64%)	1/3	50%	25%	25%	86%	55%	35%

verbessert werden, allerdings ist die Tumorrückbildung bei diesen infiltrierend wachsenden Tumoren sehr eindrucksvoll, man erspart diesen Patienten viele Beschwerden, die sonst durch das Übergreifen des Tumors auf Blase und Darm verursacht werden.

In den USA erfolgte in einer ähnlichen Serie mit kombinierter Therapie bei 55 Patienten eine Reduktion der Lokalrezidivrate auf 7% gegen 22% nach ausschließlicher Megavolttherapie und eine Verbesserung der 5jährigen ÜLR auf 60% gegenüber 40% [9].

Zusammenfassung

Durch die kombinierte Megavolt-Neutronen-Therapie wird bei undifferenzierten Prostatakarzinomen der Primärtumor völlig oder weitaus besser beherrscht als mit ausschließlicher Megavolttherapie; damit verbessert sich die sonst ungünstige Prognose dieser Patientengruppe erheblich. Die quantitative Bedeutung dieser Therapie macht die Tatsache deutlich, daß es sich um 30–50% aller Patienten mit Prostatakarzinomen handelt, darunter befinden sich heute auch jüngere Patienten im Alter von 40–50 Jahren. Es gibt z.Z. keine andere Behandlungsmethode, die in dieser Patientengruppe eine derartige quantitative und qualitative Verbesserung des lokalen Therapieeffektes und der Prognose bewirkt.

Literatur

1. Altenähr E (1982) Pathologie des Prostatakarzinoms. In: Klosterhalfen H, Altenähr E, Franke HD (eds) (1982) Das Prostatakarzinom. Thieme, Stuttgart, S 1–72
2. Bagshaw MA (1986) Current conflicts in the management of prostatic cancer. Int J Rad Oncol 12: 1721–1727
3. Dhom G, Dego S (1982) Therapy of prostatic cancer and histological follow-up. The Prostate 3: 521–542
4. Franke HD, Heß A, Langendorff G, Borchers H-D (1980) Die kombinierte Behandlung des Prostatakarzinoms mit schnellen Neutronen (DT, 14 MeV). Urologe A 19: 341–349
5. Franke HD, Heß A, Schmidt R (1985) Clinical results after therapy with fast neutrons (DT, 14 MeV) since 1976 in Hamburg-Eppendorf. Strahlentherapie 161: 776–783
6. Hanks GE (1985) Optimizing the radiation treatment and outcome of prostate cancer. Int J Rad Oncol 11: 1235–1245
7. Jacobi GH, Riedmiller H, Hohenfellner R (1981) Lokale Hochvoltbestrahlung des Prostatakarzinoms. Verh Dtsch Ges Urol 185: 197
8. Klosterhalfen H, Becker H, Köllermann MW, Altenähr E (1983) Kurative Radiotherapie beim Prostatakarzinom im Stadium C. Urologe A 22: 360–366
9. Laramore GE, Krall JM, Thomas FJ, Griffin TW, Maor MH, Hendrickson FR (1985) Fast neutron radiotherapy for locally advanced prostate cancer: results of an RTOG randomized study. Int J Rad Oncol 11: 1611–1627
10. Wernert N, Goebbels R, Dhom G (1986) Malignitätsgrad und klinisches Stadium T_0–T_3 beim Prostatakarzinom. Urologe A 25: 55–58
11. Werf-Messing, v d B (1978) Prostatic cancer treated at the Rotterdam Radiotherapy Institute. Strahlentherapie 154: 537–541

Prof. Dr. med. Herbert D. Franke
Strahlentherapie-Abteilung, Radiol. Klinik
Univ.-Krankenhaus Eppendorf
Martinistr. 52
D-2000 Hamburg 20

Interstitielle Strahlentherapie: eine Standortbestimmung

H. Sommerkamp und M. Wannenmacher

Seit der Inauguration der interstitiellen Strahlentherapie (iSt) durch Flocks (1952) haben sich 2 Varianten dieser Therapieform für das lokal begrenzte Prostatakarzinom durchgesetzt: die permanente Implantation von Radionukliden (Jod^{125}) als Monotherapie und die Kombination von interstitieller und externer Bestrahlung (Au^{198}, Ir^{192}). Aus strahlenphysikalischer Sicht bietet J^{125} die Vorzüge einer langdauernden Strahlung mit hoher Gewebeabsorption bei nur geringer Eindringtiefe der Gammastrahlung. Au^{198} und Ir^{192} bringen Strahlenschutzprobleme mit sich, die beim Iridium durch die nur temporäre Anwendung geringer sind. Der Indikationsbereich erstreckt sich bei Verwendung von J^{125} auf das kleinvolumige pNo-Karzinom. Bei den Kombinationsverfahren werden auch größervolumige (T3-) Stadien therapiefähig. Die Behandlungsprotokolle der 3 interstit. Varianten unterschieden sich anfangs wenig: Stets wird ein Lymphstaging vorgenommen mit anschließender retropubischer Implantation (J^{125}, Au^{198}). Bei Verwendung von Ir^{192} werden zunächst nur perineale Kanülen eingestochen, die später nachgeladen werden. – Die Behandlungsdauer mit J^{125} beträgt rund 10 Tage; bei Gold oder Iridium beginnt 2 Wochen nach der iSt die perkutane Hochvoltbestrahlung über 4–5 Wochen. Aus tumorbiologischen Gründen scheint die protrahierte Strahlung des J^{125} sinnvoller zu sein als die lokale Schlagbestrahlung mit Gold oder Iridium; klinische Studien lassen jedoch keine wesentlichen Unterschiede in den Ergebnissen erkennen.

Unsere Erfahrungen basieren auf der Behand-

Tabelle 1. Lokale Tumorkontrolle nach interstitieller Strahlentherapie mit J-125

Autor	n	Tumordifferenzierung		
		GI	GII	GIII
Whitmore (1985)	606	94	92	70
Schellhammer (1985)	115	95	77	57%
eig. Krankengut (1986)	51[a]	100	87	67
		96	85	64

[a] > 1 J. postop.

lung von nunmehr 66 Patienten, die ausschließlich mit J^{125} therapiert wurden. Daten aus verschiedenen Kliniken und eigene Resultate zeigen, daß Karzinome bei guter bis mittlerer Differenzierung in über 85% lokal unter Kontrolle gebracht werden können (Tabelle 1).

Die guten Ergebnisse bei lokal begrenzten Frühstadien und die schlechten Daten bei G3-Tumoren verweisen auf die Grenzen des Verfahrens bei der Verwendung von Radiojod. Großvolumige und pN+-Fälle liegen jenseits der therapeutischen Möglichkeiten dieser Therapievariante.

Die in den letzten Jahren enger gestellte Indikation bei T3-Stadien berührt das Problem der Erzielung einer ausreichenden und homogenen Herddosis im Tumorgebiet. Bei der Hochvolttherapie in Verbindung mit einem lokalen interstit. Boost bestehen keine Schwierigkeiten in diesem Punkt; einen großvolumigen Tumor bei retropubischer manueller Implantationstechnik (J^{125}) homogen abzudecken ist jedoch schwierig. Zonen ungenügender Herddosis oder Seedsverluste können resultieren und zur Tumorpersistenz führen. Eine präzisere Implantationstechnik ist auf perinealem, ultraschallgesteuertem Wege möglich (Holm 1983).

Nachteilig ist bei der Verwendung der härteren Gammastrahler Gold und Iridium die Belastung des Operationsteams und des Pflegepersonals; so muß ein Patient nach Au^{198}-Implantation etwa eine Woche lang streng isoliert werden. Postoperative Komplikationen, die zu einer Reintervention Anlaß geben, wären eine enorme Strahlenbelastung für den Operateur. – Für Iridium gilt bezüglich des Strahlenschutzes ähnliches; hinzu kommt für den Patienten nach US-Protokollen eine Phase von bis zu 50 Stunden, die er mit zahlreichen perinealen Implantationskanülen unter Analgesie durchstehen muß. Durch neue „high-dose-rate"-Verfahren kann dieser Zeitraum wesentlich verkürzt werden. Die lokale Komplikationsquote ist bei Ir^{192} (LDR) höher als bei den anderen Methoden.

Zusammenfassung

Derzeit wird die Brachytherapie – speziell bei der Behandlung von T1-T2-Stadien mit J^{125} – als therapeutische Alternative zur Radikaloperation angesehen, nicht zuletzt wegen ihrer geringen Beeinträchtigung der sexuellen Potenz.

Abweichend von unserem bisherigen Therapiekonzept führen wir beim lokal begrenzten Tumor heute zunächst die alleinige pelvine Lymphadenektomie aus und implantieren in zweiter Sitzung perineal unter Sonographiekontrolle, u.z. mit J^{125} bei kleinen Tumoren. Mit Iridium oder Gold lassen sich T3-Tumoren strahlentherapeutisch besser abdecken, wobei die Einbeziehung des Lymphabflußgebietes in das Hochvoltfeld als Vorteil anzusehen ist. Das wachsende Interesse zahlreicher Kliniker in Europa an den verschiedenen Varianten der iSt zeigt, daß der endgültige Stellenwert dieser Verfahren noch nicht festgeschrieben ist.

Literatur beim Verfasser

Prof. Dr. H. Sommerkamp
Abteilung für Urologie
Klinikum der Universität Freiburg
Hugstetterstr. 55
D-7800 Freiburg

Kombinierte Therapie mit interstitieller Gold-198-Implantation und externer Bestrahlung bei Behandlung des lokalisierten Prostatakarzinoms

Å. Fritjofsson, J. Cederlund, B.-J. Norlén und H. Wicklund

In Uppsala, Schweden, verwenden wir seit 1983 als Behandlung des lokalisierten Prostatakarzinoms radikale Prostatektomie oder, in selektierten Fällen, kombinierte Strahlentherapie mit interstitieller Gold-198-Implantation und externer Bestrahlung. Diese kombinierte Behandlung ist gewählt worden, um eine genügend hohe Strahlendosis in die Prostata geben zu können, ohne komplizierende Strahlenschäden zu verursachen. Da diese radiotherapeutische Methode in Europa sehr wenig angewendet wird, ergreifen wir die Gelegenheit, unsere bisherigen Erfahrungen und Resultate mit der Methode zu präsentieren.

Methode

Für die Behandlung wurde im Prinzip das Konzept der Baylor College of Medicine, Houston, Texas, verwendet (Scardino et al. 1982).

Nach einer modifizierten pelvinen Lymphadenektomie zwecks chirurgischer Stadienbestimmung werden 6 bis 10 hochradioaktive Gold-198-Seeds mittels des pistolenähnlichen sogenannten Royal Marsden Implantationsgerätes in die Prostata implantiert, um eine Dosis von etwa 35 Gy zu erreichen. Drei Wochen später wird die externe Strahlentherapie angefangen; wenn die Lymphknoten tumornegativ sind, wird der Prostata allein eine weitere Dosis von 45 Gy gegeben; sind die Knoten positiv, werden der Prostata und dem Becken 55 Gy verabreicht.

Material und Ergebnisse

Bis jetzt sind 34 Patienten mit der erwähnten Methode behandelt worden. Das Durchschnittsalter der Patienten war 65 Jahre mit einer Variation zwischen 54 und 74 Jahren. Die meisten waren zwischen 60 und 70 Jahren alt.

Überwiegend waren Tumoren der Stadien T2 (26/34) und T3 (7/34) und Malignitätsgrad 1 (12/34) und 2 (16/34). Zur Zeit der Operation waren 15/34 (44%) der Patienten lymphknoten-positiv; am größten war der Lymphknotenbefall im Stadium T3 (4/7 - 57%) und Malignitätsgrad 3 (4/6 - 67%).

Frühkomplikationen nach der Operation kamen in zehn (30%) Fällen vor. In sieben (20%) waren diese Komplikationen ziemlich ausgesprochen. Nur zweimal waren die Komplikationen mit der Lymphadenektomie direkt verbunden. Bisher haben wir keine manifeste Lymphozele oder Lymphfistula gesehen.

Nebeneffekte der Behandlung in Form von übergehenden Zystitis und/oder Proktitis Beschwerden kamen in fast allen Fällen vor.

Spätkomplikationen haben wir bis jetzt nur bei vier Patienten erlebt, zweimal Proktitis und zweimal Dysurie.

Langwierige Ergebnisse. Nach der Behandlung haben vier der 34 Patienten Metastasen entwickelt, drei von den 15 Lymphknotenpositiven (20%) (ein Patient von Tumor gestorben) und einer von den 19 knotennegativen (5%).

Rektaler Befund und Aspirationsbiopsie nach der Behandlung. Bis jetzt ist in 26 Patienten die posttherapeutische lokale Verlaufskontrolle mit der Aspirationsbiopsie und nach dem rektalen Palpationsbefund beurteilt (Tabelle 1).

Bei 25 Patienten war eine ausgesprochene Regression der Prostataveränderungen palpatorisch offensichtlich; bei 18 war am Platz der Prostata eine mehr oder weniger flache, derbe und homogene Fibrose; bei 7 waren aber in einem solchen Gewebe mehr oder weniger ausgesprochene Knoten tastbar. Auch in einem strahlenfibrösen Gewebe war bei 7 Patienten zytologisch Karzinom immer vorhanden; es war aber in allen Fällen ein Karzinom mit regressiv veränderten Kanzerzellen. Oft hat sich

Tabelle 1

Tastbefund	Zytologische Befunde			
	Wenig Aspirat, geringe Zellenzahl, kein Karzinomverdacht	Verdacht eines Karzinoms	Karzinom mit regressiv veränderten Kanzerzellen	
Fibrose ohne Knoten	10	3	5	18
Fibrose mit Knoten	1	4	2	7
Palpatorisch sicheres (eindeutiges) Karzinom			1	1
	11	7	8	26

aber die Frage erhoben, ob das Aspirat von einem solchen strahlenfibrösen Gewebe repräsentativ ist.

Schlußfolgerungen

Die Zahl der behandelten Patienten ist immer noch zu klein und die Beobachtungszeit bezüglich der meisten Fälle zu kurz, um die langwierige Wirkung der Behandlung endgültig zu beurteilen. Die Methode ist technisch einfach und zuverlässig. Es waren wenige ausgesprochene Komplikationen. Strahlenbedingte Beschwerden waren häufig aber erträglich und vorübergehend. Spätkomplikationen sind jetzt wenige und leicht. Bisher haben 12% der Patienten Fernmetastasen entwickelt.

Wir sind der Meinung, daß diese kombinierte Strahlenbehandlung mit interstitieller Gold-198-Implantation und externer Bestrahlung einen Platz im Therapieplan der lokalisierten Prostata-Karzinome hat, speziell wenn eine Kontraindikation für radikale Prostatektomie vorliegt, möchten aber vor einer unterschiedslosen Anwendung der Methode warnen.

Literatur

Scardino PT, Guerriero WG, Carlton CE (1982) Surgical staging and combined therapy with radioactive gold grain implantation and external irradiation. In: Johnson DE, Boileau MA (eds) Genitourinary tumours; Fundamental principles and surgical techniques. Grune & Stratton, New York, pp 143-158

Å. Fritjofsson
Abteilung Urologie
Universität Uppsala
S-Uppsala

Welches Vorgehen ist beim incidentellen Prostatakarzinom (Stadium A1) indiziert?

J. W. Grups, M. Wirth, R. Zink und H. Frohmüller

Einleitung

Trotz eindeutiger Definition des incidentellen Prostatakarzinoms wird nach wie vor die Behandlung dieser Patienten kontrovers diskutiert. Vor allem bei den Prostatakarzinomen im Stadium A1 wird die Notwendigkeit einer weiteren Therapie nach transurethraler Prostata-Resektion nicht allgemein anerkannt [3, 4]. Aus diesem Grunde wurde versucht, anhand einer retrospektiven Analyse der Langzeitergebnisse von Patienten mit einem incidentellen Prostatakarzinom im Stadium A1, Aufschluß über das notwendige Therapieausmaß zu erhalten.

Patienten und Methodik

42 Patienten mit einem Prostatakarzinom im Stadium A1 wurden von Januar 1974 bis Juni 1986 an der Urologischen Klinik der Universität Würzburg behandelt. Der weitere Krankheitsverlauf konnte bei 37 Patienten analysiert werden. In Zusammenarbeit mit niedergelassenen Urologen und Hausärzten sowie durch eigene Nachuntersuchungen wurden diese Patienten hinsichtlich einer möglichen Tumorprogression untersucht.

Das Durchschnittsalter der Patienten betrug 72,3 Jahre, wobei der jüngste Patient 54 Jahre und der älteste Patient 86 Jahre alt war. Tabelle 1 gibt einen Überblick über das Tumorgrading und die jeweilige entsprechende Behandlung, die bei diesen Patienten durchgeführt worden war. In Übereinstimmung mit der Literatur handelte es sich überwiegend um G1-Karzinome [1].

Tabelle 1. Therapie des incidentellen Prostatakarzinoms Stadium A_1 n=37

G I	n=26		
		TUR-P	21
		Orchiektomie	4
		Radikale Prostatektomie	1
G II	n=9		
		TUR-P	4
		Orchiektomie	4
		Antiandrogene	1
G III	n=2		
		TUR-P	2

Die transurethrale Prostata-Resektion ohne weitere Nachbehandlung war bei insgesamt 27 Patienten durchgeführt worden. 8 mal erfolgte nach der transurethralen Prostata-Resektion die bilaterale Orchiektomie, die bis 1979 von einer Östrogen-Therapie begleitet war. Die durchschnittliche Nachbeobachtungszeit betrug in der Gruppe der ausschließlich transurethral resezierten Patienten 4 Jahre und 10 Monate und in der Gruppe der bilateral orchiektomierten Patienten 5 Jahre und 3 Monate. Bei einzelnen Patienten konnte der Verlauf länger als 12 Jahre beobachtet werden.

Ergebnisse

Von den 27 Patienten, die ausschließlich transurethral reseziert wurden, konnte bei 4 Patienten eine Tumorprogression nachgewiesen werden. In der Gruppe der orchiektomierten Patienten war der Prozentsatz der Tumorprogression praktisch gleich groß, obwohl darauf hingewiesen werden muß, daß die Fallzahl in dieser Gruppe relativ gering ist. Von besonderer Bedeutung ist es aber, daß kein Patient während des Nachbeobachtungszeitraumes an seinem Prostatakarzinom ad exitum kam.

Diskussion

Als mögliche Ursache einer Tumorprogression kann u.a. eine nicht ausreichende Aufarbeitung des Resektionsmaterials diskutiert werden, so daß eventuell bei diesen Patienten ein sogenanntes Understaging vorgelegen hat [4]. Aus diesen vorliegenden Daten kann aber abgeleitet werden, daß vor allem bei älteren Patienten mit einem Prostatakarzinom im Stadium A1 die alleinige transurethrale Prostata-Resektion als ausreichende Behandlungsmethode angesehen werden kann.

Literatur

1. Bartsch G, Dietze O, Hohlbrugger G, Marberger H, Mikuz G (1983) Incidental carcinoma of the prostate-grading and tumor volume in relation to survival rate. World J Urol 1: 24-28
2. Golimbu M, Glasser J, Schinella R, Morales P (1981) Stage A prostate cancer from pathologist's viewpoint. Urology 18: 124-136
3. Parfitt HE, Smith JA, Seamann JP, Middleton RG (1983) Surgical treatment of Stage A2 prostatic carcinoma: significance of tumor grade and extent. J Urol 129: 763-765
4. Schroeder FH, Blom JHM, Hop WCJ, Mostofi FK (1983) Incidental carcinoma of the prostate treated by total prostatectomy. World J Urol 1: 15-23

Dr. J. W. Grups
Urologische Klinik und Poliklinik
der Universität Würzburg
Josef-Schneider-Str. 2
D-8700 Würzburg

Therapie beim fortgeschrittenen Prostatakarzinom

10-Jahres-Ergebnisse einer randomisierten Prospektivstudie beim metastasierten Prostatakarzinom

H. Klosterhalfen, H. Becker und F. Donn

Der Entzug der Androgene ist auch heute noch *das* Prinzip in der Therapie des metastasierten Prostatakarzinoms. Wie Sie wissen, kann dieser Androgen-Entzug auf verschiedenen Wegen herbeigeführt werden, und hier haben die verschiedenen Schulen unterschiedliche Therapiekonzepte. Da mit keinem dieser Therapiekonzepte eine Heilung erreicht, sondern allenfalls eine Lebensverlängerung erzielt werden kann, müßte *dasjenige* Konzept den Vorzug bekommen, das mit den geringsten Nebenwirkungen verbunden ist – gleichstarke Androgendeprivation natürlich vorausgesetzt.

Mit der Beantwortung dieser Fragestellung beschäftigt sich unsere vor fast 15 Jahren begonnene Prospektivstudie. Wir erwarteten damals, daß mit einer zusätzlichen Orchiektomie verordneten endokrinen Therapie bessere Resultate zu erzielen seien als mit der Orchiektomie allein.

Was ist nach 10 Jahren von dieser Annahme geblieben, also von einem Therapieansatz aus einer Zeit, in der es noch keine Substanzen wie LHRH-Analoga oder Flutamid gab, Substanzen übrigens, die ihren 10-Jahrestest erst noch bestehen müssen?

Bei unserer Studie überblicken wir 78 Patienten im Stadium D2, also Männer mit Knochenmetastasen. Alle wurden orchiektomiert und dann in vier Behandlungsgruppen randomisiert.

Gruppe I Diathyldioxystilben (Honvan) Dosierung 3 × 120 mg täglich

Gruppe II Cortison (Decortin) 2 × 5 mg

Die zweite Gruppe erhielt 10 mg Prednison täglich, um die Aktivität der Nebennierenrinde zu blockieren. Das, was heute also als „letzter Schrei" gilt, ist im Prinzip nicht neu. Bereits 1968 konnten wir in Zusammenarbeit mit Voigt nach Blockade der Nebennierenrinde mit Dexamethason einen kompletten Abfall der 17-Ketosteroide im Urin nachweisen, damals die einzige Möglichkeit, Stoffwechselprodukte der Androgene zu messen.

Gruppe III Cyproteronacetat (Androcur) 2 × 50 mg

Cyproteronacetat ist ein Antiandrogen und Gestagen. Zu Beginn der Prospektivstudie war Cyproteronacetat das einzig verfügbare Antiandrogen.

Gruppe IV Placebo

Diese Gruppe wurde nur orchiektomiert und erhielt keine Zusatztherapie.

Wie verhielten sich die Hormonspiegel in den 3 verschiedenen Behandlungsgruppen?

Es wurden Testosteron und Prolaktion gemessen, und zwar 6 Wochen nach der Orchiektomie und 3 Monate nach Beginn der Zusatzbehandlung. Nach der Orchiektomie fielen die Testosteronwerte auf 10% des Ausgangswertes. Diese 10% kommen aus der Nebennierenrinde. Eine weitere signifikante Testosteronsenkung konnte nur in Gruppe I (Prednison) gemessen werden.

Prolaktin: In der Honvan-Gruppe fanden wir einen signifikanten Anstieg des Prolaktins. In der Androcur-Gruppe fanden wir zwar auch einen Anstieg, jedoch nur bis in den oberen Normbereich des Prolaktins. Nach unserer Erfahrung hat Prolaktin für das Wachstum des Prostatakarzinoms keine entscheidende Bedeutung.

Zu den Überlebensraten (Tabelle 1)

Die Überlebensrate aller Gruppen zusammen genommen lag nach einem Jahr bei 81%, nach 2 Jahren bei 56% und nach 5 Jahren bei 15%. Die besten 5-Jahres-Überlebensraten sind in der Cortison-Gruppe und in der Androcur-Gruppe zu verzeichnen, was wegen der Wirkungsweise der beiden Substanzen auch zu erwarten ist.

Nach 10 Jahren lebt nur noch 1 Patient aus der Androcur-Gruppe.

Tabelle 1. Überlebensraten beim Prostatakarzinom im Stadium D nach Orchiektomie und endokriner Zusatztherapie

Zusatz-therapie	Patienten n	1 Jahr		2 Jahre		5 Jahre		10 Jahre	
		n	%	n	%	n	%	n	%
Honvan	24	18	75	10	42	2	8	–	
Decortin	12	10	83	7	58	3	25	–	
Androcur	26	22	85	16	62	6	23	1	4
Placebo	16	13	81	11	69	1	6	1	6
Gesamt	78	63	81	44	56	12	15	2	3

Damit fasse ich zusammen:

1. Die aus der Nebenniere stammende Androgenfraktion (10% der Gesamtandrogene) spielt hinsichtlich des Karzinomzellwachstums nach der Orchiektomie eine gewisse Rolle. Dies ist ersichtlich aus den besseren Überlebensraten der Patienten in der Cortison-Gruppe und in der Cyproteronacetat-Gruppe. Beide Medikamente unterdrücken die Androgensekretion der Nebennierenrinde bzw. die Wirkung der Androgene in der Zelle.

2. Unter dem damaligen Therapieansatz hat sich nach 10jähriger Beobachtung Cyproteronacetat als wirksamste Substanz bei gleichzeitig geringster Nebenwirkung erwiesen. Es ist jedoch immer noch nicht klar, welches Antiandrogen die stärkste Androgendeprivation bewirkt *und* gleichzeitig die geringsten Nebenwirkungen hat (Cyproteronacetat oder Flutamid?). Auch die Dosierungsfrage ist letztlich noch nicht gelöst. Die neuen endokrinen Substanzen LHRH-Analoga und Flutamid sind theoretisch gut fundiert, sie müssen ihren 10-Jahrestest jedoch erst noch bestehen. Mit Sicherheit sind sie wesentlich teurer.

Ein ungelöstes Problem ist dabei die Patienten-Compliance. Für nachprüfbare klinische Studien wird es unerläßlich werden, Blutspiegelbestimmungen (Drug-monitoring) einzuführen, damit man sicher ist, daß die Patienten die verordneten Medikamente auch tatsächlich einnehmen, und das macht die LHRH-Behandlung *noch* teurer als sie schon ist.

Prof. Dr. H. Klosterhalfen
Direktor der Urologischen Universitäts-Klinik
Martinistraße 52
D-2000 Hamburg 20

Palliativtherapie des Prostatakarzinoms mit dem LHRH-Analog Decapeptyl-Depot: Beeinflussung der Phosphatasekonzentration durch den Testosteronspiegel

H.-W. Spindler, U. K. Wenderoth, W. Ehrenthal und G. H. Jacobi

Decapeptyl ist das dritte derzeit rezeptierbare LHRH-Analogon zur pharmakologischen Kastration beim fortgeschrittenen Prostatakarzinom. Es ist ein synthetisches Decapeptid wie das natürliche Hormon LHRH, lediglich an der 6. Aminosäure-Position ist Glycin durch D-Tryptophan ersetzt.

Eigene Untersuchungen

Von April 1984 bis April 1986 wurden 25 Patienten mit einem fortgeschrittenen Prostatakarzinom des Stadiums M_1 mit diesem LHRH-Analog behandelt. Bei allen Patienten war das Prostatakarzinom neu diagnostiziert und bisher unbehandelt. Derzeit waren 22 Patienten mit einer Nachbeobachtungsdauer von mindestens 12 und maximal 24 Monaten komplett auswertbar. Als klinische Auswertparameter

In der überwiegenden Mehrzahl handelte es sich um entdifferenzierte Karzinome. Zunächst wurde bei 8 Patienten der Decapeptyl-Wirkspiegel (RIA-Test, Prof. Happ, Frankfurt) nach wiederholter intramuskulärer Injektion bestimmt. Weitere Untersuchungen betrafen das zeitliche Eintreten des Kastrationseffektes sowie das Testosteron-Verhalten unmittelbar nach einer Folgeinjektion, um mögliche kurzzeitige Testosteronerhöhung ausschließen zu können. Schließlich wurde geprüft, inwieweit ein Wechsel des pernasal applizierbaren LHRH-Analogons Suprefact auf eine intramuskuläre Decapeptyl-Depot-Therapie folgenlos möglich ist. Außerdem erfolgte die Korrelation der Tumormarker PAP und PSA zu den Testosteron-Veränderungen und zum klinischen Verlauf. Decapeptyl wurde in einer Dosis von 3 mg in 170 mg Mikrokapseln i.m. alle 5 Wochen injiziert.

Ergebnisse

Bereits nach der zweiten Injektion wird ein Plateau des Serumspiegels der Wirksubstanz von ca. 400 pg/ml erreicht und somit ein hoher Wirkspiegel während eines 5wöchigen Injektionsintervalles gewährleistet. Durch Decapeptyl-Depot kommt es ebenfalls zunächst zu einem bereits von anderen LHRH-Analoga bekannten Anstiegs des luteinisierenden Hormons LH, diese Stimulationsphase dauert ca. 3 Tage. Kastrationswerte von Testosteron (0,5 ng/ml) werden 3 Wochen nach Therapiebeginn erreicht. Testosteron ahmt den Verlauf von LH nach, d.h. zunächst Stimulationsphase, dann die Down-Regulation in der zweiten und dritten Therapiewoche. Testosteron bleibt bei allen adäquat in 5wöchentlichen Intervallen behandelten Patienten im Kastrationsbereich mit einer bisherigen Untersuchungsdauer von 65 Wochen. Auch 3, 7 und 14 Tage nach der Folgeinjektion bleibt LH und Testosteron im Serum im supprimierten Bereich. Die pernasale Applikation von Suprefact läßt sich unter Aufrechterhaltung des Kastrationseffektes in eine intramuskuläre Depot-Behandlung mit Decapeptyl umsetzen.

6 Monate nach Therapiebeginn kam es in 51% der Patienten zu einer partiellen oder kompletten Remission, ein Drittel der Patienten erfuhr keine Veränderungen ihrer Tumorerkrankung, in 16 Patienten fand sich eine Progression.

9 der 22 Patienten klagten zu Beginn der Behandlung über ossäre Metastasenschmerzen, 7 waren 2 Monate nach Therapiebeginn schmerzfrei. Abgesehen von Hitzewallungen im Sinne eines therapiebedingten Climacterium virile bei ⅔ der Patienten wurde Decapeptyl-Depot lokal und systemisch ausgezeichnet vertragen.

PAP und PSA wurden in den kritischen ersten 5 Wochen der Therapie statistisch signifikant vom zunächst stimulierten, dann supprimierten Serum-Testosteron beeinflußt, die entsprechenden Korrelationskoeffizienten waren 0,92 bzw. 0,87. Außerdem ergab sich eine lineare Korrelation zwischen PAP und PSA innerhalb der ersten 5 Therapiewochen, wenn die Prozentsätze des jeweiligen Ausgangswertes zu einander in Beziehung gebracht wurden. Anders verhalten sich beide Tumormarker im weiteren Therapieverlauf in Abhängigkeit vom klinischen Ansprechen.

Zusammenfassung

Ein Kastrationseffekt wird innerhalb von 3 Wochen erreicht. Ein Therapiewechsel von einem pernasal applizierten Analoghormon zum intramuskulären Decapeptyl-Depot ist möglich, ohne den erreichten Kastrationseffekt einzubüßen. Partielle und komplette Remission werden unter dieser Therapie bei der Hälfte der Patienten beobachtet, die mittlere Ansprechdauer liegt derzeit bei 13 Monaten und ist so mit einer bilateralen Orchiektomie vergleichbar. Die tumorspezifischen Produkte PAP und PSA sind initial von Testosteron abhängig und verlaufen sowohl während der Stimulation als auch während der Suppression zum Testosteron parallel. Erst im weiteren Verlauf reagieren beide Tumormarker kastrationsunabhängig und können frühzeitig die Progression signalisieren. Decapeptyl-Depot stellt einen Schritt weiter dar hin zu einer praktikablen Form der pharmakologischen Kastration für eine selektionierte Patientengruppe, für welche die Orchiektomie aus verschiedenen Gründen nicht in Frage kommen mag.

Dr. med. H.-W. Spindler
Urologische Klinik und Poliklinik
im Klinikum der Johannes-Gutenberg-Universität
Langenbeckstr. 1
D-6500 Mainz 1

GnRH-Depot: Zoladex' 2jährige Erfahrung bei 26 Patienten

H. Gola, H. Sinagowitz, U. K. Wenderoth und R. Hautmann

GnRH-Analoga in supraphysiologischer Dosierung haben sich bei der Behandlung des fortgeschrittenen Prostatakarzinoms als eine sichere und nicht toxische Therapieform erwiesen. Serum-Testosteron wird zuverlässig in den Kastrationsbereich abgesenkt, die klinischen Ergebnisse entsprechend denen nach chirurgischer Kastration. Bisher erforderten diese Analoga jedoch tägliche pernasale Applikationen oder subkutane Injektionen, die in einigen der publizierten Studien zu Compliance-Problemen führten.

Wir haben daher die endokrinologische und klinische Wirksamkeit einer Depot-Form des GnRH-Analogs Zoladex untersucht, das 4wöchentlich mit einem speziell entwickelten Applikator subkutan implantiert wurde. Das implantierte Pellet enthielt jeweils 3,6 mg der Wirksubstanz.

Seit August 1984 wurden an der Urologischen Universitätsklinik Ulm 26 Patienten mit einem durchschnittlichen Alter von 72 Jahren mit Zoladex-Depot behandelt. Die Mindestnachbeobachtungszeit beträgt 12 Monate. 17 der Patienten hatten Fernmetastasen, 9 Patienten ein lokal fortgeschrittenes Karzinom. Keiner der Patienten war prostatakarzinomspezifisch vorbehandelt.

Serum-LH fiel innerhalb von 4 Wochen von $62 + 40$ auf $28 + 7$ ng/ml ab und blieb über einen Zeitraum von weiteren 17 Monaten konstant niedrig.

Parallel hierzu wurde das Serum-Testosteron von initial $4,4 + 1,9$ ng/ml auf $0,5 + 0,3$ ng/ml nach 4 Wochen supprimiert. Auffallend ist, daß im Vergleich zu anderen Analoga (z.B. zu dem Depot-Präparat Decapeptyl-SR) bei etwa einem Drittel der Patienten der bis zu 3 Monaten nach Beginn der Therapie gering über dem Kastrationsniveau liegende Testosteronspiegel gemessen wurden. Dieses vergleichsweise schlechte Ergebnis wird allerdings durch andere Untersucher nicht bestätigt.

Nach den Kriterien der National Prostatic Cancer Treatment Group wurde nach 6 Monaten bei 14 der 26 Patienten (54%) eine Remission beobachtet, 10 Patienten (38%) wiesen einen stabilen Krankheitsverlauf auf, das ergibt eine Ansprechrate von 92%. 2 Patienten (8%) mußten als primäre Therapieversager eingestuft werden. 3 von 4 Patienten mit metastasenbedingten Knochenschmerzen waren innerhalb der ersten 4 Wochen der Behandlung schmerzfrei. Nach 6 Monaten befanden sich 2 Patienten, die primär nicht auf die Behandlung mit Zoladex-Depot angesprochen hatten, in der Progression, nach 12 Monaten war die Tumorerkrankung bei 4 Patienten progredient, ein weiterer sekundärer Hormonrelaps kam nach 19 Monaten hinzu.

Alle 5 in der Progression befindlichen Patienten erhielten zusätzlich zur medikamentösen Kastration mit Zoladex-Depot eine kombiniert östrogen-zytostatische Behandlung mit Estracyt. Von diesen sind zum jetzigen Zeitpunkt 3 in einer partiellen Remission, 1 Patient verstarb am Prostatakarzinom, 1 Patient an einem Herzinfarkt. Bisher sind insgesamt 5 der 26 mit Zoladex-Depot behandelten Patienten verstorben, einer am Prostatakarzinom, zwei Patienten an einem Zweitkarzinom, und zwei Patienten aus kardiovaskulärer Ursache (1 Herzinfarkt, 1 Apoplex).

Nach einer subkutanen Applikation des Depot-Präparates kam es an der Injektionsstelle zu einer Nachblutung.

Die systemischen Nebenwirkungen entsprechen denen anderer GnRH-Analoga und sind durch die Testosteronsuppression bedingt. Beschwerden im Sinne einer Klimakterium virile mit Hitzewallungen traten bei 10 von 26 Patienten auf. Alle 26 Patienten waren nach 4wöchiger Therapie mit Zoladex impotent.

Zusammenfassend ist Zoladex-Depot ein durch 4wöchentliche subkutane Injektion einfach zu applizierendes GnRH-Analogon. In den meisten Fällen wurde das Serum-Testosteron in dieser Studie in den Kastrationsbereich abgesenkt. Die klinischen Ergebnisse entsprechen denen nach Behandlung mit anderen GnRH-Analoga.

Dr. med. H. Gola
Universitätsklinik Ulm
Abteilung Urologie
D-7900 Ulm

Ist eine „komplette Androgenblockade" der Prostata möglich?

H. Becker, W. Bartsch, F. Donn, K. D. Voigt und H. Klosterhalfen

Antiandrogene wirken durch Verdrängung des biologisch aktiven Androgens von seinem Wirkort, dem Androgenrezeptorprotein in der Zelle. Um einen Anhalt für die benötigte Antiandrogendosis zu erhalten, die für eine totale Verdrängung notwendig ist, haben wir in Ermangelung eines adäquaten Prostatakarzinom-Models eine Untersuchung mit Cyproteronacetat an Prostataadenom-Patienten durchgeführt. 10 Patienten erhielten 3 Tage vor der Adenomektomie 300 mg Cyproteronacetat i.m., 4 weitere Patienten erhielten 6 Wochen lang wöchentlich 300 mg Cyproteronacetat vor der Prostatektomie.

Die Hormonuntersuchungen erfolgten im Plasma und im Prostataadenomgewebe. Kontrollwerte stammten von unbehandelten Patienten.

Die mittlere Konzentration für Cyproteronacetat im Plasma lag in der 3tägigen Behandlungsgruppe bei 550 nmol/l, in der Gruppe, die das Präparat 6 Wochen lang erhielten, lagen die Werte etwas niedriger bei 200 nmol/l. Eine Akkumulation des

Antiandrogens ließ sich im Plasma nicht nachweisen.

Die Gewebskonzentrationen des Antiandrogens lagen im allgemeinen niedriger als die Plasmakonzentrationen. In der länger behandelten Patientengruppe steigt das Verhältnis zwischen Cyproteronacetat im Gewebe zum Plasma an.

Die Testosteronwerte im Plasma fielen bereits 3 Tage nach Cyproteronacetatgabe signifikant ab und auch in der Langzeitbehandlung fand sich ein Abfall des Testosterons.

Im Gewebe spielt Testosteron keine Rolle, hier ist das 5α-Dihydrotestosteron der biologisch wirksame Metabolit, der insbesondere im Zellkern seine Wirkung entfaltet. Im Vergleich mit der Kontrollgruppe findet sich nach 3tägiger Cyproteronacetatbehandlung kein signifikanter Abfall des 5α-Dihydrotestosterons im Gesamtgewebe und in den Kernfraktionen von Stroma und Epithel. Erst nach einer 6wöchigen Behandlung läßt sich ein signifikanter Abfall von 5α-Dihydrotestosteron im Gesamtgewebe sowie in der Epithelkernfraktion nachweisen.

Beim Vergleich zwischen den Cyproteronacetatkonzentrationen in verschiedenen Gewebsanteilen zeigt sich, daß in der Kernfraktion im Vergleich zum Gesamtgewebe praktisch keine nennenswerten Cyproteronacetatkonzentrationen nachweisbar sind. Die geringen Konzentrationen entsprechen Verunreinigungen.

Vergleich zwischen DHT-Konzentration im Gewebe und Testosteron-Konzentration im Plasma

Beim Vergleich der 5α-Dihydrotestosteron-Konzentration im Gewebe und Testosteron-Konzentration im Plasma fällt im Gegensatz zu der Anreicherung von Gyproteronacetat selbst eine deutliche 5d-Dihydrotestosteronanreicherung in beiden Kernfraktionen der Stroma- und Epithelpräparation auf. Die Behandlung mit Cyproteronacetat führt zu einer stärkeren Senkung des Testosterons im Plasma als des 5α-Dihydrotestosterons im Gewebe.

In diesem Zusammenhang ist noch ein Tierversuch von Voigt und Mitarbeitern erwähnenswert, in dem gezeigt wurde, daß ein 40facher Überschuß von Cyproteronacetat über Testosteron im Plasma zwar zu einer deutlichen, aber nur partiellen Reduktion der 5α-Dihydrotestosteron-Konzentration im Zellkern führt. Voigt und Mitarbeiter schließen daraus, daß die Prostata die Fähigkeit hat, auch durch niedrige Androgen-Level stimuliert zu werden (Acta Endocrin. 109 (1985) 569–576).

Zusammenfassung

1. Die Ergebnisse sprechen dafür, daß eine vollständige Androgenblockade durch Antiandrogene nicht möglich ist.
2. Im Vergleich zum Plasma findet sich keine Anreicherung von Cyproteronacetat im Prostataadenomgewebe. In der Kernfraktion der Epithel- und der Stroma-Präparation konnte kein Cyproteronacetat nachgewiesen werden.
3. Die Verdrängung des 5α-Dihydrotestosterons aus der Kernfraktion ist nur inkomplett möglich. Auch ein 40facher Überschuß des Antiandrogens Cyproteronacetat vermag im Tierversuch keine komplette Androgenblockade herbeizuführen.

Parallelversuche werden zur Zeit mit dem reinen Antiandrogen Flutamid durchgeführt.

Dr. med. H. Becker
Urologische Universitätsklinik
D-2000 Hamburg-Eppendorf

Ketoconazole High Dose (HD) Behandlung des metastasierenden Prostatakarzinoms

F. M. J. Debruyne, J. A. Witjes und P. F. del Moral

Beitrag nicht eingereicht

Kombination von Orchiektomie und Flutamid bei der Behandlung des fortgeschrittenen Prostatakarzinoms

P. Carl

In Anbetracht der ermutigenden Ergebnisse, welche Labrie und seine Arbeitsgruppe [3, 4, 5] durch Kombination einer chemischen oder chirurgischen Kastration mit einer totalen Androgen-Blockade erzielen konnten, führten wir eine kombinierte Therapie des Prostatakarzinoms durch subkapsuläre Orchiektomie und Androgen-Blockade mit Flutamid durch. Ziel dieses Therapieschemas war eine primäre Ausschaltung auch der adrenalen Androgene [1, 2]. In die Studie wurden nur bisher unbehandelte Karzinome aufgenommen, obwohl nach Untersuchungen von Sogani et al. [6] auch ein sekundärer Einsatz von Flutamid gerechtfertigt erscheint.

Während eines Zeitraums von bisher 21 Monaten wurden 45 Patienten behandelt, wobei erste Behandlungsergebnisse inzwischen von 32 Patienten mit einem Durchschnittsalter von 75,7 Jahren vorliegen.

Neben 9 – nicht operationswilligen bzw. nicht operationsfähigen – Patienten der Stadien A2 und B erfolgte die Behandlung bei 36 Patienten der Stadien C und D, wobei in 6 Fällen eine radikale Prostatektomie bzw. eine „staging"-Lymphadenektomie vorausgegangen war (Tabelle 1).

Der Anteil von Karzinomen der *Stadien C und D* beträgt unter den bisher *auswertbaren* Fällen 87,5%, wobei wiederum die Gruppe der D2-Fälle mit 14 Patienten am stärksten repräsentiert ist.

Alle Patienten erhielten zunächst 1000 mg Flutamid täglich für einen Zeitraum von 5–7 Tagen. Nach der dann durchgeführten subkapsulären *Orchiektomie* erfolgte eine *Dauertherapie mit 750 mg Flutamid/die*.

Die Behandlung wurde in allen Fällen gut vertragen. Ein Abbruch der Therapie aufgrund von Unverträglichkeiten oder Nebenwirkungen war in keinem Fall erforderlich. In wenigen Fällen war eine meist passagere, geringfügige Erhöhung der Leberfunktionstests feststellbar.

Während ein primär erhöhter *Serum-Prolaktin-Spiegel* in 6 Fällen beobachtet wurde, konnte eine sekundäre Hyperprolaktinämie nicht nachgewiesen werden. Eine Gynäkomastie oder Mamillodynie trat in keinem Fall auf.

Die *prostatasaure Phosphatase (PSP)* war vor Behandlungsbeginn in 16 von 29 ausgewerteten Fällen (entsprechend 55%) erhöht. Nach 3monatlicher Therapie kam es in 9 dieser 16 Fälle zu einer Normalisierung und in 7 Fällen zu einem deutlichen Rückgang der PSP. Unverändert hohe PSP-Werte fanden sich in keinem Fall. Knochenschmerzen klangen bei allen D2-Fällen innerhalb von 1–3 Wochen ab.

Erste Ergebnisse liegen für einen Zeitraum von 3–21 Monaten vor. Eine Progression konnte mit einer Ausnahme nur bei Fällen des Stadiums D2 festgestellt werden. Einer *Remissionsrate* von 71,4% steht somit im Stadium D2 eine *Progressionsrate* von bisher 28,6% gegenüber (Tabelle 2).

Die Beobachtungszeit der bisher verwertbaren 14 D2-Karzinome betrug im Durchschnitt 11 Mo-

Tabelle 1. Stadieneinteilung / auswertbare Fälle n = 32

A2	=	1	4 = 12,5%
B	=	3	
C	=	9[a]	
D1	=	5[b]	28 = 87,5%
D2	=	14	

[a] 3 nach rad. Prostatektomie + LA,
[b] 3 nach rad. Prostatektomie + LA, 2 nach „staging"-LA

Tabelle 2. Erste Ergebnisse (nach 3–18 Mon.)

Remission:			Progression:		
A2	:	1			–
B	:	2			1
C	:	9			–
D1	:	5			–
D2	:	10 (71,4%)			4[a] (28,6%)
n	=	27	n	=	5[a]

[a] 1 × † an Tumorfolgen

Tabelle 3. Beobachtungszeit der D2-Karzinome (n = 14)

5–18 Monate (⌀ 11 Monate)
Progression (n = 4) nach:
6–14 Monaten (⌀ 9,75 Monate)
Behandlungszeit bis zum *Tod* (n = 1):
14 Monate

nate. Eine Progression (n = 4) trat nach 6–14 Monaten – durchschnittlich nach knapp 10 Monaten – auf. Im bisherigen Beobachtungszeitraum starb nur 1 Patient an seiner Grunderkrankung (Tabelle 3).

Literatur

1. Geller J, Albert J, Loza D, Geller S, Stoeltzing W, de la Vega S (1978) J Clin Endocr Metab 46: 440
2. Geller J, Albert J, Nachtsheim DA, Loza D (1984) J Urol 132: 693
3. Labrie F, Dupont A, Belanger A et al. (1982) J Clin Invest 5: 267
4. Labrie F, Dupont A, Belanger A et al. (1983) Prostate 4: 579
5. Labrie F, Dupont A, Belanger A (1983) Horm Res 18: 18
6. Sogani PC, Ray B, Whitmore Jr WF (1975) Urology 6: 164

Prof. Dr. P. Carl
Urologische Abteilung
Hauptkrankenhaus Deggendorf
Akad. Lehrkrankenhaus
D-8360 Deggendorf

Langzeittherapieergebnisse beim fortgeschrittenen Prostatakarzinom unter kompletter Androgensuppression durch Orchiektomie und Cyproteronacetat

J. Graff, H. Schulze, P.-J. Funke und Th. Senge

Nach Labrie soll die initiale Kombination von LH-RH-Analoga und Antiandrogenen im Sinne einer kompletten Androgensuppression zu erheblich verbesserten Remissions- und Überlebensraten führen. Bis heute hat Labrie jedoch nur über prospektive Daten mit einem mittleren Beobachtungszeitraum von 1,4 Jahren berichtet. Die Frühergebnisse prospektiver Studien anderer Autoren zur kompletten Androgensuppression haben bisher keinen Vorteil gegenüber der konventionellen, androgenopriven Therapie ergeben.

55 Patienten wurden 1979 und 1980 an unserer Klinik wegen eines fortgeschrittenen, histologisch gesicherten Prostatakarzinoms behandelt. 22 Patienten wiesen bei Aufnahme ossäre Metastasen auf (Stadium D2). 18 dieser 22 Patienten hatten zudem erhöhte saure Phosphatasen. Die anderen 33 Patienten wurden aufgrund des rektalen Tastbefundes als Stadium C eingestuft. Knochenszintigramm und Phosphatasen lagen im Normbereich, eine Untersuchung der pelvinen Lymphknoten erfolgte damals nicht. Alle Patienten wurden über fünf Jahre bzw. bis zu ihrem Tod regelmäßig nachuntersucht. Die direkten Überlebensraten wurden verglichen mit den Ergebnissen der Vacurg-Studie, wobei die Resultate der Gruppe Castratio plus Placebo zum Vergleich herangezogen wurden.

Die retrospektive Analyse der direkten 5-Jahres-Überlebensrate aller 55 Patienten (Abb. 1) zeigt, daß von den insgesamt 22 Patienten mit ossären Meta-

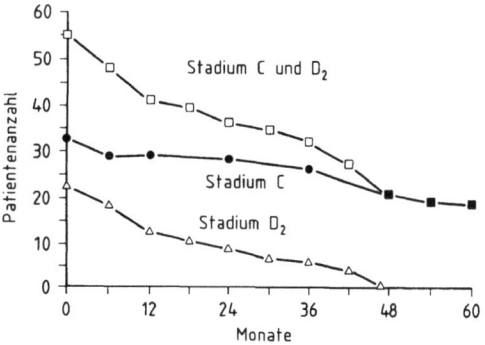

Abb. 1. ÜLR im Stadium C und D$_2$: Orchiektomie plus CPA

stasen kein Patient vier Jahre überlebt hat. 20 dieser Patienten starben unmittelbar an ihrem Karzinom. Von den 33 Patienten im Stadium C lebten nach 5 Jahren noch 55%. 11 der 15 Todesfälle waren direkt auf das Prostatakarzinom zurückzuführen.

Der Vergleich dieser 5-Jahres-Überlebensraten mit den Ergebnissen der Vacurg-Studie über Orchiektomie plus Placebo läßt für die Stadien C und D2 jedoch keine signifikanten Unterschiede bei den einzelnen Patientenkollektiven erkennen; ebensowenig ergab sich eine Korrelation zwischen Tumordifferenzierungsgrad und Überlebenszeit.

Die Rolle der adrenalen Androgene wird weiterhin widersprüchlich diskutiert. Eigene Untersuchungen über die Stimulierbarkeit bzw. Supprimierbarkeit der Nebennierenrinde unter Östrogen- und

Cyproteronacetat-Therapie haben keine Störung der physiologischen Rückkopplungsmechanismen und auch keinen Hinweis auf eine vikariierende, adrenale Androgensynthese ergeben. Langzeitergebnisse einer Therapiekombination von Orchiektomie und Cyproteronacetat (Giuliani 1980) zeigen ebenfalls keinen signifikanten Unterschied in der 5-Jahres-Überlebensrate. Ähnliche Ergebnisse zeigen auch die Serien der Vacurg-Studie sowie des NPCP-Protokolls Nr. 500.

Die andauernde Diskussion über die Labrie'schen Thesen haben uns zur Durchführung einer Multicenter-Studie veranlaßt, um zu prüfen, ob das fortgeschrittene Prostatakarzinom wirklich rein endokrinologisch zu therapieren ist. In dieser Studie sollen vier Therapiearme miteinander verglichen werden:

1. die konventionelle Orchiektomie,
2. Kombination eines Depot-LH-RH-Analogons mit Flutamid,
3. alleinige Verabreichung eines Depot-LH-RH-Analogons und
4. Orchiektomie und gleichzeitige Verabreichung von Flutamid.

Wir hoffen, mit dieser prospektiven Studie nachweisen zu können, ob die initiale komplette Androgen-Deprivation wirklich einen Vorteil gegenüber der konventionellen, subtotalen Androgensuppression bietet.

Literatur beim Verfasser

Dr. med. J. Graff
Urologische Klinik
Marienhospital Herne
Ruhr-Universität Bochum
Widumer Str. 8
D-4690 Herne 1

Endokrine versus – endokrin-zytostatische Behandlung bei einem unbehandelten fortgeschrittenen Prostatakarzinom im Stadium D II

M. W. Köllermann, J. Hain und M. Weidenfeld

Nanogramm Testosteron, mehr oder weniger – Die Prognose des Prostatakarzinoms im Stadium D II ist schlecht, und dies nicht nur quo ad vitam, sondern vor allem auch quo ad mortem, denn diese Krankheit tötet meist langsam und qualvoll.

Mehrere Zytostatika haben Wirksamkeit beim Prostatakarzinom gezeigt. Das cDDP gehört dazu. Derzeit werden diese Substanzen vorwiegend erst bei nachgewiesener Hormonresistenz eingesetzt. Es spricht aber folgendes dafür, die Chemotherapie zusammen mit der endokrinen Behandlung schon initial anzuwenden:

1) Tierexperimentelle und klinische Daten lassen vermuten, daß fortgeschrittene Prostatakarzinome fast immer aus hormonempfindlichen und resistenten Zellen bestehen.
2) Die Zahl der hormonresistenten Zellen wird nie wieder so gering sein wie zum Zeitpunkt der Feststellung der Erkrankung.
3) Die Wirksamkeit der Zytostase ist umgekehrt proportional der Zellzahl.
4) Die Zytostase wird deshalb nie wieder so wirksam sein können wie initial.

Ausgehend von diesen Überlegungen führen wir bei Patienten mit unbehandeltem Prostatakarzinom im Stadium D II eine randomisierte, prospektive Studie durch, in der folgende Behandlungsarme verglichen werden:

1) Endokrine Behandlung = Kastration
2) Endokrin-zytostatische Behandlung = Kastration + cDDP + Estrazyt

Die cDDP-Behandlung erfolgte unmittelbar nach der Kastration entsprechend folgendem Schema:
1 mg/kg wöchentlich, 6 Wochen lang
dann 1 mg/kg monatlich, 3 Monate lang
Anschließend begann die Estrazyttherapie mit 12 mg/kg/Tag in 5–6 Einzeldosen bis zur Progression.

Voraussetzungen zur Aufnahme in die Studie waren folgende:

1) Unbehandeltes Prostatakarzinom im Stadium D II.
2) Kreatinin im Serum bis 1,5 mg/dl.
3) Ausreichender Allgemeinzustand.
4) Keine Zeichen schwerer Zerebralinsuffizienz oder kongestiver Herzinsuffizienz.

Vor Beginn der Behandlung wurden folgende Befunde erhoben: 1. Allgemeinzustand (gut-mäßig-schlecht); 2. Performance (ECOG 0–4); 3. Gewicht;

4. Lokalbefund (ABC); 5. Restharn; 6. Röntgen-Thorax und IVP; 7. Knochenscan; 8. Phosphatasen; 9. CT Becken und Abdomen.

Kontrolluntersuchungen erfolgten in 6monatlichen Abständen. Dabei wurden möglichst alle initial erhobenen Parameter wiederholt.

Die Studie erstreckt sich vom Beginn der Behandlung bis zur Feststellung einer eindeutigen Tumorprogression; diese wurde angenommen, wenn bei Kontrolluntersuchungen eines oder mehrere der folgenden Kriterien erfüllt wurden: Größenzunahme bekannter Tumorherde; Erscheinen neuer Tumorherde; Anstieg der sauren Phosphatase; wahrscheinlich tumorbedingte Verschlechterung des Allgemeinzustandes, der Performance oder der Beschwerden.

In der Studie befinden sich derzeit 54 Patienten. Bezüglich Alter und Tumorgrading sind die beiden Behandlungskollektive in etwa gleich. In der endokrin-zytostatischen Gruppe befinden sich aber mehr Patienten mit reduzierter Performance und Schmerzen.

Nun einige Ergebnisse: An Therapienebenwirkungen sahen wir keine Zeichen von Oto- Neuro- Myelo- oder Nephrotoxidität. Fast alle Patienten hatten Brechreiz oder erbrachen am Tage der cDDP-Infusion.

Nach 6 Monaten fanden wir in der nur endokrin behandelten Patientengruppe 46,2% im Progreß, dahingegen nur 19% in der endokrin-zytostatischen. Dieser Unterschied ist statistisch signifikant. Die progreßfreie Zeit (Time of Failure) lag in der endokrinen Gruppe bei 14,9 Monaten, in der endokrin-zytostatischen bei 20,5 Monaten – also etwa ½ Jahr länger. Nach 6 Monaten hatte in der endokrinen Gruppe die Zahl der Patienten mit guter Performance (ECOG 0–1) um 12% zugenommen; in der endokrin-zytostatischen waren es 37,4%.

In der endokrin behandelten Gruppe nahm die Anzahl der Patienten mit Schmerzen um 19,3% ab, in der endokrin-zytostatischen waren es 27,9%.

Die vorliegenden Ergebnisse zeigen zumindest tendenziell eine gewisse Überlegenheit der endokrin-zytostatischen Kombination gegenüber der rein endokrinen Behandlung.

Dr. med. Michael Weidenfeld
Urologische Klinik der Dr.-Horst-Schmidt-Kliniken
Ludwig-Erhard-Straße 100
D-6200 Wiesbaden

Rundtischgespräch

Meine sehr verehrten Damen und Herren,

ich begrüße Sie zu unserem Rundtischgespräch über das Prostatakarzinom mit dem Thema:

15 Jahre Krebsvorsorge – Bestandsaufnahme, Perspektiven

Ich darf zunächst die Herren vorstellen, die mit mir hier am Tisch sitzen. Wir sitzen ein bißchen gedrängt, aber das hat den Vorteil, daß es fast wie ein Rundtisch aussieht.

Einige der Herren muß ich nicht näher vorstellen, da sie sicher Ihnen allen bekannt sind. Ganz rechts sitzt Professor Jacobi (Mainz), neben ihm Professor Schröder (Rotterdam), dann Dr. Fladden – er ist Geschäftsführer des Zentralinstituts der Kassenärztlichen Versorgung in der Bundesrepublik Deutschland. Dieses Institut hat seinen Sitz in Köln und Dr. Fladden ist ein wichtiges Mitglied dieses Rundtischgespräches. Unmittelbar rechts neben mir Professor Ackermann (Düsseldorf), dann Professor Weißbach (Berlin), Professor Dhom, Pathologe (Homburg/Saar), Professor Faul (Memmingen) und schließlich Dr. König, Arzt für Allgemeinmedizin, Lehrbeauftragter für Allgemeinmedizin an der Universität Mainz und außerdem Vizepräsident der Deutschen Gesellschaft für Allgemeinmedizin.

Sie werden zunächst fragen, weshalb wir hier zu diesem Rundtischgespräch zusammengekommen sind. Um es gleich von vorneweg festzustellen: Weshalb wir *nicht* hiersitzen ist, um Ihnen am Ende des Gesprächs Rezepte in die Hand zu geben, wie man das Prostatakarzinom behandelt. Es geht hier lediglich um die Früherkennungsuntersuchung und um eine Bestandsaufnahme, nachdem im Jahre 1971 die Vorsorgeuntersuchung gesetzlich eingeführt wurde, nach der sich jeder Mann über 45 Jahren einmal jährlich einer solchen Untersuchung unterziehen kann. Ich sehe meine Aufgabe hier als Moderator. Ich werde daher auch keine lange Einführung halten. Wir haben nur eine Stunde Zeit und müssen uns deswegen kurz fassen. Wir werden das Thema leitlinienartig behandeln und versuchen, am Schluß zu einem Ergebnis zu kommen. Ich darf deshalb gleich mit einer Frage an Herrn Faul beginnen:

Was sind die Beweggründe? Warum haben wir hier ein Rundtischgespräch zur Bestandsaufnahme der Prostatakarzinom-Früherkennungsuntersuchung?

Professor Faul: „Meine sehr verehrten Damen und Herren! Der Anstoß, eine Bestandsaufnahme der Krebsfrüherkennungsuntersuchung bei Männern anzuregen, ergab sich eigentlich im Rahmen einer Tagung im letzten Jahr über das Prostatakarzinom in Bern, als einer der Herren im Auditorium die Frage stellte, wer sich von den anwesenden Urologen schon einmal einer rektalen Untersuchung unterzogen habe und diejenigen, die dort waren, werden sich daran erinnern, daß die Anzahl, die daraufhin die Hand hob, sehr gering war. Wenn die Akzeptanz der Krebsfrüherkennungsuntersuchung bei den Urologen schon so gering ist, wird es nicht verwundern, wenn man die Zahl hört, daß heute die Beteiligungsrate der Männer, nachdem sie im Jahre 1976 auf 18,1% angestiegen war, jetzt wieder rund um die 10% ist. Es war also die geringe Beteiligungsrate, die Anlaß gab, die Bestandsaufnahme anzuregen. Ein zweiter Grund ist die weitverbreitete, berechtigte Skepsis entsprechender Institutionen hinsichtlich der Effizienz und die eigentlich drohende Abschaffung bzw. weitere Beschneidung der Vorsorgeuntersuchung. Als wichtigster Grund ergab sich für uns die Frage, ob es möglich ist, entsprechende Empfehlungen herauszugeben, die Akzeptanz bei der Bevölkerung, und hier im besonderen der männlichen Bevölkerung, zu steigern und vor allem das dürftige Engagement der Ärzte zu aktivieren. Das waren eigentlich die Hauptgründe zur Bestandsaufnahme."

Vielen Dank, Herr Faul! Das war ein guter Start! Die nächste Frage an Herrn Schröder: Gibt es eigentlich Risikogruppen beim Prostatakarzinom, für die die Vorsorgeuntersuchung einen eindeutigen Vorteil bietet?

Professor Schröder: „Herzlichen Dank für diese Frage. Wenn man das Material von radikalen Prostatektomie-Präparaten histologisch aufarbeitet, dann kann man sehr genau die T-Kategorie und den Malignitätsgrad dieser Tumoren bestimmen. Wenn man diese Faktoren gemeinsam zuordnet zum schließlichen Verlauf dieser Erkrankung bei einem größeren Patientenkollektiv, dann ergibt sich, daß Patienten mit einem gut differenzierten, relativ kleinen Tumor der Kategorie T_0, T_1 und T_2 eine sehr günstige Prognose haben gegenüber Patienten mit einem größeren Tumor. Das Volumen, das schließlich und endlich besser bestimmbar wird, wird der wichtigste klinische Faktor sein. Dem größeren Volumen korreliert dann auch ein höherer Malignitätsgrad. Diese Gruppe hat eine sehr schlechte Prognose. Man könnte also sagen, daß man dieser Patientengruppe, für die eine sehr effektive Behandlung zur Verfügung steht, diese Behandlung zukommen läßt, daß man aber die Behandlung verzögert bei den Patienten, die eine besonders günstige Prognose haben. Das Problem ist, daß solche Patienten nicht ohne weiteres identifizierbar sind. Die Biopsietechniken, die wir bis jetzt zur Verfügung haben, sind nicht so weitgehend repräsentativ für den Malignitätsgrad, wie er schließlich und endlich an einem radikalen Prostatektomiepräparat bestimmbar ist, daß wir darauf unsere Entscheidungen basieren könnten. Aus diesem Grunde glaube ich, daß es im Augenblick keinen Sinn hat, Risikogruppen zu isolieren und zu identifizieren, die dann selektiv für eine bestimmte Behandlungsform oder vielleicht zum Ausschluß der Behandlung in Frage kämen. Man könnte die Hoffnung hegen, daß die Feinnadelbiopsie in der Tat, so wie gelegentlich behauptet wird, eine repräsentativere Information über den Malignitätsgrad dieser Tumoren geben könnte. Aber eine Studie, die das Ergebnis der Feinnadelbiopsie mit dem Malignitätsgrad korreliert, der in radikalen Prostatektomie-Präparaten gefunden wird, ist bisher nicht, jedenfalls nicht in größerem Umfang, bekannt."

Vielen Dank, Herr Schröder! Das war so etwa die Fortsetzung dessen, was Sie heute morgen bei Ihrem Einführungsreferat gesagt haben. Es ist wesentlich differenzierter als das Diapositiv, das wir heute morgen von Herrn Madsen gesehen haben, der in dieser Beziehung keinen großen Unterschied gemacht hat. Es gibt eben gewisse Gruppen von Prostatakarzinomen, bei denen die Patienten von einer entsprechenden Behandlung profitieren. Und nun die Frage an Herrn Ackermann, ob durch den Wandel in der Therapie in letzter Zeit, durch die zunehmende Bevorzugung der radikalen Prostatektomie, die bei den Vorträgen heute morgen bereits deutlich zum Ausdruck gekommen ist, ein schlagkräftiges Argument gegeben ist, um die Akzeptanz in der männlichen Bevölkerung für eine Krebsvorsorgeuntersuchung zu steigern.

Professor Ackermann: „Vielen Dank für die Frage. Ich glaube, die stetige Zunahme der Zahl der Patienten, die einer radikalen Prostatektomie unterzogen werden, hat in den letzten Jahren dazu geführt, daß diese Operation standardisiert wurde; daß sie eigentlich viel von dem verloren hat, was früher als Argument dafür verwendet wurde, diese Patienten einer anderen Therapie zuzuführen. Die Rate der schwerwiegendsten Komplikation, der totalen Harninkontinenz, beträgt bei kritischer Prüfung der Literatur 3–5%, die der Streßinkontinenz unterschiedlicher Stärke zwischen 15 und 25%. Das zweite Argument, nämlich das der Impotenz, das nur relativ sein kann und das auch für unseren Lebensbereich in der Bundesrepublik sicherlich nicht so sehr im Vordergrund steht, ist durch eine Modifikation und Verfeinerung der Operationstechnik, nämlich durch Erhaltung des Gefäßnervenbündels, geklärt. Der Verlust der erektilen Potenz kann dadurch in einem großen Teil der Fälle vermieden werden. Außerdem muß man klar sehen, daß die Operation primär unter radikal-chirurgischen Gesichtspunkten zu betrachten ist und erst in sekundärer Hinsicht das Ziel verfolgen sollte, diese psychologisch mehr oder weniger bedeutsame Folgeerscheinung zu vermeiden."

Vielen Dank Herr Ackermann, auch für den Hinweis bezüglich der potenzerhaltenden Modifikation der radikalen Prostatektomie, die vor einiger Zeit sehr hochgespielt wurde und die auch m.E. nicht so wesentlich ist für diesen primär als Krebsoperation konzipierten Eingriff. Wir kommen jetzt zu der Überlegung, welche Voraussetzungen gegeben sein müssen, um ein Krebsscreening durchführen zu können. Darf ich Herrn Jacobi bitten.

Professor Jacobi: „Vielen Dank für diese Frage, die in Richtung einer sinnvollen Kosten-Nutzen-Relation bei jedweder Krebsvorsorgeuntersuchung zielt. Anläßlich eines internationalen Workshops in Toronto, im Jahre 1978, wurden einige Voraussetzungen, die für jede Krebsvorsorge gelten, formuliert. Die erste Voraussetzung geht in Richtung einer speziellen Risikogruppe in der Bevölkerung. Für das Prostatakarzinom ist diese Risikogruppe der Mann ab dem Alter von 45 Jahren. Die zweite Frage ist die, ob das zu suchende Karzinom überhaupt eine signifikante Todesursache in dieser Bevölkerungsgruppe darstellt. Auch diese Frage ist für das Prostatakarzinom mit „ja" zu beantworten. Der Prostatakrebs liegt in den westlichen Industrienationen bei Männern, die älter als 60 Jahre sind, an der zweiten Stelle der Krebsstatistik. Die nächste Voraussetzung betrifft die Frage, ob mit einer geeigneten Früherkennungsmaßnahme Frühformen dieses Krebses überhaupt aufzuspüren sind. Die rektale Palpation ist in der Lage, frühe Prostatakarzinomfälle zu eruieren. Eine weitere Voraussetzung ist hier bereits angesprochen worden. Sie betrifft die Frage, ob, gesetzt den Fall, daß Frühfälle überhaupt zu diagnostizieren sind, diese Patienten dann einer kurativen Therapie zugeführt werden können, d.h., ob die Patienten aus einer Früherkennung des Karzinoms überhaupt einen individuellen, persönlichen Nutzen ziehen können. Diese Frage ist ohne Zweifel ebenfalls mit „ja" zu beantworten. Und schließlich betrifft eine wichtige Voraussetzung bei jedem Krebsvorsorgeprogramm die Frage, ob die Screeningmaßnahme, um die es hier geht, nicht-invasiv ist und einer breiten Bevölkerungsgruppe überhaupt zuzumuten ist. Auch dies, glaube ich, werden alle hier im Raume Anwesenden für die rektale Palpation mit einem klaren „ja" beantworten. So gesehen sind alle die Voraussetzungen, die von dieser Expertengruppe formuliert worden sind, für das Prostatakarzinom im Sinne der Früherkennung voll anwendbar."

Vielen Dank Herr Jacobi! Das war eine recht eindeutige Feststellung und damit stellt sich sofort die Frage nach der Inzidenz des Prostatakarzinoms in der Bundesrepublik. Darf ich dazu Herrn Dhom bitten.

Professor Dhom: „Wir können über Inzidenzzahlen nur aus dem Saarland berichten, denn das Saarland ist das einzige Bundesland, das ein bevölkerungsbezogenes Krebsregister führt, das über aktuelle Zahlen verfügt. Das zweite bevölkerungsbezogene Krebsregister in Hamburg verfügt seit 1980 über keine reellen Zahlen mehr, so daß wir hier also nur über die Inzidenzen im Saarland sprechen können und hier gibt es zwei Dinge zu sagen. Einmal wir müssen getrennt sowohl die Zeit als auch die Rangfolge innerhalb der männlichen Krebserkrankungen betrachten. Wenn wir den Trend über die Zeit anschauen, so haben wir eine sehr auffällige Diskrepanz zwischen Inzidenz und Mortalität. Seit 1970 – die letzten Zahlen liegen mir für 1983 vor – haben wir einen Inzidenzanstieg von 28,3% in unserem Register, während wir in der gleichen Zeit einen Mortalitätsanstieg von nur 10,4% haben. Das bedeutet also, daß wir eine zunehmend größere Schere, – ein Auseinanderweichen – zwischen Inzidenz und Mortalität haben. Dieser Abstand, der sich vergrößert, zeigt natürlich zugleich, daß das Prostatakarzinom in einer zunehmend größeren Zahl von Fällen keine Todesursache mehr ist. Wenn ich die letzte Zahl von 1983 hernehme, haben wir eine Inzidenz von 30,3 auf 100 000 und eine Mortalität von 14 auf 100 000. Das ist also noch nicht einmal die Hälfte. Die Zahlen sind übrigens mit den US-amerikanischen Zahlen, was den Abstand anbelangt, vergleichbar, nur daß dort viel höhere Inzidenzen vorliegen. Für 1983 z.B. bei der weißen Bevölkerung 80 gegenüber 30 im Saarland, für die schwarze Bevölkerung 126. Dieser Unterschied zwischen Weiß und Schwarz ist bekannt. Die Trends in Amerika sind auch vergleichbar, was die Mortalität anbelangt. Die Zunahme für die weiße Bevölkerung 6,2%, bei uns 10,4%, für die schwarze Bevölkerung 13,1%. Bei der Inzidenz liegt das Prostatakarzinom, wie wir es gerade gehört haben von Herrn Jacobi, an zweiter Stelle hinter dem Bronchialkarzinom. Die prozentualen Zahlen bei uns für 1983: 20,9% aller männlichen Krebserkrankungen für das Bronchialkarzinom, 9,9% für das Prostatakarzinom, 8,3% für das Dickdarmkarzinom und an vierter Stelle das Magenkarzinom mit 7,7%. Bei der Mortalität nimmt das Prostatakarzinom aber erst die vierte Stelle ein in folgender Rangfolge: 62% für das Bronchialkarzinom, 17% für das Magenkarzinom – hier steht also der Magen noch an zweiter Stelle –, 14% für das Dickdarmkarzinom und erst dann folgt das Prostatakarzinom mit 13,8%."

Vielen Dank, Herr Dhom! Nach Nennung dieser Zahlen und unter der Annahme, daß man evtl. die Akzeptanz dieses Früherkennungsprogrammes steigern könnte, stellen sich sofort finanzielle Fragen. Deshalb die Frage an Herrn Flacken, ob eine Steigerung dieses Programms finanzierbar wäre.

Dr. Flacken: „Ich werde diese Frage zunächst mit einem eindeutigen „ja" beantworten, weil ich der Überzeugung bin, daß bei hoffentlich bald und drastisch steigenden Teilnahmefrequenzen sowohl der Männer als auch der Frauen an den Früherkennungsprogrammen die Prävention finanzierbar sein wird. Ich meine, diese Finanzierung zielt auch in die richtige Richtung. Denn wir alle wohl hier im Saal sind der Überzeugung, daß die frühe Diagnose eines Karzinoms, das in den Früherkennungsprogrammen genannt ist, zu besserer Kurabilität führt, insbesondere aber auch zu einer besseren Lebensqualität des einzelnen Patienten. Nun zum Einzelnen! Da muß ich Ihnen allerdings ein paar Zahlen zumuten! Ich nehme mal die Daten des Jahres 1983. In diesem Jahr haben 13,3% der über 45jährigen Männer an dem Früherkennungsprogramm teilgenommen. Der Trend ist rückläufig und liegt zwischenzeitlich bei 10-11%. Die Honorierung der Früherkennungsmaßnahme beim Mann beläuft sich auf ca. DM 24,-. Nun zielt aber das Früherkennungsprogramm auf drei weitere Organsysteme ab und ich mache es mir deshalb nicht schwer, wenn ich für die Prostata-Diagnostik ein Viertel nehme, nämlich DM 6,-. 1983 wurden somit für 1,1 Mio. Teilnehmer über 45 Jahren insgesamt nur 6,6 Mio. DM gebraucht. Wenn alle über 45jährigen Männer in diesem Jahr an der Früherkennung teilgenommen hätten, so wären für die Früh-Diagnostik des Prostatakarzinoms nur 56,5 Mio. DM aufzuwenden gewesen. Das ist eine illusorische Zahl. Man kann allenfalls davon ausgehen, daß wir die Teilnahmefrequenz bei allen möglichen Aktivitäten auf 50% der über 45jährigen steigern können. Diese von mir eben genannten Beträge standen zu keiner Zeit in Ärztekreisen oder bei den Spitzenverbänden der Krankenkassen in der Diskussion und sie werden auch bei steigenden diesbezüglichen Ausgaben nicht in der Diskussion stehen. Es ist einfach falsch, wenn oftmals zu hören ist, daß die kassenärztliche Bundesvereinigung gemeinsam mit den Spitzenverbänden der Krankenkassen das Präventionsprogramm zurückschrauben wolle. Nein, das Gegenteil ist Realität. Wir tun alles, um die Präventionsprogramme voranzutreiben."

Vielen Dank, Herr Flacken! Erstens für diese deutliche Stellungnahme und zweitens für das Zahlenmaterial, das für mich, wie wahrscheinlich auch für Sie, unsere Zuhörer, überraschend war. Das statistische Zahlenmaterial spiegelt allerdings mit Sicherheit die wahre Effizienz des Früherkennungsprogrammes nicht wider und deswegen die Frage an Herrn Altwein: Liegen klinische Daten vor, die den Nutzen der Früherkennung für den einzelnen belegen?

Professor Altwein: „Vielen Dank! Bezüglich des klinischen Nutzens zunächst mal die Ergebnisse einer Umfrage an den Kliniken, die eine radikale Prostatektomie durchführen. Es wurde gefragt, wieviele der Patienten, die diesem Eingriff unterzogen wurden, durch eine Früherkennungsuntersuchung herausdestilliert wurden. Es sind auf eine entsprechende Anfrage, die Herr Faul im letzten Jahr durchgeführt hat, 1045 Nennungen gekommen, also Patienten, die radikal prostatektomiert worden waren. Davon sind 38% durch eine Früherkennung dieser Behandlung zugeführt worden. Es zeigte sich weiter, daß ein deutliches Nord-Süd-Gefälle besteht. D.h. also in Hamburg, wahrscheinlich dank der Aktivitäten der Harburger Klinik, wie wir heute morgen gehört haben, lag der Anteil bei etwa 50%. Im Süden lagen die Zahlen entsprechend geringer. Ein weiteres Problem, was den klinischen Nutzen angeht, besteht darin, ob wir in gewissem Sinne als behandelnde Urologen konsensfähig sind. Was ich damit meine, geht aus den negativen Erfahrungen der State University of New York in Buffalo hervor. Dort wurden im Jahre 1981 70 neuentdeckte Prostatakarzinome überprüft und man hat festgestellt, daß diese 70 Patienten mit neuerkannten, früh diagnostizierten Karzinomen, neun verschiedenen Behandlungsformen unterworfen wurden. D.h. also, wenn unsere praktische Konsequenz bei einem frühzeitig und somit ideal zur Operation indizierten Tumor darin besteht, daß wir dann in der Behandlung derartig variantenreich sind, wäre der Nutzen der Früherkennung fragwürdig und ich hoffe, daß wir zumindestens in Deutschland besser konsensfähig sind."

Vielen Dank, Herr Altwein! Es stellt sich nun die Frage, wie man die Früherkennungsuntersuchung evtl. neu gestalten kann. Und deswegen die Frage an Herrn Faul, ob er sich darüber Gedanken gemacht hat.

Professor Faul: „Das haben wir eigentlich schon längere Zeit, und zwar ist es sicher so, daß sich prinzipiell drei wesentliche Ansatzpunkte ergeben. Ich möchte vielleicht meine Ausführungen, nachdem sie, glaube ich, Grundlage der weiteren Diskussionen darstellen, Ihnen kurz in 3 Diapositiven vor Augen führen. Bitte das erste Bild. Ein wichtiger Punkt sind sicher die Krankenkassen, bei denen Ansätze zu machen sind, zweitens der Teilnehmer, nämlich der Patient, und drittens der Untersucher, der Arzt, wobei ich der Bedeutung des Arztes einen großen Wert beimesse und mich hauptsächlich auf diesen Punkt beschränken möchte. Denn ich glaube, in erster Linie müssen wir vor unserer eigenen Haustüre kehren und schauen, was wir besser machen können. Zahlreiche Umfragen haben ergeben, daß als Grund für die mangelnde Akzeptanz der Vorsorgeuntersuchung eine tiefe Verunsicherung sicher auf eine falsche Information durch die Medien zurückzuführen ist, zum anderen jedoch auch auf eine mangelhafte Information von seiten der Ärzte gegenüber dem Patienten. Wenn Sie bitte das nächste Diapositiv zeigen. Hier möchte ich darauf eingehen, worin ich unsere Aufgabe sehe. Ich sehe unsere Aufgabe hauptsächlich darin, daß wir eine Intensivierung der Patienten-Information vornehmen. Der Patient will über organisatorische, aber auch über medizinische Aspekte von uns informiert werden. Er will wissen, was ihn hinsichtlich diagnostischer und therapeutischer Maßnahmen erwartet. Es sollte jede Untersuchung durch den Allgemeinarzt oder

Internisten im Sinne einer Vorsorgeuntersuchung benutzt werden. Und schließlich sollte jeder Arzt jeden Patienten, der zu ihm kommt, auch aus anderen Gründen, zur Vorsorgeuntersuchung auffordern. Nun bitte das nächste Diapositiv. Wie ist diese Information bzw. dieses Defizit beim Arzt günstig zu beeinflussen? Dadurch, daß man den Arzt in der Hinsicht informiert, daß er über den Tumor und das Wesen der Vorsorge Bescheid weiß. D. h., daß er von der Bedeutung der Vorsorgeuntersuchung selber überzeugt ist, daß er über die Tumorbiologie informiert ist und daß er auch von der Notwendigkeit regelmäßiger Kontrollen überzeugt ist und den Patienten dahingehend auffordert. Ferner, daß er den Patienten evtl. auch über spezifische Risiken hinsichtlich diagnostischer Eingriffe aufklärt, wie z. B. der Feinnadelbiopsie, daß er dabei eben mit wenig Komplikationen zu rechnen hat. Außerdem sollten Informationen über die kurative Behandlung gegeben werden. Der Patient sollte Bescheid wissen über die Ergebnisse der radikalen Prostatektomie. Summa summarum: Es gilt beim Arzt, der die Vorsorgeuntersuchung durchführt, gewisse Kenntnislücken zu schließen, damit die Voraussetzung gegeben ist, daß er den Patienten entsprechend informieren kann."

Danke, Herr Faul! Diese Vorschläge, die Sie gebracht haben, leiten nun automatisch über zur Frage an unseren Kollegen von der kassenärztlichen Versorgung, welche Möglichkeiten er von seiten der Vertragspartner, also von Arzt und Krankenkassen, sieht, um die Effizienz des Früherkennungsprogrammes zu steigern und vielleicht eine Erhöhung der Beteiligungsrate zu erreichen.

Dr. Flacken: „In der Tat, die Effizienz eines Früherkennungsprogrammes steht und fällt mit der Akzeptanz desselben durch die Versicherten. Deshalb müssen wir uns diesbezüglich Gedanken machen. Allerdings darf auch die Forschung und die weiterführende Diagnostik und Therapie nicht vernachlässigt werden. Aus der Sicht des Früherkennungsprogrammes sind besonders alle Maßnahmen sinnvoll, die die Kosten und Belastung der frühen therapeutischen Intervention senken. Steigerung der Teilnahmefrequenz? Ich glaube, dieses Problem muß man vielschichtig angehen. In Anlehnung an das, was Herr Faul sagte, zunächst einmal auf der Ebene der Ärzte. Ich glaube, es ist ganz wichtig, festzuhalten, daß die Ärzteschaft verstärkt Ansprache suchen muß an den Versicherten und ihn aufklären muß über das, was er da zu erwarten hat, natürlich in Kenntnis auch der diagnostischen und therapeutischen Möglichkeiten selbst. Das hat Herr Faul auch noch mal angesprochen. Wir stehen dazu. Die Qualifikation des untersuchenden Arztes wird auch von uns unterstrichen und steht nicht zuletzt auch in den Richtlinien zu den Früherkennungsprogrammen. Die weitere Ebene wäre eine Öffentlichkeitsarbeit, z. B. Spots in Presse, Medien, Rundfunk und Fernsehen. Soweit ich weiß, ist das auch schon angepackt. Die ersten Spots im Fernsehen zur Früherkennung laufen wohl noch in diesem Jahr.

Ganz wichtig, was die kassenärztliche Bundesvereinigung angeht im Rahmen der Überarbeitung der Gebührenordnung, ist die Eröffnung der Möglichkeit der Abrechnung von kurativen und präventiven Leistungen nebeneinander. Bisher ist es ja so, daß die präventiven Leistungen nicht neben kurativen Leistungen abgerechnet werden können. Es ist auch zu überlegen, ob man den Berechtigungsschein der Krankenkassen in der bisherigen Art belassen sollte, oder ob man nicht die Möglichkeit eröffnen sollte, daß der Arzt mittels Kennmarke oder eigenständiger Gebührenposition dann diese Berechtigung ausspricht. Da sind natürlich die Spitzenleute der Krankenkassen zu hören. Ich glaube, wir sollten auch eines immer wieder verdeutlichen, daß es nämlich bei dem Präventionsprogramm der Männer nicht nur um das Prostatakarzinom geht, sondern auch um die anderen drei in dieser Präventionsmaßnahme genannten, nämlich Hautmalignome, colorektale Karzinome und Malignome des äußeren Genitale. Auch hier geht die Information an den Patienten oftmals nur bruchstückhaft."

Danke, Herr Flacken! Darf ich gleich noch eine Zusatzfrage stellen: Welche Arztgruppen sind denn nun schwerpunktmäßig bei dieser Krebsfrüherkennungsuntersuchung beteiligt?

Dr. Flacken: „Laut der im Zentralinstitut ausgewerteten Dokumentationsbögen werden Differentionsuntersuchungen bei Männern in ca. 80% der Fälle von Allgemeinärzten und Internisten und nur in 20% der Fälle von Urologen durchgeführt. Ich habe hier die Zahlen aus dem Jahre 1981. Sie schwanken kaum. Demnach wurden im Jahre 1983 46% aller dokumentierten Früherkennungskontakte von Allgemeinärzten, 27% von Internisten und 16% von Urologen durchgeführt."

Danke! Die Allgemeinärzte sehen also zunächst einmal die überwiegende Mehrzahl dieser Patienten, die zur Früherkennungsuntersuchung kommen. Damit stellt sich die Frage an den Vertreter der Allgemeinmedizin, ob er z. B. den Ausbildungsstand der Nicht-Urologen zur Beurteilung der Prostata für ausreichend hält oder ob er sich Maßnahmen vorstellen könnte, wie sich so etwas verbessern ließe.

Dr. König: „Ja, das ist eine sehr wichtige Frage! Und leider Gottes hängt es davon ab, welch glückliche Umstände dazu geführt haben, ob ein junger Kollege eine Weiterbildungsstelle bekommen hat oder nicht. Es ist ja leider so, daß während des Studiums die rektale Palpation zwar auf dem Untersuchungsprogramm steht und auch im Gegenstandskatalog zur Vorbereitung auf die ärztliche Prüfung ausgedruckt ist, aber ich habe öfters Gespräche mit Studenten gehabt und die sagten mir immer: „Ja, das wird zwar gemacht! Aber dann sind wir 15–20 Studenten und es ist ein Patient da, und nach dem 5. Versuch einer rektalen Untersuchung durch

Unkundige gibt er auf. Oder er tut uns so leid, daß wir die Untersuchung nicht mehr machen." Die Folge ist, daß viele Kollegen, die sich jetzt, wie Sie wissen – diese Möglichkeit besteht ja – ohne jegliche Weiterbildung niederlassen, hier sicher ein Informationsdefizit haben. Es sieht anders aus bei dem Arzt für Allgemeinmedizin, der eine definierte Weiterbildung hat. Hier ist es in der Weiterbildung auch vorgeschrieben, daß er sich mit diesen Problemen befaßt, mit den Vorsorgeuntersuchungen in allen Sparten, also auch mit der Beurteilung der Prostata. Man müßte aus meiner Sicht denjenigen Kolleginnen und Kollegen, die unverschuldet einfach nicht informiert und nicht entsprechend geschult werden konnten, solche Informationsmöglichkeiten anbieten. Über die Form, wie man das macht, wäre zu reden. Es wäre auch – das ist eine alte Erfahrung aus dem kassenärztlichen Bereich – vielleicht notwendig, daß man die Teilnahme oder die Kenntnisse in der Vorsorgemedizin irgendwie nachweisen muß, oder sagt, nur dann, wenn das geschehen ist, ist die entsprechende Honorierung möglich."

Danke, Herr König! Das waren gute Hinweise von einer anderen Disziplin und es ist gut, einmal darauf zu hören, was der Allgemeinpraktiker dazu sagt. Denn wenn wir das Früherkennungsprogramm steigern wollen, dann glaube ich – und das ist vorhin schon angeklungen – müssen wir mehr Öffentlichkeitsarbeit leisten. Deswegen die Frage, ob die bisherige Öffentlichkeitsarbeit vernünftig war, ob sie sich nicht steigern ließe und wie die bisherige Arbeit der Medien zu beurteilen ist. Darf ich Herrn Weißbach bitten.

Professor Weißbach: „Ich glaube, der Expertenkreis ist sich einig, und wir gehen hier wohl auch konform mit den Zuhörern, daß die Öffentlichkeitsarbeit bisher nicht als optimal angesehen werden darf. Ich will auch keine Emotionen wecken bei den hier anwesenden Vertretern der Fachpresse. Sie sind ausgenommen. Aber die Arbeit der übrigen Medien muß negativ beurteilt werden. Vielleicht läßt sich das ganz kurz begründen. Die ganze Vorsorge und Früherkennung hat etwas mit Emotionen zu tun. Der Betroffene, der zu Untersuchende, hat ja selbst Angst. Er hat Angst vor der Verletzung seines Schamgefühls, vor den Schmerzen bei der Untersuchung und er muß auch eine Unbequemlichkeit beim Weg zum Arzt auf sich nehmen. Dies gilt es auszuräumen. Ich habe einmal die Plakate angeschaut, die nun für die Krebsvorsorge gemacht werden sollen. Wenn man die den anderen Plakaten gegenüberstellt, die von Profis gemacht sind, dann muß ich sagen, es muß ein ganz großer Spaß sein, den Rauchertod zu sterben. Und es macht ganz großen Spaß, Coca Cola zu trinken. Aber zur Vorsorge zu gehen, das ist etwas ganz Schlimmes. In Berlin werben die Vorsorgeplakate gleichzeitig mit dem Aufdruck eines Bestattungsunternehmens und mit einer Lebensversicherung. Ich meine, da fängt es an, daß negative Emotionen geweckt werden. Und das muß sich ändern. Wir sollten also, wenn es um die Öffentlichkeitsarbeit geht, nicht ständig mit dem Sargdeckel klappern, sondern wir sollten versuchen, eine positive Lebenseinstellung zu fördern. Also, wenn es um einen Slogan geht, dann nicht: „Früherkennung, dein Tod" oder „Krebs, dein Tod", sondern „Früherkennung, deine Gesundheit", „die Erhaltung deiner Gesundheit"! So ungefähr! Und den Medien muß man sagen, daß sie endlich aufhören sollten, Fragen, die die Früherkennungsuntersuchung betreffen, ständig an einen Orthopäden oder an einen Heilpraktiker zu richten. Das ist falsch! Ich bringe nur ein Beispiel. Ich frage, wer von Ihnen am 3. Juli dieses Jahres das Gesundheitsmagazin „Praxis" gesehen hat. Eine allgemein anerkannte Sendung, sicherlich auch von Ihnen, aber bestimmt nur bis zu diesem Zeitpunkt! Herr Flacken, Sie waren damals eingeladen. Die Gesundheitsministerin Süssmuth ist zu Wort gekommen. Beide hatten nicht eine Minute Redezeit. Wer aber war der Hauptakteur in dieser Sendung? Wiederum Herr Hackethal! Und sein Resümee in dieser traurigen Sendung bestand dann darin, daß er sagte: „Es ist ein Glücksfall, daß sich nicht mehr Männer an der Früherkennungsuntersuchung beteiligen." Traurige Bilanz einer schlecht gemachten Sendung! Ich fasse zusammen: Unsere Aufgabe ist es, diese negative Emotionalität, die leider von den Medien verbreitet wird, umzuwandeln in eine positive. Wir dürfen nicht mit der Krebsangst drohen, sondern wir müssen mit der Gesundheit werben."

Vielen Dank, Herr Weißbach! Ich sehe Sie schon als den künftigen Medienchef der DGU. Es wurden Fakten auf den Tisch gelegt von Herrn Flacken bezüglich der Altersverteilung des Prostatakarzinoms. Da stellt sich natürlich dann die Frage: Ist es wirklich notwendig, die Früherkennung ab dem 45. Lebensjahr und bis ins hohe Alter vorzunehmen? Gibt es derzeit Gründe, die Altersgrenze für diese Vorsorgeuntersuchung neu zu bemessen. Herr Flacken!

Dr. Flacken: „Zunächst darf ich an dieser Stelle festhalten: Die Richtlinien sind keine festen Vorgaben auf Dauer, sondern wir handhaben sie flexibel. So ist es also durchaus möglich, von heute auf morgen solche Altersbegrenzungen zu ändern. Wir wissen, daß die jüngeren und die älteren Jahrgänge ohnehin die schlechten Teilnehmer an dem Früherkennungsprogramm sind und daß der Gipfel in der 6. Lebensdekade liegt. Wenngleich medizinische Gründe, die ich im einzelnen hier nicht vorgeben kann, existieren mögen, möchte ich aus psychologischen Gründen davor warnen, die Altersgrenzen zu tangieren, um einem Motivationsverlust vorzubeugen."

Danke, Herr Flacken! Herr Weißbach, Sie haben soeben so schöne Anregungen allgemeiner Natur an die Medien gegeben. Können Sie auch Anregungen geben für die Niedergelassenen und die Krankenhaus-Urologen, die diese an die Patienten weitergeben, damit sie sich besser beteiligen am Krebsvorsorgeuntersuchungsprogramm?

Professor Weißbach: „Ich werde es versuchen. Herr Faul hat vom Engagement der Ärzte gesprochen. Wir selbst müssen also unser Engagement vielleicht steigern, wenn das noch möglich ist. Es ist aber ganz eigenartig, daß es heute gelingt, innerhalb von 2 Monaten Fahrzeughalter wegen eines Bremsdefektes oder sonst etwas einzubestellen. Die kommen alle. Positives Engagement ist da irgendwo vorhanden. Und warum soll es uns dann nicht gelingen, mit einem vergleichbaren Engagement mehr als 10% vor den Zeigefinger zu holen. Aber wie steigert man das Engagement? Ich meine, daß man zunächst einmal überlegen muß, ob man vielleicht bei sich selbst den Wissensstand noch verbessern muß. Als ich einmal als Medizinalassistent in der Neurologie gearbeitet habe, hatten wir nicht eingesehen, daß jeder Patient, so wie es der Chef angeordnet hatte, lumbal punktiert wurde. Dann sind wir hingegangen zum Patienten und haben gesagt: „Möchten Sie, daß wir Ihnen in das Rückenmark stechen und das Gehirnwasser abziehen?" Wir waren ganz erfolgreich und haben viele Patienten dann von dieser, uns eigentlich ganz überflüssig erscheinenden Untersuchung verschont. Das ist natürlich etwas, was auch mit Engagement zu tun hat und es sind vielleicht nicht nur wir als Urologen, die das ändern müssen, sondern wir müssen uns fragen, ob wir andere Kollegen nicht ebenfalls mit einbeziehen sollen. Das sind z.B. die Betriebsärzte. Das sind vielleicht auch andere Arztgruppen, wie die Kurärzte und die Krankenhausärzte. Hier gibt es keine Spaltung zwischen niedergelassenen und Krankenhaus-Urologen. Aber die einzelnen Chefs möchte ich fragen, wie oft sie das Wort „Krebsfrüherkennungsuntersuchung" bei den Patienten in den Mund nehmen, die eine ganz andere Krankheit haben als ein Prostatakarzinom. Das wird nicht die Regel sein. Wir sollten versuchen, vielleicht durch Krebsfrüherkennungsabende in regelmäßigem Rhythmus, etwa alle 2 Wochen, im Krankenhaus auch für die Patienten auf der Augenstation oder in der orthopädischen Abteilung die Akzeptanz des Programms zu fördern. Wir müssen uns modernen Bildmaterials bedienen. Das sind z.B. Filme. Wir sollten es nutzen, wenn uns die Volkshochschule einen Termin einräumt. Die Professoren an den Universitäten sollten vielleicht auch den dies academicus benutzen, um unsere Ideen, unser Engagement, nach außen zu dokumentieren und zu übertragen."

Danke, Herr Weißbach! Wir haben also Vorschläge auf dem Tisch, wie wir die Akzeptanz steigern können. Wir wissen, daß wir diesen Patienten, die ein Prostatakarzinom im Frühstadium haben, etwas bieten können mit der Möglichkeit einer kurativen Behandlung. Wir sollten auf unserer Seite die Begeisterung dafür wecken!

Nun, wir wollten dieses Gespräch nicht allein auf die Teilnehmer dieses Rundtischgespräches beschränken und ich darf deshalb die Kollegen im Auditorium fragen, ob Sie irgendwelche Diskussionsbemerkungen haben oder irgendwelche Fragen. Bitte, Herr Wand!

Professor Wand (Kiel): „Die Problematik des Ansprechens des Patienten zeigt sich am Rundtisch. Herr Faul und Herr Weißbach, bevor er emotional wurde, sprachen von dem, was wir von Hackethal eigentlich hätten gelernt haben müssen. Sie sprachen beide von Vorsorgeuntersuchungen. Und die gibt es ja zweifellos nicht. Denn das war ja die Ernüchterung, die die Patienten uns darlegten, wenn sie sagten: „Jetzt bin ich jedes Jahr zur Vorsorgeuntersuchung gegangen und doch bin ich krank geworden." Es gibt keine Vorsorge. Es gibt die Früherkennung! Und darauf wollte ich nur eben hinweisen! Bezüglich der rektalen Untersuchung gibt es heute, meine ich, in jeder Klinik, die Studenten ausbildet, ein von einem sehr bekannten Herrn Geheimrat erfundenes Modell, den Kunibert. Das braucht sich nicht alles am Patienten abzuspielen. Wir haben Modelle, die man rektal untersuchen und auswerten kann. Möglicherweise haben die Kollegen, die Sie ansprachen, das Praktikum zur falschen Zeit an der falschen Stelle gemacht."

Vielen Dank, Herr Wand! Das war ein Vorschlag zur besseren Ausbildung der Kollegen bezüglich der rektalen Untersuchung.

Professor Wand (Kiel): „Wenn ich dazu noch etwas sagen darf. Ich bin nicht mit der Ausbildung der Studenten auf diesem Sektor befaßt, weiß das aber von den Studenten, daß es so ist. Natürlich gibt es Modelle, die sind auch annähernd brauchbar. Aber eben doch nur annähernd."

Professor Marberger (Innsbruck): „Ich glaube schon, daß man älteren Patienten sagen kann, daß man mit den Jahren nicht gesünder wird und daß die und die Krankheit eintreten kann. Man kann zumindest danach trachten, die Lebensqualität zu verbessern. Dann kommt die Frage: Ist das ein Krebs? Dann sagt man: Krebs ist eine antiquierte Angelegenheit. Die meisten kann man heilen. Man soll eben den Schrecken vor diesem Begriff „Krebs" nehmen. Man kann sagen, wenn man es früh genug weiß, dann kann man das Leben besser machen. Ich glaube das, was Weißbach gesagt hat, daß man die Gesundheit, das Gesundwerden, in den Vordergrund stellen soll, nicht die Gefahr des Todes. Das ist das Wesentliche."

Da war vorhin die Frage aufgeworfen worden bezüglich der korrekten Bezeichnung der Krebsfrüherkennung. Soweit ich informiert bin, ist dieser Terminus in Österreich nicht gebräuchlich. Dort heißt es „Gesunden-Untersuchung".

Professor Marberger (Innsbruck): „Ich glaube, das ist ganz vernünftig. Man muß dem Patienten sagen: „Du wirst älter und ich habe noch nie jemanden gesehen, der übrig geblieben wäre auf der Welt. Man wird auch nicht besser. Um diesen Lebensabend günstiger zu gestalten, dient die Medizin. Und da ist es am besten, wenn man von vornherein eine Bestandsaufnahme macht und weiß, das und das fehlt, das und das ist nicht mehr ganz fabrikneu. Aber paß auf. Das können wir besser machen."

Nun, das hat uns das Problem drastisch vor Augen geführt! Jetzt Herr Faul, bitte!

Professor Faul: „Ich wollte nur zu der vorhergehenden Bemerkung etwas sagen. Es ist uns allen klar, daß das Beste natürlich die Prävention wäre. Nachdem dies aber nicht möglich ist beim Prostatakarzinom, ist die Vorsorgeuntersuchung als zweitbeste Methode einzuordnen. Die Prävention wäre sicher besser."

Herr Schmidt-Mende hat eine Frage.

Professor Schmidt-Mende (Hildesheim): „Wir müssen feststellen, daß zwar die Diagnose eines Prostatakarzinoms draußen öfters gestellt wird, wenn auch gewisse Zweifel bestehen, ob Internisten und Kollegen anderer Fachgebiete immer genügend Sachkenntnis haben. Aber die Weiterleitung an die richtige Stelle ist nicht immer sicher. Ich halte das für sehr wichtig. Die Informationen durch die Industrie, die teilweise den anderen Fachsparten gegeben werden, führen bereits zu Behandlungen durch fachfremde Kollegen in einem Stadium, in dem der Patient eigentlich noch einer operativen Behandlung zugeführt werden könnte."

Vielen Dank, Herr Schmidt-Mende! Das war eines der Themen meiner Eröffnungsrede und ich kann Ihnen nur zustimmen, daß man in dieser Hinsicht etwas tun sollte. Herr Ziegler, bitte!

Professor Ziegler (Homburg/Saar): „Eine Frage an Herrn Flacken. Wenn ich Sie richtig verstanden habe, spielt Geld bei diesem Früherkennungsprogramm keine Rolle. Warum will man dann die Urinuntersuchung aus dem Programm nehmen? Ich würde sogar vorschlagen, daß man das Programm erweitert. Wir wissen, daß mittels der Ultraschalluntersuchung heutzutage Nierentumoren sehr früh erkannt werden und dann noch kuriert werden können. Ich würde ferner vorschlagen, daß man hinsichtlich des Rektumkarzinoms nicht nur mit Hämoccult untersucht, sondern daß man auch das CEA bestimmt. Das ist doch für ein Kolon-Karzinom sehr spezifisch und man könnte dann vielleicht eine spezifische Früherkennung betreiben."

Herr Altwein, können Sie dazu etwas sagen?

Professor Altwein: „Das Problem der Urinuntersuchung war einfach das des zu geringen positiven Wertes. Ich hatte z. B. einen Vorsorgevortrag in Bremen zu halten und habe mir die Auswertung von 1000 Urinproben geben lassen. Dabei waren 17 positiv gewesen und bei kritischer Überprüfung waren das alles fehlerhafte Bestimmungen aufgrund der hohen Sensitivität des Testes, des Sagurtestes beispielsweise. D. h. mit einer noch so intensiven Harnuntersuchung an einer spontan gelassenen Urinprobe ist eben deren Wert gering und damit nicht sehr geeignet zur Früherkennung. Herr Flacken, Sie sitzen an der Zentralstelle und haben immer gute Zahlen. Können Sie dazu etwas sagen?"

Dr. Flacken: „Herr Ziegler, Herr Altwein hat die Begründung schon gegeben. Ich brauche daher nur noch einige kurze Anmerkungen zu machen. Bitte gehen Sie davon aus, daß bevor die Urinkontrolle aus dem Früherkennungsprogramm genommen wurde, eine Menge von Gesprächen mit Sachverständigen geführt wurden, die ganz eindeutig darauf hingewiesen haben, daß dieser Test im Krebsfrüherkennungsprogramm für Erwachsene nichts zu suchen hat. Wenn das Krebsfrüherkennungsprogramm einmal eine Erweiterung finden sollte in Richtung Krankheitsfrüherkennung, dann würde unter Umständen - wenngleich dann die Fakten, die Herr Altwein genannt hat, zu diskutieren sind - ein solcher Urintest wieder in das Programm aufgenommen. Mir gefällt die Anmerkung von Herrn Wand sehr gut, der sagte: „Laßt doch den Begriff Vorsorge weg und nehmt Früherkennung, Krebsfrüherkennung." Ich würde sogar weiter gehen. Ich gewöhne mir in der Regel an, von Krankheitsfrüherkennung zu sprechen, weil damit dann auch letztlich das Krankheitsfrüherkennungsprogramm der Kinder angesprochen wird. Wir sollten uns hier nicht den Aufgabenbereich teilen, sondern wir sollten die Problematik Früherkennung als Ärzteschaft gemeinsam anpacken."

Jetzt haben wir eine Anzahl von Wortmeldungen. Darf ich zunächst Herrn Weißbach bitten, zu der Anmerkung von Herrn Schmidt-Mende noch etwas zu sagen:

Professor Weißbach: „Herr Schmidt-Mende, Ihre Bemerkung war, glaube ich, ganz wichtig. Sie haben auch etwas ergänzt, was vielleicht hier noch nicht deutlich genug zur Sprache gekommen ist. Verbesserung der Akzeptanz durch Verbesserung oder Steigerung der Effizienz. Wir müssen uns Gedanken machen, wie wir die Effizienz der Früherkennungsuntersuchung steigern können und damit erreichen wir auch mehr an Ansprechpartnern. Wir haben uns darüber Gedanken gemacht. Herr König hat die Verbesserung des Kenntnisstandes derer genannt, die rektal untersuchen, und ebenso auch die Information dieser Ärzte, den Patienten mit einem verdächtigen Befund sofort zur bioptischen Abklärung zu überweisen. Ich glaube, wenn das funktioniert, dann kann man auch eine Akzeptanzsteigerung erwarten. Herr Flacken hat vorhin noch etwas gesagt: „Verkleinerung der Zielgruppe." Das bedeutet, wir untersuchen weniger Patienten umsonst und hätten damit ebenso eine Steigerung der Effizienz erreicht."

Danke! Wir haben jetzt noch genau 4 Minuten. Bitte, Herr Professor Zielinski aus Kattowitz.

Professor Zielinski (Kattowitz, Polen): „Ich habe eine Frage, die vielleicht im Munde eines Gastes nicht ganz elegant ist. Aber ich möchte erfahren, ob die Deutsche Urologische Gesellschaft ganz sicher ist, daß jeder Kranke, der früherkannten Prostatakrebs hat, einen richtigen Operateur findet. Es wird oft nicht gerade der territorial nächste sein. Es müßten, wie mir scheint, Zentren für das ganze Land geschaffen werden, denn sonst ist ja der Hausarzt nicht sicher, ob er nicht einen Kranken zu einer Katastrophe bringt."

Ich glaube, das ist bei uns so ähnlich wie in Polen. Auch dort wird es Unterschiede in der ärztlichen Versorgung geben.

Urologe aus dem Auditorium: „Ich möchte noch einmal der Urinuntersuchung das Wort reden. Das gilt selbstverständlich nur für die Ärzte, die die Untersuchung mikroskopisch persönlich machen. Der Sangurtest bringt selbstverständlich nichts. Die mikroskopische Untersuchung, einschließlich einer zytologischen Beurteilung, durch den geschulten Arzt, ist von ungeheurer Wichtigkeit und deckt sehr viele urotheliale Karzinome auf."

Danke! Jetzt noch Herr Rodeck.

Professor Rodeck (Marburg): „Wenn wir auch hier keine Einigkeit über den Zweck oder die Überflüssigkeit der Urinuntersuchung gewonnen haben, so glaube ich doch, daß es heute unabdingbar ist, daß ein Patient, der zu einer Vorsorgeuntersuchung kommt, ohne eine sonographische Untersuchung der Nieren nicht auskommen sollte. Denn wir wissen ja, wieviele Zufallsbefunde bei Sonographien erhoben werden. Es ist in der Praxis unbedingt zu fordern, daß im Rahmen der Vorsorge auch die Sonographie der Nieren durchgeführt wird."

Noch eine Antwort an den Kollegen bezüglich der Urinuntersuchung mit Erweiterung um eine zytologische Untersuchung. Das kann man sicherlich nicht im Rahmen einer bundesweiten Früherkennung machen. Wohl aber dann, wenn die Früherkennung auf eine Risikogruppe eingeengt wird. Wenn man also in der Risikogruppe orientierende Früherkennung betreibt, z.B. bei den Angehörigen der BASF, die exponiert sind, oder bei ähnlich gefährdeten Berufsgruppen. Da wäre es durchaus sinnvoll, derartige Untersuchungen durchzuführen. Dann würde auch die positive Prädiktion besser und auch die positive Fallfindungsrate würde höher sein.

Und jetzt die letzte Bemerkung von Herrn König:

Dr. König: „Es ist eigentlich keine Bemerkung, sondern eine Frage an Herrn Flacken. Stimmen meine Informationen, daß im nächsten Jahr, oder jedenfalls bald, die Vorsorgeuntersuchungen in das Gesamthonorar einbezogen werden? Denn das würde ja bedeuten, daß das sicher nicht sehr förderlich für die Zunahme der Vorsorgeuntersuchungen ist?"

Dr. Flacken: „Das mußte ja kommen. Die Frage ist gar nicht so leicht zu beantworten. In der Tat sind die Vergütungsbeträge, die die Spitzenverbände und die Krankenkassen zu leisten haben, zwischenzeitlich in eine sogenannte Gesamtvergütung übergeführt. Das ist schon der Fall. Weil wir im Rahmen der Umstrukturierung der Gebührenordnung natürlich auch bei der Prävention Maßgebliches tun wollen, sind wir dem Begehren der Krankenkassen nachgekommen, dieses in Anbindung an die Grundlohnsumme in der Vergütungshöhe zu akzeptieren. Ich meine aber, der Schritt war richtig, weil wir damit zukünftig keineswegs eine pauschalierte Vergütung der Früherkennungsuntersuchung zu fürchten haben, sondern wie bei den anderen Leistungen auch wieder zurückkommen wollen zur Einzelleistungsvergütung. Wir werden natürlich dann alles daran setzen, die Präventionsmaßnahmenfrequenzen zu steigern, weil es dann nicht zu Lasten der Ärzteschaft geht, sondern vielmehr zu Lasten der Kassen, wie es ja auch sein muß."

Danke, Herr Flacken! Und damit darf ich ganz kurz zusammenfassen. Wir können also festhalten, daß das Früherkennungsprogramm einen Nutzen für den Patienten hat, ferner, daß wir dem Patienten, bei dem ein Prostatakrebs im Frühstadium erkannt wurde, behandlungsmäßig etwas bieten können, und daß wir bemüht sein sollten, die Akzeptanz dieser Früherkennungsuntersuchung zu steigern durch alle Möglichkeiten, die uns zur Verfügung stehen. Damit darf ich schließen und möchte mich bedanken bei den Teilnehmern des Rundtischgespräches, vor allem bei unseren fachfremden Kollegen, Herrn Dhom, Herrn Flacken und Herrn König. Vielen Dank!

Prostatakarzinom – Historische Betrachtungen

F. Schultze-Seemann

Erstmalig fand sich der Begriff „Prostata" um 300 v. Chr. bei Herophilos. – Obwohl Blasenhalsobstruktionen und Katheterung seit dem Altertum bekannt waren, wurde die Rolle der Prostata als Ursache von Miktionsstörungen bis weit ins 19. Jhdt. verkannt. Bis Ende des 18. Jhdt. wurde z. T. „Blasenlähmung" als Ursache angenommen. Da viele Männer nicht in das sog. „prostatische" Alter kamen, sind diesbezügliche Monographien und Dissertationen kaum zu finden.

Von entscheidender Bedeutung wurde 1761 das grundlegende Werk Morgagnis aus Padua „De sedibus et causis morborum". Hiermit begann die Ära der Erforschung pathol.-anatomischer Veränderungen bei urologischen Erkrankungen. Höchstwahrscheinlich berichtete er darin auch über einen Fall von Prostata-Ca (Schnitt in knorpelhartes Prostatagewebe). – 1800–1850 wurde mit zunehmender Beachtung der Prostata bei Sektionen häufig von „Scirrhus" gesprochen: Die damaligen Ärzte bezeichneten damit eine Verhärtung, die sowohl durch Krebs wie chronische Entzündungen bedingt sein konnte. – Für histologische Kontrollen hatte man zwar schon brauchbare Mikroskope, jedoch war die Technik zur Anfertigung und Färbung dünner Schnitte bisher kaum entwickelt. Infolgedessen zog sich die Vermutung, daß das Prostata-Ca eine seltene Krankheit wäre, bis in die 2. Hälfte des 19. Jhdt. – Unterstützt wurde sie durch Tanchou, der 1844 in Paris unter 1904 männlichen Krebstodesfällen (1830–40) nur 5 Fälle von Prostata-Ca gefunden hatte. Trotz einer gewissen Unexaktheit (Quelle: gewöhnliches Sterberegister mit nur *einer* Organangabe als Todesursache) wurde dies noch lange Zeit für die Seltenheit der Erkrankung angeführt.

Eines der bedeutendsten Werke über Prostatakrankheiten erschien 1857 von Thompson in London. Auffallend war, daß die monographische Bearbeitung der Prostatapathologie fast ausschließlich in Händen von Engländern (Home, Coulson, Stafford, Adams und Hodgson) lag, wobei das Prostata-Ca häufig als „Encephaloid" bezeichnet wurde. Entsprechend der allgemein gültigen Meinung konnte Thompson insgesamt nur über 18 eigene oder aus der englisch-französischen Literatur zusammengestellte Fälle berichten.

Auch in den deutschsprachigen Lehrbüchern der Chirurgie und Pathologie wurde das Prostata-Ca bis zum Ende des 19. Jhdt. als relativ selten angesehen. Entscheidend für die Feststellung der wirklichen Prostata-Ca-Frequenz wurde 1891 der Beitrag „Die fibröse oder deformirende Ostitis, die Osteomalacie und die osteoplastische Carcinose in ihren gegenseitigen Beziehungen" des Straßburger Pathologen v. Recklinghausen in der Festschrift zu Virchows 71. Geburtstag (5 Fälle von Prostata-Ca mit Knochenmetastasen in der Wirbelsäule, wobei der Prostata-Primärtumor relativ klein sein konnte). – Seither kam man durch die häufigeren Sektionsuntersuchungen der Prostata zu der Erkenntnis, daß ihr Karzinom nicht mehr so selten wäre wie bisher angenommen. Das 1902 erschienene Werk von Socin-Burckhardt zeigte den Wandel im Anschwellen der entsprechenden Veröffentlichungen an: von 1/3 Seite 1875 jetzt bis auf vier Seiten Literaturangaben. – Albarran und Hallé konnten 1900 bei ihren histologischen Studien in 14% Bösartigkeit bei Prostatavergrößerung feststellen. So konnte allmählich durch genauere mikroskopische Untersuchung Thompsons Vermutung bestätigt werden, daß das Prostata-Ca sich auch unter dem Bilde jeder scheinbar einfachen Prostataveränderung verbergen könnte. Entsprechend den Literaturangaben unterlag die Häufigkeit des Karzinoms bei den Prostataerkrankungen einer großen Schwankungsbreite: bei Tandler-Zuckerkandl 1921 10–20%, im Handbuch der Urologie 1928 von Blum-Rubritius 6–33%!

Diagnostisch fanden sich neben Miktionsbeschwerden und frühzeitiger Blutung 1861 bei Thompson und 1876 bei Bardeleben schon Anhalt für Krebszellen bei der mikroskopischen Harnuntersuchung. 1914 wurde auf die frühzeitig einsetzende Harninkontinenz, den verstärkten Druckschmerz bei Rektaluntersuchung und zystoskopische Veränderungen (unebene Oberfläche, ein isoliert größerer Lappen) hingewiesen.

Zur *Therapie* wäre zu bemerken, daß die einfache Prostatektomie zuerst um die Jahrhundertwende eingeführt, die erste totale jedoch schon 1867 von Billroth vorgenommen worden war. Wegen der schlechten Ergebnisse der totalen Prostatektomie bedeutete bei Blasenhalsverengung die Resektion mit dem Stern-McCarthy-Resektoskop seit 1931 einen wesentlichen Fortschritt. – Trotz multipler Bestrahlungsvarianten gelang der eigentliche Durchbruch erst 1941 mit Huggins Entdeckung der Hormonabhängigkeit des Prostata-Ca und entsprechender Oestrogen- und Kastrationsbehandlung. Auch hierzu hatten schon historische Hinweise vorgelegen, z.B. durch die Versuche Hunters 1792 an kastrierten Ratten und die späterer Forscher, die bei jüngeren kastrierten Männern nie Prostata-Ca und bei im späteren Alter Kastrierten einen milderen Verlauf nachweisen konnten. – So waren wiederum – wie so oft in der Geschichte der Medizin – ältere Forschungsergebnisse lange Zeit unbeachtet geblieben, bis die entscheidende Wende in der Therapie gelingen konnte.

Dr. F. Schultze-Seemann
Münchener Str. 22
D-1000 Berlin 28

Zytostatische Therapie beim progredienten Prostatakarzinom

H. Becker, K. Kleinschmidt, V. Vradeles und R. Kuhlencordt

Beim progredient wachsenden Prostatakarzinom, das auf eine endokrine Therapie nicht mehr anspricht, sind die Ansprechraten der bekannten Chemotherapieverfahren sowohl in der Monotherapie als auch in der Kombination noch immer unbefriedigend. In einer gemeinsamen Studie der Urologischen Kliniken des Krankenhauses Urban in Berlin, der Dr. Horst-Schmidt-Klinik in Wiesbaden und der Urologischen Universitätsklinik Hamburg-Eppendorf wurde 38 Patienten mit einem metastasierten Prostatakarzinom, die nach endokriner Primärtherapie einen Tumorprogreß zeigten, eine Zytostatikakombination von Mitomycin und 5-FU gegeben. Zur Verstärkung der 5-FU-Wirkung erhielten die Patienten zusätzlich Rescuvolin.

In 3wöchigen Intervallen erhielten die Patienten 10 mg/m² Mitomycin per Infusion, danach 200 mg/m² Rescuvolin als i.v.-Bolus und anschließend 400 mg 5-FU als Infusion. Bei Thrombozytendepression wurde das behandlungsfreie Intervall verlängert.

Für die Beurteilung des Therapieerfolges wurden die EORTC-Kriterien verwandt. Da bei den meisten Patienten schmerzhafte Knochenmetastasen bestanden, wurde die Beeinflussung der Schmerzen in die Erfolgsbeurteilung mit aufgenommen.

Eine komplette Remission wurde bei keinem der Patienten erreicht. 3 von 38 Patienten (7,9%) hatten eine partielle Remission, 8 Patienten (21,1%) zeigten eine No Change, das bedeutet eine Ansprechbarkeit der Prostatatumoren auf die Zytostatikakombination von 29%. Bei 27 Patienten (71%) fand sich unter der Behandlung ein Tumorprogreß.

Schmerzsymptomatik unter Zytostatikagabe

Eine Schmerzfreiheit sahen wir unter Zytostatikagabe bei 7 der 11 Responder und bei 6 Patienten, die nach den objektiven Responsekriterien einen Tumorprogreß hatten. 1 Patient, der aufgrund der schmerzenden Knochenmetastasen an den Rollstuhl gefesselt war, konnte etwa 4 Monate lang ohne Schmerzen wieder laufen.

Mittlere Überlebenszeit nach Zytostatikagabe

Die mittlere Überlebenszeit betrug für die Responder 8,7 Monate, 4 von 11 Patienten lebten zum Beurteilungszeitpunkt. Die Überlebenszeit der Nonresponder lag bei 6,9 Monate, in dieser Gruppe lebten 3 von 27 Patienten.

Ein signifikanter Unterschied der Überlebenszeit der Responder und Nonresponder bestand nicht.

Nebenwirkungen

Die Zytostatikakombination wurde von den Patienten gut vertragen. Eine Leukopenie unter 2000 wurde von uns nicht beobachtet. Eine Mitomycindosis abhängige Thrombozytopenie mit Werten unter 100000 fanden wir bei 6 Patienten, der tiefste Thrombozytenwert lag bei 29000. Vorbestrahlte Patienten reagierten am empfindlichsten und schnellsten mit einem Thrombozytenabfall. Bei einem Patienten, dessen Prostatatumor und regionäre Lymphabflußbahnen primär bestrahlt worden waren, kam es nach einer Mitomycin-Gesamtdosis von 53,8 mg von einem Thrombozytenausgangswert von 206000 nach 3 Zyklen zum Abfall auf zunächst 66000 und später auf 29000. Dieser Patient starb an einer Subarachnoidalblutung. Kardiotoxische Nebenwirkungen wurden von uns nicht beobachtet.

Zusammenfassung

1. Die Zytostatikakombination von 5-FU und Mitomycin zeigte in 29% eine Ansprechbarkeit, wobei nur bei 3 von 38 Patienten eine partielle Remission beobachtet wurde.
2. Eine Schmerzfreiheit und damit Verbesserung der Lebensqualität sahen wir bei 13 Patienten.
3. Nebenwirkungen wurden von uns kaum beobachtet.
4. Als Perspektive sehen wir für metastasierte Prostatakarzinome den Einsatz eines Zytostatikums bereits bei Therapiebeginn zusammen mit der endokrinen Behandlung. Für dieses Konzept sprechen die Ergebnisse von Isaacs, der beim Dunningtumor die besten Behandlungsergebnisse bei sofortiger endokriner Therapie und Zytostatikagabe fand.

Dr. med. H. Becker
Urologische Universitätsklinik
D-2000 Hamburg-Eppendorf

Die Therapie des hormonrefraktären Prostatakarzinoms

K. Burk, W. Schultze-Seemann, W. de Riese und C. Sropp

Beitrag nicht eingereicht

Cytostase als primäre oder sekundäre Therapie des fortgeschrittenen Prostatakarzinoms?

M. Bingold, J. Arnhold und U. W. Tunn

Tierexperimentelle Untersuchungen beim Prostatakarzinom von J. T. Isaacs dokumentieren eine Überlegenheit der primären simultanen Androgendeprivation und Cytostase gegenüber einer alleinigen Androgendeprivation [1]. Die kombinierte Cytostase und Androgendeprivation hat sich allgemein in der Klinik als primäre Therapieform noch nicht etabliert wegen des Fehlens eines wirklich effektiven Cytostatikums [2]. Deshalb führen wir seit 1984 in unserer Klinik eine prospektive Studie durch, um die Frage zu klären, ob eine primäre oder verzögerte sekundäre Cytostase Verbindung mit einer Androgendeprivation beim progredienten Prostatakarzinom vorgenommen werden soll.

Einschlußkriterien dieser Studie sind loko-regionär fortgeschrittene, niedrig differenzierte M_0-Karzinome und alle M_1-Karzinome. Bei Diagnosestellung wird bei allen Patienten eine komplette Androgendeprivation (KAD) vorgenommen, bestehend aus chirurgischer Kastration und oraler Cyproteronacetat-Medikation (CPA; 50 mg/die.). Die Cytostase besteht aus einer 3wöchentlichen Gabe von Cyclophosphamid und 5 Fluoro-Uracil in einer Dosierung von jeweils 700 mg/m² Körperoberfläche.

Das Therapieregime wird in 2 Armen geführt. Therapiearm 1 beinhaltet die primäre simultane Cytostase, d.h. die Cytostase setzt zugleich mit der initialen KAD ein. Im Therapiearm 2 erfolgt zunächst nur die KAD bis zum Nachweis des Progresses. Dann wird die Therapie durch die sekundäre simultane Cytostase ergänzt. Die Evaluation erfolgt nach den Kriterien der EORTC [3]. Um die Vergleichbarkeit beider Therapiearme zu dokumentieren, wird eine Zuordnung der einzelnen Patienten zu dem

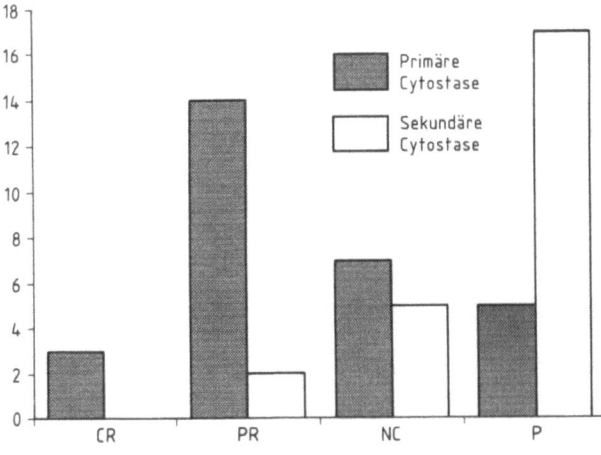

Abb. 1

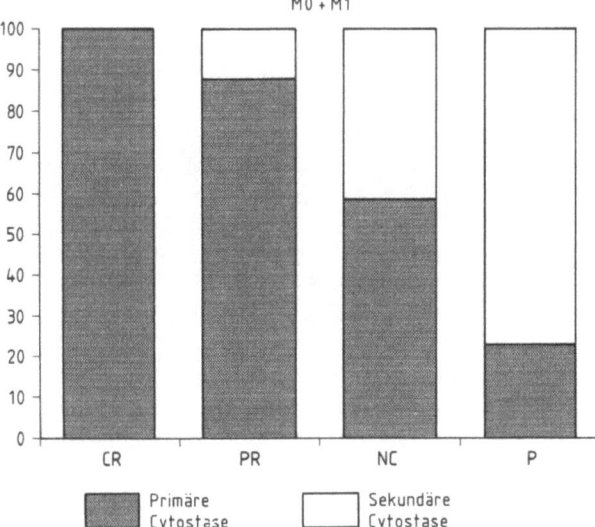

Abb. 2

Aggressivitätsscore nach Tolis und Koutsilieris [4] vorgenommen. Es findet sich zum Zeitpunkt des Therapiebeginns kein signifikanter Unterschied bezüglich des Aggressivitätsscores in den therapeutisch unterschiedlich beeinflußten Patientengruppen. Für die Studie auswertbar sind gegenwärtig 53 Patienten, wovon 29 eine primäre und 24 eine sekundäre simultane Cytostase erhielten. Die durchschnittliche cytostatische Therapiedauer betrug in Therapiearm 1 11,6 Monate und in Therapiearm 2 9,9 Monate.

Abb. 1 veranschaulicht die numerische Zuordnung der Patienten in den beiden Therapiearmen zu den 4 Evaluationsgruppen der EORTC, die auf der Abszisse wiedergegeben sind (CR = komplette Remission, PR = partielle Remission, NC = No change und P = Progreß). Die dunklen Säulen im Computerausdruck beziehen sich auf die Patienten mit primärer Cytostase, die hellen Säulen auf die Patienten mit sekundärer Cytostase. Die wenigen Patienten mit kompletter Remission sind ausschließlich im Therapiearm primäre Cytostase zu finden. Die Mehrheit der Patienten mit partieller Remission ebenfalls im primären Cytostasearm, während ganz augenscheinlich die Mehrzahl der Patienten mit Progreß aus dem sekundären Cytostasearm stammen. Die prozentuale Zuordnung der beiden Therapiearme zu den jeweiligen Evaluationsgruppen verdeutlicht die Abb. 2. Komplette Remissionen fanden sich bei einer allerdings nur kleinen Zahl ausschließlich in der Gruppe der primären Cytostase. In der Gruppe der partiellen Remission waren etwa 90% im primären Cytostasearm, in der No change etwa 55%, während 80% der cytostatisch behandelten Patienten mit Progression aus dem sekundären Cytostasearm stammen.

Zusammenfassung

1. Die Verträglichkeit der von uns angewendeten Kombinationstherapie mit Cyclophosphamid und 5-Fluoro-Uracil erweist sich als nebenwirkungsarm, kein medikamentenbedingter Therapieabbruch.
2. Komplette und partielle Remission finden sich signifikant häufiger bei primärer simultaner Cytostase.
3. Die Progressionsrate ist in unserer Untersuchung bei primärer simultaner Cytostase signifikant niedriger.
4. Eine cytostatische Behandlung mit Cyclophosphamid und 5-Fluoro-Uracil als second line-Therapie ist ungeeignet.

Literatur

1. Isaacs JT (1984) The timing of androgen ablation therapy and/or chemotherapy in the treatment of prostatic cancer. The Prostate 5: 1–17
2. Isaacs JT (1984) New principles in the management of the prostatic cancer. In: Therapeutic principles of metastatic cancer. Symposium der Erasmus-Universität Rotterdam/Niederlande, Sept. 14–15, 1984
3. Koutsilieris M, Tolis G (1985) Long therm follow up of patients with advanced prostatic carcinoma. Prostate 7: 579–594
4. Schröder FH in the EORTC-Urological group (1984) Treatment response criteria for prostatic cancer. The Prostate 5: 181–1891

Michael Bingold
Urologische Klinik der
Städt. Kliniken
D-6050 Offenbach

Spätergebnisse der spezifischen Immunstimulation beim Prostatakarzinom

J. Prinz, J. Kraushaar und C. F. Rothauge

Nachdem wir seit 1979 bei der Therapie des Prostatakarzinoms zusätzlich zu der gegengeschlechtlichen Hormontherapie eine spezifische Immunstimulation mit autologen Tumorzellen, die sogenannte Schachbrettvakzination, durchgeführt haben und dabei beim entgleisten, metastasierten Prostatakarzinom eine signifikante Lebensverlängerungszeit feststellen konnten [2], möchte ich Ihnen heute die Ergebnisse von 155 Patienten, die mit spezifischer Immuntherapie und gegengeschlechtlicher Hormontherapie behandelt wurden, vorstellen. Die Patienten wurden alle zwischen 1980 und 1985 beobachtet. Davon hatten 87 Patienten ossäre Fernmetastasen, die szintigraphisch nachgewiesen waren.

Das histologische Grading war bei 16 Patienten G1, bei 36 Patienten G2, bei 60 Patienten G3 und bei 21 Patienten G4 (= anaplastisches Karzinom). Bei 22 Patienten liegt kein Grading vor, weil die histologischen Untersuchungen vor Therapiebeginn außerhalb unserer Klinik erfolgt waren.

Das Durchschnittsalter war 69,8 Jahre (mind. 47,5; max. 90,9). Bei allen Patienten wurde mittels transurethraler Elektroresektion unter ausschließlicher Verwendung von Röhrenstrom der Tumor so radikal wie möglich reseziert; dies erstens zur größtmöglichen Verringerung der Tumorlast und zweitens, um möglichst viel Material zur Aufarbeitung als Schachbrett zu erhalten. Nach Bearbeitung der Tumorzellen mit Mitomycin C und Neuraminidase wurden 16 verschiedene Impfportionen am Oberschenkel intracutan injiziert [2]. Dies wurde, solange genügend Material vorhanden war, in 6-Wochen-Rhythmus wiederholt. Zwischenzeitlich wurden die zur Verimpfung vorgesehenen Tumorzellen in flüssigem Stickstoff gelagert. 26 Patienten wurden nur einmal, 32 Patienten zweimal und 97 Patienten dreimal oder häufiger geimpft.

Die spezifische Immunstimulation wurde komplementär zur gegengeschlechtlichen Hormontherapie durchgeführt. Die Basistherapie war Diäthyldibestrol (1 mg/d) in Depotform (Cyren-A). Soweit die Patienten es vertrugen, wurde bis zu 3 × 1 Tabl. Bromocroptin zu 2,5 mg (Pravidel) pro Tag gegeben. Prinzipiell wurden unsere Patienten nicht orchiektomiert, teilweise waren sie aber schon außerhalb unseres Hauses orchiektomiert worden (n=15, entspricht 9,6%). Die retrospektive Beobachtung unseres Patientengutes (n=155) mit metastasiertem Prostatakarzinom (n=87) ergibt nach mindestens dreimaliger Vakzination (n=67) eine Fünfjahresüberlebensrate von 38,8% (Abb. 1).

Die Ergebnisse sind nicht alterskorrigiert. Im Vergleich mit anderen Untersuchern sieht das Ergebnis folgendermaßen aus: (Abb. 2) [1]

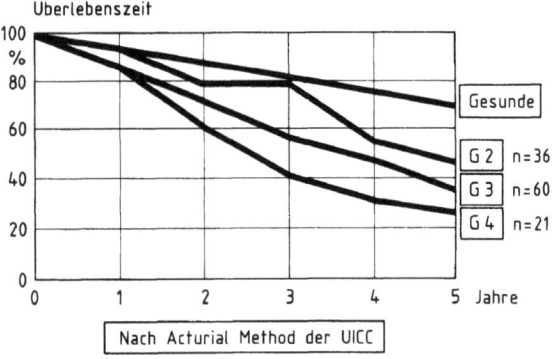

Abb. 1. Fünfjahresüberlebensrate, Einteilung nach Grading

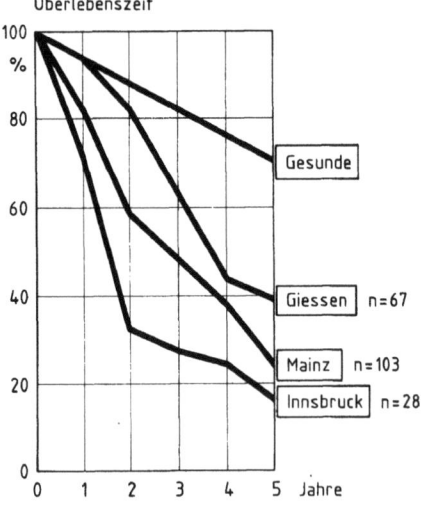

Abb. 2. [1]

Ich fasse zusammen: Bei der Betrachtung der Fünfjahresüberlebensrate ergibt sich beim metastasierten Prostatakarzinom eine deutliche Überlegenheit der Kombinationsbehandlung: spezifische Immunstimulation mit gegengeschlechtlicher Hormontherapie gegenüber der alleinigen Hormontherapie.

Diese Untersuchung sollte lediglich verdeutlichen, daß unsere spezifische Immunstimulation komplementär zur gegengeschlechtlichen Hormontherapie die Ergebnisse der letzteren wesentlich verbessern kann. Wegen der erheblichen Nebenwirkungen der Östrogene sind wir von diesen als Basistherapeutika abgekommen. Wir kombinieren die spezifische Immuntherapie heute mit RH-LH-Analoga und Androgenrezeptorenblockern und erhoffen uns davon eine weitere Verbesserung der Überlebensraten beim metastasierten Prostatakarzinom.

Literatur

1. Frohmüller H, Ackermann R, Altwein J, Bartsch G, Jacobi G (1981) In: Verhandlungsb Dtsch Ges Urol, 32. Tagung. Springer, Berlin Heidelberg New York, S 162-165
2. Rothauge CF, Kraushaar J, Gutschank S (1983) Die spezifische Immuntherapie des Prostatakarzinoms. Urol Int 38: 84-90

J. Prinz
Urologische Klinik der JLU Gießen
Feulgenstr. 2
D-6300 Gießen

Harninkontinenz nach radikaler Prostatektomie – Therapie

F. Schreiter

Trotz verbesserter, den Blasenhals rekonstruierender Operationstechniken ist nach radikaler Prostatektomie mit einer Inkontinenzrate von 2-20% zu rechnen. Von zahlreichen Antiinkontinenzoperationen, für die hier stellvertretend die Kaufmannprothese genannt wird, sowie der leider immer noch beliebten, weil offenbar so einfachen Teflonunterpolsterung, hat sich nur die Implantation des artefiziellen Sphinkters AS 800 als erfolgreiches Therapiekonzept durchgesetzt.

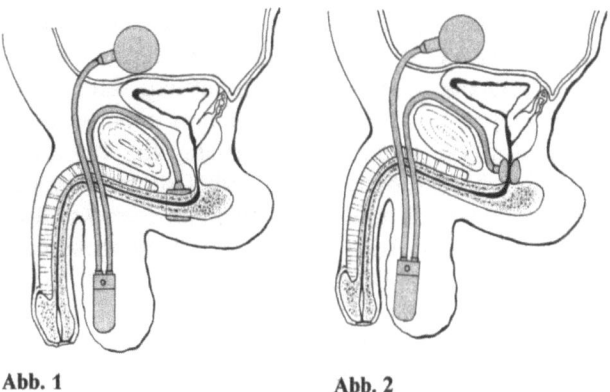

Abb. 1 Abb. 2

Operationstechnik

Der Erfolg der Operation hängt wesentlich von der richtigen Operationstechnik ab. Die Plazierung des Cuffs kann nach der üblichen OP-Technik am leicht zugänglichen distalen Bulbus der Harnröhre, nach Spaltung und Präparation des Musculus bulbocavernosus erfolgen. Diese einfache Implantationstechnik führt jedoch zur direkten Einwirkung des Sitzdrucks beim Sitzen des Patienten auf dem Cuff und zu einer Entleerung. Hierdurch kommt es zum Einnässen beim Aufstehen. Der OP-Erfolg ist damit zunichte gemacht. Da der Cuff direkt auf der läsionsempfindlichen dünnen distalen bulbären Harnröhre Druck ausübt, ist die Gefahr der Harnröhrenarrosion vorhanden.

Nach den anfänglichen Mißerfolgen dieser Art wurde die OP-Technik geändert, indem wir den Cuff weit proximal unmittelbar vor dem Beckenboden implantieren. Der Sitzdruck kann an dieser Stelle nicht wirksam werden, da er aus der Zone der Druckbelastung herausgenommen wurde. Der Patient bleibt beim Aufstehen trocken. Bei diesem Vorgehen wird der Musculus bulbocavernosus nicht von der Harnröhre abpräpariert, das Zentrum tendineum wird gespalten und die bulbäre Harnröhre bis zum Diaphragma urogenitale dargestellt. Die proximale bulbäre Harnröhre wird an der Unterseite der Symphyse gelöst und die bulbäre Urethramanschette passender Länge eingezogen. Anschließend wird das Zentrum tendineum wieder rekonstruiert, der Vorteil ist, daß die Harnröhrenmanschette aus der Sitzdruckzone herausgenommen wurde und damit eine Entleerung durch Sitzen nicht erfolgen kann, die Patienten bleiben deswegen kontinent.

Ergebnisse

Bei einem Gesamtkrankengut von derzeit 302 Sphinkterimplantationen über einen Zeitraum von 13 Jahren wurden nach dieser bulbären Implantationstechnik 98 Patienten operiert. Bei 64 Patienten war die Ursache der bulbären Sphinkterimplantation eine Harninkontinenz nach radikaler Prostatektomie. 54 Patienten, entsprechend 84,4%, sind vollständig kontinent, 6 Patienten, entsprechend 9,3%, haben eine leichte Streßinkontinenz, damit ergibt sich ein zufriedenstellendes Ergebnis in 93,7% der Fälle. Bei 4 Patienten versagte die Methode.

Analyse der Versager

Infektion 2 Patienten, Harnröhrenarrosion 1 Patient, Inkontinenz 1 Patient. Diese Patienten wünschten keine Reoperation.

Revisionshäufigkeit (Computeranalyse „Urostat")

Betrachtet man die Patienten, die mit dem derzeit gängigen Modell AS 800 behandelt wurden, so konnten nach der Computeranalyse „Urostat" 38 Patienten hinsichtlich der Revisionshäufigkeit ausgewertet werden. Das Modell AS 800 ermöglicht die Option der primären Deaktivierung, sinnvollerweise sollten nur noch die Patienten einer statistischen Analyse unterzogen werden, die mit dem Sphinkter AS 800 behandelt wurden, da die Vorgängermodelle wegen häufigerer mechanischer Ausfälle und häufiger auftretenden Harnröhrenarrosionen wegen fehlender Deaktivierungsmöglichkeit nicht vergleichbare Zahlen ergeben.

Bei 36 von 38 Patienten dieser Gruppe funktionierte der Sphinkter einwandfrei, so daß sich eine Erfolgsrate von 94,7% ergab. Dabei hatten 28 Patienten, entsprechend 73,7%, keine Revision, 6 Patienten, entsprechend 15,8%, eine Revision und 5 Patienten entsprechend 10,5%, 2 Revisionen innerhalb der ersten 3 Jahre.

Revisionsursachen

Bei den Revisionsursachen fiel auf, daß die mechanischen Ursachen, also die Ursachen, die allein auf einen Defekt des artefiziellen Sphinkters zurückzuführen waren, mit 7,9% sehr niedrig lagen.

Mechanische Revisionsursachen	7,9%
Leakage Cuff	1
Leakage Ballon	1
Pumpendefekt (Cloting)	1

Höher lag jedoch die Revisionsrate aus medizinischer Ursache, die insgesamt 18,4% betrug.

Medizinische Revisionsursachen	18,4%
Infektion	2 = 5,3%
Harnröhrenarrosion	1 = 2,6%1
Cuff zu weit	1
Skrotalhämatom	1
Inkontinent	1
Ballondruck zu niedrig	1

Die wirklich schwerwiegenden Komplikationen, wie Infektion und Harnröhrenarrosion, die in der Regel zur Explantation des Sphinkters zwangen, lagen jedoch mit 5,3-2,6% in tolerablem Bereich.

Zusammenfassung

Der artefizielle Sphinkter, nicht einfach im operativen Händling, nicht problemlos hinsichtlich seiner mechanischen und medizinischen Komplikationen, die in 25% innerhalb der ersten 3 Jahre zu einer Revisionsoperation veranlaßten, stellt ein sehr effektives Behandlungsverfahren zur Behebung der Harninkontinenz nach radikaler Prostatektomie mit einer weit über 90% liegenden Heilungschance dar.

Die in Einzelfällen nicht vermeidbare Harninkontinenz nach radikaler Prostatektomie hat damit ihre Schrecken verloren und sollte in der Behandlungsstrategie des Prostatakarzinoms zugunsten der radikalen Prostatektomie nicht mehr berücksichtigt werden.

Die in ihrem Erfolg zweifelhaften alternativen Operationsverfahren zur Verbesserung der Harninkontinenz nach radikaler Prostatektomie, insbesondere die Tefloninjektionen, sollten der Sphinkterimplantation nicht mehr vorgeschaltet werden, da sie zu Behandlungschancen für den artefiziellen Sphinkter, wie sie aus unserem Krankengut, das hier nicht näher analysiert wurde, hervorgeht, verschlechtern und der Patient oft durch eine Vielzahl von zusätzlichen Operationen und verlängertem Krankenlager belastet wird.

Es sollte bei Auftreten der p.o. Harninkontinenz nach einer Wartezeit von etwa einem Jahr die primäre Sphinkterimplantation angestrebt werden.

Prof. Dr. med. F. Schreiter
Urologische Abteilung
Verbandskrankenhaus Schwelm
Lehrstuhl für Urologie
der Universität Witten-Herdecke
Dr.-Moeller-Str. 15
D-5830 Schwelm

Histologische Untersuchungsergebnisse an 17 Hoden nach Behandlung mit dem LHRH-Agonist Buserelin bei Patienten mit metastasierendem Prostatakarzinom

F. Hadziselimovic, E. Senn und K. Bandhauer

LHRH-Analoga, alleine oder in Kombination mit Antiandrogenen, sind in der Behandlung des metastasierenden Prostatakarzinom der Orchiektomie nicht nur ebenbürtig [1, 4], sondern bestechen neben der Tatsache, die Operation medikamentös zu umgehen, vor allem durch das sogenannte differentialtherapeutische Prinzip: nach einer erfolglosen, probatorischen LHRH-Therapie wäre nach Absetzen der LHRH-Agonisten die medikamentöse Orchiektomie reversibel mit Erholung der Spermio- sowie der Steroidgenese [5].

Um die Frage der Reversibilität zu klären, haben wir 17 Hoden von 9 Patienten mit einem metastasierenden Prostatakarzinom (Stadien C2-D2) nach der Semidünnschnittechnik von Hadziselimovic [2] licht- und elektronenmikroskopisch untersucht.

Diese Patienten wurden nach einer Behandlung mit dem LHRH-Agonist Buserelin allein (4 Patienten: 1 × Stadium D1, 3 × Stadium D2) oder in Kombination mit Flutamid (5 Patienten: 1 × Stadium C2, 4 × Stadium D2) nach 12 Monaten, außer bei einem Patienten nach 8 Monaten, unabhängig vom Therapieerfolg subkapsulär orchiektomiert.

Histologisch fanden wir (Abb. 1) eine schwere, generalisierte Tubulusatrophie, eine ausgesprochen stark pathologische Veränderung der Sertolizellen von Lipidansammlungen im Zytoplasma über Kernunregelmäßigkeiten bis zur totalen Degeneration der Zellen sowie ein Bild des beginnenden Sertoli-Cell-Only-Syndroms bei 5 der 9 Patienten. Bei allen Patienten waren die Leydigzellen vollständig atroph, wobei bei 7 Patienten die Leydigzellen total

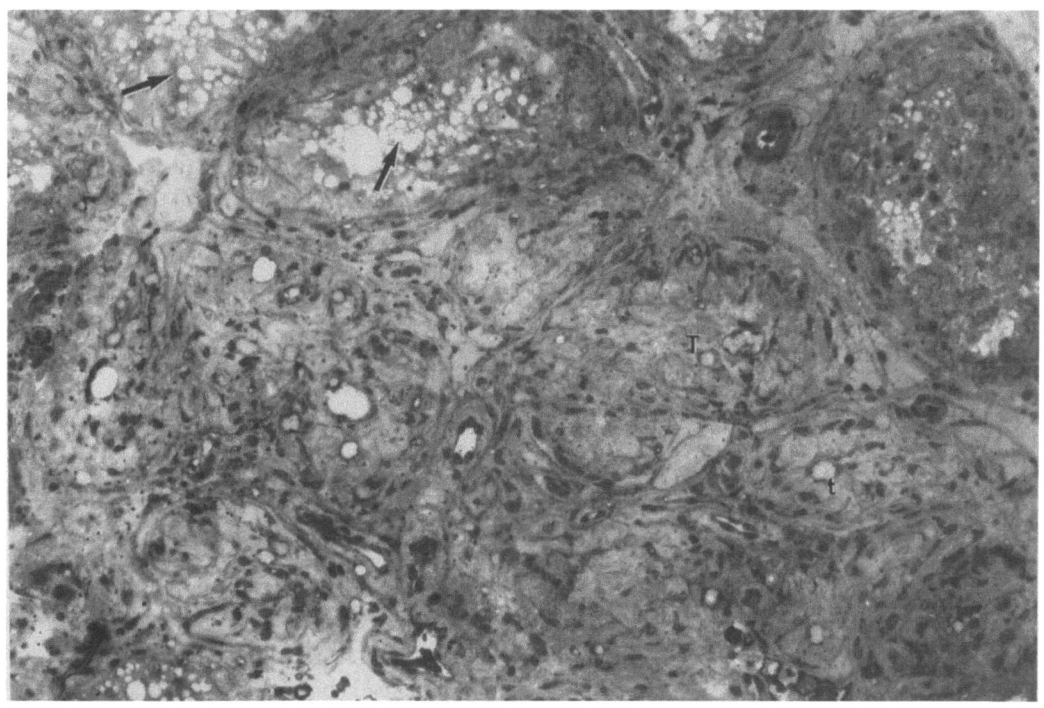

Abb. 1. Total hyalinisierte Tubuli *(t)* und Tubuli mit nur Sertoli-Zellen (↑) 13 Monate nach Buserelin-Behandlung

Tabelle 1. Therapieerfolg bei 9 Patienten mit metastasierendem Prostatakarzinom unter Buserelin allein (4 Pat.) und unter Buserelin mit Flutamid

4 Bu-Pat.	•1 D_1 →	part. Rem	
	•3 D_2 →	stabil	→2
		in Progr	→1
5 Bu-Flu-Pat.	•1 C_2 →	part. Rem	
	•4 D_2 →	part. Rem	→1
		stabil	→2
		in Progr	→1

fehlten und sich gleichzeitig eine ausgesprochene interstitielle Fibrose nachweisen ließ.

Unsere Untersuchungen zeigen, daß eine 8–12 Monate dauernde Therapie mit einem LHRH-Analogon allein oder in Kombination mit einem Antiandrogen eine schwere Schädigung sowohl der Spermatogenese als auch der hormonell aktiven Zellen verursacht, vor allem aber der Sertolizellen. Diese Schädigung scheint uns bezüglich Spermatogenese in den meisten Fällen irreversibel zu sein, läßt sich doch in 10/17 Hoden, d.h. in 58% ein Bild des Sertoli-Cell-Only-Syndroms nachweisen. Mit einer Erholung der Testosteronproduktion dagegen ist zu rechnen, wie dies neue Arbeiten von Huhtaniemi [3] zeigen. Die gefundene testikuläre Schädigung ist vom Therapieeffekt auf das Prostatakarzinom selbst unabhängig (Tabelle 1) und es läßt sich aus dem Ausmaß der Hodenschädigung weder auf den Therapieerfolg schließen noch lassen sich Rückschlüsse ziehen auf die Therapieart, d.h. ob LHRH allein oder in Kombination mit einem Antiandrogen eingesetzt wurde.

Literatur

1. Faure N, Labrie F, Lemay A, Bélanger A, Gourdeau Y, Laroche B, Robert G (1982) Inhibition of serum androgen levels by chronic intranasal and subcutaneous administration of a potent luteinizing GnRH agonist in adult men. Fertil Steril 37: 416–420
2. Hadziselimovic F (1977) Cryptorchidism. Advances in anatomy 53. Springer, Berlin Heidelberg New York
3. Huhtaniemi I, Nikula H, Parvinen M, Rannikko S (1986) Histological and functional changes of the testis tissue during GnRH Agonist treatment of prostatic cancer (im Druck)
4. Labrie F, Dupont A, Bélanger A et al (1986) Treatment of prostate cancer with GnRH-Agonists. Endocrine Reviews 7: 67–74 treatment of prostate cancer: complete instead of only partial withdrawal of androgens. Prostate 4: 579–5601
5. Linde R, Doelle G, Alexander N et al (1981) Reversible inhibition of testicular steroidogenesis and spermatogenesis by a potent gonadotropin-releasing agonist in normal men. Engl J Med 305: 663–667

PD Dr. F. Hadziselimovic
Universitäts-Kinderspital
Römergasse
CH-4005 Basel

Hat das Antiandrogen Cyproteronacetat (Androcur) androgene Wirkung?

F. Donn, H. Becker, R. Kuhlencordt und H. Klosterhalfen

Nach Labrie hat Cyproteronacetat eine androgene Wirkung auf die Rattenprostata. Wir zweifeln diese Ergebnisse an, und haben deshalb seinen Tierversuch unter identischen Bedingungen wiederholt.

Methodik

60 Wistarratten wurden in 6 Gruppen eingeteilt. Davon blieben 10 unbehandelt (Gruppe I). 50 Ratten wurden nach Kastration wie folgt weiterbehandelt: Gruppe II mit 3 mg, Gruppe III mit 10 mg Androcur (0,5 ml Volumen i.m./die). Gruppe IV mit 3 mg und Gruppe V mit 10 mg Flutamid (0,5 ml Volumen i.m./die). Gruppe VI erhielt lediglich ein Placebopräparat. Die Versuchsdauer betrug 3 Wochen. Danach wurden die Tiere getötet und Gewicht und Volumen der Prostata nach Entnahme bestimmt. Ferner wurden RNA- und DNA-Messungen durchgeführt. Wir führten ferner einen zweiten Versuch mit Dunningratten unter identischen Bedingungen durch. 80 Ratten wurden in 8 Gruppen eingeteilt. Die Tumorzellen wurden 6 Wochen vor Versuchsbeginn in die Flanken der Dunningratten implantiert. Gruppe I blieb ebenfalls unbehandelt und galt als positive Kontrolle während des Versuchsablaufes. Hier sollte das Angehen des Tumorwachstums beobachtet werden. Der Versuch wurde deshalb solange fortgeführt, bis Tumoren in den unbehandelten Tieren (Gruppe I) nachweisbar waren. Gruppe II wurde mit 1 mg, Gruppe III mit 3 mg und Gruppe IV mit 10 mg Androcur behandelt

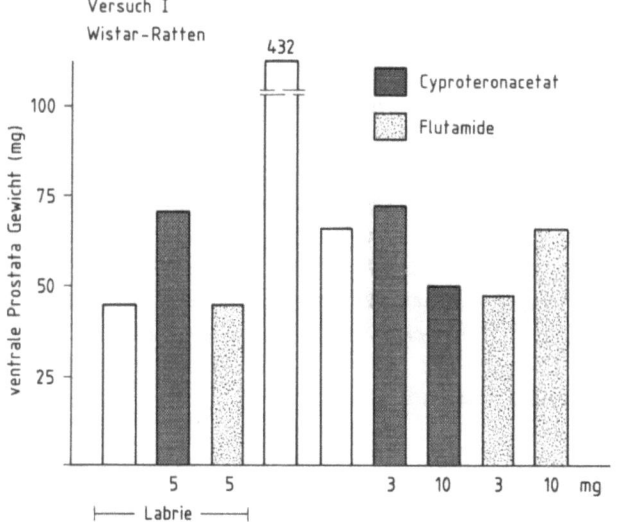

Abb. 1

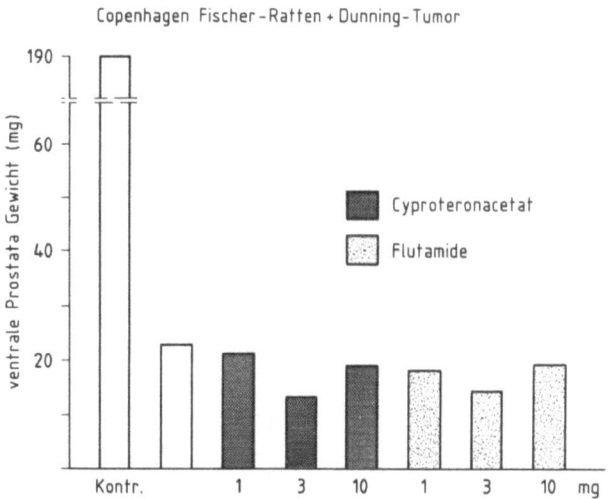

Abb. 2

(0,5 ml Volumen i.m./die). Gruppe V wurde mit 10 mg, Gruppe VI mit 3 mg und Gruppe VII mit 10 mg Flutamid behandelt (0,5 ml Volumen i.m./die). Gruppe VIII erhielt ein Placebopräparat.

Beide Versuche wurden in Doppelblindverfahren durchgeführt.

Ergebnisse

Versuch I: mit Cyproteronacetat sowie mit Flutamid kommt es zu keiner Gewichtszunahme der ventralen Prostata (Abb. 1 und 2). In der unbehandelten Gruppe kommt es nach 6 Wochen zu einem Tumorwachstum in den Flanken der Dunningratten. Das Volumen beträgt 1-2 cm^3. Bei allen anderen Behandlungsgruppen ließ sich dagegen kein Tumorwachstum nachweisen (Gruppe II-VII). Außerdem ließ sich unter Cyproteronacetat keine Zunahme des RNA- und DNA-Gehaltes in der Prostata feststellen.

Zusammenfassung

Im Unterschied zu Labrie können wir eine androgene Wirkung von Cyproteronacetat auf die Rattenprostata im Tierversuch nicht nachweisen. Dies müßte der Fall sein, sollte Cyproteronacetat androgene Eigenschaften haben. Gegen den Einsatz von Cyproteronacetat als Antiandrogen in der Behandlung des fortgeschrittenen Prostatakarzinoms bestehen unserer Meinung nach weiterhin keine Bedenken.

Literatur

1. Poyet P, Labrie F (1985) Comparison of the antiandrogenic/androgenic activities of flutamide, cyproteron acetate and megestrol acetate. Mol Cell Endocrinol 42: 283-288

Dr. med. F. Donn
Urologische Universitätsklinik Hamburg-Eppendorf
Martinistraße 52
D-2000 Hamburg 20

Gonadotropine und Nebennierenrindenhormone bei Hitzewallungen nach bilateraler Orchidektomie wegen Prostatakarzinoms

E. Varenhorst, G. Ålund und K. Carlström

Nach bilateraler Orchidektomie wegen Prostatakarzinoms können Hitzewallungen (HW) auftreten, die den Patienten erheblich belästigen [4].

Diese scheinen den HW zu entsprechen, von denen ca. 80% der Frauen im Klimakterium betroffen werden. Die Genese ist noch unklar. Man hat doch bei Frauen einen zeitlichen Zusammenhang mit einer erhöhten Sekretion von Luteinisierungshormon (LH) und Nebennierenrindenhormonen im Plasma gefunden [5].

Material und Methode

Von 90 Patienten, die wegen Prostatakarzinoms kastriert wurden, traten bei 66 (73%) HW auf. Bei 5 Patienten mit den häufigsten HW wurden die Attacken durch Messung der Hautdurchblutung und Wasserabdunstung objektiviert und Hormonbestimmungen um 07.00, 11.00, dreimal alle 5 Minuten von Beginn der HW und um 17.00 Uhr vorgenommen.

LH und FSH im Serum wurden direkt radioimmunologisch bestimmt. Dehydroepiandrosteron (DHA), Dehydroepiandrosteronsulfat (DHAS), 4-Androsten 3,17-dion (A-4), unkonjugiertes Östron ($Ö_1$) und Totalöstron ($Ö_1$ S) wurden nach Ätherextraktion radioimmunologisch bestimmt [1].

Für die statistischen Berechnungen wurde der zweiseitige t-Test für paarweise angeordnete Meßwerte angewandt.

Resultat

Es traten keine signifikanten Veränderungen der Serumhormonspiegel im Zusammenhang mit den HW auf. Wir konnten nur Schwankungen der Hormonspiegel im 24-Stundenrhythmus feststellen. LH, DHA, A-4 und $Ö_1S$ fielen am Vormittag signifikant ab ($p < 0.05$).

Schlußfolgerungen

Die Senkung der Geschlechtshormone im Plasma kann HW auslösen. Nach unseren Ergebnissen können diese nicht durch erhöhte pulsative Sekretion von Gonadotropinen und Nebennierenrindenhormonen erklärt werden. Das niedrige Angebot von Geschlechtshormonen verursacht wahrscheinlich eine neuroendokrine Störung in der hypothalamischen Temperaturregulation. Therapeutisch hat man versucht, die vegetativen Reaktionen mit Clonidin oder Propranolol zu dämpfen [2]. HW können mit Östrogenen beseitigt werden. Eine kontrollierte Studie zeigte, daß auch Cyproteronazetat zur Behandlung der HW geeignet ist [3]. Eine weitere Klärung der Ursache der HW ist die Voraussetzung für eine rationale Behandlung.

Literatur

1. Brody S, Carlström K, Lagrelius A, Lunell NO, Rosenborg L (1983) Serum levels of 4-androstene-3,17-dione in menstruating and postmenopausal women. Acta Obstet Gynecol Scand 62: 531
2. Clayden JR, Ball JW, Pollard P (1974) Menopausal flushing: Double blind trial of a non-hormonal medication. Br Med J 1: 409
3. Eaton AC, McGuire N (1983) Cyproterone acetate in treatment of post-orchidectomy hot flushes. Double-blind crossover trial. Lancet 10: 1336
4. Frödin T, Ålund G, Varenhorst E (1985) Measurement of skin bloodflow and water evaporation as a means of objectively assessing hot flushes after orchidectomy in patients with prostatic cancer. Prostate 7: 203
5. Meldrum DR, Tataryn I, Frumar AM et al. (1980) Gonadotrophins estrogens and adrenal steroids during the menopausal hot flush. J Clin Endocrinol Metab 50: 685

Dozent Dr. Eberhard Varenhorst
Urologische Abteilung
Zentralkrankenhaus
S-60182 Norrköping

Prostatakarzinom beim jüngeren Patienten

R. Friedrichs, H. Rübben, W. Lagrange und W. Lutzeyer

Nur 1% aller Patienten mit Prostatakarzinom sind jünger als 50 Jahre, ca. 2% jünger als 55 Jahre [7]. Kinder und Jugendliche mit Prostatakarzinom sollen in aller Regel eine schlechte Prognose aufweisen [4, 8] aber auch dem jüngeren Erwachsenen wird gelegentlich eine schlechte Prognose zugeschrieben [3]. Kasuistisch werden 20 Patienten unter 55 Jahren vorgestellt und mit den Ergebnissen in der Literatur verglichen.

Eigenes Patientengut

10 Patienten waren zum Diagnosezeitpunkt metastasenfrei [alle T2-3 N0 M0], 10 Patienten wiesen Lymphknoten- bzw. Knochenmetastasen auf [T3 N2-4 oder Mloss]. Bei 8 Patienten mit lokal begrenztem Prostatakarzinom wurde die Verdachtsdiagnose im Rahmen der Früherkennung gestellt, bei 2 Patienten während der Abklärung einer anderen nicht-malignen urologischen Erkrankung. Die Symptomatik der Patienten mit metastasiertem Prostatakarzinom, die jeweils allein oder in Kombina-

tion zum Arztbesuch und damit letztendlich zur Diagnose führte bestand in: Knochenschmerzen (n=5), Makrohämaturie (n=2), Hämospermie (n=1), TUR (n=1) und Gewichtsverlust bzw. Leistungsabfall (n=2). 2 dieser Patienten hatten zusätzlich einen weiteren malignen Tumor (Blasenkarzinom n=1, Glioblastom n=1). Die Aufgliederung nach dem Differenzierungsgrad aller 20 Patienten zeigte in 40% ein gut differenziertes, in 35% ein mittelgradig differenziertes und in 25% ein schlecht differenziertes Prostatakarzinom (nach Gleason reklassifiziert). 3 der 10 Patienten mit lokal begrenztem Prostatakarzinom wurden radikal prostatektomiert, 7 Patienten wurden wegen Begleiterkrankungen oder aufgrund eigener Entscheidung bestrahlt. Die operierten Patienten sind 7,8 Jahre bzw. 6 Monate später rezidiv- und metastasenfrei; von den bestrahlten Patienten leben 6 z. Zt. länger als 6 Jahre, ein Patient verstarb nach 2 Jahren an Tumorfolgen. Die Basistherapie des metastasierenden Prostatakarzinoms bestand aus medikamentöser oder plastischer Orchiektomie. Bei eingetretener Hormonresistenz bzw. Tumorprogression wurde eine Chemotherapie vorgenommen (Estramustinphosphat oder FAM-Kombinationsschema). 3 Patienten erhielten eine primäre Chemotherapie. 5 der 10 Patienten verstarben innerhalb von 11 Monaten nach Diagnosestellung, nach einem bzw. drei Jahren waren zwei weitere Patienten verstorben. Eine „stable disease" ist bei jeweils einem Patienten nach einem bzw. drei Jahren zu verzeichnen. Ein Patient befindet sich nach 3 Jahren in einer kompletten Remission.

Diskussion

Das Prostatakarzinom bei Kindern und Jugendlichen ist in der Regel undifferenziert. Die saure Phosphatase im Serum ist trotz Metastasen nicht erhöht. Diese Karzinome sprechen auf alle üblichen Therapieformen schlecht an, die Überlebenszeit beträgt unter einem Jahr [8].

In einem Vergleich von 168 Patienten unter 50 Jahren mit einem großen Kollektiv über 50 (n=20156) fand sich kein statistisch signifikanter Unterschied hinsichtlich des Differenzierungsgrades; den höchsten Anteil hatten mit jeweils 46% in beiden Gruppen die gut differenzierten Karzinome. Die 5-Jahres-Überlebensrate der jüngeren Patienten im Stadium B war mit 84% zu 68% und die 10-Jahres-Überlebensrate mit 70% zu 49% statistisch signifikant günstiger [6]. In der Gruppe unter 50 Jahren war der Anteil im Stadium D signifikant erhöht [6]. In einer anderen Gruppe von Patienten unter 50 Jahren waren von 56 Patienten zum Diagnosezeitpunkt lediglich 7 durch eine radikale Prostatektomie kurativ zu behandeln. Der erste Arztbesuch erfolgte in 61% wegen Miktionsbeschwerden und in 20% wegen Schmerzen. Nur in 11% wurde die Diagnose anläßlich einer Routineuntersuchung gestellt [11].

Das häufigere Auftreten von Metastasen zum Diagnosezeitpunkt der jüngeren Patienten erscheint durch eine verzögerte Diagnostik bedingt.

Ein unterschiedliches biologisches Verhalten des Prostatakarzinoms beim jüngeren Patienten ist nicht bekannt [6].

Der beste Weg, die Prognose jüngerer Patienten mit Prostatakarzinom zu verbessern, wäre deshalb eine rechtzeitige Entdeckung im Rahmen der Früherkennung [2, 6].

Zusammenfassung

Eine Kasuistik von 20 Patienten mit Prostatakarzinom unter 55 Jahren zeigte unter Berücksichtigung von Stadium, Differenzierungsgrad und Metastasen keinen Einfluß des Alters auf die Prognose. Die Behandlung des lokal begrenzten Prostatakarzinoms ergibt beim jüngeren und älteren Patienten gute Ergebnisse, die Prognose bei Patienten mit Metastasen ist bei jüngeren und älteren Patienten gleichermaßen schlecht. Das Alter besitzt somit in Übereinstimmung mit der Literatur [1, 5, 9, 10] keine Bedeutung bei der Therapieplanung des Prostatakarzinoms.

Literatur

1. Adami HO, Norlen BJ, Malker B, Meirik O (1986) Long-term survival in prostatic carcinoma, with special reference to age as a prognostic factor. Scand J Urol Nephrol 20: 107–112
2. Byar DP, Mostofi FK (1969) Cancer of the prostate in men less than 50 years old: an analysis of 51 cases. J Urol 102: 726–733
3. Catalona WJ, Scott WW (1979) Carcinoma of the prostate. In: Harrison JH et al. (eds) Campbell's Urology. Saunders, Philadelphia, pp 1092–1093
4. Culkin DJ, Wheeler Jr JS, Castelli M, Fresco R, Canning JR (1986) Carcinoma of the prostate in a 25-year-old man: A case report and review of the literature. J Urol 136: 684–685
5. Chochran JS, Kadesky MC (1981) A private practice experience with adenocarcinoma in men less than 50 years old. J Urol 125: 220–221
6. Huben R, Natarajan N, Pontes E, Mettlin C, Smart CR, Murphy GP (1982) Carcinoma of prostate in men less than fifty years old. Urology 20: 585–588
7. Murphy GP, Natarajan N, Pontes JE, Schmitz RL, Smart CR, Schmidt JD, Mettlin C (1982) The national survey of prostate cancer in the United States by the American college of surgeons. J Urol 127: 928–934
8. Shimada H, Misugi K, Sasaki Y, Iizuka A, Nishihira H (1980) Carcinoma of the prostate in childhood and adolescence: report of a case and review of the literature. Cancer 46: 2534–2542
9. Silber I, McGavran M (1971) Adenocarinoma of the prostate in men less than 56 years old. J Urol 105: 283–285
10. Smedley HM, Sinnott M, Freedman LS, Macaskill P, Naylor CPE, Pillers EMK (1983) Age and survival in prostatic carcinoma. Br J Urol 55: 529–533
11. Tjaden HB, Culp DA, Flocks RH (1965) Clinical adenocarcinoma of the prostate in patients under 50 years of age. J Urol 93: 618–621

Dr. med. R. Friedrichs
Abteilung Urologie
der RWTH Aachen
Pauwelsstr.
D-5100 Aachen

Prognose des hochdifferenzierten Prostatakarzinoms im Alter

A. Frankenschmidt und H. Sommerkamp

Zahlreiche Studien belegen die günstige Prognose des hochdifferenzierten Prostatakarzinoms. Bei einer 5-Jahresüberlebensrate von rund 85% deckt sich die Sterbekurve beim Patienten über 70 Jahre bereits mit der statistischen Lebenserwartung. Viele Kliniker verzichten daher beim über 70jährigen auf jede Primärtherapie in dieser Tumorklasse.

Andererseits ist aber das maligne Potential mit invasivem Wachstum und Metastasenbildung auch beim low grade/low stage-Tumor bekannt. Manchem Kliniker widerstrebt daher die wait and see-Strategie des einmal nachgewiesenen Malignoms auch beim alten Patienten; zumal die statistische Lebenserwartung noch immer langsam ansteigt.

Vor diesem kontroversen Hintergrund haben wir die Prostatakarzinome unserer Klinik beim Patienten über 70 Jahre seit 1973 retrospektiv untersucht. Bei einem derart selektionierten Krankengut sind die Fallzahlen zwangsläufig klein: Von insgesamt 27 Patienten lag in 10 Fällen ein inzidentielles Karzinom vor; die übrigen 17 verteilten sich wie folgt auf die höheren T-Stadien: T_1 fünf Fälle, T_2 neun Fälle, T_3 drei Fälle.

Die Überlebenskurven der T_0-Tumoren und der höheren T-Stadien (T_1-T_3) weichen kaum voneinander ab. Wegen des etwas höheren mittleren Lebensalters kommt die T_0-Kurve sogar etwas ungünstiger zu liegen. Nach einer mittleren Beobachtungszeit von 5 Jahren sind rund die Hälfte der Patienten verstorben, wobei ⅔ auf das Stadium T_0 und ⅓ auf die Stadien T_1-T_3 entfallen. Dabei ist beachtenswert, daß nicht ein Patient der T_0-Gruppe an seinem Karzinom verstarb. Insgesamt erlagen auch nur 11% der unbehandelten Patienten im Beobachtungszeitraum ihrer malignen Grunderkrankung.

Demgegenüber war der Progreß signifikant vom T-Stadium abhängig: Während nur eines der Incidental-Karzinome im Beobachtungszeitraum fortschritt, zeigten bei den höheren T-Stadien immerhin 7 von 17 Karzinomen in den ersten 5 Jahren eine Tumorprogredienz (Abb. 1).

Parallel zu den Ergebnissen anderer Autoren verhielten sich die T_1-Tumoren auch in unserem Krankengut wie die höheren T-Stadien, und wurden so-

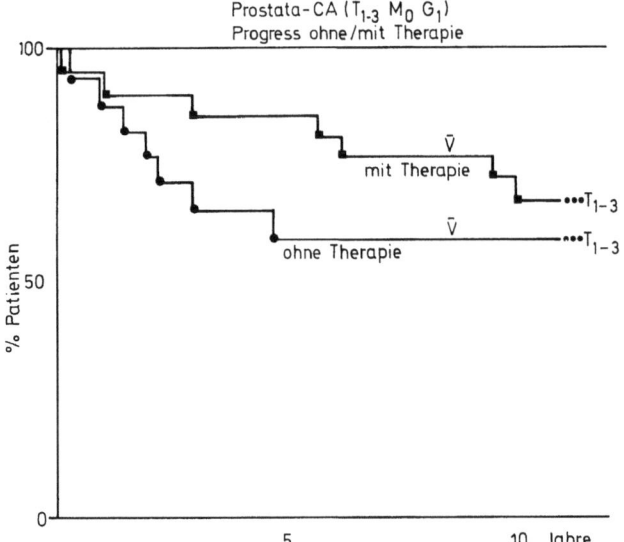

Abb. 1. Der Progreß des hochdifferenzierten Prostatakarzinoms ist signifikant vom T-Stadium abhängig

mit zu Recht in die Gesamtgruppe T_1-T_3 subsummiert. Während die T_0-Tumoren 10% in den ersten 5 Jahren fortschreiten, sind die höheren T-Stadien in über 40% progredient. Dabei steigen lokaler Progreß, Fernmetastasen histologische Entdifferenzierung parallel zum T-Stadium an.

Diese Ergebnisse legen nahe, daß auch im Alter über 70 Jahre nur beim fokalen Karzinom ein exspektatives Verhalten vertretbar ist, da höhere Tumorstadien trotz G_I ein größeres Progressionsrisiko, d.h. eine höhere Morbidität bei gleicher Prognose quo ad vitam bergen. Freilich muß die Alternative zum wait and see gleichfalls kritisch betrachtet werden: Dazu haben wir die gleichen Kurven für weitere 32 Patienten über 70 Jahre mit M_0G_1-Tumoren berechnet, die im selben Zeitraum eine Primärtherapie erfahren haben.

Während sich beim T_0-Tumor Überlebenszeit und Progreßverhalten mit und ohne Therapie kaum unterschieden, ließ sich für die T_1-T_3-Gruppe eine leichte Minderung der Progreßfrequenz und eine deutliche Verzögerung des Progreßeintritts durch die Primärtherapie erzielen. Dies betrifft insbeson-

Knochenmetastasierung in Abhängigkeit von Staging und Grading bei 384 Prostatakarzinompatienten

J. Braun, L. Schmidt, B. Schwemmer, W. Schütz und H. Langhammer

Beitrag nicht eingereicht

Metastasenhäufigkeit nach TUR der Prostata bei Patienten mit Prostatakarzinom

B. Schwemmer, K. Ulm, W. Schütz, M. Rotter und J. Braun

Einleitung

Mehrere Autoren [1, 2, 4, 5, 6, 8, 10] sind zu unterschiedlichen Ergebnissen bezüglich der Metastasierungshäufigkeit nach TURP bei Patienten mit lokal begrenztem Prostatakarzinom gelangt. Wir haben deshalb in einer retrospektiven Studie diese Frage nochmals untersucht.

Patienten und Methoden

Vom Januar 1973 bis Dezember 1983 wurden an der Technischen Universität München 122 Patienten einer Strahlentherapie mit kurativer Zielsetzung zugeführt. Bei 61 Patienten wurde vor der Bestrahlung eine TURP wegen obstruktiven Miktionsstörungen durchgeführt. Tabelle 1 zeigt die Verteilung der Stadien und der histologischen Differenzierungsgrade in den beiden Therapiegruppen. Alle Patienten wurden an einem Zentrum (Städtisches Krankenhaus, München-Schwabing) mit externer Hochvolt-Bestrahlung behandelt. Die Prostata-Herddosis lag zwischen 78 und 81 Gy.

Tabelle 1. Verhältnis der Patienten mit oder ohne TURP aufgeschlüsselt nach dem histologischen Differenzierungsgrad und dem Tumorstadium

Stadium	Differenzierung				gesamt	% Resektion
	G I	G II	G III	nicht bekannt		
A	10	4	0	1	15	100%
B	12/12	5/11	2/2	0/1	19/26	42%
C	9/13	6/7	8/3	0/1	23/24	49%
nicht bekannt	3/7	1/3	0/1	–	4/11	27%
gesamt	66	37	16	3	122	

Statistik

Überlebenszeiten und Intervalle bis zum Auftreten von Metastasen oder Lokalrezidiv wurden nach der Methode von Kaplan und Meier [7] berechnet. Für die Teststatistik verwendeten wir die log rank Methode [9]. Schließlich wurde die proportional hazards Analyse nach Cox durchgeführt [3]. Diese Modellrechnung gestattet es, den Einfluß der einzelnen Covariaten, wie Differenzierungsgrad, Stadium, stattgehabte TURP, separat zu bestimmen.

Ergebnisse

Die TURP war ohne signifikanten Einfluß auf Überlebenszeit (Abb. 1), Intervall bis zum Auftreten von Fernmetastasen (Abb. 2) und Intervall bis zum Auftreten eines Lokalrezidivs ($p=0.26$). Im weiteren wurde die TURP-Gruppe nach dem Resektionsgewicht unterteilt. Patienten, bei denen mehr als 20 g reseziert wurden, zeigten keine höhere Metastasenrate als Patienten, bei denen weniger als 20 g reseziert wurden ($p=0.98$).

Wie aus Tabelle 1 hervorgeht, war vor allem der histologische Differenzierungsgrad ungleich zwischen der TURP-Gruppe und der Gruppe ohne TURP verteilt. Um diese ungleiche Verteilung auszugleichen, wurde eine Modellrechnung nach Cox [3] durchgeführt (Tabelle 2). Diese Analyse ergab: die Überlebenszeit und das Intervall bis zum Auftreten von Fernmetastasen ist signifikant nur vom histologischen Differenzierungsgrad abhängig. Auch in dieser Analyse hatte die TURP keinen Einfluß auf Überlebenszeit sowie Fernmetastasierungsrate und Lokalrezidivrate.

Diskussion

Die Tabelle 3 zeigt, daß die verschiedenen Untersucher zu unterschiedlichen Ergebnissen bezüglich der Metastasierungsrate nach TURP gekommen sind. Hervorzuheben ist die Arbeit von Fowler et al. [5], die ein Patientenkollektiv untersuchten, bei dem die Staging-Lymphadenektomie durchgeführt worden war. Sie konnten somit die Stratifizierung ihrer

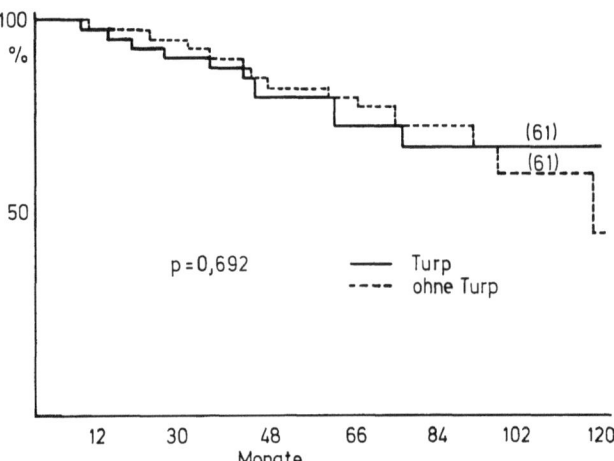

Abb. 1. Überlebenszeiten von Patienten mit PC nach Strahlentherapie in Abhängigkeit von vorangegangener TURP

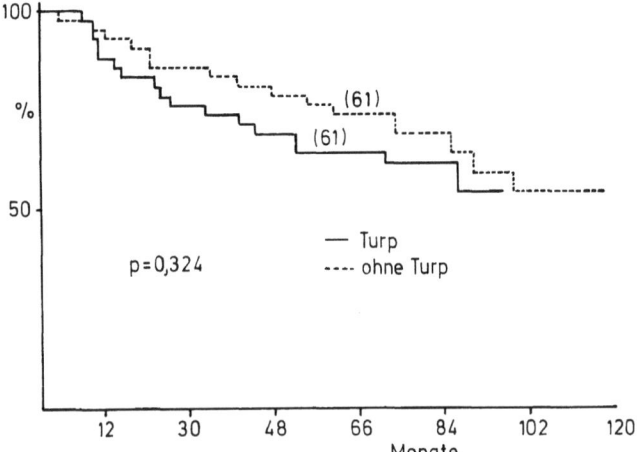

Abb. 2. Intervall bis zum Auftreten von Fernmetastasen in Abhängigkeit von vorangegangener TURP

Tabelle 2. Cox-Analyse von Überlebenszeiten und Intervall bis zum Auftreten von Fernmetastasen oder Lokalrezidiv

Covariate	Regression coefficient	Estimated standard error	z-statistic
A. Überlebenszeit			
TURP	0,37	0,47	0,79 ($p=0,427$)
Differenzierung	0,84	0,30	2,83 ($p=0,004$)
Stadium	0,44	0,43	1,03 ($p=0,301$)
B. Intervall bis zum Auftreten von Fernmetastasen			
TURP	0,49	0,36	1,38 ($p=0,167$)
Differenzierung	0,63	0,22	2,79 ($p=0,005$)
Stadium	0,44	0,30	1,45 ($p=0,146$)
C. Intervall bis zum Auftreten eines Lokalrezidivs			
TURP	0,91	0,49	1,85 ($p=0,064$)
Differenzierung	0,25	0,31	0,82 ($p=0,415$)
Stadium	0,26	0,35	0,69 ($p=0,489$)

Tabelle 3. Literaturzusammenstellung: Effekt der TURP bei lokal begrenztem PC

Autor	erhöhte Metastasenrate nach TURP	Bemerkung
Mc Gowan, et al. 1980	ja	kein Grading
Hanks, et al. 1983	ja	signifikant für T3, T4
Elder, et al. 1984	ja	Stadium C
Fowler, et al. 1984	nein	Staging-LA
Ploysongsang, et al. 1986	nein	Stadium C
Bartsch, et al. 1983	nein	Stadium C (Orchiektomie)

Patienten nicht nur hinsichtlich des Stadiums und des Gradings, sondern auch in bezug auf die Lymphknotenmetastasierung durchführen. Auch diese Arbeitsgruppe konnte keine erhöhte Metastasenrate bei Patienten nach TURP feststellen.

Literatur

1. Bandhauer K (1975) The possible role of transurethral resection in the dissemination of prostatic cancer. Eur Urol 1: 272–274
2. Bartsch G, Hohlbrugger G, Mikuz G, Marberger H (1983) Transurethral resection in prostatic carcinoma: a cause of accelerated metastatic growth. World J Urol 1: 36–39
3. Cox DR (1972) Regression models and life-tables. J R Statist Soc B 34: 187–220
4. Elder JS, Hafermann MD, Gibbons RP, Correa RJ, Brannen GE (1984) Does TUR disseminate prostatic cancer. Proc Am Urol Assoc, p 210A
5. Fowler JE, Fisher HA, Kaiser DL, Whitmore WF (1984) Relationship of pretreatment transurethral resection of the prostate to survival without distant metastases in patients treated with ^{125}I-Implantation for localized prostatic cancer. Cancer 53: 1857–1863
6. Hanks GE, Leibel S, Kramer S (1983) The dissemination of cancer by transurethral resection of locally advanced prostate cancer. J Urol 129: 309–311
7. Kaplan EL, Meier P (1958) Non-parametric estimations from incomplete observations. J Am Statist Ass 53: 457–481
8. McGowan DG (1980) The adverse influence of prior transurethral resection on prognosis in carcinoma of prostate treated by radiation therapy. Int J Radiation Oncology Biol Phys 6: 1121–1126
9. Peto R, Pike MC, Armitage P, Breslow NE, Cox DR, Howard SV, Mantel N, McPherson K, Peto J (1977) Design and analysis of randomized clinical trials requiring prolonged observations of each patient. Brit J Cancer 35: 1–39
10. Ploysongsang S, Aron BS, Shehata WM, Jazy FK, Scott RM, Ho PY, Morand TM (1986) Comparison of whole pelvis versus small-field radiation therapy for carcinoma of prostate. Urology 27: 10–16

Dr. B. Schwemmer
Urologische Klinik
Klinikum rechts der Isar
Ismaningerstr. 22
D-8000 München 80

Klinischer Stellenwert der transrektalen Sonographie beim Prostatakarzinom

H. Bertermann

Beitrag nicht eingereicht

Postersitzung 1: Lymphknotenchirurgie I (Hodentumoren)

Stadienspezifische Lymphadenektomie beim Hodentumor

L. Weißbach

Einleitung

Die Lymphadenektomie soll sich am Erkrankungsstadium orientieren:

Stadium I:	Diagnostische LA	= Modifizierte LA
Stadium II A/B:	Therapeutische LA	= Radikale LA
Stadium II C:	Salvage-LA	= Resektion des Residualtumors

Je nach Stadium sind Zugang, Dissektionsgrenzen und -technik sowie Drainage des Wundgebietes unterschiedlich.

Stadium I

Bei der *diagnostischen LA* geht es um den histologischen Ausschluß von Metastasen. Der Zugang zum Retroperitoneum wird von den meisten Operateuren transperitoneal durch mediane Ober- und Unterbauchlaparotomie gewählt. Das Retroperitoneum wird in einer schräg von der A. iliaca communis dextra zur V. mesenterica inferior verlaufenden Linie eröffnet. Das Treitz'sche Band wird durchtrennt. Die Lumbalgefäße und die A. mes. inf. werden nicht ligiert. Das Retroperitoneum und das Abdomen können ohne Drainage verschlossen werden. Entsprechend den Untersuchungen der TNM- und Therapiestudie für Hodentumoren über die Verteilung solitärer Metastasen werden die Dissektionsfelder für rechts- und linksseitige Tumoren unterschiedlich gewählt [2]. Sie sind topographisch begrenzt, um die Komplikationsrate gering zu halten. Trotzdem wird eine maximale diagnostische Sicherheit garantiert. Im Gegensatz zur radikalen Lymphadenektomie kann bei 82% der Patienten die Ejakulation erhalten werden (69% wie vorher, 4% gestört, 9% retrograd).

Stadium II A/B

Der Zugang kann bei geringer Tumormasse wie im Stadium I durch mediane Laparotomie gewählt werden. Die Dissektion erfolgt radikal, d.h. sämtliche Lumbalgefäße und die A. mes. inf. werden durchtrennt, und die split and roll-Technik nach Donohue [1] wird angewendet. Das Operationsfeld ist seitlich durch die beiden Ureteren, cranial durch den oberen Rand der V. renalis sinistra und caudal durch die Anuli inguinales profundi begrenzt. Im Stadium II A sind die Metastasen zwar gesetzmäßig verteilt [2], intraoperativ läßt sich jedoch die tatsächliche Stadienzuordnung nicht treffen. Zu häufig werden in der definitiven Histologie weitere, makroskopisch nicht sichtbare Absiedlungen nachgewiesen. Die gesetzmäßige Lymphdrainage ist im Stadium II B aufgehoben. Die Metastasen sind diffus im Retroperitoneum verteilt. Ihre Topographie ist im Einzelfall nicht vorhersagbar. Die Radikalität des Eingriffs läßt sich nur im Iliacalbereich einschränken. Bei rechtsseitigen Primärtumoren kann unterhalb der Teilungsstelle der kontralateralen A. iliaca communis auf eine Dissektion verzichtet werden. Bei linksseitigen Tumoren muß das gesamte Iliacalgebiet ausgeräumt werden. Oberhalb des Nierenstiels liegen die Lymphknoten retroaortal. Es besteht also ein Unterschied zwischen infra- und suprahilärer Lymphdrainage.

Stadium II C

Im Stadium II C (Bulky-Tumoren > 5 cm) wird nach der induktiven Chemotherapie der Residualtumor reseziert, wobei sich der operative Zugang an dessen Lokalisation und Ausdehnung orientiert. Es bieten sich der transperitoneale, thorakoabdominal transperitoneale und thorakoabdominal retroperitoneale Zugang an. Die Eventeration des Dünndarms und des Colon ascendens sowie des Coecums wird durch die von Donohue [1] angegebene Inzision möglich. Die V. mes. inf. wird ligiert. Coecum, Colon ascendens und rechte Colonflexur werden um-

Tabelle 1. Komplikationsrate der Salvage-LA in der Literatur

Autor/Jahr	n	%
Merrin a. Takita 1978	18	17
Donohue a. Rowland 1981	49	27
Javadpour et al. 1982	19	32
Skinner et al. 1982	52	17
Bracken et al. 1983	60	7
Solé Balcells et al. 1983	10	70
Bürger et al. 1984	14	29
Gesamt	222	21

Tabelle 2. Überlebensrate in Abhängigkeit von der Histologie des Residualtumors nach Salvage-LA (Pat. mit visceraler Metastasierung eingeschlossen) in der Literatur

Histologie	n	%	Überlebensrate (6-87 Mon.)	
			n	%
Fibrose/Nekrose	88	31	57/62	92
reifes Teratom	93	32	47/51	92
vitaler Tumor	107	37	35/57	61
Gesamt	288	100	139/170	82

schnitten. Das Retroperitoneum wird bis in das Foramen winslowi durchtrennt. Beim operativen Debulking sollte eine Sicherheitsschicht auf den großen Gefäßen belassen werden. Bestand primär eine Harnstauung, so ist eine präoperative Harnleiterschienung zu erwägen. Es ist mit einer erhöhten Komplikationsrate zu rechnen (Tabelle 1). Im Vordergrund stehen Komplikationen des Lymph- und Gefäßsystems. Bei tumorbedingtem Verschluß der V. cava wird diese reseziert. Der Kollateralkreislauf wird präoperativ phlebographisch abgeklärt und intraoperativ geschont. Nur wenn das Dissektat vitales Tumorgewebe enthält, muß die Chemotherapie postoperativ fortgesetzt werden (Tabelle 2).

Literatur

1. Donohue JP (1983) Transabdominal lymphadenectomy. In: Donohue JP (ed) Testis tumors. Williams & Wilkins, Baltimore, pp 178-206
2. Weißbach L, Bussar-Maatz R (1987) Pathohistologische Grundlagen der modifizierten Lymphadenektomie beim Hodentumor im Stadium I. Verh Ber Dtsch Ges Urol

Prof. Dr. med. L. Weißbach
Urologische Abteilung
Krankenhaus Am Urban
Dieffenbachstr. 1
D-1000 Berlin 61

Pathohistologische Grundlagen der modifizierten Lymphadenektomie beim Hodentumor im Stadium I

L. Weißbach und R. Bussar-Maatz

Einleitung

Für das Stadium I ist aufgrund der Gesetzmäßigkeit der Lymphdrainage die modifizierte, schnellschnittgesteuerte, ejakulationsprotektive LA, die sich auf die Entnahme der primären Lymphabflußstationen beschränkt, die adäquate Behandlungsmaßnahme. Als Staging-Operation ist sie einerseits in der Lage, die Risiken der Surveillance-Strategie (Unsicherheit des klinischen Staging) und andererseits, den mit der radikalen Lymphadenektomie verbundenen Ejakulationsverlust zu vermeiden. Bisherige Modifikationen [1, 2, 3, 4, 5, 6, 7, 8, 9] orientieren sich nur zum Teil an pathohistologischen Untersuchungsergebnissen von Dissektionspräparaten. Die primären Lymphabflußstationen lassen sich anhand der Verteilung der solitären Lymphknotenmetastasen definieren. Die Ergebnisse zweier multizentrischer prospektiver Studien werden hier vorgestellt.

Patienten und Methode

Von I/1982 bis XII/1985 wurden in der Therapiestudie (FKZ 01 ZP 041) und in der TNM-Studie für Hodentumoren (FKZ 0701096 6) 214 Patienten mit Metastasen ausgewertet. Davon hatten 74 einen solitären Lymphknotenbefall und 140 einen multiplen. Um die Metastasen topographisch zuordnen zu können, wurde das Retroperitoneum in 15 Felder unterteilt, die bei der Lymphadenektomie getrennt entnommen und entsprechend pathohistologisch untersucht wurden. An diesen Projekten waren insgesamt 42 Kliniken beteiligt.

Ergebnisse

Beim rechtsseitigen Primärtumor lagen alle solitären Metastasen innerhalb der modifizierten Dissektionsgrenzen (Abb. 1a). Ein primäres Lymphzen-

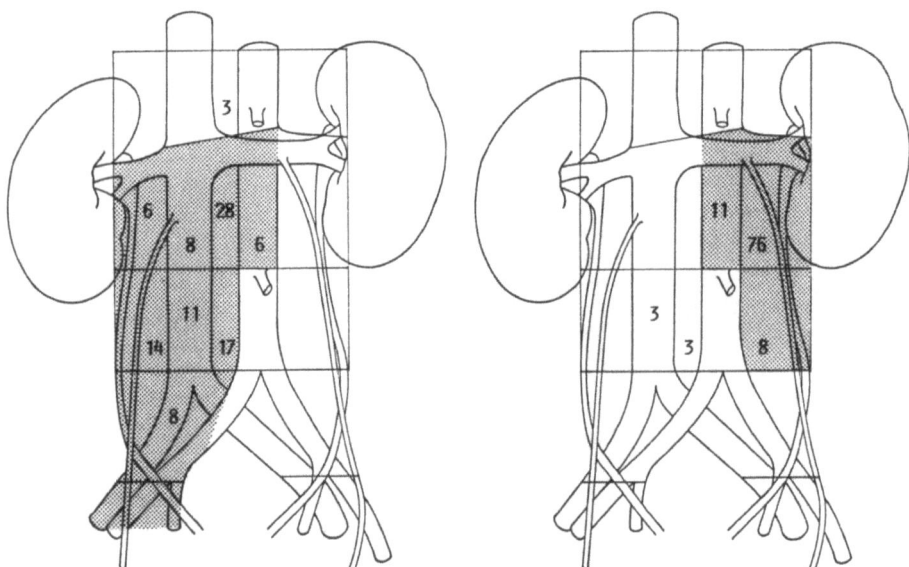

Abb. 1. Prozentuale Verteilung der solitären Lymphknotenmetastasen. Die gerasterten Felder entsprechen den neu definierten Dissektionsgebieten für das Stadium I. **a** rechtsseitige Hodentumoren **b** linksseitige Hodentumoren

trum läßt sich jedoch nicht definieren. Das untere präaortale Feld war frei von solitären Metastasen. Beim linksseitigen Primärtumor wurden in der ipsilateralen Iliacalregion keine solitären Knoten gefunden (Abb. 1 b); einige lagen jedoch außerhalb der nach Ray et al. (1974) definierten Dissektionsgrenzen. Die obere präaortale Region war davon am häufigsten betroffen. Im Stadium II B ist die Gesetzmäßigkeit der Lymphdrainage aufgehoben. Die Metastasen verteilten sich nahezu diffus im Retroperitoneum.

Schlußfolgerungen

Diese bisher größte Erhebung über solitäre Metastasen bildet die Grundlage, um die Dissektionsgrenzen im Stadium I festzulegen. Bei einem linksseitigen Primärtumor wird neben dem paraortalen Areal das präaortale Feld oberhalb des Abgangs der A. mes. inf. reseziert. Die ipsilaterale Iliacalregion kann nach sorgfältiger Inspektion geschont werden, da hier keine solitären Absiedlungen entdeckt wurden. Beim rechtsseitigen Primärtumor wurden im unteren präaortalen Feld keine solitären Metastasen gefunden, und es kann daher im Stadium I von der Dissektion ausgespart werden. Die ipsilaterale Iliacalregion kann gelegentlich die erste Metastasenstation sein und ist daher in die Dissektion einzuschließen. Dieses neu definierte Operationsschema bietet mehr diagnostische Sicherheit und kann zu einer besseren Protektion der Ejakulation beitragen. Eine eingeschränkte Dissektion bei intraoperativem Metastasennachweis ist nach unseren Ergebnissen nicht möglich.

Literatur

1. Fossa SD, Klepp O, Ous S, Lien HH, Stenwig AE, Abyholm T, Kaalhus O (1984) Unilateral retroperitoneal lymph node dissection in patients with non-seminomatous testicular tumor in clinical stage I. Eur Urol 10: 17–23
2. Fraley EE, Lange PH (1984) Technical nuances of extended retroperitoneal dissection for low-stage nonseminomatous testicular germ-cell cancer. World J Urol 2: 43–47
3. Laplante MP, Mount BM (1982) Lymphadenectomy for testicular carcinoma. Can J Surg 25: 262–266
4. Pizzocaro G, Salvioni R, Zanoni F (1985) Unilateral lymphadenectomy in intraoperative stage I nonseminomatous germinal testicular cancer. J Urol 134: 485–489
5. Ray B, Hajdu SI, Whitmore WF jr (1974) Distribution of retroperitoneal lymph node metastases in testicular germinal tumors. Cancer 33: 340–348
6. Ringert RH, Eickenberg H-U (1982) Die Topographie der Lymphknotenmetastasen bei germinalen Hodentumoren. Therapiewoche 32: 536–541
7. Schrott KM, Sigel A (1983) Technik der retroperitonealen En bloc-Lymphdissektion von 141 Hodentumoren mit Metastasen-Verteilungsmuster von 74 Fällen. Verh Ber Dtsch Ges Urol, Springer, Berlin Heidelberg New York, S 169–174
8. Seppelt U, Bertermann H (1982) Modifizierte retroperitoneale Lymphadenektomie bei nicht-seminomatösen Hodentumoren. Therapiewoche 32: 548–553
9. Vahlensieck W, Weißbach L, Hartlapp JH (1980) Therapie von Hodentumoren. Urologe B 20: 113–118

Prof. Dr. med. L. Weißbach
Urologische Abteilung
Krankenhaus Am Urban
Dieffenbachstr. 1
D-1000 Berlin 61

Ergebnisse nach retroperitonealer Lymphadenektomie wegen nicht-seminomatösem Hodentumor

E. Schindler, H.-J. Schmoll, S. Liedke und K.-W. Fritz

Fragestellung

Im Rahmen einer retrospektiven Studie sollen Überlebenszeit und Progreßrate nach retroperitonealer Lymphadenektomie (RLA) bei Patienten mit malignen Keimzelltumoren des Hodens erfaßt werden; insbesondere der Einfluß von Tumorstadium und prä- sowie postoperativer Chemotherapie.

Material

An der MHH wurden von 1973 bis Ende 1983 insgesamt 163 Patienten mit malignem Hodentumor retroperitoneal lymphadenektomiert, die Ausdehnung des Eingriffs war abhängig vom Tumorstadium (meist unilateral bis Stadium IIa-b, radikale Entfernung aller sichtbar (makroskopisch und CT) befallenen Lymphknoten ab Stadium IIb). Insgesamt konnten 148 Patienten bis Juni 1986 verfolgt werden. Der Beobachtungszeitraum nach RLA beträgt damit bei jedem Patienten mindestens 30 Monate (Zeitangaben in Medianwerten).

Stadium I
nach RLA:
44 von 49 Patienten sind tumorfrei nach 73,5 Monaten (25-134)
5 von 49 Patienten hatten Progreß nach 7 Monaten (4-17)
nach Progreß:
4 von 5 Patienten sind tumorfrei nach 44 Monaten (28-75)
1 von 5 Patienten verstarb (pulm. Progreß) nach 25 Monaten
48 von 49 Patienten sind tumorfrei (98%).

Stadium IIa
nach RLA:
4 von 5 Patienten sind tumorfrei nach 76 Monaten (37-148)
1 von 5 Patienten hatte (pulm.) Progreß nach 3 Monaten
nach Progreß:
1 von 5 Patienten ist tumorfrei nach 84 Monaten
5 von 5 Patienten sind tumorfrei: 100%

Stadium IIb
nach RLA:
27 von 44 Patienten sind tumorfrei nach 62 Monaten (28-143)
17 von 44 Patienten hatten Progreß nach 4 Monaten (0-48)
nach Progreß:
11 von 17 Patienten sind tumorfrei nach 42 Monaten (2-97)
6 von 17 Patienten verstarben nach 8 Monaten (2-73)
38 von 44 Patienten sind tumorfrei: 86,5%

Stadium IIc
nach RLA:
10 von 14 Patienten sind tumorfrei nach 55,5 Monaten (28-114)
1 von 14 Patienten verstarb nach Chx-Folgen
3 von 14 Patienten hatten Progreß nach 6 Monaten (2-11)
nach Progreß:
1 von 3 Patienten ist tumorfrei nach 55 Monaten
2 von 3 Patienten verstarben nach 5,5 Monaten (1-10)
11 von 14 Patienten sind tumorfrei: 78,5%

Stadium III
nach RLA:
16 von 35 Patienten sind tumorfrei nach 58 Monaten (33-118)
2 von 35 Patienten verstarben an Chx-Folgen
17 von 35 Patienten hatten Progreß nach 5 Monaten (0-36)
nach Progreß:
6 von 17 Patienten sind tumorfrei nach 28,5 Monaten (6-50)
11 von 17 Patienten verstarben nach 4 Monaten (2-40)
22 von 35 Patienten sind tumorfrei: 62,9%

Sekundäre Lymphadenektomie (nach Chemotherapie)

Bei 37 Patienten fand sich im Resektat histologisch:
aktiver Tumor in 16 Fällen: 10 Patienten verstarben (1 × Chx-Folge)
diff. Teratom in 9 Fällen: 1 Patient verstarb
Narbe, Nekrose in 12 Fällen: 6 Patienten verstarben (2 × Chx-Folgen)

Die Todesrate an Tumorfolgen betrug, wenn sich im Resektat folgende Histologie befand:
aktiver Tumor: 56,3%
diff. Teratom: 11,1%
Narbe, Nekrose: 33,3%

Nach sekundärer Lymphadenektomie sind 19 Patienten von 37 Patienten tumorfrei nach 49 Monaten (26-101): 51,3%.

Ergebnisse

Die Überlebenszeit von Patienten mit malignen, nicht-seminomatösen Keimzelltumoren des Hodens sinkt nach RLA mit zunehmendem Ausbreitungsstadium des Tumors, gleichzeitig steigt die Progreßrate nach Lymphadenektomie. In den Stadien I bis IIa kann eine Heilungsrate von fast 100% erreicht werden: diese sinkt auf etwa 60% im Stadium III. Die schlechteste Prognose besteht bei verbliebenem aktiven Tumor im Resektat nach vorausgegangener Chemotherapie (Überlebensrate 43,7%).

Schlußfolgerung

Fast 100%ige Überlebensraten rechtfertigen eine Reduktion der therapeutischen Maßnahmen bei niedrigen Tumorstadien maligner Hodentumoren; andererseits muß bei fortgeschrittener Metastasierung eine noch wirkungsvollere Chemotherapie gesucht werden. Multizentrische Studien müssen anhand aller verfügbaren Parameter (Histologie, Metastasensitz und -größe, Marker und andere) statistische Daten finden (z. B. durch multifaktorielle Varianzanalyse), die die Aggressivität eines Tumors exakter vorhersagen.

Literatur

Javadpour N (1986) Principles and management of testicular cancer. Thieme, New York

Prof. Dr. med. E. Schindler
Medizinische Hochschule Hannover
Klinik für Urologie im Zentrum Chirurgie
Konstanty-Gutschow-Str. 8
D-3000 Hannover 61

Probleme und Komplikationen bei retroperitonealer Lymphadenektomie wegen Hodentumor

E. Seidl, P. C. Esk, W. de Riese und E. Schindler

Da die retroperitoneale Lymphadenektomie bei Hodentumoren im Gegensatz zu anderen Lymphknotenoperationen mit Staging-Charakter eine kurative Zielsetzung hat, ist die Kenntnis der bei diesem Eingriff auftretenden Probleme wichtig. Intraoperativ sind hierbei anatomische Formvarianten und Größe des Tumors zu beachten, postoperativ muß eine korrekte Nachsorge gewährleistet sein; präoperative Vorgaben, etwa Chemotherapie, dürfen hierbei nicht außer Acht gelassen werden.

An Hand von 203 zwischen 1974 und 1986 operierten Patienten wurde versucht, intra- und postoperativ aufgetretene Probleme aufzuschlüsseln. 65 Patienten operierten wir im Stadium I, 46 Patienten im Stadium IIa/b, 47 Patienten im Stadium IIc und 45 Patienten im Stadium III/IV. 54mal = 26% erfolgte die sekundäre Lymphadenektomie, wobei die Gruppe Stadium IIc und III/IV erwartungsgemäß überwog. Bei 4 Patienten mußte die sekundärrezidive Lymphadenektomie durchgeführt werden. Bei 30 von den 203 Patienten zeigten sich anatomische Formvarianten: am häufigsten traten mehrere Nierenarterien (9) bzw. Polarterien (9) auf. 5mal fand sich eine retroaortäre Nierenvene und 3mal ein circumaortärer Nierenvenenring – keine Schwierigkeiten bei der Präparation. In 1 Fall mußte die Brückendurchtrennung einer Hufeisenniere durchgeführt werden.

Überwiegend durch Tumorausmaß bedingt, waren folgende zusätzliche intraoperative Maßnahmen erforderlich – alle ohne nachteilige Spätfolgen: 81mal mußten partiell oder alle Lumbalgefäße unterhalb des Nierenhilus durchtrennt werden, in 62 Fällen erfolgte die Unterbindung der A. mesenterica inf. 6mal mußte die Resektion der V. cava inf. unterhalb des Nierenvenenzuflusses wegen einer erheblichen Tumorinfiltration oder einer Thrombose durchgeführt werden. 1 Aortenresektion mit Ersatz, 4 Nephrektomien, 5 Adrenalektomien, 1 Splenektomie, 12 Darmresektionen und 11 ausgedehnte Ureterolysen waren notwendig, um den Eingriff radikal durchführen zu können. Diese Zusatzmaßnahmen betrafen insbesondere Patienten mit vorangegangener Chemotherapie und bei großen Tumormassen: in Stadium IIc insgesamt 47mal bei 22 Patienten, in Stadium III/IV 61mal bei 27 Patienten.

Technisch schwierig gestaltete sich die OP bei Patienten mit anaplastischem Seminom auf Grund der für das Seminom charakteristischen ausgedehnten Verschwielungen bzw. Infiltrationen.

Postoperative Komplikationen: 3 Patienten verstarben in der unmittelbaren postoperativen Phase in der Ateminsuffizienz bei massiver Lungenschädigung nach präoperativer Chemotherapie.

150 Patienten hatten einen völlig komplikationslosen Verlauf. 29 Patienten zeigten gut beherrschbare unspezifische Komplikationen wie Wundheilungsstörungen, gastrointestinale und cardiopulmonale Störungen.

An RLA spezifischen Komplikationen beobachteten wir am häufigsten den Lymphascites. Dieser betraf 20 Patienten. Im Regelfall reichte konservatives Verhalten mit Diuretikagabe und Eiweißersatz aus, allerdings mußte bei 2 Patienten invasiver vorgegangen werden. Bei 9 Patienten fand sich postoperativ ein retroperitoneales Hämatom, nur 1mal war aktives Vorgehen nötig.

Ureternekrosen ergaben sich in 3 Fällen wegen erheblicher Einschwielungen mit entsprechend scharfer Präparation. Diese Komplikationen ließen sich 2mal mit einer Ureterschiene beherrschen, 1mal mußte revidiert werden.

Es zeigte sich, daß sich bei unseren 203 Patienten die RLA fast immer komplett durchführen ließ unabhängig von den anatomischen Formvarianten, vom Tumorstadium und von der Vorbehandlung. Von den wesentlichen Komplikationen waren erwartungsgemäß die Patienten mit vorangegangener Chemotherapie/Radiatio betroffen. Insgesamt waren die postoperativen Komplikationen aber so gering, daß jedem der betroffenen Patienten der Eingriff zugemutet werden kann. Die Häufigkeit der sekundären RLA wird bei zunehmender Zahl von primärer Chemotherapie in Zukunft ansteigen – insbesondere bei dem derzeitigen Behandlungskonzept für Hodentumore an der MHH ohne primäre Lymphadenektomie nach dem „wait and see" Verfahren und der primären Chemotherapie bei Progreß und erst drittens sich anschließende eventuelle sekundäre Lymphadenektomie.

Wesentliche Voraussetzung von urologischer Seite für die dann auch weiterhin mit guter Erfolgsaussicht durchzuführenden Lymphadenektomien ist ein gut trainiertes OP-Team, das auch mit unvorhergesehenen schwierigen intraoperativen Situationen fertig wird.

Literatur beim Verfasser

Dr. med. Evelyn Seidl
Urologische Klinik der Medizinischen Hochschule Hannover
Konstanty-Gutschow-Str. 8
D-3000 Hannover 61

Lymphocele und Lymphaszites als Komplikationen der retroperitonealen Lymphknoten-Chirurgie

L. Weißbach

Einleitung

Der Austritt von Lymphe kann eine schwerwiegende postoperative Komplikation der Lymphknotendissektion sein. Die Häufigkeit der Lymphocele bzw. Lymphaszites wird nach einer Literaturauswertung (n=2.144) mit 0,9% der Fälle angegeben. In der Therapiestudie für Hodentumoren wurde diese Komplikation bei 4,3% der Patienten (n=230) beobachtet. Der persistierende Lymphfluß hat zwei Ursachen:
1. die ungenügende Lymphgefäßokklusion
2. eine proximale Lymphabflußbehinderung.

Pathophysiologie

Lymphocele und Lymphaszites sind innere Lymphfisteln bei Verletzung des Ductus thoracicus, der Cisterna chyli oder der Trunci intestinales. Hier austretende Lymphe ist chylös (weiße Farbe durch Fettgehalt). 95% der im Ductus thoracicus transportierten Flüssigkeiten entstammen dem hepatointestinalen Abflußgebiet. Seröse Lymphe stammt aus den unteren Extremitäten und weist auf ein Leck in einem Truncus lumbalis hin. Seltener ist ein persistierender Lymphblock bei tumorbedingtem oder thrombotischem Verschluß des proximalen Abflußgebietes (Ductus thoracicus, Angulus venosus sini-

Tabelle 1. 5 Patienten mit Lymphaszites *(A)* bzw. Lymphocele *(C)* der Therapiestudie für Hodentumoren mit spontaner Remission

Pat.	Alter	Heparin postop.	A/C	Lymphfluß von ... bis	Komplikationen/ Behandlung
TÜ	22	+	C	6–18	–
Hl	17	–	C	5–25	Harnstauung Pigtail
Hs	55	–	A	8–18	–
Ha	27	+	A	7–13	–
Pf	33	+	C	29–48	–

Tabelle 2. 8 Patienten der Therapiestudie für Hodentumoren mit Lymphaszites *(A)* bzw. Lymphocele *(C)*

Pat.	Alter	Heparin postop.	A/C	Lymphfluß von ... bis	Lymphe total (l)	Behandlung	Verlauf/ Komplikationen
Kl	27	–	A	20–46	12	Bestrahlung 3 Gy	–
He	35	+	C	10–17	2,2	Bestrahlung 3 Gy	Harnstauung
				38–58	2,4	Diät	(Pigtail)
Bi	26	+	C	28–63	11	–	Pulm. Embolie + Beinthrombose Thrombektomie
Po	33	–	C	4–15	3,3	Diät	–
Sa	41	?	C	14		Op (Tag 15)	verstorben Tag 23 Endocarditis
Kr	20	+	C	13–26	0,5	–	–
Ma	41	–	C	6–30	35	Bestrahlung 3,5 Gy Diät/Op Fibrinkleber Tag 23	Komplette Remission
St	43	+	A	14–48	60	Bestrahlung 3 Gy	verstorben

ster, V. brachiocephalica). Der Lymphverlust kann zu schwerwiegenden Allgemeinsymptomen führen, die durch den Verlust von Kalorienträgern und fettlöslichen Stoffen (Vitamine, Cholesterin) bedingt sind. Lokale Veränderungen betreffen die Harnstauungsniere, die Organverlagerung bzw. -kompression und den Druck auf retroperitoneale vegetative Nervengeflechte. Bei der Lymphocele bleibt die Flüssigkeitsansammlung auf das Retroperitoneum oder Teilen davon begrenzt. Bei Lymphaszites (Chylascos) ergießt sich die Lymphe durch ein retroperitoneales Leck in den Bauchraum.

Diagnose

Treten am 4. bis 30. Tag nach der Lymphadenektomie ein paralytischer Ileus, unklare Flankenschmerzen bzw. Fieber (Harnstauungsniere), Blutdruckabfall (Cavakompression), eine Abdominalschwellung oder anhaltendes Erbrechen auf, muß an eine retro- oder intraperitoneale Lymphansammlung gedacht werden. Die Diagnose wird sonographisch oder computertomographisch gestellt. Der Beweis wird durch die sonographisch gesteuerte Punktion mit der Aspiration von Lymphe erbracht. Die Punktion ist eine einfache diagnostische, aber auch symptomatische Maßnahme. Besonders häufig ist der vermehrte Lymphfluß bei Patienten mit einer Lymphadenektomie nach Chemo- bzw. Radiotherapie.

Beobachtungen der Therapiestudie

Bei 13 Patienten mit Lymphocele (C) bzw. Lymphaszites (A) verfügen wir über genaue Daten. Bei einer Gruppe kam es unter einer Diät zur Spontanremission (Tabelle 1). Eine weitere Gruppe bedurfte einer Drainage (Tabelle 2). Zu beachten sind der Zeitpunkt des Lymphaustritts, die Lymphmenge und die Behandlungsmaßnahme. Prognostische Kriterien sind die klinischen Symptome sowie die Menge und die Dauer des Lymphflusses.

Therapie

Die klinische Symptomatik entscheidet über den Zeitpunkt der Behandlung, die zunächst in diätetischen Maßnahmen bis hin zur Nahrungskarenz mit parenteraler Ernährung und Diurese besteht. Die perkutan angelegte Drainage führt zum sofortigen Rückgang der Symptome, die durch Organkompression bzw. -verlagerung bedingt sind. Bei persistierendem Lymphfluß kann die Bestrahlung des Cisterna chyli-Gebietes mit 3 Gy versucht werden. Eine neue Methode ist die Applikation von Fibrinkleber über einen zweiten perkutan eingelegten Katheter. Die operative Reintervention ist nur dann indiziert, wenn das über eine Drainage ablaufende Sekret den Grenzwert von 300 bis 500 ml Lymphe pro Tag überschreitet und der Lymphfluß über 4 Wochen persistiert. Da die genannten Lymphkomplikationen gehäuft nach einer Salvage-Lymphadenektomie (eine Chemo- bzw. Radiotherapie ist der Operation vorangegangen) auftreten, versuchen wir ihnen prophylaktisch zu begegnen. Wir sprühen das gesamte Retroperitoneum am Ende der Operation mit Fibrinkleber aus.

Prof. Dr. med. L. Weißbach
Urologische Abteilung
Krankenhaus Am Urban
Dieffenbachstr. 1
D-1000 Berlin 61

Ergebnisse beim Hodentumor-Patienten im Stadium I und II (1981–1985)

H. Joos, G. Kunit und J. Frick

Einleitung

Die Therapie des Hodentumors unterzieht sich noch immer einem Wandel. Waren früher die radikale Lymphadenektomie die chirurgische Maßnahme und bei Metastasen zusätzlich die Chemotherapie die alleinige Therapiemöglichkeit, so sind die Möglichkeiten heute variabler.

Auf der einen Seite „Wait and See"-Strategie, auf der anderen Seite die modifizierte – retrograde Ejakulation verhindernde – Lymphadenektomie.

Unter diesem Aspekt wurde unser Krankengut die letzten fünf Jahre einer Nachkontrolle unterzogen.

Methode

Der Zugang zur Lymphadenektomie erfolgte von einem Medianschnitt aus mit Mobilisierung des Darmes nach Donohue. Arteria und Vena mesenterica inferior werden nach Möglichkeit geschont, zur Erweiterung des Operationsfeldes im Bedarfsfalle jedoch auch ligiert. Bei keinem Patienten erfolgte ein thorakoabdomineller Zugang. Alle Patienten werden präoperativ mit Astronautenkost (Biosorb-Drink Pfrimmer) über drei bis vier Tage hochkalorisch ernährt. Der Darm ist zum Zeitpunkt der Operation komplett entleert.

Material

Stadium I

In diesem Stadium wurden elf Patienten operiert. Der Beobachtungszeitraum betrug 39,9 ± 12,5 Monate (SD). Das Patientenalter ist zum Zeitpunkt der Operation 25,9 ± 6,1 Jahre (SD).

Technisch wurde primär die radikale Lymphadenektomie, später die modifizierte Form der Lymphadenektomie im Rahmen der Bonner Verbundstudie durchgeführt.

Von unserem Krankengut wurden neun Patienten modifiziert und zwei Patienten radikal lymphadenektomiert.

An Komplikationen im Stadium I fand sich bei der modifizierten Methode als Frühkomplikation bei einem Patienten eine kurzfristige Lymphfistel, die keiner Therapie bedurfte. Spätkomplikationen waren bei der modifizierten Form genauso wie bei der radikalen Operation keine aufgetreten.

Ein Patient, der zusätzlich an einem Morbus Boeck Stadium IIA erkrankt war, entwickelte nach neun Monaten eine Lungenmetastase. Nach Diagnosesicherung durch Feinnadelbiopsie wurde eine Chemotherapie eingeleitet. Anschließend ist der Patient in kompletter Remission.

Stadium IIA–C

18 Patienten wurden operiert. Der Beobachtungszeitraum betrug 25,1 ± 14,7 Monate (SD). Das Patientenalter zum Zeitpunkt der Operation betrug 31,8 ± 7,6 Jahre (SD).

Stadium IIA	Stadium IIB	Stadium IIC
1 Patient	9 Patienten	1 Patient

Bei diesen Patienten wurde die primäre Lymphadenektomie durchgeführt.

Bei sieben Patienten, bei denen eine primäre Lymphadenektomie nicht möglich war, im Stadium IIC, Stadium III und IV, wurde nach Chemotherapie und Remission mit Übergang in ein Stadium IIA oder IIB (n=7) die sekundäre Lymphadenektomie durchgeführt.

Komplikationen

Bei zwei Patienten mußte als Frühkomplikation wegen Metastasen im Gefäßbereich eine Nephrektomie durchgeführt werden.

Bei einem dieser Patienten wurde gleichzeitig nach iatrogener Verletzung die Splenektomie angeschlossen.

Als Spätkomplikation entwickelte sich bei einem Patienten eine Hydronephrose mit Hydroureter.

Computertomographie und Tumormarker waren negativ, kein Hinweis auf ein Rezidiv. Die Freilegung ergab eine Narbe nach nicht resorbiertem Klips. Die End-zu-End-Anastomose wurde durchgeführt.

Vier der 18 Patienten sind gestorben. Drei Patienten hatten ein primäres Stadium IIC-IV. Ein Patient im primären Stadium IIB mit der seltenen Histologie eines Adenocarcinoms des Hodens verstarb mit rascher Metastasierung (Knochen).

Zusammenfassung

Bei einer relativ kleinen Anzahl von Patienten mit Hodentumor wurde die retroperitoneale Lymphadenektomie (n = 29) durchgeführt. Im Rahmen der Diskussion „Wait and See" kontra Lymphadenektomie im Stadium I, zeigt sich, welch geringe Komplikationsrate die Operation nach sich zieht. Auch hinsichtlich der Fertilität sind die Ergebnisse nach Einführung der modifizierten Methode (8/9 Patienten = 88,8%) fertil, sehr gut.

Dr. Helmut Joos
Urologische Abteilung
Landeskrankenanstalten
A-5020 Salzburg

Retroperitoneale Lymphadenektomie bei malignen Hodentumoren

B. v. Heyden und M. Hartmann

Einleitung

Die Chemotherapie der malignen Hodentumoren hat die Heilungsrate verbessert. Daher besteht die Tendenz, unter Hinweis auf die Komplikationen, die Indikation zur RLA immer seltener zu stellen. Der folgende Bericht ist ein Beitrag zur Diskussion um die Indikation zur retroperitonealen Lymphadenektomie (RLA).

Patienten und Methoden

Bei 239 Patienten wurden retroperitoneale Lymphknoten entnommen, Durchschnittsalter 24 Jahre (14–59 J.). 97% erschienen zur Nachsorge. Mittlere Nachsorgedauer = 3,2 Jahre.

Tumorstadium (EORTC)		Histologie	
I:	55% (132 Pat.)	Seminom:	26% (61 Pat.)
IIa:	8% (20 Pat.)	Teratocarcinom:	24% (58 Pat.)
IIb:	22% (53 Pat.)	Embryonalzellca.:	29% (68 Pat.)
IIc:	5% (14 Pat.)	Mischtumoren:	9% (21 Pat.)
III:	9% (22 Pat.)	Andere:	12% (29 Pat.)

Eingriffe

rad. transperitoneale RLA:	60% (143 Pat.)
rad. transthorakale RLA:	5% (12 Pat.)
mod. transperitoneale RLA (wird seit September 85 durchgeführt):	5% (12 Pat.)
Lymphknotenentfernung von Nierenstiel (Staging b. Seminom: NPE):	18% (43 Pat.)
verzögerte radikale transperitoneale LA (bei Fernmetastasen oder „Bulky"):	13% (31 Pat.)

Ergebnisse

Komplikationsrate (OP-Morbidität) ohne Bewertung des Ejakulationsverhaltens: 16,1% (s. Tabelle 1).

OP-bedürftige Komplikationen: 3,7% (s. Tabelle 2). Keine Operationsmortalität.

Tabelle 1. Komplikationen im Gesamtkollektiv

Frühkomplikationen: N: 23 (9,5%)		*Spätkomplikationen: N: 16 (6,6%)*	
Ileus:	9		
Hämatom, retrop.:	4		
Lymphozele, retrop.:	3		
Platzbauch:	2	Ureterstenose mit Hydro-	
Lungenembolie:	3	nephrose[a]:	2
Pneumonie:	2	Narbenhernie median:	2
Lymphoedem Bein:	2	Atrophie m. rectus	
Thrombose Becken- und Beinvene:	1	abdominis:	1
Pneumothorax:	1	Lymphoedem Leiste/Bein:	2
Unterlappenatelektase:	1	Lymphozele d = 5 cm 1 × iliacal. 1 × retrop.:	2
Kreislaufinsuffizienz:	1		
Atemnotsyndrom:	1	Narbenschmerz:	5
Lymphfistel:	1	Dünndarmmotilitäts-	
Durchgangssyndrom:	1	störungen:	1

[a] Einer dieser Pat. litt an M. Boeck mit retrop. Befall als Zweiterkrankung.

Tabelle 2. Operationsbedürftige Kompl. des Gesamtkollektivs (n = 9 (3,7%) bei 239 Pat.)

Frühkompl.	Spätkompl.	prim. Eingriff	Lk-Bef	S
retrop. Hämatom, Ileus, Platzbauch	-	rad. RLA	N 2	re
Platzbauch	-	rad. RLA, transthorakal	N 0	re
Ileus	-	rad. RLA	N 0	re
Ileus	-	rad. RLA	N 1	re
mass. Lymphozele, Ileus	-	NPE	N 2	re
Hämatom	-	rad. RLA	N 0	re
-	Hydronephrose nach Narbenbildung um Ureterabgang Ther: Nierenbeckenplastik	rad. RLA	N 0	li
-	Narbenhernie groß, Re-Op. nicht erfolgr.	NPE	N 0	re
-	Hydronephrose re. nach sek. retrop. Fibrose bei M. Boeck, Ther: Ureterverlagerung	rad. RLA transthor.	N 0	re

Tabelle 3. Lokalisation der Lymphknotenmetastasen im Stad. II

Region	II a		II b (bis 5 Metas.)	
	rechts N=9	links N=10	rechts N=24	links N=28
suprahilär	-	-	-	1
paracaval re	1	-	3	-
präcaval	-	-	6	-
inter-a. c.	7	-	16	3
präaortal	-	-	6	3
paraaortal li	-	10	11	28
iliacal ipsilat.	1	-	3	3
iliacal contralat.	-	-	1	1

Ejakulationsverlust: Nach rad. RLA: 74%, nach mod. RLA: 25%.

Kontralaterale Lymphknotenmetastasen werden bei rechtsseitigem Primärtumor häufiger gefunden (s. Tabelle 3).

Den Vergleich bestimmter Patienten-Gruppen zum Gesamtkollektiv bezüglich der Komplikationsrate zeigt folgende Übersicht:

Patienten-Gruppe	Risiko
Verzögerte RLA (primäre Chemotherapie)	wie im Gesamtkollektiv
NPE bei Seminompatienten	wie im Gesamtkollektiv
Transthorakaler Zugang	erhöht
Rechtsseitiger Primärtumor	erhöht

Anatomische Anomalien erhöhen das intraoperative Komplikationsrisiko.

Um Lymphozelen vorzubeugen, sollten die Lymphbahnen, die über die Nierenhilusgefäße ziehen, ligiert werden.

Diskussion

Die Überlebensrate im Gesamtkollektiv beträgt 98,7%. 3 Patienten von 239 starben unabhängig von der RLA an Tumorprogression. Für das Stadium I (132 Pat.) beträgt die NED-Rate 100%, die Rezidivrate 0,8% (1 Pat.) und die Rate operationsbedürftiger Komplikationen 4,5% (6 Pat.). Bei Verzicht auf die RLA im Stadium I wird die Überlebensrate mit 98–100% nach 2 Jahren angegeben. Die Rezidivrate beträgt jedoch 13–20%, beim embryonalen Karzinom (29% unseres Kollektivs) sogar 25–42%.

Da die Rate schwerer Komplikationen nach RLA deutlich unter diesen Rezidivraten liegt und das präoperative Staging zu 21–25% unzuverlässig ist, neigen wir zur RLA als therapeutischen Eingriff in den Stadien II–III und zur modifizierten Form als diagnostischen Eingriff im Stadium I. Übertriebene Sorge vor einem Ejakulationsverlust ist durch die modifizierte RLA, die Kryospermakonservierung und die Tatsache, daß nur ca. 50% der Tumorträger präoperativ fertil sind, nicht mehr angebracht.

Literatur beim Verfasser

Dr. B. v. Heyden
Bundeswehrkrankenhaus Hamburg
Urologische Abteilung
Lesserstraße 180
D-2000 Hamburg 70

Ergebnisse der Lymphknotenchirurgie des fortgeschrittenen nicht-seminomatösen Hodentumors

K. Scheiber, E. Salzer und G. Bartsch

Patientengut

Zwischen 1980 und 1984 wurden 19 Patienten mit einem fortgeschrittenen nicht-seminomatösen Hodentumor behandelt (Stadium IIC, IIIC, IVCL2, IVCL3, HCG-Wert über 10000 ng/ml, -Fetoprotein-Wert über 1000 ng/ml, Peckham et al. 1979).

Fünf dieser 19 Patienten hatten ein Stadium IIc, zwei ein Stadium III und 12 Patienten waren im Stadium IV. Die primäre Chemotherapie wurde entsprechend dem Schema von Einhorn ausgeführt (Einhorn und Donohue, 1977). Die Kombination von VP 16, Cisplatin und Adriblastin wurde als Alternativschema verwendet, um eine Vollremission bzw. das Absinken der Tumormarker in den Normalbereich zu erreichen. Ein Patient erhielt zusätzlich Ifosfamid.

Anatomischer Zugangsweg (transperitoneal)

Eröffnung des Retroperitonealraumes vom Treitzschen Band bis über die Arteria iliaca communis rechts; Durchtrennung der Vena mesenterica inferior; Mobilisierung der ileocoecalen Region; Umschneidung des rechtsseitigen Colonrahmens bis über die Flexura hepatica; die Arteria mesenterica superior wird dargestellt; Duodenum bzw. Pankre-

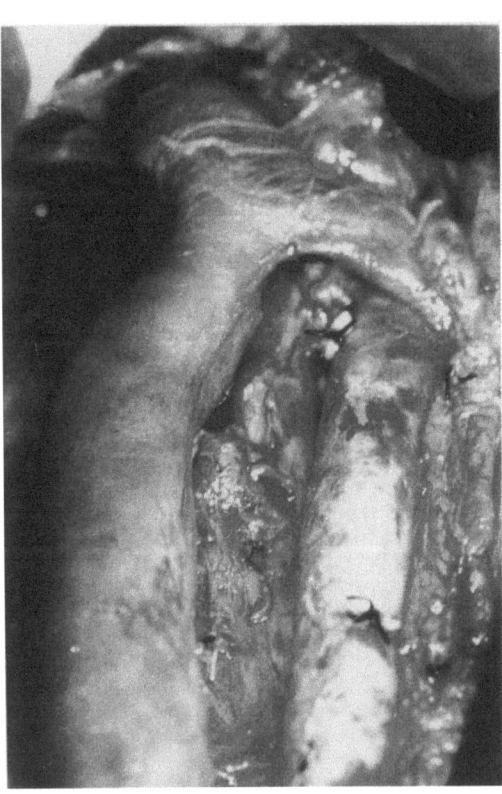

Abb. 1. Zustand nach En-bloc-Entfernung der rechten Niere und des Tumorpaketes

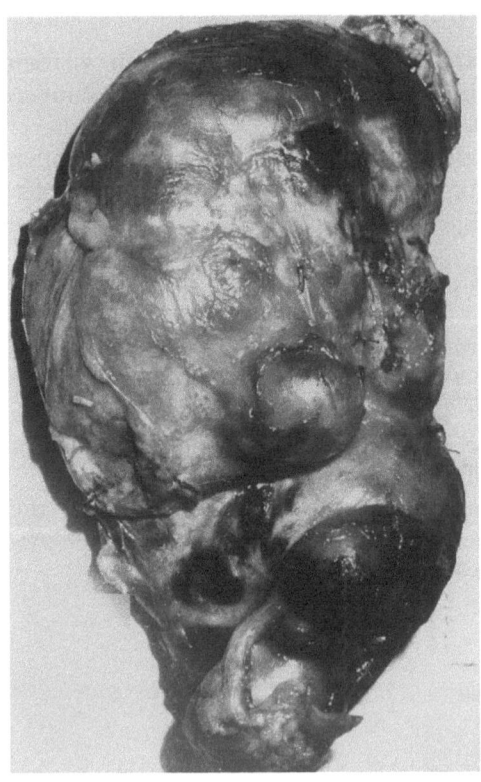

Abb. 2. Entferntes Tumorpaket mit rechter Niere

askopf werden mobilisiert, das Ligamentum hepatoduodenale angeschlungen. Durchtrennung der Arteria mesenterica inferior und Inzision des Mesocolon links nach lateralwärts über die Vena mesenterica inferior.

En-bloc-Resektion des Tumorpaketes (Abb. 1 und 2)

Der nicht befallene oder komprimierte Anteil der Vena cava wird aufgesucht und angeschlungen; nach Abpräparation der Lymphome über dem Cavagebiet erfolgt die weitere Präparation en-bloc über die Aorta; Ligatur der infrarenalen Lumbalgefäße sowie Abgrenzung des Operationssitus zum linken Harnleiter bzw. Niere.

Mediane Sternotomie bei supradiaphragmalen Lymphknotenmetastasen (Abb. 3)

Absuchen beider Lungen nach tastbaren Metastasen; in derselben Sitzung die retroperitoneale Lymphknotendissektion.

Lymphatische Chirurgie im Stadium IVCL2 (Abb. 4 und 5)

Trotz Nichterreichens des Normalwertes des Tumormarkers (-Fetoprotein) nach primärer Chemotherapie und nach Alternativschema mit VP 16 wird ein 24jähriger Patient mit hohem Tumorvolumen operiert (Entfernung einer linksseitigen supraclaviculären Lymphknotenmetastase und zahlreicher Lungenmetastasen mittels Sternotomie; beidseitig suprahiläre En-bloc-Ausräumung des retroperitonealen Resttumors).

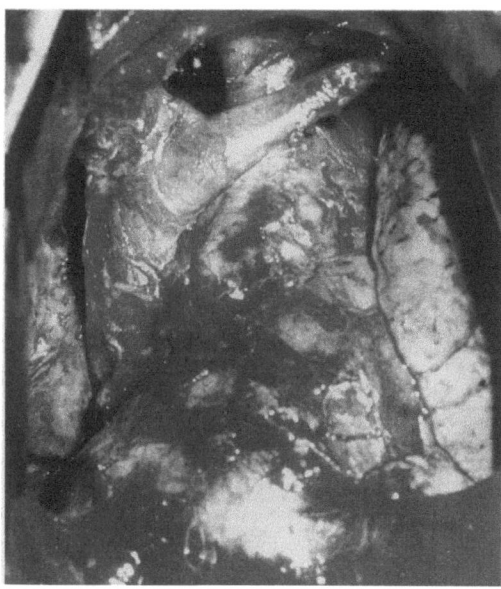

Abb. 3. Das Mediastinum wird durch Sternotomie eröffnet und das Lymphknotenpaket zwischen Vena cava superior, Vena thyreoidia inferior und Vena brachiocephalica sinistra entfernt

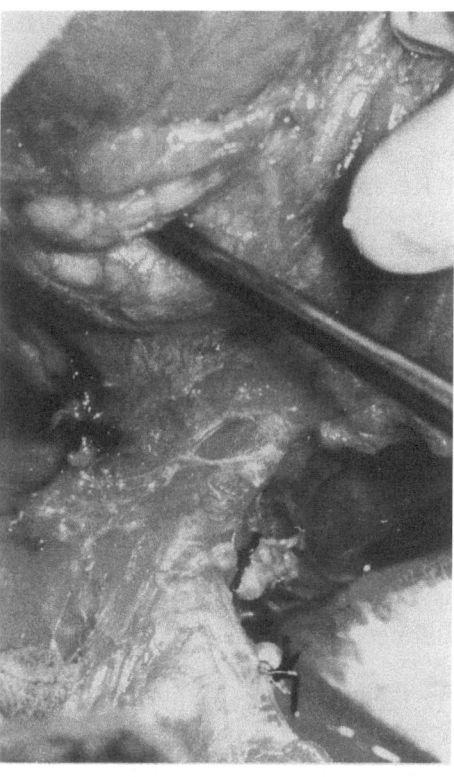

Abb. 4. Pankreaskopf (mobilisiert nach Kocher) ist mit Pinzette markiert

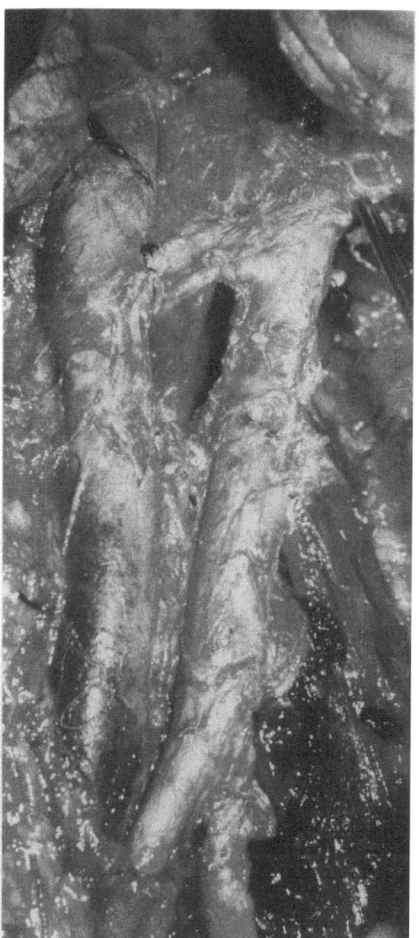

Abb. 5. Zustand nach Entfernung des Lymphknotenpaketes und beidseitiger suprahiliärer Dissektion, die Pinzette markiert die Arteria mesenterica superior

Ergebnisse

Bei diesen 19 Patienten gab es keinen Todesfall; bei einem Patienten kam es während der Leberteilresektion mit massivem Blutverlust zu einem Herzstillstand (offene Herzmassage und hypoxaemisches Coma), nach 14 Tagen erfolgte jedoch die Restitutio ad integrum.

Die Patienten im Stadium IIC leben alle; ein Patient im Stadium III verstarb 7 Monate nach thoracaler und retroperitonealer Lymphadenektomie (Grund dafür: nicht entsprechende Chemotherapie). Von den 12 Patienten im Stadium IV sind 10 am Leben, ein Patient verstarb nach Erreichung der kompletten Remission von Lungen- und Lebermetastasen an toxischer Pneumonie, der 2. nach der kompletten Remission der Lungenmetastasen und partieller Remission der Lebermetastasen; der Patient lehnte nach neuerlicher Progression der Lebermetastasen eine weitere Chemotherapie ab.

OA Dr. K. Scheiber
Urologische Univ. Klinik Innsbruck
Anichstr. 35
A-6020 Innsbruck

Komplikationsrate der radikalen retroperitonealen Lymphadenektomie und Metastasenverteilungsmuster als Kriterien für die Behandlungsstrategie maligner Hodentumoren

G. J. Mast, K. Niklas, P. Jung und B. Kopper

Ob in der Behandlung nicht seminomatöser Hodentumoren im klinischen Stadium I unter dem Gesichtspunkt der Ejakulationserhaltung eine Abkehr von der radikalen (rRLA) zu Gunsten der modifizierten retroperitonealen Lymphadenektomie (mRLA) gerechtfertigt ist, hängt zum einen von der Komplikationsträchtigkeit der rRLA und zum anderen vom Verteilungsmuster der retroperitonealen Lymphknotenmetastasen ab. Zur Beantwortung dieser Frage untersuchten wir die Komplikationsrate der rRLA und das Verteilungsmuster der Lymphknotenmetastasen bei Patienten des Tumorstadiums IIa.

Patientengut und Methodik

An der Urologischen Universitätsklinik Homburg wurden seit dem Jahr 1970 170 retroperitoneale Lymphadenektomien bei Hodentumoren durchgeführt. In 167 Fällen wurde eine radikale, in 3 Fällen eine modifizierte retroperitoneale Lymphadenektomie vorgenommen. Das Verteilungsmuster der retroperitonealen Lymphknotenmetastasen wurde bei 22 Patienten mit Tumorstadium IIa untersucht. Das Tumorstadium IIa ist als solitäre Lymphknotenmetastase <2 cm definiert.

Ergebnisse

Komplikationen traten bei 22/170 retroperitonealen Lymphadenektomien auf (12,9%). In einigen Fällen waren mehrere Komplikationen kombiniert. In 17 Fällen (77,3%) handelte es sich um spezifische, direkt mit dem operativen Eingriff in Zusammenhang stehende Komplikationen, in 5 Fällen (22,7%) um unspezifische, nur indirekt mit dem Eingriff in Zusammenhang stehende Komplikationen. Die Mehrzahl der Komplikationen und vor allem gravierende Komplikationen traten überwiegend in Fällen mit ausgeprägter retroperitonealer Metastasierung, bei sog. Bulky-Tumoren auf (Tabelle 1).

Bei den insgesamt 22 Fällen im Tumorstadium IIa war der Primärtumor in 10 Fällen auf der rechten Seite, in 12 Fällen auf der linken Seite lokalisiert. In 9/10 Fällen mit rechtsseitigem Primärtumor fand sich die Lymphknotenmetastase subhilär, wobei sie in 2 Fällen (20%) praecaval, in 3 Fällen interaortocaval (30%), in 3 Fällen praeaortal (30%) und in 1 Fall links paraaortal (10%) lokalisiert war. In 1 Fall war somit eine Solitärmetastase auf der kontralateralen Seite nachzuweisen. Im 10. Fall fand sich eine Solitärmetastase in der ipsilateralen Iliacalregion (Abb. 1).

In den 11/12 Fällen (92%) mit linksseitigem Primärtumor des Stadiums IIa war die Solitärmetastase in den ipsilateralen subhilären Kompartimenten lokalisiert, wobei sich folgendes Verteilungsmuster ergab: links paraaortal 8 Fälle (67%), praeaortal

Tabelle 1. Komplikationen nach RLA in Abhängigkeit vom Tumorstadium

Komplikationen	Stad. I	Stad. II(a+b)	bulky Tumoren	Komplikationsrate ges. 22/170 = 12,9%
Stenose/Verletzung der Nierenarterie			2	2 (1,1%)
Verletzung des Harnleiters			2	2 (1,1%)
Blutung	1	1	1	3 (1,8%)
Lymphfistel/Lymphocele	2	1	1	4 (2,4%)
Wundheilungsstörung	1	2	2	5 (2,9%)
Ileus	2	1		3 (1,8%)
akutes Nierenversagen			1	1 (0,6%)
Beckenvenenthrombose			1	1 (0,6%)
Pneumonie			2	2 (1,1%)
Lungenembolie			3	3 (1,8%)

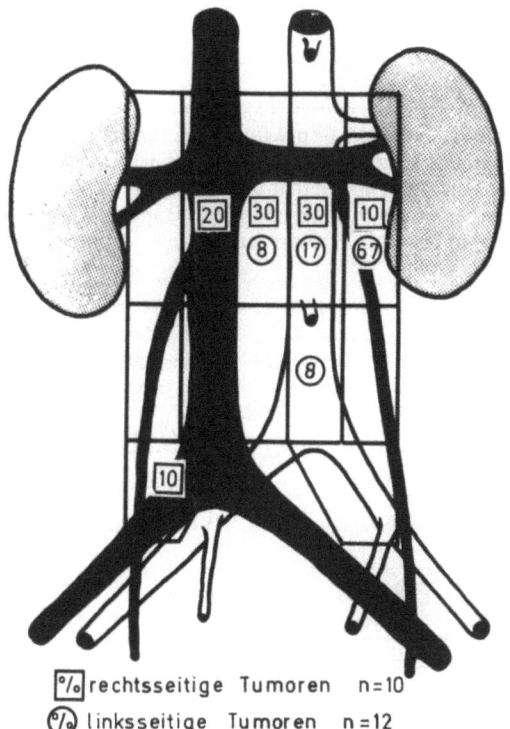

Abb. 1. Verteilung der Lymphknotenmetastasen im Tumorstadium IIa

2 Fälle (17%), interaortocaval 1 Fall (8%). Im 12. Fall fand sich ein Lymphknotenbefall praeaortal unterhalb des Abgangs der Arteria mesenterica inferior (Abb. 1).

Diskussion

Während die rRLA bei nicht seminomatösen Tumoren des Hodens im Stadium I bis vor wenigen Jahren als Therapie der Wahl kaum umstritten waren, haben Untersuchungen von Ray et al. [1], Hermanek und Sigel [2] und Donohue et al. [3] über die Lymphdrainage des Hodens und die Verteilung der retroperitonealen Metastasen eine mRLA mit der Chance der Ejakulationserhaltung ins Gespräch gebracht. Als weiteres Argument für die mRLA könnte eine höhere Komplikationsrate der rRLA ins Feld geführt werden.

Im eigenen Krankengut von 170 retroperitonealen Lymphadenektomien war die Gesamtkomplikationsrate mit 12,9% gering und lag bedeutend niedriger als sie in der Bonner Hodentumor-Verbundstudie [4] für die mRLA angegeben wird. Die retroperitonealen Lymphknotenmetastasen fanden sich in allen 22 Fällen des Tumorstadiums IIa innerhalb der Resektionsgrenzen, wie sie von Ray et al. [1] und Skinner [5] für die mRLA vorgeschlagen wurden. Aufgrund unserer Ergebnisse können wir uns dieser Empfehlung anschließen.

Schlußfolgerungen

Aufgrund der sehr geringen Komplikationsrate erscheint uns eine Abkehr von der rRLA im Tumorstadium I nicht zwingend, aufgrund der Metastasenverteilung im Tumorstadium IIa unter dem Gesichtspunkt der Ejakulationserhaltung jedoch eine mRLA im Stadium I gerechtfertigt.

Literatur

1. Ray B, Hajdu SI, Whitmore WF Jr (1974) Distribution of retroperitoneal lymph node metastases in testicular germinal tumors. Cancer 33: 340–348
2. Hermanek P, Sigel A (1982) Necessary extent of lymph node dissection in testicular tumors. Eur Urol 8: 135–144
3. Donohue JP, Zachary JM, Maynard BR (1982) Distribution of nodal metastases in non-seminomatous testis cancer. J Urol 128: 315–320
4. Weißbach L, Boedefeld EA, Oberdörster W (1984) Nicht-seminomatöse Hodentumoren: Prospektive Therapiestudie im Stadium I; Ergebnisse nach 2jähriger Laufzeit. Verh Dtsch Krebsges 5
5. Skinner DG (1983) Surgical staging of testicular tumors. In: Donohue JP (ed) Testis tumors. Williams & Wilkins, Baltimore/London

Priv.-Doz. Dr. G. Mast
Urologische Universitätsklinik
D-6650 Homburg/Saar

Ejakulationsverhalten nach begrenzter retroperitonealer Lymphadenektomie bei Hodentumor-Patienten

J. Weißmüller, K. M. Schrott und Ch. Bornhof

Problemstellung

Die Wirksamkeit der sogen. begrenzten retroperitonealen Lymphadenektomie mit weitest möglicher Schonung des Plexus hypogastricus superior bei geeigneten Hodentumor-Patienten soll dargelegt werden.

Material und Methodik

Ein katamnestisch überprüfbares Krankengut der Urologischen Univ. Klinik Erlangen aus den Jahren 1980–1985, mit einer Beobachtungszeit zwischen 7 Monaten und 5½ Jahren, wurde der Untersuchung zugrunde gelegt. Von den 139 Hodentumor-Patienten hatten 37 ein Seminom, 102 Patienten wurden wegen nichtseminomatöser Hodentumoren einer RLA unterzogen, davon 68 einer radikalen, bilateralen RLA. 34 Patienten erfüllten die Kriterien für eine begrenzte RLA: pT 1–3, N 0–1, kein Chorioncarcinom. Die Dissektionsgrenzen berücksichtigen insbesondere das Gebiet des Plexus hypogastricus superior, d. h. das präaortale und das jeweils kontralaterale, paraaortale Gewebe unterhalb der Arteria mesenterica inferior.

Ergebnisse und Diskussion

In der Gruppe der Seminome findet sich weder eine Ejakulations- noch eine Erektionsstörung. Das Ejakulationsverhalten und Erektionsverhalten nach radikaler bzw. begrenzter RLA zeigen Tabellen 1 und 3, bemerkenswerte Unterschiede im Ejakulationsverhalten nach links- bzw. rechts-begrenzter RLA zeigt Tabelle 2. Nach begrenzter RLA traten in 4 Fällen binnen 6 Monaten pulmonale Filiae auf, jedoch in keinem Fall Hinweise auf retroperitoneale Metastasierung.

Tabelle 1. Ejakulationsverhalten nach begrenzter bzw. nach bilateraler RLA

Ejakulation	RLA bilateral n: 68	RLA begrenzt n: 34
unverändert	11,1%	53,3%
reduziert	5,5%	23,3%
Ausfall	83,4%	23,3%

1) Bei einem Patienten (pT 3, pN 0; 2 Jahre rezidivfrei) fiel die Ejakulation erst Monate nach RLA aus. Vernarbungsfolgen?
2) Bei 3 der komplett Dissezierten war die Ejakulation von Anfang an erhalten, bei 3 weiteren kehrte sie spontan innerhalb von Monaten bis max. 2 Jahren zurück.

Tabelle 2. Ejakulationsverhalten nach links- bzw. nach rechts-begrenzter RLA

RLA	n	Ejakulation +/↓	Ø
links-begrenzt	16 (100%)	61,5%	38,5%
rechts-begrenzt	18 (100%)	88,2%	11,8%

Die mehr als 3× so hohe Rate an Ejakulationsverlust bei linksseitig-begrenzter RLA, deutet die schwierigere Schonung des Plexus hypogastricus superior bei der Grenzziehung präaortal und interaortocaval distal der Arteria mesenterica inferior an.

Tabelle 3. Erektionsverhalten nach begrenzter bzw. nach bilateraler RLA

Erektion	RLA bilateral n: 68	RLA begrenzt n: 34
unverändert	88,8%	96,7%
reduziert	9,2%	3,3%
Ausfall	2%	Ø

1) Der einzige Erektionsausfall trat bei einem 51jährigen Patienten mit pN 2 nach bilateraler RLA auf.
2) Zu reduzierter Erektionsqualität nach kompletter RLA kam es erst nach zusätzlicher Zytostase. Nur in einem Fall von präexistenter Querschnittsläsion trat sofort postoperativ Erektions- und Ejakulationsverlust auf.

Zusammenfassung und Schlußfolgerungen

Folgende Ergebnisse begründen das Konzept der begrenzten RLA bei pT 1-3- und N 0-1-Fällen:

1) Ejakulationsverlust bei begrenzter RLA generell um 60% seltener als bei radikaler RLA. Bei links-begrenzter RLA aber ca. 3× häufiger Ejakulationsverlust als bei rechts-begrenzter RLA.

2) Erektionsstörungen in nur ca. 3% bei begrenzter, aber in ca. 11% bei radikaler RLA.

3) Bei exakter Indikationsstellung kein Verlust an therapeutischer Sicherheit durch eine begrenzte RLA.

Dr. med. J. Weißmüller
Urologische Univ.-Klinik
Maximiliansplatz 2
D-8520 Erlangen

Ursachen, Prävention und Therapie der Lymphocele nach retroperitonealer Lymphadenektomie (RLA) beim Keimzell-Tumor

N. Jaeger, D. Molitor, H. Porst und W. Vahlensieck

Einleitung

Unter den möglichen Komplikationen nach RLA verdient die Lymphocele eine besondere Aufmerksamkeit. Entsprechend der Ausdehnung und Lokalisation des Befundes resultiert infolge Verdrängung und Kompression eine z. T. ausgeprägte Symptomatik. Ein Spektrum konservativer bis invasiv operativer Maßnahmen bietet sich an, je nach Schweregrad zu reagieren.

Eigene Patienten

In den Jahren 1966 bis 1985 haben wir nach 572 Lymphadenektomien retroperitoneale Lymphansammlungen in 10% der Fälle (n = 57) beobachtet. 12 dieser 57 Patienten sind perioperativ liqueminisiert worden. Die Inzidenzrate nach unilateraler RLA beträgt 4,7% (6/129), nach Salvage-Lymphadenektomie 33,8% (24/71). Neben 34 symptomlosen Patienten sahen wir in 23 Fällen akute wie chronische Krankheitszeichen (Tabelle 1).

Behandlungsmaßnahmen

Therapeutisch (Tabelle 2) kamen zum Einsatz: diätetische Maßnahmen und Diuretika (Reduktion der Lymphproduktion durch Elimination der langkettigen Triglyceride in der Nahrung bzw. Verringerung der interstitiellen Flüssigkeit), parenterale Ernährung (Verringerung des intestinalen Lymphflusses, Förderung der Lymphgefäß-Regeneration) und Immobilisation des Patienten. Eine zentrale Stellung im Behandlungsplan hat die perkutane Dauerentla-

Tabelle 1. Symptomatik der Lymphocele (n = 23)

akut	n	chronisch	n
„akutes Abdomen"	2	Flankenschmerz (Harnstauung)	12
Thrombose, Lungenembolie	2	Beinoedeme	3
Thrombose	1	abdom. Druckgefühl Fieber	2
		abdom. Druckgefühl Dyspnoe, Nausea	1

Tabelle 2. Therapie der Lymphocele

1) Diät
2) Diurese und Salzrestriktion
3) parenterale Ernährung
4) Immobilisation
5) perkutane Dauerentlastung
6) Radiatio
7) perkutane Fibrinkleber-Instillation
8) Relaparotomie

stung der Pseudozyste, die wir in 16 Fällen erfolgreich durchführen konnten. Flankierend erfolgte bei 14 Patienten eine externe Strahlenbehandlung, die einen Lymphleckverschluß infolge radiogener Gefäßwandrupturen bzw. zellulärer Desintegration der Gefäßwand induziert. In 2 dieser Fälle versiegte die Lymphproduktion erst, nachdem wir schließlich über die perkutane Drainage retroperitoneal einen Fibrinkleber appliziert hatten [5]. In 7 Fällen waren wir wegen des gravierenden Krankheitsbildes (akutes Abdomen) zur operativen Revision gezwungen [3]. 2 dieser Patienten verstarben an postoperativen Komplikationen (Thromboembolie bzw. Aspirationspneumonie).

Diskussion

Die Lymphflüssigkeitsansammlung nach RLA wird durch ein Lymphgefäß-Leck verursacht, dem eine fehlerhafte Versorgung der notwendigerweise durchtrennten Efferenzen (Cisterna chyli, Ductus thoracicus) und vor allem Afferenzen der Lymphwege (iliacale Lymphbahnen bzw. Truncus intestinalis) zugrunde liegt. Ein gehäuftes Auftreten nach perioperativer Heparinisierung wird beobachtet [1, 2]. Prädestiniert sind Patienten mit einem „bulky-Tumor" nach Chemotherapie. - Die perkutane Entlastung der Lymphocele flankiert durch eine externe Strahlenbehandlung und ggfs. durch perkutane Applikation eines Fibrinklebers ist die Therapie der 1. Wahl. Die Relaparotomie mit Aufsuchen der Fistel nach oraler Gabe von Sahne mit Sudan-Schwarz oder Injektion von Evans Blue ins Mesenterium sollte Sonderfällen vorbehalten sein. Von bislang publizierten Kasuistiken verstarben 17% der Patienten [4]. In prophylaktischer Hinsicht müssen bei der RLA die Zuflüsse zur Cisterna Chyli sowie alle Afferenzen zum retroperitonealen Lymphwegsystem sorgfältig aufgesucht und mit Ligatur oder resorbierbaren Clips versorgt werden; von einer Koagulation ist abzuraten; darüberhinaus sollte auf eine perioperative Heparinisierung verzichtet werden [1, 2].

Literatur

1. Catalona WJ, Kadmon D, Crane DB (1980) J Urol 123: 890
2. Kutzner J, Roesler A (1986) Tumordiagnostik Therapie 7: 108
3. Livingstone WD, Confer DJ, Smith RB (1980) J Urol 124: 543
4. Muschiol J (1985) Dissertation Univ Bonn
5. Waclawiczek HW, Pimpl W (1986) Chirurg 57: 330

Prof. Dr. Norbert Jaeger
Urolog. Univ.-Klinik
Sigmund-Freud-Straße 25
D-5300 Bonn 1

Zur Notwendigkeit der sekundären retroperitonealen Lymphadenektomie nach primärer Chemotherapie des nicht-seminomatösen Hodentumors

H. Behrendt, S. Bergner, G. Schulte-Mattler und N. Niederle

Einleitung

Beim nicht-seminomatösen Hodentumor der Stadien IIc, III und IV ist die Therapiesequenz primäre Chemotherapie und die zum Zeitpunkt des maximalen Ansprechens des Tumors auf die Therapie durchgeführte sekundäre retroperitoneale Lymphadenektomie gut etabliert und hat gegenüber früheren Therapiemodalitäten die Prognose der Patienten auch in diesen Tumorstadien deutlich gebessert. Etwa zwei Drittel der Patienten erreicht allein durch die Chemotherapie eine komplette Remission. Es stellt sich somit die Frage, ob unter diesen Patienten ein Kollektiv definiert werden kann, bei dem die retroperitoneale Lymphadenektomie entbehrlich ist.

Krankengut

32 Patienten (16-52 Jahre) mit einem nicht-seminomatösen Hodentumor der Stadien IIc oder IV wurden in den Jahren 1981 bis 1985 primär chemotherapiert und nach 4 bis 6 Kursen einer kombinierten Chemotherapie retroperitoneal lymphadenektomiert. 20 dieser Patienten befanden sich primär in einem klinischen Stadium IV mit viszeraler Dissemination, 12 von ihnen zeigten retroperitoneal eine Bulky disease. Die weiteren 8 Patienten dieser Gruppe mit Dissemination hatten retroperitoneal ein IIa- oder ein IIb-Stadium. Alle 12 Patienten ohne Dissemination befanden sich im Stadium IIc (Bulky disease). Vor der sekundären RLA erfolgte eine bildgebende Diagnostik mit Sonographie und Computertomographie sowie die Bestimmung der Tumormarker (AFP und Beta-HCG).

Resultate

Insgesamt 10 Patienten (alle mit retroperitonealer primärer Bulky disease) wiesen bei der verzögerten RLA noch vitalen Tumor auf. Tabelle 1 zeigt die bei der RLA vorgefundenen Befunde in ihrer Beziehung zum primären retroperitonealen Stadium der Erkrankung.

Tabelle 1. Befunde bei der sekundären RLA unter Bezug auf das primäre Tumorstadium

Primäres retroperitoneales Stadium	Befund bei der sekundären RLA
II c (n = 24)	10 × vitaler Tumor
	13 × Narben + Nekrosen
	1 × unauffällig
II a + b (n = 8)	2 × Narben + Nekrosen
	6 × unauffällig

Die präoperativ durchgeführte Diagnostik ergab für 7 Pat. unauffällige Befunde bei der Sonographie, Computertomographie sowie der Bestimmung der Tumormarker. Bei allen 7 Pat. konnte auch bei der retroperitonealen Lymphadenektomie der unauffällige Befund bestätigt werden. Alle 7 Patienten haben in Verlaufsbeobachtungen von zumindest einem Jahr keinen Hinweis auf erneutes Tumorwachstum geboten.

Diskussion

Die primäre Chemotherapie des nicht-seminomatösen Hodentumors in den Stadien II c, III und IV führt bei einem hohen Prozentsatz der Patienten zu einer kompletten Remission und bei einem Teil der Patienten zu einer völligen Normalisierung aller tumorbedingten pathologischen Parameter. Nach diesen und den bisher zu dieser Fragestellung publizierten Befunden [1, 3, 4, 5, 7, 8] erscheint es vertretbar, nach primärer Chemotherapie die sekundäre RLA nur bei residuellem Tumor als selektive Operation durchzuführen [2]. Eine auf bildgebender Diagnostik basierende abwartende Haltung [6] erscheint uns in dieser Situation nicht gerechtfertigt.

Literatur

1. Donohue JP (1983) J Urol 129: 43
2. Donohue JP, Roth ML, Zachary JM, Rowland RG, Einhorn LH, Williams SG (1983) Akt Urol 14: 86–89
3. Gelderman WAH, Koops HS, Sleijfer DTh, Oosterhuis JW, Oldhoff J (1986) Cancer 58: 1418–1421
4. Logothetis CJ, Samuels ML, Selig DE, Johnson DE, Swanson DA, von Eschenbach AC (1985) J Urol 134: 1127–1130
5. Scher H, Bosl G, Geller N, Cirrione C, Whitmore WF Jr, Goldbey R (1983) Proc Am Ass Cancer Re 24: 157
6. Taylor RE, Duncan W, Davey P, Munro AJ, Cornbleet MA (1985) J Urol 57: 567–573
7. Tiffany P, Mores MJ, Bosl G, Vaughan ED Jr, Sogani PC, Herr HW, Whitmore WF Jr (1986) Cancer 57: 978–983
8. Vugrin D, Whitmore WF Jr (1985) Cancer 55: 1874–1878

Prof. Dr. H. Behrendt
Urologische Universitätsklinik
Hufelandstr. 55
D-4300 Essen 1

Strahlentherapie oder Chemotherapie vor der radikalen Lymphadenektomie beim fortgeschrittenen Seminom

W.-D. Miersch, N. Jaeger, D. Molitor und J. Vogel

Einleitung

Während die Behandlung der Seminome noch bis vor wenigen Jahren als Domäne der Strahlentherapie betrachtet wurde [5], muß heutzutage eine stadienbezogene Therapie vorgeschlagen werden [1, 3, 11]. Bei Manifestationen größerer retroperitonealer Lymphknotenmetastasen (N3–N4/M0–M1) wird das weitere Vorgehen nach Semikastration noch immer kontrovers diskutiert [3, 6, 9, 12].

Eigene Patienten

Wir haben 10 Patienten im fortgeschrittenen Stadium eines Seminoms einer induktiven Chemotherapie mit Cisplatin, Vinblastin, Bleomycin und Ifosfamid zugeführt. Das Durchschnittsalter der Patienten zum Zeitpunkt der Diagnosestellung beträgt 39 Jahre. In acht Fällen fand sich pathohistologisch ein klassisches, in zweien ein anaplastisches Seminom. Bei fünf Patienten war der Chemotherapie eine Strahlenbehandlung vorausgegangen. Bei 7 Patienten führten wir eine Entfernung von Residuen durch. Im pathohistologischen Dissektat fand sich in einem Fall florider Tumor, in den 6 weiteren nekrotisch fibröses Gewebe (Tabelle 1). Nach einer mittleren Beobachtungszeit von 37 + Monaten leben 7 der Patienten ohne Anzeichen der Erkrankung (NED). Zwei Patienten verstarben im Tumorprogreß (DOD). Ein Patient verstarb tumorfrei an den Folgen chemotherapeutischer Komplikationen (DWD). Alle verstorbenen Patienten waren vorbestrahlt.

Tabelle 1

Patienten	Primäre Radiatio	Chemotherapie P=Cisplatin V=Vinblastin B=Bleomycin I=Ifosfamid	Lymphadenektomie	Histologie des Dissektats
F.H.	+	PVBI	-	
S.W.	-	PVBI	-	
R.R.	-	PVB	VIII.82	Teratoca.
S.B.	+	PVBI	V.81	Nekrose
K.K.	+	PB VP16	-	
K.F.	-	PVBI	IV.81	Nekrose
S.J.	+	PVB	VII.82	Nekrose
R.W.	+	PVBI	VI.86	Nekrose
S.M.	-	PVBI	VII.86	Nekrose
G.W.	+	PVBI	VII.86	Nekrose

Diskussion

Die exzellenten Ergebnisse der Strahlentherapie in den Initialstadien (N0-N2/M0) eines Seminoms dürfen nicht darüber hinwegtäuschen, daß in den fortgeschrittenen Fällen (N3-N4/M0-M1) die Überlebensraten der Patienten nach alleiniger Radiatio nur mit 10-40% angegeben werden [2, 7, 12]. Eine inductive Chemotherapie ist hier mit einer Remissionsrate um 80% deutlich überlegen [4, 9, 12]. Etwaige Residuen sollten operativ entfernt werden [8, 10]. Auch bei unseren Patienten bestätigt sich die Überlegenheit der induktiven Chemotherapie bei der Behandlung des fortgeschrittenen Seminoms. Nach vorangegangener Radiatio ist die Toleranz für eine Polychemotherapie bzw. deren Effekt eingeschränkt [1, 4]. Die schlechteren Ergebnisse der Strahlentherapie könnten in einer radiologisch noch nicht erfaßbaren Parenchymdissemination liegen, die nur durch systemische Chemotherapie erfaßt werden kann.

Zusammenfassung

Es werden 10 Patienten mit einem fortgeschrittenen Seminom (N3-N4/M0-M1) vorgestellt, die durch induktive Chemotherapie behandelt wurden. Die Ergebnisse werden vorgestellt und mit den in der Literatur beschriebenen Ergebnissen der alleinigen Strahlentherapie verglichen.

Literatur

1. Ball D, Barrett A, Peckham MJ (1982) The management of metastatic seminoma testis. Cancer 50: 2289-2294
2. Caldwell WL, Kademian MT, Frias Z, Davis ThE (1980) The management of testicular seminomas. Cancer Suppl 45: 1768-1774
3. Daniels JR (1985) Chemotherapie in seminoma: When is it approriate initial treatment. J Clin Oncol 3: 1294-1295
4. Friedman EL, Garnick MB, Stamper PC, Mauch PM, Harrington DP, Richie JP (1985) Therapeutic guidelines and results in advanced seminoma. J Clin Oncol 3: 1325-1332
5. Maier JG, Sulak MH (1973) Radiation therapy in malignant testis tumors. Cancer 32: 1212-1216
6. Oosterom vAT, Williams SD, Cortes Funes H, Bokkel Huinink WW, Vendrik CPJ (1984) Treatment of seminomas with chemotherapy. In: Kurth KA (ed) Progress and controversies in oncological urology. Liss, New York, pp 103-109
7. Smith RB, Dekernion JB, Skinner DG (1979) Management of advanced testicular seminoma. J Urol 121: 429-431
8. Smith RB (1984) The place of surgery in the treatment of seminomatous testicular tumors. In: Kurth KA (ed) Progress and controversies in oncological urology. Liss, New York, pp 111-119
9. Stanton GF, Bosl GJ, Whitmor WF, Herr H, Sogani P, Morse M, Golbey RB (1985) VAB-6 as initial treatment of patients with advanced seminoma. J Clin Oncol 3: 336-339
10. Vahlensieck W, Weißbach L, Hartlapp J (1980) Therapie von Hodentumoren. Urologe B 20: 113-118
11. Weißbach L, Boedefeld EA, Seeber S (1985) Hodentumoren: Frühzeitige Diagnose und stadiengerechte Therapie sichern den Erfolg. Dtsch Ärztebl B: 1340-1349
12. Wettlaufer JN (1985) The management of advanced seminoma. Semin Urol 2: 257-263

Dr. med. W.-D. Miersch
Urol. Universitätsklinik Bonn
Sigmund Freud Str. 25
D-5300 Bonn-1

Iliacale Lymphadenektomie und Ablatio testis – der erste Schritt in der Behandlung von Hodentumoren

E. Becht, K. Niklas, P. Jung und G. Mast

Einleitung

Die Ablatio testis wird bei Hodentumoren üblicherweise durch eine inguinale Incision und Ligatur der spermatischen Gefäße sowie des Ductus deferens am inneren Leistenring durchgeführt.

Ergänzend zu diesem Vorgehen räumen wir *in gleicher Sitzung* über *den gleichen inguinalen Zugang* die *externe iliacale Lymphknotenstation* aus.

Material und Methode

Im Zeitraum von 1980 bis 1985 haben wir bei N = 109 Patienten eine um die Ausräumung der iliacal-externen Lymphknoten erweiterte Ablatio testis durchgeführt. Bei N = 82 Patienten handelte es sich um ein Hodenteratom, bei denen im Intervall eine transabdominelle retroperitoneale Lymphadenektomie erfolgte. Bei N = 27 wurde ein Seminom diagnostiziert und im Anschluß eine Strahlentherapie durchgeführt.

Ergebnisse

Die iliacal-externe Lymphadenektomie gleichzeitig mit der Ablatio testis wurde bei N = 27 Seminomen und N = 82 Teratomen durchgeführt. Im Anschluß daran erfolgte eine transperitoneale Lymphadenektomie bei N = 82 Patienten. Kein Lymphknotenbefall bei der iliacalen Lymphadenektomie fand sich histologisch bei N = 76 Patienten; histologisch positiv waren N = 6 Patienten. Eine detaillierte Aufstellung der Ergebnisse zeigt Tabelle 1.

Diskussion

Die iliacal externen Lymphknoten sind von allen Lymphknotenstationen bei Hodentumoren am seltensten metastatisch befallen. Die ipsilaterale Aus-

Tabelle 1. Ergebnisse der iliakalen Lymphadenektomie

	N = 109	
	Teratom	Seminom
	n = 82	n = 27
negative Lymphknoten	n = 76	n = 27
positive Lymphknoten	n = 6	–
Tumorstadium (nach RPLA)	IIb n = 3 IIc n = 3	
lokales Tumorstadium	T1/2 T3 T4	2/75 (re –, li 2) 3/23 (re 1, li 1) 1/11 (re –, li 1)
Komplikationen		
Verzögerte Wundheilung	n = 10	

räumung der iliakal externen Lymphknoten bei der retroperitonealen transabdominellen Lymphadenektomie (Hodenteratom) oder Bestrahlung der iliakalen Lymphknoten (Hodenseminom) gehört jedoch zum Standardtherapiekonzept in der Behandlung von Hodentumoren.

Die separate Lymphdrainage des Nebenhodens eröffnet bei fortgeschrittenen T-Stadien eine primäre Metastasierung in den Bereich der Arteria iliaca. Zusätzlich finden sich iliacale Lymphknotenmetastasen als primäre Lymphknotenstation nach Voroperation oder Hodentrauma (Babaian 1980). Kühn (1986) weist außerdem auf das Vorkommen iliakaler solitärer Lymphknotenmetastasen hin. Iliakale Lymphknotenmetastasen werden bei fortgeschrittenen N-Stadien wahrscheinlich aufgrund eines retrograden Befalls der Lymphwege gehäuft vorgefunden, was unsere Ergebnisse belegen. Mit Hilfe der bildgebenden Verfahren (CT, Sonographie, Lymphographie) ist ein präoperativer Metastasennachweis in ca. 75% richtig einzuschätzen. Durch eine nur geringe, den Patienten nur wenig belastende Erweiterung der Ablatio testis kann dieser Prozentsatz vor einer zu planenden transabdominellen Lymphadenektomie oder einer Bestrahlung weiter erhöht werden. Die gleichzeitige Durchführung der Ablatio testis mit der iliakalen Lymphadenektomie hat zusätzlich operationstechnische Vorteile. Über den inguinalen Zugang ist diese Operation leicht durchzuführen, übersichtlich, komplikationsarm und hilft Operationszeit bei der sich anschließenden retroperitonealen transabdominellen Lymphadenektomie einzusparen.

Literatur

1. Babaian RJ, Johnson DE (1980) Management of stages I and II, nonseminomatous germ cell tumors of the testis. Cancer 45: 1775-1781
2. Bowles WT (1962) Inguinal node metastases from testicular tumor developing after varicocelectomy. J Urol 88: 266
3. Donohue JP, Zachary JM, Maynard BR (1982) Distribution of nodal metastases in nonseminomatous testis cancer. J Urol 128: 315-320
4. Klein FA et al (1984) Inguinal lymph node metastases from germ cell testicular tumors. J Urol 131: 497-500
5. Kühn MW, Peter St (1986) Iliakale solitäre Lymphknotenmetastase beim nichtseminomatösen testikulären Karzinom. Akt Urol 17: 21-24
6. Ray B, Hajdn SI, Whitmore WF (1974) Distribution of retroperitoneal lymph node metastases testicular germinal tumors. Cancer 33: 340-348
7. Seppelt U (1982) Validierung des klinischen Staging und Metastasenmuster bei germinalen Hodentumoren. In: Weißbach L, Hildebrandt G (Hrsg) Register und Verbundstudie für Hodentumoren. Bonn, S 137-146

Dr. E. Becht
Urologische Klinik
Universität Homburg
D-6650 Homburg-Saar

Non-bulky Non-Seminome: Stellenwert bildgebender Untersuchungsverfahren bei der Beurteilung retroperitonealer Lymphknotenmetastasen

M. Tradowsky, C. G. Stief, W. Bähren und J. E. Altwein

Einleitung

In der Behandlung der nicht-seminomatösen Germinalzell-Hodentumoren (NSGCTT) vollzog sich in den letzten Jahren ein Wandel. Hatte früher die Diagnose „NSGCTT" immer die Semikastratio und die retroperitoneale Lymphadenektomie (RLA) zur Folge, so wird heute im klinischen Stadium I nach Vorschlag von Peckham (Lancet, 1982) eine Überwachungsbehandlung ohne RLA durchgeführt, um den zumeist jungen Patienten diesen schweren Eingriff und seine Folgen (insbesondere Ejakulationsstörungen) zu ersparen.

Voraussetzung für diese Surveillance-Behandlung sind bildgebende diagnostische Verfahren mit hoher Zuverlässigkeit zur Beurteilung des retroperitonealen Lymphknotenstatus (N-Staging). Retrospektiv wurde untersucht, ob die N-Staging-Effizienz von Computertomographie, Sonographie und Lymphographie ausreicht, um die Surveillance-Therapie durchführen zu können.

Material und Methode

Patienten-Kollektiv

In einer retrospektiven Studie wurden 72 konsekutive Patienten der Universitätsklinik Ulm und des Bundeswehrkrankenhauses Ulm, die sich zwischen 1976 und 1984 wegen Non-bulky NSGCTT (Lymphknotengröße 5 cm) in Behandlung befanden, untersucht. 71 der 72 Patienten wurden einer RLA unterzogen; diese wurde 45mal radikal und 26mal ejakulationsprotektiv modifiziert (nach negativem Schnellschnitt) durchgeführt. Einmal erfolgte lediglich die supraclaviculäre Lymphknotenexstirpation.

N-Staging-Verfahren

Nach erfolgter Semikastration wurden die Patienten einem ausführlichen N-Staging unterzogen. Dabei kamen die Computertomographie (n=45), die Sonographie (n=43) sowie die Lymphographie (n=54) zur Anwendung.

Als Computertomograph stand der Universitätsklinik Ulm ein CT/T 8800 (General Electric), dem Bundeswehrkrankenhaus Ulm ein Somatom 2 (Siemens) zur Verfügung. Kriterium für einen pathologischen Lymphknoten war eine Größe von 2 cm oder mehr.

Die Sonographie wurde mit einem Gerät der ersten Realtime-Generation mit geringem Auflösungsvermögen durchgeführt. Dabei wurde jeder sonographisch erkennbare Lymphknoten als pathologisch eingestuft.

Die Lymphographien wurden an beiden Instituten in üblicher Weise vorgenommen.

Berechnung der N-Staging-Effizienz

Zur Berechnung der N-Staging-Effizienz wurden die Ergebnisse der Staging-Untersuchungen mit denen der RLA-Dissekate verglichen. Zusätzlich wurden alle Computertomographien in einer Doppelblind-Neuanalyse von einem erfahrenen Radiologen noch einmal befundet. Für diese Neuanalyse wurde die N-Staging-Effizienz separat berechnet.

Diskussion

Die Computertomographie ist in den Händen des erfahrenen Radiologen ein zuverlässiges Instrument, eine treroperitoneale Lymphknotenmetastasierung zu erkennen, wenn die Lymphknotengröße 2 cm oder mehr im Querdurchmesser beträgt. Die Sonographie als dynamisches Verfahren unterstützt diese Methode; die Geräte der neuesten Generation weisen ein erheblich besseres Auflösungsvermögen und damit eine gesteigerte N-Staging-Effizienz auf. Die Lymphographie gestattet in unseren Händen kein zuverlässiges Lymphknotenstaging.

Die größte Schwierigkeit beim N-Staging stellt die Mikrometastasierung dar. Computertomographie, Sonographie und Lymphographie sind nicht in der Lage, Metastasen 2 cm zuverlässig zu identifizieren. Hier stellt sich jedoch die Frage, inwieweit diese Mikrometastasierung prognostisch relevant ist.

Schlußfolgerung

1) Einschlußkriterien für eine Surveillance-Therapie bei Stadium I NSGCTT:
   a) Primärtumor Stadium pT_1
   b) Tumormarker negativ oder Normalisierung nach der Semikastration
   c) CT Thorax und Abdomen sowie Sonographie des Abdomens ohne Tumornachweis
   d) Einverständnis des Patienten (Compliance)
2) Die Wertigkeit der Lymphographie bei Non-bulky NSGCTT ist gering. Vor einer abschließenden Beurteilung der N-Staging-Effizienz dieser Methode bei Non-bulky NSGCTT sind die Ergebnisse anderer Arbeitsgruppen abzuwarten.

Dr. M. Tradowsky
Krankenhaus am Urban
Urologische Abteilung
Dieffenbacher Str. 1
D-1000 Berlin 61

Atypische Metastasierung beim germinalen Hodentumor und vorausgegangener Appendizitis – ein kausaler Zusammenhang?

A. v. Stauffenberg, W. Vahlensieck und H. van Ahlen

Germinale Hodentumoren metastasieren primär lymphogen. Die Lymphabflußwege verlaufen typischerweise entlang der Testiculargefäße und münden beim linksseitigen Hoden primär im Winkel zwischen Aorta und A. renalis sin. Durch retrograden Befall kann es zur Metastasierung distal des Abgangs der A. mesenterica inf. bis in die Iliakalregion kommen.

Den primären Lymphknotenfilter beim rechtsseitigen Hodentumor bilden die paracavalen, präcavalen und interaortocavalen Lymphknoten in Höhe des rechten Nierenhilus. Auch hier kann es zu einem retrograden Befall tief-lumbaler und iliakaler Lymphknoten kommen. Solitäre Metastasen unterhalb des Abgangs der A. mesenterica inf. und im Iliakalbereich sind als atypisch anzusehen (Abb. 1).

In unserem Krankengut fanden sich im letzten Jahr 4 Patienten mit Lymphknotenmetastasen zwischen Aortenbifurkation und A. mesenterica inf., die gleichzeitig Zeichen einer durchgemachten Appendizitis zeigten. In 2 Fällen traten diese isoliert, in 2 Fällen kombiniert mit Metastasen in Nierenstielhöhe auf. Die anatomische Lage der Appendix mit all ihren Lagevariationen ermöglicht bei Vorliegen

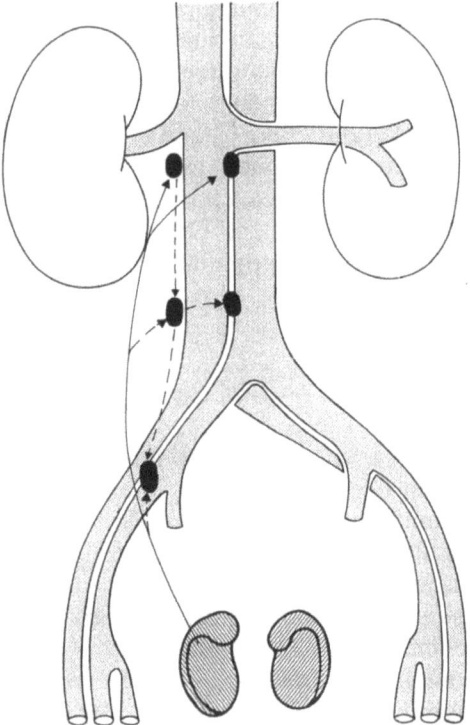

Abb. 1. Typisches Metastasenverteilungsmuster beim rechtsseitigen Hodentumor

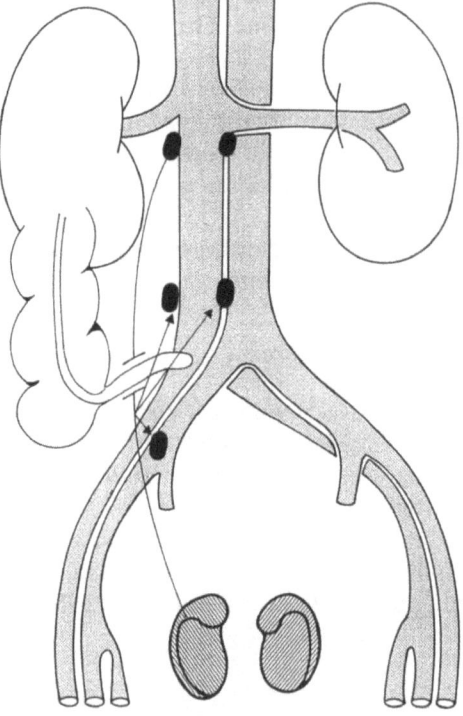

Abb. 2. Blockade von Lymphbahnen mit konsekutiver Umleitung bei Vorliegen einer Appendizitis

einer Entzündung das Übergreifen der Infektion auf den Retroperitonealraum. Eine Blockade einzelner Lymphbahnen mit konsekutiver Umleitung des Lymphabflusses ist möglich (Abb. 2). Somit erscheint ein kausaler Zusammenhang zwischen dem Auftreten atypischer Lymphknotenmetastasen und einer durchgemachten Appendizitis durchaus wahrscheinlich.

Dr. med. A. v. Stauffenberg
Urologische Klinik der Universität Bonn
Sigmund-Freud-Straße 25
D-5300 Bonn 1

Zusammenfassung der Postersitzung 1: Lymphknotenchirurgie I (Hodentumoren)

L. Weißbach

Die drei Themenkreise dieser Postersitzung betrafen die Behandlungskonzepte und die Metastasierung der Hodentumoren sowie die Komplikationen der Lymphadenektomie.

Sämtliche Beiträge dieser Sitzung zeigten, daß sich die Therapie an der Histologie (Seminom/Nicht-Seminom) und dem Krankheitsstadium orientiert. Die einheitliche Stadienzuordnung erleichtert den Austausch der aus den verschiedenen Kliniken gesammelten Erfahrungen: Stadium I - Tumor auf den Hoden begrenzt, Stadium II A - solitäre retroperitoneale Lymphknotenmetastase < 2 cm, Stadium II B - solitäre oder multiple retroperitoneale Lymphknotenmetastasen ≤ 5 cm, Stadium II C - retroperitoneale Metastase(n) größer als 5 cm, Stadium III - supradiaphragmale bzw. systemische Metastasen.

Allen Stadien gemeinsam ist als erster Behandlungsschritt die Entfernung des tumortragenden Hodens. Daß damit simultan eine iliacale Lymphadenektomie (LA) erfolgen muß (Becht et al.), hielt das Auditorium nach einer ausgiebigen Diskussion für überflüssig. Die von den Autoren genannten Vorteile sind nicht relevant: die angebliche Verlängerung der Operationszeit bei der retroperitonealen LA durch die Ausdehnung des Operationsgebietes in die Iliacalregion ist unwesentlich; im Stadium I kann auf eine Ausräumung des Iliaca externa-Gebietes ohnehin verzichtet werden; auf der li. Seite läßt sich sogar die Iliaca communis-Region schonen; da sich die Vernarbung oft weiter nach proximal ausdehnt als das eigentliche Operationsgebiet, kann nach vorausgegangener iliacaler LA der retroperitoneale Eingriff sogar erschwert werden. Somit läßt sich die von den Autoren proklamierte „entscheidende Vereinfachung" nicht nachvollziehen.

Bei Patienten im Stadium I wird in letzter Zeit vorwiegend von seiten der internistischen Onkologen und Strahlentherapeuten auf eine Behandlung nach Ablatio testis verzichtet. Tradowsky et al. ermittelten in einer retrospektiv monozentrischen Analyse bei 72 Patienten die Genauigkeit und die Sensitivität der verschiedenen bildgebenden Verfahren. Eine sichere Stadienzuordnung von Metastasen < 2 cm ist demnach nicht möglich. Selbst bei Kombination der Verfahren betrug die Genauigkeit von Computertomographie, Sonographie und Lymphographie nur 0,88. Um kleine Metastasen primär zu erfassen, wird deshalb die retroperitoneale Exploration in Form einer modifizierten Lymphadenektomie weiterhin notwendig sein. Die hierfür erarbeiteten pathohistologischen Grundlagen garantieren eine ausreichende Staging-Sicherheit, obwohl nur die Gebiete der primären Lymphdrainage histologisch kontrolliert werden (Weißbach u. Bussar-Maatz). Mit dieser Strategie haben Weißmüller et al. bei 80% ihrer Patienten die Ejakulation erhalten, während das nur bei 13% der radikal Operierten gelang. Der Wert dieses operativen Konzeptes wird aus den Ergebnissen von Joos et al. deutlich, nach denen von 11 geheilten Patienten im Stadium I 5 Kinder gezeugt haben. Ob die Empfehlung einer modifizierten Dissektion auch für N_1-Fälle gelten darf (Weißmüller et al.), muß nach den Untersuchungen zur Metastasenverteilung und nach den Überlegungen zur atypischen Metastasierung (v. Stauffenberg et al.) bezweifelt werden. Die Technik der En-bloc-Dissektion wird für bilaterale und modifizierte Operationsverfahren von Schrott u. Weißmüller beschrieben. Hierbei dürfte die Zuordnung von Metastasen für den Pathologen allgemein schwieriger sein als bei einer sich an der topographischen Felderunterteilung des Retroperitoneums orientierenden Entnahmetechnik. Die Vorteile des von den Autoren angegebenen Verfahrens liegen jedoch im operativ-präparatorischen Bereich.

Verschiedene Arbeitsgruppen haben Art und Auswirkungen von Komplikationen nach LA ausgewertet. Größere klinische Bedeutung als bisher angenommen hat offenbar der persistierende postoperative Lymphfluß, der entweder zu einer Lymphozele oder zu einem Lymphaszites führt. Jaeger et al. sehen in der postoperativen Heparin-Gabe, in einer ungenügenden intraoperativen Lymphgefäßokklusion oder in einem zentralen Lymphgefäßverschluß die Ursache des persistierenden Lymphflusses. Die Farbe der Lymphe (weiß - Truncus intestinalis, Cisterna chyli, Ductus thoracicus; serös - Truncus lumbalis) weist auf die Stelle des Lecks. Die Behandlung dieser Komplikation erfolgt in Form eines Stufenplans, nach dem erst bei Versagen aller konservativen Methoden eine operative Re-Intervention indiziert ist (Jaeger et al.). Die allgemeine Komplikationsrate der LA wird von Mast et al. mit 12,9% angegeben und entspricht damit der allgemein in der Literatur angegebenen. Diese Autoren unterscheiden ebenso wie Hartmann u. v. Heyden zwischen leichten und schweren sowie typischen (spezifischen) und atypischen (unspezifischen) Komplikationen.

Bei Patienten im Stadium IIC wird nach der Semikastration zunächst eine Chemotherapie eingeleitet und dann der Residualtumor reseziert. Nach den Ergebnissen von Scheiber et al. leben nach einer Beobachtungszeit von 3 Jahren 16 von 19 Patienten. Besonders hervorzuheben sind 2 Männer, die vor der postzytostatischen Operation noch erhöhte Tumormarker hatten und trotzdem tumorfrei blieben. Das sind Ausnahmen, da nach den bisherigen Erkenntnissen die operative Intervention erst nach Normalisierung der Tumormarker erfolgen darf. Entscheidenden Einfluß auf die Prognose und Weiterbehandlung hat die Histologie des Residualtumors. Das bei 23% ihrer Patienten beobachtete aktive Karzinomgewebe verlangt nach einer weiteren Chemotherapie; die Prognose ist ungünstig. Patienten mit einem reifen Teratom (46%) bzw. einer Nekrose (31%) werden lediglich beobachtet und haben eine günstige Prognose. Behrendt et al. haben sich die Frage gestellt, ob nach der Chemotherapie in jedem Fall operativ interveniert werden muß, oder ob sich nicht ein Kollektiv definieren läßt, bei welchem diese postzytostatische LA (Salvage-LA) entbehrlich ist. Diese Frage ist äußerst aktuell und strittig. Die Autoren beantworten sie dahingehend, daß der Eingriff evtl. dann verzichtbar sei, wenn sich alle diagnostischen Parameter unter der Chemotherapie normalisiert haben. Allgemein sind die Komplikationen der LA häufiger, wenn eine Chemotherapie vorausgegangen ist. Nach Seidl et al. sind sie jedoch gut beherrschbar - allerdings verstarben von 200 Patienten 2 an einer postoperativen Pulmonalinsuffizienz.

Für das N_3-Seminom (retroperitonealer Bulky-Tumor) ist weder das primäre operative Vorgehen noch die Strahlentherapie indiziert. Es handelt sich um lokale Maßnahmen, die einer möglichen, radiologisch nicht erkennbaren Parenchymdissemination nicht gerecht werden. Gute Ergebnisse mit einer induktiven Chemotherapie und einer anschließenden LA erzielten Miersch et al.: 6 ihrer 9 Patienten blieben nach diesem Behandlungskonzept tumorfrei.

Die Sitzung hat gezeigt, daß sich unterschiedliche Stadieneinteilungen und Behandlungskonzepte annähern. Die modifizierte LA hat sich im Stadium I der Erkrankung durchgesetzt, weil sie bei verkleinertem Dissektionsareal komplikationsärmer ist, ohne daß die Nachteile einer nicht korrekten Stadienzuordnung durch bildgebende Verfahren in Kauf genommen werden müssen. Im Stadium II C ist das primäre operative Debulking verlassen. Patienten mit einem großen Metastasenvolumen im Retroperitoneum werden einer primären induktiven Chemotherapie unterzogen, gleichgültig ob der Tumor ein Seminom oder ein Nicht-Seminom ist. Eine der wichtigsten Komplikationen der Lymphadenektomie ist neben dem Ejakulationsverlust der postoperativ persistierende Lymphfluß. Seiner Prävention und Behandlung gilt in Zukunft die vermehrte Aufmerksamkeit.

Prof. Dr. med. L. Weißbach
Urologische Abteilung
Krankenhaus am Urban
Dieffenbachstr. 1
D-1000 Berlin 61

Postersitzung 2: Lymphknotenchirurgie II

Intraoperative Lymphknotenvitalfärbung zur Optimierung der Lymphadenektomie

R. Harzmann, G. Haefelinger, F. Schweinsberg und P. Hirnle

Die Lymphadenektomie als onkologisches Therapiekonzept verbessert die Überlebensraten bei urologischen, gynäkologischen und anderen Karzinomen nachdrücklich. Nachteile des Eingriffs sind einerseits die ungenügende Radikalität dieser Therapie, andererseits die nicht ausreichende Selektivität, die dadurch gekennzeichnet ist, daß es im Rahmen der Lymphadenektomie nahezu zwangsläufig zu Verletzungen des autonomen Nervensystems kommt. Gravierendstes Beispiel hierfür ist die Impotentia generandi als Folge der Lymphadenektomie bei den unterschiedlichen Formen des Hodenkarzinoms.

Methodik

Zum Zweck der Verbesserung von Radikalität und Selektivität der Lymphknotendissektion wurde nach Möglichkeiten der intraoperativen Identifizierung von Lymphgefäßen und Lymphknoten gesucht. In der Literatur finden sich hier als Lösungsvorschläge die radioisotopenkontrollierte Lymphadenektomie [3] und die Lymphknotenvitalfärbung im Sinne der Chromolymphographie [4, 5]. Die radioisotopenkontrollierte Lymphadenektomie hat sich aufgrund des erheblichen technischen Aufwandes und der schlechten Detailerkennung der lymphatischen Strukturen nicht durchsetzen können. Gleiches gilt für bisherige Techniken der Chromolymphographie, für die bisher trotz umfangreicher experimenteller Untersuchungen kein geeigneter Farbstoff gefunden werden konnte [4, 5]. Eigene experimentelle Untersuchungen [1, 2] führten zur Entwicklung eines nicht toxischen, onkologisch unbedenklichen, tiefblauen Farbstoffes, des Guajazulens (1,4-Dimethyl-7-Isopropyl-Azulen) (Abb. 1). Dieser Farbstoff wurde dem herkömmlichen Lymphographiekontrastmittel Lipiodol beigemischt und mit Hilfe einer direkten Lymphographie über Lymphgefäße des Fußrückens (pedale Lymphographie) infundiert. Die experimentelle Anwendung unterschiedlicher Guajazulen-Lipiodol-Konzentrationen (Kaninchen, Hunde, Schweine) ergab einen intensiven, unterschiedlich lang anhaltenden Kontrast der mittels pedaler Lymphographie erreichbaren retroperitonealen Lymphknoten. Da nach 10%igen bzw. 20%igen Guajazulen-Lipiodol-Verabreichungen eine relativ hohe Fettbelastung der Lunge auftritt und damit unmittelbar nach der Chromolymphographie durchgeführte größere operative Eingriffe problematisch werden, wurde letztlich klinisch eine 30%ige Guajazulen-Lipiodol-Lösung verwandt. Die Anwendung erfolgte bisher bei 21 Patienten mit Hodenkarzinom bzw. Prostatakarzinom.

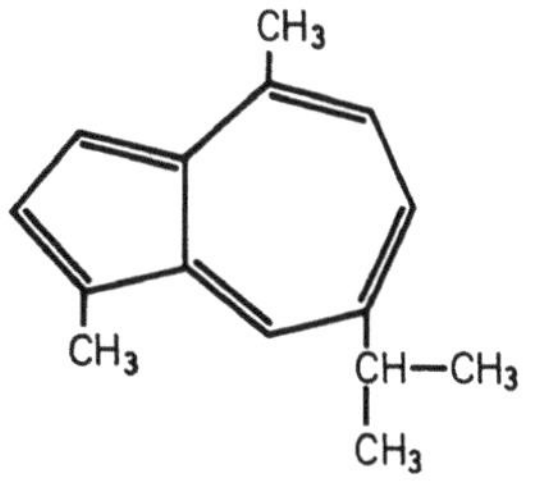

Abb. 1. Strukturformel von Guajazulen

Ergebnisse

Die pedale Lymphographie mit Hilfe einer 30%igen Guajazulen-Lipiodol-Lösung führt zu einer tiefblauen Kontrastierung der retroperitonealen Lymphknoten (Abb. 2), die reizlos vertragen wird, die histologische Beurteilung nicht erschwert und ca. 7 Tage anhält. Diese Kontrastierung der retroperitonealen Lymphknoten erlaubt zum einen die Optimierung der Radikalität des Eingriffs, zum anderen vor allem auch die Optimierung der Selektivität der Lymphadenektomie. Durch die intraoperative Lymphknotenvitalfärbung gelingt es erstmals, das lymphatische Gewebe selektiv zu entfernen (Abb. 3), wobei gleichzeitig als Vorteil eine wesentliche Beschleunigung des Eingriffs zu erwähnen ist. Bei Anwendung der bekannten Lymphknotendissektions-

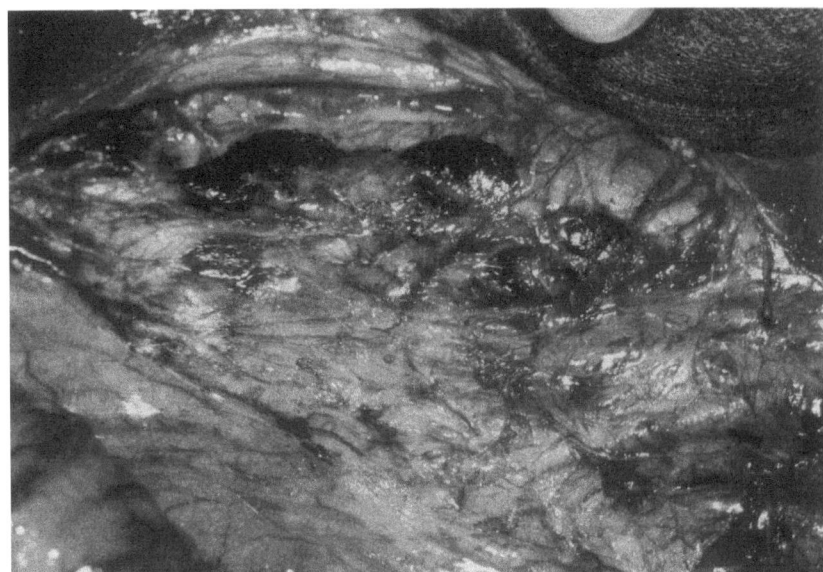

Abb. 2. Intraoperativer Befund nach Chromolymphographie mit 30%igem Guajazulen-Lipiodol: Die Lymphknoten sind im paraaortalen bzw. paracavalen Fettgewebe eindeutig zu identifizieren

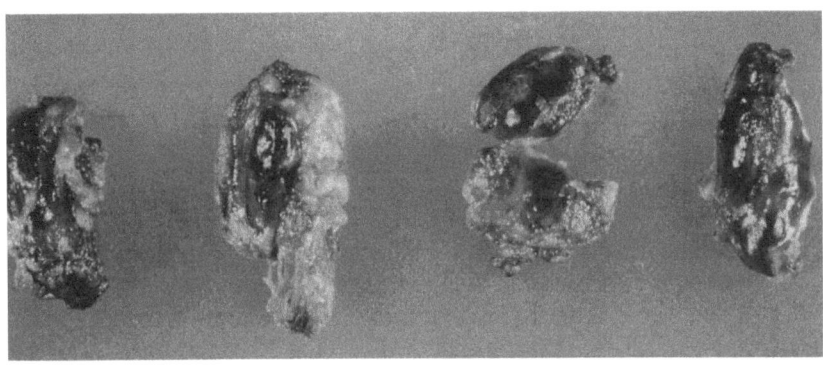

Abb. 3. Selektiv resezierte retroperitoneale Lymphknoten nach Chromolymphographie mit 30%igem Guajazulen-Lipiodol

techniken ist bei Eingriffen, die 3 Tage nach der Chromolymphographie durchgeführt werden, mit einem Farbaustritt aus Lymphgefäßen und Lymphknoten nicht zu rechnen, so daß dadurch auch keine Beeinträchtigung des operativen Eingriffs erfolgt.

Diskussion

Erstmals ist es mit Hilfe der hier vorgestellten Technik gelungen, ein Chromolymphographiekonzept zu entwickeln, das eine nebenwirkungsfreie intraoperative Lymphknotenvitalfärbung ermöglicht. Diese Technik erlaubt einerseits die sichere intraoperative Differenzierung zwischen lymphatischem und nichtlymphatischem Gewebe, andererseits gleichzeitig die röntgenologische Kontrolle der Radikalität. Letzteres wird durch die Beimischung von Lipiodol zum hier verwandten Farbstoff Guajazulen bewirkt. Da jedoch eine röntgenologische Kontrolle verzichtbar erscheint und andererseits Lipiodol als Fettlösung Lungendiffusionsstörungen verursachen kann, die insbesondere postoperativ Probleme machen können, zielen neuere Untersuchungen darauf, Guajazulen mit anderen Farbstoffträgersubstanzen zu kombinieren [2]. Erste experimentelle Untersuchungen zeigen, daß der Einschluß von Guajazulen in Liposomen geeignet ist, bei wesentlich verlängerter Farbstoffhaftung im lymphatischen Gewebe die Nebenwirkungen seitens des fetthaltigen Lipiodol zu vermeiden [2].

Literatur

1. Harzmann R, Haefelinger G, Gärtner HV, Schweinsberg F (1982) Chromolymphographie zur Selektivitätsverbesserung der Lymphadenektomie. In: Illinger HJ et al (eds) Nicht-seminomatöse Hodentumoren. Karger, Basel München Paris London New York Sydney, pp 88-94
2. Harzmann R, Hirnle P (1986) Neue Aspekte der regionalen Chemotherapie bei urologischen Malignomen. In: Nagel GA et al (eds) Mitomycin 85. Zuckschwerdt, München Bern Wien, pp 130-137
3. Kuber W, Leodolter S (1980) Radioisotopenlymphonodektomie bei malignen Hodentumoren. Urologe A 19: 25-31
4. Ludvik W (1965) Vitalfärbung von Lymphknoten als Hilfsmittel der Lymphadenektomie. Urol Int 19: 390-409
5. Schmidt-Mende M, Mielke J, Eisenberger F, Spelsberg F (1968) Zur Verbesserung der radikalen abdominellen Lymphadenektomie bei Hodentumoren. Münch Med Wochenschr 109: 1417-1420

Prof. Dr. med. R. Harzmann
Urologische Klinik
Zentralklinikum
D-8900 Augsburg 1

Nerverhaltende bilaterale retroperitoneale Lymphadenektomie – Anatomische Studie, Zugangsweg und Operation

W. Schachtner, K. Collesetti, S. Poisel und G. Bartsch

Retroperitoneale Lymphadenektomie und Fertilität

Die retroperitoneale Lymphadenektomie führt in einem hohen Prozentsatz (70–88%) zu einem Ejakulationsverlust (=Aspermie). Im Stadium A kann mit gleicher Rezidivrate wie nach beidseitig ausgeführter Lymphadenektomie eine Modifikation durchgeführt werden (Weißbach et al., 1982). Bei niedrigem retroperitonealem Tumorvolumen wurde von Fraley und Lange (1984) eine modifizierte beidseitige Lymphadenektomie angegeben (erhaltene Ejakulation in 30%).

Ziel dieser Studie war:

Die Topographie des sympathischen Grenzstranges, der sympathischen Ganglien und der sympathischen Fasern zu Aorta und Vena Cava zu erarbeiten sowie einen anatomischen Zugangsweg und aufbauend auf diesen eine operative Methode zur Nerverhaltung bei niedrigem Tumorvolumen des Retroperitonealraumes zu entwickeln.

Emission und Ejakulation werden größtenteils sympathisch durch efferente Fasern über die sympathischen Ganglien Th 12 bis L3 zum Plexus hypogastricus gesteuert. Sie führen zur Kontraktion der glatten Muskulatur von Vas deferens, Prostata und Blasenhals. Nach dessen Verschluß und Kontraktion der Perinealmuskulatur erfolgt die antegrade Ejakulation.

Anatomische Studie

12 Trunci wurden fein-anatomisch disseziiert; bei weiteren 6 wurden nach Abpräparation des Lymphknotennetzes beidseitig der sympathische Grenzstrang, die Ganglien und sympathischen Fasern dargestellt und die Beziehung zu Aorta, Vena cava und Lumbalgefäßen festgehalten.

Ergebnisse der anatomischen Präparation
(Abb. 1 u. 2)

Sympathische Fasern und Ejakulation

Nach Whitelaw und Smithwick (1951) führt die einseitige Entfernung von Th 12, L1, L2 und L3-Ganglien zu keiner Aspermie; die Entfernung beider L1, eines L1 und des kontralateralen L2-Ganglions, sowie die Entfernung beider L2-Ganglien führen in 15%, bzw. 28% respektive 37,5% zu einer Aspermie. Die Entfernung von L1 bis L3 auf der einen und zwei Ganglien mit Schonung des L3 auf der kontralateralen Seite führt bei einem hohen Prozentsatz (46%) zur Erhaltung der Ejakulation.

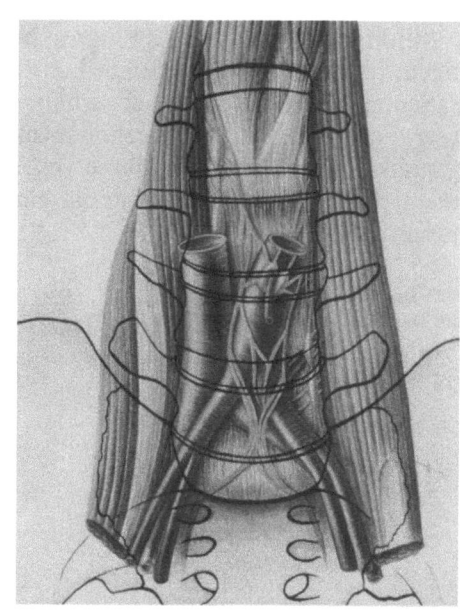

Abb. 1. Im dritten und vierten Intervertebralraum bestehen Verbindungen zwischen rechtem und linkem sympathischen Grenzstrang; die sympathischen Fasern ziehen von rechts unter der Vena cava in den aortocavalen Raum und erhalten unterhalb der Arteria mesenterica inferior Anschluß an die Fasern des linksseitigen Sympathikus

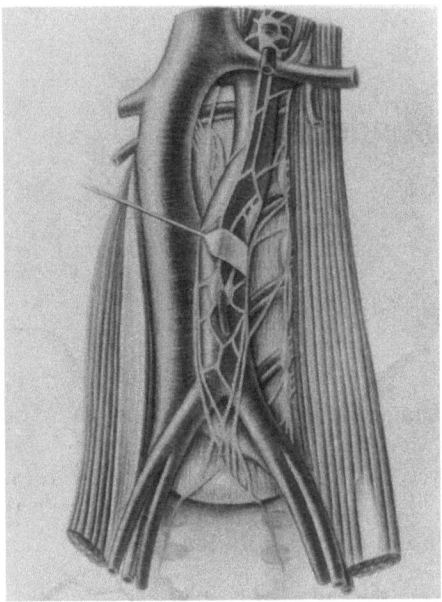

Abb. 2. Die Ganglien L2 und L3 liegen in enger topischer Beziehung, wobei der untere Rand des L3-Ganglions ca. 1 cm höher als die Arteria mesenterica inferior liegt

Modifizierte beidseitige Lymphadenektomie (anatomischer Zugangsweg) (Abb. 3 u. 4)

Bei linksseitigem Hodentumor wird der paracavale, praecavale und aortocavale Raum unterhalb der Arteria mesenterica inferior mit entsprechender Lumbalvene und Lumbalarterie geschont.

Mit dieser Modifikation sollte es gelingen, bei niedrigvolumigem retroperitonealem Tumor bei der Hälfte der Patienten die Ejakulation zu erhalten. Auch bei dieser Form müssen die Ergebnisse mit der beidseitig radikalen Lymphadenektomie verglichen werden; nur bei gleicher Rezidivrate ist eine solche Operationsmethode vertretbar.

Dr. W. Schachtner
Urol. Univ. Klinik Innsbruck
Anichstr. 35
A-6020 Innsbruck

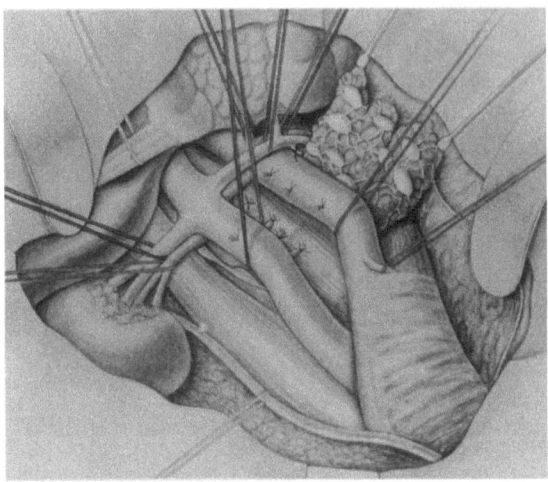

Abb. 3

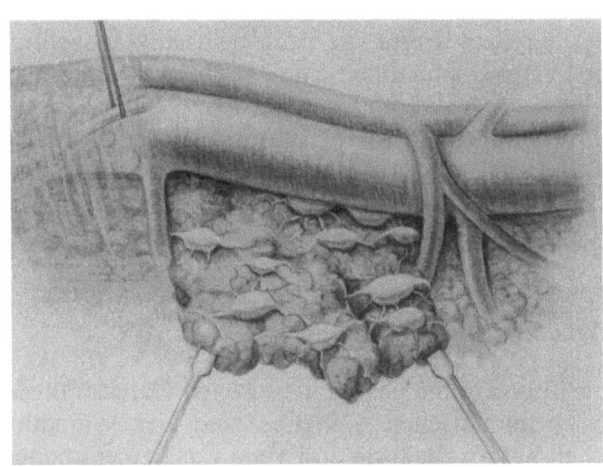

Abb. 4

Abb. 3, 4. Die Lymphadenektomie wird beidseitig ausgeführt; die Dissektion ist protektiv im kontralateralen Gebiet des L3-Ganglions. Rechtsseitiger Tumor: Erhaltung der Arteria mesenterica inferior, Vorderwand der Aorta unterhalb der Arteria mesenterica inferior mit entsprechendem paraaortalem und aortocavalem Raum; die entsprechende Lumbalarterie bleibt intakt

Bedeutung des Ultraschalls in der retroperitonealen Diagnostik

M. Meyer-Schwickerath, R.-H. Ringert, H. Behrendt, D. Kröpfl und R. Hartung

Einleitung

Der Retroperitonealraum galt lange Zeit als eine sonographisch schwer beurteilbare Region, so daß auch heute noch die Computertomographie an erster Stelle in der Diagnostik des Retroperitoneums steht.

Mit der Verbesserung der sonographischen Realtime-Technik gelang es, den Retroperitonealraum mit Pankras und den Gefäßen Aorta, Vena cava inferior, Arteria und Vena mesenterica superior darzustellen und die normalen von pathologischen Strukturen abzugrenzen. Vergrößerte Lymphknoten über 1 cm werden von einem geübten Untersucher erfaßt und können mit einem geeigneten Instrumentarium unter Ultraschall-Kontrolle punktiert werden.

Material und Methode

Retroperitoneale Diagnostik

In einer retrospektiven Studie wurden 148 Patienten mit nicht-seminomatösen Hodentumoren erfaßt. Bei allen Patienten war vor der retroperitonealen Lymphadenektomie eine Abdomensonographie durchgeführt worden. Der sonographisch erhobene Befund wurde chirurgisch bei der retroperitonealen Lymphadenektomie kontrolliert.

Retroperitoneale Punktion

Retroperitoneale Raumforderungen, die nach retroperitonealer Lymphadenektomie und nach zytostatischer Polychemotherapie diagnostiziert werden, werden bisher einer Zweitoperation unterzogen, um die Dignität dieses Prozesses zu bestimmen. Bei 32 solcher Zweitoperationen konnte 16mal kein vitaler Tumor nachgewiesen werden. Unter der Frage, ob die Zahl der Zweiteingriffe gesenkt werden kann, wurden bei 11 Patienten präoperativ ultraschallgeführte transabdominale Feinnadel-Punktionen durchgeführt. Bei 5 Patienten wurde direkt nach der Punktion in der anschließenden retroperitonealen Lymphadenektomie die Punktionsstelle offen-chirurgisch kontrolliert.

Ergebnisse und Diskussion

Retroperitoneale Diagnostik

Bei 117 (79%) der 146 Patienten mit nicht-seminomatösen Hodentumoren entsprach der Ultraschall-Befund dem operativen Situs (Abb. 1). Die gleiche Treffsicherheit wird für die computertomographische Untersuchung angegeben. Betrachtet man jedoch die 31 inkorrekten Befunde, so fand sich hierunter 29mal ein falsch-negatives sonographisches Staging bei Patienten mit minimalem retroperitonealen Tumorbefall (Stadium IIa). Größere retroperitoneale Raumforderungen (Abb. 2) wurden fast immer sonographisch richtig diagnostiziert. Hieraus hat sich für unsere Klinik das in Tabelle 1 angegebene Vorgehen bei Patienten mit nicht-seminomatösen Hodentumoren ergeben.

Retroperitoneale Punktion

Retroperitoneale Raumforderungen, nach retroperitonealer Lymphadenektomie und nach zytostatischer Polychemotherapie diagnostiziert, wurden bei 11 Patienten präoperativ vor einer Second-look-

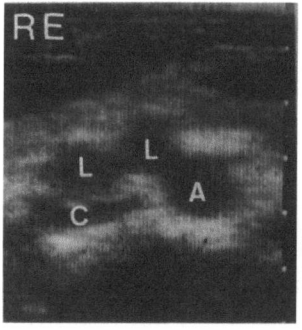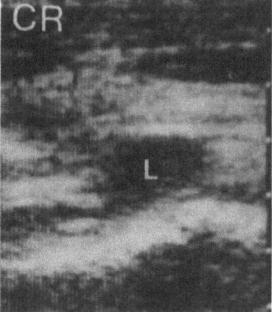

Abb. 1. Nicht-seminomatöser Hodentumor (Stadium IIa). (*A* = Aorta; *C* = Vena cava inferior; *L* = Lymphknoten)

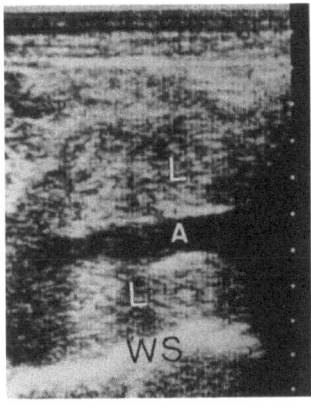
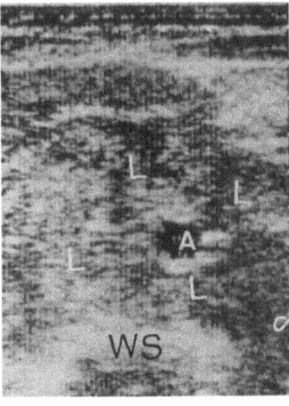

Abb. 2. Nicht-seminomatöser Hodentumor (Stadium IIc). (*A* = Aorta; *L* = Lymphknoten; *WS* = Wirbelsäulenvorderkante)

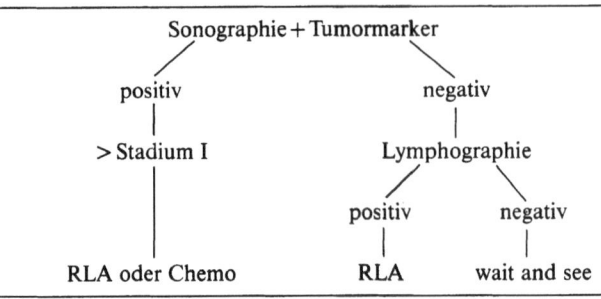

Tabelle 1. Nicht-seminomatöse Hodentumoren

Operation ultraschallgeführt transabdominal mit einer Feinnadel punktiert. Bei 10 Patienten war das Ergebnis der Feinnadelpunktion korrekt. In 6 Fällen richtig-positiv und in 4 Fällen richtig-negativ. In einem Fall war das Punktionsergebnis falsch-negativ und in keinem Fall falsch-positiv. Die Sensitivität der sonographischen Punktion des Retroperitoneums beträgt 83,4% bei einer Spezifität von 100%. Hierzu hat auch das von uns entwickelte Punktions-Instrumentarium beigetragen. Die Punktionsnadeln sind mit einer neuen Nadelspitze versehen, die sich durch einen besonders kräftigen Spitzenreflex auszeichnet. Somit sind auch kleinste retroperitoneale Raumforderungen sicher zu punktieren.

Dr. M. Meyer-Schwickerath
Urologische Universitätsklinik
Hufelandstr. 55
D-4300 Essen 1

Spätergebnisse gefäßchirurgischer Maßnahmen bei retroperitonealer Lymphadenektomie

D. Molitor, W.-D. Miersch, N. Jaeger und J. H. Hartlapp

Bei der Behandlung germinaler Hodentumoren hat die retroperitoneale Lymphadenektomie (RLA) ihren festen Platz [2, 5, 6, 7, 8, 9, 10]. Je nach Tumorausbreitung variiert das Verfahren. So beschränkt sich der Eingriff bei N_0 auf das ipsilaterale Lymphabflußgebiet [2, 5, 6, 7, 8, 9, 10]. Infiltrationen der retroperitonealen Gefäße limitieren die geforderte Radikalität bei N_3/N_4.

Methode

Von 1979–Sept. 1986 wurden an unserer Klinik 10 Patienten von 18–48 J. (Tabelle 1) mit retroperitonealer Gefäßbeteiligung operiert. Das Spektrum umfaßte die Resektion, die Patchversorgung und das Interponat (Tabelle 2). Ergebnisse: Bei einer mittleren Beobachtungszeit von 79 + Monaten leben von 10 Pat. noch 9 ohne Anhalt für Tumorwachstum (NED), 1 Pat. verstarb im Tumorprogreß (DOD) (Tabelle 3).

Tabelle 1. Alter, Histologie, TNM-Klassifikation (eigenes Krankengut)

Patienten Alter bei Diagnose (a)	Histologie des Primärtumors	Stadium		
		T	N	M
25	anapl. Seminom	3	4	0
20	Mischtumor	2	4	1
18	embryonales Ca.	0	3	1
19	embryonales Ca.	2	4	2
25	Mischtumor	3	4	1
23	embryonales Ca.	3	4	0
29	Mischtumor	2	4	0
22	embryonales Ca.	2	4	1
48	anapl. Seminom	4	4	1
21	Teratocarcinom	3	4	1

Diskussion

Bei korrekter gefäßchirurgischer Technik sind kaum Probleme zu erwarten [12, 13]. Kompletter arterieller Ersatz zeigt Frühverschlüsse in 5,9% [4] und

Tabelle 2. Art der Therapie und des Gefäßeingriffs

Patienten Alter bei Diagnose (a)	Therapie		LA	Gefäßeingriff bei Lymphadenektomie
	Radiatio	Poly-chemo-therapie		
25	+	+	**	Dacronersatz A. iliaca com. + ext.
20	−	+	*	Gore-Tex-Patch V. cava
18	−	+	*	Cavaresektion
19	−	+	*	Cavaresektion
25	−	+	**	Aortenteilresektion Dacronpatch
23	−	+	*	Dacronersatz A. iliaca com. + ext.
29	−	+	*	Cavaresektion
22	−	+	*	Cavapatch Gore-Tex
48	−	+	*	Dacronersatz A. iliaca com. + ext.
21	−	+	**	Dacronaorteninterponat End-zu-End

* = Salvage-LA ** = Second-look-LA

Tabelle 3. Überlebenszeit

Patienten Alter bei Diagnose (a)	NED Monate	DOD Monate
25	118	
20	75	
18	69	
19	84	
25	101	
23	100	
29	99	
22	72	
48	71	
21		4

Spätverschlüsse nach 10 J. in 15,5% [4] bzw. 24% [1]. Die durchschnittliche Überlebenszeit von 79 + Monaten NED bestätigt Weißbach et al. [11]. „Gefäßeingriffe sind in das Operationskonzept mit einzubeziehen".

Zusammenfassung

Von 10 Pat. der Bonner Urologischen Klinik mit gefäßchirurgischen Zusatzeingriffen bei der RLA sind 9 ohne Anhalt für eine Erkrankung (NED). Die durchschnittliche Überlebenszeit beträgt 79 + Monate. Gefäßkomplikationen sind bisher nicht festzustellen. Zu fordern ist:

1. Die RLA sollte zur Verbesserung der Prognose nicht durch eine erforderliche Gefäßoperation limitiert werden.
2. Bei korrekter gefäßchirurgischer Technik ist die Komplikationsrate gering, bei Vollprothetik kann sie nach 10 J. zwischen 15,5 und 24% liegen.

Literatur

1. Bernard KM, Ray LJ, Towne JB (1971) Surgery 82: 867
2. Richie JP, Garnick MB, Canellos GP (1981) J Urol (in press)
3. Riedl P (1979) Wien Klin Wochenschr 91: 3
4. Schulz U, Laubach K, Preissler P (1971) Langenbecks Arch Chir 344: 41
5. Sigel A, Hermanek P, Chlepas S (1973) Chirurg 44: 494
6. Skinner DG (1976) J Urol 115: 65
7. Skinner DG, Leadbetter WF (1971) J Urol 106: 84
8. Vahlensieck W, Weißbach L (1974) Aktuel Nephrol (Fresenius) Heft 1
9. Vahlensieck W, Weißbach L (1977) Recent Results Cancer Res 60: 231
10. Vahlensieck W, Weißbach L, Figge M, Gedigk P, Müller R, Tschubel K, Oberhoffer G, Hildenbrand G (1977) Urologe (A) 16: 326
11. Vollmar J (1979) In: Heberer G (Hrsg) Aktuelle Fragen der rekonstruktiven Gefäßchirurgie. Perimed, Erlangen, S 145
12. Weißbach L, Molitor D, Janson R, Vahlensieck W (1982) Urologe (A) 21: 211–217
13. Wylie EJ et al (1986) Manual of vascular surgery, vol II. Springer, Berlin Heidelberg New York

Dr. med. D. Molitor
Urologische Universitäts-Klinik
Sigmund-Freud-Str. 25
D-5300 Bonn 1

Einfluß der Heparinisierung auf die Inzidenz der postoperativen Komplikationen bei der retroperitonealen Lymphadenektomie

D. Kröpfl, H. Hirche, M. Goepel und R. Hartung

Problemstellung

Seit der routinemäßigen Anwendung der niedrig dosierten Heparinisierung wurde nach retroperitonealer Lymphadenektomie bei Hodentumor-Kranken eine steigende Zahl postoperativer Komplikationen beobachtet. Im Rahmen einer klinischen Nachuntersuchung sollte festgestellt werden, ob ein kausaler Zusammenhang zwischen der niedrig dosierten Heparinisierung und den beobachteten Komplikationen besteht.

Methodik der Untersuchung

Nachuntersucht wurden perioperative Krankheitsverläufe von 369 Hodentumor-Patienten, die zwischen 1967 und 1984 einer retroperitonealen Lymphadenektomie unterzogen wurden. Die Überprüfung des möglichen Einflusses der perioperativen Faktoren (Stadium der Erkrankung, Art der OP, OP-Dauer, Erfahrung des Operateurs, Drainage des Wundgebietes, Thrombose-Prophylaxe, Antibiotika, Chemo-, Radiotherapie) auf das Auftreten postoperativer Komplikationen erfolgte mittels multiplen linearen Regressionen.

Ergebnisse

Zwischen 1967 und 1984 wurden in der Urologischen Universitätsklinik Essen 369 Patienten einer bilateralen radikalen retroperitonealen Lymphadenektomie unterzogen. Eine primäre Lymphadenektomie ohne vorausgegangene Bestrahlung und Chemotherapie wurde bei 302 Patienten durchgeführt, eine sekundäre Lymphadenektomie nach vorausgegangener Operation, Chemotherapie und/oder Bestrahlung bei 34 Patienten. Bei 33 Patienten erfolgte die retroperitoneale Lymphadenektomie nach primärer Chemotherapie. Eine perioperative medikamentöse Thrombose-Prophylaxe erfolgte bei 55 Patienten mit subkutaner Applikation von je 3 × 5000 IE Liquemin. Bei weiteren 70 Patienten erfolgte die Prophylaxe mit 2 × 5000 IE Heparin-Dihydergot. Applikationsort war bei beiden Medikamenten entweder der rechte oder der linke Oberschenkel. Bei 244 Patienten erfolgte keinerlei medikamentöse Thrombose-Prophylaxe (Tabelle 1).

In der Gruppe ohne medikamentöse Thrombose-Prophylaxe wurden die vorher erwähnten spezifischen postoperativen Komplikationen bei 15 (6,17%) der Pat. beobachtet. Im Gegensatz dazu wiesen 50 (40%) der mit niedrigdosiertem Heparin behandelten Patienten operationsspezifische Kom-

Tabelle 1. Operationsspezfische Komplikationen der retroperitonealen Lymphadenektomie

Komplikationen	keine med. Prophylaxe (n=244)	Prophylaxe mit	
		Liquemin 3 × 5000 IEsc (n=55)	Heparin-Dihydergot 2 × 5000 IEsc (n=70)
Lymphozele			
ohne Behandlung	4	8	7
mit Behandlung	1	1	9
Lymphaszites			
ohne Behandlung		1	6
mit Behandlung	1	1	6
Nachblutung	1	2	15
Tiefe Venenthrombose	1	1	4
Kompression der Vena Cava Inferior		1	5
Lungenembolie	4	2	2
Reoperation	3	2	3
Lymphdrainage > 1000 ml	6	12	21
Sepsis			3
einzelne Komplikationen n=133	20	31	82
Patienten mit Komplikationen	15	20	30

plikationen auf (p < 0,0001). In der Gruppe der Patienten, die mit Heparin-Dihydergot behandelt wurden, war die Zahl der Komplikationen, verglichen mit der Gruppe der Patienten, die mit Liquemin behandelt wurden, etwas höher. Dieser Unterschied ist statistisch nicht signifikant. Betrachtet man die absolute Zahl der Komplikationen, so wies die Gruppe von 244 Pat. ohne medikamentöse Prophylaxe 20 operationsspezifische Komplikationen auf. Im Gegensatz dazu traten bei 55 mit Liquemin behandelten Patienten 31 operationsspezifische Komplikationen auf und bei 70 mit Heparin behandelten Patienten 82 operationsspezifische Komplikationen (Tabelle 1).

Diskussion

Bei der bilateralen radikalen Lymphadenektomie werden die Lymphendstrombahnen der unteren Extremitäten, des kleinen Beckens, der unteren vorderen Bauchwand, der unteren Rückenwand, der Nieren sowie gelegentlich des Dick- und Dünndarms durchtrennt. Die chirurgische Versorgung der Lymphgefäße erfolgt durch Koagulation, Ligaturen sowie Hemoclips. Die Heilungsprozesse der Lymphgefäße sowie der Gerinnungsprozeß der Lymphe sind grundsätzlich ähnlich den Vorgängen in den Blutgefäßen und im Blut. Die in der Regel bei der Lymphadenektomie anfallende periphere Lymphe weist im Vergleich mit dem Blut eine deutlich niedrigere Konzentration aller Gerinnungsfaktoren auf. Das subkutan applizierte Heparin wird als makromolekuläre Substanz nach der Applikation im Endothel der Blutgefäße in die Mastzellen und vermutlich in dem Endothel der Lymphe gespeichert. Es ist durchaus denkbar, daß nach Erreichen einer Speicherkapazität ein Teil des Heparins über die Lymphe transportiert wird. Somit käme es nach subkutaner Heparin-Applikation, die in der Regel in die Oberschenkel erfolgt, rasch zu einer sehr hohen Heparin-Konzentration in der Lymphe, die in der Regel am 3. bis 4. Tag nach der ersten Applikation ihren Höhepunkt erreicht. Die klinische Beobachtung, daß die beschriebenen postoperativen Komplikationen nach der Lymphadenektomie meistens am 4. bis 5. postoperativen Tag auftreten, stimmt mit dieser Feststellung überein.

Zusammenfassung

Die vorgestellten Ergebnisse weisen eine hohe Rate der operationsspezifischen Komplikationen nach retroperitonealer Lymphadenektomie bei Patienten, die zur Thrombose-Prophylaxe mit niedrig-dosiertem Heparin behandelt wurden, auf. Im Gegensatz dazu wurden diese Komplikationen bei nicht-heparinisierten Patienten selten beobachtet. Durch das angewandte statistische Verfahren wurde der Zusammenhang zwischen der Heparinisierung und der beobachteten Komplikation bekräftigt und der Unterschied in der Inzidenz der Komplikationen in den beobachteten Gruppen als signifikant beurteilt. Das gehäufte Auftreten von Lymphozelen und Lymphaszites, Nachblutungen, tiefen Venenthrombosen, der Kompression der Vena cava inferior, des vermehrten Lymphflusses, der Reoperation sowie einer generalisierten Sepsis in der Gruppe der heparinisierten Patienten war mit einer erheblichen Morbidität, einem langen Krankenhausaufenthalt und hohen Kosten verbunden. Gleichzeitig war die Inzidenz der beobachteten Lungenembolien in beiden Patientengruppen gleich hoch. Somit hat sich die niedrig-dosierte Heparin-Thrombose-Prophylaxe bei dieser Gruppe der Patienten in der bisher üblichen Art der Applikation als nicht sinnvoll erwiesen.

Dr. D. Kröpfl
Urologische Universitätsklinik
Hufelandstr. 55
D-4300 Essen 1

Operative Techniken des Lymphgefäßverschlusses

M. Figge und L. Weißbach

Problemstellung

Für den intraoperativen Verschluß von Lymphgefäßen stehen prinzipiell drei Techniken zur Verfügung:

- Fadenligatur
- Elektrokoagulation
- Clipligatur

Kriterien, die ihre Anwendung und damit ihre Auswahl durch den Operateur bestimmen sind:

- Handhabuung
- Preis
- Biokompatibilität
- bildgebende Verfahren.

Dem letzten Punkt muß vermehrt Aufmerksamkeit geschenkt werden. Bei Verlaufskontrollen der Tumornachsorge dürfen apparative Untersuchungen wie konventionelle Röntgenaufnahmen oder Computertomographie (CT) nicht durch intraoperativ eingebrachte Fremdmaterialien (z.B. Clips) gestört werden.

Material und Methode

Die genannten Verfahren bieten unter Berücksichtigung ihrer Anwendungskriterien unterschiedliche Probleme.

Fadenligatur

Der Lymphgefäßverschluß durch Ligatur bzw. Umstechung ist zeitaufwendig, so daß er Operationsdauer verlängert. Außerdem ist er bei zarten Lymphgefäßen unsicher, da jede Manipulation zum Aus- oder Abreißen des Gefäßes führen kann.

Elektrokoagulation

Eine probate, keine mehrkostenverursachende Methode ist der Verschluß der Lymphgefäße durch Elektrokoagulation. Bedient man sich nicht der zeitintensiven bipolaren Technik, stehen diesem Verfahren die vielen Möglichkeiten thermischer Schäden entgegen, von denen besonders Nervenbahnen, Ureteren und Darmanteile betroffen sein können.

Clipligatur

Sollen Lymphgefäße durch resorbierbare Clips verschlossen werden, muß das Gewebe strangförmig freipräpariert werden. Anderenfalls ist eine sichere Arretierung des Clipschlosses nicht möglich, da das Gefäß allseitig vom Clip umfaßt werden muß. Metallclips dagegen gestatten einen raschen Verschluß der Lymphgefäße, der auch auf kleine Blutgefäße ausgedehnt werden kann.

Die angebotenen Clipmaterialien heilen ohne Nebenwirkungen ein. Im Vergleich zur Elektrokoagulation aber auch zur Fadenligatur ist die Anwendung der Cliptechnik mit Mehrkosten verbunden.

Auswirkungen auf bildgebende Verfahren

Während Nahtligatur und Elektrokoagulation die Aussagekraft bildgebender Verfahren nicht berühren, können sich nicht resorbierbare Clips hierauf nachteilig auswirken. Das Op.-Gebiet kann durch sie genau markiert, durch eine konventionelle Röntgenaufnahme dokumentiert werden. Vergleichende Bilder im Rahmen der Tumornachsorge gestatten die Verdachtsdiagnose einer Raumforderung, wenn die Distanz der Clips voneinander zunimmt, bzw. sie sich gegenüber benachbarten Strukturen verlagern. Ursache hierfür können eine Komplikation (Lymphozele) oder ein Tumorrezidiv sein. In der CT verursachen nicht resorbierbare Clips radiäre Streifen-Artefakte. Analog ihrer steigenden Ordnungszahl im Periodensystem nimmt dabei das Ausmaß der Artefakte von Titan (Ti^{22}) über Stahl (Fe^{26}) nach Tantal (Ta^{73}) zu.

Ergebnisse

In-vivo wurden im Rahmen einer thorakoretroperitonealen Salvage-Lymphadenektomie bei einem Patienten drei verschiedene Cliparten in drei unterschiedlichen Etagen appliziert. Störungsfrei blieb der Bereich in Etage I (Titanclip) sowie Etage II (resorbierbare Clips). In Etage III (Stahl) waren die Artefakte etwas stärker.

Schlußfolgerung

Alle genannten Methoden des Lymphgefäßverschlusses sind biokompatibel und bis auf die Clipligatur kostenneutral. Der Abriß kleiner Lymphgefäße und der notwendige Zeitaufwand benachteiligen die Fadenligatur. Mögliche thermische Schäden benachbarter Organe oder Organstrukturen stehen der breiten Anwendung der Elektrokoagulation entgegen. Rasch und weitestgehend sicher ist die Applikation von nicht resorbierbaren Clips zum Verschluß von Lymph- und kleinen Blutgefäßen. Auf die bildgebenden Verfahren könnten sie sich positiv auswirken (aussagestärkend). Um eine störungsarme Wiedergabe des computertomographischen Bildes zu erreichen, werden am besten Titanclips bei der Thoraxchirurgie verwendet. Sie ermöglichen gleichzeitig eine Lagekontrolle im Röntgennegativbild.

Bei der Kernspintomographie zeigen sie bisher keine ferromagnetischen Eigenschaften.

Literatur

Castrupp W et al (1982) Akt Chirurgie 17: 149-198
Clark-Pearson DL et al (1985) Surg Gynecol Obstet 161: 250-252
Gross StC et al (1985) Radiology 156: 831-832
Von Holst H et al (1977) Acta Neurochir 38: 101-109
Michel F et al (1985) Eur Surg Res 17: 383-387
New PFJ et al (1983) Radiology 147: 134-148
Pohl J et al (1986) Am J Surg 147: 684-687
Ray JA et al (1981) Surg Gynecol Obstet 153: 497-507
Vock P et al (1982) Schweiz Med Wochenschr 112: 561-567

Dr. med. M. Figge
Urologische Abteilung
Krankenhaus Am Urban
Dieffenbachstr. 1
D-1000 Berlin 1

Therapie retroperitonealer Lymphocelen nach pelviner Lymphknotendissektion mittels percutaner Drainage

V. Heller, J. W. Grups, M. Wirth und H. Frohmüller

Einleitung

In der Literatur wird die Häufigkeit retroperitonealer Lymphocelen nach pelviner Lymphknotendissektion zur Stadieneinteilung des Prostata-Carcinoms mit bis zu 38% angegeben [1, 2]. Während McLaughlin und McCullough die Punktion der Lymphocele und Instillation eines Antibiotikums durchführen [5, 6], empfehlen andere Autoren, die Rückbildung der Lymphocele ohne weitere Therapie abzuwarten [4, 8]. Hierbei kann es jedoch zu Komplikationen kommen, so daß später eine operativ angelegte Drainage der Lymphocele erforderlich wird [3, 7, 8]. Deshalb sollte anhand einer retrospektiven Analyse untersucht werden, ob mittels percutaner Drainage die Behandlung pelviner Lymphocelen möglich ist.

Krankengut und Methodik

Von Januar 1978 bis August 1986 unterzogen sich an der Urologischen Klinik der Universität Würzburg 224 Patienten wegen Prostata-Carcinoms einer pelvinen Lymphadenektomie. Bei 141 Patienten wurde in gleicher Narkose eine radikale retropubische Prostatovesiculectomie vorgenommen. Postoperativ erfolgte eine „low-dose"-Heparinisierung mit 2 × 5000 IE Heparin s. c./Tag in den Oberschenkel. Bei 32 der 224 Patienten wurde wegen einer postoperativ aufgetretenen pelvinen Lymphocele eine percutane Drainage durchgeführt. Bei 24 der 32 Patienten war die Lymphocele nach pelviner Lymphknotendissektion mit nachfolgender radikaler retropubischer Prostatovesiculectomie aufgetreten. Bei 8 Patienten war die alleinige pelvine Lymphadenektomie vorausgegangen.

Die Drainage der Lymphocelen wurde in Lokalanästhesie mittels eines Charr.-10 Cystofix-Katheters vorgenommen. Die Punktion erfolgte unter Ultraschallkontrolle.

Ergebnisse

Die häufigsten Symptome einer Lymphocele waren Schmerzen im Unterbauch (59%) sowie Fieber (44%). Die Diagnose der Lymphocele wurde mittels der Sonographie gestellt. Bei 8 der 32 Patienten erfolgte die Lymphocelenpunktion beidseits. Etwa die Hälfte der Lymphocelendrainagen (48%) wurde innerhalb der ersten 2 Wochen nach pelviner Lymphadenektomie angelegt. Unmittelbar nach der Punktion entleerte sich im Durchschnitt 500 ml Lymphflüssigkeit. Die Lymphsekretion sistierte im Mittel nach 12 Tagen und die Drainage konnte anschließend entfernt werden. Bei 5 Patienten war eine nochmalige percutane Lymphocelenpunktion erforderlich.

28 der 32 Patienten wurden mit dieser Methode erfolgreich behandelt (87,5%). Bei 4 Patienten war wegen einer infizierten Lymphocele eine operative Drainage indiziert. In einem Fall kam es nach Anlage der percutanen Lymphdrainage zu einer Blutung (3%), die eine operative Revision erforderlich machte.

Schlußfolgerung

Die percutane Drainage pelviner Lymphocelen stellt in der Mehrzahl der Fälle (87,5%) eine sichere und erfolgreiche Behandlungsmethode dar. Es handelt sich zudem um einen den Patienten wenig belastenden Eingriff.

Literatur

1. Catalona WJ, Kadmon D, Crane DB (1980) Effect of mini-dose heparin on lymphocele formation following extraperitoneal pelvic lymphadenectomy. J Urol 123: 890-893
2. Koonce J, Selikowitz S, McDougal WS (1986) Complications of low-dose heparin prophylaxis following pelvic lymphadenectomie. Urology 28: 21-25
3. Lieskovsky G, Skinner DG, Weisenburger T (1980) Pelvic lymphadenectomy in the management of carcinoma of the prostate. J Urol 124: 635-638
4. McCullough DL, McLaughlin AP, Gittes RF (1977) Morbidity of pelvic lymphadenectomy and radical prostatectomy for prostatic cancer. J Urol 117: 206-207
5. McLaughlin AP, Salzstein SL, McCullough DL, Gittes RF (1976) Prostatic carcinoma: Incidence and location of unsuspected lymphatic metastases. J Urol 115: 89-94
6. Kopper B, Dhom G, Schwaiger R, Neisius D, Ziegler M (1986) Erfahrungen mit der pelvinen Lymphadenektomie beim Prostatakarzinom. Akt Urol 17: 129-133
7. Paul BD, Loening SA, Narayana AS, Culp DA (1983) Morbidity from pelvic lymphadenectomy in staging carcinoma of the prostate. J Urol 129: 1141-1144
8. Sogani PC, Watson RC, Whitmore WF Jr (1981) Lymphocele after pelvic lymphadenectomy for urologic cancer. Urology 17: 39-43

Dr. med. V. Heller
Urologische Klinik und Poliklinik
der Universität Würzburg
Josef-Schneider-Straße 2
D-8700 Würzburg

Handhabung von Lymphfisteln nach radikaler pelviner oder retroperitonealer Lymphadenektomie

A. Schilling, A. Voigt und A. Friesen

Material und Methodik

In 4 bis 50% treten nach Eingriffen im kleinen Bekken bzw. Retroperitonealraum Lymphfisteln auf.
Eigenes Krankengut 6/124:
Januar 1983 bis April 1985: Verschluß des Retroperitoneums und Drainage 2/87;
April 1985 bis November 1985: Kein retroperitonealer Verschluß, keine Drainage 4/23;
Dezember 1985 bis April 1986: Verschluß des Retroperitoneums und Drainage 0/14.

Problematik

1. Ausschluß eines Tumorrezidivs
2. Mechanisches Hindernis
   2.1 Harnstauung 2/6
   2.2 Ileus 3/6
3. Sepsis 2/6
4. Lymphfluß mit Eiweißverlust 2/6
5. Schmerzen 3/6

Diagnostik

Sonographie, CT und Punktatanalyse (Zytologie, Mikrobiologie, Tumormarker, Amylase, Lipidprofil, Sudanfärbung)

Therapie

1. Kontinuierliche Langzeitdrainage (Problem: Eiweißverlust, Kammerung, Infektion)
2. Wiederholte Punktion 1/*1* guter Erfolg
3. Beobachtung → spontane Resorption von Lymphozelen möglich
4. Radatio des regionalen Lympheinzuggebietes (20 Gy), 3/*3* ohne therapeutischen Erfolg
5. Versiegelung des regionalen Lympheinzuggebietes mit Fibrinkleber über liegende Drainage → 3/*4* Sistieren des Lymphflusses mit späterer spontaner Resorption
6. Peritoneale Fensterung mit Marsupialisation und Einziehung von Omentum majus 2/*2* guter Erfolg.

Schlußfolgerung

1. Operationstechnik: Sorgfältige Versorgung der Absetzungsränder bei Lymphadenektomie, Verschluß des Retroperitonealraums und Langzeitdrainage bei Förderung über 20 ml/24 Stunden
2. Bei Eiweißverlustproblematik:
   Fibrinklebung
   Peritonealfenster mit Omentumeinzug
3. Spontane Lymphozele (nach freiem Intervall): Beobachtung → spontane Resorption möglich; Gegebenenfalls wiederholte Punktion → Analyse. Bei mechanischer Komplikation gegebenenfalls Langzeitdrainage und Fibrinklebung.
   Problem: Gekammerte Lymphozele → Ausräumung, peritoneale Fensterung und Omentumeinzug.
4. Bestrahlung des Lympheinzuggebietes ist sinnlos.

Priv. Doz. Dr. med. A. Schilling
Urolog. Abteilung Städt. Krankenhaus
München-Bogenhausen
Englschalkinger Straße 77
D-8000 München 81

Die Morbidität der pelvinen Staging-Lymphknotendissektion und radikalen Prostatovesikulektomie beim Prostatakarzinom

H.-E. Mellin und R. Ackermann

Einleitung

Beim Prostatakarzinom wird heute vor einer radikalen Prostatovesikulektomie eine pelvine Staging-Lymphadenektomie gefordert.

Seit Januar 1984 unterzogen sich 39 Patienten im Alter zwischen 47 und 75 Jahren mit einem Prostatakarzinom im klinischen Stadium T1 bis T2 NOMO einer pelvinen Lymphknotendissektion. Bei 11 Patienten wurde der Eingriff wegen im Schnellschnitt nachgewiesener Lymphknotenmetastasen abgebrochen, die Operation mit einer Orchiektomie beendet.

Eine radikale Prostatovesikulektomie schloß sich bei 28 Patienten an. Durch Vergleich der Morbidität beider Patientengruppen soll der Frage nachgegangen werden, inwieweit die radikale Prostatovesikulektomie im Anschluß an die pelvine Lymphknotendissektion zusätzlich zur Morbidität beiträgt.

Ergebnisse

Postoperative Komplikationen traten nach alleiniger pelviner Lymphknotendissektion bei 5 von 11 Patienten auf. Zwei Lymphozelen mußten durch eine perkutane Punktion drainiert werden, 3 Patienten hatten eine epifasciale Wundheilungsstörung. Nach zusätzlicher radikaler Prostatovesikulektomie waren eine subfasciale Wundheilungsstörung, eine Lungenembolie sowie eine tiefe Beinvenenthrombose die schwerwiegendsten Komplikationen. Zu epifascialen Wundheilungsstörungen kam es in 5 von 28 Fällen. Bei 2 Patienten mußte nach radikaler Prostatovesikulektomie die Schnellschnittdiagnose der entfernten Lymphknoten korrigiert werden. Die weitere Aufarbeitung ergab in beiden Fällen Mikrometastasen des Prostatakarzinoms.

Diskussion

Ein Vergleich der Morbidität nach pelviner Lymphknotendissektion mit der nach zusätzlicher radikaler Prostatovesikulektomie zeigt, daß mit größerer Dauer des Eingriffs die Schwere der Komplikationen zunimmt. Trotz Krankengymnastik und Thromboseprophylaxe kam es nach radikaler Prostatovesikulektomie bei je einem Patienten zu einer tiefen Beinvenenthrombose sowie zu einer Lungenembolie. Die Zahl der Lymphozelen und Wundheilungsstörungen nahm nach einzeitigem Vorgehen nicht überdurchschnittlich zu. In keinem Fall traten Komplikationen auf, die durch zweizeitiges Vorgehen von pelviner Lymphknotendissektion und radikaler Prostatovesikulektomie vermieden worden wären. Einziger Nachteil einer sofortigen radikalen Prostatovesikulektomie nach Schnellschnittdiagnostik der pelvinen Lymphknoten war, daß gelegentlich Mikrometastasen erst bei späterer vollständiger Aufarbeitung erkannt wurden.

Zusammenfassung

Pelvine Lymphknotendissektion alleine sowie in Verbindung mit einer radikalen Prostatovesikulektomie sind Eingriffe, die mit typischen postoperativen Komplikationen wie Wundheilungsstörung, Lymphozelen oder Thrombophlebitiden der tiefen Beinvenen einhergehen. Die radikale Prostatovesikulektomie im Anschluß an die pelvine Staging-Lymphadenektomie führte jedoch in keinem Fall zu einer erhöhten Morbidität, die auf das einzeitige Vorgehen zurückzuführen wäre. Nachteil dieser Strategie ist, daß in wenigen Fällen bei der späteren Aufarbeitung der Lymphknoten doch noch ein positives N-Stadium gefunden wird.

Dr. H.-E. Mellin
Urologische Universitätsklinik
Moorenstr. 5
D-4000 Düsseldorf

Lymphozele nach radikaler Prostatektomie – eine häufige und potentiell lebensbedrohliche Komplikation

P. Jacobi-Nolde, M. W. Köllermann und E. Bauer

Beitrag nicht eingereicht

The place of regional lymphadenectomy in renal pelvic and ureteral tumours in region of Balkan endemic nephropathy

J. Nikolić, M. Tomić and D. Milenković

Tumours of renal pelvis and ureter in the Balkan endemic nephropathy (BEN) regions have specific epidemiological and clinical characteristics. Low malignant potential, long tumour evolution with slow local spread and late metastasing were making possible conserving operations in some cases [5, 6]

Epidemiological and clinical state of the upper urothelial tumours in BEN regions in SFR Yugoslavia are changeing by time passing [3].

Analysis of 600 patients operated on at Urological clinic in Belgrade from 1952 to 1981 shows that, by time passing, tumours appear in older and older persons [4].

Tumours appearance in younger age is exceptionelly rare nowdays. Patients younger than 45 years, in period from 1952–1961 (N = 120) made 21% of diseased. Their number descreased later, and in period from 1976–1981 (N = 120) they represented only 2%. In the first observing period the majority of patients were of 55–59 ages, and in the last period of 65–69 ages. Disease appearance in eight decade in 1952–1961 period was exception (2,5%), while from 1976-1981 such patients made 21,6% of diseased.

Significant change of age structure of patients diseased of the upper urothelial tumours, by time passing, follows other phenomenons. Renal failure is more rare nowadays and occurs in easier form than earlier and causes death in less number of patients.

Typical upper urothelial tumours in BEN regions are papillary and non infiltrative ones, but infiltrative tumour forms exists also. The majority of patients are treated by complete nephroureterectomy, smaller by conserving operations while the place of more radical surgery including lymphadenectomy remains unclear.

Our Patients

Among 172 patients with renal pelvic and ureteral tumours operated from 1977-1985 at our Clinic, we have found 6% (10 patients) with histologicaly proven metastatic spread in regional lymph nodes. Male to female ratio was 6:4 with mean of 59,4 years, range from 46-76. Five patients had long previous history. Hematuria in those cases lasted 36, 36, 24, 12 and 6 months. In six cases pelvic tumor has been found, in two calyceal and in rest two ureteral. One patient with pelvic and another with ureteral had also bladder tumor. Six patients were living in BEN regions and four of them had renal failure with creatinine clearance values: 15, 38, 41 and 60 ml/min. Tumours were transitional cell carcinomas of high grade of malignity: G-3 (6 pat.), G-2 (2 pat.), one squamous cell carcinoma associated with calculus and as exception one papillary carcinoma G-1.

Lymph nodes were enlarged in groups or even in block arround renal pedicle or great iliacal or abdominal vessels and in them tumour of the same type and grade as primary one, has been found.

Discussion with Conclusion

It is clear that in inoperable tumors with massive malignantly changed lymph nodes, which have been found in some of our patients surgeon does not have opportunity to do anything radical. There is no dilema neither in cases with solitary or a few slightly enlarged lymph nodes, which any surgeon would remove, but, how often a regional lymph nodes with normal appearance are microscopically tumour involved? How early lymphogenic micrometastases appears in renal pelvic and ureteral tumour cases and what are consequences of leaving such nodes after nephroureterectomy? Which inications are for regional lymphadenectomy in renal pelvic and ureteral tumours in BEN regions?

If four of our patients with hematuria started a year, two or three (2 pat.) before the operation, have been operated on earlier, lymph nodes would be smaller or even apparently normal. The exact frequency of the presence of micrometastases in regional lymph nodes in the cases with the upper urothelial tumours at the time of operation isn't known, because regional lymphadenectomy isn't a routine procedure at our clinic.

Radical nephrectomy plus lymphadenectomy has been shown to improve the survival statistics in renal cell carcinoma which spread by vascular, as well as by lymphatic route. Therefore, it might be even more valuable in the upper urothelial tumours which spread usually by lymphatic route. It is not a new idea to think about lymphadenectomy in upper iurothelial tumours [1]. More agressive treatment of renal pelvic tumours gives better results [2].

Conserving surgery in indications given by Petković prooved its value in the treatment of the upper urothelial tumours [5, 6].

In other cases of such tumours in BEN regions, where nephroureterectomy is indicated, specially in the infiltrative ones, the place of regional lymphadenectomy must be seriously considered. It will answer two main questions given above: 1. how early and in what percentage regional lymphatic micrometastases appears? and 2. what is the benefit of prophylactic lymph node dissection, after years of following up?

Literature

1. Grace DA, Taylor WN, Taylor JN and Winter CC (1967) Carcinoma of the renal pelvis, a 15 year review. J Urol 98: 566
2. Johansson SL, Wahlquist (1979) A prognostic study of urothelial renal pelvic tumors. Cancer 43: 2525-2531
3. Nikolić J (1980) Contribution to epidemiology of renal pelvic and ureteral tumors, Belgrad Inaugural Dissertation
4. Nikolić J, Čolović A, Čolaković D (1986) Time dependant change in average age of patients with renal pelvic and ureteral tumours in period 1952-1980. Cancerological section of SLD Belgrad 3-5 nov.
5. Petković SD (1972) Conservation of the kidney in operations for tumors of the renal pelvis and calyces: a report of 26 cases Br J Urol 44: 1-8
6. Petković SD (1972) A plea for conservative operations for ureteral tumors J Urol 107: 220-223

J. Nikolić
Institute for Urology and Nephrology
Clinical Center
Medical Faculty
Belgrade
Jugoslavia

Zum Wert der prinzipiellen Lymphadenektomie bei Nierentumoren

P. C. Esk, W. Bühmann und E. Schindler

In der Urologischen Klinik der MHH wurde von 1974–1985
n = 529
renale Adenokarzinome operiert.

Operationsmethode war grundsätzlich die transperitoneale radikale Nephrektomie mit Adrenalektomie und prinzipieller Lymphadenektomie von oberhalb des Hilus bis zur Bifurkation.

Bei 529 Tumornephrektomien fand sich eine Limphknotenmetastasierung in
n = 80 Fällen,
davon nur mit Befall des Nierenhilus
n = 22
durch präoperative Diagnostik (CT, Sonographie) wurden erkannt:
n = 58
davon schon durch Sonographie:
n = 38
nur durch CT:
n = 20
falsch positive Sonographie-Befunde n = 2
falsch positive CT-Befunde n = 3
Ausschließlich intraoperativ wurden
n = 22
LK-Metastasen erkannt, alle 22 fanden sich im Hilus-Bereich. Die LK-Entnahme aus dem Hilus erfolgte bei der transperitonealen radikalen Nephrektomie ohne Erweiterung des Eingriffs bei der Präparation des Gefäßstieles.

Da außer den Hilus-LK-Filiae alle LK-Metastasen (paraaortal, paracaval) präoperativ durch CT diagnostiziert werden konnten, waren das CT und die Entnahme der LK aus dem Hilus für das Staging völlig ausreichend.

Der Wert der prinzipiellen Lymphadenektomie bei der transperitonealen radikalen Nephrektomie und Adrenalektomie ist unserer Meinung nach als gering anzusehen, auch in unserem Krankengut kam der Lymphadenektomie nur Staging-Charakter zu:
Von n = 80 Patienten mit LK-Metastasen
wurden n = 68 nachuntersucht,
davon waren n = 49 nach 1 Jahr verstorben,
Im Tumorprogreß n = 17.

Nur 2 Patienten sind nach 2 Jahren ohne erkennbaren Progreß. Da die Prognose des Nierentumors mit Lymphknoten-Metastasen noch immer als nahezu infaust anzusehen ist, wäre im Falle von praeop. nachgewiesenem Lymphknotenbefall im Einzelfalle evtl. die OP-Indikation enger zu stellen.

Literatur

1. Giuliani L, Martorana G, Gilberti C, Pescatore D and Magnani G (1983) Results of radical nephrectomy with extensive lymphadenectomy for renal cell carcinoma. J Urol 130: 664
2. Herrlinger A, Sigel A, Giedl J (1984) Methodik der radikalen transabdominalen Tumornephrektomie mit fakultativer oder systemischer Lymphdissektion und deren Ergebnisse bei 381 Patienten. Urologe A 23: 267
3. Robson CJ, Churchill BM and Anderson W (1969) The results of radical nephrectomy for renal cell carcinoma. J Urol 101: 297
4. Skinner DG, Vermillion CD and Colvin RB (1972) The surgical management of renal cell carcinoma. J Urol 107: 705

Dr. med. P. C. Esk
Urologische Klinik
der Medizinischen Hochschule
D-3000 Hannover

Klinische Wertigkeit der NMR-Tomographie für das Lymphknotenstaging bei Urogenitaltumoren

M. Beer, H. Schmidt, M. Rath und G. Staehler

Einleitung

Das präoperative Lymphknotenstaging im Retroperitoneum und kleinen Becken ist vor allem bei Hoden-, Prostata- und Blasentumoren von entscheidender klinischer Bedeutung. Durch Computertomographie, Sonographie und Lymphographie sowie deren Kombination ist in Abhängikeit von der Größe und Lokalisation der Lymphknoten mit Sensitivitäten von 40%-90% zu rechnen. Aufgrund des verbesserten Weichteilkontrastes bei multiplanarer Abbildung und der simultanen Darstellung großer Blutgefäße ohne Kontrastmittelgabe wurden insbesondere für die Beurteilung von Lymphknotenmetastasen große Hoffnungen in die NMR-Tomographie gesetzt.

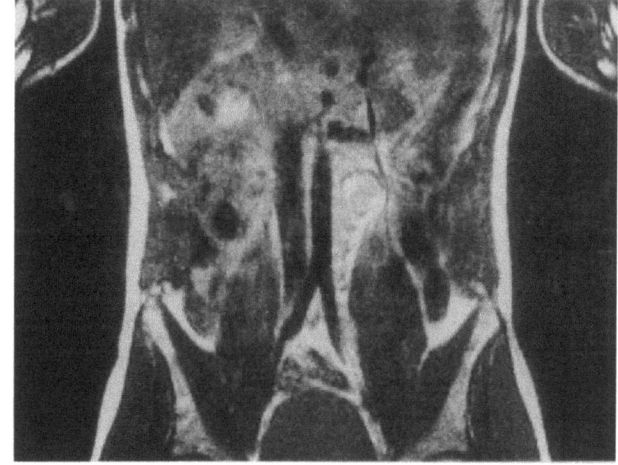

Abb. 1. Retroperitoneale Lymphknotenmetastasen > 2 cm eines metastasierten linksseitigen Hodentumors (MTI).

Material und Methode

Seit September 1983 wurden über 350 NMR-Tomographien des Urogenitaltraktes mit einem supraleitenden Tomographen (Magnetom, Siemens 0,35-1,0 Tesla) mit unterschiedlichen Aufnahmetechniken untersucht (SE TE: 30-280 msec - TR: 300-2000 msec). Anhand eines Vergleiches der histologisch gesicherten OP-Präparate mit der Aussage routinemäßig durchgeführter bildgebender Verfahren wie CT, Sonographie und Lymphographie soll der derzeitige klinische Stellenwert der NMR-Tomographie für das Lymphknotenstaging beurteilt werden.

Ergebnisse

Lymphknotenmetastasen > 2 cm waren übereinstimmend im Computertomogramm wie NMR-Tomogramm in allen Fällen richtig zu erkennen (Abb. 1). Trotz verbesserten Weichteilkontrastes ist aufgrund der geringeren Ortsauflösung die NMR-Tomographie der Computertomographie bei der Darstellung infrarenaler Lymphknotenmetastasen < 1,5 cm nicht überlegen.

Suprahiläre Lymphknotenmetastasen wie auch Filiae im Bereich der obturatorischen und iliacalen Lymphknoten können durch multiplanare Darstellung in coronarer und sagittaler Schnittführung im NMR sicherer von der umgebenden Muskulatur abgegrenzt werden. Auch kann durch charakteristisches Relaxationsverhalten bei unterschiedlichen Anregungssequenzen (s. Abb. 2) in voroperierten Gebieten eine Verbesserung der Differentialdiagnostik zwischen Narbe und Rezidiv erreicht werden. Präliminäre Verlaufsuntersuchungen der Relaxationszeiten während Chemotherapie bei metastasierten Hodentumoren (n=9) zeigen bei Ansprechen der Chemotherapie übereinstimmend in allen Fällen einen signifikanten Anstieg der Relaxationszeit T2. Eine Verbesserung der Überwachung einer zytostatischen Therapie wird hierdurch grundsätzlich in Aussicht gestellt.

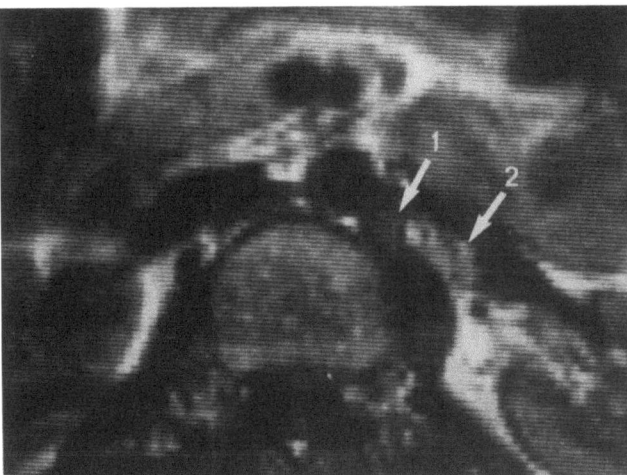 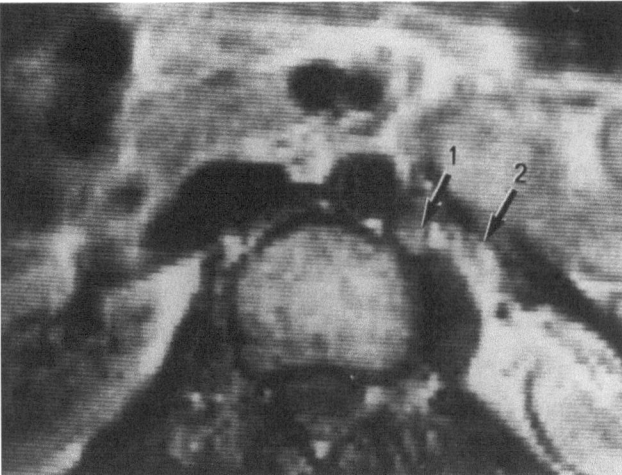

Abb. 2. Kleine Lymphknotenmetastase am Nierenhilus bei Zustand nach primärer Lymphadenektomie und adjuvanter Chemotherapie. Aufgrund der Unterschiede im Echoverhalten des Tumorgewebes bei unterschiedlichen Anregungsmodalitäten (links T1-Bild – rechts T2-Bild) kann eine Differenzierung zwischen dem Tumorgewebe *(Pfeil 1)* und dem Narbengewebe *(Pfeil 2)* erfolgen, was bei konventionellen bildgebenden Verfahren nicht möglich ist.

Schlußfolgerungen

Nicht zuletzt aufgrund der höheren Kosten und der geringen Erfahrung bei der Befundinterpretation ist derzeit die NMR-Tomographie den konventionellen bildgebenden Verfahren in der Beurteilung des Lymphknotenstatus nicht überlegen. Der klinische Einsatz der NMR-Tomographie für das Lymphknotenstaging ist derzeit nur bei computertomographisch unzureichender Darstellung im kleinen Becken und den Zwerchfellschenkeln sowie bei der Beurteilung fraglicher neoplastischer Bildungen in voroperierten Narbengebieten zu empfehlen.

Literatur beim Verfasser

Dr. med. Manfred Beer
Urologische Klinik und Poliklinik
der Ludwig-Maximilians-Universität München
Klinikum Großhadern
Marchioninistraße 15
D-8000 München 70

Der diagnostische Aussagewert der Lymphographie und der Computertomographie in der Lymphknotendiagnostik beim Adenokarzinom der Niere

K.-R. Kutscher, R. Muschter, A. Hofstetter und A. Gregl

In den beiden Universitätskliniken Lübeck und Göttingen sind seit dem 01.01.1965 439 Patienten mit einem Adenocarcinom der Niere lymphographiert worden.

In zunehmenden Maße hat die Computertomographie in den letzten 10 Jahren die lymphographische Untersuchung in der Lymphknotendiagnostik des Nierenadenocarcinoms abgelöst, da sie für den Patienten weniger belastend ist, und eine größere Aussagekraft hinsichtlich der Tumorgröße, Tumorausdehnung und Beurteilung des Retroperitoneums bietet. Allerdings bereitet die computertomographische Beurteilung der retroperitonealen Lymphknoten noch immer Schwierigkeiten, was sich insbesondere bei nicht vergrößerten Lymphknoten zeigt.

Die Lymphographie erlaubt im Gegensatz zur Computertomographie auch die Beurteilung nicht vergrößerter Lymphknoten.

Histologisch fanden sich in 12 (16,8%) Fällen Lymphknotenmetastasen. Computertomographisch waren von den histologisch positiven Fällen nur 4 mal (5,6%) Lymphknotenmetastasen nachgewiesen worden. Bei 3 Patienten (4,2%) wurde der Verdacht auf eine Metastasierung geäußert. In 3 (4,2%) bzw. 5

Tabelle 1. Computertomographischer Befund und histologisches Ergebnis bei 71 Patienten mit einem Adenocarcinom der Niere

	CT			
Histologie	Positiv	Negativ	Verd.	insgesamt
Positiv	5,6%	7,0%	4,2%	16,8%
Negativ	4,2%	71,8%	7,0%	83,0%
insgesamt	9,8%	78,8%	11,2%	99,8%

Tabelle 2. Präoperativer computertomographischer und lymphographischer Befund im Vergleich zum histologischen Ergebnis bei 27 Patienten mit einem Adenocarcinom der Niere

	CT-Befund			LAG-Befund		
Histologie	pos.	neg.	V.a.	pos.	neg.	V.a.
positiv	7,4%	14,8%	3,7%	18,5%	3,7%	3,7%
negativ	3,7%	66,7%	3,7%	18,5%	25,9%	29,6%
insgesamt	11,1%	81,5%	7,4%	37,0%	29,6%	33,3%

(7,0%) Fällen waren der computertomographische Befund bzw. der Verdacht auf eine lymphogene Metastasierung falsch positiv, in 5 (7,0%) Fällen falsch negativ. Bei 4 (5,6%) bzw. 3 (4,2%) Patienten stimmen der computertomographische Befund und das histologische Ergebnis überein, wie aus Tabelle 1 ersichtlich.

Die Lymphographiebefunde von 184 Patienten mit einem Adenocarcinom der Niere zeigten in 45,1% (n=83) Lymphknotenmetastasen, in 10,8% (n=20) lag ein pathologisches Lymphogramm mit Verdrängung der Lymphknotensäule (2,2%), LK-Hyperplasie (4,3%) und Verdacht auf Metastasen (4,3%) vor, so daß der Verdacht auf eine lymphogene Metastasierung geäußert wurde, ohne das sich direkte Metastasenzeichen nachweisen ließen. In 44% (n=81) zeigte sich ein normales Lymphangio- bzw. Lymphadenogramm.

In der Tabelle 2 sind die präoperativen computertomographischen und lymphographischen Befunde von 27 Patienten mit dem histologischen Ergebnis verglichen worden.

Histologisch waren in dieser Gruppe in 25.9% Lymphknotenmetastasen nachgewiesen worden.

Computertomographischer Befund und histologisches Ergebnis stimmten in 74,1% (n=20) überein. In 14,8% (n=4) lag ein falsch negativer Befund vor.

Der Lymphographiebefund entsprach in 44,4% der Histologie, wobei in 3,7% ein falsch negativer Befund erhoben worden war. Allerdings lagen die falsch positiven lymphographischen Befunde mit 18,5% deutlich über denen der Computertomographie mit 3,7%. Bei den radiologischen Verdachtsdiagnosen lagen die falsch positiven Befunde der LAG mit 29,6% ebenfalls deutlich über denen der Computertomographie mit 3,7%.

Zusammenfassung

Bei 71 Patienten wurden in 9,8% Lymphknotenmetastasen computertomographisch nachgewiesen, wobei in 5,6% sich der Befund mit dem histologischen Ergebnis deckte. Insgesamt stimmten der radiologische und der histologische Befund in 77,4% überein. In 7% lagen falsch negative Befunde vor. Bei den in 11,2% geäußerten Verdachtsdiagnosen fand sich in 4,2% ebenfalls eine positive Histologie (Tabelle 1).

Die Lymphographiebefunde von 184 Patienten mit einem Adenocarcinom der Niere zeigten in 45,1% Lymphknotenmetastasen, in 10,8% wurde der Verdacht auf einen Lymphknotenbefall geäußert, und in 44% lag ein normales Lymphangio- bzw. Lymphadenogramm vor.

Bei 27 Patienten wurde präoperativ sowohl ein Computertomo-, wie auch ein Lymphogramm durchgeführt. Dabei zeigte sich ein identischer computertomographischer und histologischer Befund in 74,1%, während lymphographischer und histologischer Befund in 44,4% übereinstimmten. Die falsch negativen Befunde waren bei der Computertomographie mit 14,8% gegenüber 3,7% bei der Lymphographie deutlich höher, während die falsch negativen Befunde mit 18,5% der LAG deutlich über denen der Computertomographie lagen.

Dr. K.-R. Kutscher
Urologische Klinik der Medizinischen Universitätsklinik
zu Lübeck
Ratzeburger Allee 160
D-2400 Lübeck

Zusammenfassung der Postersitzung 2: Lymphknotenchirurgie II

G. Staehler

In der Poster-Sitzung 2 wurden 14 Beiträge mit folgender Thematik gemeldet:
Diagnostik (3 Poster), Indikation und Wert der Lymphadenektomie (2), Operationstechnik (3), Therapie von Lymphfisteln und Lymphcelen (3) und Sonstiges (ebenfalls 3 Poster).

Diagnostik

Meyer-Schwickerath u. MA. zeigten in ihrem Exponat eine weitere Diagnostikverbesserung bei pathologischen Strukturen des Retroperitonealraumes durch die Sonographie auf. Es konnte in Kombination mit ultraschallgesteuerter Feinnadelpunktion eine Sensitivität von 83% und eine Spezifität von 98% erzielt werden. Mit einer speziell entwickelten Nadel kann Material zur histologischen Untersuchung aus 1–2 cm großen Raumforderungen mit großer Sicherheit gewonnen werden. Auf das präoperative CT könne zugunsten der Sonographie verzichtet werden.

Beer u. MA. stellten anhand von 350 Patienten mit Erkrankungen des Urogenitaltraktes fest, daß die NMR-Tomographie für die Darstellung *infrarenaler* Lymphknotenmetastasen, die kleiner als 1,5 cm sind, dem CT noch nicht überlegen ist. *Suprahiläre-* und *obturatorisch/iliakale* Lymphknotenmetastasen können durch coronare und sagittale Schnittführung im NMR hingegen sicher von der Muskulatur unterschieden werden, ein diagnostischer Gewinn zum CT ist bei gezielter Fragestellung möglich. *Kutscher u MA.* zeigten anhand von 184 Patienten mit Nierenkarzinom, daß die computertomographische Diagnose bei 68% histologisch positiven Lymphknoten in 42% negativ und bei 83% negativer Histologie in ca. 13% positiv oder suspekt war. Demgegenüber zeigte sich bei der Lymphographie 85% Übereinstimmung bei 26% histologisch positiven Lymphknoten und 35% bei 74% negativen Lymphknoten. Somit zeigte sich die Lymphographie dem CT überlegen.

Indikation und Wert der Lymphographie

Nikolic u. MA. berichten über 172 Fälle von Tumoren im oberen Harntrakt, nur 10 hatten Lymphknotenmetastasen (=6%), (6× Nierenbecken, 2× Kelche, 2× oberer Harnleiter), die überwiegend niederdifferenziert (G_3) waren. Die Autoren plädierten nur bei infiltrativen Tumoren für die regionale Lymphadenektomie. Überlebensraten wurden nicht mitgeteilt.

Esk u. MA. mußten bei über 500 operierten Nierenkarzinomen eine fast infauste Prognose dann konstatieren, wenn die Lymphknoten befallen waren. Eine Lymphknotenmetastasierung lag in 20% der Fälle vor. Von 68 nachuntersuchten Patienten verstarben 66 oder waren im Tumorprogress. 2 Patienten waren frei von Metastasen. Fast immer waren nur die hilären Lymphknoten befallen. Der Wert der Lymphadenektomie wird als gering angesehen, da die Hiluslymphknoten bei der radikalen Nephrektomie im Rahmen dieses Eingriffes fast immer mitentfernt werden.

Operations-Technik

Harzmann u. MA. empfehlen aufgrund experimenteller Untersuchungen *operationstechnisch* die Anfärbung der Lymphknoten mit 30%-igem Guajazulen-Lipiodol, um Radikalität bei gleichzeitiger Selektivität zu erzielen. Die klinische Erfahrung an 21 Kranken mit Hoden- und Prostatacarcinom zeigten die Praktikabilität des Verfahrens. Die Autoren glauben, Verletzungen des autonomen Nervensystems durch gezieltere Lymphdissektionen mit der Chromolymphographie vermeiden zu können.

Schachtner u. MA. schlagen einen neuen Zugangsweg für die bilaterale Lymphadenektomie mit einseitiger Schonung des L-3-Ganglions sowie der zu- und ableitenden Fasern vor. Die Erhaltung dieses Ganglions soll nach Erfahrungen aus der Literatur in ca. 50% der Fälle zur Erhaltung der Emission/Ejakulation führen. Der paracavale, präcavale und aortacavale Raum unterhalb der Arteria mesenterica inferior werden von der Dissektion verschont.

Ein weiterer operationstechnischer Beitrag von *Figge u. MA.* ist dem zuverlässigen Lymphgefäßverschluß gewidmet. Die Autoren empfehlen Titan-Clips, die sich gegenüber dem Kunststoff- und Stahl- bzw. Tantalclips vor allem dadurch unterscheiden, daß sich keine störenden Reflexe beim Computertomogramm hinterlassen. Sie sind übrigens auch für NMR geeignet.

Lymphozelen und Lymphfisteln

Heller u. MA. berichteten in ihrem Poster über 30 Lymphozelen nach pelviner Lymphknotenentfernung, die in 26 Fällen durch sonographisch gesteuertes Einlegen eines Zystofix-Katheters (Verweildauer durchschnittlich 13 Tage) beseitigt werden konnte. 4× mußte operativ interveniert werden.

Schilling u. MA. sahen in 5% der Fälle Lymphfisteln nach über 100 pelvinen und retroperitonealen Lymphadenektomien. Die Bestrahlung war ohne Erfolg, Fensterung war ebenfalls unzuverlässig. Fibrinklebung scheint günstig zu sein. Die kontinuierlich landauernde Drainage - 4 Fälle - erwies sich auch bei diesen Autoren als erfolgreich.

Jacobi-Nolde u. MA. sahen hingegen bei Entlastung von Lymphozelen, die in 30% bei rad. PE auftreten, durch Punktion in einem hohen Prozentsatz - von 10% - Lungenembolien. Phlebothrombose und venöse Stauungen Lymphozelen seinen hierfür ursächlich.

Zur Vermeidung der Lymphozelen werden Clips, nichtsaugende und transperitoneale Drainagen und Kurzzeitheparinisierung empfohlen.

Sonstiges

Molitor u. MA. berichteten bei 12 Patienten mit Second- oder Third-Look-Operationen über gefäßprothetische Eingriffe an Aorta und Cava. Die 3-6 Jahresergebnisse besonders bei Vollprothetik wurden dargestellt.

Kröpfl u. MA. verglichen in ihrem Poster bei 369 retroperitoneal lymphadenektomierten Kranken die Komplikationsrate von prophylaktischer low-dose-Heparinisierten gegenüber solchen ohne dieser Medikation.

Die Heparinisierung wird wegen der hohen Komplikationsrate nicht mehr empfohlen, da nicht nur die Lungenemboliorate doppelt so hoch war wie bei der unbehandelten Gruppe, sondern auch die Quote der Thrombosen, Nachblutungen, Lymphfisteln und Lymphascitis.

Mellin u. MA. schließlich verglichen die Morbidität von einzeitiger pelviner Lymphadenektomie kombiniert mit radikaler Prostatektomie gegen *alleinige* Lymphadenektomie. Beide Gruppen unterschieden sich bei einem Gesamtkollektiv von 34 Patienten bezüglich der Komplikationsraten nicht.

Prof. Dr. med. G. Staehler
Urologische Klinik und Poliklinik
der LM-Universität
Klinikum Großhadern
Marchioninistr. 15
D-8000 München 70

Postersitzung 5: Prostatakarzinom I (Diagnostik)

Diagnostische Bedeutung der transrektalen, transversalen Sonographie beim Prostatakarzinom

P. Carl und P. Reindl

Fragestellung

Die *transrektale, transversale Prostatasonografie* (TTPS) hat sich in den letzten Jahren als nicht invasives, nicht belastendes – und daher uneingeschränkt wiederholbares – Diagnoseverfahren etabliert, nachdem durch Anwendung der Grauwertskala (Harada et al., 1980) eine entscheidende Verbesserung der Bildqualität erzielt werden konnte.

In der vorliegenden retrospektiven Studie sollte die diagnostische Bedeutung der TTPS für die *Verlaufskontrolle des Prostatakarzinoms* untersucht werden.

Material und Methode

Die Untersuchungen erfolgten in Seitenlage mit einem rotierenden 5 MHz-Transducer (Firma ALOKA) bei maximal 10 U/s. Die größten sagittalen und transversalen Durchmesser der Prostata sowie der Längsdurchmesser wurden bestimmt.

An 97 histopathologisch gesicherten Prostatakarzinomen erfolgten insgesamt *230 Untersuchungen* (=2,4 pro Patient).

Vor bzw. während des Untersuchungszeitraums erfolgte Therapie:

• Radikale Prostatektomie	13
• Externe Strahlentherapie	13
• Medikamentöse Therapie (+ subkapsuläre Orchiektomie)	63
• Beobachtung (incidental carcinoma – A1)	6
• Therapie verweigert	2
Gesamtzahl der Prostatakarzinome	97

Ergebnisse

1. Primärbefund (n = 97)

In 2 von 97 Fällen war ein Prostatakarzinom bei der Erstuntersuchung nicht diagnostiziert worden (entsprechend 2% falsch-negative Ergebnisse), wobei die Zweituntersuchung auf primäre untersuchungstechnische Fehler hinweist.

2. Radikale Prostatektomie (n = 13)

Der sonographische Primärbefund entsprach in allen Fällen dem Operationsbefund – insbesondere bezüglich der Tumorausdehnung (Stadium B und C).

3. Strahlentherapie (n = 13)

Während der rektale Tastbefund infolge der periprostatischen Strahlenreaktion – insbesondere während der ersten 12 Monate nach Strahlentherapie – z.T. schwer beurteilbar war, ließ die TTPS eine gute Beurteilbarkeit zu.

Die in 1/13 Fällen (Stadium A2) eingetretene Progression war sonografisch einwandfrei nachweisbar (Abb. 1a, b).

4. Endocrine Therapie (n = 63)

Bei meist unveränderter Binnenstruktur und Schalleitung fand sich bei Tumorremission meist eine bessere Abgrenzbarkeit der Kapsel und eine Volumenreduktion.

Eine klinisch nachgewiesene Progression (17/63 = 25%) war sonografisch bei 7/17 Fällen (ausnahmslos Stadium D2) nicht erkennbar (= progrediente Metastasierung bei unverändertem Primärtumor.

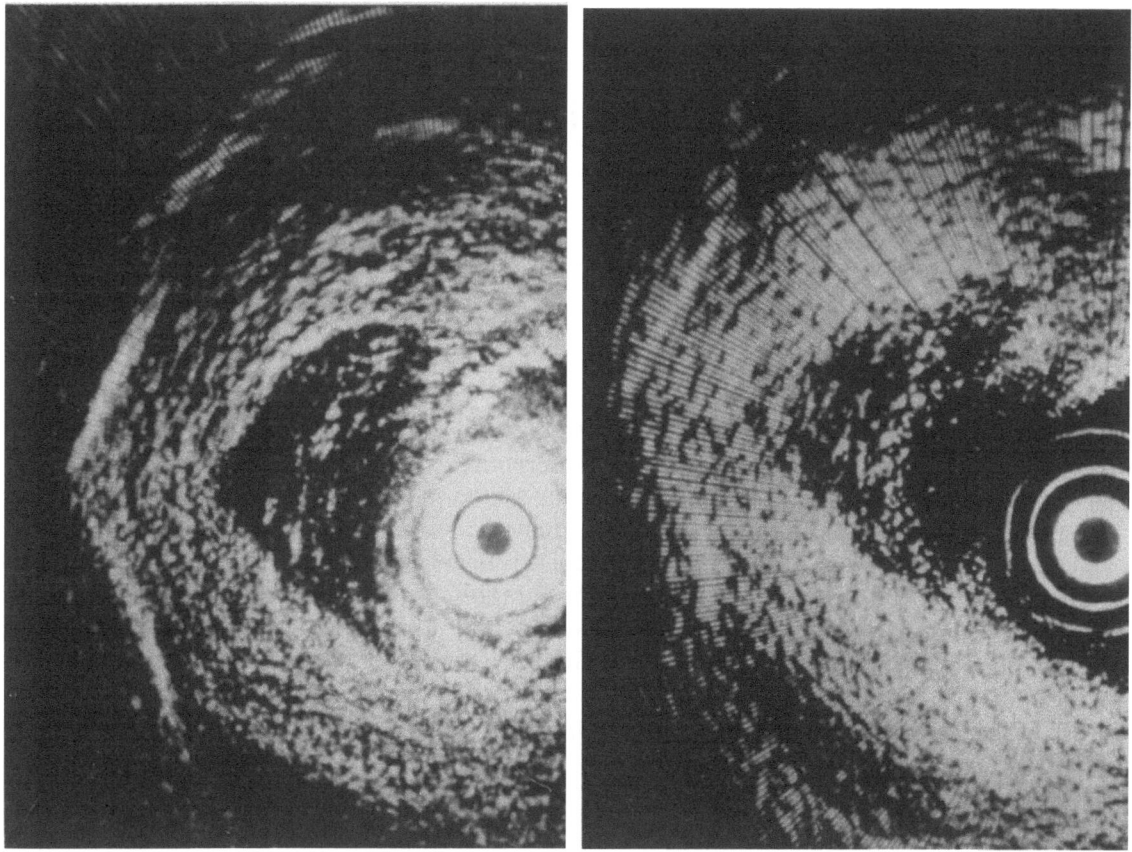

Abb. 1a, b. Zustand nach pelviner Lymphadenektomie und externer Strahlentherapie 1981 bei „incidental carcinoma" - Stadium A2. Bis 2/1983 gut abgrenzbare Kapsel. Bei Kontrolle (7/1983) kapselüberschreitendes Tumorwachstum und inhomogene Echostrukturen bei gleichzeitigem Nachweis einer Skelettmetastasierung

5. Incidental carcinoma (n = 6)

Bei z. T. mehrjähriger Beobachtung ergab sich in allen Fällen sonografisch (in Übereinstimmung mit klinischen und bioptischen Befunden) kein Hinweis für eine Progression.

6. Samenblasenbefund

Ein eindeutig pathologischer Befund (= asymetrischer) Samenblasenbefund findet sich auch bei lokal fortgeschrittenen Prostatakarzinomen nur in wenigen Fällen.

Diskussion und Schlußfolgerung

Da nur histopathologisch gesicherte Prostatakarzinome ausgewertet wurden, kann zur Frage der Spezifität des Verfahrens keine Aussage erwartet werden. Die retrospektiv ermittelte Sensitivität von 98% liegt über eigenen früheren Ergebnissen (Reindl 1982; Reindl und Carl 1984) sowie entsprechenden Literaturangaben (85-95%).

Die Belastung des Patienten durch die Untersuchung ist gering. Die TTPS kann beliebig wiederholt werden. Der finanzielle Aufwand der Untersuchung ist im Vergleich zu CT und NMR gering. Eine häufige Verlaufskontrolle (routinemäßig in vierteljährlichem Intervall) ist auch durch die geringe subjektive und die fehlende objektive Belastung des Patienten gerechtfertigt.

Die breite klinische Anwendung der TTPS bei der Diagnostik und Überwachung des Prostatakarzinoms kann somit uneingeschränkt empfohlen werden.

Literatur

1. Carl P, Reindl P (1985) Klinische Bedeutung der transrektalen Prostatasonographie. Verh Dtsch Ges Urol, 35. Tag. Springer, Berlin Heidelberg New York
2. Harada K, Takahashi Y, Igari D, Numata I, Orikasa S (1980) Clinical evaluation of inside echo patterns in gray scale prostatic echography. J Urol 124: 216
3. Reindl P (1984) Sonographie der Prostata. Springer, Berlin Heidelberg New York

Prof Dr. med. P. Carl
Urologische Abteilung
Hauptkrankenhaus
D-8360 Deggendorf

Die transrektale Sonographie in der Diagnostik des Prostatakarzinoms

J. W. Grups, V. Heller, M. Wirth und H. Frohmüller

Einleitung

Mit der transrektalen Sonographie steht seit einigen Jahren ein zusätzliches diagnostisches Verfahren zur Beurteilung der Prostata zur Verfügung. Da aber die Wertigkeit der transrektalen Sonographie bei der Festlegung des Tumorstadiums des Prostata-Carcinoms noch nicht abschließend beurteilt werden kann [1, 2, 4] war es Ziel dieser prospektiven Untersuchung praeoperative sonographische Befunde mit den jeweiligen histologischen Ergebnissen zu vergleichen. Von besonderem Interesse erschien die Beantwortung der Frage, ob sogenannte incidentelle Prostata-Carcinome praeoperativ erfaßt werden können. Im Rahmen dieser prospektiven Untersuchung sollte die Wertigkeit der transrektalen Sonographie in der Diagnostik des Prostata-Carcinoms beurteilt werden. Besonderes Interesse wurde auf die sonographische Erfassung sog. incidenteller Prostata-Carcinome gelegt.

Methodik

An der Urologischen Klinik und Poliklinik der Universität Würzburg wurden von Juni 1985 bis August 1986 185 Patienten praeoperativ im Rahmen dieser Untersuchung transrektal sonographiert. Die sonographischen Befunde vor der transurethralen Prostata-Resektion, der suprapubischen Adenomektomie oder der radikalen Prostatektomie wurden mit den jeweiligen histologischen Befunden verglichen. Die transrektale Sonographie erfolgte mit einem Gerät der Fa. BRUEL & KJAER, welches einen 4 MHz-Schallkopf mit einem Fokusbereich von 3-4 cm und einen Abstrahlwinkel von 90 Grad hat. Die Untersuchung erfolgte in allen Fällen in Steinschnittlagerung.

Ergebnisse

Bei 185 praeoperativ transrektal sonographierten Patienten ergab die histologische Untersuchung des entfernten Prostatagewebes in 120 Fällen ein Prostata-Adenom und bei 65 Patienten ein Prostata-Carcinom. Von den 120 Patienten mit einem histologisch nachgewiesenen Prostata-Adenom wurde sonographisch in 89,2% der Fälle das Prostata-Adenom richtig erkannt und in 10,8% der Fälle wurde fälschlicherweise ein Prostata-Carcinom diagnostiziert. Bei den 65 untersuchten Prostata-Carcinomen lag die Rate der korrekt erkannten Befunde bei 80%. Diese Ergebnisse entsprechen weitgehend denen anderer Autoren [1, 2]. Dabei ergaben sich allerdings Unterschiede bezüglich der Treffsicherheit in den verschiedenen Tumorstadien. Die lokal begrenzten Prostata-Carcinome (T1-T2) wurden nur in 37,5% der Fälle richtig erkannt, während die kapselüberschreitenden Carcinome (T3-T4) in 93,9% sonographisch richtig beurteilt worden waren. Auch diese Unterschiede wurden bereits beschrieben [3]. Die Auswertung der Untersuchungsbefunde bei den incidentellen Prostata-Carcinomen hingegen ergab nur in einem von neun Fällen einen korrekten Befund.

Diskussion

Mit Hilfe der transrektalen Sonographie können kapselüberschreitende Prostata-Carcinome relativ zuverlässig erfaßt werden. Bei Prostata-Carcinomen, die auf das Organ beschränkt sind, und insbesondere bei incidentellen Prostata-Carcinomen ist diese Untersuchungsmethode jedoch in ihrer Aussagekraft deutlich eingeschränkt und erscheint somit zum Screening nicht geeignet [5].

Literatur

1. Chodak GW, Wald V, Parmer E, Watanabe H, Ohe H, Saitoh M (1986) Comparison of digital examination and transrectal ultrasonography for the diagnosis of prostatic cancer. J Urol 135: 951-954

2. Frentzel-Beyme B, Schwarz J, Aurich B (1982) Das Bild des Prostata-Adenoms und -Karzinoms bei der transrektalen Sonographie. Fortschr Röntgenstr 137: 261–268
3. Peeling WB, Griffiths GJ (1984) Imaging of the prostate by ultrasound. J Urol 132: 217–224
4. Pontes JE, Eisenkraft S, Watanabe H, Ohe H, Saithoh M, Murphy GP (1985) Preoperative evaluation of localized prostatic carcinoma by transrectal ultrasonography. J Urol 134: 289–291
5. Resnick MJ (1985) Use of transrectal ultrasound in evaluating prostatic cancer. J Urol 134: 314–315

Dr. med. J. W. Grups
Urologische Klinik und Poliklinik
der Universität Würzburg
Josef-Schneider-Str. 2
D-8700 Würzburg

Der Stellenwert der suprapubisch-transvesikalen Prostatasonographie bezüglich der Differentialdiagnostik Adenom/Karzinom unter Einbeziehung eines speziellen Rechnersystems

H. Feiber, P. Nauth, A. Gaca und U. K. Wenderoth

Beitrag nicht eingereicht

Die Bedeutung der Prostatasonographie für Früherkennung, Stadieneinteilung sowie Therapie- und Verlaufskontrolle des Prostatakarzinoms

H. Feiber und P. Nauth

Beitrag nicht eingereicht

Läßt sich durch ein erweitertes Screening die Früherkennung urologischer Tumoren verbessern?

F.-J. Deutz, H. Rübben, F. Recker und W. Lutzeyer

Problemstellung

Der Einwand, durch eine Früherkennung nur die Beobachtungszeit des Tumors, nicht aber eine tatsächliche Verlängerung der Lebenszeit zu erzielen, wird durch die Möglichkeit der definitiven Heilung im Frühstadium widerlegt. Aus diesem Grunde sollte die Krebsfrüherkennung eine zentrale Stelle in der urologischen Tumorbehandlung einnehmen. Die fortlaufende Dokumentation der Untersuchungsergebnisse der gesetzlichen Krankheitsfrüherkennungsmaßnahmen dient dem zentralen Ziel, das Untersuchungsprogramm durch Anpassung an die jeweilige Krankheitssituation zu verbessern und die Qualität der Durchführung durch Rückmeldung der Ergebnisse zu sichern.

Tabelle 1. Prospektive Studie bei 100 männlichen Patienten

	gültiges Krebsfrüherkennungsprogramm		erweitertes Krebsfrüherkennungsprogramm		
	Palpation	Urinsed.	exfol. Urinzyt.	Sonogr. Abdomen	Sonogr. kl. Becken
Tu-Verdacht	–	–	1	2	1
Tu-bestätigt	–	–	–	2	–
Nebenbefund	–	4	–	28	4
behandlungsbedürftig	–	2	–	7	–

Tabelle 2. Korrelation zwischen Hämaturie und sonographischem Befund beim Screening der Nieren (100 Patienten)

Befund	Häufigkeit	Hämaturie	Sonogr. Nachweis
Nierentumor	2	–	2
Konkremente	2	–	2
Nierenzyste (n)	11	1[a]	11
Zystenniere	1	–	1

[a] falsch eingestellter Marcumarspiegel als Ursache der Hämaturie

Tabelle 3. Befunde der sonographischen Untersuchung des Abdomens bei 100 Patienten

Organ	sonographischer Befund	Häufigkeit
Niere:	Nierenkarzinom T1, N0, M0	2
	Konkremente	2
	Nierenzyste (n)	11
	Zystenniere	1
Prostata:	Vergrößerung	4
Abdomen: (außer Niere und Prostata)	Aortenaneurysma	1
	Gallenblasenhydrops	1
	Gallenblasensteine	2
	Harnblasensteine	1
	Hepatomegalie	3
	Leberzysten	2
	Splenomegalie	1
	steatosis hepatis	3
	ingesamt	34

Material und Methodik

In einer prospektiven Studie an 100 Patienten wurde das bisher gültige Krebsfrüherkennungsprogramm für Männer um die Sonographie des Abdomens und des kleinen Beckens sowie die exfoliative Urinzytologie erweitert. Die Teilnehmer an der Studie unterzogen sich zunächst der Ultraschalluntersuchung und anschließend der Früherkennungsuntersuchung nach den Richtlinien gemäß den Beschlüssen des Bundesausschusses der Ärzte und Krankenkassen [2].

Im einzelnen wurden durchgeführt:

- gezielte Anamnese
- klinische Untersuchung mit Inspektion und Palpation des äußeren Genitale, digitale Untersuchung des Rektums und der Prostata, Palpation der regionären Lymphknoten, Urinuntersuchung auf Eiweiß und Zucker, semiquantitative Mikrohämaturiebestimmung, Messung des Blutdrucks.

Ergänzend wurde in allen Fällen die exfoliative Urinzytologie durchgeführt. Die Ergebnisse der sonographischen Untersuchung wurden mit den Ergebnissen der bisher üblichen Screeningtests verglichen.

Ergebnisse

Inspektion und Palpation

Bei keinem Teilnehmer konnte durch Inspektion und Palpation die Verdachtsdiagnose Penis- bzw. Hodentumor erhoben werden (Tabelle 1).

Urinsediment

Bei 4% der Teilnehmer wurde im Urinsediment eine Hämaturie nachgewiesen, ohne daß diese durch einen Tumor bedingt war (falsch eingestellter Marcumarspiegel n=1, Blasensteinerkrankung n=1, Hämaturie unklarer Genese n=2) (Tabelle 1). Die Korrelation zwischen Hämaturie und dem sonographischen Befund beim Screening der Nieren wird in Tabelle 2 aufgezeigt.

Exfoliative Urinzytologie

In 1% zeigte sich bei unauffälligem Sonographiebefund und negativem Sangur-Test ein falsch positives Ergebnis der exfoliativen Urinzytologie (G2). Mittels gezielter Folgediagnostik ließ sich eine Tumorbildung ausschließen.

Sonographie

Mit der Ultraschalluntersuchung wurden 2 Nierenkarzinome im Stadium T1 per Zufall entdeckt (Tabellen 1+3). 4 Fälle einer Prostatavergrößerung konnten durch rektale Palpation und in einem Fall durch Biopsie als benigne Vergrößerung geklärt werden. Zusätzlich fanden sich 28 pathologische Ultraschallbefunde von denen 25% behandlungsbedürftig waren (Tabellen 1+3).

Tabelle 4. Kosten des Früherkennungsprogramms (Nach den Richtlinien gemäß § 181 RVO vom 26.04.1976), der Ultraschalluntersuchung und der exfoliativen Urinzytologie (aus: Bewertungsmaßstab für kassenärztliche Leistungen - BMÄ 1978 - und der Ersatzkassengebührenordnung E-GO, 1981)

Früherkennungsprogramm (einschließlich Haemoccult-Test)	31,00 DM
Ultraschalluntersuchung mit Sichtgerät	23,50 DM
Ultraschalluntersuchung mit Sichtgerät (einschließlich der ggf. notwendigen Photoaufnahmen für a. 1 Organ, b. 2 Organe, c. 3 und mehr Organe)	27,00 DM a. 56,00 DM b. 68,00 DM c.
exfoliative Urinzytologie	13,00 DM

Zusammenfassung und Schlußfolgerungen

Beim Nierentumor zeigt sich die Überlegenheit der Sonographie im direkten Vergleich mit der Hämaturiebestimmung als Screeningmethode. Wegen der niedrigen Inzidenz der Nierentumoren ist das sonographische Screening der Niere alleine im Rahmen des Früherkennungsprogrammes nicht zu rechtfertigen und sollte nur mit einer umfassenden Ultraschalluntersuchung des gesamten Abdomens erfolgen, da mit zahlreichen behandlungsbedürftigen Nebenbefunden an anderen Organen zu rechnen ist. Unter diesem Aspekt stellt die Sonographie eine Screeningmethode hoher Effektivität dar, die den Patienten wenig belastet und wiederholt zugemutet werden kann. Gemessen an den Kosten des augenblicklichen Vorsorgeprogramms sind die einer zusätzlichen Sonographie erheblich. Die Tabelle 4 zeigt die Kosten für das herkömmliche Früherkennungsprogramm für Männer [2], einer Ultraschalluntersuchung mit Sichtgerät (mit und ohne Aufnahmen) sowie der exfoliativen Urinzytologie [1]. Die Integration der Sonographie im Rahmen der Früherkennung scheint unter diesem Gesichtspunkt problematisch. Es ist damit zu rechnen, daß die Ultraschalluntersuchung mit Sichtgerät, die in der aktuellen Gebührenordnung als Einzelleistung verzeichnet ist und vergütet wird, bei Einbeziehung in das Früherkennungsprogramm billiger wird.

Routinemäßig sollte sie jedoch bei jeder stationären Behandlung durchgeführt werden. Da sich die exfoliative Urinzytologie im bisherigen Verlauf unserer Studie als wenig aussagekräftige Untersuchungsmethode des Krebsscreenings erweist, sollte diese relativ teure Untersuchungsmethode der Folgediagnostik vorbehalten sein.

Literatur

1. Bewertungsmaßstab für kassenärztliche Leistungen (BMÄ 1978) und der Ersatzkassengebührenordnung (E-GO) 4. Aufl. (1981) Asgard, St. Augustin
2. Schwartz FW (1975) Neue Krebsfrüherkennungsrichtlinien - Beschlüsse des „Bundesausschusses der Ärzte und Krankenkassen". Dtsch Ärzteblatt 11: 722

Dr. med. F.-J. Deutz
Abteilung Urologie
der RWTH Aachen
Pauwelsstraße
D-5100 Aachen

Transrektaler Ultraschall als Parameter des therapeutischen Response

R. Hofmann und J. Braun

Mit der transrektalen Sonographie lassen sich die Größe der Prostata, das Echomuster, die Kontur und die Samenblasen reproduzierbar darstellen und bildlich dokumentieren [3]. Untersucht wurde der Zusammenhang zwischen dem Verlauf des Prostatacarcinoms und dem transrektalen Ultraschallbefund.

Methoden und Patienten

Mit Hilfe eines transrektalen Ultraschallscanners (Fa. Aloka und Fa. Kretz - 5 MHz Transversalschallkopf) wurde die Volumenbestimmung der Prostata durchgeführt. Hierzu wurde die Prostata in 1 cm Abständen geschallt und die jeweilige Querschnittsfläche planimetrisch bestimmt. Aus der Addition aller Einzelvolumina wurde das Gesamtvolumen errechnet [1]. Es wurden untersucht:

1. 30 Patienten mit Prostatacarcinom im Stadium A-C nach Strahlentherapie.
2. 8 Patienten im Stadium D_2 nach Orchiektomie ohne additive Therapie.
3. 19 Patienten im Stadium D_2 mit Ochiektomie und Hormontherapie (Estramustin: 12 Patienten, DES: 7 Patienten).

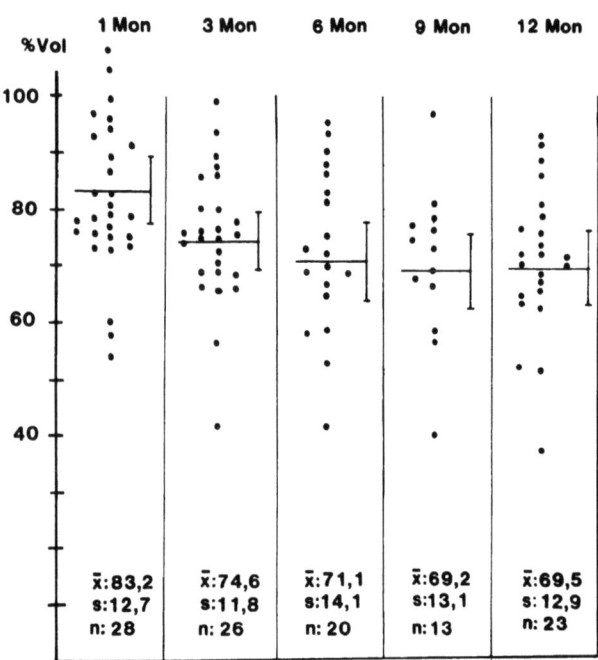

Abb. 1. Relative Gewichtsänderung der Prostata in Prozent des Ausgangsgewichtes nach Strahlentherapie

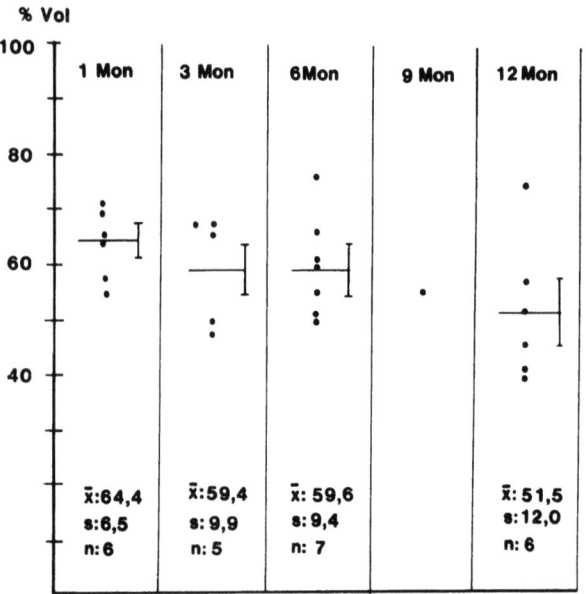

Abb. 2. Relative Gewichtsänderung der Prostata in Prozent des Ausgangsgewichtes nach Orchiektomie

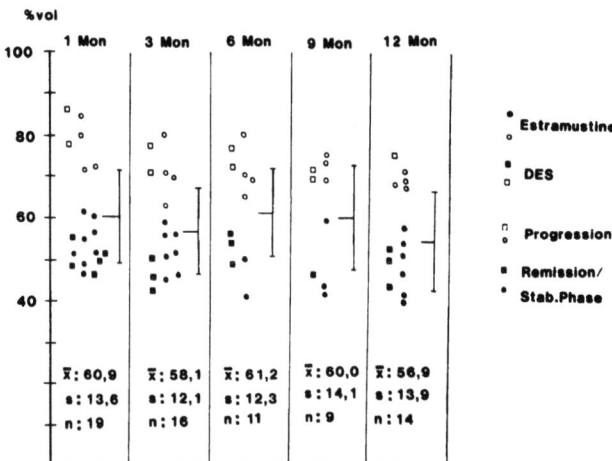

Abb. 3. Relative Gewichtsänderung der Prostata nach Orchiektomie und nachfolgender medikamentöser Therapie

Ergebnisse

1. Strahlentherapie

Nach Betatronbestrahlung kommt es innerhalb von 3–6 Monaten zu einer Volumenabnahme auf etwa 70% des Ausgangsvolumens. Innerhalb des ersten Monats wurde die deutlichste Volumenverminderung beobachtet ($p < 0{,}01$). Nur zwei Patienten wiesen eine Volumenzunahme im ersten Monat auf. Nach Strahlentherapie kommt es zu einer Zunahme der Echogenität der Binnenechos, zunächst an der Dorsalseite der Prostata und dann zu einer kontinuierlichen Zunahme über die gesamte Prostata (Abb. 1).

2. Orchiektomie

Nach Orchiektomie wurde eine Volumenverminderung auf etwa 50% des Ausgangsvolumens nach 3 Monaten beobachtet. Alle Patienten waren hier im Nachbeobachtungszeitraum (1 Jahr) klinisch in stabiler Phase oder Remission. Im Verlaufe von 1–3 Monaten nach der Operation wurde zunächst eine diskrete Auflockerung der Binnenechos mit Zunahme echoarmer Bezirke gefunden. Später kam es, ähnlich wie bei Patienten nach Strahlentherapie zu einer Binnenechoverdichtung, die aber weitaus geringer ausgeprägt war als nach Bestrahlung (Abb. 2).

3. Orchiektomie und nachfolgende Hormonbehandlung

Patienten, die in der Nachbeobachtungszeit von 1 Jahr in Remission oder stabiler Phase waren, zeigten eine Volumenminderung von mehr als 30% des Ausgangsgewichtes, während alle Patienten mit später eintretender Progression eine initiale Volumenverminderung von weniger als 30% nach 3 Monaten aufwiesen. Insgesamt 8 Patienten befanden sich in Progredienz ihrer Tumorerkrankung, wobei 6 Patienten eine Zunahme der Knochenmetastasierung aufwiesen, und nur bei 2 Patienten gleichzeitig ein Primärtumorwachstum auftrat. Metastatisches Wachstum oder Aussaat als Progressionskriterium ist nicht an eine Progression des Primärtumors gebunden und somit auch nicht mit dem transrektalen Ultraschall erfaßbar (Abb. 3).

Diskussion

Nach Strahlentherapie ist eine Verlaufskontrolle mit dem transrektalen Ultraschall nur als bildliche Dokumentation für einen späteren Vergleich der Schallbilder bei Verdacht auf ein lokales Rezidiv sinnvoll. Eine Volumenzunahme nach Strahlentherapie wurde bei 2 Patienten beobachtet, wahrscheinlich als Zeichen einer lokalen Entzündungsreaktion. Nur bei Patienten mit Orchiektomie bzw. Orchiektomie und Hormonbehandlung ist eine Volumenreduktion der Prostata von mehr als 30% nach 3 Monaten als ein Zeichen für das Ansprechen der Therapie zu werten. Eine initiale Volumenminderung von mehr als 30% nach 3 Monaten weist auf einen weiteren Verlauf mit stabiler Phase oder Remision der Erkrankung hin. Patienten mit geringerer Volumenabnahme wiesen alle eine klinisch progrediente Erkrankung auf. Das Echomuster, die Prostatakontur und die Samenblasenform weisen keine Korrelation mit dem Krankheitsverlauf auf. Das Ausgangsvolumen der Prostata war ohne Bedeutung für die Volumenreduktion nach Orchiektomie, da Abdomen- wie Carcinomgewebe auf Hormonentzug mit einer Volumenverkleinerung reagieren [2].

Literatur

1. Bartsch G, Egender G, Hübscher H, Rohr H (1982) Sonometrics of the prostate. J Urol 127: 1119-1121
2. Carpentier PJ, Schroeder FH, Blom JHM (1982) Transrektal ultrasonography in the follow-up of prostatic carcinoma patients. J Urol 128: 742-746
3. Watanabe H, Igari G, Tanahashi Y, Harada K, Saitoh M (1975) Transrektal ultrasonotomography of the prostate. J Urol 114: 734-739

Dr. R. Hofmann
Urologische Klinik und Poliklinik
der Technischen Universität München
Klinikum rechts der Isar
Ismaningerstr. 22
D-8000 München 80

Vergleich der transrektalen Sonographie, Computertomographie und Kernspintomographie beim Prostatakarzinom

G. Bartsch, G. Janetschek, G. Egender und D. ZurNedden

Material und Methode

Bei 26 Patienten mit T1- oder T2-Tumoren und 13 Patienten mit T3- oder T4-Tumoren wurde eine transrektale Sonographie, eine Kernspintomographie und eine Computertomographie ausgeführt. Folgende Kriterien wurden miteinander verglichen: intraprostatische Tumorgröße und -ausdehnung, Kapsel- und Samenblaseninfiltration sowie Infiltration angrenzender Strukturen wie Beckenwand, Beckenboden und Rektum.

Technik

a) Transrektale Sonographie mit Picker Compound-Gerät, transrektale Schallsonde (3,5 bzw. 5 MHz). Durch Bewegung der Schallsonde in longitudinaler Richtung können Serienschnitte (Abstand 2,5 mm) und durch Bewegung in transversaler Richtung korrespondierende Sonotomogramme angefertigt werden.
b) Computertomographie mit dem Somatom-Gerät (Siemens). Die Schichtdicke und der Tischvorschub betrug 8 mm. Zur besseren Abgrenzung der Gefäße von vergrößerten Lymphknoten wurde zum Zweck der Stadieneinteilung ein Kontrastmittel appliziert.
c) Kernspintomographie mit Magnetom-Gerät (Anlagenzentrum der Firma Siemens, Erlangen, BRD). Bei 7 Patienten mit der Feldstärke 0,3 Tesla, bei 12 Patienten 0,5 und bei 20 Patienten 1,0 Tesla; Schichtdicke 1 cm; Schnittbilder in allen drei Ebenen (axial, coronar und sagittal); unabhängige Auswertung von 2 untersuchenden Ärzten.

Ergebnisse

Transrektale Sonographie

Unter der Voraussetzung, daß die transrektale Sonographie ein Ultraschallgerät mit einem hohen Auflösungsvermögen zur Verfügung hat, liefert die transrektale Sonographie eine wertvolle Zusatzinformation zur rektalen Untersuchung. Mit Hilfe der transrektalen Sonographie ist eine Beurteilung der Kriterien, die für die Behandlung des locoregionären Prostatakarzinoms von Bedeutung sind, möglich: Kapselinfiltration und -penetration, Samenblaseninfiltration.

Computertomographie

Computertomographisch ist eine Differenzierung von T1- und T2-Tumoren von normalem und hyperplastischem Prostatagewebe nicht möglich. Erst im fortgeschrittenen Stadium (T3, T4) kann die Ausdehnung des Tumors mit Hilfe der Computertomographie erfaßt werden.

Kernspintomographie

Bei der Auswertung der MRI-Bilder zeigte sich, daß der Tumor in T2-gewichteten Bildern (T1-gewichtet: TR von 500 m/sec, TE 30 m/sec; T2-gewichtet: TR von 12.000, TE von 120 m/sec) besser zu erkennen ist und unterschiedliche Innenstrukturen besser zur Darstellung kommen. Aufgrund der derzeitigen Erfahrung ist es jedoch nicht möglich, Prostatakarzinomgewebe von normalem oder hyperplastischem Gewebe zu differenzieren. Bei organüberschreitenden Tumoren kann mit Hilfe der Kernspintomographie die Tumorausdehnung in allen drei Schnittebenen dargestellt werden. Ein Befall der Samenblasen und des Rektums läßt sich besonders gut durch Schnitte in sagittaler Ebene nachweisen, Axialschnitte wiederum eignen sich besonders zur Darstellung einer Infiltration des periprostatischen Fettgewebes, des Musculus obturatoris internus und des Musculus levator ani.

Zusammenfassung

Die transrektale Sonographie hat sich als wichtigste Untersuchungsmethode für die Diagnose, Stadieneinteilung und Verlaufskontrolle des Prostatakarzinoms erwiesen. Ein Vergleich der drei bildgebenden Untersuchungsverfahren (transrektale Sonographie, Kernspintomographie und Computertomographie) zeigt, daß sich die transrektale Sonographie für die Darstellung der intraprostatischen Tumorgröße und -ausdehnung sowie einer Kapselinfiltration besser eignet als die Kernspintomographie und Computertomographie.

Eine Infiltration benachbarter Strukturen (Beckenwand, Beckenboden) hingegen kann am besten mit Hilfe der Kernspintomographie erfaßt werden. Nach unserer Erfahrung hat die Kernspintomographie in diesem Stadium der Erkrankung eine größere Aussagekraft als die Computertomographie. Eine Verbesserung in der Diagnose und Stadieneinteilung des locoregionären Prostatakarzinoms kann somit durch die transrektale Sonographie erzielt werden.

Prof. Dr. G. Bartsch
Urol. Univ. Klinik Innsbruck
Anichstraße 35
A-6020 Innsbruck

Wertigkeit von Computertomographie und Kernspintomographie bei der präoperativen Klassifikation des N-Stadiums beim Prostatakarzinom

T. Ebert, B. J. Schmitz-Dräger, S. Miller und R. Ackermann

Bis heute existiert kein zuverlässiges klinisches Untersuchungsverfahren zur Klassifikation des N-Stadiums beim Prostatakarzinom (CaP). Während mit der bipedalen Lymphangiographie die Lymphknoten der Obturatoriusgruppe nicht zur Darstellung kommen, ist die Sensitivität der Computertomographie (CT) limitiert [1]. Der Nachteil dieser Methode scheint vor allem darin zu liegen, daß axiale Schnittbilder in definierten Abständen erzeugt werden. Dazwischenliegende Veränderungen werden naturgemäß nicht erfaßt. Mit der vor einigen Jahren eingeführten Kernspintomographie (MRT) können frontale, axiale und sagittale Bilder erstellt werden.

Mit der vorliegenden Untersuchung sollte der klinische Wert der MRT im Vergleich zur CT in der Klassifikation des N-Stadiums beim CaP analysiert werden.

Bei 13 Patienten mit bioptisch nachgewiesenem CaP und fehlender Fernmetastasierung wurde vor der geplanten pelvinen Lymphknotendissektion eine CT sowie MRT des Beckens durchgeführt und von unabhängigen Untersuchern befundet. Die Ergebnisse der bildgebenden Verfahren wurden mit den postoperativen pathohistologischen Untersuchungsbefunden verglichen.

Bei 11 von 13 Patienten wurden histologisch tumorfreie pelvine Lymphknoten beschrieben. Auch mit den beiden bildgebenden Verfahren (CT und MRT) ließen sich bei diesen Patienten keine pathologischen Lymphknotenveränderungen erkennen.

Bei 2 Patienten, die sowohl in CT als auch in MRT keine Veränderungen der pelvinen Lymphknoten aufwiesen, fanden sich histologisch Lymphknotenmetastasen. Bei einem dieser Patienten ergab bereits die Schnellschnittuntersuchung die Diagnose, beim 2. Patienten wurden die Lymphknotenmetastasen erst im Rahmen der endgültigen histologischen Aufarbeitung nachgewiesen.

Das neue bildgebende Untersuchungsverfahren der MRT zeigte sich im Rahmen dieser noch laufenden Untersuchungsserie der CT in der N-Klassifikation des Prostatacarcinoms als gleichwertig. Die Spezifität beider Verfahren wurde mit 85% berechnet und liegt damit etwas höher als die von Walsh und Mitarbeitern für die CT angegebene Spezifität von 67% bei einer vergleichbaren Patientengruppe [1]. Die verbesserte Spezifität scheint vor allem auf ein höheres Auflösungsvermögen der modernen Geräte zurückzuführen zu sein. Bei allerdings höheren Untersuchungskosten besitzt die MRT den Vorteil der fehlenden Strahlenbelastung und der räumlichen Darstellungsmöglichkeit. Ob mit diesem Verfahren zusätzlich ein Beitrag zur T-Klassifikation des CaP geleistet werden kann, wird in einer weiteren zur Zeit laufenden Untersuchung geprüft.

Literatur

1. Walsh JW, Amendola MA, Karsten MD, Konerding F, Tisnado J, Hazra TA (1980) Computed tomographic detection of pelvic and inguinal lymph-node metastases from primary and recurrent pelvic malignant disease. Radiology 37: 157–166

Dr. B.J. Schmitz-Dräger
Urologische Universitätsklinik
Moorenstr. 5
D-4000 Düsseldorf

Diagnostische Bedeutung von Sonographie, Computertomographie und Kernspintomographie beim Prostata- und Blasenkarzinom

P. Carl, P. Reindl, T. Auberger und K. Pfänder

Fragestellung

Die Stadieneinteilung – organüberschreitendes Wachstum? regionaler Lymphknotenbefall? – bestimmt das Therapiekonzept beim Prostata- und Harnblasenkarzinom, d.h. insbesondere die Indikation zur radikalen operativen Behandlung.

Neben den klinischen Untersuchungsverfahren sind die sonographischen und computertomographischen Methoden inzwischen etabliert. Als neues diagnostisches Verfahren steht die Kernspintomographie zur Verfügung.

Die Aussagefähigkeit der einzelnen apparativen diagnostischen Möglichkeiten muß somit in Abhängigkeit von der klinischen Fragestellung überprüft werden.

Material und Methode

Zahl der untersuchten Patienten = 36

Prostata: 27 Prostata-Adenome 6
retroprostatisches Sarkom 1
primäres Prostatakarzinom 20
Harnblase: 9 ausnahmslos primäre
Transitionalzellkarzinome

davon: rad. Zystektomie (m. postop.
Präparatuntersuchung) = 6
kirative transurethrale Resektion = 1
palliative Resektion bei Muskelinvasion = 2

Zahl für postop. KST zur Verfügung stehenden Präparate:

Prostatakarzinome: 3
Prostata-Adenome: 2
Blasenpräparate: 5

Diskussion

Die Ergebnisse bestätigen die Aussagefähigkeit der TTPS in der Beurteilung der Binnenstruktur. Diese Methode erwies sich bei allen untersuchten Stadien dem verglichenen Verfahren (CT und KST) in dieser Fragestellung überlegen. Allerdings sind Aussagen zum Lymphknotenbefall prinzipiell nicht möglich, ebenso Aussagen über das Ausmaß eines in die Nachbarorgane infiltrierenden Prozesses. Die *CT* erlaubt keine Aussage über die Binnenstruktur und somit zu dem auf die Prostata beschränkten Karzinom. Aussagen über ein organüberschreitendes Wachstum des Karzinoms sind möglich. Die KST erweist sich als neues bildgebendes Verfahren, das sowohl Differenzierungen der Organstruktur wie vor allem auch exakte anatomische Schnitte in verschiedenen Ebenen ermöglicht. Dadurch ist eine exaktere Abgrenzung des Organs bzw. eines pathologischen Prozesses möglich. Durch diese neuen Aspekte (Organstruktur, anatomische Darstellung) ggf. ergänzt durch Kontrastmitteluntersuchungen (GAD-DTPA) kann diese Methode der Computertomographie überlegen werden. Eine gewisse Einschränkung ist im Moment noch durch die Untersuchungsdauer gegeben, was sich vor allem beim älteren Menschen erschwerend auswirkt. Beim Blasenkarzinom zeigten sich bei beiden Methoden die Schwierigkeiten im Staging das Stadium T_2 betreffend. Während im Stadium T_3 und T_4 zwischen beiden Verfahren kein Unterschied in der exakten Zuordnung bestand, liegt bezüglich der anatomischen Darstellung hier der Vorteil vor allem bei der KST durch die verschiedenen Ebenen, wodurch vor allem auch Prozesse am Blasenboden und Blasendach besser erfaßt werden können.

Zusammenfassung

Bei retrospektiv vergleichenden Untersuchungen einschließlich der Organschnitte von 36 Patienten zeigt sich ein Vorteil der *TTPS* in der Diagnostik des Prostatakarzinoms auf die Organstruktur bezogen. Mit den derzeitig angewandten "Modes" erlaubt zwar die *KST* bereits Hinweise auf das Signalverhalten des Prostatakarzinoms, jedoch noch ohne eindeutige Aussage. Derzeit liegt der Vorteil der Methode - auch das Blasenkarzinom betreffend - in der guten anatomischen Darstellung der Beckenorgane in verschiedenen Ebenen. Zur Frage der Organüberschreitung bringt die CT beim Prostatakarzinom vergleichbare Ergebnisse.

Bei Tumoren des BB und BD ist die Aussage der CT eingeschränkt.

Schlußfolgerung

Bei subtiler Durchführung der TTPS muß in der Diagnostik des Prostatakarzinoms - in Ergänzung zur Klinik und Palpation - dieser Methode der Vorzug gegeben werden. Der Nachteil liegt in der mangelnden Umgebungsbeurteilung. Vorteile der Computertomographie liegen in der Abgrenzung bzw. Erfassung organüberschreitender Prozesse. Sie ist jedoch nicht in der Lage, Organstrukturen zu differenzieren.

Die Vorteile der KST stellen sich derzeit wie folgt dar

1. Exakte Darstellung anatomischer Details
2. Hervorhebung der Prostatakapsel des periprostatischen Venenplexus im T_2betonten Bild.
3. Darstellung verschiedener Abbildungsebenen.
4. Mit Einschränkung Beurteilbarkeit von Binnenstrukturveränderungen.

Nachteile

1. Hohe Empfindlichkeit gegenüber Bewegungsunruhen
2. nur mäßiggradige Beurteilung des Lymphknotenbefalls
3. Untersuchungszeiten und -kosten.

Prof. Dr. P. Carl
Urol. Abteilung
Hauptkrankenhaus
D-8360 Deggendorf

Wertigkeit von Sonographie, CT, MR und Lymphographie beim pelvinen Lymphknotenstaging des Prostatakarzinoms

W. Franzen, E. Allhoff, R. Lorenz, R. Engelking und B. König

Der Nachweis einer Tumorabsiedlung beim Prostata-Karzinom bestimmt entscheidend die Wahl der therapeutischen Strategie. Nach Ausschluß einer Fernmetastasierung ist die Evaluation des regionären Lymphknotenstatus erforderlich, welche am zuverlässigsten durch die pelvine Staging-Lymphadenektomie (PSLA) gelingt, jedoch mit einer hohen Komplikationsrate (20-35%) behaftet ist. Diese rechtfertigt die Überprüfung nichtinvasiver Untersuchungsverfahren wie Sonographie (US), CT, MR und Lymphographie (LG) bei der Bestimmung des pelvinen Lymphknotenstatus (Abb. 1).

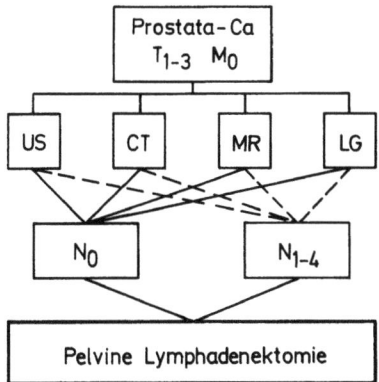

Abb. 1. Diagnostik d. Prostata-Ca's

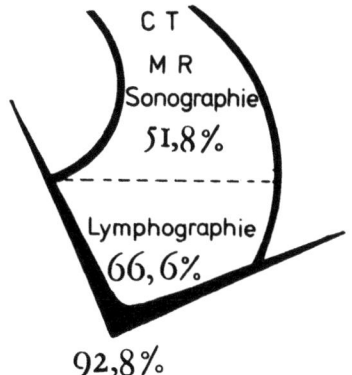

Abb. 2. Treffsicherheit von US, CT, MR u. LG im Vergleich zur PSLA

Tabelle 1. Häufigkeitsquote der LK-Metastasierung beim Prostata-Ca in Relation zum Malignitätsgrad und klinischen Stadium

	G_1 Zahl/ Gesamtzahl %	G_2 Zahl/ Gesamtzahl %	G_3 Zahl/ Gesamtzahl %	Gesamtzahlen %
T_1	0/1	0/0	0/1	0/2
T_2	1/3 (33)	1/3 (33)	1/2 (50)	3/8 (37.5)
T_3	0/2	4/8 (50)	6/7 (86)	10/17 (59)
Gesamtzahlen	1/6 (17)	5/12 (42)	7/10 (70)	13/27 (48)

Tabelle 2. Aussagekraft von Sonographie, CT, NMR, Lymphographie beim pelvinen Lymphknotenstaging

Art d. Untersuchung	falsch positiv	falsch negativ	richtig positiv	richtig negativ
1. Sonographie	0	13	0	14
2. Computertomographie	1	12	1	13
3. NMR	0	13	0	14
4. Lymphographie	1	8	5	13
1.+2.+3.+4.	2	8	5	12

Tabelle 3. Sensitivität, Spezifität, Treffsicherheit von US, CT, MR, LG beim pelvinen LK-Staging (n - 27)

Art d. Untersuchung	Sensitivität	Spezifität	Treffsicherheit
1. Sonographie	0 %	100 %	51.8%
2. Computertomographie	7.7%	92.8%	51.8%
3. MR	0 %	100 %	51.8%
4. Lymphographie	38.4%	92.8%	66.6%
1.+2.+3.+4.	38.4%	85.7%	62.9%

Tabelle 4. Empfehlenswerte Diagnostik des pelvinen LK-Status beim Prostatacarcinom

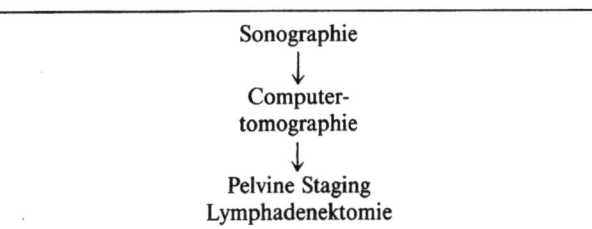

Patienten und Methodik

In einer prospektiven Studie wurde von 1984-1986 bei 27 Patienten (50-75 Jahre, Durchschnittsalter 61.8 Jahre) mit einem lokoregionären, histologisch nachgewiesenen Prostata-Karzinom nach Ausschluß einer Fernmetastasierung der pelvine Lymphknotenstatus mittels Sonographie, CT, MR und Lymphographie ermittelt und mit den Ergebnissen der konventionellen patho-histologischen Untersuchung nach erfolgter pelviner Staging-Lymphadenektomie in Hinblick auf Sensitivität, Spezifität und Treffsicherheit verglichen.

Ergebnisse

13/27 Patienten (48.1%) hatten histologisch gesicherte Lymphknotenmetastasen; es zeigte sich eine Korrelation zwischen dem metastatischen Lymphknotenbefall, dem klinischen Stadium und dem Malignitätsgrad (Tabelle 1).

Sonographie und MR entsprechen sich hinsichtlich ihrer Effizienz in der Evaluation des regionären Lymphknotenstatus mit einer Spezifität von 100% und einer Treffsicherheit von 51.8%; in keinem Fall konnte jedoch ein richtig positiver Lymphknotenbefall angezeigt werden (Tabellen 2, 3).

Die Identifizierung einer lymphatischen Absiedlung gelingt nichtinvasiv am ehesten mit der Lymphographie, die Sensitivität von CT bzw. LG betragen 7.7% bzw. 38.4%, die Treffsicherheit 51.8% bzw. 66.6% bei einer nicht differenten Spezifität von 92.8%. Die Kombination sämtlicher nichtinvasiver Verfahren erbringt keinen Vorteil gegenüber der Lymphographie allein (Tabellen 2, 3).

Bei 1/14 mittels Stufenschnitt-Technik aufgearbeiteten Adenomektomiepräparaten mußte der ursprünglich falsch negative Befund korrigiert werden, so daß die Treffsicherheit der konventionellen patho-histologischen Untersuchung bei der PSLA im vorliegenden Krankengut 92.8% beträgt.

Tabelle 5. Kosten der Diagnostik

Sonographie	65,- DM
CT	416,- DM
MR	385,- DM
Lymphographie	325,- DM
Summe	1191,- DM

Schlußfolgerung

Aus den in der vorgelegten Studie erzielten Ergebnissen ergibt sich keine zwingende Überlegenheit eines bestimmten diagnostischen Verfahrens bei der Evaluation des pelvinen Lymphknotenstatus weder als Solitärmaßnahme noch in Kombination mit anderen Modalitäten (Tabelle 4, Abb. 2).

Nicht zuletzt im Hinblick auf die Nutzen-Kosten-Analyse erscheint als präoperatives Screeningverfahren lediglich die Sonographie evtl. in Kombination mit der CT sinnvoll.

Letztendlich ist jedoch für ein Therapierelevantes Lymphknotenstaging die pelvine Staging-Lymphadenektomie mit einer Treffsicherheit von 92.8% nach Paraffin-Aufarbeitung unerläßlich.

Literatur beim Verfasser

Dr. W. Franzen
Urol. Universitätsklinik
Josef Stelzmannstr. 9
D-5000 Köln-Lindenthal

Die Verwendbarkeit bekannter Analyseverfahren zur Diagnostik des Prostatakarzinoms

G. Freund und K. Planz

Das Prostatakarzinom gehört zu den Tumoren mit einer hohen Inzidenzrate. Mehr als die Hälfte der entdeckten Tumore sind dann schon im fortgeschrittenen Stadium und nur das lokoregionale Karzinom ist kurativ therapierbar.

Die Bestimmung der Prostata-Phosphatase ist seit 1940 als Begleitdiagnostik im labormedizinischen Bereich bekannt. Mit dem Zusammenhang zwischen Serumerhöhung der Prostata-Phosphatase und einem malignen Tumor war erstmalig in der Medizingeschichte die Möglichkeit erkannt worden aus einer Blut-Serum-Untersuchung die Diagnostik eines Tumors mitzubestimmen. Die weiteren Bestimmungsmethoden haben jetzt zu einer weiteren Verfeinerung der Methode durch immunologische Trennschritte geführt. Als letzter Fortschritt in dieser Phase gilt die Fixierung der Prostata-Phosphatase mit monoklonalen Antikörpern.

Tabelle 1. Darstellung der Ergebnisse. Zusammenstellung der Untersuchungsergebnisse im Vergleich zu den von den Herstellern angegebenen Referenzbereichen

Methode	Angegebener Referenzbereich (Hersteller)	Ermitteltes 95% percentil	N	Nichtkranke			Adenome			Karzinome		
					erhöhte Werte			erhöhte Werte			Werte innerhalb des Referenzbereich	
				Anzahl		%	Anzahl		%	Anzahl		%
A	1,6 U/l	2,66 U/l	280	191	13	6,8	30	7	25	59	33	56
B	4,0 U/l	3,70 U/l	302	201	19	9,4	35	4	11,4	66	31	47
C	2,3 U/l	2,20 U/l	316	216	29	13,5	35	5	14,3	65	31	41
D	Norm 1,0 µg/l Ad 1,6 µg/l Ca >1,6 µg/l	1,64 µg/l	318	219	14	6,4	37	5	13,5	62	29	46
E	Norm 0,47 µg/l Ad 1,0 µg/l Ca >1,0 µg/l	1,14 µg/l	313	210	17	8,1	38	4	10,5	65	30	47
F	empfiehlt eigene Werte	1,33 µg/l	69	45	6	13,3	7	3	42,8	17	5	29,4

Die Prostata-Phosphatase ist ein unspezifisches Enzym. Sie ist intrazellulär in den Lysosomen z. B. beim Nukleinsäureabbau sowie im Fotosynthesezyklus und bei der Triclycerinsynthese aktiv.

Wir haben jetzt eine Untersuchung durchgeführt bei der mit 6 Methoden bei insgesamt 320 Blut-Serum-Proben die Prostata-Phosphatasen mit 2 enzymkinetischen Methoden und 4 immunologischen Methoden verglichen wurden. Die Blut-Serum-Proben wurden nach unterschiedlichen Kriterien ausgesucht:

1. Patienten ohne Prostataerkrankungen
2. Patienten mit histologisch gesichertem Prostataadenom
3. Patienten mit histologisch gesichertem Prostatakarzinom

Von diesen männlichen Patienten, die in einem Durchschnittsalter von 60 Jahren waren, wurde unter standardisierten Bedingungen Blutproben entnommen. Bei den Patienten mit Prostataerkrankungen wurde besonders darauf geachtet, daß die Blutentnahme frühestens 42 Stunden nach Palpation bzw. Biopsie vorgenommen wurde. Von den Patienten ohne Prostataerkrankungen wurden die Referenzwerte bestimmt. Aus nach diesen Referenzbereichen dann ermittelten falsch-positiven und falsch-negativen Werten wurde dann die statistische Auswertung vorgenommen (Tabellen 1-3).

Zusammenfassend zeigt sich bei allen Methoden noch ein hoher Anteil von falsch-positiven und falsch-negativen Werten, so daß die Bestimmung der PAP auch mit immunologischen Methoden weiterhin kein sicherer Weg zur Entdeckung des Prostatakarzinoms ist. Insbesondere bestätigt sich erneut, daß das Prostatakarzinom ein unkalkulierbarer Tumor bleibt und auch die hohe Selektivität der immunologischen Methoden zu keiner Steigerung der Frühidentifizierung von Prostatakarzinomen führt. Die rektale-digitale Untersuchung und die Prostata-Biopsie sind weiterhin unerläßlich. Wegen der Kostenfrage ist bei unseren Untersuchungen die enzymkinetische Methode weiterhin ausreichend für die Begleitdiagnostik des Klinikers.

Tabelle 2. Anzahl der aus Tabelle 1 ermittelten Ergebnisse als Grundlage zur statistischen Auswertung nach der in der Literatur angegebenen Methode [7]

Methode	A	B	C	D	E	F
Richtig positiv	26	35	34	33	35	12
Falsch positiv	20	23	34	19	21	9
Falsch negativ	33	31	27	29	30	5
Richtig negativ	201	213	217	237	227	43

Tabelle 3. Ergebnisse der statistischen Auswertung nach Büttner

	A	B	C	D	E	F
Sensitivität	0,44	0,53	0,56	0,53	0,54	0,71
Spezifität	0,91	0,90	0,87	0,93	0,92	0,83
prädiktiver Wert (+)	0,57	0,60	0,50	0,64	0,63	0,57
prädiktiver Wert (−)	0,86	0,87	0,89	0,89	0,88	0,90
prädiktiver Wert (+) mit Einbeziehung der Prävalenz	0,56	0,60	0,52	0,65	0,65	0,58
prädiktiver Wert (−) mit Einbeziehung der Prävalenz	0,86	0,88	0,89	0,89	0,88	0,90
Prävalenz	0,21	0,22	0,20	0,20	0,21	0,25

Literatur beim Verfasser

G. Freund
Urologische Klinik der Städtischen Kliniken Fulda
Akademisches Lehrkrankenhaus der Universität Marburg
D-6400 Fulda

Erste diagnostische Erfahrungen mit dem prostataspezifischen Antigen (PSA) im Serum bei Patienten mit BPH bzw. Prostatakarzinom

O. Hallwachs, K. Walter und W. Sonntag

PSA (Prostata spezifisches Antigen) und PAP (immunologisch bestimmte saure Prostataphosphatase) wurden radioimmunologisch gemessen bei 377 Patienten (198 × Prostata ohne Befund, 115 × BPH mit Miktionsbeschwerden, 24 × virginelles Prostata-Karzinom und 40 × vorbehandeltes Prostata-Karzinom) siehe Abb. 1 und 2.

Bei Männern mit symptomloser Prostata betrug die Spezifität von PSA 96% (Normgrenze: 2,5 ng/ml) und von PAP 99% (Normgrenze: 3,5 ng/ml).

Bei Patienten, die durch BPH (benigne Prostatahyperplasie) bedingte Miktionsbeschwerden angaben, lagen 73% der PSA-Werte, aber nur 8% der PAP-Werte über der angegebenen Normgrenze.

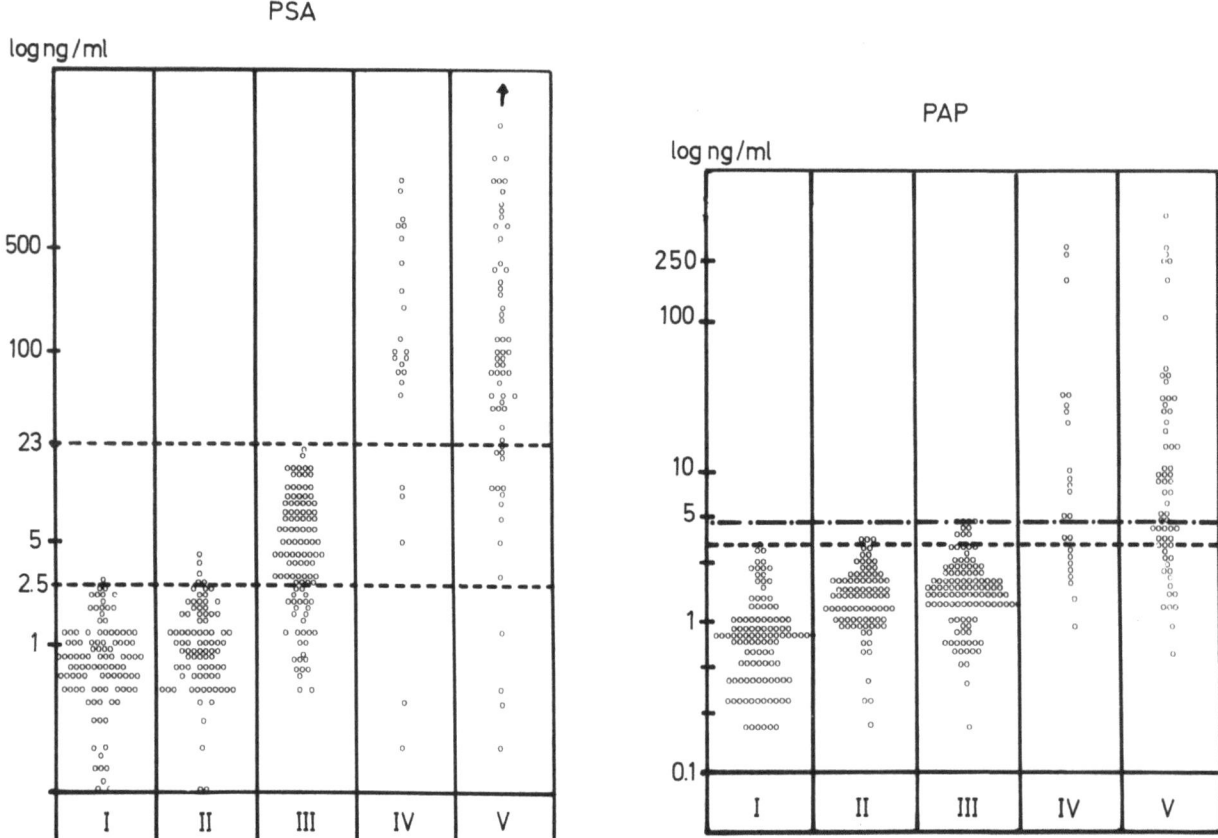

Abb. 1 und 2. *I* = „Normale Männer", *II* = Urologische Patienten ohne Prostata-Erkrankung, *III* = BPH, *IV* = Unbehandelte Prostatakarzinome, *V* = Behandelte u. unbehandelte Prostatakarzinome

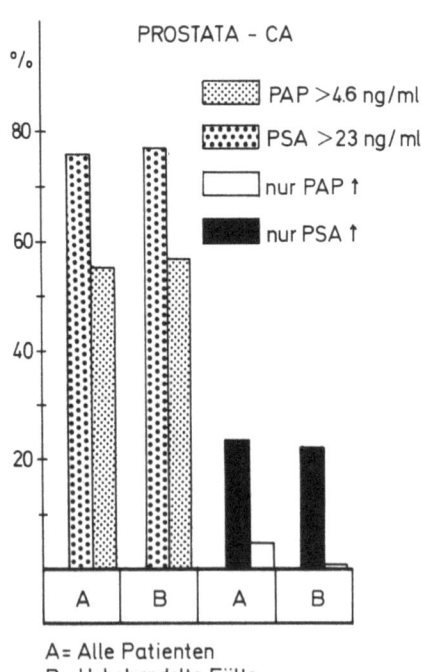

Abb. 3. *PAP* und *PSA* oberhalb der höchsten bei BPH gemessenen Werte bei Prostata-Karzinom-Patienten mit bzw. ohne Behandlung

Beim virginellen Prostata-Karzinom lagen PSA (Obergrenze bei BPH: 23 ng/ml) in 79% der Fälle, PAP (Obergrenze bei BPH: 4,6 ng/ml) in 58% der Fälle über dem höchsten bei BPH gemessenen Wert. Während in allen Fällen mit erhöhter PAP auch die PSA-Werte pathologisch waren, wiesen bei 5 Patienten nur erhöhte PSA-Werte auf ein virginelles Prostata-Karzinom hin.

Beim vorbehandelten Prostata-Karzinom war PSA in 76% und PAP in 56% der Fälle über den höchsten bei BPH gemessenen Wert erhöht. Ausschließlich erhöhte Werte fanden sich für PSA in 24% und PAP in 5% der Fälle (Abb. 3).

Die vorliegenden Ergebnisse weisen daraufhin, daß PSA ein empfindlicherer Indikator für das Prostata-Karzinom und die BPH mit Miktionsbeschwerden zu sein scheint als PAP.

Prof. Dr. O. Hallwachs
Direktor der Städt. Urologischen Klinik
Grafenstr. 9
D-6100 Darmstadt

Prognostische Relevanz des prostataspezifischen Antigens (PSA) zur Früherkennung von Prostatakarzinomrezidiven

P. Fornara, W. Sturm und P. G. Fabricius

Da das prostataspezifische Antigen (PSA) ausschließlich von prostatischen Zellen produziert wird und sich zur histochemischen Identifizierung eines Prostatakarzinoms exzellent eignet, kann die Radioimmunserologie die Früherkennung eines Rezidivs – bevor dieses klinische Relevanz erreicht hat – ermöglichen.

In einem Kollektiv von 98 Patienten mit histologisch gesichertem Prostatakarzinom fand sich zum Zeitpunkt der Erstdiagnose, daß 96% der PSA-Serumwerte größer als 10 ng/ml waren. Demgegenüber konnte nur in 79% der Fälle eine PAP-Konzentrationserhöhung über dem Normalwert von 1,5 ng/ml objektiviert werden. Von 19 Patienten, bei denen eine Erhöhung des PSA bei unauffälliger PAP-Serumkonzentration bestimmt werden konnte, hatten 12 keine Metastasen. Von zwei Patienten mit einem falsch negativen PSA-Befund hatte ein Patient eine Metastase.

Die Sensibilität des PSA als Verlaufsparameter wurde über einen Beobachtungszeitraum bis zu zwei Jahren überprüft (28 Patienten mit Tumorprogression und 30 Patienten mit Tumorremission). PSA und PAP wurden parallel bestimmt. Insgesamt konnte bei 26 der 28 Patienten mit klinisch gesicherter Progression eine Erhöhung der PSA-Konzentration gegenüber dem Ausgangswert beobachtet werden (Abb. 1). Demgegenüber war im gleichen Kollektiv nur bei 20 der 28 Probanden ein PAP-Anstieg trotz gesicherter Tumorprogression vorhanden (Abb. 2).

Generell war die PSA-Erhöhung gegenüber dem Ausgangswert deutlicher als die der PAP. Von besonderem Interesse scheint die Beobachtung zu sein, daß die Erhöhung der PSA-Konzentration zeitlich der klinisch erfaßbaren Progression vorausging. Dabei zeigte sich eine direkte Relation zwischen der PSA-Konzentration und der Möglichkeit, die Progression zu erfassen. Bei PSA-Konzentrationen im Serum zwischen 40 und 60 ng/ml ergab sich bei 75% der Fälle eine direkte Relation. Bei PSA-Konzentrationen zwischen 60 und 100 ng/ml er-

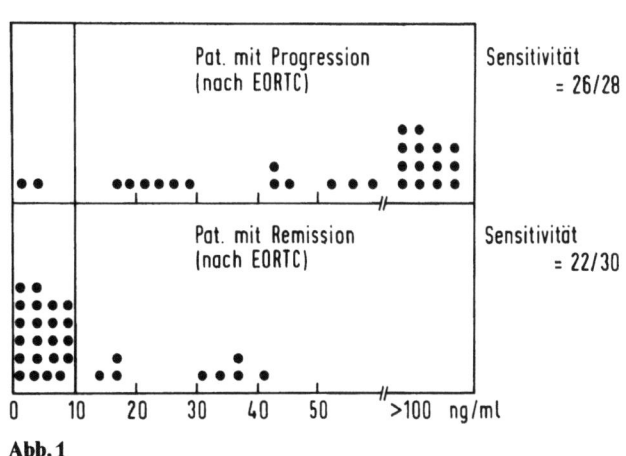

Abb. 1

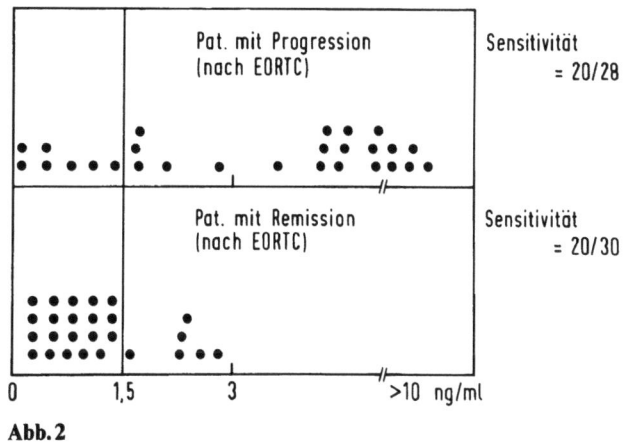

Abb. 2

höhte sich die Sensitivität auf 88%. Bei einem PSA-Konzentrationsanstieg über 100 ng/ml ergab sich eine lineare Korrelation. Sämtliche Progressionen wurden erst 8 bis 18 Wochen nach dem mittels Radioimmunassay bestimmten PSA-Anstieg klinisch manifest. In einem weiteren Kollektiv von 30 Patienten mit klinisch gesicherter Tumor-Remission war

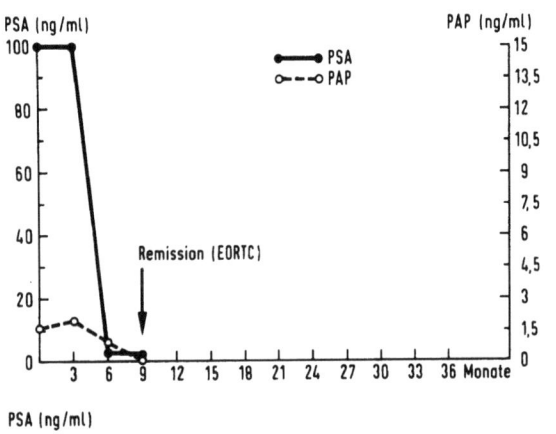
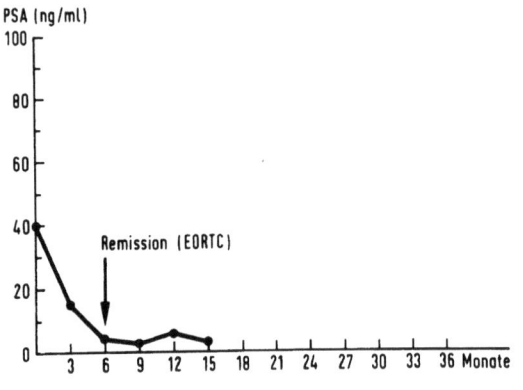
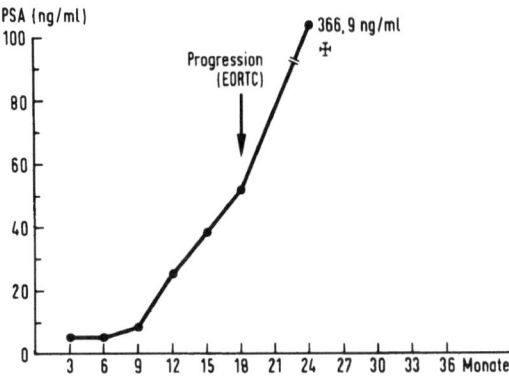
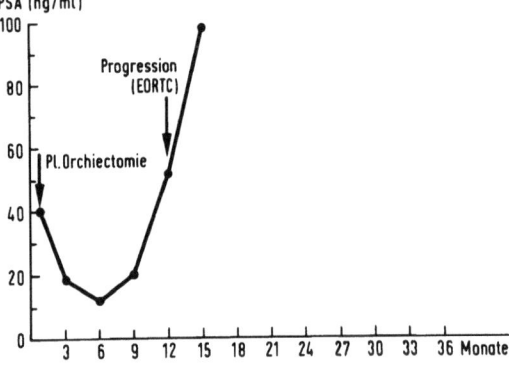

Abb. 3

Abb. 4

Tabelle 1

	Höchstwert (ng/ml)	Mindestwert (ng/ml)	Median (ng/ml)
Pat. mit Nierentumoren (n = 32)	5,74	0,16	1,93
Pat. mit Blasentumoren (n = 60)	7,42	0,11	1,98
Pat. mit Harnsteinen (n = 158)	5,35	0,19	1,29
Pat. mit benigner prostatischer Hyperplasie (n = 65)	7,66	0,18	2,53
Pat. mit Prostatitis (n = 4)	3,67	1,67	2,41
Pat. mit Hoden-TU (n = 4)	1,14	0,80	0,97
Pat. mit sonstigen extraprostatischen Erkrankungen (n = 38)	5,63	0,41	**1,95**

die PSA-Konzentration rückläufig. Ähnlich verhielten sich die PAP-Konzentrationen (Abb. 1 und 2).

Auch bei Patienten mit Tumorremission wurde in 81% der Fälle eine Verminderung der PSA-Konzentration im Serum 8 bis 10 Wochen vor den klinisch objektivierbaren Kriterien gemessen. Die Abbildungen 3 und 4 zeigen einige charakteristische PSA-Konzentrationsverläufe bei Remission sowie Progression des Prostatakarzinoms. Als gesunde Kontrollgruppe wurden 361 Patienten ohne Prostatakarzinoms, u. a. auch mit lipämischen oder hämolytischen Seren, in die Studie aufgenommen. Die Auswertung des Kontrollkollektivs ist in Tabelle 1 ersichtlich. In die Studie wurden auch zwei Patienten mit zytologisch gesichertem Prostatasarkom aufgenommen. Eine Änderung der PSA-Konzentration bei diesen beiden Patienten konnte nicht beobachtet werden. Zusammenfassend gebührt der Bestimmung der PSA-Konzentration bei einer sehr hohen Rezidivvorhersagequote eine wichtige Rolle im prognostischen Monitoring der Prostatakarzinompatienten. Die Ableitung einer therapeutischen Konsequenz kann also postuliert werden, da sich die Sensitivität der Methode parallel zur PSA-Serumkonzentration bewegt. Bei Fehlen der ossären und/oder locoregionären Metastasierungen scheint das PSA der PAP in mehr als 60% der Fälle überlegen zu sein.

Dr. med. P. Fornara
Urologische Klinik und Poliklinik der Ludwig-Maximilians-Universität
Klinikum Großhadern
Marchioninistr. 15
D-8000 München 70

Vergleichende experimentelle Untersuchungen der Tumormarker PAP/RIA und PSA/RIA anhand menschlicher Nacktmaus-Tumormodelle

Z. Csapo, K. M. Schrott, K. Brand und R. Walther

Frühere Untersuchungen haben die Verwendbarkeit der heterotransplantierten menschlichen Prostatakarzinom-Linien auf Nacktmäusen zu vergleichenden Therapieversuchen gezeigt. In weiteren Versuchsserien wurden die Tumormarker-Eigenschaften und die Möglichkeiten des Tumormarker-Monitoring von der sauren Prostata-Phosphatase (PAP) und dem prostataspezifischen Antigen (PSA) an unseren hormonsensitiven Nacktmaus-Tumormodellen untersucht (Tabelle 1).

Material und Methodik

An BALB/c-Nacktmäusen wurden 3 verschiedene humane Prostatakarzinom-Linien serienweise transplantiert und zunächst Parallelbestimmungen von PAP und PSA in Abhängigkeit von Tumorvolumen durchgeführt (Tabelle 2). Eine Gruppe der tumor-

Tabelle 1. Menschliche Prostatakarzinomlinien auf Nacktmäusen

	PC-82	PC-EW	PC-EG
Gewonnen	Höhn u. Schröder, Rotterdam 1977	Höhn u. Hermanek, Erlangen 1981	Csapo u. Schrott, Erlangen 1984
Ausgangsmaterial	Radikale Prostatektomie $pT_3N_0M_0G_2$	Staging Lymphdissektion $T_3pN_2M_0G_3$	Staging TUR - Biopsie $pT_4N_xM_0G_3$
Derzeitige Tierpassage	37.	24.	7.
Histologie	Alle drei ähnlich dem Ausgangstumor Rein cribriform	partiell solide, partiell cribriform-kleindrüsig	partiell solide, partiell cribriform
DNS-Gehalt (Impulscytophotometrie)	Tetraploid mit geringer diploider Sublinie	Tetraploid mit geringer diploider Sublinie	
Zellzykluszeit (Tage)	18	10	
Androgenabhängigkeit	Starke Androgenabhängigkeit, kein Angehen auf kastrierten männlichen oder auf weiblichen Tiere		
Angehrate bei subcutaner Transplantation	90%	90%	70%
Saure Prostata-Phosphatase (PAP/RIA)	Vorhanden	Vorhanden	Vorhanden
Prostataspezifisches Antigen (PSA/RIA)	Vorhanden	Vorhanden	Vorhanden

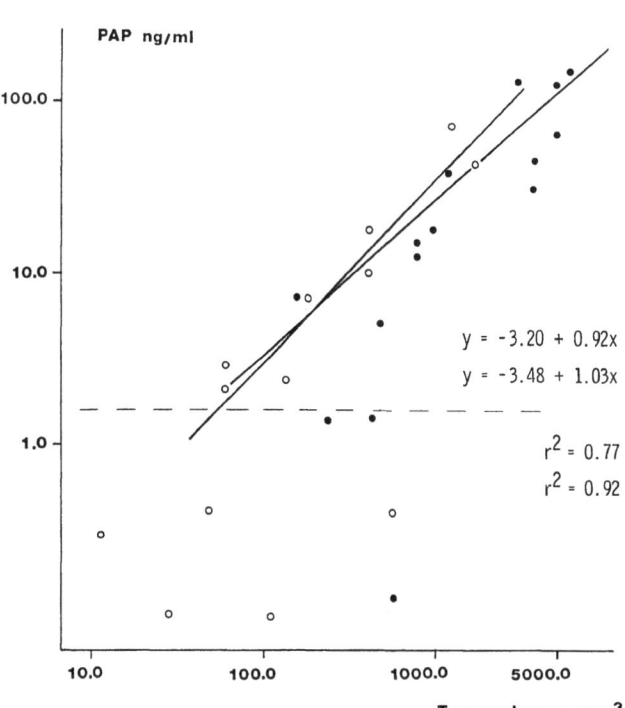

Abb. 1. Die gemessenen Werte von PAP/RIA in Abhängigkeit des Tumorvolumens bei den Nacktmaus-Tumorlinien PC EW (●) und PC 82 + PC EG (○). Es gibt keinen signifikanten Unterschied zwischen den beiden gerechneten Regressionsgeraden (logarithmische Darstellung).

Tabelle 2. Serumwerte von PAP (RIA) und PSA (RIA) bei 61 Nacktmäusen

N=61			PAP, ng/ml	PSA, ng/ml
Tiere ohne Tumor n=21		Weibchen n=11	0.0	0.2 (0.0- 0.4)
		Männchen n=10	0.5 (0.2- 1.0)	0.6 (0.1- 1.1)
Tiere mit Tumor (mm³) n=40	unbehandelt	<200 (81) n= 9	2.5 (0.1- 7.2)	7.2 (6.3- 200.0)
		200-500 (381) n= 6	6.1 (0.4- 17.9)	111.7 (35.0- 428.0)
		500-2000 (963) n= 7	28.5 (0.1- 75.0)	803.7 (73.0-1808.0)
		2000-5000 (3750) n= 7	96.5 (30.0-155.0)	3088.0 (1607.0-8747.0)
	behandelt	18-371 (201) n=11	1.5 (0.1- 6.6)	26.3 (0.6- 195.0)

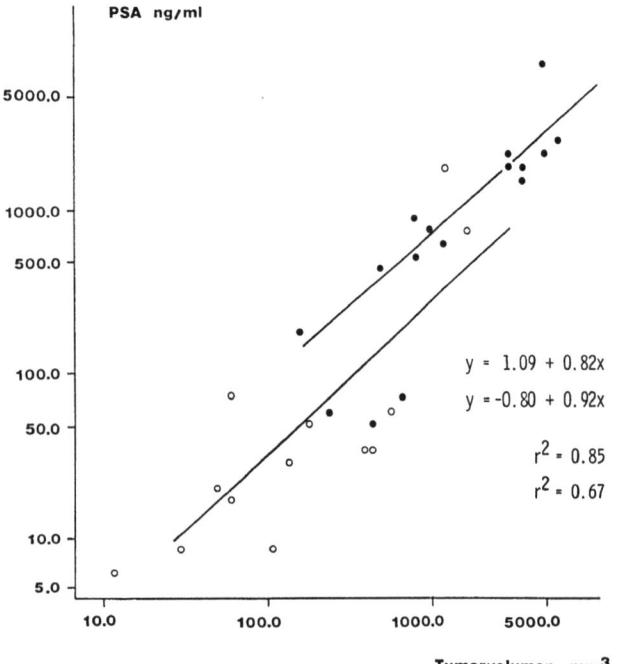

Abb. 2. Die gemessenen Werte von PSA/RIA in Abhängigkeit vom Tumorvolumen bei den Nacktmaus-Tumorlinien PC EW (●) und PC 82 + PC EG (○). Obwohl die Achsenabschnitte unterschiedlich sind, die Steigung beider Regressionsgerade ist fast identisch, sie laufen parallel.

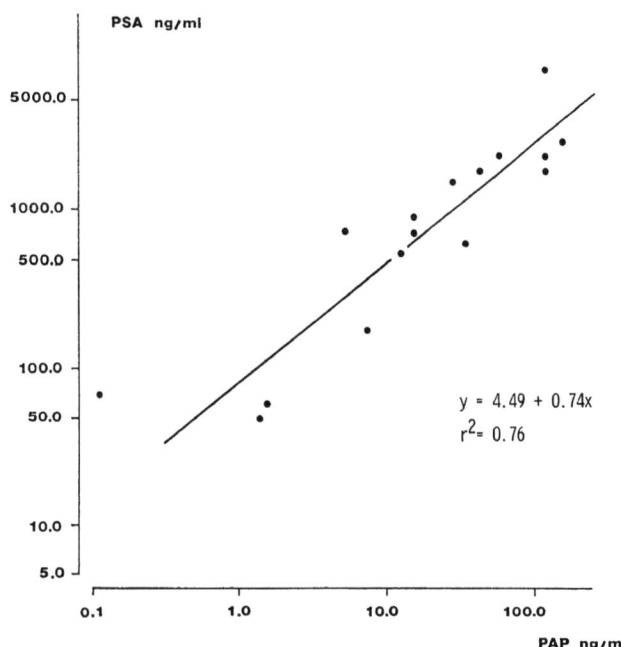

Abb. 3. Gegenüberstellung von PSA (RIA) und PAP (RIA) bei der Tumorlinie PC EW. Es besteht eine enge Korrelation zwischen beiden Tumormarkern, der Achsenabschnitt zeigt aber auch die höhere Sensitivität von PSA.

tragenden Tiere wurde mit verschiedenen Therapiemodalitäten (Kastration, Östrogene, etc.) behandelt. Es wurden Wachstumskurven angelegt und am Ende der Therapie die Serumwerte beider Tumormarker bestimmt bzw. die Tumoren explantiert und histologisch untersucht.

Die PAP- und PSA-Serumwerte wurden nach Ausblutung der Tiere mit Radioimmunassay-Technik (GammaDab PAP/RIA-Kit - Travenol-Genentech Diagnostics und PSA Doppelantikörper/PEG-RIA - Diagnostic Products Corporation) ermittelt.

Ergebnisse

1. An den unbehandelten tumortragenden Mäusen erwiesen sich die Serumwerte sowohl von PAP (Abb. 1) als auch von PSA (Abb. 2) streng vom Tumorvolumen abhängig. In der exponentiellen Wachstumsphase der transplantierten Tumoren war ein linear ansteigendes Wachstum mit einem entsprechend zunehmenden PAP- und PSA-Serumspiegel verbunden.

2. Es konnte eine enge Korrelation zwischen beiden Tumormarkern nachgewiesen werden (Abb. 3), die Empfindlichkeit von PSA war aber unter den Modellverhältnissen etwa 15-50fach höher als die von PAP. Es gab keine falsch-negativen Er-

gebnisse bei der PSA-Bestimmung, falls PAP erhöht war (umgekehrt: die PAP-Bestimmung war bei meßbaren Tumoren in 21% der Fälle falschnegativ, obwohl PSA schon einen deutlichen Anstieg zeigte).
3. Im Zusammenhang mit Therapiestudien erwiesen sich die Serumwerte von PAP und PSA als wichtige Parameter zum Monitoring der biochemischen Tumoraktivität. An den erfolgreich behandelten Tieren konnte die Abnahme beider Marker festgestellt werden. Wachstumsstillstand und Tumorregression waren stets mit abnehmenden bzw. im Normbereich liegenden PAP- und PSA-Werten verbunden.

Dr. Z. Csapo
Urologische Klinik der Universität Erlangen-Nürnberg
Maximiliansplatz, Postfach 3560
D-8520 Erlangen

Der Stellenwert kommerzieller Enzymimmunoassays zur Bestimmung der sauren Prostataphosphatase

J. Rassweiler, K. Lutz, H. A. G. Müller und F. Eisenberger

Methoden zur Bestimmung der sauren Prostataphosphatase (PrP) auf enzymimmunologischer Basis (EIA) sind der kinetischen Bestimmung des Enzyms überlegen. Bei der Überprüfung von drei Testen auf EIA-Basis fiel auf, daß die Zahl der „falsch-positiven" Adenom- bzw. der „falsch-negativen" Karzinom-Patienten von Test zu Test sehr differierte. Ziel der Untersuchung ist die Klärung der Fragen:

- ob diese Diskrepanzen auf realen Qualitätsunterschieden der einzelnen Tests beruhen oder
- ob lediglich die unterschiedliche Wahl der Entscheidungsgrenzen („Cut-off-Wert") für die Resultate verantwortlich ist.

Material und Methoden

Bei 261 Patienten mit der Fragestellung Prostataadenom oder -karzinom wurde praeoperativ die saure Prostataphosphatase (PrP) mit drei kommerziellen Enzymimmunoassays untersucht:

1. „Enzygnost PAP" (Behring Werke, Marburg)
2. „Immunoassays PAP" (Merck, Darmstadt)
3. „Prostata saure Phosphatase" (Böhringer, Mannheim)

Bei den Prostatapatienten handelt es sich um ein nicht selektiertes Krankengut, die Serumabnahme erfolgte vor rektaler Palpation. Die histologische Untersuchung des Resektionsmaterials ergab bei 190 Patienten die Diagnose „Adenom" und bei 71 Patienten „Karzinom". Auf der Basis der Patientenverteilung wurde für die einzelnen Tests Sensitivität, Spezifität und die ROC-Kurven (Receiver-Operator-characteristics-curve) berechnet.

Ergebnisse

Bei einer Normwertgrenze entsprechend den Angaben der Hersteller (95% Perzentile gesunder Probanden) ergab sich folgende Sensitivität und Spezifität:

Behring (Normwert 1,5 ng/ml): Sensitivität 0,75, Spezifität 0,61
Merck (Normwert 1,0 ng/ml): Sensitivität 0,69, Spezifität 0,78
Böhringer (Normwert 1,5 U/l): Sensitivität 0,45, Spezifität 0,88

Interessanterweise ergaben die ermittelten ROC-Kurven der einzelnen Tests, d. h. die Abhängigkeit der Sensitivität und Spezifität bei kontinuierlich veränderter Entscheidungsgrenze einen nahezu identischen Kurvenverlauf der einzelnen Tests. Idealerweise wäre bei 100%-iger Sensitivität und Spezifität ein rechteckiger Kurvenverlauf (Abb. 1).

Eine Erhöhung der PrP über die Normgrenze fand sich in 39 bis 12%. Schlüsselt man die „PrP-po-

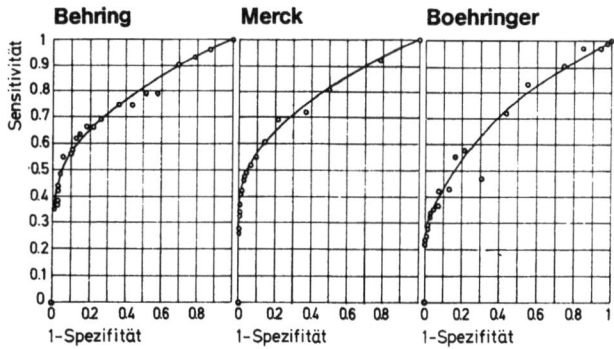

Abb. 1. ROC-Kurven der verschiedenen kommerziellen PrP-Tests

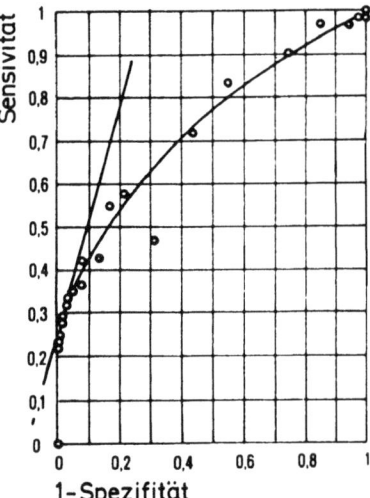

Abb. 2. Bestimmung der Cut-off-Werte auf der Basis der „a posteriori Prävalenz" unter Verwendung der ROC-Kurve

sitiven" Adenompatienten auf (z.B. Merck N = 42), so zeigen sich folgende Prostataadenombegleitfaktoren: Entzündliche Veränderungen innerhalb der Prostata in 42%, Z. n. Katheterismus bei Obstruktion (Dauerkatheter, Cystofix) in 26%, Adenomgewicht über 50 g in 26% und nur bei 6% finden sich keine ursächlichen Begleitfaktoren. Dabei sind die Mehrzahl der erhöhten Resultate klinisch nicht vermeidbar.

Auch hinsichtlich der Sensitivität zeigt sich die bekannte deutliche Abhängigkeit vom klinischen Tumorstaging (z.B. Behring-Test) mit einer Sensitivität im Stadium A von 0,55, im Stadium B von 0,63, im Stadium C von 0,76 und im Stadium D von 0,94 (N = 71).

Betrachtet man die Häufigkeitsverteilung der gemessenen PrP-Aktivität im Serum von Adenom- und Karzinompatienten, findet sich eine deutliche Überschneidung beider Kollektive. Daher ist eine exakte Trennung beider Kollektive mit einer 100%-igen Sensitivität oder Spezifität nicht möglich, Ziel wäre eine hohe Spezifität des Tests zu erreichen. Dies könnte auf der Basis einer sich an der „a posteriori Prävalenz" eines nicht selektionierten Krankengutes orientierenden Bestimmung des Cut-off-Wertes erfolgen (Abb. 2). Legt man die Tangente mit der Steigerung der „a posteriori Prävalenz" (Adenom/Karzinom = 190/71 = 2,6) an die ermittelten ROC-Kurven an und bestimmt damit den Cut-off-Wert für die jeweiligen Tests, so findet sich eine nahezu identische Verteilung von Sensitivität und Spezifität bei den untersuchten kommerziellen Tests:

Behring (Cut-off-Wert 3,0 ng/ml): Sensitivität 0,44, Spezifität 0,96

Merck (Cut-off-Wert 2,0 ng/ml): Sensitivität 0,48, Spezifität 0,97

Böhringer (Cut-off-Wert 3,5 U/l): Sensitivität 0,38, Spezifität 0,97

Diskussion

Die nahezu identischen Verläufe der ROC-Kurven belegen, daß die beobachteten Unterschiede von Sensitivität und Spezifität aus der unterschiedlichen Wahl des „Normwerts" resultieren, die auf der 95% Perzentile gesunder Probanden und nicht auf der tatsächlich vorliegenden Überschneidung der beiden Kollektive der Prostataadenom- und Prostatakarzinompatienten basieren [1-6].

Ein „Cut-off-Wert", der sich an der „a posteriori Prävalenz" eines nicht selektionierten Krankenguts orientiert, bietet folgenden Vorteil: Optimierung von Sensitivität und Spezifität unter Berücksichtigung der statistischen Langzeitverteilung Adenom/Karzinom im speziellen Kollektiv.

Der PrP-Test kann nicht als Screeningmethode eingesetzt werden. Eine analytische Verbesserung des Verfahrens scheint unwahrscheinlich. Allerdings sprechen erste Erfahrungen für eine höhere Sensitivität des prostataspezifischen Antigens, welches jedoch auch nur prostataspezifisch und nicht karzinomspezifisch ist [7].

Die Mehrzahl der „falsch-positiven" Resultate bei Adenompatienten beruhen auf unvermeidlichen Begleitfaktoren wie großes Adenomgewicht, Obstruktion und Entzündung. Die PrP ist allerdings bedeutsam im Rahmen der Verlaufskontrolle nach kontrasexueller Therapie, perkutaner Jod-Seedimplantation und radikaler Prostatektomie [6].

Literatur

1. Bauer HW (1982) Immunenzymatischer Assay für die prostataspezifische saure Phosphatase beim Prostatakarzinom. Med Welt 33: 1616-1621
2. Behring Enzygnost, Gebrauchsanweisung für PAP-Test
3. Böhringer Test Kombination Saure Phosphatase, Testanleitung
4. Jacobi GH, Ehrenthal W, Engelmann U, Grimm D, Riedmiller H, Prellwitz W, Hohenfellner R (1981) Immunologische Phosphatasebestimmung beim Prostatakarzinom. II Serumuntersuchungen mittels Elisa-Methode (Endzygnost-PAP). Akt Urol 12: 283-290
5. Merck PAP-Test, Testanleitung
6. Rassweiler J, Lutz K, Müller HAG, Baur G (1986) Klinische Erprobung eines neuen direkten Festphasen-Enzymimmunoassays zur Bestimmung der sauren Prostataphosphatase. Akt Urol 17: 82-86
7. Wang M, Pepsidero LD, Kuriyama M, Valenzuela LA, Murphy GP, Chu TM (1981) Prostata antigen: a new potential marker of prostatic cancer. Prostate 2: 89

Dr. J. Rassweiler
Katharinenhospital
Urologische Klinik
Kriegsberger Str. 60
D-7000 Stuttgart 1

Ein neuer Festphasen-Enzymimmunoassay für die prostataspezifische saure Phosphatase

B. J. Schmitz-Dräger, G. Baur, Th. Ebert, G. Pfleiderer und R. Ackermann

Der Verlauf der Serumkonzentration der prostataspezifischen sauren Phosphatase (PAP) stellt einen wichtigen Parameter zur Beurteilung der Prognose sowie zur Festlegung der weiteren Therapie bei Patienten mit Prostatakarzinom (CaP) dar. Nachteil des enzymimmunologischen Nachweises ist vor allem der hohe Aktivitätsverlust der PAP im Immunkomplex. Durch Zugabe von 1-Butanol zum Testpuffer konnte die Aktivität der PAP um bis zu 60% gesteigert werden [1]. Für den Nachweis im Immunkomplex ergab sich daraus eine Wiederfindungsrate von 100% der eingesetzten PAP.

Ein auf dieser Beobachtung basierender Enzymimmunoassay (EIA) wurde auf seine Eignung in der klinischen Routine untersucht. Dazu wurden die Seren von 177 gesunden männlichen Probanden, 33 Patienten mit Prostataadenom (BPH) und 33 Patienten mit CaP untersucht. 13 Patienten mit CaP wurden aufgrund des Ergebnisses einer histopathologischen Untersuchung nach pelviner Lymphadenektomie oder Lymphadenektomie mit radikaler Prostatavesikulektomie dem entsprechenden Tumorstadium zugeordnet. Die Festlegung einer oberen Normgrenze erfolgte als 95%-Perzentile der Patienten mit Prostataadenom bei 0.65 µg/l.

Die Intra- bzw. Interassay Reproduzierbarkeit lag zwischen 10.4 bzw. 11.5% bei niedriger PAP-Konzentration und 2.9 bzw. 3% bei der Standardpräparation mit hoher PAP-Konzentration. Die Sensitivität des Assay lag unter 0.1 µg/l. Mit dem vorgestellten EIA wurde bei 8 von 9 Patienten mit metastasiertem CaP ein erhöhter Serumwert für PAP gefunden (Abb. 1). Alle 3 Patienten mit histologisch nachgewiesenen Lymphknoten-, jedoch ohne Fernmetastasen, wiesen erhöhte Serumspiegel auf. Nur 2 von 21 Patienten mit lokal begrenztem CaP lagen unterhalb der Normgrenze von 0.65 µg/l. Einer dieser Patienten hatte ein Prostatakarzinom des Stadiums T1 N0 M0, der zweite Patient einen Tumor des Stadiums pT2 pN0 M0. Bei 10 dieser 21 Patienten mit lokal begrenztem CaP war das Tumorstadium histopathologisch bestimmt worden. Keiner der 177 männlichen Normalpersonen und lediglich einer von 33 Patienten mit BPH hatte einen pathologisch erhöhten PAP-Wert.

Die Zugabe von 100 mmol 1-Butanol zum Test-

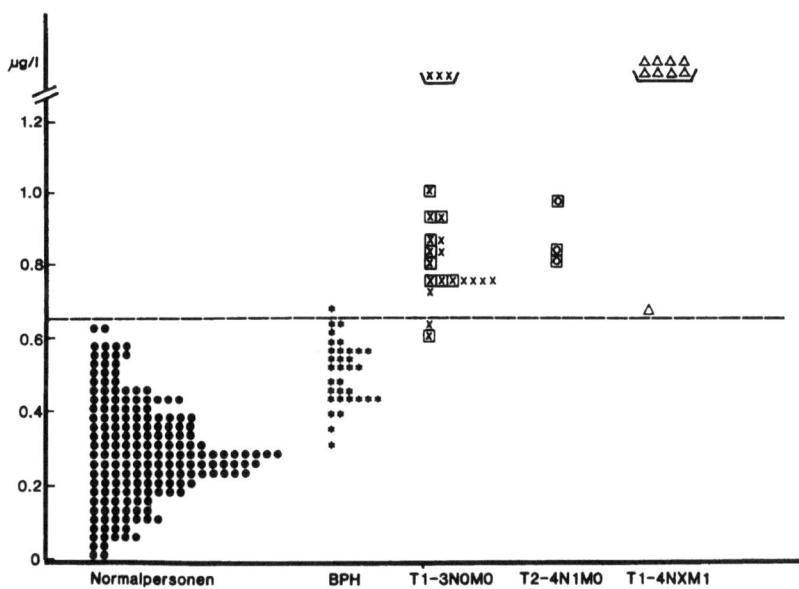

Abb. 1. PAP-Serumkonzentration von 177 Normalpersonen, 33 Patienten mit Prostataadenom und 33 Patienten mit Prostatakarzinom

puffer verhindert den Aktivitätsverlust der PAP im Immunkomplex. Als Ursache wird eine schnellere Dissoziation des Phosphations aus dem aktiven Zentrum der PAP vermutet. Die Sensitivität der enzymimmunologischen Bestimmung konnte dadurch erheblich gesteigert werden. Die Untersuchung von 33 Patienten mit Prostatacarcinom ergab eine Sensitivität des Assays von 90% für Patienten mit einem Prostatakarzinom im Frühstadium. Das gleiche fand sich, wenn lediglich Patienten berücksichtigt wurden, bei denen das Tumorstadium aufgrund einer histopathologischen Untersuchung festgelegt worden war.

Literatur

1. Baur G (1986) Saure Phosphatase aus Humanprostata: Immunologische Untersuchungen zur Früherkennung des Prostatacarcinoms - Untersuchungen zur Struktur-Funktionsbeziehung des Enzyms. Dissertation, Stuttgart

Dr. B. J. Schmitz-Dräger
Urologische Universitätsklinik
Moorenstr. 5
D-4000 Düsseldorf

Texturanalyse - Eine Möglichkeit zur Differenzierung des Prostatakarzinoms vom Prostataadenom

Ch. Kratzik, A. Hainz, E. Schuster, D. Rennmayer, W. Kuber und G. Lunglmayr

Problemstellung

Ultraschalluntersuchungen sind heute ein fixer Bestandteil der urologischen Diagnostik. Das menschliche Auge kann jedoch keine Unterschiede in der Bildpunktverteilung erkennen, die sich nicht in der Statistik zweiter Ordnung unterscheiden [2]. Außerdem ist das Grauwertverteilungsmuster für die menschlichen visuellen Fähigkeiten ein limitierender Faktor. Durch eine computerisierte Auswertung der Textur eines Bildes können aber auch sonst schwer erkennbare Unterschiede sichtbar gemacht werden; damit ist eine grauwertunabhängige Zusatzinformation zu dem Basisbild diagnostisch nützbar. Durch die Texturanalyse werden Bilder gleichsam auf einer höheren visuellen Ebene betrachtet und Divergenzen oder Kongruenzen zu einem anderen Bild festgestellt. Da das sonographische Bild weitgehend krankheitseinheitlich bzw. krankheitsspezifisch ist, sollten texturmäßig verschiedene Krankheiten texturanalytisch trennbar und gleiche Gewebsarten nicht trennbar sein.

Methodik

Bei 41 Patienten (17 Prostatahypertrophien, 24 N-prostatae) wurde die Prostata mittels 3 MHz-Kopf suprasymphysär transvesikal geschallt. Die Untersuchung wurde auf VHS-Videobänder aufgezeichnet. Der Untersucher markierte während der Sonographie die „region of interest". In einem weiteren Schritt wurden am Institut für Medizinische Computerwissenschaften einzelne Bilder digitalisiert und ihre Textur nach verschiedenen Kategorien von Texturmaßnahmen analysiert [1].

Dabei wurde für jeden Bildpunkt der „region of interest" die jeweils gewählte Textureigenschaft aus einer lokalen Umgebung berechnet. Mit Hilfe des Mittelwerts und der Streuung dieser Texturwerte wurde ein Normalbereich definiert und jene Bildpunkte im Bild markiert, deren zugeordnete Texturwerte nicht in diesem Intervall lagen. Das so erhaltene Muster aus Punkten mit abweichender Textur zeigt nun an, ob das analysierte Gebiet texturmäßig homogen ist (Markierungen sind zufällig über das gesamte Areal verstreut) oder ob verschiedene Texturen vorliegen (die Markierungen häufen sich in jenen Arealen) [3, 4]. Insgesamt wurden mehr als 120 Bilder von 41 Patienten ausgewertet, deren Diagnose histologisch gesichert war.

Ein Gewebeausschnitt wurde als Karzinom diagnostiziert, wenn er texturanalytisch von einer gesicherten Prostatahypertrophie trennbar war und er sich überdies von einem anderen gesicherten Prostatakarzinom texturmäßig nicht unterschied.

Ergebnisse

Viermal konnte ein Karzinom nicht als Karzinom identifiziert werden, wobei dreimal Prostatakonkremente vorhanden waren. Bei der sonographischen Untersuchung wurden alle Patienten transvesikal mit einem 3,5 MHz-Schallkopf untersucht. 31 Patienten wurden überdies noch mit einem transrektalen 5 MHz-Transducer geschallt. Mittels alleiniger sonographischer Diagnose konnte bei zwei Patienten ein Karzinom nicht diagnostiziert werden, wobei texturanalytisch und histologisch ein Karzinom gefunden wurde. Zweimal wurde sonographisch der Verdacht auf ein Prostatakarzinom ausgesprochen, texturanalytisch und histologisch fand sich jedoch eine Prostatahypertrophie. Bei der computermäßigen Bildauswertung PH gegen PH fand sich eine Sensitivität von 85% und eine Spezifität von 100%. Beim Vergleich CA gegen CA betrug der Wert für die Sensitivität 85% und für die Spezifität 95%.

Literatur

1. Haralick RM (1979) Proceedings of the IEEE vol 67
2. Julesz B et al. (1973) Perception 2: 391–405
3. Schuster E, Knoflach P, Kratzik Ch (1986) Proceedings 8. IASTED International Symposium, Sept. 1986
4. Schuster E, Knoflach P, Rennmayr D, Kratzik Ch, Hainz A (1986) OCG-Schriftenreihe, Oldenburg, München

Dr. Ch. Kratzik
Urologische Univ. Klinik Wien
Alser Straße 4
A-1090 Wien

Zusammenfassung der Postersitzung 5: Prostatakarzinom I (Diagnostik)

J. E. Altwein und F. J. Marx

Aus den 17 Posterbeiträgen kristallisierten sich 6 thematisch zu gliedernde Gruppen heraus (Tabelle 1):

1. Transrektale Prostatasonographie
2. EDV-gestützte Sonographie
3. Urologisches „erweitertes" Screening
4. Vergleich von transrektaler Sonographie, Computertomographie und Kernspintomographie in Diagnostik, T- und N-Staging
5. Saure Prostataphosphatase (PAP) und
6. Prostataspezifisches Antigen (PSA).

Die transrektale Prostatasonographie behandelten die Arbeitsgruppen *Carl et al. (Deggendorf)*, *Grups et al. (Würzburg)* und *Hofmann et al. (München)*.
Damit wurden von 65 PCA 80% *richtig* erkannt. Diese diagnostische Effizienz stützt sich im wesentlichen auf das T_3 und T_4-PCA, das auch mit dem Finger zuverlässig zu tasten ist. Demgegenüber kann man das T_{is} und T_2-PCA nur noch rund bei jedem Dritten und das inzidentelle nur noch bei jedem Neunten sonographisch aufdecken.
Also – kein Screening-Wert und diagnostisch nicht besser als der Finger.
Die transrektale Sonometrie eignet sich zur Verlaufskontrolle nach Bestrahlung, aber auch Hormontherapie. An einer kleinen Patienten-Zahl beobachteten *Hofmann et al.* unter einer Hormontherapie, daß eine Volumenabnahme von über 30% kritisch für die Voraussage Stabilität oder Progression sei. An einer größeren Patientenzahl ist zu prü-

Tabelle 1

	Screening	Diagnostik	Staging	Verlauf
TPS	∅	(+) EDV?	(T_1^+, 2)	+ +
CT	∅	∅	(T_3^+, 4)	+
NMR	∅	(?)	(T_3^+, 4)	+
Chem. PAP	∅	+	+	+
EIA-PAP	∅	+	∅	+
PSA	+(?)	∅	∅	+ +(?)

fen, ob die Primärtumor-Volumen-Entwicklung konkordant zum Verhalten der Metastasen bleibt.
Feiber et al. Marburg und *Kratzik et al. aus Wien* wandten sich der EDV-unterstützten Sonographie des PCA zu: Mit Hilfe von 21 Parametern wie horizontaler Durchmesser wurde das Karzinom mit einer Sensitivität von 90% richtig erkannt, auch die Spezifität erreichte 90%; beide Werte waren um 20% besser als die visuelle Diagnose. Mit Hilfe der Textanalyse ermittelte die Wiener Arbeitsgruppe eine Trennschärfe BPH-Karzinom in vergleichbarer Größenordnung. Wird die KFU um die abdominale Sonographie erweitert, dann werden von allerdings *nur* 100 Untersuchten 16 Patienten mit einem pathologischen Nierenbefund, darunter 2 Tumoren, entdeckt, demonstrierten *Deutz et al. aus Aachen*. *Bartsch et al. Innsbruck* und *Reindl et al. Deggendorf*, setzten TPS, CT und Kernspintomographie beim PCA ein – für das Stadium $T_{1,2}$ ist TPS und für das Stadium $T_{3,4}$ die Kernspintomographie die Überlegung.

Ebert et al. Düsseldorf und *Franzen et al. Köln* konnten mit den genannten bildgebenden Verfahren den Nachweis für die Beckenlymphknoten *nicht* verbessern; es bleibt bei der Staginglymphadenektomie.

Die PAP wurde von *Freund et al. Fulda, Rassweiler et al. Stuttgart* und *Schmitz-Dräger et al. aus Düsseldorf* diskutiert. Die Sensitivität, also die positive Fallfindungsrate, der immunologischen Mußverfahren schwankt zwischen 70 und 79% und war bei simultaner Messung nicht besser als die automatische enzymkinetische Methode, die somit für die Nachsorge ausreicht! Die Genauigkeit der PAP-Meßverfahren hängt besonders von der Höhe der Normwerte ab, die auch als „Cut-off-points" bezeichnet werden. Konstruiert man ROC-Kurven aus immer höher gesetzten Normwerten, dann kann aus diesen rechnerisch der optimale Normwert gefunden - „a posteriori Prävalenz" der Anzahl BPH /Anzahl PCA.

Dem aktuellsten Marker für das PCA, dem prostataspezifischen Antigen, einem Glykoprotein mit einem MG von 30000 widmeten sich *Hallwachs et al. Darmstadt, Fornara et al. München* und *Csapo et al. aus Erlangen*.

Die Tumorgröße, eines auf die nackte Maus transplantierten PCA, korreliert mit der Prostataphosphatase mit einem Regressionskoeffizienten von 0,77 der für das PSA sogar auf 0,85 anstieg, sich also stark der Ideallinie näherte. Bei einem PSA-cut-off-point von 23 ng/ml lag dessen Sensitivität bei etwa 80% - und damit um 20% über der Sensitivität der PAP. *Hallwachs et al.* arbeiteten mit dem Assay der Firma Biermann. *Fornara et al.* ermittelten mit dem Assay der Firma Hybritech, Los Angeles, einen PSA-Normwert bis 10 ng/ml. Die Progression wurde bei 26/28 Patienten, hingegen die Remission nur bei 22 von 30 Patienten richtig prognostiziert, also bevor andere Parameter anstiegen.

Schlußfolgerungen

Die gegenwärtige Bewertung der diagnostischen Maßnahmen für Screening, Diagnostik, Staging und Verlauf des Prostatakarzinoms ist tabellarisch wiedergegeben.

Prof. Dr. J. E. Altwein
Urologische Abteilung des Bundeswehrkrankenhauses
Oberer Eselsberg 40
D-7900 Ulm

Postersitzung 6: Prostatakarzinom II (Diagnostik)

Vergleichende immunhistochemische und autoradiographische Untersuchungen an Prostatakarzinomen

J. Vogel, B. Helpap und N. Jaeger

Einleitung und Problemstellung

Kombinierte histologische und zytologische Untersuchungen an Prostatakarzinomen verfolgen das Ziel, zu einer besseren Vergleichbarkeit der international verwendeten Klassifikationssysteme zu kommen. Die Kombination des histologisch-zytologischen Gradings und autoradiographischer Untersuchungen führt zu gut reproduzierbaren Ergebnissen und verfeinert das Grading [2]. Nur eine einheitliche Handhabung der Klassifikationssysteme ermöglicht vergleichende Studien zur Prognose und Therapie des Prostatakarzinoms. In der vorgelegten Untersuchung werden die Ergebnisse der histologisch-zytologischen Analyse mit der Autoradiographie und dem immunhistochemischen Verhalten an unbehandelten und behandelten Prostatakarzinomen miteinander verglichen.

Material und Methoden

Für die zellkinetische Analyse wurden in Autoradiogrammen die Prozentsätze radioaktiv markierter Tumorzellkerne (Markierungsindex) gemessen. Die histologische Analyse umfaßt die Gewebe von 69 Patienten mit unterschiedlich differenzierten Karzinomen. Vom ursprünglichen Ausgangsmaterial konnten in 54 Fällen verwertbare parallele Schnittstufen gewonnen werden. In diesen Paraffinschnitten wurde mit kommerziellen Antiseren prostataspezifisches Antigen (PSA), prostataspezifische Phosphatase (PSP), carcinoembryonales Antigen (CEA) und Tissue Polypeptide Antigen (TPA) dargestellt. Die Auswertung der immunhistochemischen Reaktionen erfolgte mit Hilfe einer Rangskala und nach Verteilung und Intensität der Immunreaktion im Gewebe.

Ergebnisse

Die Doppelmarkierungen an Prostatakarzinomen ergaben einen niedrigen Markierungsindex in hoch differenzierten Karzinomen und einen Anstieg des Markierungsindex mit zunehmender schlechterer Differenzierung (Tabelle 1). Die prostataspezifischen Marker PSP und PSA sind in 100% und in 90,7% aller untersuchten Karzinome positiv. TPA erweist sich in 94,4%, CEA in 64,8% positiv. Der Ausfall aller Markerreaktionen ist im Tumorgewebe heterogen. Mit zunehmender Enddifferenzierung der Karzinome ist eine Abnahme der Antigen-Expression für PSA und PSP vorhanden (Abb. 1).

Für TPA und CEA liegt teilweise eine Zunahme der Antigen-Expression parallel zur schlechten Differenzierung vor. Besonders hervorzuheben ist die beobachtete Transformation der Immunreaktion. Damit ist gemeint, daß in gut differenzierten, vorwiegend eine apikalluminale Reaktion und in wenig differenzierten Karzinomen eine mehr diffuse zytoplasmatische Reaktion für CEA und TPA zu beob-

Tabelle 1. Überblick der zellkinetischen Analyse und immunhistochemische Untersuchungen am Spektrum der unterschiedlich differenzierten Prostatakarzinome

Histologische Diagnose	Markierungs-index	Immunhistochemische Reaktionen			
		PSP	PSA	TPA	CEA
Hochdifferenziert drüsig	0,1–0,4	+→++→+++	+→++→+++	+→++	∅→f.+/++
Hoch- u. wenig differenziert drüsig	0,5	++→+++	+→++→+++	+→+++	∅→+
Wenig differenziert, drüsig	0,6–1,4	+/++→++	∅→+/++→++	+→+++	∅→+
Kribriform solid, trabekulär und undifferenziert	2,3–5,6	∅→+	∅→(+)	+→+++	∅→(+)→++

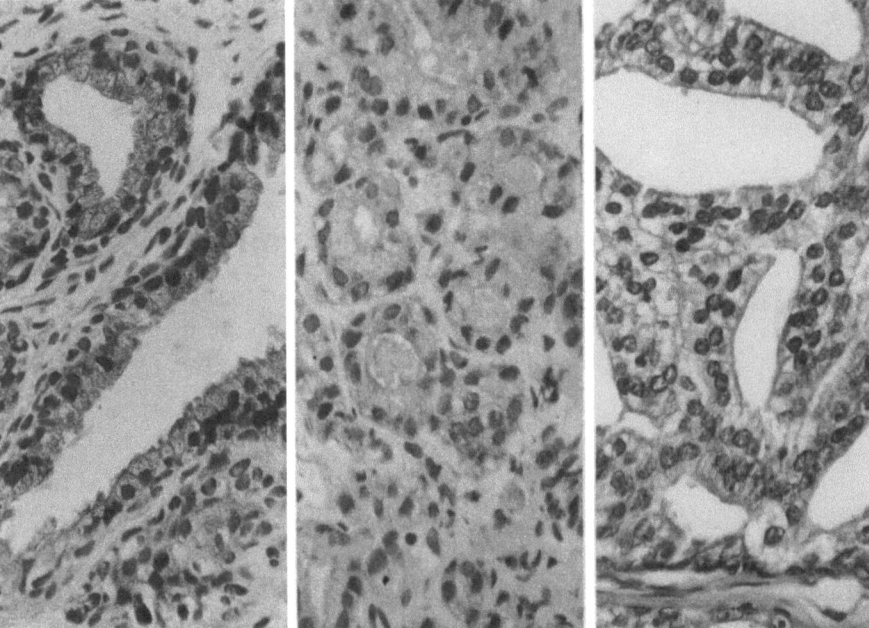

Abb. 1. Starke PSA-Immunreaktion in hyperplastischer Drüse *(links)*, mittelstarke Reaktion im gut differenzierten *(Mitte)* und schwache Reaktion im cribriformen Carcinom *(rechts)*

achten ist. Die prostataspezifischen Marker sind in regressiv veränderten, behandelten Prostatakarzinomen unterschiedlich stark positiv [1, 4]. Es liegen mittelstarke bis starke Immunreaktionen auch in solitären, regressiv veränderten Tumorzellen vor. Die TPA-Reaktion ist in regressiven Karzinomen im allgemeinen schwächer ausgebildet.

Diskussion

Bei Vergleich der Ergebnisse kombinierter, histologisch-zytologischer, autoradiographischer und immunhistochemischer Untersuchungen ist hervorzuheben, daß parallel zur Zunahme des Markierungsindex von hoch- und wenig differenzierten Karzinomen für die prostataspezifischen Marker ein deutlicher Markerverlust vorliegt. Im Bezug auf das carcinoembryonale Antigen ist ein deutlicher Unterschied nur in der Qualität der Immunreaktion mit einer zunehmend diffusen zytoplasmatischen Reaktion bei schlechterer Differenzierung vorhanden. Dagegen ist für das Tissue Polypeptide Antigen mit steigendem Markierungsindex auch eine stärkere Immunreaktion verbunden. Für das Prostatakarzinom kann das TPA demnach als Proliferationsmarker angesehen werden.

In der Tumordiagnostik und Erkennung von Metastasen von Prostatakarzinomen sind die prostataspezifischen Marker hochspezifisch. Von diagnostischem Wert können die Ergebnisse der immunhistochemischen Untersuchungen sein, indem neben dem Markerverlust in schlechter differenzierten Karzinomen eine Transformation der Immunreaktion für CEA und TPA aufgezeigt werden kann [4]. Beim Regressions-Grading sind die immunhistochemischen Untersuchungen für PSA, PSP, TPA sowie CEA einsetzbar. Bei Regressionsgraden II und III überwiegen für PSA und PSP sowie TPA mittelstarke bis starke Reaktionen. Von diagnostischem Wert ist die Lokalisation von Tumorzellkomplexen regressiv veränderter Karzinome. Eine genaue Einstufung der immunhistochemischen Reaktionen in regressiven Tumorverbänden, bezogen auf das Verhalten in nicht behandelten Tumoren ist nicht sicher möglich. Das Auftreten stärkerer immunhistochemischer Reaktionen auch in schlechter differenzierten Tumorverbänden läßt daran denken, daß hier besonders therapieresistente Tumorzellclone übriggeblieben sind und daß sich die Antigen-Expression nach Therapie verändert hat.

Zusammenfassung

1. Mit ansteigender Proliferationstendenz der Prostatakarzinome ist ein Markerverlust für PSP und PSA vorhanden. Für CEA und TPA verstärkt sich mit steigender Proliferation die Immunreaktion.
2. Die hier vorgestellten immunhistochemischen Analysen stimmen mit den Ergebnissen in der Literatur überein. In der Diagnostik sollten stets beide prostataspezifischen Marker überprüft werden.
3. In regressiven Prostatakarzinomen wechseln negative und z. T. stark positive Reaktionen ab.
4. Kleine Tumorzellkomplexe und Einzelzellen sind mit den prostataspezifischen Markern gut zu erkennen. Die Ergebnisse der immunhistochemischen Untersuchungen an Prostatakarzinomen ergänzen und stützen kombinierte histologisch-zytologische und zellkinetische Untersuchungen.

Literatur

1. Dhom G (1984) Immunhistochemische Befunde beim unbehandelten und behandelten Prostatakarzinom. In: Helpap B, Senge Th und Vahlensieck M (Hrsg.). Die Prostata, Bd. 2 „Prostatakarzinom". PMI, Frankfurt, S 320
2. Helpap B, Weißbach L (1984) Klassifikation. Zellkinetik und Grading des manifesten Prostatakarzinoms. In: Helpap B, Senge T, Vahlensieck W (Hrsg) Die Prostata, Bd. 2 „Prostatakarzinom". PMI, Frankfurt, S 10
3. Steffens, JW Friedmann, H Lobeck, R Nagel S Blümcke (1985) Immunhistochemical demonstration of tumor associated antigens in prostatic carcinomas of various histological differentations. Tumor Diagn Ther 6: 20
4. Vogel J, Helpap B (1987) Immunhistochemische Untersuchungen an entzündlichen und tumorösen Veränderungen der Prostata. In: Wuest E (Hrsg) Tumormarker. Steinkopff, Darmstadt, S 241

Priv. Doz. Dr. med. J. Vogel
Pathologisches Institut der Universität
D-5300 Bonn 1-Venusberg

Besteht bei Patienten mit Prostatakarzinom unter Therapie ein Zusammenhang zwischen histologischen Regressionsgrading und den anderen klinischen Parametern zur Verlaufskontrolle?

W. Martell, M. Weidenfeld und M. W. Köllermann

Beitrag nicht eingereicht

Cytological Expression of Prostatic Cancer Prospects

F. Di Silverio, R. Tenaglia, A. De Matteis, F. Sciara und R. De Vita

Beitrag nicht eingereicht

Prognose und Beurteilung von Prostatakarzinomen – Ein Vergleich der Klassifikation nach Dhom und der kombinierten, histologisch-zytologischen Klassifikation des onkologischen Arbeitskreises Prostatakarzinom

P. Hanke, B. Götting, K. Burk, M. Schneider und W. Weber

Einleitung

Nach der histologischen Klassifikation der Prostatakarzinome entsprechend Dhom (1977) hat der Arbeitskreis „Prostatakarzinom" unter Einbeziehung zytologischer Kriterien ein Grading (Böcking, Müller et al. 1980) erarbeitet mit dem Ziel, diesen Tumor sicherer einzuordnen und somit zu verbesserten Aussagen bezüglich der Prognose zu gelangen.

Material und Methode

An der Urologischen Abteilung der Universitätskliniken Frankfurt/Main wurden von 1972 bis 1986 580 Prostatakarzinome diagnostiziert und behandelt. Wir berichten über eine Patientengruppe (n = 50, Durchschnittsalter 70,4 Jahre) aus diesem Kollektiv, die nach Entnahme diagnostischer Stanzzylinder (Tru-cut-Nadel nach Mellinger) – ohne zwischenzeitliche medikamentöse Therapie – einer Behandlung in Form einer TUR-P mit anschließender kontra-sexueller Behandlung zugeführt wurden.

In Form einer retrospektiven Studie wurden zunächst Stanzzylinder und Operationspräparate einheitlich der histologischen Klassifizierung nach Dhom, anschließend dem kombinierten histologisch-zytologischen Grading des Arbeitskreises „Prostatakarzinom" in der Modifikation nach Helpap und letztlich dem rein zytologischen Grading unterzogen und miteinander verglichen (Tabelle 1). Pluriforme Karzinome wurden in der statistischen Auswertung berücksichtigt, bei der Gruppenzuordnung wurde der niedrigste, d.h. der prognostisch ungünstige Grad zugrunde gelegt. Stanzen und Operationspräparate wurden innerhalb der verschiedenen Klassifizierungssysteme bezüglich der Übereinstimmung sowie dem Under- und Overgrading miteinander verglichen. Durch Ermittlung der kumulativen Überlebensrate nach Kaplan-Meier wurde für jede der histologischen Gruppen und die einzelnen Malignitätsgrade einschließlich der Untergruppen eine Aussage bezüglich der Prognose versucht.

Tabelle 1. Histologisch-zytologisches Grading von Prostatakarzinomen in der Modifikation von Helpap (1982, 1985)

Histologische Differenzierung	Bewertungsziffern Histologie	Zytologie (Kernanaplasiegrad)	Summe der Bewertung	Malignitätsgrad
hoch diff. glandulär	0	0 gering→	0/1	Ia (sehr gering) hist./cyt. hoch diff. Ca
wenig diff.	1			Ib (gering-mäßig) hist./cyt. mäßig diff. Ca
↓ kribriform	2	1 mäßig→	2/3	IIa (mäßig) IIb (stark)
solide/ trabekulär	3	2 stark→	4/5	III (stark)

Tabelle 2. Gegenüberstellung der Bewertungsverfahren Stanze - Operationspräparate

		Übereinstimmung	Unterbewertung	Überbewertung
Histologie		74%	16%	10%
Histologie/ Zytologie	Hauptgruppe	70%	20%	10%
	Untergruppen	56%	30%	14%
Zytologie		70%	24%	6%

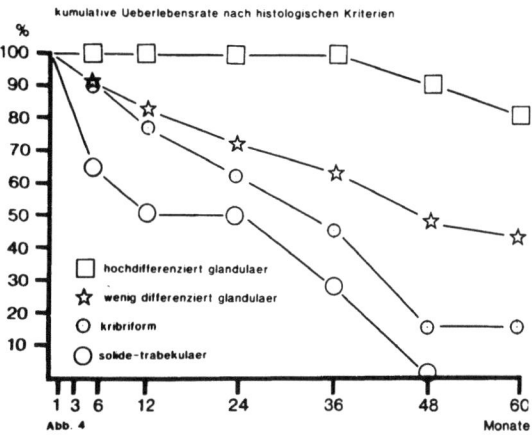

Uebereinstimmung von Stanzbiopsie und Operationspraeparat
nach histologischen Kriterien (Angaben in %)

Stanze / OP - Praep.	hochdiff. gland.	wenig diff. gland.	kribriform	solide-trab
hochdiff. gland.	18	10		
wenig diff. gland.	2	36		
kribriform		6	16	
solide-trab.	2	4	2	4

Abb. 1

Uebereinstimmung von Stanzbiopsie und Operationspraeparat
nach kombinierten histologisch-zytologischen Kriterien (Angaben in %)

Malignitaetsgrad (OP - Praep.)		Stanze: Malignitaetsgrad I a	I b	II a	II b	III a	III b
I	a	6	2	6	2		
I	b	4	6	2			
II	a		3	22			
II	b			3	14		
III	a		2	4	8	8	2
III	b						

Abb. 2

Uebereinstimmung von Stanzbiopsie und Operationspraeparat
nach zytologischen Kriterien (Angaben in %)

Grad (OP Praep.)	Stanze Grad I	II	III
I	14	2	
II	12	48	4
III	2	10	8

Abb. 3

Abb. 4

Abb. 5a

Ergebnisse und Diskussion

Die Bestätigung der Verdachtsdiagnose „Prostatakarzinom", gestellt durch den palpierenden Finger, wurde durch die Stanzbiopsie in 92% erbracht. Bei pluriformen Karzinomen wurde nie ein Malignitätsgrad Ia beobachtet. Die prozentuale Häufigkeitsverteilung innerhalb der verschiedenen Klassifikationsmethoden zeigt die Tabelle 2. Die der Übereinstimmungen (74/70/56/70%) werden repräsentiert durch die kräftig umrandeten diagonalen Felder der Abb. 1-3. Das Overgrading (10/10/14/6%) der Stanze gegenüber dem Operationspräparat wird durch die Werte oberhalb der Diagonalen repräsentiert. Unter Anwendung der Rangkorrelation nach Sperman errechnet sich für alle Klassifikationen eine positive Korrelation von zumindest 95%-iger Wahrscheinlichkeit.

Der unmittelbare Vergleich der Diagramme zeigt in unserem Krankengut, daß unter Einbeziehung der zytologischen Kriterien in Ergänzung zur Histologie 8% der Fälle in eine ungünstigere Gruppe einzuordnen sind, niemals in eine günstigere. Somit wird der reale Tumor bezüglich seiner malignen Potenz und somit der Prognose exakter klassifiziert.

Die prozentuale Überlebenswahrscheinlichkeit bezogen auf 5 Jahre zeigen die Abb. 4-6 und die Tabelle 3.

Abb. 5b

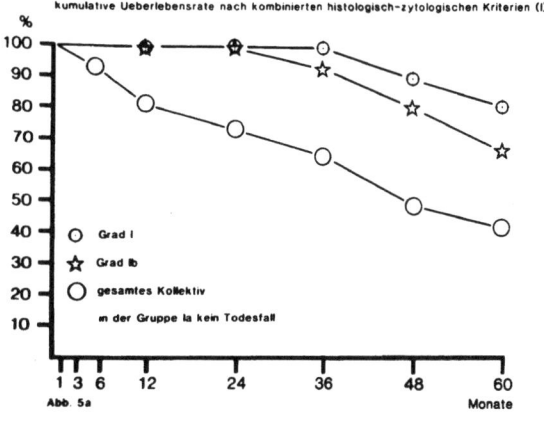

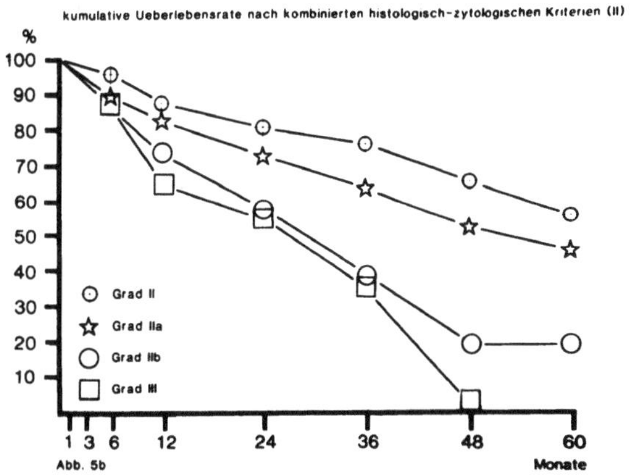

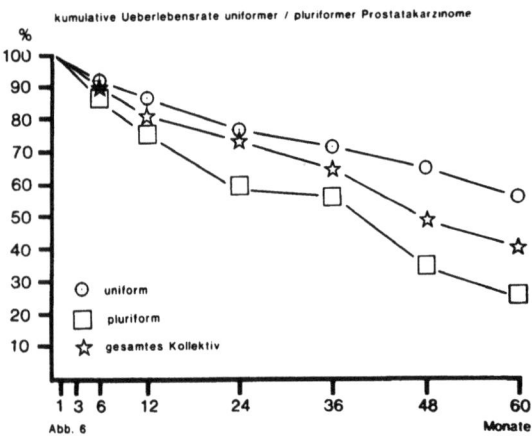

Abb. 6

Tabelle 3. Prozentuale Überlebenswahrscheinlichkeit bezogen auf 5 Jahre

gesamtes Kollektiv	40%
hochdifferenziert glandulaer	80%
wenig differenziert glandulaer	41%
kribriform	15%
solide-trabekulaer	0%
uniforme Tumoren	55%
pluriforme Tumoren	26%
Malignitätsgrad I	80%
Malignitätsgrad Ia	kein Todesfall
Malignitätsgrad Ib	66%
Malignitätsgrad II	44%
Malignitätsgrad IIa	54%
Malignitätsgrad IIb	19%
Malignitätsgrad III	0%

Der Sprung hin zur ungünstigen Prognose liegt in unserem Krankengut beim Übergang von Malignitätsgrad IIa (54%) zu IIb (19%).

Literatur

1. Böcking A, Sinagowitz E (1980) Histologic grading of prostatic carcinoma. Pathol Res Pract 168: 115–125
2. Dhom G (1977) Classification and grading of prostatic carcinoma. In: Tumors of the male genital system. Cancer Res 60: 14–22
3. Helpap B, Otten J (1982) Histologisch-cytologisches Grading von uniformen und pluriformen Prostatakarzinomen. Pathologe 3: 216–222
4. Helpap B, Böcking A, Dhom G, Faul P, Kastendieck H, Leistenschneider W, Müller H-A (1985) Klassifikation, histologisches und zytologisches Grading sowie Regressionsgrading des Prostatakarzinoms. Urologe A 24: 156–159

Dr. med. P. Hanke
Zentrum der Chirurgie
Abteilung für Urologie
Johann Wolfgang Goethe-Universität
Theodor Stern Kai 7
D-6000 Frankfurt a. M.

Sind Kernformveränderungen ein prognostischer Marker beim Prostatakarzinom?

T. Eichenberger, G. Rutishauser, F. Herich, M. J. Mihatsch, M. Oberholzer und R. Gschwind

Beitrag nicht eingereicht

Teilautomatisierte Primärdiagnostik in der Prostatazytologie

H. J. Scholman, W. Leistenschneider, Ch. Brinnel (a. G.) und S. Blümcke (a. G.)

Einführung

Die konventionelle visuelle Zytodiagnostik der Prostata erreicht an suffizientem Zellmaterial eine Treffsicherheit von ca. 92%. Sie hat sich in der primären Carcinomdiagnostik und im Malignitätsgrading gut bewährt und erfreut sich insbesondere unter morphologisch geschulten Diagnostikern eines wachsenden Zuspruchs. Um die Zytodiagnostik zu erleichtern, haben wir den Einsatz eines Personal-Computers untersucht. Dabei war vor allem zu prüfen, ob eine Automatisation der zytologischen Primärdiagnostik des Prostatacarcinoms mit einem Personal-Computer überhaupt möglich ist, ferner ob sich mit diesem System die Primärdiagnostik und das Grading vereinfachen lassen und letztlich in wieweit durch den Computereinsatz die Datenverwaltung optimiert werden kann.

Material und Methode

Das Untersuchungsgut bestand aus 295 fixierten Feinnadelaspirationsausstrichen von der Prostata. Zur Differenzierung der Zellstrukturen wurden die Präparate nach Papanicolaou gefärbt. Zwei zytologisch geschulte Untersucher analysierten in konventioneller Weise unter dem Mikroskop zunächst 150 Ausstriche anhand einer Standardliste von 44 morphologisch-zytologischen Paramtern. Die 50 Parameter der vorausgegangenen Pilotstudie von 1985 konnten nach kritischer Prüfung und Umstellung auf 44 reduziert werden. Als mathematisch-statistische Grundlage der rechnergestützten Diagnostik diente die Diskriminanzanalyse, abgeleitet aus dem Bayesschen Theorem, programmiert in Microsoft-Basic. Die Ergebnisse der Ausstrichanalysen wurden als „Basisdaten" für die Bestimmung der Diskriminanzfunktion der Diagnosegruppen (Prostatacarcinom Grad 1 bis 3, Atypien Grad II bis IV, Prostatitisformen) in einen Wang Personal-Computer eingegeben. Der Diskriminanzfunktion lag eine Binomialverteilung zugrunde. In einem vorgeschalteten Schritt eliminierte der Rechner mit Hilfe des Chi-Quadrat-Testes die Randelemente. Mittels dieser Stammdaten waren jetzt Diagnosen und deren Differentialdiagnosen in ihrer prozentualen Wahrscheinlichkeit errechenbar. Einzelheiten siehe Iglesias et al. (1983) und Scholman (1985). Die gleichen Untersucher analysierten weitere 50 Ausstrichpräparate, um in einem zweiten Schritt die Zuverlässigkeit des Systems zu prüfen. Zur Prüfung der interindividuellen Reproduzierbarkeit insbesondere der zytologischen Parameter analysierte ein dritter zytologisch versierter Untersucher 95 Ausstrichpräparate.

Ergebnisse

Zur Auswertung der rechnergestützten Ergebnisse wurde von jedem Ausstrichpräparat die errechnete Diagnose mit der konventionell gewonnenen als maßgeblich angesehenen Diagnose verglichen. Folgende Resultate waren bedeutsam:

1. Eine Übereinstimmung der Diagnosen unter allen Fällen in 88% (in 259 von 295 Fällen).
2. Keine Differenzen in der Karzinomdiagnostik (keine falsch positiven oder falsch negativen Ergebnisse).
3. Eine Treffsicherheit im Carcinomgrading von 86% (in 125 von 146 Fällen).
4. Eine Trefferquote von 87% (in 100 von 115 Fällen) bei den Atypien und Prostatitisformen.

Die Fehleranalyse ergab, daß differente Zuordnungen im Carcinomgrading und bei den Atypien in erster Linie systembedingt sind, bei den Prostatitisformen vorwiegend auf Analysefehlern der Untersucher beruhen. Beide Mängel sind korrigierbar. Die interindividuelle Reproduzierbarkeit von 83% kann durch eine verbesserte Instruktion weiter angehoben werden.

Schlußfolgerung

Die kombinierte visuelle Elementanalyse und rechnergestützte Diskriminanzanalyse ermöglicht eine ähnlich hohe Treffsicherheit wie in der konventionellen Prostata-Zytodiagnostik. Das System kann über Datenarchive und versandfertige Befundausdrucke die Datenverwaltung erheblich optimieren und läßt sich zudem als Trainingshilfe verwenden.

Literatur

Iglesias JR (1983) Computer model of archive and diagnosis of brain tumours. EDV in Med Biol 14: 40–44

Scholman HJ, Leistenschneider W (1985) Rechnergestützte Diagnostik und Befunderstellung der Prostatazytologie mit Personalcomputer. Verhdlb Dtsch Ges Urologie 37: 716–717

Dr. H. J. Scholman
Inst. Pathol.
Klin. Charlottenburg
Spandauer Damm 130
D-1000 Berlin 19

Immunhistologische Befunde des Estramustin-bindenden Proteins (EMBP) im Prostatakarzinom (PC)-Gewebe unter Therapie

St. H. Flüchter, H. J. Nelde, K.-H. Bichler und K. F. Rothe

Einleitung

EMBP wurde in der Prostata von Ratte und Mensch nachgewiesen. Aufgrund seiner androgenabhängigen Synthese sowie seiner hohen Bindungsaffinität zum Estramustinphosphat, einem potenten Zytostatikum, bietet der Nachweis dieses Proteins im Prostatagewebe möglicherweise einen Zugewinn an Informationen für Diagnostik, Therapie und Verlaufskontrolle des PC [1, 2, 5].

Patientengut und Methode

Prostatagewebe wurde durch Aspirations-/Stanz-Biopsie, TUR oder offene Operation gewonnen. EMBP-Bestimmungen erfolgten immunhistologisch mit der Immunperoxydasereaktion [5] in 181 PC-Gewebeproben von bisher 111 unbehandelten und behandelten Patienten (Alters-Range 52-85 Jahre) (Tabelle 1). Semiquantitativ bewertet wurde die EMBP-Färbeintensität in fehlend, gering, mittel oder stark. Jeder EMBP-Analyse ließen sich Zytologie- [3], CT-, Knochenskan-, RÖ-Thorax- und PAP-Befunde zuordnen.

Tabelle 1. Patientengut, klinische Daten, Anzahl der Analysen

• unbehandelt (Stadium A–D)	n = 53
• Verlaufskontrolle unter Therapie (Stadium C, D)	n = 30
• Mehrpunktanalyse unbehandelt und unter Therapie (Hormone n = 18, Estramustinphosphat n = 2, Bestrahlung n = 2) (n = 22 Patienten)	
unter Therapie (Hormone n = 5, Estramustinphosphat n = 2, Bestrahlung n = 1) (n = 8 Patienten)	
• Einpunktanalyse unter Therapie (Hormone n = 32, Estramustinphosphat n = 20, Bestrahlung n = 6)	n = 58
Gesamtzahl der Analysen	n = 181

Ergebnisse

Im virginellen PC fand sich immunhistologisch immer das EMBP. G2- und G3-PCe zeigten eine intensivere Färbung als G1-PCe. Zwei EMBP-Muster ließen sich unterscheiden: ein diffuses (77%) und ein fokales (23%). Nach Kastration und/oder Hormontherapie kam es zu einer EMBP-Entfärbung oder -Verminderung. Bei Tumorremission persistierte dieser Befund. PCe in Progression trotz Therapie zeigten erneut eine massive EMBP-Färbung

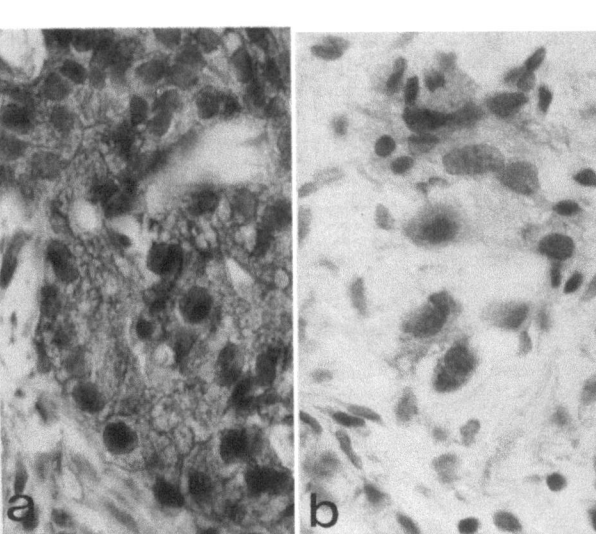
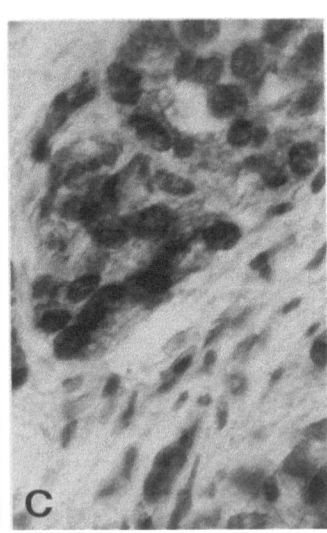

Abb. 1a–c. EMBP-Reaktion: a im unbehandelten PC, b im hormonell behandelten PC in Remission, c im hormonell behandelten PC in Progression

(Abb. 1 a, b, c). Verglichen wurde im Rahmen der Tumornachsorge die immunhistologische EMBP-Nachweisreaktion mit dem zytologischen Regressionsgrad des PC-Gewebes und mit der klinischen Diagnose „Remission" oder „Progression" [6]. Es bestand eine klare Korrelation zwischen starker EMBP-Färbung, zytologischem Regressionsgrad R 1 bzw. R 2 und PC-Progression unter Therapie sowie fehlender oder geringer Färbung, zytologischem Regressionsgrad R 3 bzw. R 2 und Remission.

Diskussion

Androgenentzug führte im PC-Gewebe zunächst zu einer individuell unterschiedlichen EMBP-Verminderung. Im PC-Gewebe in Remission persistierte dieser Befund als Ausdruck der Androgenempfindlichkeit. Die hormonelle Manipulierbarkeit der EMBP-Synthese scheint jedoch gestört beim hormontauben, progredienten PC. Trotz Androgendeprivation flammt die EMBP-Synthese erneut auf. Dies ist ein Anzeichen für eine ineffektiv gewordene Therapie. Es muß unterstellt werden, daß neben der Androgenregulation [1, 5] auch andere Mechanismen Einfluß auf die EMBP-Synthese haben bzw. erlangen können. Obwohl eine enge Beziehung zwischen Estramustinphosphat und EMBP wegen der hohen Bindungsaffinität besteht, konnte bisher nicht aufgezeigt werden, wann aufgrund eines bestimmten EMBP-Nachweismusters eine Therapie mit diesem Zytostatikum zweckmäßig erscheint.

Weitere Studien sind notwendig, insbesondere hinsichtlich der Interpretation des fokalen EMBP-Verteilungsmusters. Diesem Befund können verschiedene Sekretionsphasen des Drüsengewebes zugrunde liegen. Möglicherweise werden hier aber hormonsensible und hormontaube Karzinomclone sichtbar [4]. In diesen Fällen wäre eine Kombinationstherapie, bestehend aus Zytostase und Androgendeprivation, indiziert.

Literatur

1. Aumüller G, Seitz J ua (1982) Intracellular localization of prostatic binding protein in rat prostate by light and electron microscopic immunocytochemistry. Histochemistry 76: 497-516.
2. Björk P, Forsgren B ua (1982) Partial characterization and quantitation of a human prostatic estramustine-binding protein. Cancer Res 42: 1935-1942.
3. Böcking A, Helpap B ua (1984) Zytologisches Regressionsgrading des PC. Verh Dtsch Ges Path 68: 399-405.
4. Isaacs JT, Coffey DS (1981) Adaption versus selection as the mechanism responsible for the relapse of prostatic cancer to androgen ablation as studied in Dunning R-3327 H adenocarcinoma. Cancer Res 41: 5070-5075.
5. Nelde HJ, Flüchter SH ua (1985) Immunhistol Nachweis des EMBP in der Prostata. In: Experimentelle Urologie. Springer, Berlin Heidelberg New York, S 332-340.
6. Schröder F (1984) Treatment response criteria for prostatic cancer. The Prostate 5: 181-191

Priv. Doz. Dr. med. St. H. Flüchter
Abteilung Urologie der Universitätskliniken
Calwerstr. 7
D-7400 Tübingen

Östrogenrezeptor (ER) und Östrogenrezeptor-assoziiertes Antigen (ER D 5-Antigen) in Mamma- und Prostata-Gewebe

St. H. Flüchter, H. J. Nelde, K.-H. Bichler, M. Zwirner und T. Riemenschneider

Die Problematik der biochemischen Rezeptor(R)-Analysen liegt in der methodischen Schwierigkeit, den gemessenen R-Gehalt den jeweiligen Strukturen des Gewebes (Karzinom, BPH, Drüse, Stroma) zuordnen zu können. Dieser direkte Vergleich erscheint möglich durch eine immunhistologische R-Darstellung. Mit monoklonalen Antikörpern (mAK) gegen den ER [3] und gegen das ER D 5 Antigen [1] wurde die Effektivität dieser Technik beim Mamma-(MC) und Prostatakarzinom(PC) geprüft.

Patientengut und Methodik

Im MC-Gewebe von 20 Patientinnen wurde der ER im Zytosol mit der Agar-Gel-Elektrophorese bestimmt. Parallel dazu erfolgte an Gefrierschnitten (4-6 μm) die immunhistologische Anfärbung und Bewertung des ER [4] (mAK, ERICA, ABBOTT/Wiesbaden) und des ER D 5-Antigens [5] (mAK, Amersham/Braunschweig). Nach gleicher Technik wurde Gewebe der BPH (n=30) und des PC (n=35) auf ihren Gehalt an ER und ER D 5-Antigen untersucht. In 12 BPH- und 15 PC-Geweben erfolgte parallel dazu auch biochemisch die ER-Messung [4] (mAK, IRMA, ABBOTT/Wiesbaden).

Ergebnisse

In 13 von 20 MC war der ER biochemisch nachweisbar (Range 32–280 fmol/mg Protein). Immunhistologisch ließ sich in diesen 13 Geweben der ER ebenfalls nachweisen: 1. Der braun markierte ER fand sich im Kernbereich. Gefärbte und nicht gefärbte Kerne lagen in unterschiedlicher Verteilung nebeneinander (Rezeptordichte). 2. Das Zytoplasma zeigte keine Rezeptorfärbung. 3. ER-Färbung fand sich bevorzugt im Karzinomgewebe. Hier ließ sich ein fokaler von einem diffusen Färbetyp unterscheiden. 4. Die Färbeintensität schwankt von Gewebe zu Gewebe.

Das ER D5-Antigen fand sich im Zytoplasma von 17 der 20 MC-Proben. Alle ER-positiven Gewebe zeigten das ER D5-Antigen. Unterscheiden ließ sich ebenfalls ein fokaler von einem diffusen Färbetyp.

Zwischen den biochemisch und immunhistologisch ermittelten ER-Mengen fand sich bei der Regressionskurvenanalyse eine enge Korrelation ($r = 0{,}89$).

Biochemisch ließ sich der zytosolische ER im Prostatagewebe nur in Spuren messen (BPH: Range 1,3–4,2 fmol/mg Protein, PC: 1,8–5,7 fmol/mg Protein). Immunhistologisch war der ER weder im BPH- noch im PC Gewebe nachweisbar. Das ER D5-Antigen fand sich im Zytoplasma von 5 PC und 4 BPH (Drüse n = 1; Stroma n = 3; Drüse und Stroma n = 5).

Diskussion

Unsere Ergebnisse decken sich mit Literaturangaben [1, 2, 7]. Die Immunhistologie erlaubt eine direkte Zuordnung zu histologischen Befunden. Der Kenntnis der Färbeintensität, des Färbetyps (fokal versus diffus) und der Rezeptordichte kommt Bedeutung zur Beurteilung der Hormonsensibilität des Gewebes zu.

Im Vergleich zu den ER-Mengen des MC muß beim PC mit einer deutlich kleineren ER-Menge gerechnet werden [2]. Der ER war immunhistologisch weder im BPH- noch im PC-Gewebe nachweisbar. Biochemisch war der ER, wenn überhaupt, dann nur in Spuren nachweisbar (Nachweisgrenze ≥ 10 fmol/mg Protein). Es bleibt zu diskutieren, daß der ER fehlte oder in Konzentrationen vorlag, die mit der Methode nicht erkennbar waren. Es kann nicht ausgeschlossen werden, daß der prostatische ER eine andere Antigenität – ein anderes Epitop-Muster – aufweist oder daß der im Prostatagewebe vorwiegend strukturgebundene Rezeptor aus sterischen Gründen nicht markiert werden konnte [6].

Da sich das ER D5-Antigen beim MC immer in ER-positiven Geweben nachweisen ließ, ist zu vermuten, daß ER D5-Antigen-positives Prostatagewebe den ER besitzt. Der Nachweis des ER D5-Antigens im Stroma und Drüsengewebe läßt zumindest Parallelen zur Lokalisation des ER im Prostatagewebe erkennen.

Literatur

1. Coffer AJ, Lewis KM ua (1985) Monoclonal antibodies against a component related to soluble estrogen receptor. Cancer Res 45: 3686–3693
2. Ekman P, Barrack ER ua (1983) Estrogen receptors in human prostate: Evidence for multiple binding sites. J Clin Endocrinol Metab 57: 166–176
3. Greene GL, Nolan C ua (1980) Monoclonal antibodies to human estrogen receptor. Proc Natl Acad Sci USA 77: 5115–5119
4. King WJ, Greene GL (1984) Monoclonal antibodies localize oestrogen receptor in the nuclei of target cells. Nature 307: 745–747
5. King RJ, Coffer AJ ua (1985) Histochemical studies with a monoclonal antibody raised against a partially purified soluble estradiol receptor preparation from human myometrium. Cancer Res 45: 5728–5733
6. Sierralta WD, Szendro PI (1983) Origin and quantification of cytoplasmic Estrodiol receptor in resting target cells. Hoppe-Seyler's Z Physiol Chem 364: 1497–1505
7. Symposium on Estrogen receptor determination with monoclonal antibodies. Monte-Carlo, 14.12.1984

Priv. Doz. Dr. med. St. H. Flüchter
Abteilung Urologie der Universitätskliniken
Calwerstr. 7
D-7400 Tübingen

Methodische Grenzen der Hormonrezeptoranalyse im Prostatagewebe

H. Finsterwalder, W. Salinger, U. Wetterauer und H. Sommerkamp

Beitrag nicht eingereicht

Immunhistochemischer Nachweis von Östrogenrezeptoren in der Prostata mit Hilfe monoklonaler Antikörper

G. Theyer und A. Reinter

Da Steroidhormone ihre Wirkung über Hormonrezeptoren entfalten, ist ihr Nachweis in hormonabhängigen Organen wie der Prostata von Interesse. Mit Hilfe eines monoklonalen Antirezeptorantikörpers gegen Östrogenrezeptor (ER) kann neuerdings die immunhistochemische Lokalisation des Rezeptormoleküls erfolgen. Die immunhistochemische Untersuchung erfolgte an Gefrierschnitten von transurethralen Prostataresektaten, Stanzbiopsien und suprapubischen Prostatektomiepräparaten von 20 Hyperplasien und 12 Karzinomen. Die Karzinome entsprachen Adenokarzinomen aller drei Differenzierungsgrade und enthielten solide, kleinazinäre und cribriforme Komponenten entweder allein oder gemischt. In zwei Fällen von Hyperplasien und 7 Fällen von Karzinomen konnte in der Immunhistochemie eine positive Färbung in Zellkernen glatter Muskelzellen gezeigt werden. Niemals wurde eine positive Färbung in Kernen benigner Epithelien oder von Karzinomzellen beobachtet. Diese vorläufigen Ergebnisse bestätigen das tatsächliche Vorkommen von ER in der Prostata. Der beschriebene immunhistochemische ER-Nachweis ist auch an kleinsten Gewebsproben möglich. Da ein positiver ER-Nachweis nur an glatten Muskelzellen erfolgte, müssen bisherige Kenntnisse des ER-Gehaltes von benignen und malignen Veränderungen der Prostata, die lediglich auf den Ergebnissen biochemischer Untersuchungen basierten, neu überdacht werden.

Dr. G. Theyer
Urologische Universitätsklinik
Alser Str. 4
A-1000 Wien 9

Transtrigonale Staging-PE zur Differenzierung zwischen T_3 und T_4 Prostatakarzinom

Ch. Bornhof und K. M. Schrott

10% aller an unserer Klinik zur radikalen Prostatektomie vorgesehenen Fälle erwiesen sich bis 1984 intraoperativ als T4 Stadium und mithin als Fehlindikation.

Zur Erkennung einer vesikalen Tu-Infiltration führen wir daher seitdem bei allen zur radikalen Prostatektomie oder zur Radio-Jod-Spickung vorgesehenen Patienten obligatorisch transurethrale Staging-Probeexcisionen (PE) durch, auch wenn der cystoskopische Befund unauffällig ist.

Patienten und Methodik

Die transtrigonalen Staging-PE wurden vom 1.1. 1984–1.7. 1986 bei 39 Patienten durchgeführt, bei welchen aufgrund des konventionellen Stagings (rektaler Palpationsbefund, Ausscheidungsurographie, Cystoskopie, CT, Sonographie, Knochen-Scan, Tumormarker) ein auf die Prostata bzw. die Samenblasen beschränktes Carcinom ($T_{2/3}$, N_0, M_0) angenommen wurde.

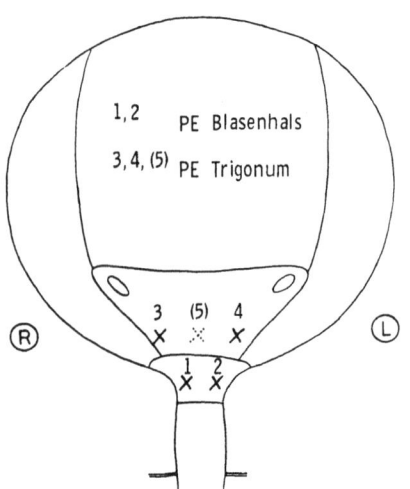

Abb. 1. Transtrigonale Staging-PE. Lokalisation

Mit der El-Res Schlinge wurden transurethral jeweils 2, bedarfsweise auch 3 tiefe, die Muscularis der Harnblase erfassende Biopsien aus Blasenhals und Trigonum entnommen (Abb. 1).

Ergebnisse

Bei 5 von 39 Patienten (13%) waren die transtrigonalen Staging-PE positiv (Tabelle 1); von diesen waren initial 4 als T_2, 1 als T_3 (Samenblasenbefall) klassifiziert worden.

In allen 5 Fällen war die Tu-Infiltration sowohl in PE vom Blasenhals als auch vom Trigonum nachweisbar.

Ihre Häufigkeit war nicht korreliert zum Malignitätsgrad.

Tabelle 1. Stadienverschiebung durch prätherapeutische Staging-PE

Geplante Op.	Vor Staging-PE	Nach Staging-PE	
	$cT_{2/3}$	$cT_{2/3}$	cT_4
Radiojodspickung	22 (100%)	19 (86%)	3 (14%)
Rad. Prostatektomie	17 (100%)	15 (88%)	2 (12%)
Gesamt	39 (100%)	34 (87%)	5 (13%)

Diskussion

Unsere Erfahrungen zeigen, daß durch die transtrigonale Staging-PE 13% der für eine radikale Prostatektomie bzw. Radiojodspickung vorgesehenen Prostata-Ca Patienten eine lokal unradikale und somit sinnlose operative Therapie erspart werden kann. Wir empfehlen daher in Anlehnung an Weyrauch [1] diese Methode zur Verbesserung des präoperativen Staging beim Prostata-Carcinom.

Literatur

1. Weyrauch HM (1959) Surgery of the prostate. Saunders, Philadelphia London

Dr. Ch. Bornhof
Med. Univ. Klinik
Maximiliansplatz 1
D-8520 Erlangen

Selektive transurethrale Apexbiopsien – Ein neuer Weg zur Früherkennung des inzidentellen Prostatakarzinoms?

W. Höltl, R. Hasun, D. Kosak und M. Marberger

Einleitung

Durch eine Verbesserung der transurethralen Operationsmethode wurde der Versuch unternommen, das Auffinden inzidenteller Prostatakarzinome zu erleichtern. Das Ziel war, einem größeren Patientenkollektiv nach frühzeitigem Erkennen eines zufälligen Prostatakarzinoms durch radikalchirurgische Behandlung zu einer definitiven Heilung zu verhelfen.

Material und Methode

An der Urologischen Abteilung der Krankenanstalt Rudolfstiftung wurden in einem Zeitraum von 14 Monaten 244 TUR-P bei klinischer Diagnose Prostataadenom nach einer modifizierten Operationstechnik von einem Operateur (W. H.) durchgeführt (Gruppe A). Als Vergleichskollektiv (Gruppe B) wurden 326 TUR-P herangezogen, die von fünf verschiedenen Operateuren unserer Abteilung im

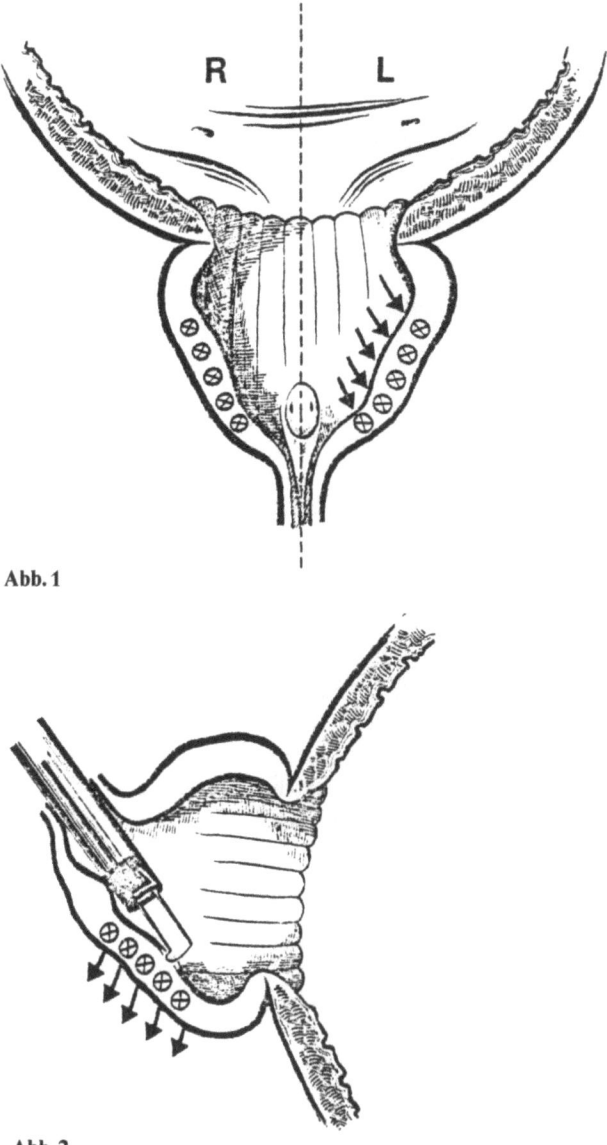

Abb. 1

Abb. 2

Tabelle 1. Selektive Biopsie nach TUR-P

TUR-P: n = 244
Untersuchungszeitraum: 14 Monate
Incidentelle PC (T_0): n = 28 (11,5%)
[< 10 chips]
→ $p < 0,004$
T_0 pT_{1a} n = 17
T_0 pT_{1b} n = 11

Tabelle 2. Konventionelle TUR-P

TUR-P: n = 326
Untersuchungszeitraum: 14 Monate
Incidentelle PC (T_0): n = 17 (5,2%)
[< 10 chips]
→ $p > 0,05$

gleichen Zeitraum davor operiert wurden. In allen Fällen handelte es sich um Patienten, die wegen obstruktiver Beschwerden eingewiesen wurden. Der rektale Tastbefund war in jedem Fall einem gutartigen Adenom entsprechend. Die Definition des inzidentellen Prostatakarzinoms entspricht den Richtlinien der WHO, wir haben lediglich eine zusätzliche Trennung in das unifokale inzidentelle Prostatakarzinom (T 0 pT 1 a) und in das multifokale inzidentelle Prostatakarzinom (T 0 pT 1 b) durchgeführt. Da das Ausmaß des inzidentellen Prostatakarzinoms derzeit international nicht einheitlich geregelt ist, haben wir uns den Richtlinien von Dhom entsprechend verhalten: nicht mehr als zehn tumorbefallene Resektionschips [1].

Die Methode erfordert als Ausgangssitus eine ideal leer resezierte Prostataloge. Nach vollständiger Entfernung des gesamten Adenomgewebes werden mit dem Resektoskop aus den dorsalen und lateralen apikalen Kapselarealen selektive Gewebsproben entnommen und seitengetrennt zur patho-histologischen Untersuchung eingesandt. Die Methode ist technisch anspruchsvoll und sollte einem TUR-Anfänger nicht zugemutet werden (Abb. 1 und 2). Das selektiv entnommene Gewebsmaterial wird vom Pathologen vollständig aufgearbeitet, das übrige resezierte Adenomgewebe wird wie bisher zu etwa 50% in Paraffin eingebettet und geschnitten.

Ergebnisse

Durch die neue Operationsmethode konnte eine statistisch gesicherte, signifikant erhöhte Inzidenz des Prostatakarzinoms im Stadium T 0 pT 1-2 gefunden werden ($p < 0,004$). Bei 13 von 244 Patienten (= 5,3%) kam es zu Kapselperforationen, die keiner chirurgischen Therapie bedurften. Die Katheterliegezeit (Durchschnitt 2-3 Tage) war in diesen Fällen nicht verlängert. Der Blutverlust bei der neuen Operationsmethode war nicht höher als bei der bisher geübten konventionellen Technik.

Schlußfolgerung

Die Methode ist somit ein sicheres zuverlässiges Verfahren zum häufigeren Auffinden inzidenteller Prostatakarzinome. Durch die selektive Gewebsentnahme wird zudem dem Pathologen die Beurteilung des gesamten Resektionsmaterials wesentlich erleichtert. Von den n = 28 mit der neuen Operationsmethode gefundenen inzidentellen Prostatakarzinomen konnten neun Patienten durch radikale Prostatektomie vom Tumor vollständig befreit werden. Die übrigen n = 19 waren auf Grund cardiovasculärer Grunderkrankungen oder des hohen Lebensalters für eine radikale Prostatektomie nicht mehr geeignet.

Literatur

1. Dhom G (1980) Pathologie des Prostata-Carcinoms. Verhandlb Dtsch Ges Urologie 32: 9-16

Dr. Wolfgang Höltl
Oberarzt der Urologischen Abteilung der KA Rudolfstiftung
Juchgasse 25
A-1030 Wien

Transrektale Feinnadelbiopsie in der Diagnose des Transitionalzellkarzinoms der Prostata

A. Nagy, J. Pintér und I. Bedri

Das Transitionalzellkarzinom ist sehr selten in der Prostata. Es macht von 1 bis 4 Prozent der Fälle aus. Nach der Aussage der histologischen oder zytologischen Diagnose soll man die Möglichkeit eines Karzinoms in der Harnblase oder in der Harnröhre ausschließen, weil die meisten Urotheltumoren an dieser Stelle aus diesen Organe stammen.

Aus unserem Krankengut haben wir solche Fälle ausgewählt, wobei die Diagnose des primären Transitionalzellkarzinoms mit transrektaler Aspirationszytologie aufgestellt wurde. Mit Rücksicht darauf, daß diese Veränderung in der Prostata eine Rarität ist, wurde die zytologische Diagnose vor der Tumorbehandlung noch histologisch bestätigt.

Dieser Tumor ist durch eine lokale invasive Vermehrung charakterisiert, wie auch in unseren Fällen, und die radikale Entfernung der Prostata kommt nicht in Betracht. Unsere Patienten haben eine palliative Strahlentherapie bekommen. In einem Falle wurde schweres Lymphoedem als Komplikation der Strahlentherapie gefunden. Die korrekte Diagnose des Transitionalzellkarzinoms ist wichtig in der Zytologie auch, weil der Tumor nicht hormonsensitiv ist.

Dr. A. Nagy
Urologische Klinik der Medizinischen Universität
Nagyerdei krt. 98, Pf 29
H-4012 Debrecen

Einmaldosis – Antibiose vor transrektaler Prostatastanze

L. V. Wagenknecht und F. Shukfeh

Zur Sicherung des palpatorischen Verdachtes auf ein Prostata-Carcinom und zur Verlaufsbeobachtung unter der Therapie ist die transrektale Prostatastanze trotz Hämorrhagie- und Infektrisiko ein treffsicheres und vertretbares Verfahren. Um das Risiko infektiöser Komplikationen zu verringern, wurde vor der ein- oder mehrfachen Prostatastanze eine hochdosierte i.m.-Einmalinjektion von Netilmicin bei 100 Patienten durchgeführt. Die Altersverteilung zeigt (Abb. 1); das Durchschnittsalter der 100 Patienten lag bei 65 Jahren. Von 100 Prostata-Stanzbiopsien wurden 85 ambulant und 15 an stationären Patienten durchgeführt. Bei 17 Patienten zeigte sich eine oder mehrere der in Tabelle 1 dargestellten Komplikationen. Eine Hämaturie bei 15 Patienten

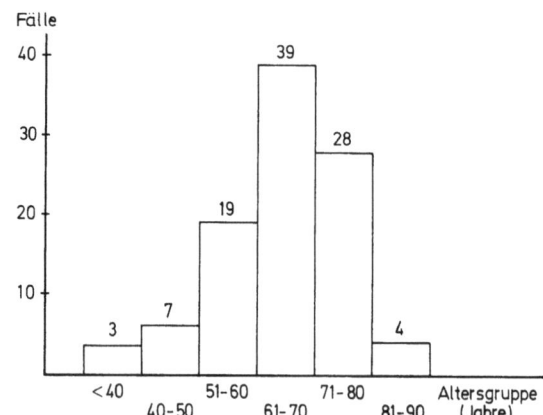

Abb. 1. Altersverteilung von 100 Patienten, bei denen nach Netilmicin-Einmalgabe eine Prostatastanze durchgeführt wurde.

Tabelle 1. Komplikationen von 100 Patienten nach Prostatastanze und vorheriger hochdosierter Netilmicin-Einmalinjektion, 535 Patienten mit Prostatastanze ohne Antibiose und 185 Patienten nach Prostata-Saugbiopsie

Kompli-kationen	Prostatastanze + Netilmicin-injektion (n=100)	Prostatastanze ohne Antibiose (n=535)	Saugbiopsie (n=185)
Fieber	2	12	4
„Grippe"	8	?	?
Epididymitis	–	–	1
Septikämie	–	1	1
Hämaturie	15	11	–
Melaena	5	12	–
Gesamtfallzahl	17	36	6

Tabelle 2. Histologische Differenzierung der Prostatastanze bei 100 Patienten

Histologie	Fallzahl
Adenomyomatose der Prostata	28
Prostata-Ca.	51
Prostatitis	17
Rectumschleimhaut	4
Gesamt	100

war in 5 Fällen kombiniert mit einer Melaena. 8 Patienten gaben grippeähnliche Zeichen an, dabei 2 mit Fieber von 38 bis 40 Grad. Bei einem dieser 2 letzten Patienten war es zu einem Kontrastmittelzwischenfall bei einem Pyelogramm nach erfolgter Stanze gekommen. Erst retrospektiv gaben 2 der „Grippefälle" *vor* der Prostatastanze bestehende Grippezeichen an. Einer dieser Patienten entwickelte eine Pneumonie. Es verblieben somit 6 Patienten, die *nach* Prostatastanze über grippeähnliche Symptome klagten, wobei unklar blieb, ob beide Ereignisse in Zusammenhang standen.

Da sämtliche Urin- und Blutkulturen bei diesen Patienten negativ waren, ist eine von der Prostatastanze unabhängige Virusgrippe wahrscheinlicher. Eine fieberhafte Erkrankung zeigte sich somit in 2% der Patienten. Sonstige Infekte, Epididymitiden oder Prostataabszesse wurden nicht gesehen.

Die histologischen Ergebnisse der Prostatastanzen zeigt Tabelle 2.

Vergleiche mit eigenen früheren Patientengruppen

Den Vergleich der Komplikationsraten der oben dargestellten Patientengruppe mit Prostatastanze nach i.m.-Einmalgabe von Netilmicin zu einer größeren Gruppe mit Prostatastanze *ohne* systemische Antibiotikagabe sowie nach Saugbiopsie der Prostata zeigt Tabelle 1. Nach *Saugbiopsie* hatten 6 von 185 Patienten (2,2%) Beschwerden: Eine konservativ beherrschbare Epididymitis und eine schwere Urosepsis traten jeweils einmal auf; 4 Patienten hatten 38 bis 40 Grad C Fieber für 1 bis 4 Tage.

Die bei 535 Patienten durchgeführte *Stanzbiopsie* führte in 6,7% (36 Fälle) zu Komplikationen: Eine Makrohämaturie trat bei 11 Patienten in Kombination mit Melaena bei weiteren 3 Fällen auf. Eine mehr oder weniger starke Blutung aus dem Rektum wurde bei insgesamt 12 Patienten festgestellt. Eine rektale Hämorrhagie mußte bei 2 Patienten operativ versorgt werden: In einem Fall kam es nach der Stanzbiopsie zu einer eintägigen rektalen Blutung, danach zu einer schweren Urosepsis und Epididymitis. Bei einem weiteren Patienten mußte eine rektale Hämorrhagie durch Umstechungsligatur behandelt werden. Im Vergleich der fieberhaften Komplikation ergaben sich folgende Ergebnisse:

1. Stanzbiopsie nach Netilmicin-Injektion (n=100): 2 Fälle (2%)
2. Stanzbiopsie ohne systemische Antibiose (n=535): 13 Fälle (2,6%)
3. Saugbiopsie ohne systemische Antibiose (n=185): 5 Fälle (2,8%).

Die Komplikationen nach Prostatabiopsie in Relation zum histologischen bzw. zytologischen Befund waren bei Prostatitis mit 9,8% fast doppelt so häufig wie bei Prostata-Ca. (5,8%) und Adenomyomatose der Prostata (4,3%). Rektale Blutungen wurden überwiegend nach Biopsien von Prostata-Carcinomen beobachtet. Schlußfolgerung: Hinsichtlich eines praxisorientierten Vorgehens halten wir die Einmalinjektion von Netilmicin ca. 30 bis 45 Min. vor der Prostatastanze für ein optimales, letztlich kostensparendes und in der urologischen Praxis durchführbares Verfahren. Da die Befundung der mittels Aspirationsbiopsie gewonnenen Zellverbände nur durch einen erfahrenen Pathologen aussagekräftig ist, außerdem hochdifferenzierte Carcinome zytologisch nicht sicher von gutartigen Prostata-Erkrankungen (insbesondere der Prostatitis) zu unterscheiden sind und in Zweifelsfällen schließlich doch die histologische Verifizierung durch Stanzbiopsie vorgenommen wird, führen wir grundsätzlich nur noch die transrektale Prostatastanze durch.

Die Häufigkeit der Nebenwirkungen ist bei den Konsequenzen, die sich aus der Diagnose: Prostata-Carcinom ergeben (totale Prostatektomie mit evtl. nachfolgender Inkontinenz, Impotez etc., hormonelle Kastration, radiogene Cysto-Proctitis etc.) u.E. durchaus vertretbar. Die einmalige und hochdosierte Antibiotikagabe ist nur mit geringen Kosten und einer unanfälligen Patienten-„Compliance" verbunden. Fieberhafte Komplikationen konnten auf 2% gesenkt werden.

Literatur

1. Alken CE, Brosig W, Jönssen G, Kirchheim D, Klosterhalfen H, Sigel A (1973) Verh Dtsch Ges Urolg 272
2. Bocking A (1983) Urologe A 22 (3): 134

3. Chodak GW, Steinberg GD, Bibbo M, Wied G, Stans FS, Vogelzang NJ, Schoenberg HW (1986) J Urol 135: 299
4. Paul P, Klosterhalfen H, Schmiedt E (1971) Urologe A 10: 120
5. Jochen D, Schmiedt E, Gottinger H, Faul P, Schneller N, Laible V (1983) Urologe A 22: 120–126
6. Köllermann MW, Pleßow D, Wagenknecht LV (1975) Urologe B 15: 225
7. Madsen PO, Kaveggia L (1964) Z Urol 57: 665
8. Poth EJ (1958) Neomycin as an intestinal antiseptic. In: Waksman SA (ed), Neomycin – its nature and practical applications. Williams & Wilkins, Baltimore, p 192
9. Schmiedt E (1973) Verh Dtsch Ges Urol 260
10. Stille W (1983) Kurzzeittherapie von Harnwegsinfekten. Zuckschwert, München
11. Zattoni F, Pagano F, Rebuffi A, Costantini G (1983) Urology 22: 69

Prof. Dr. L. V. Wagenknecht
Chefarzt, Urologische Klinik
Stadtkrankenhaus Cuxhaven
Altenwalder Chaussee 10/12
D-2190 Cuxhaven 1

Zusammenfassung der Postersitzung 6: Prostatakarzinom II (Diagnostik)

G. H. Jacobi

In der zweiten Poster-Sitzung zur Diagnostik des Prostatakarzinoms haben sich die Beiträge 122, sowie 126–129 mit zytologischen und immunhistochemischen Fragestellungen an Biopsiematerial und Operationspräparaten befaßt. Die Beiträge 132–135 stellten eine gewisse Ausweitung der Biopsietechnik zur besseren Stadien-Diskriminierung dar.

Zytologie und Immunhistochemie

Vogel und Mitarbeiter (Bonn/Singen) haben an Serienschnittpräparaten die immunhistochemische Reaktion mit der prostataspezifischen Phosphatase (PAP), dem prostataspezifischen Antigen (PSA) sowie mit PTA und CEA überprüft. Mittels Audioradiographie wurde der Markierungsindex ermittelt, der mit zunehmend schlechterer Differenzierung anstieg. Die immunhistochemischen Reaktionen sind im Tumorgewebe heterogen, wobei mit zunehmender Entdifferenzierung eine Abnahme nachweisbar war.

Eichenberger und Mitarbeiter (Basel) haben an Stanzbioptaten, transurethralem Resektionsmaterial und radikalen Prostatektomiepräparaten Konturen von Tumorzellkernen mit einem Apple-Computer digitalisiert. Sie konnten anhand von Kernformveränderungen zwei Patientenkollektive mit besonders schlechter, bzw. guter Prognose diskriminieren.

Scholman et al. (Berlin) haben ein Wang-Computersystem zur teilautomatisierten Primärdiagnostik in der Prostatazytologie angewendet. Der Vergleich zwischen rechnergesteuerter Diagnostik und konventioneller Untersuchung durch verschiedene Untersucher ergab

1. keine falsch-positiven bzw. falsch-negativen Ergebnisse;
2. eine Trefferquote im Grading von immerhin 85%, sowie
3. eine Trefferquote bei entzündlichen Veränderungen von 87%.

Damit erscheint die teilautomatisierte Zytodiagnostik der konventionellen morphologischen Diagnostik weitgehend ebenbürtig.

Flüchter und Mitarbeiter (Tübingen) haben in einer großen Zahl von Prostatakarzinomgeweben wiederum immunhistologisch ein Estramustin-bindendes Protein nachgewiesen, dessen Synthese androgenabhängig sein soll, und welches eine hohe Bindungsaffinität zu Estrazyt hat. Mittels dieser Immunperoxidase-Technik fand sich keine Korrelation zwischen der Farbintensität und dem Malignitätsgrad, jedoch konnten zwei Färbemuster, einmal diffus, einmal fokal, unterschieden werden.

In einem zweiten Poster stellten selbige Autoren Untersuchungen über einen Östrogenrezeptor im Mamma- und Prostatakarzinom dar. Im Gegensatz zur Situation beim Mamma-Karzinom ließ sich in keinem von 30 Prostataadenom- bzw. 35 Prostatakarzinompräparaten ein Östrogenrezeptor nachweisen, womöglich war hierfür die hier angewandte, höchstens semiquantitative Methode zu wenig sensitiv.

Verfeinerte Biopsietechniken

Bornhof und Schrott (Erlangen) demonstrierten die in Vergessenheit geratene transtrigonale Staging-PE zum Ausschluß von T_4-Prostatakarzinomen vor geplanter radikaler Prostatektomie oder Radio-Jod-Spickung. Es wurden jeweils zwei tiefe Rektionsbiopsien aus dem Blasenhals, sowie 2 bis 3 Biopsien aus dem Blasentrigonum gewonnen. Hierdurch konnte in 5 von 39 Fällen selbst dann ein Stadium T_4 nachgewiesen werden, wenn der endoskopische Befund unauffällig war. Diesen Patienten wurde damit eine überflüssige sogenannte „Fehloperation" erspart.

Höltl et al. (Wien) konnten durch gezielte Resektionsbiopsien aus den kapselnahen apikalen Anteilen nach kompletter TUR einer benignen Prostatahyperplasie die Aufspürrate des inzidentellen Prostatakarzinoms signifikant erhöhen, verglichen mit einer konventionell transurethral resezierten Kontrollgruppe. Jedoch wurde diese Kontrollgruppe von anderen Operateuren reseziert.

Nagy et al. (Debrecen) wiesen auf die Wichtigkeit der prätherapeutischen Diagnose beim intraduktalen Übergangsepithelkarzinom der Prostata hin. Hierbei haben die Autoren mit der transrektalen Feinnadelbiopsie einschlägige Erfahrungen sammeln können, da in der Exfoliativ-Zytologie das Urothelkarzinom vom ordinären Adenokarzinom der Prostata zu unterscheiden ist. Es wurde auf die Wichtigkeit der prätherapeutischen Diagnose hingewiesen, da Urothelkarzinome der Prostata nicht hormonsensibel sind und durch radikale Zystoprostatektomie offenbar am besten therapiert sind.

Wagenknecht und Shukfeh (Cuxhaven) berichteten über eine einmalige hochdosierte intramuskuläre Injektion von Netilmicin zur Verminderung infektiöser Komplikationen bei der transrektalen Prostatastanzbiopsie. Im Vergleich zu einer historischen Kontrollgruppe von 535 Stanzbiopsien konnten die Autoren durch diese sogenannte „single-shot-Chemotherapie" - ein einfaches, praxisorientiertes Vorgehen - die Infektkomplikationsrate auf 2% herunterdrücken.

Die hier zusammengefaßte Poster-Sitzung 6 hat im Auditorium großes Echo gefunden und hat eine ganze Reihe wichtiger Beiträge zur verfeinerten Diagnostik des Prostatakarzinoms erbracht.

Postersitzung 7: Prostatakarzinom III

Die Harnkontinenz nach radikaler Prostatektomie

J. Kilian, J. Franz, G. Vydra und M. Bressel

Anhand von 20 Probanden mit verschiedenen Inkontinenzgraden (0 = kontinent; I = unwillkürlicher Verlust weniger Urintropfen; II = Streßinkontinenz, 2–4 Vorlagen tagsüber; III = Kondomurinal od. Penisklemme erforderlich), die aus einem Kollektiv von 430 radikal prostatektomierten Patienten ausgewählt wurden, soll mittels Urethra-Ruhedruckprofilmessungen und Miktions-Cysto-Urethrogrammen die Bedeutung von rekonstruiertem Blasenauslaß und dem quergestreiften M. sph. ureth. ext. für die postoperative Kontinenz nach radikaler Prostatektomie untersucht werden. Nach 200 ml Kontrastmittel-Blasenfüllung wurden während der Urethradruckprofilmessung Rö.-Aufnahmen zur Dokumentation der Lokalisation von Druckanstieg und -maximum in der Urethra erstellt, wobei die Anastomosenregion durch einen intraoperativ plazierten Clip erkennbar ist. Nach weiterer Füllung bis zur Kapazität, wurden – auch bei Gesunden u. nach TURP – Rö.-Aufnahmen im Liegen und Stehen, bei Miktion und nach Miktionsunterbrechung angefertigt.

Ergebnisse

Während bei allen Probanden der max. Urethradruck im Bereich des M. sph. ureth. ext. gemessen wurde, konnten wir in keinem Fall am Blasenhals oder in der hinteren Harnröhre einen signifikanten Druckanstieg messen. Dafür dürfte die verwendete Perfusionsmethode verantwortlich sein, die keine Aussage über die Blasenhalskompetenz zuläßt. Auch wenn der quergestreifte M. sph. ureth. ext. postoperativ willkürlich noch funktionsfähig ist (alle Pat. konnten die Miktion willkürlich unterbrechen), ist die Blasenhalsfunktion für die Kontinenz bedeutender. Betrachtet man die Cystogramme findet sich beim Gesunden und beim kontinenten radikal operierten Pat. im Stehen und nach Miktionsunterbrechung kein Kontrastmittel in der hinteren Harnröhre, der Blasenhals ist geschlossen. Die Auswirkungen operativer Eingriffe auf die Struktur des Kontinenzapparates sind in der Abb. 1 dargestellt. Wenn es bei rad. Prostatektomie nicht gelingt den Blasenhals aus der Basisplatte zu rekonstruieren, verbleibt allein der Sph. ext. Im Cystogramm dieser Pat. ist der Blasenhals trichterförmig geöffnet, sie sind inkontinent. Zusammenfassend läßt sich feststellen, daß der physiologische Kontinenzmechanismus bei Adenomektomie teilweise und bei radikaler Prostatektomie nahezu vollständig zerstört wird und daß damit die operative Technik der Blasenhalsrekonstruktion bei rad. Prostatektomie die einzige wirksame Möglichkeit zur Kontinenzerhaltung ist.

Tabelle 1

Anzahl d. Pat.	Inkontinenzgrad	$\bar{x}$ Uretraverschlußdruck in cm H_2O	Pat. mit geschlossenem Blasenhals	
			im Liegen	im Stehen
8	0	52,1	7	5
4	I	34,5	2	1
3	II	23,3	2	1
5	III	27,8	1	0
20				

Dr. Jochen Kilian
Urologische Abteilung
Allgemeines Krankenhaus Harburg
Eißendorfer Pferdeweg 52
D-2100 Hamburg 90

Die Kontinenz des Gesunden

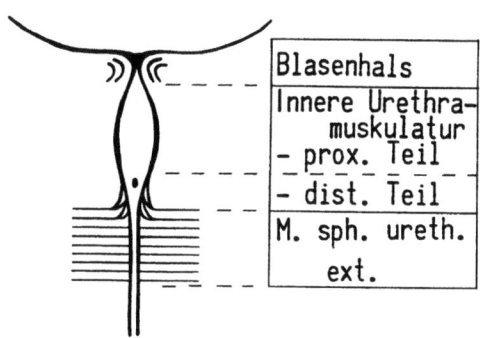

Die Kontinenz des adenomektomierten Patienten

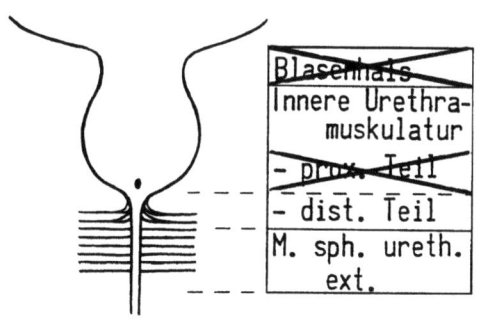
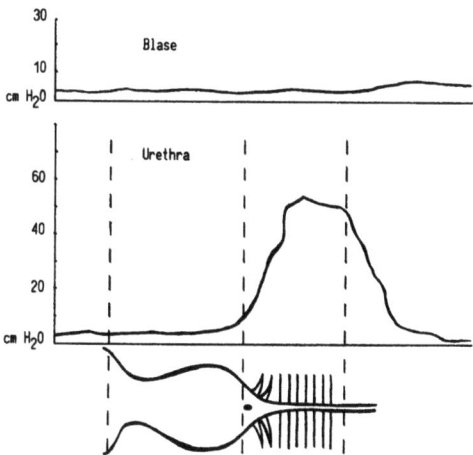

Die Kontinenz des radikal prostatektomierten Patienten

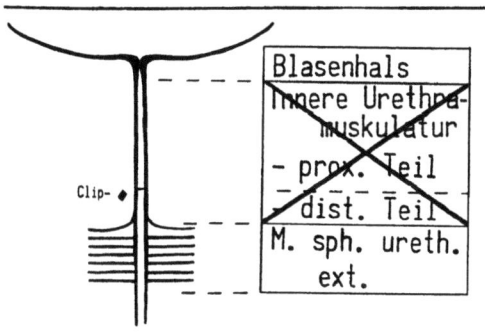
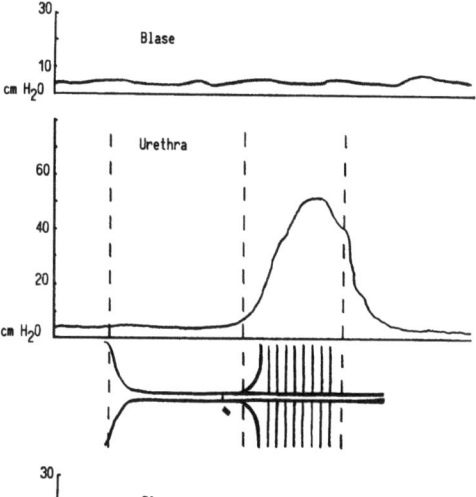

Die Inkontinenz des radikal prostatektomierten Patienten

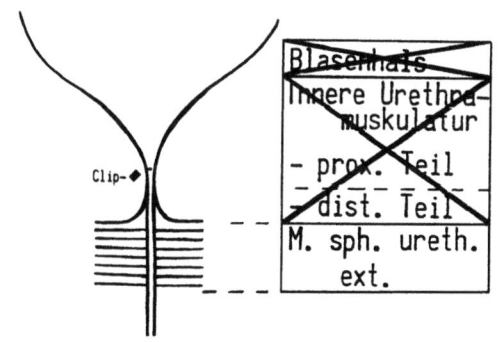
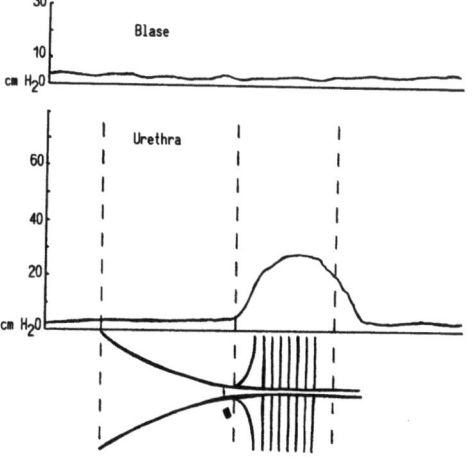

Abb. 1

Zunahme des „inzidentellen Prostatakarzinoms" bei geänderter histopathologischer Untersuchungsmethode und Ergebnisse der fraktionierten Nachresektion

W. Straube, J. Becker, H. Kirschall, W. Schlake und C. Hunold

Einleitung

Mit der Umstellung der histo-pathologischen Untersuchungstechnik unserer Prostataresektate von der Stufenschnittechnik, die bei größerem Material (30 g und mehr) eine Zufallsauswahl aus dem Resektat vorsieht, auf die Gesamtaufarbeitung des eingesandten Gewebes, ging eine deutliche Zunahme der diagnostizierten inzidentellen Prostatakarzinome einher.

Der Zusammenhang zwischen histo-pathologischer Untersuchungstechnik und Häufigkeit diagnostizierter Karzinome ist auch von anderen Autoren belegt. (Denton et al. 1965; Battaglia et al. 1979; Wernert et al. 1986)

Material und Methodik

In einer retrospektiven Studie verglichen wir 344 Patienten, die im Zeitraum vom 01.04.1983 bis 31.03.1984 wegen eines klinisch diagnostizierten Prostataadenoms operiert wurden (Gruppe 1, Stufenschnittechnik), mit 327 Patienten des Zeitraumes 01.04.1984 bis 31.03.1985 (Gruppe 2, Gesamtaufarbeitung des Resektates).

Ergebnisse

Der Altersgipfel unserer Patienten lag in beiden Gruppen jenseits des 70. Lebensjahres, in Gruppe 1 bei 73 und in Gruppe 2 bei 72 Jahren.

In Gruppe 1 wurde bei 8, in Gruppe 2 bei 13 Patienten auf die fraktionierte Nachresektion der Prostataloge zugunsten einer konsequenten klinischen Nachkontrolle verzichtet. Die Gründe hierfür waren: – Fokales Tumorwachstum mit sehr geringem hochdifferenzierten Tumoranteil. – Hohes Alter bzw. schlechter AZ der Patienten. – Wegen diffusem

Tabelle 1. Operationsverfahren bei Ersteingriff

	Gruppe 1 (n=344)	Gruppe 2 (n=327)
TUR-Prostata	312	298
Retropubische Adenomektomie	22	18
Transvesikale Adenomektomie	10	11

Tabelle 2. Histo-pathologische Ergebnisse. Chi^2-Test: $Chi^2 = 11,27$ größer $Chi^2_{0,05} = 3,841$. Der Unterschied zwischen beiden Gruppen hinsichtlich der Diagnosehäufigkeit „inzidentelles Prostatakarzinom" ist signifikant

	Adenome	Inzidentelle Karzinome
Gruppe 1 (n=344)	331	13
Gruppe 2 (n=327)	293	34

Tabelle 3. Grading der inzidentellen Prostatakarzinome. Chi^2-Test: $Chi^2 = 6,64$ größer $Chi^2_{0,05} = 3,841$. Der Unterschied beider Gruppen hinsichtlich des Differenzierungsgrades der Karzinome ist signifikant. G 3 Tumoren kamen nicht vor

Differenzierungsgrad	Gruppe 1 (n=13)	Gruppe 2 (n=34)
G 1	7	30
G 2	6	4

Tabelle 4. Ergebnisse der ersten Nachresektion

	Gruppe 1 (n=5)	Gruppe 2 (n=21)
Nachweis der Tumorfreiheit	2	15
noch Tumorreste	3	6

Tumorwachstum und schlechter Differenzierung bei höherem Tumoranteil subkapsuläre Orchiektomie anstatt Nachresektion. – 2 Patienten der Gruppe 2 erschienen nicht zur vereinbarten Nachresektion.

Tabelle 5. Ergebnisse der zweiten Nachresektion

	Gruppe 1 (n=3)	Gruppe 2 (n=6)
Nachweis der Tumorfreiheit	1	4
noch Tumorreste	0	1
2. Nachresektion abgelehnt	0	1
Orchiektomie wegen eines disseminierten Tumorwachstums des inzidentellen Karzinoms	2	0

Diskussion

Mit unserer Untersuchung können wir zeigen, daß die randomisierte Materialauswahl bei größeren Resektaten im Rahmen der Stufenschnittechnik im Vergleich zur von uns jetzt angewandten Gesamtaufarbeitung Stichprobencharakter hat. Vor allem der signifikante Unterschied hinsichtlich des Differenzierungsgrades der inzidenten Prostatakarzinome zeigt, daß früher vor allem hochdifferenzierte Karzinome in größeren Adenomen unentdeckt blieben.

Auch die von Wernert et al. (1986) aufgestellte Forderung der Aufarbeitung von fraktioniertem Resektionsmaterial aus inneren und äußeren Prostataabschnitten läßt bei nur stichprobenartiger Untersuchung des inneren Anteils die Möglichkeit zu, im Adenom entstehende Karzinome nicht zu entdecken.

Schlußfolgerung

Unter Berücksichtigung der obigen Ergebnisse halten wir auch bei größeren Adenomen die histo-pathologische Gesamtaufarbeitung des Resektates für geboten, damit Zufälle bei der Diagnose bzw. Nichtdiagnose der inzidentellen Prostatakarzinome weitestgehend ausgeschlossen werden.

Literatur

1. Akdas A, Özen HA, Tuncer I, Tasar C, Remzi D (1986) Incidental carcinoma of the prostatae: Factor influencing prognosis. Br J Urol 57: 164–166
2. Battaglia S, Barbolini G, Botticelli AR (1979) Early (stage A) prostatic cancer IV. Methodological criteria for histopathological diagnosis. Virchow Arch A 382: 245–259
3. Denton SE, Choy SH, Valk WL (1965) Occult prostatic carcinoma diagnosed by the step-section technique of the surgical specimen. J Urol 93: 296–298
4. Wernert N, Goebbels R, Dhom G (1986) Malignitätsgrad und klinisches Stadium T_0-T_3 beim Prostatakarzinom. Urologe A 25: 55–58

Prof. Dr. W. Straube
Urologische Abteilung
Marienhospital
Hospitalstr. 24
D-4300 Essen 12

Therapie und Verlauf von 472 Prostatakarzinomen über 5 und 10 Jahre in Fulda

G. Bendl, R. Chiari und R. Mönch

In den Jahren 1971 bis einschl. 1981 wurden in den Städt. Kliniken in Fulda 485 Prostatakarzinome diagnostiziert. Das Schicksal von 472 Patienten konnte verfolgt werden. Die Behandlung erfolgte bis 1976 überwiegend durch Oestrogentherapie. Ab 1976 wurde bei nichtmetastasierenden Prostatakarzinomen als Primärtherapie die alleinige Orchiektomie ausgeführt.

Das Patientengut

Verteilung der G-Stadien: 38% der Patienten fanden sich im Stadium G 1, 23% im Stadium G 2, 40% im Stadium G 3.

Verteilung der lokalen Tumorausdehnung: Im fortgeschrittenen Stadium T 3 und T 4 fanden sich 59% der Patienten.

Die Altersverteilung bei Stellung der Diagnose hat ihren Gipfel zwischen dem 70. und 75. Lebensjahr (120 Fälle).

Erwartungsgemäß korrelierten die lokal weit fortgeschrittenen Stadien T 3 und T 4 mit einem schlecht differenzierten Karzinom (G 2, G 3).

Bedeutung der Vorsorgeuntersuchung

Durch Vorsorgeuntersuchung wurden 54 Karzinome diagnostiziert. Von diesen Patienten konnten 15

(28%) kurativ therapiert werden. 418 Patienten wurden wegen prostatischer Symptomatik untersucht. Von diesen Patienten konnten 19 (nur 5%) kurativ therapiert werden.

Ergebnisse

1) Ergebnisse der Patienten mit kurativer Therapie: 26 Patienten wurden radikal prostatektomiert, 8 Pat. wurden nach der pelvinen Lymphadenektomie kurativ bestrahlt. In der bis zu 107 Monaten dauernden Beobachtungszeit traten weder Rezidive noch Metastasen auf. Kein Patient ist am Karzinom verstorben.
2) Ergebnisse der Patienten mit palliativer Therapie: Für diese Patienten wurden Letalitätskurven differenziert nach den jeweiligen G-Stadien aufgestellt; diese wurden unterteilt in Patienten, die nur orchiektomiert wurden, in die Patienten, die nur hormonell behandelt wurden und in die Patienten, die sowohl orchiektomiert als auch hormonell behandelt wurden.
2a) Ergebnisse der Patienten mit dem Grading G 1: Die Letalität nach 60 Monaten beträgt bei den 55 nur subkapsulär orchiektomierten Patienten 0%, bei den 65 nur hormontherapierten Patienten 4%, bei den 21 kombiniert therapierten Patienten 32%. Nach 120 Monaten lag die Letalität bei den orchiektomierten Patienten immer noch bei 0%. Bei den hormontherapierten Patienten stieg sie auf 30%, bei den kombiniert therapierten stieg sie auf 75% an.
2b) Ergebnisse der Patienten mit dem Grading G 2: Die Letalität nach 60 Monaten trug bei den 30 nur orchiektomierten Patienten 25%, bei den 36 nur hormontherapierten Patienten 31% und bei den 21 kombiniert therapierten Patienten 14%. Nach 120 Monaten stieg die Letalität bei den nur orchiektomierten Patienten auf 20%, bei den nur hormontherapierten Patienten auf 80% und bei den kombiniert behandelten auf 100%.
2c) Ergebnisse mit dem Grading G 3: Nach 60 Monaten betrug die Letalität bei den 59 nur orchiektomierten Patienten 16%, bei den 57 nur hormontherapierten Patienten 59% und bei den 56 kombiniert therapierten Patienten 80%. Die nur orchiektomierten Patienten konnten insgesamt über 90 Monate beobachtet werden. Hier stieg die Letalität nach 19 Monaten auf 80% an. Nach 120 Monaten zeigten die nur hormontherapierten Patienten einen Anstieg der Letalität auf 95%. Die kombiniert therapierten Patienten konnten 96 Monate beobachtet werden. Hierbei fand sich ein Anstieg der Letalität auf 95%.
2d) 17 Patienten wurden mit einem Incidentalkarzinom im Stadium G 1, A 1 keiner Therapie unterzogen. Bei diesen Patienten konnte im gesamten Verlauf keine Metastasierung und kein Progreß nachgewiesen werden.
2e) 28 Patienten konnten aufgrund des moribunden Zustandes bei der Diagnosestellung keiner Therapie unterzogen werden.

Folgerung

1. Erfolgt die Diagnose bei der Vorsorgeuntersuchung, steigt die Rate der kurativ therapierten Tumoren auf 28% an gegenüber nur 5% bei Patienten, die durch Symptomatik diagnostiziert wurden.
2. Die Orchiektomie bei nicht metastasierendem Prostatakarzinom erwies sich der primären Oestrogentherapie überlegen, die Letalität nach 5 Jahren wurde durch das Verlassen der primären Hormontherapie deutlich gesenkt.

G. Bendl
Urologische Klinik
Städt. Kliniken Fulda
Pacelliallee 4
D-6400 Fulda

Die Prognose des virginellen metastasierten Prostatakarzinoms

G. Hienert und O. Zechner

Problemstellung/Patientengut

Bei 35 Patienten mit Prostatakarzinomen, welche zum Zeitpunkt der Diagnose (1980-1985) bereits metastasiert waren, wurde der Krankheitsverlauf und die Schmerzsymptomatik unter Therapie untersucht. Bei retrospektiver Aufarbeitung des Patientengutes fanden sich 10 Patienten (Therapiegruppe A), welche Cyproteronacetat (100 mg/die) als Monotherapie erhielten, wie dies von mehreren Autoren empfohlen wurde [3, 4]. Bei den verbleibenden 25 Patienten (Therapiegruppe B) wurde nach folgendem Therapieplan behandelt [1, 2]: subkapsuläre Orchiektomie, Cyproteronacetat 100 mg/die bzw. Polyoestradiolphosphat 80 mg/monatlich, bei Progression Estramustinphosphat 280 mg bzw. 560 mg/die und bei weiterer Progression wurde eine Polychemotherapie angeschlossen. Bei Auftreten von starker Schmerzsymptomatik von Seiten der Knochenmetastasen, wurden die Patienten einer Infusionstherapie von 12 g Fosfestrol und anschließender Dauertherapie mit 4 × 120 mg Fosfestrol oder Fortführung der Primärtherapie zugeführt.

Krankheitsverlauf

Der Beobachtungszeitraum in beiden Therapiegruppen betrug zwischen 2 und 33 Monaten, die durchschnittliche Überlebenszeit konnte mit 15 Monate ermittelt werden. In Bezug auf die Überlebenskurven (WILCOXON, bzw. MANTEL Cox-Test) konnte kein signifikanter Unterschied zwischen Therapiegruppe A und B nachgewiesen werden (Abb. 1). Die Schmerzsymptomatik stand bei 20/35 Patienten (57%) im Bezug auf die Knochenmetastasen im Vordergrund, wobei die restlichen 15 Patienten (43%) weitgehendst beschwerdefrei waren. Bei 6/9 Patienten, welche eine Fosfestroltherapie wegen Knochenschmerzen erhielten, kam es zu einer deutlichen Besserung der Beschwerden, in 2 Fällen zu einer praktischen Beschwerdefreiheit.

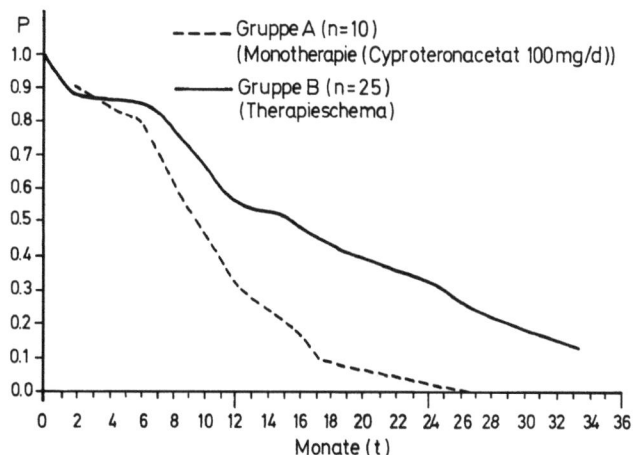

Abb. 1. Überlebenskurve

Zusammenfassung/Schlußfolgerung

Eine entscheidende Änderung der Prognose des virginellen, metastasierten Prostatakarzinoms konnte durch die unterschiedlichen Therapieformen in Gruppe A bzw. B nicht erreicht werden. Die durchschnittliche Überlebenszeit unter Therapie von lediglich 15 Monaten veranschaulicht das Fehlen einer effizienten Therapie des metastasierten Prostatakarzinoms.

Literatur

1. Bauer HW, Altwein JE Klinische und Experimentelle Urologie, Bd 10. Zuckerschwerdt, München Bern Wien
2. Jacobi GH Urologie in Klinik und Praxis, Bd I. Hohenfellner R, Zingg EJ (eds) Thieme, Stuttgart New York, S 602-613
3. Jacobi GH, Tunn U, Senge TH (1982) Prostate cancer vol 3. Williams & Wilkins, Baltimore
4. Koichiro I, Keiko F, Hajime I, Yasuo H (1980) J Urol 123: 180
5. Maier U (1985) Z Urol Nephrol 78: 181-187

Dr. G. Hienert
Urologische Universitätsklinik Wien
Alser Strasse 4
A-1090 Wien

Die „Urologische Spirale" als Palliativmaßnahme beim Prostatakarzinom

St. Roth und P. Rathert

Die Blasenentleerungsstörung ist eine häufige Folgeerscheinung des fortgeschrittenen Prostatakarzinoms. Die transurethrale Elektroresektion kann bei diesen Patienten zu einer beschwerdefreien Miktion führen. Diese Operation entspricht jedoch nicht sonst anerkannten onkologischen therapeutischen Grundsätzen. Weiterhin erlaubt der Allgemeinzustand einiger Patienten keine operativen Maßnahmen mehr. Die Alternative ist die suprapubische bzw. supravesikale Harnableitung oder der Dauer-Katheter mit seinen bekannten Komplikationen.

Die „Urologische Spirale" bietet eine Erweiterung des therapeutischen Spektrums [1, 2]. Als rein intraprostatischer Katheter ohne Kommunikation zum Extrakorporalraum werden unter Erhalt der physiologischen Ventil- und Schutzfunktion der Urethra, die Nachteile einer fremdkörperascendierenden Infektion und Fremdkörperbelästigung weitgehend vermieden. Bereits 1752 hat Benjamin Franklin [3] für seinen Bruder einen flexiblen Metallkatheter in Form einer flexiblen Spirale anfertigen lassen. An dieses Prinzip knüpft die von Fabian entwickelte urologische Spirale an.

Bei 8 Patienten mit fortgeschrittenem Prostatakarzinom haben wir zur Wiederherstellung der Spontanmiktion diese Spirale eingesetzt (Abb. 1 a–c). Mit dem einfachen speziellen Instrumentarium und unter endoskopischer und radiologischer Kontrolle konnte bei allen Patienten die Spirale problemlos eingesetzt werden.

Ein Patient tolerierte die Spirale aufgrund starker Reizerscheinungen in der Urethra nicht, so daß sie bereits am folgenden Tage entfernt werden mußte. Bei 3 Patienten führte die Spirale zu einem unkontrollierten permanenten Urinabgang, so daß die Spirale nach 5 Tagen wieder entfernt wurde.

Bei 4 Patienten konnte jedoch durch den „interprostatischen Katheter" über 3 Wochen bis 12 Wochen eine kontrollierte, beschwerdefreie Spontanmiktion erzielt werden.

Bei 2 Patienten verblieb die Spirale bis zum Exitus funktionsfähig. Bei 2 Patienten trat nach 2 Monaten ein nicht beherrschbarer Infekt bzw. nach 3 Monaten ein heftiger anhaltender Schmerz auf. Auch diese Spiralen wurden daher entfernt. Die weitere Behandlung erfolgte durch alternative Therapien.

Der interprostatische Katheter (Urologische Spirale) stellt eine Erweiterung der therapeutischen Möglichkeiten bei der Blasenentleerungsstörung dar. Die bisher angegebenen hohen Akzeptanzraten (1, 2) konnten von uns nicht bestätigt werden. Überraschend war, daß – auch bei korrekter Lage – bei 3 Patienten mit einem Prostatakarzinom eine totale Inkontinenz auftrat. Da die Hälfte unserer Patienten jedoch primär mit der Funktion der Spirale sehr zufrieden waren und die Entfernung problemlos erfolgte, erscheint ein therapeutischer Versuch gerechtfertigt.

Literatur

1. Fabian KM (1980) Der Intraprostatische „Partielle Katheter" (Urologische Spirale). Urologe A 19: 236–238
2. Fabian KM (1984) Der interprostatische „partielle Katheter" (Urologische Spirale) II. Urologe A 23: 229–233
3. Rathert P (1980) Kommentar zu 1. Urologe A 19: 397

Prof. Dr. med. P. Rathert
Roonstr. 30
5160 Düren

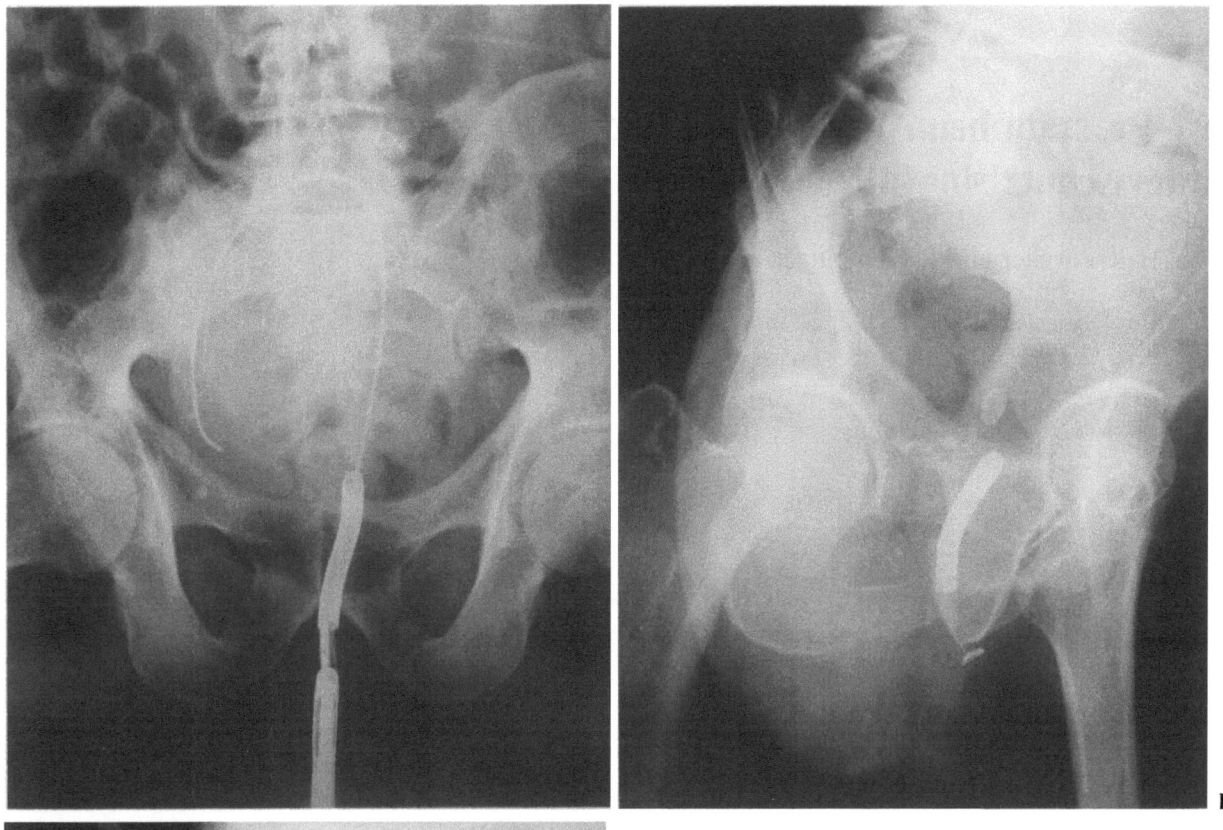
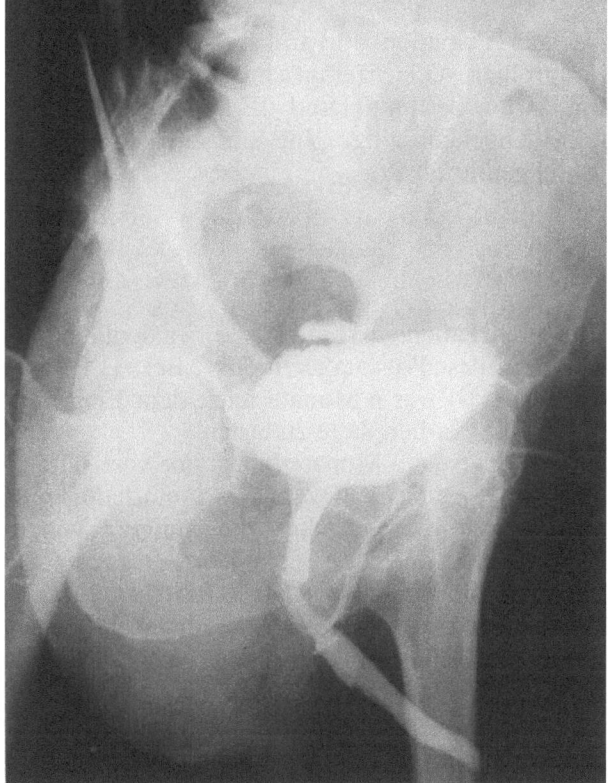

Abb. 1a-c. Einlegen und Funktion einer „Urologischen Spirale" (interprostatischer Katheter) bei einem Patienten (76 Jahre) mit Prostata-Karzinom. **a** Einführen der Spirale mit liegendem Führungskatheter und der adaptierten Fremdkörperzange am Querbalken. **b** Spirale in situ. **c** Spontanmiktion nach Füllung der Blase mit Kontrastmittel

TUR-Prostata beim Prostatakarzinom: Ist eine Resektion unter Estracytschutz sinnvoll?

K. Lutz, H. Rassweiler und R. Gumpinger

Beitrag nicht eingereicht

10-Jahresbilanz einer kombinierten, kryochirurgischen und endokrinen Behandlung des Prostatakarzinoms im Stadium C

F. Donn, H. Becker und H. Klosterhalfen

Einleitung

In Kontrollbiopsien bestrahlter Prostatakarzinome finden sich bis zu 70% Tumorzellen [1]. Um die Effektivität der lokalen Tumorbehandlung zu verbessern, erfolgte eine kombinierte transurethrale und perineale Vereisung des Prostatakarzinoms im Stadium C [2]. Gleichzeitig erfolgte eine endokrine Behandlung. In dieser Studie soll geklärt werden:

1. Führt die kombinierte Vereisung zu einem deutlich besseren lokalen Effekt?
2. Läßt sich mit dieser Therapie ein Anstieg der 5 bzw. 10 Jahresüberlebensrate erzielen?

Methodik

Bei 39 unvorbehandelten Patienten mit Prostatakarzinom Stadium C wurde von 1974–1979 die Prostata transurethral und perineal vereist. Alle Patienten wurden zusätzlich orchiektomiert. Die transurethrale Vereisung dauerte jeweils 5 Minuten. Bei der perinealen Vereisung wurde die auf −190° vorgekühlte Sonde je nach Größe des Prostatakarzinoms ein- bis mehrfach für 5 Minuten auf die Drüse gehalten. Nachuntersuchungen wurden alle 3 Monate durchgeführt. Dabei wurde der Prostatabefund mittels rektaler Palpation und transrektaler Stanzbiopsien kontrolliert. Gleichzeitig wurden die Phosphatasen im Serum bestimmt, und in jährlichen Abständen eine Knochenszintigraphie und ein i.v.-Urogramm durchgeführt.

Ergebnisse

Bei allen Patienten kam es zu einer deutlichen Reduktion des Prostatakarzinoms. Bei 33 Patienten (gleich 84%) war 6 Monate nach dem Eingriff nur noch eine Narbenplatte zu tasten.

In den ersten 3 Monaten nach der Vereisung fanden wir die gleiche Anzahl von tumorhaltigen und tumorfreien Biopsien. Bei den weiteren Verlaufskontrollen konnten bei Patienten mit zunächst tumorfreien Biopsien in späteren Biopsien Tumorzellen nachgewiesen werden und umgekehrt wurden tumorhaltige Biopsien bei späteren Kontrollen tumorfrei. Die Einjahresüberlebensrate betrug 89%, die Fünfjahresüberlebensrate 52% und die Zehnjahresüberlebensrate 25%. 23% der Patienten sind an ihrem Tumor und 52% an anderen Erkrankungen verstorben (Abb. 1).

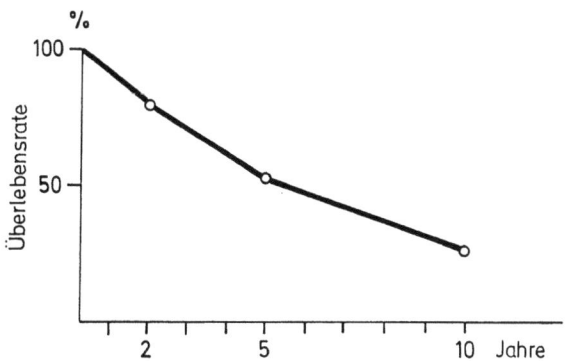

Abb. 1. Kombinierte kryochirurgische und endokrine Behandlung bei Prostatakarzinom Stadium C

Diskussion

Die kombinierte kryochirurgische und endokrine Therapie ist kein kuratives Behandlungsverfahren bei Patienten mit Prostatakarzinom im Stadium C. Der Lokaleffekt ist gegenüber der Hochvoltbestrahlung besser. Die Überlebensraten sind im Vergleich mit anderen Behandlungsverfahren (Radiotherapie, endokrine Therapie) gleich. Gegenüber der Radiotherapie zeigt die Vereisung der Prostata keine Vorteile.

Literatur

1. Klosterhalfen H, Becker H, Köllermann MW, Altenähr E (1983) Kurative Radiotherapie beim Prostatakarzinom im Stadium C, Erfahrungen mit einer radiotherapeutisch-endokrinen Behandlung. Urologe A 22: 360–366
2. Klosterhalfen H, Köllermann MW, Becker H, Hupe W, Kessler G (1979) Kombinierte perineale und transurethrale Vereisung beim Prostatakarzinom im Stadium C. Urologe A 18: 57–63

Dr. med. F. Donn
Urologische Universitätsklinik Hamburg-Eppendorf
Martinistraße 52
D-2000 Hamburg 20

Verhalten der Lipide und Lipoproteine im Verlauf der Therapie des Prostatakarzinoms mit Estracyt und Buserelin

H. Gräfenhahn, W. Schwartzkopff, H. Al-Abadi, R. Nagel und A. Bimmermann

Zur Therapie des hormonsensiblen Prostatakarzinoms werden mit gutem Erfolg LH-RH-Stimulatoren und Antiandrogene eingesetzt. Beim hormonrefraktären, metastasierenden Karzinom der Prostata wird außerdem Estracyt, eine Kombination eines Östrogens mit Stickstoff-Lost angewandt. Beide Pharmaka führen zu Verschiebungen im Gleichgewicht der Sexualhormone, die oft mit Änderungen des Stoffwechsels der Blutlipide und der Blutgerinnung verknüpft sein können. Infolge dessen kann es zu Komplikationen des Herz-Kreislaufsystems kommen. Zu folgenden Fragen wurde Stellung genommen: 1) Beeinflussen Estracyt und Buserelin den Fettstoffwechsel? 2) Können kardiovaskuläre Symptome unter der Therapie mit Änderungen im Fettstoffwechsel erklärt werden?

Krankengut und Methoden

In die Studie wurden 54 Patienten (Buserelin n = 30, Durchschnittsalter 70 Jahre; Estracyt n = 24, Durchschnittsalter 71 Jahre) eingeschlossen. Labormethoden: Triglyceride (TG) vollenzymatisch nach Eggstein; Gesamt-Cholesterin (GES-CH) und HDL-Cholesterin (HDL-CH) (vorherige Fällung mit Phosphorwolframsäure) nach der CHOD-PAP-Methode. LDL-Cholesterin (LDL-CH) wurde nach der Friedewaldformel berechnet. Die Apolipoproteine (APO) AI, AII, B wurden mittels der RID-Methode bestimmt.

Ergebnisse

Unter Estracyt (Abb. 1) entwickelte sich eine hochantiatherogene Stoffwechsellage, die durch eine Senkung des GES-CH und des LDL-CH, sowie eine Erhöhung des HDL-CH, speziell des HDL_2 und APO AI (Abb. 3, 4) verursacht wird. Dies spricht für einen verbesserten CH-revers-Transport zur Leber. Der TG-Anstieg könnte durch vermehrtes Auftreten von Remnants allerdings atherogen wirksam sein, obwohl der Risikoindikator LDL/HDL-CH auf 1,43 fiel (Normalwert 3,5–4,3). Buserelin (Abb. 2) verursacht einen atherogen Lipidmetabolismus: TG, GES-CH, LDL-CH und APO B stiegen deutlich an. HDL-CH und dessen Unterfraktionen HDL_2 und

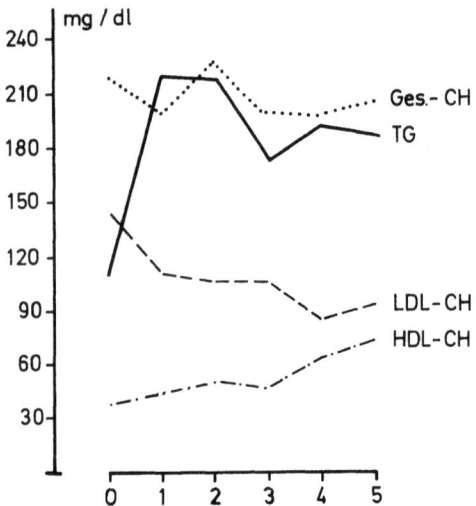

Abb. 1. Verhalten der Lipide unter Estracyt

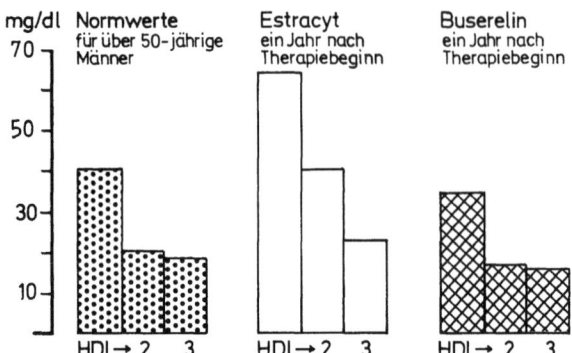

Abb. 3. Verhalten von HDL-CH, HDL$_2$ und HDL$_3$

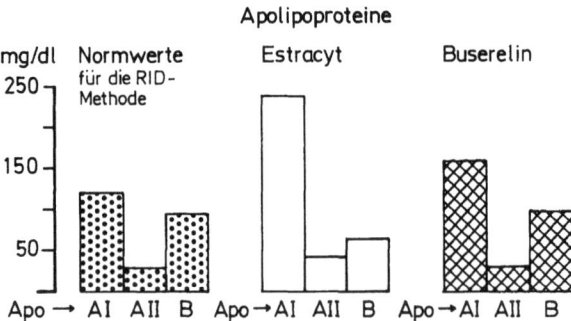

Abb. 4. Verhalten der Apolipoproteine AI, AII und B

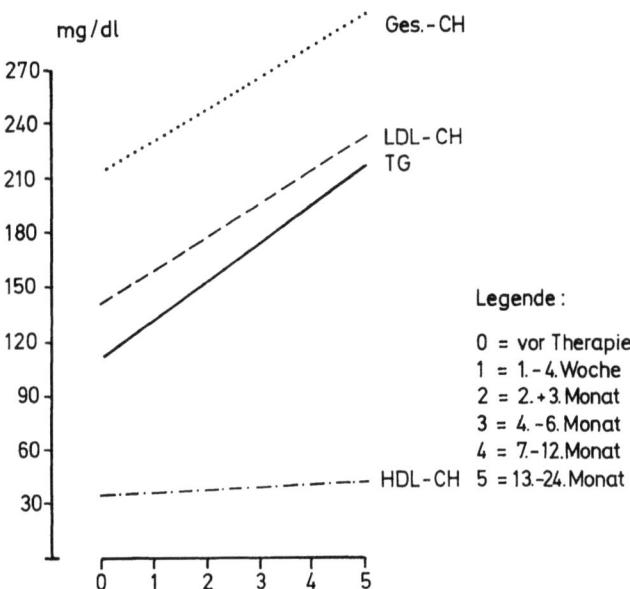

Legende:
0 = vor Therapie
1 = 1.-4. Woche
2 = 2.+3. Monat
3 = 4.-6. Monat
4 = 7.-12. Monat
5 = 13.-24. Monat

Abb. 2. Verhalten der Lipide unter Buserelin

HDL$_3$ blieben unverändert. Der Quotient LDL/HDL-CH stieg in den pathologischen Bereich an (5,8).

Zusammenfassung

Estracyt senkt überwiegend die atherogenen Lipide des Blutes und erhöht das antiatherogene HDL-CH. Im Gegensatz hierzu führt Buserelin zu einer Zunahme der atherogenen Lipide. Die Erniedrigung des Testosteronspiegels, bzw. die Zunahme des E$_2$/T-Quotienten (Östradiol/Testosteron) dürften für die Erhöhung atherogener Lipide (GES-CH, LDL-CH, TG) unter Buserelin von Bedeutung sein. Obwohl sich unter Estracyt im Gegensatz zu Buserelin eine antiatherogene Stoffwechsellage entwickelte, kam es dennoch bei 21% der Patienten zu Herz-Kreislauf-Komplikationen. Inwieweit diese Beobachtung mit der Erhöhung der TG, einem Anstieg atherogener Remnants, der Veränderung der Thrombosebereitschaft oder einer kardiotoxischen Wirkung des allkylierenden Anteils des Estracyt-Moleküls zusammenhängt, kann diese Studie nicht entscheiden. Erwähnt sei, daß 3 der 5 Estracyt-Patienten, die eine Angina-pectoris-Symptomatik entwickelten, vorher mit Buserelin therapiert wurden. Unter der Therapie mit Buserelin traten in 2 von 30 Fällen kardiovaskuläre Symptomatiken auf. In Anbetracht der hier nachgewiesenen divergierenden Effekte von Buserelin und Estracyt im Lipidstoffwechsel und den unter dieser Therapie beobachteten Angina-pectoris-Beschwerden empfehlen wir regelmäßige Lipid- und EKG-Kontrollen.

H. Gräfenhahn
Fett- und Stoffwechselambulanz des Klinikums Charlottenburg
Soorstr. 83
D-1000 Berlin 19

Zum Problem der postoperativen erektilen Impotenz nach radikaler Prostatovesikulektomie beim Prostatakarzinom

D. Hauri

Beitrag nicht eingereicht

Die totale perineale Prostatektomie – eine historische Operation?

G. Egghart, H. D. Marquardt und J. Bubeck

Belt und Schröder berichteten 1972 bei der perinealen totalen Prostatektomie über 10-Jahres-Überlebensraten von 44,4% [1]. Dies unterscheidet sich wesentlich von den Daten der Mayo-Clinic 1981 und 1986 [5, 6] sowie den Daten von Gibbons 1984, die Überlebensraten von circa 75% aufweisen [2]. Der zumindest diagnostische Stellenwert des operativen Lymphknotenstagings wird durch diese Ergebnisse nicht mehr in Frage gestellt.

Die Therapie des lokal begrenzten Prostatacarcinoms muß unter mehreren Gesichtspunkten erfolgen:

1. Tumorkontrolle,
2. Operationsrisiko (Mortalität, Morbidität),
3. Lebensqualität (Kontinenz, Potenz).

Eigenes Krankengut

Tabelle 1. Totale perineale Prostatektomie (1974–1979) n = 42, (1974–1976) n = 36

T-Staging:		Grading:		Komplikationen:	
korrekt	17	G I	5	Operationsletalität	0
overstaged	4	G II	9	Rektumläsion	5
understaged	9	G III	12	Urinfisteln	5
T_x	12	G_x	16	Streßinkontinenz	12
				totale Harninkontinenz	5

Ergebnisse: 10-Jahres-Überlebensrate: 38,8% (14/36)

Tabelle 2. Lymphknotenmetastasen beim „scheinbar" lokalisierten Prostatacarcinom [3]

Tumorstadium und Lymphknotenmetastasen			Differenzierungsgrad des Tumors und Lymphknotenmetastasen		
Stadium	n	Metastasen %	Diff. Grad	n	Metastasen %
T 0	17	5,9			
T 1	10	0	G 1	29	3,4
T 2	83	27,7	G 2	39	23,0
T 3	15	53,3	G 3	57	38,6
gesamt	125	25,6		125	25,6

Bei kurativer Zielsetzung durch radikale Prostatektomie oder Hochvolttherapie ist die operative Festlegung der N-Kategorie nach Ausschluß von Fernmetastasen unabdingbar.

Operationsrisiko

Mortalität: 0–2% bei beiden Verfahren
Morbidität: Durch Lymphknotendissektion erhöht (7–23%)

Lebensqualität

Die Inkontinenz nach perinealer und retropubischer Prostatektomie ist in allen Serien vergleichbar zwischen 2 und 15%. Somit ergeben sich keine Vorteile für das einzelne Verfahren.

Da N. pudendus und N. dors. penis erhalten bleiben, sind Gefühlsversorgung und Orgasmusfähigkeit nach radikaler Prostatektomie intakt. 93% der Patienten mit totaler perinealer Prostatektomie sind impotent [2]. Durch die Erhaltung des Gefäßnervenbündels kann die postoperative Impotenzrate entscheidend reduziert werden [4].

Schlußfolgerungen

1. Die totale perineale Prostatektomie ohne operatives Lymphknotenstaging entspricht nicht mehr dem urologischen Standard und ist als historische Operation anzusehen.
2. Die totale perineale Prostatektomie mit vorheriger Lymphknotendissektion weist bezüglich Überlebensraten und Tumorkontrolle vergleichbar gute Resultate wie die retropubische Prostatektomie auf.
   Vorteil: Keine Notwendigkeit der Schnellschnittuntersuchung der Lymphknoten mit circa 20% falsch negativen Resultaten.
   Nachteile: 2 Operationen, keine Erektionsprotektion.
3. Die radikale retropubische Prostatektomie ist heute urologischer Standard.
   Vorteile: 1. Operation, mögliche Potenzerhaltung, mögliche Kuratio auch in lokal fortgeschrittenem Stadium.
   Nachteil: Bis zu 20% falsch negative Schnellschnittergebnisse des Lymphknotenstatus.

Literatur

1. Belt E, Schroeder FH (1972) Total perineal prostatectomy for carcinoma of the prostate. J Urol 107: 91
2. Gibbons RP, Correa RJ, Brannen GE, Mason JT (1984) Total prostatectomy in localised cancer of the prostate. J Urol 131: 73-76
3. Kopper B, Dhom G, Schwaiger R, Neisius D, Ziegler M (1986) Erfahrungen mit der pelvinen Lymphadenektomie beim Prostatacarcinom. Akt Urol 17: 129-133
4. Walsh PC, Donker PJ (1982) Impotence following radical prostatectomy. Insight into etiology and prevention. J Urol 128: 492
5. Zincke H, Fleming TR, Furlow WL (1981) Radical retropubic prostatectomy and pelvic lymphadenectomy for high stage cancer of the prostate. Cancer 47: 1901-1910
6. Zincke H, Utz DC, Taylor WF (1986) Bilateral pelvic lymphadenectomy and radical prostatectomy for clinical stage C prostatic cancer: role of adjuvant treatment for residual cancer and in disease progression. J Urol 135: 1199

Priv. Doz. Dr. med. Günther Egghart
Leitender Oberarzt
Urologische Klinik
der Universität Ulm
Prittwitzstraße 43
D-7900 Ulm

304 totale Prostatektomien – Überlebenszeiten und Komplikationen

R. Hoffmeister, W. Liebau, W. Rulf und R. Wienhöver

Einleitung, Patientengut und Methodik

In den letzten Jahren hat die totale Prostatektomie bei der Behandlung des Prostata-Carcinoms zunehmend an Bedeutung gewonnen. Wir führen diesen Eingriff seit August 1971 durch im Stadium T1 und T2, zunehmend aber auch im Stadium T3. Bis zum 5.12. 1985 wurden 304 Patienten operiert, das Durchschnittsalter betrug 60,73 Jahre, der Jüngste war 40, die beiden Ältesten waren 76 Jahre alt. Alle Patienten, es sei denn ihr Tod war uns schon bekannt, wurden zum Stichtag von uns angeschrieben, lediglich 3 haben wir aus der Beobachtung verloren.

Ergebnisse

67 Patienten waren verstorben, davon 15 am Carcinom, 27 an unbekannter und 25 an anderer bekannter nicht carcinombedingter Ursache. Die 10-Jahresüberlebensrate betrug beim Stadium P1 100%, beim Stadium P2 72,5% und beim Stadium P3 47,5% entsprechend einer Gesamt-Überlebensrate von 68% (Abb. 1). [2, 5, 12]

An Frühkomplikationen kam es in der postoperativen Phase 4× zu einem Exitus. Eine Lungenembolie wurde konservativ behandelt. 7× wurde das Rektum eröffnet, in 6 Fällen war eine transrektale Biopsie vorausgegangen, so daß wir nur noch perineal biopsieren. Eine Nachblutung bedingte eine

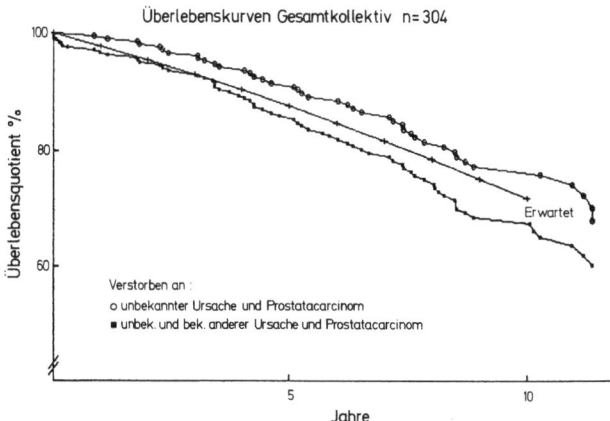

Abb. 1. Überlebenskurven von 304 Patienten nach Kaplan-Meier [6]

Relaparotomie. Ein Ileus wurde konservativ, ein anderer operativ angegangen. 12 Extravasatbildungen erforderten lediglich ein längeres Belassen des Katheters. In 8 Fällen komprimierte der geblockte Katheter die Ostien und führte so zu passageren Hydronephrosen. Bei 3 Wundheilungsstörungen wurde 1× eine Sekundärnaht erforderlich. 3 Patienten entwickelten eine Epididymitis. Eine Harnleiterverletzung im Rahmen des Lymphknotenstagings wurde sofort durch eine End-zu-End-Anastomose revidiert. Eine Lymphocele bildete sich spontan zurück.

Als Spätkomplikationen entwickelte sich bei 47 Patienten zumeist im Anastomosenbereich eine Harnröhrenenge, welche durch eine Urethrotomia interna und vereinzelt durch eine Elektroresektion behoben werden konnte, bei manchen Patienten mußte allerdings mehrfach interveniert werden. 4 Patienten entwickelten eine Meatusenge. 12 Patienten hatten Blasensteine. Bei einem Patienten mußten wir endoskopisch einen Tupfer aus der Blase entfernen. Ein Narbenbruch wurde operativ revidiert. Eine Periostitis konnte konservativ behandelt werden. [3, 8]

Die überwiegende Mehrzahl der Patienten ist unmittelbar nach Katheterentfernung harnkontinent. Ein halbes Jahr nach der Operation beobachteten wir noch eine Inkontinenz I. und II. Grades bei 5%, eine Inkontinenz III. Grades hatten wir bisher nicht zu beklagen. [4, 7]

17% der Patienten, bei denen die Operation länger als 1½ Jahre zurücklag und die keine adjuvante Therapie erhalten hatten, waren potent. [10, 11]

Ein Lokalrezidiv fanden wir bei 7% der Patienten im Stadium P1 und P2, vielleicht im Sinne einer Impfmetastasierung entweder praeoperativ biopsiebedingt oder durch eine intraoperative Aussaat. [1, 9]

Zusammenfassung

Von 304 Patienten leben noch 234. Die 10-Jahresüberlebensrate liegt bei 68%. Die häufigste Frühkomplikation stellte die Rektumeröffnung nach transrektaler Biopsie dar, als häufigste Spätkomplikation trat eine Anastomosenenge auf, welche sich durch eine Urethrotomia interna leicht beheben ließ. Die Inkontinenzrate Grad I und II lag bei 5%. 17% der allein mit der totalen Prostatektomie behandelten Carcinom-Patienten waren noch potent. Möglicherweise kommt es doch häufiger als bisher angenommen zu einer bioptisch bedingten oder intraoperativ ausgelösten Impfmetastasierung.

Schlußfolgerung

Die totale Prostatektomie stellt im geeigneten Stadium wohl die beste Behandlungsmethode des Prostatacarcinoms dar gemessen an der günstigen Überlebensrate, der geringen Morbidität und einer guten Lebensqualität.

Literatur

1. Addonizio JC, Kapoor SN (1976) Perineal seeding of prostatic carcinoma after needle biopsy. Urology 8: 513.
2. Gibbons RP, Correa jr RJ, Brannen GE, Mason JT (1984) Total prostatectomy for localized prostatic cancer. J Urol 131: 73
3. Frohmüller H, Grups J (1985) Komplikationen der radikalen Prostatektomie. Urologe A 24: 142
4. Hauri D, Schauwecker H, Schmucki O, Leisinger HJ, Thachil J (1976) Urininkontinenz nach totaler Prostatektomie: Der urodynamische Beweis einer anatomischen Hypothese. Urol Int 31: 145
5. Hodges CV, Pearse HD, Stille L (1979) Radical prostatectomy for carcinoma: 30-year experience and 15-year survivals. J Urol 122: 180
6. Kaplan EL, Meier P (1958) Nonparametric estimation from incomplete observations. J Am Stat Ass 53: 457
7. Melchior H (1975) Tubular cystourethroneostomy after total prostatectomy. Urol Int 30: 54
8. Nichols RT, Barry JM, Hodges C (1977) The morbidity of radical prostatectomy for multifocal stage I prostatic adenocarcinoma. J Urol 117: 83
9. Puigvert A, Jimenez F, Manavella JN (1975) Implantation périnéal néoplasique après la biopsie de la prostate. Urol Int 30: 305
10. Schröder FH (1978) Prostatacarcinom – totale Prostatektomie. Med Welt 29/31: 1206
11. Walsh PC, Donker PJ (1982) Impotence following radical prostatectomy: Insight into etiology and prevention. J Urol 128: 492
12. Zincke H, Utz DC, Taylor WF (1986) Bilateral pelvic lymphadenectomy and radical prostatectomy for clinical stage C prostatic cancer: Role of adjuvant treatment for residual cancer and in disease progression. J Urol 135: 1199

Dr. med. R. Hoffmeister
Klinik Golzheim
Friedrich-Lau-Str. 11
D-4000 Düsseldorf 30

Zur Frage der Erektions- und Orgasmusfähigkeit nach totaler Prostatektomie

K.-J. Teufel, A. Schiller und N. Schmeller

Beitrag nicht eingereicht

Estramustinphosphat beim sekundär therapieresistenten Prostatakarzinom

U. Maier und G. Hienert

Einleitung

Obwohl Estramustinphosphat meist erst beim sekundär therapieresistenten (=hormonrefraktären) Prostatakarzinom zum Einsatz kommt, wurde auch über sehr gute Erfolge in der Primärtherapie des inoperablen niederdifferenzierten Prostatakarzinoms berichtet [1, 2]. Während zunächst die Dosierung von 280 mg als ausreichend angesehen wurde, konnte nachgewiesen werden [3], daß auch Dosiserhöhungen vom Patienten gut toleriert werden. Dies wurde zum Anlaß genommen die klinische Wirksamkeit und Verträglichkeit des Estramustinphosphat unter verschiedenen Dosierungen retrospektiv zu analysieren.

Patienten

Insgesamt wurden 74 Patienten wegen eines sekundär therapieresistenten Prostatakarzinoms mit Estramustinphosphat-(Estracyt) behandelt. Die primär kontrasexuelle Therapie bestand in: Orchiektomie und/oder Polyoestradiolphopsphat, Fosfestrol, Cyproteronazetat bzw. in der Verabreichung von LH-RH-Superagonisten. Die mittlere Beobachtungszeit bis zur Therapieresistenz betrug 40,2 (18-124) Monate. Das Durchschnittsalter zum Zeitpunkt der Therapieumstellung war 70,8 (61-88) Jahre.

Methodik

Die Therapie mit Estramustinphosphat wurde parenteral begonnen. Die weitere Behandlung erfolgte mit Estrazyt Kapseln à 140 mg, wobei folgende Dosierungen verabreicht wurden:
280 mg (n=41), 560 mg (n=25), 840 mg (n=8)

Der durchschnittliche Beobachtungszeitraum betrug 12,4 (4-24) Monate. Zur Beurteilung des Therapieerfolges wurden die Kriterien des NPCP [3] herangezogen. Bei nachgewiesener Progredienz wurde die Tertiärtherapie mit einem reinen Zytostatikum eingeleitet. Es kann daher keine Aussage über die Überlebenszeit unter Estramustinphosphat getroffen werden.

Ergebnisse

In den beiden bzgl. Patientenzahl und Beobachtungszeitraum statistisch vergleichbaren Gruppen (280 mg und 560 mg) zeigte sich, daß unter der Do-

Tabelle 1.

	280 mg (n=41)	560 mg (n=25)	840 mg (n=8)
Stabilisierung oder Remission	41,5%	50%	75%
Beobachtungszeit (Monate)	13,5	12,1	6,3
Progression oder Exitus	58,5%	50%	25%
nach (Monaten)	10,9	10,5	6,5
Nebenwirkungen	9,8%	12%	12,5%
Schmerzlinderung	45%	75%	77,5%

sierung von 560 mg/die bei einem signifikant höheren Prozentsatz Schmerzlinderung (75%), als bei Therapie mit 280 mg%/die (45%) erzielt wurde, während bei den Nebenwirkungen (nur gastrointestinaler Art) keine nennenswerte Zunahme registriert wurde. Die Ansprechraten im Sinne einer Stabilisierung oder Remission zeigte in diesen beiden Gruppen keinen signifikanten Unterschied.

Unter der Dosierung von 840 mg wurde - in einem allerdings kürzeren Beobachtungszeitraum und bei geringerer Patientenzahl - eine signifikant bessere Ansprechrate (75%) vermerkt. Auch in dieser Gruppe kam es zu keiner wesentlichen Steigerung der Nebenwirkungen.

Diskussion

Die Dosiserhöhung auf 840 mg Estramustinphosphat wird ohne signifikante Erhöhung der Nebenwirkungen gut toleriert. Obwohl in der kleinen Gruppe (n=8) mit höchster Dosierung ein kürzerer Beobachtungszeitraum vorliegt, kann aus den erzielten Ergebnissen eine Verbesserung der subjektiven und objektiven Symptomatik durch Steigerung der Dosierung herausgelesen werden. Bei 4 Patienten - welche in dieser Studie nicht berücksichtigt sind - wurde ein metastasierendes Prostatakarzinom in jungen Jahren (<60a) aufgedeckt. Unter primär kontrasexueller Therapie kam es zu einer raschen Progredienz, sodaß eine Therapieumstellung erfolgen mußte. Es stellt sich daher die Frage, ob junge Patienten mit metastasierendem Prostatakarzinom nicht sofort einer zytostatischen Therapie zugeführt werden sollten, da anhand unserer Erfahrungen eine primäre kontrasexuelle Therapie nicht zielführend war, weil in allen Fällen eine rasche Progredienz vermerkt wurde und somit vermutet werden kann, daß diese Karzinome zum Großteil primär hormonrefraktär sind. Dies sollte aber dahingehend zum Umdenken führen, daß nicht in allen Fällen die Dogmatik der primär kontrasexuellen Therapie beim virginellen metastasierenden Prostatakarzinom aufrecht erhalten werden kann.

Literatur

1. Edsmyr F, Esposti PL, Andersson L (1980) Estramustin phosphate in poorly differentiated carcinoma of the prostate. Scand J Urol Nephrol Supp 55: 139-142
2. Leistenschneider W, Nagel R (1983) Estracyt Therapie beim fortgeschrittenen Prostatkarzinom: Ergebnisse einer klinisch und zytologisch kontrollierten Studie. Akt Urol 14: 127-131
3. Murphy GP, Slack NH (1983) Chemotherapy clinical trials of the USA National Prostatic Cancer Project Proceeding of 13th International Congress of Chemotherapy, 242, 18-40, Vienna

Doz. Dr. U. Maier
Urologische Univ. Klinik
Alser Strasse 4
A-1090 Wien

Estramustinphosphat oder Aminoglutethimid als Sekundärtherapie des fortgeschrittenen Prostatakarzinoms

H. Knönagel und D. Hauri

Die Sekundärtherapie des hormonresistenten Prostatakarzinoms basiert auf verschiedenen Überlegungen. Da möglicherweise die restliche Androgenproduktion der Nebennierenrinde (NNR) für eine Progression verantwortlich ist, wird versucht, diese Wirkung durch Antiandrogene zu blockieren oder direkt die NNR auszuschalten. Während früher dazu eine Adrenalektomie oder Hypophysektomie vorgenommen wurde, läßt sich die NNR aber auch medikamentös durch Aromatasehemmer wie z.B. das Aminoglutethimid (AG, Orimeten) ausschalten [6].

Ein anderer Weg ist der Einsatz von Zytostatika oder einer Kombination von Oestrogenen mit einem Zytostatikum. Beim Estramustinphosphat (EMP, Estracyt) soll die Oestrogenkomponente das

Eindringen in die Prostatakarzinomzelle erleichtern, wo dann der Stickstofflost seine alkylierende Wirkung entfalten kann. Die reinen Zytostatika bleiben, vor allem wegen ihrer Nebenwirkungen, meistens für eine Tertiärtherapie reserviert. Wir haben nach über 10-jähriger Erfahrung mit Estracyt eine vergleichbare Patientengruppe mit Orimeten behandelt und die Resultate gegenübergestellt.

Patienten und Methode

Unsere Erfahrungen mit Estracyt reichen bis auf das Jahr 1972 zurück, und Orimeten wurde von 1983–1986 eingesetzt. Von den 55 EMP-Patienten hatten 34 (62%) ein Karzinom im Stadium D_2 (T_{0-4} N_x M_1), die übrigen ein Stadium C oder D_1 (T_{3-4} N_x M_0). Alle 20 Orimeten-Patienten wiesen einen Tumor mit Fernmetastasen auf im Stadium D_2 (T_{0-4} N_x M_1). Sämtliche Patienten hatten eine endokrine Vorbehandlung, die mindestens 6 Monate zuvor begonnen wurde: die 20 Orimetenpatienten und 37 (67%) der EMP-Gruppe waren orchiektomiert, die übrigen standen unter Oestrogenen oder LH-RH-Agonisten. Weitere Angaben über Patienten und Dosierung sind aus Tabelle 1 ersichtlich. Für die Einleitung der Behandlung waren die Patienten aus beiden Gruppen in der Regel während 10 Tagen hospitalisiert. Alle Daten der Orimetenstudie wurden prospektiv erhoben, die der EMP-Patienten seit 1983 ebenfalls, die übrigen (1972–1982) retrospektiv ausgewertet.

Ergebnisse

Ansprechen des Karzinoms

Die Wirkung der Behandlung wurde drei Monate nach Therapiebeginn entsprechend den Kriterien des National Prostatic Cancer Project (NPCP) beurteilt (Tabelle 2). Eine objektive partielle Remission ist mit 4% bzw. 5% in beiden Gruppen selten, und auch der Anteil stabilen Krankheitsverhaltens liegt mit 24% (EMP) bzw. 25% (AG) unter den Erwartungen. Auffallend ist der hohe Prozentsatz von Progression, 58% in der EMP-Gruppe und 40% für AG. Als nicht klassifizierbar wurden diejenigen Patienten bezeichnet, bei denen die Therapie vorzeitig abgebrochen wurde oder Kriterien für eine zuverlässige Beurteilung fehlen.

Abbruch der Behandlung

Zwei AG-Patienten haben die Medikation nach 2 Wochen ohne ersichtlichen Grund abgebrochen; bei weiteren 3 (15%) wurde die Behandlung nach einem Monat wegen schwerer Nebenwirkungen sistiert, und ein anderer ist – nicht karzinombedingt – nach einem Monat verstorben. In der EMP-Gruppe

Tabelle 1. Patienten, Behandlungsdauer, Dosierung

	Estramustinphosphat	Aminoglutethimid (AG)
Anzahl Patienten	55	20
Alter (Durchschnitt)	55–86 (71) Jahre	61–83 (77) Jahre
Dauer der Studie	1972–1986	1983–1986
Behandlungsdauer	3 Monate oder länger	1–13 Monate, 11 Pat. 3 Monate oder länger
Dosierung	300–600 mg i.v. täglich, dann 2–4 × 140 mg per os	4 × 250 mg AG (einschleichend) und 50 mg Cortison täglich

Tabelle 2. Ansprechrate des sekundär hormonresistenten Prostatakarzinoms nach 3 Monaten (NPCP-Kriterien)

Therapieerfolg	Estramustinphosphat		Aminoglutethimid	
	n	%	n	%
partielle Remission	2	(4%)	1	(5%)
stabil	13	(24%)	8	(25%)
Progression	32	(58%)	8	(40%)
nicht klassifizierbar	8	(14%)	6	(30%)
Total Patienten (%)	55	(100%)	20	(100%)

Tabelle 3. Nebenwirkungen

	Estracyt (EMP) n=55	Orimeten (AG) n=20
Nausea, Appetitlosigkeit	34%	20%
Müdigkeit, Abgeschlagenheit	–	20%
Hämatotoxizität	2% (1 Pat.)	5% (1 Pat.)
Hepatotoxizität	–	–
flüchtiges Exanthem	–	10%
Hypotonie	–	–
Hypothyreose	–	(?) 5% (1 Pat.)
Total	34%	55%

liegt die Quote der Therapieabbrüche während dieser dreimonatigen Behandlung unter 14%.

Nebenwirkungen

Sporadische Nebenwirkungen wurden in der AG-Gruppe zu 55%, bei den EMP-Patienten zu 34% beobachtet (Tabelle 3), wobei vor allem gastrointestinale Symptome überwiegen. Unter AG würde man, sofern die extern zugeführten Corticoide nicht ausreichen, Addison-Symptome erwarten; Müdigkeit und Abgeschlagenheit haben wir in 20% beobachtet, dagegen keine Blutdruckveränderungen im Sinne einer Hypotonie. Eine Hypothyreose wurde in einem Fall vermutet, konnte aber labormäßig nicht eindeutig nachgewiesen werden. An hämatologischen Nebenwirkungen wurde unter AG eine Agranulozytose (5%), unter EMP eine Thrombozytopenie (2%) beobachtet. Hepatogene Auswirkungen fehlen in beiden Gruppen.

Diskussion

Obwohl die Ansprechrate in beiden Gruppen ähnlich ist, verzeichnen wir unter AG eine höhere Abbruchquote, bedingt durch Nebenwirkungen oder Progression. Der Metastasenschmerz scheint auf EMP günstiger anzusprechen als auf AG, was aber bei der summarischen Beurteilung nach den NPCP-Kriterien nicht zum Ausdruck kommt. Unsere Resultate für EMP entsprechen der Literatur [2, 3, 4] und sind für AG teils besser [1], teils schlechter [5]. Dennoch können beide Medikamente nur in seltenen Fällen ein Fortschreiten des Karzinoms aufhalten. Das Konzept der hormonellen Beeinflussung eines bereits auf endokrine Therapie resistenten Prostatakarzinoms kann durch diese Ergebnisse nicht erhärtet werden.

Literatur

1. Bauer HW, Schmeller NT, Schmiedt E (1985) Aminoglutethimid zur Behandlung des fortgeschrittenen Prostatakarzinoms. Urologe [A] 24: 46
2. Gysi Beat (1987) Estracyt-Behandlung des fortgeschrittenen Prostatakarzinoms - Bericht über 111 Fälle. Dissertation, Zürich
3. Leistenschneider W, Nagel R (1980) Estracyt therapy of advanced prostatic cancer with special reference to control of therapy with cytology and DNA-cytophotometry. Eur Urol 6: 111
4. Loening SA, Beckley S, Brady MF et al. (1983) Comparison of estramustine phosphate, methrothrexate and cisplatinum in patients with advanced, hormone refractory prostatic cancer. J Urol 129: 1001
5. Murray R, Pitt P (1985) Treatment of advanced prostatic cancer, resistant to conventional therapy, with aminoglutethimid. Eur J Cancer Clin Oncol 21/4: 453
6. Robinson MRG, Shearer RJ, Fergusson JD (1974) Adrenal Suppression in the treatment of carcinoma of the prostate. Br J Urol 46: 555

Dr. Hartmut Knönagel
Urologische Klinik
Universitätsspital
CH-8091 Zürich

Die ambulante zytostatische Therapie des hormonrefraktären Prostatakarzinoms mit 4-Epirubicin

K. Burk, W. Schultze-Seemann, W. de Riese, P. Hanke und W. Weber

Beitrag nicht eingereicht

Ergebnisse der Polychemotherapie des metastasierenden Prostatakarzinoms

R.-H. Ringert, P. Begemann, W. Kropp und J. Breul

Das metastasierende Prostatakarzinom, das auf den Androgenentzug oder eine gegengeschlechtliche Hormonbehandlung nicht oder nicht mehr anspricht, bedarf einer zytostatischen Chemotherapie, wenn klinische Zeichen wie Schmerzen oder Querschnittsymptome auftreten. Zytostatika werden seit 1973 als Einzelsubstanzen und als Polychemotherapie-Protokolle in der Tertiärtherapie, insbesondere zur Schmerzbehandlung, eingesetzt.

Material und Methodik

Von Januar 1979 bis April 1986 wurden 313 Patienten mit einem Prostatakarzinom behandelt. Die Indikation zu einer zytostatischen Chemotherapie als Tertiärbehandlung unter palliativer Zielsetzung wurde 17-mal gestellt.

Tabelle 1 zeigt die verwandten Therapieprotokolle.

Tabelle 1

				Patienten n
I	Cyclophospha-mid	1000 mg	Tag 1 und 2	4
	DDP	30 mg	Tag 1 bis 5	
II	Epirubicin	50 mg	1× wöchentlich	4
III	Cyclophospha-mid	2000 mg	Tag 1	9
	5-Fu	500 mg	Tag 1 bis 5	
	Prednison	50 mg	Tag 1 bis 5, dann	
	Reduktion auf	5 mg		

Von der Diagnosestellung bis zum Beginn der Chemotherapie vergingen im Mittel 15,4 Monate (0–67 Mon.). Die Chemotherapie wurde im Mittel über 7,4 Monate (1–18 Mon.) durchgeführt. Knochenmetastasen wiesen 14 Patienten auf, retroperitoneale Metastasen 4, Leber- und Hautmetastasen je 2 Patienten.

Ergebnisse

Innerhalb der 7,4 Monate der Chemotherapie wurden im Mittel 5,5 Kurse durchgeführt. Als Therapiekomplikation trat eine intestinale Blutung unter der Gabe von Endoxan, 5-Fluorouracil und Prednison auf. Ein objektiver Regreß von röntgenologisch im Computertomogramm nachgewiesenen Weichteilmetastasen wurde bei einem Patienten nachgewiesen. Ein Abfall der Serum-Phosphatasen zeigte sich bei 9 Patienten. Die gute Beeinflussung der bestehenden Schmerzen dokumentierte sich bei 14 von 17 Patienten, und keinerlei Ansprechen wurde bei 3 Patienten gesehen. Die subjektive Ansprechrate im Sinne der Schmerzbeeinflussung dauerte im Mittel 11,1 Monate (3–41 Mon.). Bei der Nachkontrolle der 17 Patienten im April 1986 waren 14 Patienten im Mittel 6,2 Monate nach Beginn der Chemotherapie verstorben, 3 Patienten lebten im Mittel 12,7 Monate nach Beginn der Chemotherapie.

Diskussion

Die amerikanische Prostatakarzinom-Gruppe (NPCP) und die EORTC haben in prospektiv randomisierten Studien die Wirksamkeit der Chemotherapie beim Prostatakarzinom überprüft und sie als sinnvoll, ausreichend effektiv und sicher beurteilt. Eine wesentliche Schwierigkeit aller Studien stellt die Definition des Ansprechens der Therapie dar, da objektive Parameter beim Prostatakarzinom nur in etwa ein Fünftel der Fälle aufzufinden sind. Die vorgestellte Polychemotherapie mit Cyclophosphamid und 5-Fluorouracil war als Schmerzprotokoll in 14 von 17 Fällen erfolgreich. Die Therapiemorbidität des vorgestellten Polychemotherapie-Protokolls war gering. Eine objektiv meßbare partielle Remission konnte nur bei einem Patienten gesehen werden. Als Schmerzprotokoll bewährte sich neben der Polychemotherapie mit Cyclophosphamid und 5-FU auch die Gabe von Epirubicin.

Literatur

Leistenschneider W, Nagel R (1980) Zytostatische Therapie des hormon- und Exstracyt-resistenten Prostatakarzinoms mit Endoxan und 5-Fluorouracil als Tertiärbehandlung. Akt Urol 11: 143–147

Murphy GP, Slack NH (1984) Current status of the national prostatic cancer project treatment protocols. In: Denis L, Morphy GP, Prout GR, Schröder F (eds) Controlled clinical trials in urologic oncology. Raven, New York, pp 119–133

Einhorn LH (1983) An overview of chemotherapeutic trials in advanced cancer of the prostate. In: Skinner DG (ed) Urological cancer. Grune & Stratton, New York, pp 89–100

Torti FM (1983) Prostatic cancer chemotherapy. Rec Res Cancer Res 85: 58–67

Prof. Dr. R.-H. Ringert
Urologische Universitätsklinik
Hufelandstr. 55
D-4300 Essen 1

Schmerztherapie mit Strontium 89 bei Knochenmetastasen des Prostatakarzinoms

P. Rathert und H. Simons

Das fortgeschrittene Prostatakarzinom bereitet dem Patienten häufig stärkste Schmerzen durch die Knochenmetastasen. Diese Schmerzen persistieren oft auch nach zytostatischer, hormoneller oder radiologischer Therapie.

Zur palliativen Schmerztherapie kann Strontium 89 genutzt werden [1-6]. Strontium wird physiologischerweise über die Niere und den Darm ausgeschieden, zum andern jedoch auch im Skelett eingebaut, wobei es bevorzugt in den Bereichen des Knochenumbaus abgelagert wird. Diese Tatsache ist entscheidend für die selektive Bestrahlung mit Strontium 89. Gegenüber dem Isotop Strontium 90 mit einer Halbwertzeit von 20 Jahren ist Strontium 89 ein beta-Strahlen emittierendes Isotop mit einer Halbwertzeit von 15,5 Tagen. Durch die Beeinflussung des Knochenmarks kann es unter der Therapie zu einer Blutbildveränderung in Form einer transienten Thrombopenie kommen.

Dosis: die Applikationsdosis beträgt 0,015 bis 0,03 mCi/kg Körpergewicht. Die Abschätzung der Tumordosis erfolgt folgendermaßen [4, 6]: Bei einem normalgewichtigem Patienten von 75 kg Körpergewicht ist der Skelettanteil ca. 8%, entsprechend 6 kg Knochen. Bei ausgedehnter ossärer Metastasierung sind etwa 10% des Knochens tumorbefallen, hieraus errechnen sich etwa 600 g Metastasen. Bei 1,0 mCi Strontium 89 werden 0,167 µCi/g in den normalen Knochen angereichert. Die Speicherung im Tumorbereich liegt bei 0,513 µCi/g.

Voraussetzungen für die Indikationsstellung zur Strontium-Therapie waren: 1. ubiquitäre Knochenmetastasen, 2. Zustand nach plastischer Orchiektomie und gegengeschlechtlicher Hormontherapie, 3. starke schmerzbedingte Bewegungseinschränkung, 4. Zustand nach Chemo- und Strahlentherapie, 5. Ausschluß von Weichteilmetastasen und einer Hypercalcämie. Von 113 Patienten mit einem Prostata-Karzinom erfüllten 12 Patienten die genannten Voraussetzungen. Das Alter der Patienten lag zwischen 56 und 76 Jahren.

Bei 7 Patienten wurde die Therapie einmal durchgeführt, bei 4 Patienten zweimal und bei 1 Patienten dreimal.

Bei 18 durchgeführten Behandlungen war in 15 Fällen eine sofortige Schmerzlinderung eingetreten. In einem Fall setzte die Schmerzlinderung 1 Woche nach der Strontiumapplikation ein. Dreimal war kein Therapieerfolg nachzuweisen.

Die Schmerzremission bzw. Schmerzfreiheit hielt für 2 Wochen bis zu 2 Monaten an (Bei einem Mittel von 10,3 Wochen), aber auch nach Abklingen des Therapieeffektes konnte eine vorher effektlose Analgetikatherapie durchbrochen werden.

Die Strontium-89-Therapie kann somit zur Lebensqualität durch Schmerzremission (80% der Patienten) oder besserer Wirkung der Analgetika entscheidend beitragen. Problematisch sind die erforderlichen umfangreichen Strahlenschutzmaßnahmen, die den Einsatz nur an wenigen nuklearmedizinischen Zentren ermöglichen. Strontium 89 bedingte Blutbildveränderungen sind zu beachten, konnten jedoch bei unseren Patienten nicht beobachtet werden.

Literatur

1. Firusian N (1979) Radionuklidbehandlung von Skelettmetastasen. Der Nuklearmediziner 2: 314-327
2. Firusian N (1974) Kinetik des Radiostrontium. Nuklearmedizin 13: 127-138
3. Flamm J, Burkert S (1981) Radioaktive Substanzen (32p und 89Sr) in der Schmerzbehandlung bei Knochenmetastasen. Z Urol Nephrol 74: 801-806
4. Kutzner J, Grimm W, Hahn K (1978) Palliative Strahlentherapie mit Strontium 89 bei ausgedehnter Skelettmetastasierung. Strahlentherapie 154: 317-322
5. Kimmig B, Hermann JJ, Hober B (1983) Nuklearmedizinische Therapie von Knochenmetastasen. Röntgen 36: 216-219
6. Kutzner J, Grimm W, Hahn K (1977/78) Interne Strahlentherapie mit Strontium 89 bei metastasenbedingten Schmerzzuständen. Münch Med Wochenschr 119: 1251-1252 Strahlentherapie 154: 317-322

Prof. Dr. med. P. Rathert
Roonstr. 30
D-5160 Düren

Zusammenfassung der Postersitzung 7: Prostatakarzinom III

P. Faul

14 Poster-Demonstrationen hatten folgende Themenkreise zum Inhalt.

Gruppe 1: beschäftigte sich mit dem Themenkreis der kurativen Behandlung des Prostata-Karzinoms inform der radikalen Prostatektomie unter Berücksichtigung klinischer Ergebnisse und postoperativer Komplikationen, im Besonderen der Inkontinenz.

Gruppe 2: befaßte sich mit der Primär-, Sekundär- und Tertiär-Behandlung des fortgeschrittenen Prostata-Karzinoms

Gruppe 3: präsentierte verschiedene klinische Arbeiten im Zusammenhang mit dem Prostata-Karzinom zu den Themen
„Inzidentelles Prostata-Karzinom"
„TUR-Schutz unter Estracyt"
„Die Urologische Spirale nach Fabian"
und „Das Verhalten der Lipide unter verschiedenen Therapieformen".

Radikale Prostatektomie

Hoffmeister u. Mitarbeiter, (Düsseldorf) zeigen an einem Krankengut von 304 Ratienten die bis 1985 radikal prostatektomiert wurden, eine Grading-korrelierte 10-Jahres-Überlebenszeit, die im Durchschnitt 74% betrug und mit der in der Literatur angegebenen weitgehend übereinstimmt.

Auffallend war die geringe Anzahl der postoperativen Komplikationen. Bemerkenswert war, daß in keinem Fall eine totale Inkontinenz auftrat. Die Anzahl der leichten Streßinkontinenzformen wurde mit 5% angegeben.

Egghart et al. (Ulm) nimmt anhand von 42 radikal prostatektomierten Patienten in der Zeit von 1974–1979 zur Bedeutung der perinealen Prostatektomie Stellung.

Die hohe Rate von postoperativen Komplikationen, die Gefahr eines Understagings sowie die fehlende Möglichkeit der gleichzeitigen Lymphadenektomie und des Potenzerhalts veranlaßt den Autor zu der Feststellung, dem retropubischen Vorgehen den Vorzug zu geben.

Die postoperative Kontinenz nach radikaler Prostatektomie ist nach *Kilian und Bressel (Hamburg)* nicht allein durch die Funktion des Musculus sphincter externus bedingt. Durch umfassende urodynamische Untersuchungen an insgesamt 20 Patienten konnte gezeigt werden, die größte Bedeutung kommt dem operativen Vorgehen mit Rekonstruktion des Blasenhalses und Herstellung der sog. Kontinenzstrecke zu, wobei diese Ansicht auch von anderen Autoren geteilt wurde.

Behandlung des fortgeschrittenen Prostata-Karzinoms

Bendl und Mitarbeiter (Fulda) vergleichen an einem umfangreichen Krankengut von insgesamt 403 Patienten mit virginellem Prostata-Karzinom die alleinige kontrasexuelle Hormon-Therapie mit der alleinigen Orchiektomie und einer kombinierten Behandlung aus Orchiektomie und Oestrogenen.

Dabei zeigt sich bezüglich der Überlebenszeit, daß die Gruppe, welche ausschließlich mit einer Orchiektomie behandelt wurde, am günstigsten abschneidet. Die alleinige Orchiektomie war im besprochenen Krankengut die effektivste Behandlungsform.

Dies konnte auch von *Hienert* bestätigt werden, der die zusätzliche Bedeutung von Fosfestrol (Honvan) bei der Behandlung therapieresistenter Schmerzen – auch nach vorausgegangener Estracyt-Behandlung – hervorhebt.

An 31 Patienten im Stadium C konnten *Donn, Becker und Klosterhalfen (Hamburg)* zeigen, daß die Kombinationsbehandlung aus Kryochirurgie und endokrinen Maßnahmen einer Kombinationsbehandlung aus Strahlentherapie und endokrinen Maßnahmen nicht überlegen ist.

Zur Sekundär-Therapie des fortgeschrittenen Prostata-Karzinoms

berichten *Maier et al. (Wien)* über den Einsatz von Estracyt in verschieden hoher Dosierung. Dabei wurden 280 mg = 2 Tabletten/die, 560 mg = 4 Tabletten/die und 840 mg = 6 Tabletten/die verabreicht. Es konnte eine dosisabhängige Stabilisierung bzw. Remission zwischen 41 und 75% festgestellt werden. Eine Schmerzlinderung trat zwischen 45, 74 und 77,5% auf.

Der Autor zieht den Schluß, daß durch eine Dosiserhöhung von Estramustinphosphat bei nur geringer Zunahme der Nebenwirkungsrate die Therapie beim hormon-resistenten Prostata-Karzinom zu verbessern ist.

Von 70 Patienten mit einem vorbehandelten Prostata-Karzinom im Stadium D können *Hauri und Knönagel (Zürich)* eine geringe Überlegenheit von Estracyt gegenüber Aminoglutethemid nachweisen. Estracyt zeichnet sich durch eine gute Verträglichkeit aus. Die Ansprechrate bezüglich Regression mit 20% und Stabilisierung mit 50% lag deutlich höher als die beim Aminoglutethemid.

In der Tertiär-Therapie berichten Burk, Schultze-Seemann u.a. (Frankfurt) bei 30 Patienten mit Honvan- oder Estracytrefraktären Patienten beim Prostata-Karzinom über den ambulanten Einsatz einer Mono-Chemotherapie mit 4-Epirubicin. In 86,7% der Fälle wird eine subjektive Besserung, welche vor allem in der Verbesserung der Schmerzsymptomatik zu sehen ist, festgestellt. Die Nebenwirkungsrate, nur 1 Fall von Alopezie, sei gering, so daß der ambulante Einsatz vertretbar zu sein scheint.

Ringert et al. (Essen) haben 17 Patienten mit therapieresistentem Prostata-Karzinom einer Kombinationsbehandlung aus Cyclophosphamid, 5-FU und Prednison zugeführt. 8 Patienten erhielten eine Kombination unterschiedlicher Chemotherapeutika. In über 90% kam es zu einer Linderung der Schmerzsymptomatik. Die Ergebnisse der beiden letzten Autoren bestätigen die Angaben in der Literatur, woraus sich keinerlei Hinweis für die Überlegenheit einer Polychemotherapie gegenüber einer Monochemotherapie ergibt.

Rathert und Simons (Düren) stellen die Schmerztherapie mit Strontium 89 bei ubiquitären Knochenmetastasen als eine wirksame therapeutische Maßnahme vor. Bei insgesamt 10 von 12 Patienten konnte eine Schmerzremission bzw. Schmerzfreiheit erzielt werden. Ungeeignet ist die Behandlung bei Mischformen von osteoplastischen und osteoklastischen Metastasen. Die Durchführung dieser Behandlung ist durch die erforderlichen umfangreichen Strahlenschutzmaßnahmen erheblich eingeschränkt.

Straube et al. (Essen) berichten über eine Zunahme der Häufigkeit des inzidentellen Prostata-Karzinoms in Abhängigkeit von der histo-morphologischen Aufarbeitung des entnommenen Materials. Dabei wird versucht, bei den Kranken mit einem inzidentellen Prostata-Karzinom vom Typ A1 durch mehrmalige Nachresektion Tumorfreiheit zu erzielen. A2-Karzinome wurden wie üblich einer systematischen Behandlung zugeführt.

Das Auftreten einer möglichen Progression bzw. Metastasierung als Folge einer TUR wird beim Prostata-Karzinom kontrovers diskutiert. *Lutz u. Mitarbeiter (Stuttgart)* fanden bei einer Patientengruppe – von denen 20 unter Estracyt-Schutz und 20 ohne Begleittherapie reseziert wurden – keine signifikanten Unterschiede hinsichtlich einer Progression.

Auffallend war, daß es unter Estracyt-Schutz sogar häufiger zu einem schlechteren Verlauf kam als ohne Estracyt-Schutz. Dies wird jedoch vom Autor kritisch diskutiert und als mögliche Folge einer zu radikalen transurethralen Resektion angesehen, wofür auch 1 Fall einer foudrojanten Hirnmetastasierung sprach. Ferner sollte die protektive Chemotherapie über einen längeren Zeitraum durchgeführt werden.

Die guten Erfahrungen mit der Anwendung der „Urologischen Spirale nach Fabian" zur Wiederherstellung der Miktionsfähigkeit bei Karzinombedingter Obstruktion können von *Roth und Rathert (Düren)* nicht bestätigt werden. Die Spirale konnte zwar bei 8 Patienten problemlos gelegt werden, die Anzahl der Komplikationen, wie starke Reizerscheinungen, unkontrollierter Urin-Abgang, unbeherrschbare Harninfektion, waren jedoch nicht unerheblich, so daß die Indikation für diese Maßnahme sehr eingeschränkt ist.

Nach *Schwartzkopf u. Mitarbeitern (Berlin)* kommt es unter Estracyt und Buserelin zu typischen Veränderungen der Lipide und Lipoproteine bei der Behandlung des Prostata-Karzinoms.

Sowohl unter Estracyt als auch unter Buserelin beobachtet man eine Erhöhung der Triglycerid-Konzentration, wobei unter Estracyt der Serum-Cholesterin-Spiegel abnimmt. Das Risiko einer erhöhten coronaren Herzerkrankung unter Oestrogenen und Estracyt ist zum einen durch eine vermehrte Wassereinlagerung im Interstitium bzw. durch Einlagerung von sog. Remnants in die Coronargefäße bedingt.

Der Autor empfiehlt die fachinternistische Kontrolle unter der Behandlung mit Buserelin und Estracyt, was zur heftigen Diskussion Anlaß gab.

Prof. Dr. Peter Faul
Chefarzt der Urolog. Abt.
Stadtkrankenhaus
D-8940 Memmingen

Postersitzung 8: Prostatakarzinom IV (Strahlentherapie)

Perkutane Bestrahlung beim Prostatakarzinom: Zur Problematik der akuten und späten Strahlenreaktion im Bereich des Gastrointestinaltraktes

H. Rübben, J. H. Karstens, D. Andreopoulos, P. Braun, D. Gouvalis und J. Ammon

Standardbehandlung des lokal begrenzten Prostatakarzinoms ist die radikale Prostatektomie. Unter bestimmten Voraussetzungen (Inoperabilität, fehlende Einwilligung) ist die perkutane Strahlentherapie eine wirksame alternative Behandlungsmethode. Der Wert der Strahlentherapie wird neben der Wirksamkeit zunehmend gemessen an den zu erwartenden Nebenwirkungen. *Beispiel:* 23 von 31 Patienten zeigen nach Strahlenbehandlung des Prostatakarzinoms schwere Komplikationen: Femurkopfnekrose, Fistel, chronische Proktitis, persistierende Diarrhoe. *Kritik:* Atypische Fraktionierung der Bestrahlung ($2 \times$ wöchentlich je 5 Gy!) [6].

Somit kann bei der Diskussion der Nebenwirkungen eine optimale Bestrahlungsplanung offensichtlich nicht vorausgesetzt werden. Ziel dieser Untersuchung ist, Möglichkeiten zur Vermeidung von Komplikationen an Anorektum und Dünndarm aufzuzeigen.

Methode

1. Funktionsstörung des Rektums

Mit Hilfe der Proktomanometrie konnte bei 10 Patienten mit leichter Symptomatik nach Bestrahlung eines Prostatakarzinoms eine erheblich eingeschränkte Compliance (p/vol) nachgewiesen werden. Die Gesamtdosis von 50 Gy wurde in 20 Einzeldosen zu 2.5 Gy appliziert [8]. In eigenen Untersuchungen an 10 Patienten ließ sich bei einer Gesamtdosis von 64 Gy, aber einer Einzeldosis von 2.0 Gy eine Funktionsstörung des Rektums proktomanometrisch nicht nachweisen. Die Compliance war vergleichbar derjenigen eines gesunden Kontrollkollektivs [n = 14].

2. Kaudale Feldbegrenzung

Die kaudalen Feldgrenzen der perkutanen Bestrahlung des Prostatakarzinoms verlaufen bislang standardisiert durch die Mitte beider Sitzbeine. In Projektion auf diese Linie befindet sich der M. Sphinkter ani internus. Eine an der Ausdehnung der Prostata orientierte, mehr kranial gelegene Feldbegrenzung erscheint daher sinnvoll. Die retrograde Urethrographie in Bestrahlungsposition, d.h. in Rückenlage mit gestreckten Beinen, kann die kaudale Prostatabegrenzung planar bildlich darstellen.

Eigene Untersuchungen bei 30 Patienten konnten eine Varianz bis zu 4 cm, bezogen auf die Linie durch die Sitzbeine, feststellen. In besonderen Fällen, z.B. bei lokalem Rezidiv nach radikaler Prostatektomie, kann das Urethrogramm durch die transrektale Sonographie unter Durchleuchtung ergänzt werden.

3. Strahlenbedingte Dünndarmläsionen

Bei 35 bzw. 43 Patienten wurden, um eine Mitbestrahlung des Dünndarms zu vermeiden, Röntgenaufnahmen des kleinen Beckens mit kontrastmittelgefülltem Dünndarm und gefüllter bzw. entleerter Harnblase in Bauch- und Rückenlage in unterschiedlichen Strahlengängen angefertigt. Als Bezugslinie diente die Acetabulumlinie als kraniale Begrenzung des Strahlenfeldes. Einen wesentlichen Einfluß auf die Bestrahlungsplanung nimmt nur die Blasenfüllung: Bei gefüllter Blase lag in 15 von 35 Fällen (Rückenlage) bzw. 9 von 43 Fällen (Bauchlage) der Dünndarm nicht im Strahlenfeld, jedoch in keinem Fall bei leerer Blase [unabhängig von der Lage].

Schlußfolgerungen

1. Bei adäquater Bestrahlungsplanung sind ernste Komplikationen sehr selten. Sie werden bei insgesamt 1993 nachuntersuchten Patienten zwischen 0,6 und 2,5% angegeben [1-3, 5, 7].
2. Funktionsstörungen des Rektums werden bei sorgfältiger Fraktionierung nicht beobachtet.
3. Eine individuelle Einstellung der kaudalen Feldgrenze ist durch Urethrogramm und ggfs. Sonographie möglich.
4. Die äußerst selten und nur am vorgeschädigten Dünndarm zu beobachtenden Läsionen lassen sich durch eine Bestrahlung bei gefüllter Blase weitgehend vermeiden.
5. Der individuellen Bestrahlungsplanung kommt besondere Bedeutung zu bei:
   - Bestrahlung des lokalen Rezidivs nach radikaler Prostatektomie
   - Additiver Bestrahlung nach radikaler Prostatektomie sogenannter high risk Patienten [4].

Literatur

1. Bagshaw, MA (1985) Potential for radiotherapy alone in prostatic cancer. Cancer 55: 2079-2085
2. Kurup P, Kramer TS, Lee MS, Phillips R (1984) External beam irradiation of prostate cancer, experience in 163 patients. Cancer 53: 37-43
3. Forman JD, Zinreich E, Lee DJ, Wharam MD, Baumgardner RA, Order SE (1985) Improving the therapeutic ratio of external beam irradiation for carcinoma of the prostate. Int J Rad Oncol Biol Phys 11: 2073-2080
4. Forman JD, Wharam MD, Lee DJ, Zinreich ES, Order SE (1986) Definitive radiotherapy following prostatectomy: Results and complications. Int J Rad Oncol Biol Phys 12: 185-189
5. Leibel SA, Hanks GE, Kramer S (1984) Patterns of care outcome studies: Results of the national practice in adenocarcinoma of the prostate. Int J Rad Oncol Biol Phys 10: 401-409
6. Lindholt J, Hansen PT (1986) Prostatic carcinoma: Complications of megavoltage radiation therapy. Br J Urol 58: 52-54
7. Rosen EM, Cassady R, Connolly J, Chaffey JT (1985) Radiotherapy for prostate carcinoma: The JCRT experience (1968-1978). II. Factors related to tumor control and complications. Int J Rad Oncol Biol Phys 11: 725-730
8. Varma JS, Smith AN, Busuttil A (1985) Correlation of clinical and manometric abnormalities of rectal function following chronic radiation injury. Br J Surg 72: 875-878

Priv.-Doz. Dr. med. H. Rübben
Abteilung Urologie der
Medizinischen Fakultät
der RWTH Aachen
Pauwelsstraße
D-5100 Aachen

Late Complications of Multiple Fraction Radiotherapy for Prostate Cancer

H. Van Poppel, L. Van Uytsel, H. Claes, L. Baert and E. van der Schueren

Before radical prostatectomy was introduced in our department as alternative treatment for low stage prostatic cancer, only external beam radiotherapy was applied. In order to decrease the practical treatment burden on the patient in terms of hospital stay or daily hospital visits, a split course irradiation schedule with multiple fractions a day (MFD) was given. The urinary and gastro-intestinal morbidity of conventional external beam irradiation is not negligible [2, 5, 8] and the early complication rate of MFD radiotherapy proved to be acceptable [1].

Material and Methods

Hundred-and-nine patients were treated with a split course MFD irradiation schedule of which 91 were evaluable for treatment tolerability evaluation after two years. Two different fractionation schemes were used in order to deliver 60 Gray by a linear accelerator (18 Mev) or a cobald-60 source. The first one can be described as follows: $(3 \times 2 \text{ Gy/day}) \times 5 - 3$ weeks rest $- (3 \times 2 \text{ Gy/day}) \times 5$; and the second one: $(3 \times 2 \text{ Gy/day}) \times 3\frac{1}{3} - 17$ days rest $- (3 \times 2 \text{ Gy/day}) \times 3\frac{1}{3} - 17$ days rest $- (3 \times 2 \text{ Gy/day}) \times 3\frac{1}{3}$.

All complications occurring after a symptomfree period or persisting more than six months after radiotherapy were recorded as late complications. Local recurrence related morbidity was not included.

Results

Twenty-six patients underwent an intravenous urography more than 6 months after treatment for micturition disorders as stranguria or incontinence. In 18 cases treatment related anomalies were objectively registered as bladder retraction or ureteral obstruction.

Hematuria, occurring in 20 patients, was due to vesical lithiasis in 3 cases and was attribuable to the radiotherapy in the remaining seventeen: in 4 cases transfusions, repeated transurethral fulgurations and hypogastric artery embolisation were necessary to control bleeding.

Frequency, recorded in 21 patients, occurred during or immediately after therapy and persisted afterwards in 7 patients, while the 14 other ones only started to complain after more than six months without regression.

Urinary incontinence, registered in 31 patients, occurred in 14 of them in possible relation with transurethral resection previous to the radiotherapy, but in 17 patients incontinence appeared during late followup, mostly after more than one year.

Gastro-intestinal complications were encountered in 10 patients: hemorrhage in 6 cases, rectal ulceration in 2 and rectovesical fistula in another 2 patients.

All complications occurred between 6 and 24 months after radiotherapy and no major troubles were seen after 2 years.

Discussion

Of the 91 patients, 44 developed some treatment related complications (47%). This very high percentage could be partially explained by the fact that all complications, regardless their severity, were taken into account. Most complications were urological. A 23% incidence of radiocystitis and a 18.7% incidence of incontinence without previous TUR is unexpectedly high as compared to published results of conventional irradiation, where respectively values between 1.5 and 12.5% for cystitis and between zero and 4.4% for incontinence are noted [4, 5, 6, 8]. Our incidence of gastro-intestinal complications is comparable to literature results.

The urographic findings and the occurrence of complications six months after the therapy and their irreversibility incite us to believe that the urinary complications are the result of the progressive and irreversible fibrosis of bladder and perivesical tissues; probably the 4 hours interval between the sessions is not long enough to allow complete repair of sublethal radiation damage [3, 7].

The late complication rate of MFD radiotherapy is unacceptably high. This treatment should not be considered anymore when deciding to treat definitively a patient with curable prostate cancer.

References

1. Ang KK, van der Schueren E (1982) The tolerance to multiple daily fractionated radiotherapy for the treatment of prostatic and bladder carcinoma: a feasability study. Int J Rad Oncol Biol Phys 8: 1665-1670
2. Lindholt J, Hansen PT (1986) Prostatic carcinoma: complications of megavoltage radiation therapy. Br J Urol 58: 52-54
3. Masuda K, Hunter N, Withers HR (1980) Late effect in mouse skin following single and multifractioned irradiation. Int J Rad Oncol Biol Phys 6: 1539-1544
4. Percarpio B (1984) Acute and delayed side effects of definitive pelvic irradiation for urological cancer. Connecticut Med 48: 497-500
5. Pilepich MV, Perez CA, Walz BJ, Zivnuska FR (1981) Complications of definitive radiotherapy for carcinoma of the prostate. Int J Rad Oncol Biol Phys 7: 1341-1348
6. Pilepich MV, Krall J, George FW, Asbell SO, Plenk HD, Johnson RJ, Stetz J, Zinniger M, Walz BJ (1984) Treatment-related morbidity in phase III RTOG studies of extended field irradiation for carcinoma of the prostate. Int J Rad Oncol Biol Phys 10: 1861-1867
7. Thames HD (1984) Effect-independent measures of tissue responses to fractionated irradiation. Int J Rad Biol 45: 1-10
8. Ziegler F, Metzger H, Hubener K-H, Kurtz B (1984) Nebenwirkungen der kurativen Strahlentherapie des Prostatakarzinoms. Strahlentherapie 160: 416-420

H. van Poppel
Department of Urology
University Clinics
Katholieke Universiteit Leuven
B-3000 Leuven

Nebenwirkung und Wirkung der percutanen Lokalbestrahlung des Prostatakarzinoms mit dem Betatron

J. Braun, B. Schwemmer, W. Schütz, H. Czempiel und R. Hofmann

Die percutane Strahlentherapie des Prostatacarcinoms weist nach der Literatur eine breite Varianz sowohl in der therapeutischen Wirksamkeit, wie auch in der Rate der Nebenwirkungen auf. An der Urologischen Klinik rechts der Isar der Technischen Universität München wurden in einem Zeitraum von 8 Jahren bis 1982 287 Prostatacarcinompatienten einer percutanen Bestrahlung mit dem Betatron in der Abteilung für Strahlentherapie des Städt. Krankenhauses München Schwabing zugewiesen.

Material und Methodik

Bei den Patienten wurden zum Metastasenausschluß die Phosphatasen bestimmt, ein Ausscheidungsurogramm sowie ein Knochenszintigramm angefertigt. Deutlich erhöhte Phosphatasen, eine Harnstauung und metastasenbedingte Herde im Knochenszintigramm führten zum Ausschluß von der Bestrahlung. Eine Staging-Lymphadenektomie wurde nur in wenigen Fällen durchgeführt. Das Bestrahlungsfeld war streng auf die Prostata begrenzt und schloß mit einer Größe von 5×7 cm die Lymphabflußgebiete der Prostata nicht mit ein. Die maximale Herddosis betrug 90 Gy, entsprechend etwa 72 Gy an der Prostatakontur.

Ergebnisse

Akute Nebenwirkungen der Betatron-Bestrahlung (n = 287)

Leichte Cystitis	18%	
Mäßige Cystitis	7%	Pollakisurie, Nykturie, imperativer Harndrang
Schwere Cystitis	2%	Hämaturie, Bestrahlungsunterbrechung bzw. -abbruch
Leichte Proktitis	21%	Diarrhoe, Juckreiz
Mäßige Proktitis	0%	
Schwere Proktitis	0%	

Es kam in 25% der Fälle zu akuten cystitischen und in 21% zu akuten proktitischen Beschwerden. Diese hielten in der Mehrzahl der Fälle nur wenige Wochen, längstens ½ Jahr an.

Langfristige Nebenwirkungen der Betatron-Bestrahlung (n = 287)

Leichte/mäßige Cystitis	17%	(länger als ½ Jahr p.r.)
Schwere Cystitis	5%	
Strahlenschrumpfblase	2%	
Harnröhrenstriktur	2%	(nur nach El.-Res.)
Mäßige Proktitis	4%	(länger als ½ Jahr p.r.)
Erosionen und Fissuren	2%	
Rectumulcerationen	1%	(Anus praeter)

Bei 17% der Patienten kam es als Spätfolge oder länger als ½ Jahr andauernd zu dysurischen Beschwerden mit gelegentlichem imperativen Harndrang. 7% der Patienten erlitten schwere Strahlenschäden an der Blase. Harnröhrenstrikturen traten nur in Zusammenhang mit einer vor oder nach der Bestrahlung durchgeführten Elektroresektion auf. Zu schweren Darmschäden kam es in 3%.

Retrospektive Beurteilung der Betatron-Bestrahlung bei 44 rezidiv- und metastasenfreien Patienten (5 Jahre p.r.)

Keinerlei Beschwerden	62%
Keine schwerwiegenden Bestrahlungsfolgen	31%
Verschlechterung der Lebensqualität	7%

Potenzstörungen durch Betatron-Bestrahlung (n = 58)

Kein erheblicher Potenzverlust	50%
Mäßiger, temporärer Potenzverlust	30%
Völliger Potenzverlust	20%

Bei 58 vor der Bestrahlung anamnestisch voll potenten Patienten ergab eine gezielte Befragung bei nur 20% einen völligen Potenzverlust durch die Bestrahlung.

Therapieergebnisse

Als Strahlenwirkung auf das Tumorwachstum kam es im Zeitraum von 5 Jahren in 82% zunächst zu einer lokalen Remission, im gleichen Zeitraum jedoch bei 35% zu einer erneuten sekundären lokalen Progression, so daß eine definitive lokale Tumorremission von 47% nach 5 Jahren erreicht werden konnte. Die Metastasierungsrate betrug in Abhängigkeit vom primären Taststadium T_0 14%, T_1 17%, T_2 25%, T_3 54%. Auch die Abhängigkeit von dem primären Grading war signifikant. Die Gesamtmortalität betrug im Stadium T_{0-2} 19%, im Stadium T_3 32%. Am Prostatacarcinom starben im primären Taststadium T_{0-2} 9%, im Stadium T_3 22% innerhalb von 5 Jahren. Auch in Abhängigkeit vom Grading unterschied sich die PC-Sterblichkeit signifikant.

Schlußfolgerung

Die Ergebnisse zeigen, daß die lokale Prostatabestrahlung bei Patienten, die nicht radikal prostatektomiert werden können, oder dies aus Gründen des Potenzverlustes oder Inkontinenzrisikos ablehnen, eine sinnvolle, die Potenz schonende, die Kontinenz erhaltende und in der Nutzen-Risiko-Abwägung vertretbare Therapie ist. Bei der engen Begrenzung des Bestrahlungsfeldes auf die Prostata ohne Bestrahlung der Lymphabflußgebiete läßt sich eine vergleichsweise geringe Rate schwerer Nebenwirkungen erreichen. Diese Bestrahlungsmethode stellt jedoch bei einer definitiven Tumorregression von unter 50% und einer Fernmetastasierungsrate von 29% nach 5 Jahren nur eine palliative Therapiemaßnahme dar. Eine deutliche Verbesserung der Strahlentherapieergebnisse bei ähnlich geringer Nebenwirkungsrate läßt sich bei strikter Ablehnung einer radikalen Prostatektomie durch eine interstitielle Bestrahlung erreichen.

Priv.-Doz. Dr. J. Braun
Urologische Klinik und Poliklinik
der Technischen Universität München
Klinikum rechts der Isar
Ismaninger Straße 22
D-8000 München 40

Technik der perinealen interstitiellen Iridium^{192}-Bestrahlung des Prostatakarzinoms

H. Bertermann und F. Brix

Die *interstitielle Strahlentherapie* durch operativ in die Prostata implantierte Seeds zur Behandlung des organbegrenzten Prostatakarzinoms gilt als Alternative zur herkömmlichen externen Strahlentherapie.

Die *transrektale Prostatasonographie (TPS)* ist das derzeit beste Verfahren zur bildlichen Darstellung des Prostatakarzinoms, das sich in typischer Weise wegen seiner geringeren Echodichte gegenüber der normalen Prostata abgrenzen läßt [1, 6, 8]. Holm et al. berichteten 1983 erstmals über die perineale Implantation von J^{125}-Seeds unter transrektaler Ultraschall-Sicht [7]. Dadurch konnte eine homogene Strahlendosis interstitiell appliziert und eine Displazierung von Seeds vermieden werden. Bei dieser Technik verbleiben die Seeds lebenslänglich im Körper.

Das Prinzip der *Afterloading*-Therapie mit Iridium^{192}, das sich bei der Behandlung gynäkologischer Tumoren bereits klinisch bewährt hat, besteht darin, daß eine Iridiumquelle über Hohlnadeln von perineal nur *kurzfristig* (computergesteuert, etwa 4–8 Minuten) unter transrektaler Ultraschall-Sicht direkt in den Tumor eingebracht wird. Über diese Technik wurde erstmals von Braun et al. [5] berichtet. In Kiel wird diese Afterloading-Bestrahlung mit einer perkutanen Bestrahlung kombiniert [3]. Ziel dieser Technik ist eine tumorvernichtende Strahlendosis im Zielvolumen mit subklinischer Belastung der Nachbarorgane Rektum und Blasenboden und ungestörter Vita sexualis.

Material und Methode

Die *Indikation* stellen wir bei Patienten mit lokal begrenztem Prostatakarzinom (T0-3 N0 M0) mit aggressivem Grading (G2-3), die für eine radikale Prostatektomie nicht geeignet sind oder diese ablehnen. Das klinische Stadium wird nach den Kriterien der UICC plus transrektaler Sonographie (Fa. Brüel & Kjaer, Typ 1846 mit 7 MHz-Transducer) plus CT festgelegt.

Voraussetzung für die rechneroptimierte Bestrahlungsplanung ist eine exakte *Volumetrie* der Prostata

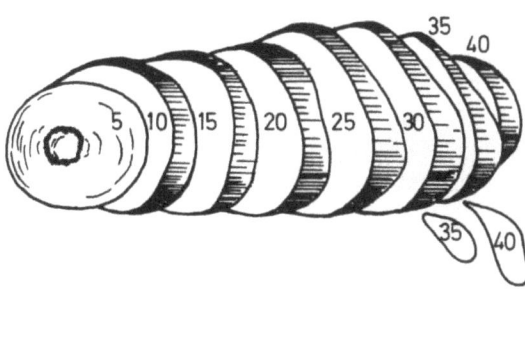

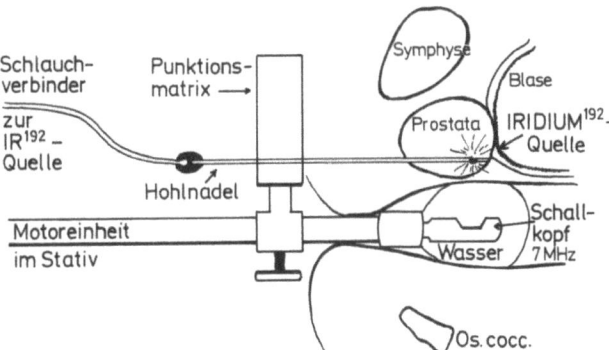

Abb. 2. Schema der perinealen interstitiellen Iridium-Bestrahlung in der Afterloading-Technik unter transrektaler Ultraschall-Sicht

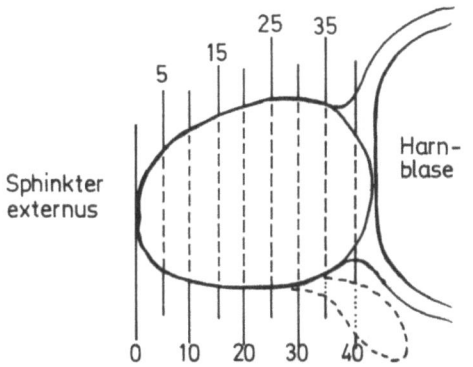

Abb. 1. Schema der schrittweisen planimetrischen Volumetrie mit Benennung der Schnittebenen

durch transrektale Sonographie. Mit Hilfe eines Stativs werden alle 5 mm Querschnitte der Prostata planimetriert und addiert [1, 4 und Abb. 1]. Die Schnittbilder dienen dem Strahlentherapeuten zur computergestützten Berechnung der tumorumschließenden Isodosis von 15 Gy. Nach perkutaner Applikation von 20 Gy (in zwei Wochen) zur Devitalisierung des Tumors wird in Regionalanästhesie die perineale Spickung der Prostata vorgenommen. Entsprechend dem Tumorvolumen werden 2-4 Hohlnadeln (Außendurchmesser 2,3 mm) mit Hilfe einer Punktionsmatrix unter transrektaler Ultraschall-Sicht in die vorausberechneten Positionen vorgeschoben (Abb. 2).

Die Iridium[192]-Quelle (10 Ci) fährt dann über Plastikschläuche automatisch in die Hohlnadeln vor und verweilt an den vorausberechneten Positionen für jeweils 10-40 Sekunden. Nach 4-8 Minuten ist die Afterloading-Bestrahlung abgeschlossen und die Hohlnadeln werden wieder entfernt. Perinealer Kompressionsverband für 3 Stunden.

Bisher wurden bei 9 Patienten eine kombinierte perkutane und interstitielle Strahlentherapie durchgeführt. *Zeitplan:* 1., 2. und 4. Woche perkutan, in der 3. und 5. Woche Afterloading und modifizierte perkutane Bestrahlungstechnik (näheres s. Nr. 164). Die *Tumorgesamtdosis* beträgt 66 Gy, die Regionen subklinischen Befalls (kleines Becken) erhalten 42 Gy.

Ergebnisse

Nach einem mittleren Beobachtungszeitraum von 1-9 Monaten (im Mittel 5) wurde durch die schrittweise planimetrische Volumetrie mittels TPS [1, 4] eine Volumenreduktion der Prostata von ca. 20% innerhalb 3 Monaten beobachtet und als Zeichen eines lokalen Ansprechens des Tumors gewertet [2]. Ein systemischer Progreß wurde klinisch nicht manifest. Nebenwirkungen wie Dysurien, Proktitis oder perineale Hämatome traten nicht auf. Die Vita sexualis wurde durch die Behandlung nicht beeinträchtigt.

Schlußfolgerungen

Die Technik ist einfach, weniger invasiv als eine offen-operative Seeds-Implantation und ohne Nebenwirkungen, insbesondere ohne Strahlenproktitis und Beeinträchtigung der Vita sexualis.

Diskrete sonographische Kapselüberschreitungen des Tumors (T3) können in die tumorumschließende Strahlendosis miteinbezogen werden. Die Strahlendosis im Zielvolumen ist hoch und homogen. Es verbleibt keine Strahlenquelle im Körper des Patienten, das OP- und Pflegepersonal ist keiner Strahlenbelastung ausgesetzt. Die Volumenreduktion der Prostata spricht für ein Ansprechen des Tumors, eine Beurteilung der Effektivität dieser Therapie ist erst *nach Jahren* möglich.

Literatur

1. Bertermann H, Seppelt U, Wand H (1984) In: Helpap, Senge, Vahlensieck (Hrsg): Prostatakarzinom. pmi-Verlag, Frankfurt, S 66-77
2. Bertermann H, Drakopoulos A, Hopp P, Dolz N, Frentzel-Beyme B, Seppelt U (1985) In: Judmaier (ed): Ultraschalldiagnostik 84. Thieme, Stuttgart New York
3. Bertermann H, Brix F, Kohr P (1987) Verh Dtsch Ges Urol 38: Beitrag 164

4. Bertermann H (1987) In Lee (ed): Diagnosis and management of prostate cancer. Liss, New York (im Druck)
5. Braun J, Lindner H, Kneschaurek P, Schütz W (1986) Verh Dtsch Ges Urol 37: 535-536
6. Frentzel-Beyme B, Aurich B, Drakopoulos A (1983) CT-Sonographie 3: 153-158
7. Holm HH, Juul N, Pedersen JF, Hansen H, Stroyer I (1983) J Urol 130: 283-286
8. Lee F, Gray JM, McLeary RD, Meadows TR, Kumasaka GH, Borlaza GS, Straub WH, Lee F jr, Solomon MH, McHugh TA, Wolf RM (1985) The Prostate 7: 117-129

Dr. med. H. Bertermann
Abteilung Urologie im Klinikum
der Christian-Albrechts-Universität Kiel
Arnold-Heller-Str. 7
D-2300 Kiel 1

Grenzen der Strahlentherapie beim undifferenzierten T3-Karzinom?

U. Wetterauer und H. Sommerkamp

Die Strahlentherapie – sowohl die Hochvolt- als auch die Brachytherapie – hat in der Behandlung des lokal begrenzten Prostatakarzinoms gute Ergebnisse gezeigt, so daß diese Therapieform eine Alternative zur Radikaloperation bietet.

Bei der heute üblichen Aufschlüsselung nach dem histologischen Differenzierungsgrad (Whitmore 1985) sieht man aber gleich, daß eine Gruppe auf jede Art der regionären Therapie schlecht anspricht: Das undifferenzierte Karzinom mit großem Tumorvolumen.

Wir haben an unserem Krankengut die Ergebnisse der externen Bestrahlung einerseits und der interstitiellen Therapie mit Jod 125 andererseits bei dieser Problemgruppe überprüft.

Im Zeitraum von 1978 bis 1986 wurden 59 Patienten mit einem lokal begrenzten Prostatakarzinom (T1–T3) einer pelvinen Lymphadenektomie und interstitiellen Strahlentherapie unterzogen. Das Durchschnittsalter der Patienten betrug 59 Jahre. Das Tumorstadium T1 bis T2 lag bei 19, das Stadium T3 bei 40 Patienten vor.

Im gleichen Zeitraum wurde bei ebenfalls 59 Patienten eine externe Strahlentherapie (Beckenfeld, „whole pelvis") durchgeführt. Das Durchschnittsalter in dieser Gruppe betrug 71 Jahre. Das Tumorstadium T0 bis T2 lag bei 23 Patienten vor, das Stadium T3 bei 36 Patienten. Die durchschnittliche Tumordosis betrug bei der externen Hochvolttherapie 60 Gy (Pendelbestrahlung).

Die bei der Radiojod-Implantation durchschnittlich implantierte Aktivität betrug 15,7 mCi, die durchschnittliche Tumordosis 200 Gy.

Die lokale Tumorpersistenz und Fernmetastasierung nach Brachytherapie (Tabelle 1) zeigt eine eindeutige Abhängigkeit von der Tumordifferenzierung. Während es bei 10 Patienten mit einem hochdifferenzierten Karzinom lediglich in einem Fall zu einer Fernmetastasierung kam, zeigte sich beim

Tabelle 1. Lokale Tumorpersistenz und Fernmetastasierung nach Brachytherapie (J-125) in Abhängigkeit von der Tumordifferenzierung:

Grading	n	nur lokale Tumorpersistenz	M 1	lokale Persistenz +M 1	Versagerquote
G I	10	0	1	0	1/10 (10%)
G II	37	2	3	2	7/37 (19%)
G III	12	0	2	4	6/12 (50%)

Tabelle 2. Lokale Tumorpersistenz und Fernmetastasierung nach Hochvolttherapie in Abhängigkeit von der Tumordifferenzierung:

Grading	n	nur lokale Tumorpersistenz	M 1	lokale Persistenz +M 1	Versagerquote
G I	1	0	0	0	0/1
G II	38	2	2	0	4/38 (11%)
G III	20	1	3	3	7/20 (35%)

GIII-Karzinom eine Fernmetastasierung, teils mit lokaler Tumorpersistenz, in 50% der Fälle.

Die lokale Tumorpersistenz und Fernmetastasierung nach Hochvolttherapie in Abhängigkeit von der Tumordifferenzierung zeigt Tabelle 2. Auch hier besteht eine eindeutige Abhängigkeit der Versagerquote vom Grad der Differenzierung. Beim entdifferenzierten Karzinom scheint die externe Bestrahlung geringfügig bessere Ergebnisse zu zeigen. Ein Grund dafür könnte sein, daß bei unserem Bestrahlungsfeld die erste Lymphknotenstation mit einbezogen ist. Dieses Theorie findet jedoch in der Literatur keine Bestätigung.

Die schlechten Ergebnisse beim undifferenzierten T3-Karzinom hinsichtlich eines lokalen Progresses und der Fernmetastasierung zeigen die Grenzen der

Strahlentherapie (Hochvolt- und Brachytherapie) bei diesem Tumortyp auf.

Der hohe Prozentsatz der schon kurz nach der Strahlentherapie einsetzenden Fernmetastasierung zeigt, daß das prätherapeutische Staging unzureichend ist. Zudem besteht im Stadium T3 eine hohe Inzidenz des regionären Lymphknotenbefalls, für die insbesondere beim undifferenzierten Karzinom die Wahrscheinlichkeit bei über 90% liegen soll (Smith et al. 1983).

Folgerung: Die unbefriedigende Tumorkontrolle des Prostatakarzinoms im Stadium T3 GIII läßt die externe Strahlentherapie ebenso wie die Brachytherapie als alleinige Behandlungsform ungeeignet erscheinen.

Besonders bei der interstitiellen Strahlentherapie sollte die prätherapeutische Diagnostik der N-Kategorie (auch mit invasiven Verfahren) soweit ausgeschöpft sein, daß nur ausgesuchte, lymphknotennegative Patienten einer Implantation unterzogen werden. Gleichermaßen ist die Hochvolttherapie beim undifferenzierten T3 GIII-Karzinom als Monotherapie nicht mehr vertretbar.

Bei dieser Gruppe wird derzeit die Effizienz einer adjuvanten Therapie in Form einer randomisierten prospektiven Studie mit Estramustinphosphat geprüft.

Literatur

Smith JA Jr, Seaman JP, Gleidman JB, Middleton RG (1983) Pelvic lymph node metastasis from prostatic cancer: Influence of tumor grade and stage in 452 consecutive patients. J Urol 130, 290

Whitmore WF Jr, Hilaris B, Batata M, Sogani P, Herr H, Morse M (1985) Interstitial radiation: Short-term palliation or curative therapy? Urology 25: 24–29 (Suppl)

Priv. Doz. Dr. U. Wetterauer
Urologische Abteilung
Universitätsklinikum
Hugstetter Str. 55
D-7800 Freiburg

Potenzverhalten nach interstitieller Strahlentherapie

U. Wetterauer und H. Sommerkamp

Jede Therapie des Prostatakarzinoms ist mit dem Risiko einer Potenzminderung bzw. eines Potenzverlustes verbunden. Ein Vorteil der interstitiellen Strahlentherapie mit Jod 125 ist eine damit verbundene geringe Beeinträchtigung der erektilen Potenz, die nach Literaturangaben zwischen 7 und 13% liegen soll.

Im Zeitraum von 1978 bis April 1986 wurden 60 Patienten mit einem lokal begrenzten Prostatakarzinom einer modifizierten pelvinen Lymphadenektomie und Jod 125-Implantation unterzogen.

Zur Beurteilung des Potenzverhaltens wurde eine retrospektive Befragung der Patienten mittels eines Fragebogens vorgenommen, wobei durch eine Verschlüsselung die Anonymität der Patienten gewahrt blieb.

48 dieser 60 Patienten wurden angeschrieben und über die erektile Potenz vor und nach dem Eingriff befragt. Hiervon haben 34 einen komplett ausgefüllten Fragebogen retourniert. Bei 8 Patienten konnte keine Zustellung erfolgen, 6 Patienten antworteten nicht. Das Durchschnittsalter betrug zum Zeitpunkt der Operation 58,9 Jahre und schwankte zwischen 46 und 71 Jahren. Keiner der Patienten erhielt in der Zwischenzeit eine adjuvante Hormontherapie. Die zu erwartende hohe Rate des Potenzerhaltes war ausschlaggebend für die Wahl dieser Behandlungsmethode bei 20 (59%) der Patienten. Vor der Operation hatten 91% eine normale Gliedversteifung mit der Möglichkeit zu einem zufriedenstellenden Geschlechtsverkehr.

In den letzten 3 Jahren vor dem Eingriff betrug die Häufigkeit des Geschlechtsverkehrs 7× pro Monat mit einer Schwankungsbreite von 1–20.

Zu einem völligen Potenzverlust nach der Therapie kam es bei 3 Patienten (9%). Diese Angabe deckt sich mit den Literaturangaben. Zufrieden mit dem Ergebnis hinsichtlich des Potenzerhalts waren 68%. Eine Reihe der Patienten gab jedoch an, daß die Potenz, obwohl noch vorhanden, nach dem Eingriff mehr oder weniger nachgelassen habe. So war die Potenz nach dem Eingriff in gleichem Maße vorhanden wie vor dem Eingriff bei lediglich 35%.

Unter der Voraussetzung, daß die jeweils bestehende Potenz vor dem Eingriff mit 100% eingestuft wird, wird sie jetzt zum Zeitpunkt der Befragung mit durchschnittlich 57% angegeben.

Verglichen mit anderen Therapieformen schneidet die interstitielle Strahlentherapie mit einer Impotenzrate von lediglich 9% günstig ab.

Die radikale Prostatektomie war vor Einführung der Schonung des Gefäßnervenbündels durch

Walsh et al. (1983) mit einer Impotenzrate von nahezu 100% behaftet. Nach externer Hochvoltbestrahlung ist eine Impotenzrate von 30-40% anzunehmen.

Wir könnten deshalb gerade bei jüngeren Patienten, die auf den Erhalt der Potenz großen Wert legen, beim lokal begrenzten Prostatakarzinom die interstitielle Strahlentherapie mit Jod 125 empfehlen.

Literatur

Walsh PC, Lepor H, Eggleston JC (1983) Radical prostatectomy with preservation of sexual function: Anatomical and pathological considerations. Prostate 4: 473-485

Priv. Doz. Dr. U. Wetterauer
Urologische Abteilung
Universitätsklinikum
Hugstetter Str. 55
D-7800 Freiburg

„High-dose-rate"-Afterloading-Strahlentherapie des lokalisierten Prostatakarzinoms mit IR-192

J. Braun, P. Kneschaurek, W. Schütz, H. Lindner, R. Hofmann und B. Schwemmer

Die interstitielle Strahlentherapie des Prostatacarcinoms findet nach guten Erfahrungen amerikanischer Autoren auch in Europa zunehmend Verbreitung. Als Strahlenquelle wird entweder ein weicher Strahler mit geringer Dosisleistung wie Jod 125 verwendet, der als Dauerimplantat im Zielorgan verbleibt (Whitmore 1972, Sommerkamp 1981) oder ein harter Gammastrahler wie Iridium 192, der nach Erreichen einer Grenzdosis in der Regel nach 2-4 Tagen entfernt wird (Miller 1979, Syed 1983).

Seit Dezember 1984 wird eine experimentell an der Urologischen Klinik und der Klinik für Strahlentherapie der TU München entwickelte Kombination einer interstitiellen Iridium-192-Afterloading- und percutanen Strahlentherapie mit dem Betatron klinisch angewendet (Braun 1984, 1985).

Material und Methodik

Bei 7 Patienten mit lokal begrenztem Prostatacarcinom wurden nach Metastasenausschluß durch Phosphatasenbestimmung, AUG, CT und Knochenszintigraphie unter transrectaler Ultraschallkontrolle 4-6 Hohlnadeln in Lumbalanästhesie perineal in die Prostata eingestochen. Die Bestrahlung erfolgte mit dem Afterloadinggerät „Gamma Med II", bei dem eine Iridium-192-Strahlenquelle von 2 × 1 mm Größe und einer Dosisleistung von 370 GBq computergesteuert in die Hohlnadeln eingebracht und schrittweise bewegt wird. Die Bestrahlungszeit für eine Dosis von 7 Gy an der Prostatakontur beträgt bei diesem „High-dose-rate"-Verfahren etwa 7-10 Minuten, während denen der Patient alleine im Bestrahlungsraum ist. Anschließend wird die Quelle automatisch aus den Nadeln entfernt, so daß Ärzte oder Pflegepersonal zu keinem Zeitpunkt einer Strahlung ausgesetzt sind.

Die interstitielle Bestrahlung erfolgt in 3 Fraktionen mit 7 Gy Konturdosis in wöchentlichem Abstand, was nach Cohen (1983) einer Isoeffektdosis von 44 Gy konventioneller superfraktionierter percutaner Bestrahlung, bei erheblich höherer Dosis im Drüseninneren, entspricht. Die Gesamtdosis an der Kontur von 75 Gy wird in Anlehnung an die gynäkologische „High-dose-rate"-Iridium-192-Strahlentherapie durch eine percutane Aufsättigungsbestrahlung mit einer Dosis von 30 Gy an der Prostatakontur (15 Fraktionen á 2 Gy) mit dem Betatron erreicht.

Vorläufige Ergebnisse

Die Punktion in Lumbalanästhesie verlief bei allen Patienten problemlos. Makrohämaturien oder Harnröhrenverletzungen traten nach der Punktion nicht auf. Ein Patient berichtete nach Entfernung eines Dauerkatheters über Brennen bei der Miktion bei sterilem Urin. Ansonsten traten keinerlei akute Nebenwirkungen der interstitiellen Strahlentherapie auf. Die percutane Aufsättigungsbestrahlung führte bei 2 Patienten zu einer kurzfristigen mäßigen Cystitis, bei einem Patienten zu einer leichten Proktitis, die innerhalb von 4 Wochen nach Bestrahlungsende abheilten.

Spätkomplikationen traten im Beobachtungszeitraum (2-22 Monate, Durchschnitt 10 Monate) bei keinem Patienten auf. Ein Patient verstarb 4 Monate nach Bestrahlung ohne klinische Anzeichen einer Progression des Prostatacarcinoms an einem rasch progredienten Zweittumor (malignes Pleuramenenteliom).

½-jährliche Kontrollen der Knochenszintigraphie ergaben bei keinem Patienten den Hinweis auf eine Knochenmetastasierung. Sonographisch oder urographisch fand sich bei keinem Patienten im Verlauf eine Harnstauung. Bei 4 der 7 Patienten konnte 8–14 Monate nach Bestrahlungsende eine Kontrollbiopsie durchgeführt werden.

Für die 7 Patienten ergab sich daraus folgender Krankheitsverlauf:

P. J., geb. 1925, Stadium $T_1 N_0 M_0$ GII. (Z. n. Hypernephromoperation 1976.) Nachbeobachtungszeit: 22 Monate. Keine Bestrahlungsbeschwerden. Kontrollbiopsie nach 14 Monaten: Histologisch kein Hinweis auf Prostatacarcinomreste. Nach 22 Monaten sonographisch V. a. beginnende lokale Tumorprogression.

B. G., geb. 1921, Stadium $T_2 N_0 M_0$ GII. Nachbeobachtungszeit: 16 Monate. Keine Bestrahlungsbeschwerden, außer kurzfristige Proktitis nach percutaner Aufsättigung. Kontrollbiopsie nach 14 Monaten: Spärliche Reste eines stark regressiv veränderten Adenocarcinoms. Sonographisch deutliche Schrumpfung der Prostata.

B. A., geb. 1911, Stadium $T_2 N_0 M_0$ GI. Nachbeobachtungszeit: 12 Monate. Keine Bestrahlungsbeschwerden, Kontrollbiopsie nach 12 Monaten: Histologisch kein Carcinomnachweis, massive Strahlenfibrose.

S. R., geb. 1916, Stadium $T_2 N_0 M_0$ GII. Nachbeobachtungszeit: 14 Monate. Keine anhaltenden Strahlenbeschwerden, außer leichter Urethritis mit Brennen bei Miktion. Kontrollbiopsie verweigert. Der lokale Tastbefund zeigt keine Progression.

R. J., geb. 1912, Stadium $T_3 N_0 M_0$ GII. Nachbeobachtungszeit: 8 Monate. Keine Bestrahlungsbeschwerden. Kontrollbiopsie nach 8 Monaten: Geringe Tumorreste mit stark regressiv veränderten Zellen und Strahlenfibrose. Sonographisch deutliche Schrumpfung der Prostata.

R. A., geb. 1908, Stadium $T_2 N_0 M_0$ GII. Nachbeobachtungszeit: 4 Monate. Tod an Pleuramesenteliom. Keine Bestrahlungsbeschwerden.

G. N., geb. 1908, Stadium $T1_2 N_0 M_0$ GIII. Nachbeobachtungszeit: 2 Monate. Keine akuten Bestrahlungsbeschwerden.

Diskussion

Die interstitielle Strahlentherapie ist der percutanen Bestrahlung überlegen, da im Inneren des Zielorganes erheblich höhere Strahlendosen bei steilem Dosisabfall an der Kontur erreicht werden (Hall 1983). Dies wird durch die besseren Ergebnisse bezüglich der Tumorkontrollrate und der Überlebenszeit bei Anwendung der interstitiellen Strahlentherapie mit J-125, Au-128 oder Ir-192 belegt (Herr 1984, Carlton 1978, Tansey 1983). Verglichen mit Tansey (1983), der bei 18 Patienten mit „Low-dose-rate"-Ir-192-Therapie bei 95% nach 4–8 Monaten bioptisch keinen Tumor mehr nachweisen konnte, zeigen unsere vorläufigen Biopsieergebnisse nicht diesen eindeutigen Erfolg. Auf Grund der massiven Regression der Tumorzellen ist auch bei unseren bioptisch noch tumorpositiven Patienten ein guter Therapieerfolg zu erwarten (Lytton 1979, Herr 1983). Da bisher bei der allerdings noch geringen Patientenzahl und der relativ kurzen Nachbeobachtungszeit noch keinerlei gravierende Nebenwirkungen aufgetreten sind, sollte das Konzept der „High-dose-rate"-Afterloading-Strahlentherapie des Prostatacarcinoms multizentrisch an einem größeren Patientenkollektiv überprüft werden, da es eine Alternative zur radikalen Prostatektomie darstellen könnte. Angestrebtes Ziel wäre eine einmalige, alleinige interstitielle Afterloading-Bestrahlung, die die Strahlentherapie des Prostatacarcinoms wesentlich erleichtern würde.

Literatur

Sommerkamp HH (1981) Fortschr Med 99: 1696–1755
Whitmore WF (1972) J Urol 108: 918–920
Miller LS (1979) Radiology 131: 527–528
Syed AMN (1983) Radiology 149: 828–833
Braun J (1984) Europ Urologenkongreß, Kopenhagen
Braun J (1985) Exp Urol 364–369
Cohen L (1983) Int J Rad Oncol Biol Phys 9: 223–241
Hall E (1983) Brachytherapy – Oncology 33–39
Herr HW (1983) Seminars in Urology 1, 3: 222–228
Carlton CE (1978) Extracta Urologica 1: 420
Tansey L (1983) Urology 21, 6: 593–598
Lytton B (1979) J Urol 121: 306–309

Priv.-Doz. Dr. J. Braun
Urologische Klinik u. Poliklinik
der Technischen Universität München
Klinikum rechts der Isar
Ismaninger Str. 22
D-8000 München 80

Interstitielle Iridiumtherapie des locoregionalen Prostatakarzinoms mittels maschinellem Afterloading

H. Koren, P. Dollezal, G. Alth und G. Lunglmayr

Problematik

Die interstitielle Radiotherapie des locoregionalen Prostatakarzinoms wird in erster Linie mit J^{125}-Seeds durchgeführt. Ihre Implantation ist mit einer Strahlenbelastung des Operations- und Assistenzpersonals verbunden. Das radioaktive Material bleibt inkorporiert. Ein mehrtägiger Aufenthalt des Patienten in einem Strahlenschutzbett, in der Folge vorbeugende Maßnahmen und eine nicht zu unterschätzende psychische Belastung des Patienten sind unausweichlich.

Als Alternative zur interstitiellen Therapie mit J^{125} kann Ir^{192} herangezogen werden (Bosch et al. 1986). Im folgenden wird ein neues maschinelles Afterloading mit Ir^{192} für die Brachytherapie des Prostatakarzinoms als Boostmethode bei nachfolgender Perkutanbestrahlung vorgestellt.

Technik

Locoregionale Prostatakarzinome wurden transrektal nach chirurgischem Lymphknotenstaging und Ausschluß von Fernmetastasen sonographisch volumetriert.

In Lumbalanästhesie wurden über ein Führungssystem Hohlnadeln zur Erlangung eines idealen geometrischen Musters implantiert und fixiert.

Mittels eines Computerprogrammes wurde die Prostata umschließende Isodose von Ir^{192} berechnet.

Der Patient wurde anschließend in ein Strahlenschutzbett transferiert und das Afterloadinggerät an die Hohlnadeln angeschlossen. Die Hohlnadeln wurden mit Ir^{192} maschinell armiert. Nachdem die vorgewählte Dosis von 30 Gy in einem Zeitraum zwischen 30 bis 40 Stunden erreicht wurde, wurden die Ir^{192} Implantate wieder maschinell entfernt und die Nadeln herausgezogen. Der Patient konnte am gleichen Tag in häusliche Pflege entlassen und die perkutane Nachbehandlung (40 Gy) unter Einschluß des kleinen Beckens 14 Tage später begonnen werden.

Krankengut

Bisher wurden 25 Patienten mit dieser Methode behandelt, welche für eine radikale Prostatektomie aus internistischen Gründen nicht geeignet waren oder sie ablehnten. Bei keinem Patienten traten Nebenwirkungen im Sinne einer Cystitis, Proktitis, Fistelbildung, Miktionsbeschwerden oder Lymphocele auf. Die Hohlnadeln wurden während des Aufenthaltes im Strahlenschutzbett gut toleriert. Die Beobachtungszeit liegt zwischen 1 und 10 Monaten ($\bar{x}$ = 5,5), so daß eine Beurteilung der onkologischen Effektivität noch nicht möglich ist. Ein Patient verstarb 4,6 Monate nach der Therapie an einer Hirnmetastasierung.

Schlußfolgerungen

1. Das maschinelle Afterloading schützt das Behandlungspersonal vor Strahlung.
2. Die Ir^{192}-Implantate werden nach relativ kurzer Liegedauer aus dem Organismus entfernt.
3. Die Brachytherapie als Boostmethode in Kombination mit der nachfolgenden perkutanen Bestrahlung läßt eine Minimierung der Nebenwirkungen der reinen Teletherapie erwarten.
4. Die psychologische Belastung für den Patienten bei den Dauerimplantaten (J^{125}) fällt weg.

Literatur

Bosch PC, Forbes KA, Prassvinichal S, Bernard Miller J, Golji H, Martin DC (1986) Preliminary observations on the results of combined temporary ^{192}Iridium implantation and external beam irradiation for carcinoma of the prostate. J Urol 135: 722–725

Dr. med. H. Koren
Sonderabteilung für Strahlentherapie
des Krankenhauses der Stadt Wien Lainz
A-Wien

Perkutane, perineale, ultraschallgesteuerte Jod^{125}-Implantation beim Prostatakarzinom

M. Riccabona und A. Schorn

Nach vierjähriger Erfahrung mit der retropubischen Jod^{125}-Implantation (nach Whitmore) beim Prostatakarzinom wurden Modus und Technik der Jodspickung modifiziert. Seit zwei Jahren werden die Jodseeds perkutan und unter transrektaler sonographischer Kontrolle in die Prostata implantiert. Als ideale Indikation für diese Therapieform sehen wir den T_1 bis kleinen $T_3pN_0M_0$-Tumor aller Differenzierungsgrade. Bei der perkutanen Jodspickung kann die Indikation erweitert werden auf das therapiebedürftige inzidente Karzinom (T_{A2}/Grad II, III) und das Lokalrezidiv nach radikaler Prostatektomie. Die Planung zur interstitiellen Strahlentherapie umfaßt neben der endosonographischen Prostatavolumetrie eine ultraschallgezielte Mehrfachpunktion der Prostata (Prostatamaping), um die Tumorverteilung und die unterschiedliche Differenzierung innerhalb der Prostata zu erkennen. Aus den Ergebnissen und Daten der Histologie, des Tumorgradings und der Volumetrie wird für den Strahlentherapeuten eine Tumorkarte gezeichnet, mit deren Hilfe Anzahl und individuelle Lokalisation der einzelnen Jodseeds berechnet werden. Drei Wochen rach der diagnostischen pelvinen Lymphadenektomie werden die Jodseeds über eine Zieleinrichtung unter Ultraschallsicht mittels einer Afterloadingtechnik perkutan und perineal in die Prostata implantiert. Junge Tumorpatienten mit kleinen resektablen positiven Lymphknoten werden auch der interstitiellen Strahlentherapie zugeführt, da wir meinen, daß dies in Kombination mit einer adjuvanten Chemotherapie (Estramustin oral für 6 Monate) für diese Patientengruppe derzeit die erfolgsversprechende Therapie mit den geringsten Nebenwirkungen darstellt. Krankengut und präliminare Ergebnisse siehe Tabellen 1 und 2. Nach perkutaner Jodspickung haben wir bisher keine besonderen Nebenwirkungen beobachtet. Die Vorteile dieser Methode sehen wir im verbesserten T-Staging durch die transrektale Sonographie und das Prostatamaping, in der präzisen Seedsimplantation unter Ultraschallsicht, in der dem Prostatavolumen und der Tumordifferenzierung individuell angepaßten Implantationstechnik und in der uneingeschränkten Lebensqualität der Patienten nach erfolgter Therapie.

Die Endosonographie der Prostata 2, 6 und 12 Monate nach Spickung zeigte eine durchschnittliche Regression des Prostatavolumens auf 75%, 53% und 46%.

Tabelle 1. Jod-^{125}-Seeds Implantationen (1/81-9/86) Operationsmodus

20 Patienten retropubisch-offen
32 Patienten perineal-perkutan
Durchschnittsalter: 60 Jahre

Differenzierungsgrad und Lymphknotenstatus

Patient	T	Grad	Npos
15	T_2-T_3	I	0/15 (0%)
26	T_{A2} T_2-T_3	II	5/26 (18%)
11	T_{A2} T_2-T_3	III	8/11 (72%)
52			13/52 (25%)

Tabelle 2. Präliminare Ergebnisse: 45 Patienten (0,5 bis 5,5 Jahre nach Therapie)

39 Patienten zeigen keine lokale oder periphere Progression (88%)
5 Patienten zeigen eine periphere Progression, einer davon ist am Tumor verstorben (alle 5 hatten primär pos. LK)
1 Patient zeigt eine lokale Progression

Dr. med. M. Riccabona
Urologische Abteilung
Krankenhaus der Barmherzigen Schwestern
Langgasse 16
A-4020 Linz

Erfahrungen mit der interstitiellen Strahlentherapie mit Jod-125-Seeds und pelviner Lymphadenektomie

R. Tauber, R. Rohloff, D. Jocham und R. Zink

Die Therapie des Prostatakarzinoms mit der interstitiellen Strahlentherapie wurde 1970 von Whitmore eingeführt und von uns 1980 übernommen. Die Vorteile dieses Therapieverfahrens gegenüber der radikalen Prostatektomie und externen Strahlentherapie sollen bei gleicher oder besserer Überlebenszeit die geringere Impotenz- (7%) und Inkontinenzrate (3%) sein [1].

Patienten und Methodik

Die Indikation zur interstitiellen Strahlentherapie sahen wir gegeben bei Patienten mit Prostatakarzinomen der Tumorstadien T_1-T_3 und der Differenzierungsgrade G_1-G_3, wenn ihr Allgemeinzustand gut war und mit einer allgemeinen Lebenserwartung von mehr als 5 Jahren zu rechnen war. Gegenindikationen waren ein Tumorstadium T_4 sowie das Vorliegen von Metastasen.

Ergebnisse

30 an einem Prostatakarzinom erkrankte Patienten wurden zwischen Juni 1980 und Oktober 1985 mit der interstitiellen Strahlentherapie an der Urologischen Klinik der Universität München in kurativer Absicht behandelt. 7 Patienten hatten ein Prostatakarzinom im Stadium und Differenzierungsgrad T_2 G_2, 2 Patienten im Stadium T_2 G_3, 9 Patienten im Stadium T_3 G_2 und 12 Patienten im Stadium T_3 G_3. Aus Abb. 1 gehen die progressionsfreien Überlebensraten abhängig vom Tumor- und Differenzierungsstadium hervor. Während wir in dem Beobachtungszeitraum von 4 Jahren bei keinem Patienten mit Prostatakarzinom im Stadium T_2 G_2 eine Tumorprogression sahen, betrug die progressionsfreie 4-Jahres-Überlebenszeit bei Tumoren im Stadium T_3 G_2 75% und im Stadium T_3 G_3 nur noch 30%.

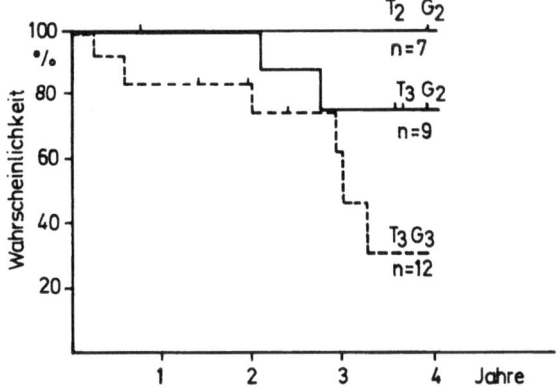

Abb. 1. Progressionsfreies Überleben in Abhängigkeit von T-G Stadium

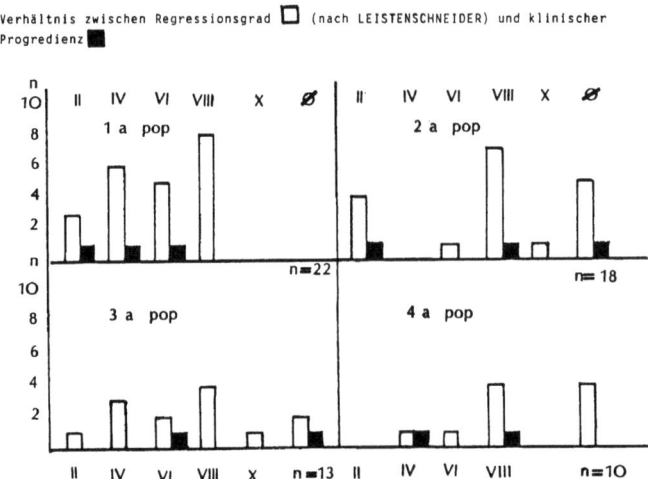

Abb. 2. Ergebnis der Feinnadelbiopsie. ∅ Gewebe zytologisch nicht auswertbar

6 Patienten mit Tumoren im Stadium T_3 sind bisher an den Folgen der Tumorprogression verstorben. Aus Abb. 2 gehen die Ergebnisse der Feinnadelbiopsie hervor. Ein niedriger Regressionsgrad kann eine nicht erfaßte Tumorprogression verschleiern. Bei einem hohen Regressiongrad ist zum Zeitpunkt der Biopsie eine Tumorprogression nicht unbedingt nachweisbar. Bei 5 der 30 Patienten kam es

zu zunehmenden Miktionsbeschwerden, wobei 5mal eine lokale Tumorprogredienz nachweisbar war.

Diskussion

Die Jod-125-Seeds-Implantation zur Behandlung des Prostatakarzinoms bedeutet für den Patienten einen höchstwahrscheinlichen Erhalt von Potenz und Kontinenz mit gleichen Überlebenschancen wie nach radikaler Prostatektomie. Mit 69% korreliert die 4-Jahres-Überlebensrate unserer Patienten mit den Therapieerfolgen der anderen Untersucher [2]. Ungeeignet ist das Verfahren jedoch für Patienten im Tumorstadium und Differenzierungsgrad T_3 und G_3, da mit hoher Wahrscheinlichkeit mit einer Tumorprogression gerechnet werden muß. Von unseren 21 Patienten mit Prostatakarzinom im Stadium T_3 hatten mittlerweile 10 eine Tumorprogression, an deren Folgen 6 Patienten verstarben. Nicht zu empfehlen ist das Verfahren auch bei Patienten mit kleinem Prostatavolumen, z.B. nach TUR oder Adenomektomie, da mit vermehrten Seeds-Abgängen zu rechnen ist. Ein prostatabedingtes subvesikales Hindernis ist jedoch keine Gegenindikation zur geplanten Spickung. Auch bei Restharnmengen muß nicht vorreseziert werden. Über das Risiko des in der Prostata belassenen Tumors nach Spickung lassen unsere kleinen Zahlen keine Aussage zu, aber bei einer 5-Jahres-Überlebenszeit im Stadium B von 87% im Krankengut von Whitmore betrug die rezidivfreie Überlebensrate nur 54%. Bei der Feinnadelbiopsie fanden wir Karzinomverbände, wenn auch ohne Nachweis einer Progression, möglicherweise bergen sie aber das Risiko einer späteren Progression. Der Stellenwert der Feinnadelbiopsie ist derzeit aber noch nicht endgültig zu beurteilen. Die hohe Sicherheit einer Inkontinenz zu entgehen wird hingegen manchen Patienten dazu bewegen, sich für die interstitielle Strahlentherapie zu entscheiden und ein hohes Risiko dafür in Kauf zu nehmen.

Literatur

1. Fowler JE et al (1979) Complications of 125 Iodine implantation and pelvic lymphadenectomy in the treatment of prostatic cancer. J Urol 121: 447–450
2. Grossmann HB et al (1982) 125-J-implantation for carcinoma of the prostate. Urology XX: 591–598

Prof. Dr. med. Roland Tauber
Klinikum Großhadern
Urologische Klinik
Marchioninistraße 15
D-8000 München 70

Kombinierte interstitielle und externe Radiotherapie des Prostatakarzinoms

K. M. Schrott, H.-J. Thiel und R. Walther

Von Juni 1981 bis 1986 führten wir an der Universität Erlangen bei 40 Patienten die kombinierte interstitielle und externe Radiotherapie des Prostatacarcinoms durch. Primäre Zielgruppe waren Patienten im Stadium T_3, bei denen nach Tumorgröße und extrakapsulärer Ausbreitung durch Radikal-OP keine Resektion im Gesunden, bzw. ein zu geringer Sicherheitsabstand zu erwarten war. Zweitens ist diese kombinierte Technik eine kurative Alternative mit Potenzerhaltung bei $T_{1,2}$ (altersabhängig in 50–90%). Nach einer pelvinen Staging-Lymphadenektomie erfolgt die J^{125}-Spickung der Prostata. Dabei wird eine Tumoroberflächendosis von über 160 Gy angestrebt. Nach Berechnung der Ist- und Soll-Werte von Dosisverteilung und Gesamtaktivität wird zur sicheren Erfassung befallener Randpartien (Sulcus lateralis, Samenblasen) bedarfsweise eine externe Aufsättigung von 2–4000 Rad nach 8 Wochen angeschlossen.

Die alleinige Jod-Spickung bei T_3 ohne und mit Samenblasenbefall bringt nur in ca. 35% Tumorfreiheit (Barzell 1977). Nach kombinierter interstitieller Radiatio mit AU 195 und externer Aufsättigung im T_3-Stadium waren nach Carlton (1978, Houston) 62% der Patienten bioptisch tumorfrei. Bei Kombination von J^{125} und externer Bestrahlung (mit Linearbeschleuniger) sind noch günstigere Resultate zu erwarten, da eine höhere und protrahiertere Tumordosis sogar bei breiterer therapeutischer „Schere" bzw. Gewebetoleranz zu erreichen ist:

1. J^{125}-Oberflächendosis von 16000 Rad + externe Aufsättigung nur bei Bedarf nach HWZ von 60 Tagen versus AU 195-Oberflächendosis von nur ca. 3000 Rad, HWZ von 2,7 Tagen und obligate externe Radiatio von über 4000 Rad.
2. Half-Value-Layer bei J^{125} nur 1,7 cm (bei Zurückziehen der Nadeln um 1–1,5 cm Rektum geschont) versus HVL bei AU 195 über 6 cm, somit Blase und Enddarm voll im Feld.

Ergebnisse

Von den 40 kombiniert behandelten Patienten (VI 1981–VI 1986) konnte bei 33 (VI 1981–VI 1985) der Verlauf kontrolliert werden. 15 hatten bei der Staging LA positive Lymphknoten ($8 \times N_1$, $7 \times N_2$). 15 waren im Stadium T_2, 17 T_3 und 1 T_4. Ein Patient verstarb am 13. postoperativen Tag trotz Heparinisierung an einer Lungenembolie. In der anfänglichen Serie traten als Spätstrahlenschäden erst nach ein bis zwei Jahren vier Rektumfisteln bei Tumorgrößen über 50 ccm und Gesamtaktivitäten von über 34 mCi auf, also letztlich durch sog. „Hot Spots" bei Seedüberlagerung. Nach den gesammelten Erfahrungen sind Rektum-Ulcera und -Fisteln vermeidbar:

1. durch genaue präoperative Tumorvolumenbestimmung (15–60 ccm geeignet) und Seedaktivitätsberechnung (nicht wesentlich über 34 mCi);
2. Rektumabstand über 1 cm, eher 1,5 cm;
3. nur bedarfsweise externe Aufsättigung bei TU-Oberflächendosis unter 16 Gy.

Die 4 aufgetretenen Prostata-Rektum-Fisteln konnten wir durch Sleeve-Resection mit Rektumdurchzug beseitigen. Die relativ häufig aufgetretenen Lymphozelen (n=21) sistierten durch wiederholte Punktion oder mittels eingelegter Saugdrainage. Die lokale Tumorkontrolle bzw. Heilung ist eindrucksvoll. Von den 29 nachuntersuchten Patienten wiesen bei rektaler Palpation 20 (=69%) eine starke, 6 (=20,7%) eine gute Regression auf; lediglich bei 3 (=10,3%) war der Befund unverändert bis progredient. Alle bioptischen Kontrollen nach über 2 Jahren (n=7) waren tumorfrei.

Zusammenfassung

1. Die kombinierte Radiatio ist für intrakapsuläre Stadien des Prostata-Ca. eine kurative Alternative zur radikalen Prostatektomie mit Potenzerhaltung, altersabhängig in 60–90%.
2. Im extrakapsulären Stadium T_3 sind eindrucksvolle Resultate möglich bei TU-Volumina von 15–60 ccm (unter 15 ccm zu wenig Seeds plazierbar, über 60 ccm Gefahr der Überladung). Infiltrierte Samenblasen können gezielt gespickt und markiert werden für die spätere externe Aufsättigung. Die lokale TU-Regression wird in ca. 90% erreicht.
3. Bei pN_1 probagieren wir die verzögerte Orchiektomie erst bei PAP- oder PSA-Anstieg, da die pelvine Lymphdissektion Aussicht auf Kurativität hat. Die simultane primäre Orchiektomie bei pN_2 scheint die ossäre Metastasierung zu unterdrücken oder zu verzögern. Von 4 pN_2-Fällen, die simultan orchiektomiert wurden, entwickelte nur einer ossäre Metastasen, dagegen kam es bei 2 T_2, pN_2-Fällen ohne Castratio, trotz kompletter pelviner Lymphdissektion zu früher ossärer Streuung.

Literatur

1. Barzell W, Bean ME, Hilaris BS, Whitmore WF Jr (1977) Prostatic adenocarcinoma: relationship of grade and local extent to the pattern of metastases. J Urol 118: 278
2. Carlton CE (1978) Kombinierte interstitielle und externe Strahlentherapie zur Behandlung des Prostatakarzinoms. Extracta Urol 1: 420

Prof. Dr. Karl M. Schrott
Urologische Universitätsklinik
Maximiliansplatz
D-8520 Erlangen

Zur kurativen kombinierten Bestrahlung beim lokal begrenzten Prostatakarzinom

H. Bertermann, F. Brix und P. Kohr

Bei Patienten mit lokal begrenztem Prostatakarzinom (T0–3 N0 M0) mit aggressivem Grading (G2–3), die für eine radikale Prostatektomie nicht geeignet sind oder diese ablehnen, wird in Kiel ein kuratives Behandlungskonzept verfolgt, das eine herkömmliche perkutane Strahlentherapie mit einer Brachytherapie in Form einer Afterloading-Behandlung (näheres Beitrag 156) sowie einer neuartigen, intermittierend eingesetzten Modifikationstechnik kombiniert.

Ziel dieser Methode ist es, die Inhomogenität in der Dosisverteilung zu harmonisieren. In den üblichen Verfahren besteht die Gefahr, daß entweder zwischen der Dosisverteilung beim Afterloading und der angeschlossenen perkutanen Therapie eine Lücke entsteht oder aber, daß bei durchgehendem Feld eine Überdosierung in Kauf genommen werden muß. Unsere Methode entschärft die Situation, indem sie fließende Übergänge an den Berührungsstellen beider Verfahren schafft.

Methode

Beginn der Strahlentherapie *perkutan* als opponierende Unterbauch-Stehfeld-Technik. Mit hochenergetischen Bremsstrahlen werden lokoregional 20 Gy (in zwei Wochen) appliziert. Dann wird in Regionalanästhesie die perineale *Spickung der Prostata zum Afterloading* mit Iridium^{192} (Gammatron II, Dr. Sauerwein GmbH) unter transrektaler Ultraschall-Sicht vorgenommen (Vgl. Beitrag 156), die sogenannte *Brachytherapie*. Die Isodosen sind im Querschnitt (Abb. 1a) und im Frontal-Schnitt (Abb. 1b) dargestellt. In der Woche der Afterloading-Therapie (jeweils Montag der 3. und 5. Woche) wird eine neuartige perkutane sog. *Modifikations-Technik* eingesetzt [2]: In die Planungsaufnahme werden die Felder mit der geplanten Dosisverteilung eingezeichnet (Abb. 2a) und anschließend digitalisiert. Auf Grund der wahren Bestrahlungsgeometrie und dieser Planungsgeometrie wird die Größe des sogenannten *Modifikators* mit dem Computer berechnet und die in Abb. 2b erkennbare Gußform hergestellt.

Diese Gußform wird mit sog. Newton'schen Metall gefüllt, das nur noch etwa 4% der Strahlung durchläßt. Die Vertiefung in der Gußform ist exakt so dimensioniert, daß die durch die Afterloading-Behandlung ausgelastete Prostata nur 50% der Dosis im offenen Feld erhält, wenn die Justierbohrungen im Modifikator mit den tätowierten Markierungspunkten auf der Haut des Patienten in Deckung gebracht sind.

Abb. 2c zeigt eine Radiographie mit dem sog. *Therapieverifikationsfilm,* die während der Therapie (15 MeV Bremsstrahlung vom Linearbeschleuniger) angefertigt wurde. Das weniger geschwärzte zentrale, U-förmige Feld entspricht 50%, das mittel-geschwärzte 75% und der äußere Bereich 100% der applizierten Unterbauchdosis.

Die Strahlentherapie wird mit 20 Gy perkutan begonnen, um die Vitalität des Tumors vor Beginn der Afterloading-Therapie [1] wegen der unvermeidlichen mechanischen Traumatisierung zu reduzieren (Tabelle 1).

Um die Strahlenbelastung an den Nachbarorganen Rektum und Blasenboden in tolerablen Grenzen zu halten, andererseits die Gebiete des subklinischen Befalls (regionäre Lymphknoten) nicht unterzudosieren, wird jeweils in der Woche der Afterloading-Behandlung die neuartige perkutane Modifikations-Technik eingesetzt, welche im üblichen Unterbauchfeld eine integrale Schonung der zentra-

Tabelle 1. Zeit- und Dosisplanung der kombinierten Therapie

1. Woche	Mo.-Fr.	perkutan: 5 × 2 Gy	ambulant
2. Woche	Mo.-Fr.	wie 1. Woche	
3. Woche	Mo.	Afterloading	stationär
	Di.-Fr.	Modifikationstechnik	ambulant
4. Woche	wie 1. Woche		
5. Woche	Mo.	Afterloading	stationär
	Di.-Fr.	Modifikationstechnik	ambulant
Tumorgesamtdosis: 66 Gy		Regionale Gesamtdosis: 42 Gy	

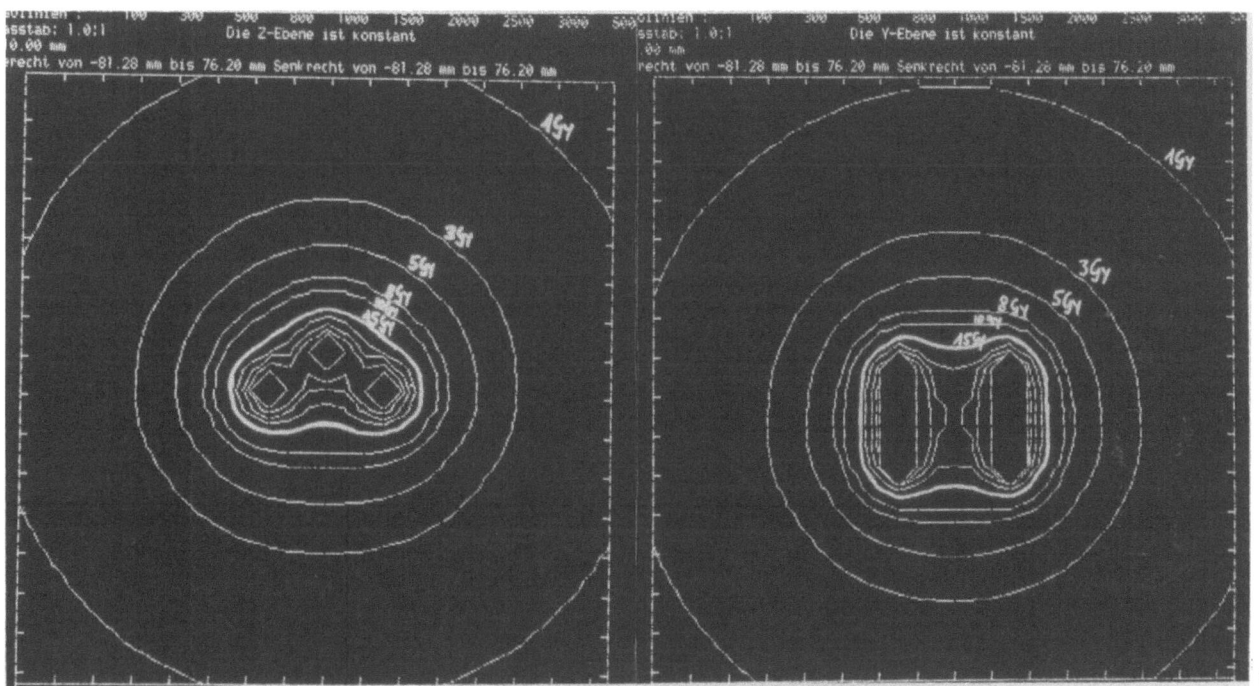

Abb. 1. Isodosen-Verteilung im Querschnitt **a** und im Frontalschnitt **b** für die Brachytherapie

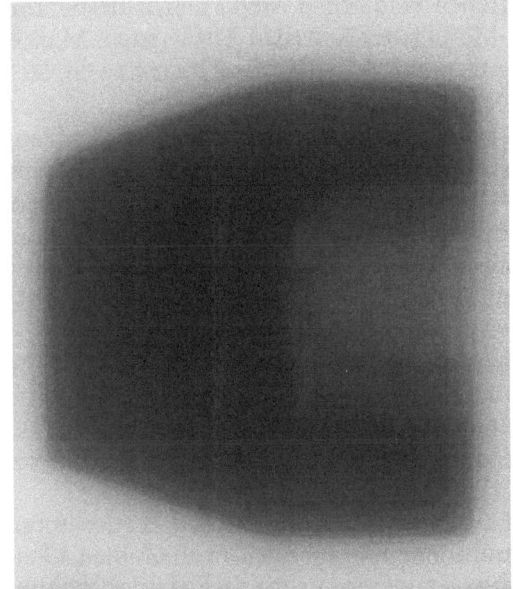

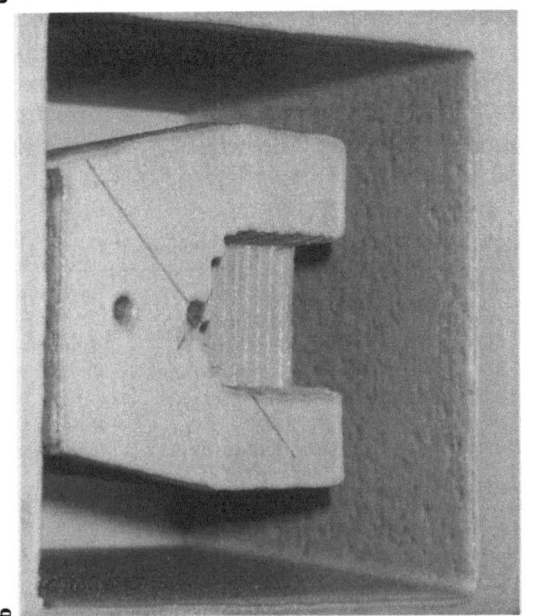

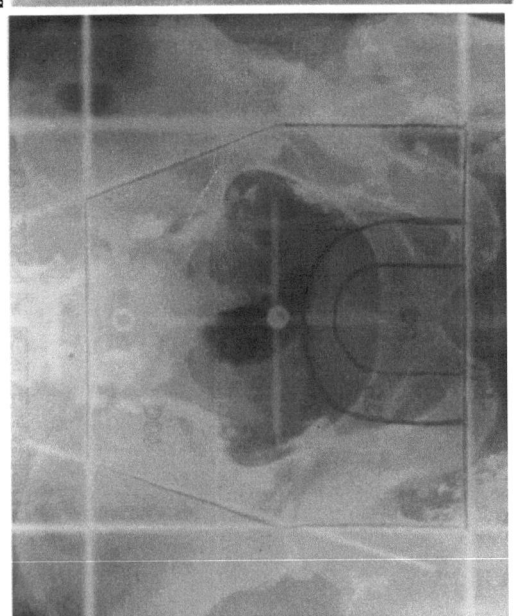

Abb. 2. a Planungsaufnahme mit der geplanten Dosisverteilung, b Styropor-Gußform des sog. Modifikator und c Verifikations-Film-Aufnahme

len Afterloading-belasteten Bereiche und gleichzeitig eine lückenlose Irradiatio der regionalen Abschnitte erlaubt.

Zukünftiges Ziel der Prozedur ist, die vom Planungsrechner ermittelte Dosisverteilung der Afterloading-Behandlung direkt bei der Ermittlung und Herstellung der Modifikationsschnittiefe zu benutzen. Auf diese Weise ist eine ideale Anpassung der perkutanen Therapie an die Brachytherapie möglich. Dabei ist es ganz allein in die Entscheidung des Therapeuten gestellt, wie hoch die Dosis an der Prostata selbst, im Übergangsbereich zum periprostatischen Gewebe und im Bereich der Beckenlymphknoten sein soll.

Bisher wurden bei 9 Patienten in den Tumor 70 Gy und in den Bereich des subklinischen Befalls 50 Gy eingestrahlt. Bei guter lokaler Tumorresponse (>20% Volumenreduktion in den ersten 3 Monaten) wurden keine Nebenwirkungen und keine Störung der Vita sexualis beobachtet.

Literatur

1. Bertermann H, Brix F (1987) Verh Dtsch Ges Urol 38: Beitrag 156
2. Brix F, Hebbinghaus D, Jensen JM (1986) Strahlentherapie und Onkologie (im Druck)

Dr. med. H. Bertermann
Abteilung Urologie im Klinikum
der Christian-Albrechts-Universität Kiel
Arnold-Heller-Str. 7
D-2300 Kiel 1

Zusammenfassung der Postersitzung 8: Prostatakarzinom IV (Strahlentherapie)

H. R. Osterhage und E. Schindler

Die Poster-Sitzung: Strahlentherapie des Prostatakarzinoms stand unter dem Zeichen des Rückzuges der konventionellen externen Strahlentherapie und der Vorstellung, neuer, percutaner, interstitieller Spickungsmethoden, die, da allein nicht immer bei fortgeschrittenem oder entdifferenziertem Carcinom allein erfolgversprechend, mit allerlei adjuvanter Therapie kombiniert wurden.

Poster 153: Rübben H., Karstens J. H., Andreopoulos D., Braun H., Gouvalis, D. Amon J., – Aachen-Bardenberg

Perkutane Bestrahlung beim Prostatakarzinom: Zur Problematik der akuten und späten Strahlenreaktionen im Bereich des Gastrointestinaltraktes:

Zur Optimierung der Bestrahlungsplanung und Vermeidung von Nebenwirkungen wie auch Verbesserung der Wirksamkeit stellte Rübben eine computertomographisch gesteuerte Bestrahlungsplanung der unteren Feldgrenze unter Berücksichtigung des retrograden Urethrogrammes vor. Untersuchungen an 30 Pat. zeigten eine Varianz der unteren Feldgrenze von max. 4 cm. Manometrische Untersuchungen der anorektalen Schließmuskulatur bei 10 Pat., die vor mehr als 24 Monaten bestrahlt wurden, ließen keine objektiv faßbaren Funktionsstörungen erkennen.

Poster 154: Van Poppel H., Van Uytsel L., van der Schueren E., Baert L., – Leuven. Late complications of multiple fraction radiotherapy for prostata cancer: Van Poppel berichtet über hohe Komplikationsraten nach mehrmals am Tag erfolgter externer Strahlentherapie, so daß diese Methode zu Gunsten einer einmal täglichen Strahlengabe verändert wurde.

Poster 155: Braun J., Schwemmer B., Schütz W., Czempiel H., Hofmann R., – München

Nebenwirkungen und Wirkung der percutanen Localbestrahlung des Prostatacarcinoms mit dem Betatron:

Braun aus München stellte die Ergebnisse der externen Strahlentherapie bis 1982 vor, die nunmehr zu Gunsten der interstitiellen Strahlentherapie verlassen wurde.

Nebenwirkungen: Akut: Cystitische Beschwerden 25%, schwere hämorrhagische Cystitis 2%, leichte proktitische Beschwerden 21%.

Langfristig: Cystitische Beschwerden 17%, schwere Strahlencystitis 50%, Harnröhrenstriktur (nur nach E-Res) 3%, Strahlenschrumpfblase 2%, mäßige proktitische Beschwerden 4%, Analfisuren 2%, Rectumulceration 1%.

Poster 156: Bertermann H., Brix F., – Kiel. Technik der perinealen interstitiellen Iridium 192-Bestrahlung des Prostatakarzinoms:

Bertermann aus Kiel stellte die Technik der perinealen interstitiellen Iridium-Bestrahlung vor. In Regional-Anästhesie werden unter transrektaler Ultraschallkontrolle von perineal 2–4 Hohlnadeln in die vorausberechneten Positionen in den Tumor vorgeschoben, über die dann eine 10 mCi-Iridium^{192}-Strahlenquelle für 5–8 Minuten eingeführt wird. Nach Applikation einer tumorumschließenden Isodose von 15 Gy werden die Hohlnadeln wieder entfernt. Eine zweite Afterloading-Behandlung erfolgt im Abstand von 18 Tagen. Er berichtete über erste Ergebnisse bei 9 Pat. nach einem halben Jahr in Kombination mit der perkutanen Bestrahlung.

Poster 164: Bertermann H., Brix F., Kohr P., – Kiel. Zur kurativen kombinierten Behandlung beim lokal begrenzten Prostatakarzinom: In diesem 2. Poster wurde die neuartige externe Strahlentherapie mit Aussparung der Afterloading belasteten Bereiche zur lückenlosen Therapie vorgestellt.

Poster 157: Wetterauer U., Sommerkamp H., – Freiburg. Grenzen der Strahlentherapie beim undifferenzierten T3-Karzinom: Wetterauer und Sommerkamp aus Freiburg konnten belegen, daß sich T_3 G_{III} Prostatacarcinome für die Strahlentherapie nicht eignen bzw. schlechte Behandlungsergebnisse resultieren.

Poster 158: Wetterauer U., Sommerkamp H., – Freiburg. Potenzverhalten nach interstitieller Strahlentherapie.

Vorteil der interstitiellen Strahlentherapie beim lokal begrenzten Prostatakarzinom ist die geringe

Beeinträchtigung der Potenz. Die rechtzeitig behandelten Patienten klagten in nur 13% über eine verminderte Potenz und 6% über eine komplette Impotenz. Verglichen mit einer Impotenzrate von 20–30% nach perkutaner Bestrahlung der Prostata sind damit die Auswirkungen der interstitiellen Strahlentherapie geringer. Eine Spickung der Prostata mit Jod 125 wird von der Freiburger Arbeitsgruppe auch bei Lymphknotenmetastasen durchgeführt; eine Hormontherapie dann angeschlossen.

Poster 159: Braun J., Kneschaurek P., Schütz W., Lindner H., Hofmann R., Schwemmer B., – München. „High-dose-rate" Afterloading Strahlentherapie des lokalisierten Prostatacarcinoms mit Iridium 192: Braun aus München stellte die Ergebnisse nach Afterloading mit Iridium 192 und zusätzlicher percutaner Aufsättigungsbestrahlung bei 7 Pat. vor. 4 Pat. wurden bislang nach 1 Jahr kontrollbiopsiert, wobei sich kein Tumor mehr nachweisen ließ.

Poster 160: Koren H., Dollezal P., Alth G., – Wien-Mistelbach
Interstitielle Iridiumtherapie des locoregionalen Prostatacarcinoms mittels maschinellem Afterloading: Die Technik des maschinellen Afterloading und die Behandlung des locoregionalen Prostatacarcinoms mit Iridium wurde von Koren aus Wien dargestellt. Unter sonographischer Kontrolle werden die Hohlnadeln placiert und danach in Strahlenschutzbetten mit einem fahrbaren Afterloadinggerät mit Iridiumdrähten beladen. Seit 1985 wurden 25 Patienten komplikationslos behandelt.

Poster 161: Riccabona M., Schorn A., – Linz. Perkutane, perineale, ultraschallgesteuerte Jod 125-Implantation beim Prostatakarzinom:
Riccabona aus Linz stellte ebenfalls seine modifizierte Afterloading-Technik für Jod 125 Seeds vor. Seit 1981 wurden 49 Pat. behandelt, 12 davon mit Lymphknotenmetastasen, die eine adjuvante, z.T. temporäre Chemotherapie mit Estracyt erhalten. 39 der 49 Patienten zeigen keine Progression des Prostatacarcinoms, 5 Pat. zeigen eine periphere Progression, 2 davon sind verstorben.

Poster 163: Schrott K.M., Thiel H.-J., – Erlangen. Kombinierte interstitielle und externe Radiotherapie des Prostata-Carcinoms: Die Ergebnisse der Kombination von externer Strahlentherapie mit Jodspickung gab Thiel aus Erlangen wieder. Die Komplikationsrate dieser kombinierten Strahlentherapie ist gegenüber den hier vergleichbar dargestellten Methoden, wie auch aus der Literatur bekannt, am höchsten. Bei Lymphknotenmetastasen erfolgt eine antiantrogene Behandlung erst nach erneuter Progression.

Poster 162: Tauber R., Rohloff R., Jocham D., Zink R.A., – München. Erfahrungen mit der interstitiellen Strahlentherapie mit Jod 125 Seeds und pelviner Lymphadenektomie:
Tauber aus München gab die Erfahrungen mit der interstitiellen Strahlentherapie mit Jod-Seeds und pelviner Lymphadenektomie wieder. Von 1980–1985 wurden 30 Pat. mit Prostatakarzinom ($T_{2-3}N_{0-2}M_0$, G_{2-3}) mit Jod-125-Seeds und pelviner Lymphadenektomie behandelt. Von den 16 an einem G_2-Karzinom Erkrankten beträgt die 4-Jahresüberlebenszeit ohne Progression 86% und von den 14 Kranken mit G_3-Tumoren 45%. Zusammenfassend führt er aus: T_3-G_3-Tumoren sprechen gut auf die Therapie an. Die transrektale Feinnadelbiopsie und die Computertomographie enttäuschten in ihrer Aussage. Ein niedriger Regressionsgrad kann eine nicht erfaßte Tumorprogression verschleiern. Bei einem hohen Regressionsgrad ist zum Zeitpunkt der Biopsie eine Tumorprogression nicht unbedingt nachweisbar.

Professor Dr. med. H.R. Osterhage
Chefarzt der Urologischen Klinik
Städt. Marienkrankenhaus
D-8450 Amberg

Postersitzung 9: Prostatakarzinom V (Endokrine Therapie)

Decapeptyl-Depot (D-TRP-LHRH slow release) beim Prostatakarzinom im Stadium C und D

H. Knönagel und D. Hauri

Mit Decapeptyl, einem der neuen LH-RH-Superagonisten, steht jetzt eine brauchbare galenische Form zur Verfügung, die eine Verabreichung als Depot erlaubt. Damit werden die umständlichen Praktiken wie Nasenspray und tägliche subkutane Injektionen umgangen. Der Wirkstoff, der an Mikrokapseln gebunden ist, wird kontinuierlich während eines Monats freigesetzt. Die Applikation erfolgt als monatliche intramuskuläre Injektion in einer Dosierung von 3 mg oder 3,2 mg was einer täglichen Freisetzung von 100 Mikrogramm entspricht.

Patienten und Methode

Von November 1984–Juli 1986 wurden insgesamt 27 Patienten mit fortgeschrittenem, virginellem Prostata-Ca auf diese Weise behandelt. Die durchschnittliche Behandlungsdauer liegt bei 9 Monaten, die minimale Beobachtungszeit beträgt 3 Monate. Das Alter variierte von 64 bis 84 Jahren (Durchschnittsalter 73 Jahre). 7 Patienten (25%) hatten ein lokal ausgedehntes Prostata-Ca ohne Lymphknoten- oder Fernmetastasen ($T_{3/4}$ N_0 M_0, Stadium C); 4 (15%) wiesen positive Lymphknoten auf ohne Fernmetastasen (T_{0-4} N_+ M_0, Stadium D_1), und der überwiegende Anteil von 16 Patienten (60%) hatte ein Karzinom mit Knochenmetastasen (T_{0-4} N_x M_1, Stadium D_2). Die Diagnose war durch Aspirationszytologie und Stanzbiopsie gesichert. Aufgrund von Rektalpalpation, blutchemischen Untersuchungen, abdomineller Sonographie, intravenöser Urographie und einer Knochen-Szintigraphie wurde das primäre Staging vorgenommen; bei negativer Skelet-Szintigraphie erfolgte zur Bestimmung des Lymphknotenstadiums zusätzlich eine Computertomographie des Abdomens. Die gleichen Untersuchungen wurden in Abständen von 3 Monaten wiederholt. Zusätzlich wurden bei allen Patienten vor Behandlungsbeginn, anschließend in wöchentlichen und dann in monatlichen Abständen LH und Testosteron bestimmt. Im Gegensatz zu anderen Untersuchern [1, 2, 3] haben wir die Behandlung nicht mit einer täglichen subcutanen Injektion von 0,5 mg während einer Woche begonnen, sondern wir verwendeten von Anfang an nur die Depot-Form, die alle 4–5 Wochen appliziert wurde.

Ergebnisse

Testosteron und LH (Abb. 1 u. 2)

Wichtigster Parameter für die Wirksamkeit des Medikamentes ist der Verlauf des Testosteron-Spiegels im Serum, Abbildung 1. Die Kurven zeigen die Durchschnittswerte sowie die Standardabweichung. Nach einem nur geringen Anstieg innerhalb der ersten Woche, der den bis 30 nmol/l definierten Normalbereich nie übersteigt, kommt es zu einem Abfall des Testosterons. Bei einem Teil der Patienten liegt nach 2 Wochen und bei allen nach 3 Wochen der Testosteron-Spiegel im Kastrations-Bereich (< 2 nmol/l). Innerhalb der Beobachtungszeit von bis zu 18 Monaten ist es nicht zu einem Wiederanstieg des Serum-Testosterons gekommen. Die Abbil-

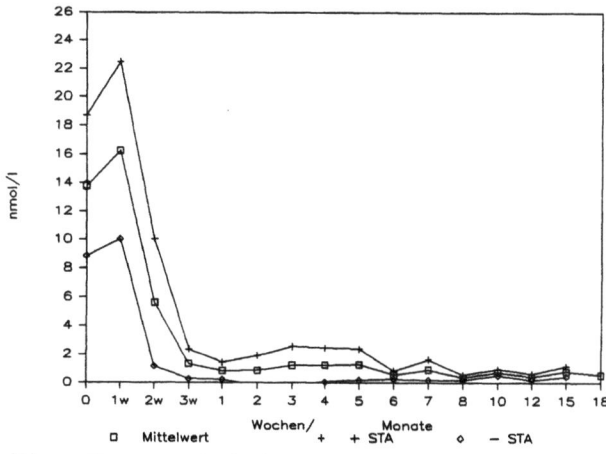

Abb. 1. Testosteron-Verlauf nach Decapeptyl-Depot (27 Patienten)

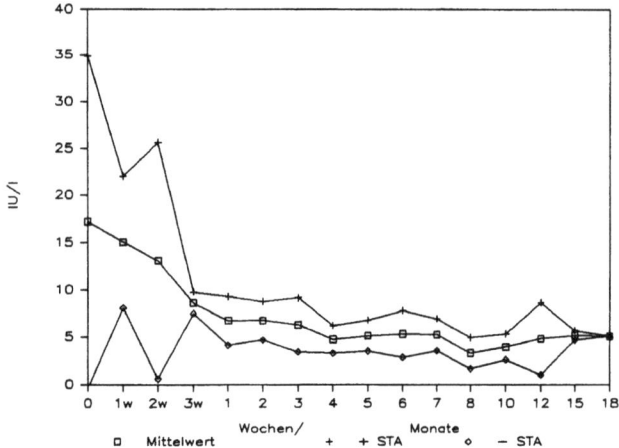

Abb. 2. LH-Verlauf nach Decapeptyl-Depot (27 Patienten)

Tabelle 1. Ansprechrate des nicht vorbehandelten Prostatakarzinoms nach 3 Monaten (NPCP-Kriterien)

hist. Grading	G1 und G2	G3	G1–G3
partielle Remission	13 (62%)	0	13 (48%)
stabil	8 (38%)	4 (67%)	12 (45%)
Progression	0	2 (33%)	2 (7%)
total	21 (100%)	6 (100%)	27 (100%)

dung 2 zeigt die entsprechenden Kurven für LH. Nach anfänglichen Schwankungen liegen innerhalb von 3 Wochen alle Werte unter 10 IU/l und bleiben auf diesem Niveau.

Nebenwirkungen

Die 27 Patienten erhielten insgesamt 250 Injektionen. An der Injektionsstelle, lokal, waren keine Reaktionen zu verzeichnen. Ein Flare-up, wie von anderen Autoren bei der LH-RH-Behandlung beschrieben, wurde bei uns nicht beobachtet. Nebenwirkungen auf das Allgemeinbefinden fehlten. Wallungen wurden bei uns nur von 6 Patienten (22%) angegeben. Andere Autoren berichten über 70% [2], allerdings in gleichem Maße nach Orchiektomie wie LH-RH-Behandlung. Bei 4 Patienten (15%) waren konkomitierende Krankheiten zu beobachten, deren Zusammenhang mit der LHRH-Behandlung sehr unwahrscheinlich ist: in einem Fall die Ruptur eines vorbestehenden Aortenaneurysmas, das aber erfolgreich operiert werden konnte; ein Patient klagte über vermehrte Müdigkeit; bei einem anderen ist die vorbestehende Psoriasis exacerbiert (man könnte dies auf die fehlende anabole Wirkung infolge Testosteron-Suppression zurückführen); und bei einem weiteren Patienten hat sich die vorbestehende arterielle Hypertension leicht verschlimmert.

Toxizität

Die regelmäßigen hämatologischen Kontrollen (Hb, Hk, Ec, Differentialblutbild und Thrombocyten) zeigten keine Veränderungen, ebensowenig die Leberwerte (Bilirubin, Transaminasen und alkalische Phosphatase). Ein Einfluß auf die Nierenfunktion (Harnstoff und Kreatinin) war höchstens im Zusammenhang mit einer Hydronephrose zu verzeichnen. Auswirkungen auf das Serumcholesterin fehlen.

Ansprechen des Karzinoms

Entsprechend den Kriterien des National Prostatic Cancer Project (NPCP) erhielten wir nach einer Beobachtungszeit von 3 Monaten eine Remissionsrate von 48%, weitere 45% waren stabil, und 7% (2 Patienten) zeigten eine Progression (Tabelle 1). Betrachtet man aber die gut und mäßig differenzierten Tumoren gesondert von den undifferenzierten, so ergibt sich ein anderes Verhältnis: Die 21 Patienten mit dem typischen Adenokarzinom der Prostata hatten zu 62% eine Remission und waren zu 38% stabil, während in dieser Zeit keine Progression zu verzeichnen war. Die Patienten mit einem undifferenzierten Karzinom wiesen aber zu ⅓ eine Progression auf und waren zu ⅔ stabil, und hier trat überhaupt keine objektive Remission auf. Es scheint sich also zu bestätigen, was man schon immer vermutet, aber bisher nicht eindeutig vorhersagen kann: Die undifferenzierten Karzinome sprechen auf die hormonelle Behandlung nicht oder nur ungenügend an.

Diskussion

Bei einer äußerst praktischen Applikationsform unter Verzicht auf Nasenspray oder tägliche Injektionen ist die Wirkung auf den Testosteron-Spiegel ausgezeichnet und entspricht, auch noch nach 1½ Jahren, einer chirurgischen Kastration. Der therapeutische Effekt ist dementsprechend gleich. Abgesehen von Wallungen, die aber auch nach einer Orchiektomie auftreten, fehlen Nebenwirkungen. Wegen des hohen Preises kommt diese Behandlung aber wohl vor allem für Patienten in Frage, die eine Orchiektomie ablehnen, sowie für seltene Indikationen, bei denen eine Reversiblität erwünscht ist.

Literatur

1. Papadopoulos I, Kleinschmidt K, Weissbach L (1986) Behandlung des fortgeschrittenen Prostatakarzinoms mit der Depotform eines LHRH-Analogons (Decapeptyl). Akt Urol 17: 315
2. Parmar H, Lightman SL, Allen L, Philips RH, Edwards L, Schally AV (1985) Randomised controlled study of orchidectomy vs long-acting D-Trp-6-LH-RH in advanced prostatic cancer. Lancet, Nov 30: 1201
3. Roger M, Duchier J, Lahlou N, Nahoul K, Schally A (1985) Treatment of prostatic carcinoma with D-Trp-6-LH-RH: Plas-

ma hormone levels after daily subcutaneous injektions and periodic administration of delayed-release preparations. Prostate 7: 271
4. Seppelt U, Bertermann H, Saerbeck Ch (1986) Decapaptyl (D-Trp-6-LH-RH) zur Therapie von Prostatakarzinomen unter Berücksichtigung eines intramuskulär applizierbaren Depotpräparates. Urologe [A] 25: 298
5. Wenderoth UK, Spindler HW, Jacobi GH (1986) Fünfwöchige intramuskuläre Applikation eines Gn-RH-Analogs Decapeptyl-Depot beim fortgeschrittenen Prostatakarzinom. Akt Urol 17: 320

Dr. Hartmut Knönagel
Urologische Klinik
Universitätsspital
CH-8091 Zürich

Primärtherapie des fortgeschrittenen Prostatakarzinoms mit der Depotform eines LHRH-Analogons

K. Kleinschmidt, I. Papadopoulos und L. Weißbach

Einleitung

Nach experimentellen und klinischen Untersuchungen reagieren 80% der fortgeschrittenen Prostatakarzinome auf eine endokrine Primärbehandlung mit einer initialen Remission [1, 2]. Um die Testosteronproduktion zu supprimieren, existiert seit kurzer Zeit eine Alternative zur Ablatio testis und Östrogentherapie. Durch fortgesetzte Gabe synthetischer LHRH-Analoga erfolgt eine Rezeptorblockade in Hypophyse und Gonaden. Der Testosteronspiegel fällt auf Kastrationsniveau ab (Down-Regulation) [5].

Die bisherigen klinischen Erfahrungen erstrecken sich auf die Anwendung kurzwirkender Analoga, die täglich subkutan oder pernasal verabreicht werden [3, 4]. Wir berichten über unsere ersten Erfahrungen mit einem LHRH-Analogon in Depotform (Decapeptyl).

Patienten und Methode

30 Patienten hatten ein histologisch gesichertes fortgeschrittenes Prostatakarzinom (Tabelle 1). Der Altersmedian lag bei 71 Jahren (56–81 Jahre). 24mal bestanden evaluierbare Metastasen, bei 6 Patienten ohne Metastasen wurde der Therapieeffekt durch Ausschluß eines Progresses und Aspirationsbiopsie kontrolliert.

Das LHRH-Depot Decapeptyl wurde in 4wöchentlichen Intervallen intramuskulär appliziert. Nach 6 Monaten erfolgte die Orchiektomie.

Tabelle 1. Tumorstadium von 30 Patienten mit fortgeschrittenem Prostatakarzinom

Stadium	n	Skelett	Skelett + Lunge	Skelett + Leber	PAP-RIA[a]
$T_+ {_p}N_+ M_0$	1	19	1	1	2
$T_+ N_x M_1$	23				
$T_{3/4} N_0 M_0$	6				
	30				

[a] Alleinige Erhöhung des PAP-RIA ohne sonstigen Metastasennachweis

Tabelle 2. Beurteilung von 30 LHRH-Patienten mit Prostatakarzinom nach den Kriterien des NPCP (Median: 12 Monate)

Krit. \ Stad.	$T_+ N_0 M_0$ n=6	$T_+ {_p}N_+ M_0$ n=1	$T_+ N_x M_+$ n=23
Vollremission			2
Teilremission		1	15 (17)
Progression			6 (4)
Keine Progression Regressionsgrad II–VI	6		

( ) = Ergebnis nach 6 Monaten

Ergebnisse

Die Behandlungsergebnisse gehen aus Tabelle 2 hervor. Entsprechend den Kriterien des NPCP wurde bei 24 von 30 Patienten eine Remission beobachtet. 2 Patienten mit initialer partieller Remission nach 6 Monaten kamen 3 Monate später in den Progreß. Der Beobachtungszeitraum betrug einschließlich der Orchiektomieperiode median 12 Monate. Der Tod von 4 Patienten war 2mal tu-

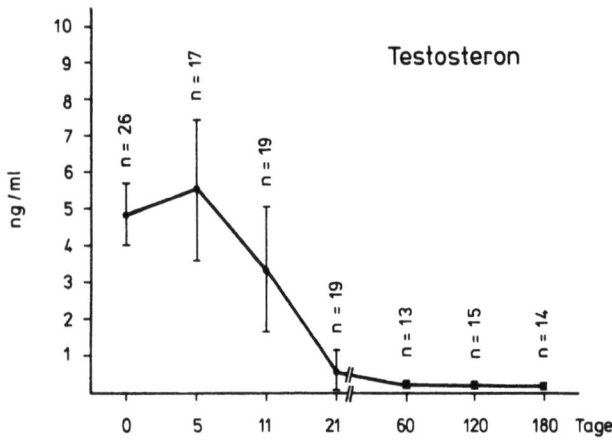

Abb. 1. Verlauf des Plasmatestosteron unter LHRH-Therapie

morbedingt, 2mal lagen kardiale Ursachen zugrunde (Herzinfarkt, Herzinsuffizienz).

Durch die Applikation des LHRH-Depots sanken die Plasmatestosteronwerte nach kurzzeitigem Anstieg innerhalb von 4 Wochen auf Kastrationsniveau (Abb. 1). LH- und FSH-Spiegel wurden auf subnormale Werte supprimiert.

An obligaten Nebenwirkungen wurden Verlust von Libido und erektiler Potenz sowie Hitzewallungen registriert. Die Patientencompliance betrug 100%.

Diskussion und Schlußfolgerung

Die Wirkung des Hormonentzugs auf den Primärtumor und die Metastasen konnte in unserer klinischen Studie eindrucksvoll belegt werden. Der Anteil der Remissionen entspricht vergleichbaren Untersuchungen [1, 3]. Mit der Depotform des LHRH-Analogons Decapeptyl steht eine nebenwirkungsarme Substanz zur Verfügung, mit der der Testosteronspiegel von Patienten mit Prostatakarzinom auf Kastrationsniveau gesenkt werden kann. Wegen des initialen Testosteronanstiegs sollte zu Beginn der Therapie gleichzeitig ein Antiandrogen verabreicht werden, um ein Flare-up-Phänomen der Erkrankung zu vermeiden. Die LHRH-Therapie ist eine Alternative zum operativen Androgenentzug.

Literatur

1. Byar DP (1973) The VACURG-Studies of cancer of the prostate. Cancer 32: 1126
2. Isaacs JT (1984) The timing of androgen ablation therapy and/or chemotherapy in the treatment of prostatic cancer. Prostate 5: 1
3. Jacoby HG, Wenderoth U (1982) Gonadotropin-releasing hormone agonistic analogues for prostate cancer: Untoward side effects of high - dose regimes aquire a therapeutical dimension. Eur Urol 8: 129
4. Labrie F et al. (1983) New approach in the treatment of prostate cancer. Complete instead of partial withdrawel of androgens. Prostate 4: 579
5. Schally AV et al. (1983) Inhibition of prostate tumors by agonistic and antagonistic analogs of LHRH. Prostate 4: 545

Dr. K. Kleinschmidt
Urologische Abteilung
Städtisches Krankenhaus Am Urban
D-1000 Berlin 61

Hodenhistologie nach 6monatiger Therapie mit der Depotform des LHRH-Analogons Decapeptyl

I. Papadopoulos, K. H. Merkel, B. Cramer und L. Weißbach

Einleitung

Seit der Entwicklung der LHRH-Analoga steht beim fortgeschrittenen Prostatakarzinom eine Alternative zu den klassischen endokrinen Therapiekonzepten (Kastration, Östrogen- bzw. Antiandrogen-Behandlung) zur Verfügung [1, 2, 8]. Unter LHRH führt die initial verstärkte Ausschüttung von LH und FSH zu einem initialen Anstieg des Testosteronspiegels [9]. Bei fortgesetzter Gabe werden die Rezeptoren in Hypophyse und Gonaden blockiert, der Testosteronspiegel fällt auf Kastrationsniveau ab (Down-Regulation) [5].

Um den Einfluß von LHRH auf den menschlichen Hoden (Keimepithel, Leydig-Zellen) zu klären, wurden histologische Untersuchungen der Hodenfeinstruktur nach 6monatiger Behandlung mit LHRH-Analoga durchgeführt.

Methodik und Ergebnisse

Im Rahmen einer prospektiven klinischen Studie wurden u.a. 12 Patienten mit fortgeschrittenem virginellen Prostatakarzinom mit der Depotform des D-Trp^6-LHRH-Analogons (Decapeptyl) behandelt. Bei dieser Substanz wird das Glyzin des physiologischen Decapeptids in Position 6 durch D-Tryptophan ersetzt. Die Plasmatestosteronwerte waren nach initialem Anstieg innerhalb von 4 Wochen nach Therapiebeginn und während des gesamten Behandlungszeitraumes unter 0,5 ng/ml supprimiert. Die Serumkonzentrationen von LH und FSH blieben während der Behandlung im subnormalen Bereich. Nach der vorgesehenen Behandlungsdauer von 6 Monaten schloß sich bei allen Patienten eine bilaterale Orchiektomie an. In einer Vergleichsgruppe von 14 Patienten mit virginellem Prostatakarzinom wurde primär nur die Orchiektomie durchgeführt. Das Durchschnittsalter beider Patientengruppen lag bei 72 Jahren bzw. 74 Jahren. Das entnommene Hodengewebe wurde bei allen Patienten nach Fixation in Bouin'scher Lösung in Paraffin eingebettet und in verschiedenen Stufen lichtoptisch untersucht. Dabei wurden folgende Parameter untersucht: Tubulusdurchmesser, Dicke der Lamina propia, Reifung der Spermatogenese und Zahl der Leydig-Zellen.

Es zeigte sich in der Gruppe der mit Decapeptyl therapierten Patienten ein totaler Schwund der LEYDIG'schen Zwischenzellen und eine stark verminderte Spermatogenese. Keimzellen wurden kaum nachgewiesen. Die Tubuli seminiferi waren atrophisch und fibrotisch verändert (Abb.1, 2). In der Kontrollgruppe fanden sich diese Veränderungen nicht. Hier war in fast allen Fällen eine Spermiogenese mit hoher Ausreifung nachweisbar und auch die Leydig'schen Zwischenzellen waren stets vorhanden und von normalem Aufbau (Abb.3, 4).

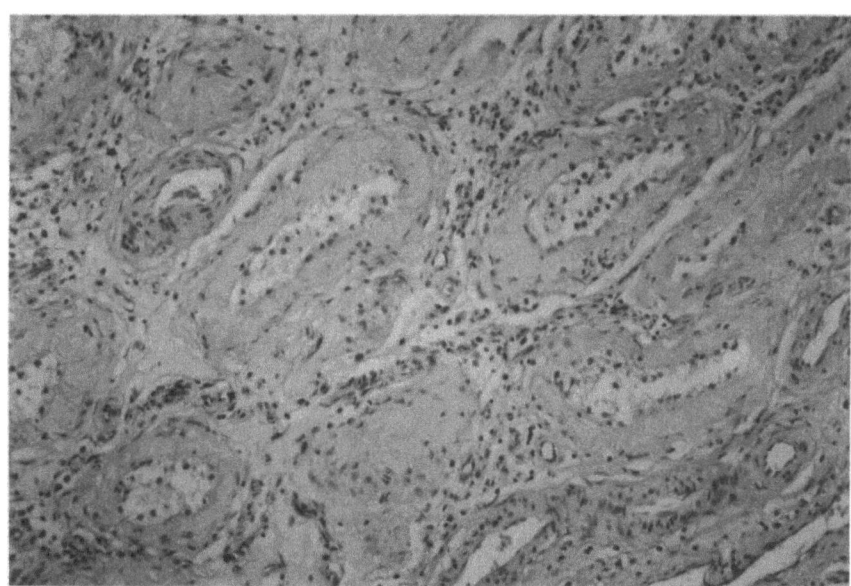

Abb.1. HE 10×, deutliche Fibrose der Tubuli. Interstitiell einige Lymphozyten und Makrophagen

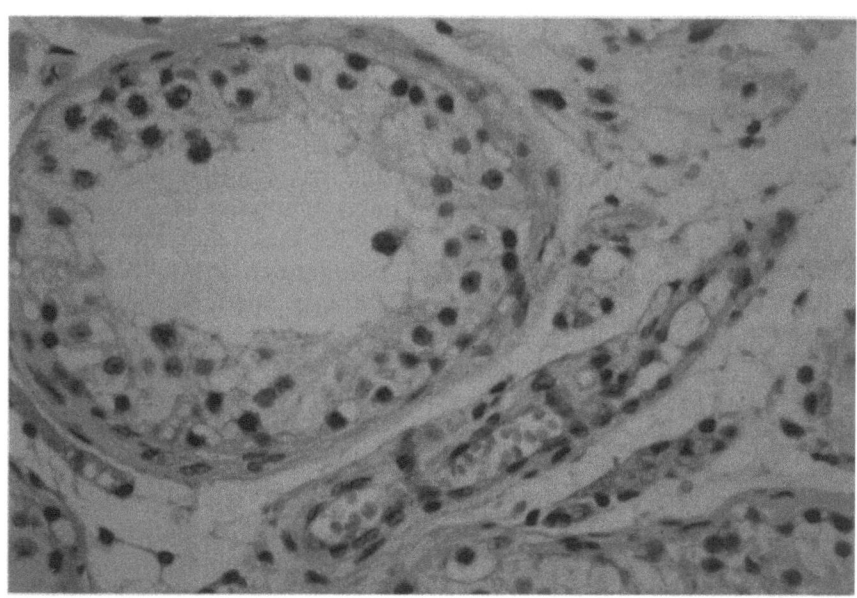

Abb.2. Vergrößerung 25×, deutlich geminderte Spermiogenese. Atrophe Leydig'sche Zellen mit Pigment beladen

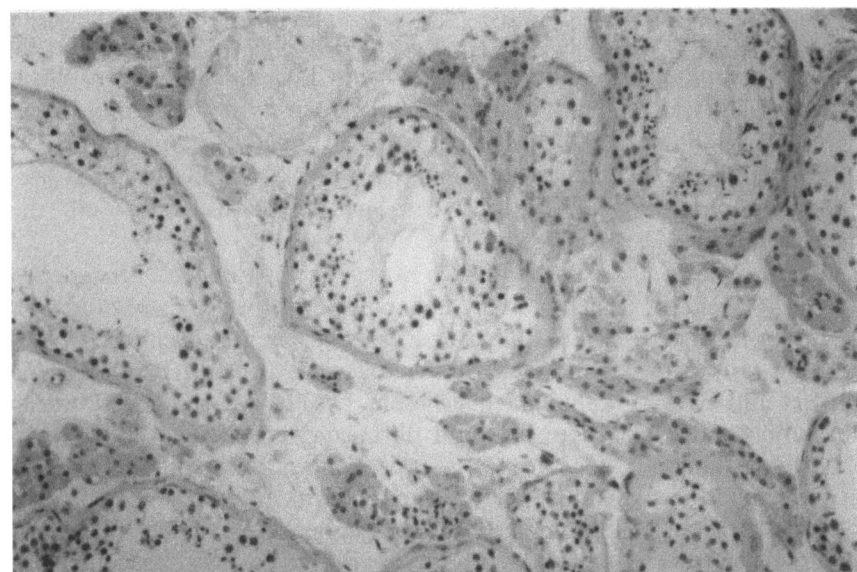

Abb. 3. HE 10×, hohe Spermatogenese mit deutlich vermehrten Leydig'schen Zwischenzellen. Ein hyalinisierter Tubulus

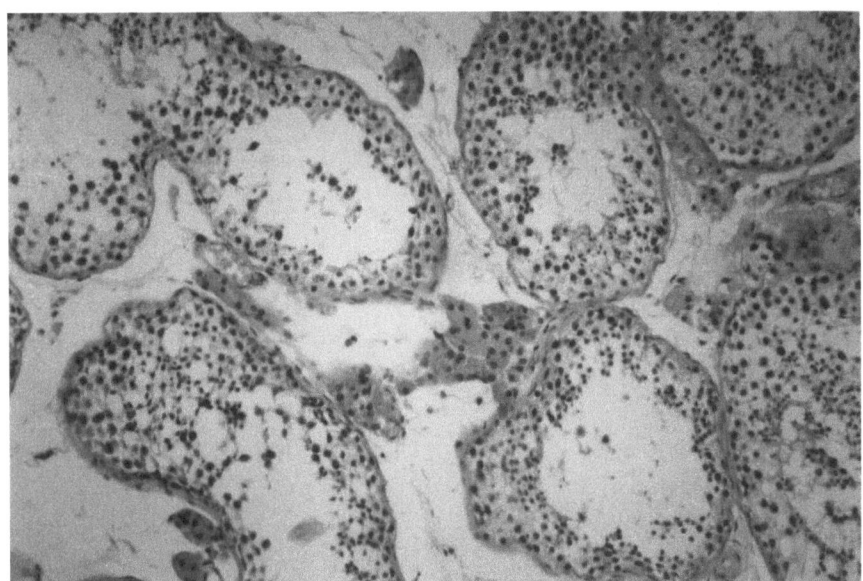

Abb. 4. Vergrößerung 10×, HE, hohe Spermatogenese, normaler Gehalt an Leydig'schen Zwischenzellen

Diskussion

Unsere histologischen Untersuchungsbefunde der Gonaden von Männern, die einer 6monatigen Behandlung mit einem LHRH-Analogon unterzogen worden waren, stimmen mit den Literaturergebnissen überein [3, 7]. Die Verkleinerung oder der totale Schwund der Leydig-Zellen sprechen im Vergleich zur Kontrollgruppe für eine mangelnde Stimulation durch LH bzw. für einen direkten Effekt von LHRH auf die Gonaden [6].

In den Tubuli seminiferi fiel das Fehlen oder die ausgeprägte Verminderung der Spermiogenese auf. Im Gegensatz dazu konnte in der Kontrollgruppe bei 12 von 14 Patienten eine normale und bei 2 eine reduzierte Spermiogenese nachgewiesen werden. Bei den 2 letzten Patienten im Alter von 81 bzw. 82 Jahren konnte eine Spermatogenese bis ins Spermatozytenstadium nachgewiesen werden.

Histologische Untersuchungen der Hodenfeinstruktur bei Männern nach 3-monatiger Behandlung mit LHRH-Analoga haben keine gravierenden morphologischen Veränderungen erkennen lassen [7]. Unsere Ergebnisse zeigen, daß eine 6monatige Therapie mit LHRH-Analoga bei älteren Männern eine totale Depression der Spermatogense und Regression der interstitiellen Leydig-Zellen bewirkt. Experimentelle Untersuchungen bei männlichen Ratten nach LHRH-Analoga-Langzeitbehandlung haben gezeigt, daß es unter der Hormonbehandlung nicht zu einer vollständigen Spermatogenesenunterdrückung kommt [4]. Ebenfalls wird die Größe der Leydig-Zellen kaum verändert. Diese experimentellen Resultate stehen im Gegensatz zu unseren histologischen Untersuchungsbefunden. Eine mögliche Klärung dafür wäre ein unterschiedliches Ansprechen der Rattengonaden auf das applizierte LHRH-Analogon. Dabei spielt sicherlich die Dauer der LHRH-Analoga-Applikation eine wichtige Rolle.

Zusammenfassung

Eine Gruppe von 12 Patienten mit einem fortgeschrittenen virginellen Prostatakarzinom wurde mit der Depotform des D-Trp[6]-LHRH-Analogons behandelt. Nach 6monatiger Therapie erfolgte die bilaterale Orchiektomie. Bei einer Kontrollgruppe von 14 Patienten mit virginellem Prostatakarzinom wurde primär nur die Orchiektomie vorgenommen. Das Hodengewebe wurde lichtmikroskopisch untersucht. Dabei zeigte sich bei den mit LHRH behandelten Patienten eine Reduzierung der Spermatogenese, Fibrosierung der Tubuli und Verkleinerung oder totaler Schwund der Leydig'schen Zwischenzellen. In der Kontrollgruppe konnten eine normale Spermatogenese und normale Leydig-Zellen nachgewiesen werden.

Literatur

1. Koutsilieris M, Tolis G (1985) The Prostate 7: 31
2. Labrie F, Bélanger A, Cusan L (1980) Int J Androl 1: 209
3. Reifer J, Schwerdloff RS, Heber DM (1984) Fertil Steril 42: 765
4. Sandow J, Engelbart K, von Rechenberg W, Krauss B (1983) Acta Endocr 102: 154
5. Schally AV, Redding TW, Comary-Schally AM (1983) The Prostate 4: 545
6. Sharpe MR (1982) J Reprod Fert 64: 517
7. Smith JA jr, Orry RL (1985) J Urol 33: 612
8. Trachtenberg J (1983) J Urol 129: 1149
9. Yamanaky H, Makino T, Yajima H, Saruki K, Schida K (1985) The Prostate 6: 27

Dr. med I. Papadopoulos
Urologische Abteilung der Universität Kiel
Arnold-Heller-Str. 7
D-2300 Kiel 1

Kinetik von D-SER-(Bu^t)^6-Azgly^{10}LHRH bei normaler und eingeschränkter Nierenfunktion

W. Kuber, E. Girsch, Ch. Kratzik und G. Lunglmayer

Problematik

D-SER-(Bu^t)^6-Azgly LHRH ein hochwirksamer LHRH-Agonist wird als Alternative zur Orchiektomie in der Therapie des fortgeschrittenen Prostatakarzinoms eingesetzt [1, 2]. Ziel dieser Studie war es, das pharmakokinetische Verhalten dieses LHRH-Agonisten bei normaler und eingeschränkter Nierenfunktion zu untersuchen.

Krankengut und Methode

Die Studie wurde an 20 Patienten durchgeführt. 7 hatten eine endogene Kreatinin-Clearance über 70 ml pro Min. (Gruppe 1), 7 eine zwischen 60 und 20 ml (Gruppe 2) und weitere 6 eine Einschränkung der Kreatinin-Clearance unter 20 ml pro Min. (Gruppe 3). Nach einer subcutanen Bolusinjektion von 250 µg ICI 118630 erfolgten Blutabnahmen nach 5, 10, 20, 40, 60 und 90 Min., sowie 2, 4, 8, 12, 24 und 48 Stunden. Die Serumkonzentrationen von D-SER-(Bu^t)^6-Azgly LHRH (ICI 118630) wurde radioimmunologisch gemessen und aus den Serumprofilen die Halbwertszeit, sowie die Gesamtkörper-Clearance ermittelt.

Ergebnisse

Die sich im Verlauf der Serumkonzentrationen von D-SER-(Bu^t)^6-Azgly LHRH (ICI 118630) ergebenden pharmakokinetischen Daten sind in Tabelle 1 dargestellt.

In Gruppe 1 (Kreatinin-Clearance > 70 ml pro Min.) betrug die mittlere Halbwertszeit des LHRH-Agonisten 4,2 Stunden und die Gesamtkörper-Clearance 132,6 ml pro Min. Die entsprechenden Werte für die Gruppe 2 (Kreatinin-Clearance 60–20 ml pro Min.) waren 6,5 Stunden und 97,9 ml pro Min. Die Einschränkung der Kreatinin-Clearance unter 20 ml pro Min. In Gruppe 3 hatte eine Verlängerung der mittleren Halbwertszeit auf 12,1 Stunden und eine Abnahme der Gesamtkörper-Clearance auf 30,4 ml pro Min. zur Folge. Die Gesamtkörper-Clearancewerte des LHRH-Agonisten korrelieren signifikant mit der endogenen Kreatinin-Clearance (Korr. Koeff. −0,87, P < 0,0001).

Schlußfolgerungen

Die vorgestellten pharmakokinetischen Daten dieser Untersuchung zeigen, daß die Ganzkörperkreatinin-Clearance des LHRH-Agonisten ICI 118630 in Abhängigkeit von der Einschränkung der Nieren-

Tabelle 1. Pharmakokinetische Parameter bei 20 Patienten

Patient	Gr. 1/Mittlere Kreatininclearance = 114,1 ml/min		Gr. 2/Mittlere Kreatininclearance = 45,4 ml/min		Gr. 3/Mittlere Kreatininclearance = 14,1 ml/min	
	t½ (h)	GKCL (ml/min)	t½ (h)	GKCL (ml/min)	t½ (h)	GKCL (ml/min)
01			6,8	45,8		
02			4,8	88,5		
03	2,4	283,4				
04			2,6	242,2		
05			6,4	95,8		
06			9,9	75,9		
07	4,4	70,9				
08					14,2	22,2
09			8,9	58,4		
10	4,0	91,6				
11	4,6	136,6				
12	4,1	119,0				
13					15,7	19,0
14					14,2	31,0
15	3,5	114,2				
16					8,8	37,5
17					11,3	37,1
18					8,5	42,2
19			6,1	79,1		
20	6,1	112,6				

funktion abnimmt. Es besteht eine signifikante Korrelation zwischen der endogenen Kreatinin-Clearance und der Ganzkörper-Clearance von D-SER-(Bu^t)^6-Azgly LHRH. Die geringe mittlere Halbwertszeit von 12,1 Stunden bei Patienten mit schwerst eingeschränkter Nierenfunktion läßt auch eine hepatogene oder andere nicht renale Elimination vermuten. Darüber hinaus ist beim klinischen Anwendungsbereich aufgrund dieser Ergebnisse keine nennenswerte Kumulation zu erwarten.

Literatur

1. Robinson MRG et al. (1985) An LHRH analogue (Zoladex) in the management of carcinoma of the prostate: A preliminary report comparing daily subcutaneous injections with monthly depot injections. Eur J Surg Oncol 11: 159–165
2. Turkes A et al. (1985) Treatment of advanced prostatic cancer with a slow-release LHRH analogue: depot „Zoladex". Prostate 6, Abstr 457

Dr. W. Kuber
Urologische Abteilung des SKH Oberwart
Dornburggasse 80
A-7400 Oberwart

Therapie des fortgeschrittenen Prostatakarzinoms mit dem LHRH-Agonisten D-Ser-(Bu^t)^6-Azgly^{10}-LHRH – Eine kooperative Multizenterstudie

G. Lunglmayr, F. M. J. Debruyne, M. R. G. Robinson und L. Denis

Einleitung

Durch Inkorporation von D-Ser-(Bu^t)^6-Azgly^{10}-LHRH in eine Matrix, bestehend aus einem d,1-glykolid-laktid-Copolymer wurde ein biodegradables Depotpräparat entwickelt, welches den LHRH-Agonisten langsam und konstant freisetzt. Das Depotpräparat enthält 3,6 mg des LHRH-Agonisten und wird monatlich mit einem speziellen Einmalapplikator in die Bauchwand injiziert. Eine Lokalanaesthesie sowie Inzision der Haut ist nicht erforderlich. 1984 wurde eine kooperative Multizenterstudie mit der Zielsetzung eingeleitet, die Wertigkeit dieses Depotpräparates in der Hormontherapie fortgeschrittener Prostatakarzinome zu überprüfen.

Krankengut und Methodik

Die Untersuchungsmethoden zur Festlegung des Tumorstadiums und Malignitätsgrades, die Zeitpunkte und der Umfang der Kontrollen, sowie die Regressionskriterien wurden in einem Protokoll vor Beginn der Studie koordiniert.

224 Patienten (Alter 46–89 Jahre) mit virginellen Prostatakarzinomen wurden in die Studie aufgenommen. 56 Patienten hatten lokal fortgeschrittene Karzinome und 168 Fernmetastasen. Die Behandlung erfolgte einheitlich mit monatlichen Injektionen der biodegradablen Depotform des LHRH-Agonisten. Die mittlere Beobachtungszeit beträgt 37,1 Wochen. Die Auswertung der Daten erfolgte mit einem Computerprogramm.

Resultate

Endokrinologie

Die Konzentrationen des LH und FSH im Plasma waren 28 Tage nach Therapiebeginn deutlich supprimiert. Die Testosteronkonzentrationen im Plasma erreichten am 28. Tage nach der ersten Injektion Kastrationswerte. Sie blieben während der weiteren Behandlung im Kastrationsbereich. Die Konzentrationen des Prolaktin, DHEA-S und SHBG veränderten sich nicht signifikant.

Klinik

68,9% von 103 Patienten mit Symptomen zeigten innerhalb von 2 bis 6 Wochen nach Therapiebeginn eine subjektive Besserung.

58% von 191 auswertbaren Patienten zeigten 3 Monate nach Therapiebeginn eine partielle objektive Remission. Bei 23% blieb die Erkrankung stationär und 19% der Patienten hatten innerhalb der ersten 3 Therapiemonate eine Tumorprogression. Eine komplette objektive Remission war nicht zu verzeichnen.

Das mittlere Intervall zwischen Therapiebeginn und Tumorprogression beträgt 36 Wochen.

Innerhalb des ersten Monats nach der ersten Injektion des LHRH-Agonisten nahmen bei 4 Patienten die Metastasenschmerzen zu. Ein Patient entwickelte eine Ureterobstruktion und ein weiterer eine Paraplegie.

Nebenwirkungen

Neben dem Libido- und Potenzverlust traten bei 53% der Patienten „Hot flushes" und bei 2,5% eine Gynäkomastie auf. Ein Patient entwickelte ein Maculo-papulöses Exanthem. Lokale Nebenwirkungen waren nicht zu verzeichnen.

Schlußfolgerungen

1. Das biodegradable Depotpräparat des LHRH-Agonisten ist praktikabel und senkt Complianceprobleme im Vergleich zur intranasalen oder täglichen s.c. Applikation.
2. Eine persistierende Senkung des Testosterons auf Kastrationsniveau tritt ab dem 28. Tage nach Therapiebeginn ein.
3. Im Vergleich zur Orchidektomie sind idente klinische Resultate zu erwarten.
4. Die Langzeittherapie mit LHRH-Agonisten ist kostenintensiver als die Orchidektomie.
5. Eine rationale Basis für die Anwendung von LHRH-Agonisten in der Therapie des fortgeschrittenen Prostatakarzinoms liegt in der Überwindung „psychologischer Barrieren" gegenüber der chirurgischen Kastration.

Univ. Prof. Dr. G. Lunglmayr
Abteilung für Urologie
a. ö. Krankenhaus Mistelbach
A-2130 Mistelbach/Zaya

Antiandrogentherapie mit Flutamid bei Patienten mit metastasiertem Prostatakarzinom

B. Schwemmer, W. Schütz, J. Braun und R. Hofmann

Einleitung

Die Rolle der adrenalen Androgene bei Patienten mit fortgeschrittenem Prostatakarzinom wird kontrovers beurteilt. Labrie und Mitarbeiter [2] halten die Blockade der adrenalen Androgene zusätzlich zur Ausschaltung der testikulären Testosteronproduktion für notwendig.

Patienten und Methoden

Seit März 1984 wurden an der Urologischen Klinik der Technischen Universität München 43 Patienten mit fortgeschrittenem Prostatakarzinom mit dem Antiandrogen Flutamid behandelt. Bei diesen Patienten wurde nach Diagnosestellung die Orchiektomie und Andromastektomie durchgeführt. Zusätzlich erhielten die Patienten Flutamid in einer Dosierung von 750 mg/die. Bei 22 Patienten im Stadium D2 wurde das Zeitintervall bis zur Progression ermittelt. Im Vergleich dazu wurde das Intervall bis zur Progression bei 47 Patienten im Stadium D2, die

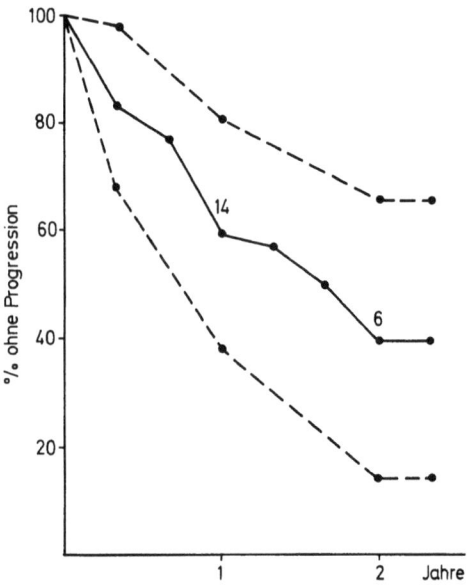

Abb. 1. Intervall bis zur Progression bei Patienten (Stadium D2) nach Therapie mit Orchiektomie und Flutamid 750 mg/die (±2 S.E.). Die angegebenen Zahlen bezeichnen die Patienten unter Risiko nach 1 und 2 Jahren

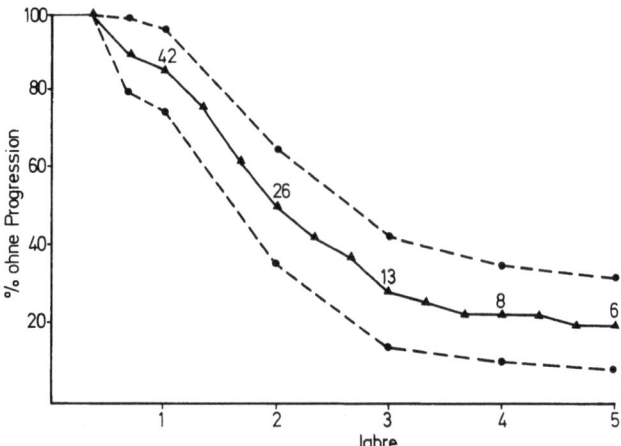

Abb. 2. Intervall bis zur Progression bei Patienten (Stadium D2) nach Therapie mit Orchiektomie und Honvan 240 mg/die (±2 S.E.)

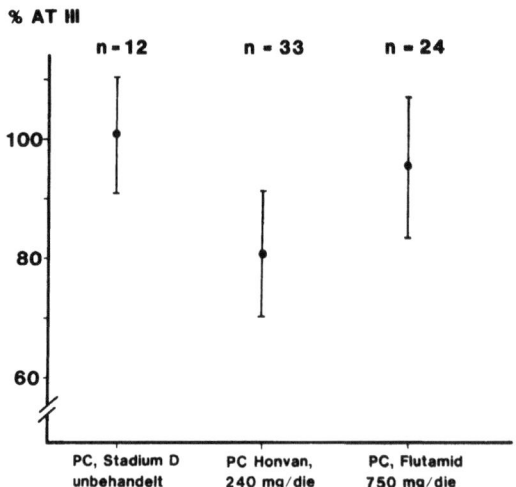

Abb. 3. Antithrombin-III-Konzentrationen im Serum von Patienten mit Prostatakarzinom

Tabelle 1. Histologische Differenzierung in den beiden Therapiegruppen

	Orchiektomie + Flutamid	Orchiektomie + Honvan
G I	9%	4%
G II	46%	32%
G III	27%	43%
nicht bekannt	18%	21%

zwischen Januar 1979 und Dezember 1984 diagnostiziert wurden, ermittelt. Die Therapie bei diesen Patienten umfaßte Orchiektomie und Honvan 240 mg/die. Die Tabelle 1 zeigt, daß der Prozentsatz der Patienten mit G III Tumoren in dieser Gruppe höher lag als in der Flutamid-Gruppe. Die Analyse der Ergebnisse wurde nach der Life-table Methode [1] vorgenommen.

Ergebnisse

Der Anteil der Patienten in Progression lag 2 Jahre nach Therapiebeginn in der Gruppe, die mit Orchiektomie und Flutamid behandelt wurde, bei 61% (Abb. 1). Bei Patienten, die mit Orchiektomie und Honvan therapiert wurden, lag dieser Anteil bei 51% (Abb. 2). Auf Grund der geringeren Patientenzahl und der kürzeren Beobachtungsdauer in der Flutamidgruppe, weist diese Kurve noch einen sehr weiten 95%-Vertrauensbereich auf.

Die Nebenwirkungen der Flutamidtherapie waren geringgradig. Gastrointestinale Nebenwirkungen (Diarrhoe) traten in 12% der Fälle auf. In 2 Fällen mußte deshalb die Flutamidtherapie abgesetzt werden. Kardiovaskuläre Komplikationen waren nicht aufgetreten. Die Flutamidtherapie war ohne Einfluß auf die Serumkonzentration von Antithrombin-III, während bei Patienten unter Honvantherapie ein signifikanter Abfall der Antithrombin-III-Konzentration zu beobachten war (Abb. 3).

Diskussion

Unsere Ergebnisse bezüglich der Progressionsraten in der Patientengruppe, die mit Orchiektomie und Honvan behandelt wurde, stimmen mit den Ergebnissen der NPCP-Studie 500 für hormonell behandelte Patienten überein [2]. In dieser Studie waren 83 Patienten mit unbehandeltem Prostatakarzinom im Stadium D2 mit Orchiektomie oder DES (3 mg/die) behandelt worden. Der Anteil der Patienten in Progression lag nach 2 Jahren ebenfalls bei 50%.

In unserer Patientengruppe, die mit Orchiektomie und Flutamid behandelt wurde, wurden vergleichbare Progressionsraten im Zeitraum bis zu 2 Jahren nach Therapiebeginn gefunden.

Im Gegensatz dazu haben Labrie und Mitarbeiter [3] bei Patienten nach kompletter Androgenblockade (Flutamid und Orchiektomie/LHRH-Analoga) deutlich niedrigere Progressionsraten im Zeitraum bis zu eineinhalb Jahren nach Therapiebeginn gefunden.

Zusammenfassung

Die Frage, ob die Kombinationstherapie mit Orchiektomie und Flutamid der bisherigen Therapie beim fortgeschrittenen Prostatakarzinom überlegen ist, kann aufgrund der zu kurzen Verlaufsbeobachtung und der zu kleinen Patientenzahl nicht abschließend beurteilt werden. Unsere vorläufigen Ergebnisse sprechen jedoch gegen eine wesentliche Überlegenheit dieser Kombinationstherapie.

Literatur

1. Cutler SJ, Ederer F (1958) Maximum utilization of the Life Table Method in analyzing survival. J Chron Dis 8: 699-712
2. Murphy GP, Beckley S, Brady MF, Ming T, DeKernion JB, Dhabuwala C, Gaeta JF, Gibbons RP, Loening SA, McKiel CF, McLeod DG, Pontes JE, Prout GR, Scardino PT, Schlegel JU, Schmidt JD, Scott WW, Slack NH, Soloway MS (1983) Treatment of newly diagnosed metastatic prostate cancer patients with chemotherapy agents in combinations with hormones versus hormones alone. Cancer 51: 1364-1272
3. Labrie F, Dupont A, Belanger A (1985) Complete androgen blockade for the treatment of prostate cancer. In: DeVita, Hellmann, Rosenberg (eds), Important advances in oncology. Lippincott, pp 193-217

Dr. B. Schwemmer
Urologische Klinik
Klinikum rechts der Isar
Ismaningerstr. 22
D-8000 München 80

Die Therapie des fortgeschrittenen Prostatakarzinoms mit Buserelin-Implantat

G. Ludwig, J. Sandow und H. Pauthner

Buserelin ist ein LHRH-Analogon, das in supraphysiologischen Dosen den Testosteronspiegel auf Kastrationsniveau senkt [1, 2, 3, 4, 5, 6]. Erstmals sollte nun ein neu entwickeltes Depot-Präparat[1] nach subcutaner Implantation auf Gleichmäßigkeit der Buserelin-Abgabe und Kontinuität der Testosteronsuppression bei Patienten mit fortgeschrittenem Prostatakarzinom (PCA) überprüft werden.

Material und Methode

Bei 6 Patienten mit einem PCA im Stadium T_{3-4} M_{0-1} G_{2-3} wurde innerhalb von 6 Monaten 4wöchentlich ein biogradierbares Implantat aus Polyhydroxybuttersäure mit einem Buserelingehalt von anfangs 5 mg, dann 7 mg subcutan durch Stichincision deponiert.

Klinischer Verlauf sowie Laborwerte, insbesondere Testosteron und PAP-Spiegel wurden engmaschig kontrolliert. Die Überwachung der Buserelinfreisetzung erfolgte durch Bestimmung im Serum und Urin (Buserelin-Clearence verglichen am Kreatinin) durch einen spezifischen RIA.

Ergebnisse

5 mg Implantate zeigten in den meisten Fällen zwar eine Senkung des Testosteronspiegels auf Kastrationsniveau, stiegen jedoch vereinzelt vor erneuten Implantaten zu hoch an. Beim 7 mg-Implantat konnten hingegen zuverlässig anhaltende Kastrationsspiegel erreicht werden (Abb. 1).

Alle 6 Patienten zeigten eine sehr gleichmäßige Buserelinfreisetzung (Serumkonzentration 2,7 ± 0,06 ng/ml am 2. Tag und 0,29 ± 0,06 ng/ml am 14. Tag).

Auch die Buserelinausscheidung im Urin war kontinuierlich (Tag 2: 86,8 ± 6,9 ng/g und Tag 14: 4,2 ± 0,8 ng/g Kreatinin) (Abb. 2).

Auch bei den PAP-Serumwerten zeigte sich die Effektivität des neuen Buserelin-Implantats.

Bei der 7 mg-Dosis kehrten bis auf einen alle Patienten zu Normalwerten zurück (Abb. 3).

---
[1] als Depotträger wurde erstmals Polyhydroxybuttersäure gewählt.

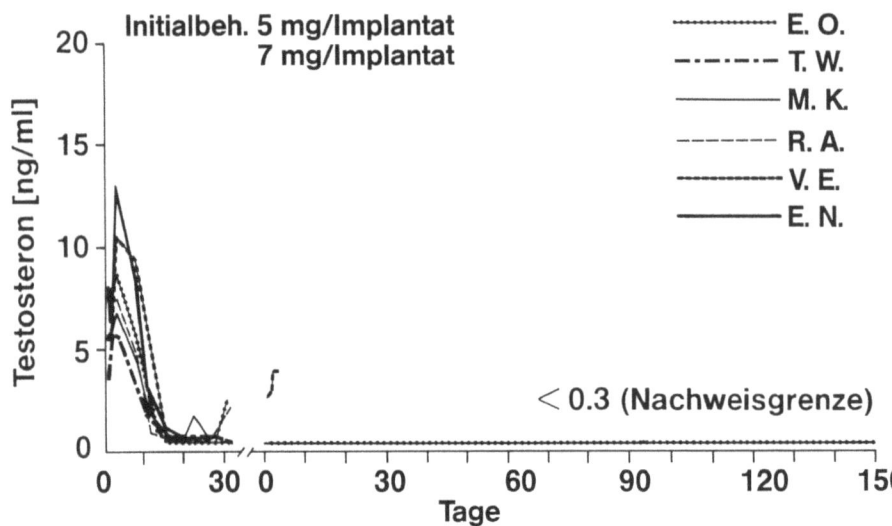

Abb. 1. Serumtestosteronspiegel unter Buserelin-Implantat-Therapie

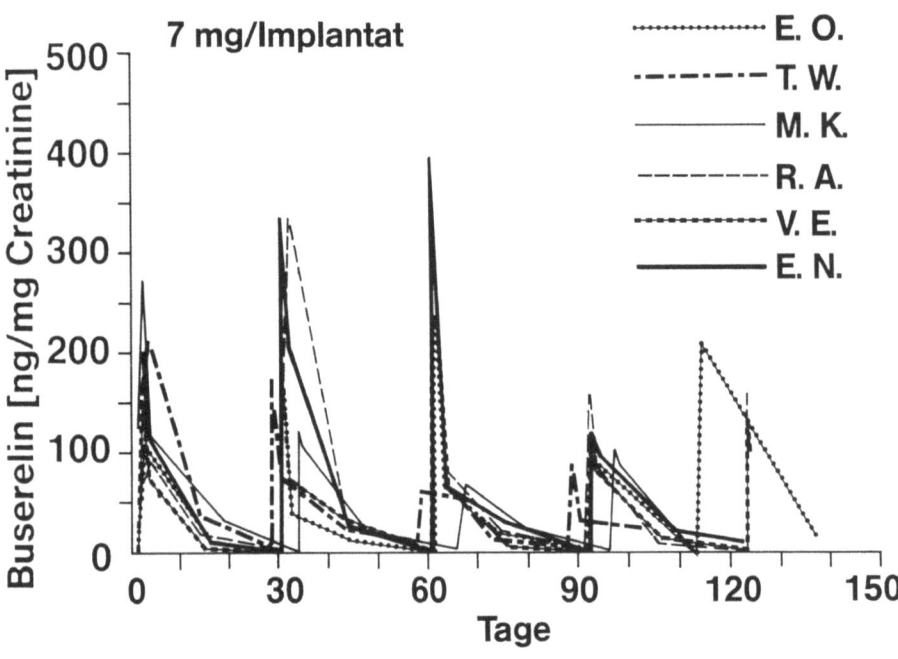

Abb. 2. Exkretion von Buserelin im Urin unter Buserelin-Implantat-Therapie

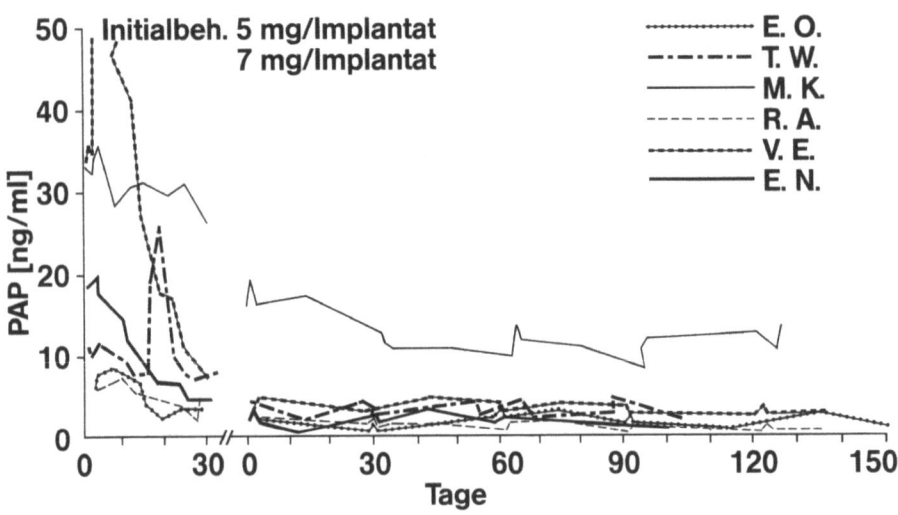

Abb. 3. Serumspiegel der PAP unter Buserelin-Implantat-Therapie

Schlußfolgerungen

Als neuartiges Depotmaterial für den LHRH-Agonisten Buserelin ist Polyhydroxybuttersäure ein geeignetes, leicht applizierbares und gut verträgliches Material. Das neue Implantat gewährleistet eine sehr gleichmäßige Buserelinfreisetzung und eine zuverlässige Senkung des Testosteronspiegels auf Kastrationsniveau. Das Buserelin-Implantat ist somit zur Behandlung des fortgeschrittenen Prostatakarzinoms in seiner Wirkung der operativen Kastration gleichwertig. Wegen der Reversibilität nach Absetzen der Behandlung ist diese Therapieform der Kastration beim primär-hormontauben Prostatakarzinom überlegen. Die 4wöchentliche Applikationsform ist praktikabler als tägliches Schnupfen oder tägliche Injektionen und vermeidet Compliance-Verletzungen durch kontrollierte Verabreichung.

Literatur

1. Borgmann V, Nagel R, Schmidt-Gollwitzer M, Hardt W (1982) Langzeitsuppression der gonadalen Testosteronproduktion durch den LHRH-Agonisten Buserelinacetat (Hoe 766) beim fortgeschrittenen Prostatakarzinom – eine neue Therapieform? Akt Urol 13: 200
2. Salewski E (1986) Ergebnisse einer Studie an 31 Kliniken zur Therapie des fortgeschrittenen Prostatakarzinoms. In: Altwein JE, Ludwig G (Hrsg) Neue Wege in der Therapie des fortgeschrittenen Prostatakarzinoms mit LHRH-Agonisten. pmi-Verlag, Frankfurt, S 119
3. Sandow J (1982) Gonadotropic actions of LHRH analogues. In: McLeod RM, Müller EE (eds) Neuroendocrine perspectives. Elsevier, Amsterdam, p 339
4. Waxman JH, Wass JAH, Hendry WF, Whitfield HN, Besser GM, Malpas JS, Oliver RTD (1983) Treatment with gonadotropin releasing hormone analogue in advanced prostate cancer. Br Med J 286: 1309
5. Wenderoth UK, Jacobi GH (1983) Gonadotropin-releasing hormone analogues for palliation of carcinoma of the prostate. A new approach to the classical concept. World J Urol 1: 40
6. Wenderoth UK (1986) Bis zu 4jährige Erfahrung mit Suprefact bei der Behandlung von 122 Patienten mit Prostatakarzinom. In: Altwein JE, Ludwig G (Hrsg) Neue Wege in der Therapie des fortgeschrittenen Prostatakarzinoms mit LHRH-Agonisten. pmi-Verlag, Frankfurt, S 68

Prof. Dr. G. Ludwig
Urologische Klinik
des Städtischen Krankenhauses
Gotenstr. 6–8
D-6230 Frankfurt 80

Unterschiedliche Wirkung von zwei LHRH-Analoga während der Initialphase der kombinierten antiandrogenen Therapie beim metastasierenden Prostatakarzinom

W. Aulitzky, M. Buchgeher, J. Frick, H. Joos, G. Kunit und H. Steiner

Einleitung

Die pharmakologische Kastration mit LHRH-Agonisten eröffnete neue, therapeutische Möglichkeiten bei der Behandlung des fortgeschrittenen Prostatakarzinoms [1]. Allerdings kommt es während der Initialphase zu einer verstärkten Testosteronsekretion und zum Auftreten des „Flare". Aufgrund der zum Teil ausgeprägten, klinischen Symptomatik (Schmerzattacken, Fieberschübe) und dem gleichzeitigen Ansteigen der serologischen Prostataparameter (SP, SPP) ist eine iatrogene, passagere Progression der Prostatakarzinomerkrankung nicht auszuschließen [2, 3].

Ziel dieser Studie ist es, zu prüfen, ob durch eine einwöchige Vorbehandlung mit einem nichtsteroidalen Antiandrogen (Flutamid) dieser initiale Testosteronanstieg und der damit in Zusammenhang stehende „Flare" zu blockieren oder zumindest günstig zu beeinflussen ist.

Weiter soll geprüft werden, ob verschiedene LHRH-Agonisten (Hoe 766, Decapeptyl) nach Androgenrezeptorenblockade unterschiedliche Effekte an der Hypothalamus-Hypophysen-Gonaden-Achse bewirken. Um eine exakte Verlaufskontrolle zu ermöglichen, wurden die Patienten während der gesamten Zeit (Woche 1–4) hospitalisiert.

Material und Methode

25 Patienten mit unbehandeltem, fortgeschrittenem Prostatakarzinom (Stadium D_2) erhalten nach einer Vorbehandlung mit Flutamid (Woche 1) für weitere 3 Wochen Flutamid, kombiniert mit Hoe 766 (Gruppe A, n=9) oder Decapeptyl (Gruppe B, n=16). Alter 70±6 bzw. 71±8 Jahre.

Dosierungsschema: Gruppe A: Flutamid 3×250 mg/d. p.o. (Wo. 1–4); Hoe 766 3×500 µg/d. s.c. (Wo. 2); Hoe 766 3×4×100 µg/d. als Nasenspray (Wo. 3 und 4).

Gruppe B: Flutamid 3 × 250 mg/d. p.o. (Wo. 1-4); Decapeptyl 1 × 500 μg/d. s.c. (Wo. 2-4).

Zweitägig werden LH, FSH, T, einmal wöchentlich SP, SPP, AP gemessen. Zu Beginn und nach 4 Wochen Knochenscan und Sonographie. Die Zuordnung zu den einzelnen Behandlungsgruppen erfolgt entsprechend der geraden und ungeraden Zahlenreihe.

Ergebnisse

1. Klinik

Bei keinem Patienten wurde eine klinische „Flare"-Symptomatik beobachtet. Fast alle Patienten berichten über subjektive Besserung der Beschwerden unter Flutamid-Monotherapie. Lediglich 2 Patienten klagten über leichte, gastrointestinale Beschwerden.

2. LH-Sekretion

Unter Flutamid (Woche 1) beobachten wir einen leichten Anstieg (um 50%) der LH-Ausgangswerte, die unter Analogbehandlung weiter ansteigen. Peakwerte mit Anstieg um 100% werden nach 2 Wochen beobachtet. Anschließend kontinuierlicher Abfall der LH-Werte, die nach 4 Wochen durchwegs im Normbereich liegen. Die LH-stimulatorische Wirkung von Hoe 766 und Decapeptyl nach Flutamid-Vorbehandlung somit vergleichbar.

3. Testosteron-Sekretion (Abb. 1)

Unter Flutamid-Monotherapie Ansteigen von Testosteron in beiden Gruppen um ca. 50% des Ausgangswertes. Unter Decapeptyl kein gesicherter, weiterer Anstieg des T, hingegen unter Hoe 766 weiteres, deutliches Ansteigen von T (Verdopplung des Ausgangswertes). Peakwerte werden in der 2. Woche erreicht, anschließend kontinuierlicher Abfall in beiden Gruppen. Sowohl Peakwerte als auch die AUC unter Hoe 766 signifikant höher als unter Decapeptyl, Kastrationswerte werden mit Decapeptyl früher erreicht als mit Hoe 766.

4. SP

Unter Flutamid-Monotherapie Abfall von ±SP in beiden Gruppen in den Normbereich. Unter LHRH-Analoga in beiden Gruppen neuerlich Anstieg in den pathologischen Bereich. Die individuelle Verlaufskontrolle zeigt jedoch bei allen Patienten mit prätherapeutisch erhöhten SP-Werten nach 4 Wochen ein deutliches Absinken gegenüber den Ausgangswerten (mit einer Ausnahme).

5. SPP (Abb. 2)

Die SPP-Werte verhalten sich ähnlich wie die SP-Werte. Einem initialen Abfall der ±SPP unter Flutamid folgt ein neuerlicher Anstieg unter Analogapplikation. Nach 4 Wochen wird bei allen Patienten mit prätherapeutisch erhöhtem SPP-Spiegel ein deutlicher Abfall beobachtet (mit einer Ausnahme) (Abb. 2).

Zusammenfassung

1. Bei keinem Patienten wurden klinische „Flare"-Symptome beobachtet. Bei allen Patienten

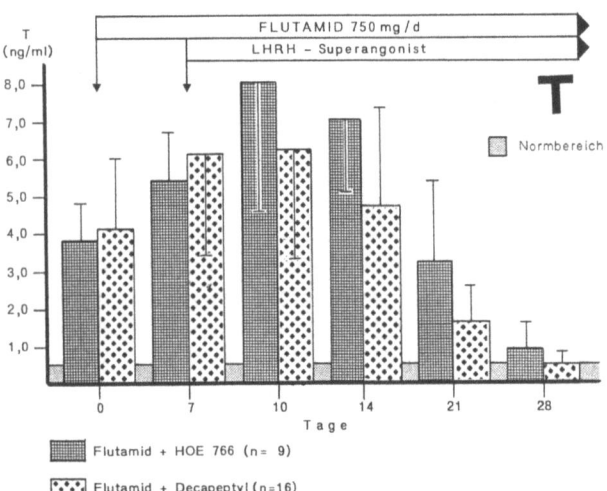

Abb. 1. Kombinierte antiandrogene Therapie beim unbehandelten fortgeschrittenen Prostatakarzinom

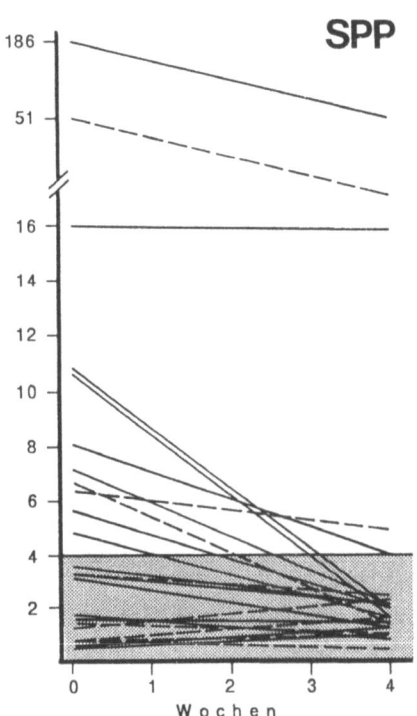

Abb. 2. Kombinierte antiandrogene Therapie beim unbehandelten fortgeschrittenen Prostatakarzinom

mit prätherapeutischer Schmerzsymptomatik kann noch während der Vorbehandlung mit Flutamid Schmerzfreiheit oder zumindest wesentliche Besserung erzielt werden. Dies kann als Hinweis für den therapeutischen Effekt der Androgenblockade mittels Flutamid gewertet werden und wird durch den gleichzeitigen Abfall von SP und SPP untermauert.
2. Die Stimulation der LH-Sekretion nach Flutamid Monotherapie zeigt in den beiden Behandlungsgruppen keinen signifikanten Unterschied und ist mit veröffentlichten Daten vergleichbar [4].
3. Nach Flutamid-Vorbehandlung ist der Decapeptyl-induzierte Testosteronanstieg weit weniger stark ausgeprägt als unter Hoe-766-Gabe (P< 0.01). Dies ist am ehesten darauf zurückzuführen, daß eine dreimalige LHRH-Analog Applikation pro Tag (Hoe-766) während der Initialphase eine stärkere LH- und damit auch eine vermehrte Testosteronsekretion hervorruft als eine einmalige LHRH-Analog Gabe (Decapeptyl.)
4. Der Anstieg von SP und SPP unter LHRH-Analoga deutet auf einen passageren, die Progression fördernden Effekt hin.
5. Trotz deutlich vermehrter Testosteronproduktion unter Hoe-766-Gabe als unter Decapeptyl ist der Anstieg von SP und SPP unter Hoe-766 nicht stärker ausgeprägt. Die klinische Bedeutung der verstärkten Testosteronsekretion unter Hoe-766 ist somit unklar.
6. Nach vier Wochen Behandlung sind die Testosteronspiegel bei den mit Hoe-766 behandelten Patienten höher als bei den mit Decapeptyl behandelten. Dieser Unterschied ist statistisch nicht signifikant und möglicherweise auf den unterschiedlichen Applikationsmodus zurückzuführen.

Literatur

1. Koutsilieris M, Tolis G (1983) Gonadotropin-releasing hormone agonistic analogues in the treatment of advanced prostatic carcinoma. The Prostate 4: 569–577
2. Ahmed SR, Grant J, Shalet SM, Howell A, Chowdhury SD, Weatherson T, Blacklock NJ (1985) Preliminary report on use of depot formulation of LHRH analogue ICI 118630 (Zoladex) in patients with prostatic cancer. Br Med J 290: 185–187
3. Boumier P, Koeger A-C, Camus J-P (1985) Aggravation dramatique d'un cancer prostatique au début d'un traîtement par un agoniste de la gonadoréline. La Presse Médicale 14: 1200–1201
4. Habenicht UF, Witthaus E, Neumann F (1986) Antiandrogene und LHRH-Agonisten: Endokrinologie in der Initialphase ihrer Anwendung. Akt Urol 10–16

Dr. Wolfgang Aulitzky
Urologische Abteilung
Landeskrankenanstalten Salzburg
Müllner Hauptstraße 48
A-5020 Salzburg

Behandlung des fortgeschrittenen Prostatakarzinoms durch Androgenneutralisation: Depot LHRH-Analog mono versus Kombination von Fugerel und Zoladex

B. Lütkemeyer und H.-U. Eickenberg

Beitrag nicht eingereicht

Endokrinologisches Profil bei LHRH-Depot (Zoladex)-, Flutamid (Fugerel)- oder Kombinationstherapie des Prostatakarzinoms

H. Krüger, K. Möhring, J. Dörsam, G. Wipfler, L. Röhl und P. Vescei

Antiandrogene und LHRH-Agonisten führen zu charakteristischen endokrinen Veränderungen, deren klinische Bedeutung für das androgenabhängige Prostatakarzinom nur teilweise geklärt ist.

Material und Methodik

Bei 20 Patienten mit Prostatakarzinom wurden vor und während der Therapie mit Flutamid (3×250 mg/d; n=9), LHRH-Depot (Zoladex; 3,6 mg/28 d; n=8) sowie deren Kombination (n=3) folgende Hormonparameter im Serum bestimmt: Testosteron (T), freies T (fr.T), Dihydrotestosteron (DHT), LH, Prolaktin (P), Östradiol (E), Androstendion (A), Dehydroepiandrosteron (DHEA) und DHEA-Sulfat (DHEAS). Die Ausgangswerte wurden mit den jeweiligen 6-Monatswerten verglichen und die Mediane mit 95%-Konfidenzintervallen bestimmt (Wilcoxon signed rank test).

Ergebnisse

Flutamid (Tabelle 1) bewirkt einen signifikanten LH-Anstieg, der eine anfänglich deutliche, jedoch nach 6 Monaten nicht mehr signifikante Erhöhung des T, fr.T. und DHT bewirkt. E zeigt einen dazu parallelen Verlauf.

Zoladex (Tabelle 2) führt nach initialem Anstieg zu einem signifikanten Abfall von T, fr.T und DHT auf Kastrationsniveau. Auch LH und E sind signifikant erniedrigt. P und die Nebennierenandrogene A und DHEA zeigen im Verlauf keine eindeutigen Veränderungen. Lediglich DHEAS fällt unter Flutamid nach 6 Monaten signifikant ab (Tabelle 1). Dieser Abfall zeigt sich unter primärer Kombinationstherapie von Flutamid und Zoladex früher und ausgeprägter. Die übrigen Hormonwerte haben unter Kombinationsbehandlung bisher den gleichen Verlauf wie unter LHRH-Monotherapie. Eine abschließende Beurteilung ist jedoch erst bei Vorliegen größerer Fallzahlen möglich.

Diskussion

Durch Blockade hypothalamischer Androgenrezeptoren unter Flutamid-Behandlung wird ein peripheres T-Defizit simuliert und ein langfristiger LH- und T-Anstieg induziert. Ob durch Erhöhung des T-Spiegels Flutamid aus seiner Rezeptorposition verdrängt wird, konnte bisher klinisch nicht nachgewiesen werden. Auch LHRH-Analoga verursachen

Tabelle 1. Hormonwerte vor und nach 6-monatiger Flutamid-Therapie (n=9); Median mit Konfidenzintervall

	vor Therapie			nach Therapie		
LH		2,78 (1,89–3,87)	ng/ml		5,09 (2,91–7,09)	p<0,05
Testo	429	(341–527)	ng/100 ml	571	(269–1158)	n.s.
fr. Testo	6,1	(2,28–8,96)	ng/100 ml	12,7	(5,28–26,2)	n.s.
DHT	31,1	(14,7–55)	ng/100 ml	56,1	(14,2–151)	n.s.
Östradiol	28,3	(20–60,1)	pg/ml	37,3	(23,9–53,4)	n.s.
DHEAS	160	(21–225)	µg/100 ml	65	(32–145)	p<0,05
Androstendion	110	(39,1–120)	ng/100 ml	57,2	(27,1–130)	n.s.
DHEA	225	(103–360)	ng/100 ml	185	(95,5–446)	n.s.
Prolaktin	5,0	(3,3–7,1)	ng/ml		5,33 (3,3–7,5)	n.s.

n.s.: nicht signifikant

Tabelle 2. Hormonwerte vor und nach 6-monatiger Zoladax-Therapie (n = 8); Median mit Konfidenzintervall

	vor Therapie		nach Therapie	
LH	2,29 (1,3-9,4)	ng/ml	0,79 (0,66-2,0)	p < 0,05
Testo	313 (138-699)	ng/100 ml	9,5 (3,0-16,0)	p < 0,05
fr. Testo	3,69 (2,9-8,27)	ng/100 ml	0,06 (0,04-0,18)	p < 0,05
DHT	29,6 (8,2-123)	ng/100 ml	3,0 (1,0-5,0)	p < 0,05
Östradiol	14,3 (11,1-23,7)	pg/ml	10,4 (7,39-19)	p < 0,05
DHEAS	102 (21,4-288)	µg/100 ml	132 (26-405)	n.s.
Androstendion	57,8 (9,4-171)	ng/100 ml	103 (31,6-161)	n.s.
DHEA	148 (93-297)	ng/100 ml	91,5 (79,2-423)	n.s.
Prolaktin	5,4 (2,9-19,1)	ng/ml	5,05 (2,0-17,2)	n.s.

n.s.: nicht signifikant

initial, wenn auch nur kurzfristig, einen LH- und T-Anstieg. Ob die langfristige T-Erhöhung unter Flutamid oder die kurzfristige initiale T-Erhöhung unter LHRH-Analoga eine klinische Bedeutung für den Verlauf des hormonabhängigen Prostatakarzinoms hat, kann derzeit noch nicht abschließend beantwortet werden.

Bei der Kombinationsbehandlung, der sogenannten kompletten Androgenblockade, werden durch Rezeptorblockade einerseits und „down Regulation" der Hypophyse andererseits die möglicherweise nachteiligen hormonellen Veränderungen unter der jeweiligen Monotherapie theoretisch aufgehoben. Ob der Blockade der Nebennierenandrogene eine entscheidende klinische Bedeutung zukommt, werden vergleichende, randomisierte Studien zeigen.

H. Krüger
Chir. Zentrum
Abt. Urologie
Im Neuenheimer Feld 110
D-6900 Heidelberg

Ist der Testosteronmetabolismus im Prostatakarzinomgewebe ein Prädiktor für die Androgenabhängigkeit eines Prostatakarzinoms?

U.W. Tunn, H. Mouhanna, J. Feller und H.U. Scheikert

Mit Unterstützung der Deutschen Forschungsgemeinschaft (Tu 39/1-3)

Gegenwärtig ist kein biochemischer Marker im Prostatakarzinomgewebe bekannt, der eine verläßliche Aussage über Androgenabhängigkeit des Karzinoms und klinische Prognose einer endokrinen Therapie zuläßt [1]. Einige Autoren fanden eine Korrelation zwischen 5 Alpha-Reduktase-Aktivität und Hormonsensitivität [2]. In der vorliegenden Arbeit werden aktuelle Enzymaktivitäten mit einer Methode untersucht, die es erlaubt, Testosteron-Metabolismus und morphologische Analyse an derselben Biopsieprobe vorzunehmen [3].

Material und Methode

Der Testosteron-Stoffwechsel in Prostategewebeproben wurde mit der von Schweikert ermittelten Mikromethode untersucht [3]. Zur Untersuchung kamen 118 Prostatagewebeproben von 23 Patienten. Die Gewebeproben von unbehandelten Prostatakarzinom (PCA)-Patienten (Gruppe C) und von Patienten mit benigner Prostatahyperplasie (BPH) (Gruppe D) dienten als Kontrolle. Die Therapie der behandelten Patienten bestand in einer kompletten Androgendeprivation mittels Kastration und additiver Cyproteronacetatgabe. Die durchschnittliche Behandlungsdauer betrug 21 Monate. 32 Gewebeproben waren von 5 Patienten entnommen, die sich klinisch in Remission befanden (Gruppe A) und deren Bioptate histologisch eine ausgezeichnete Regression aufwiesen (Regressionsgrad R III). 20 Gewebeproben entstammten von 3 Patienten, die klinisch eine Progression zeigten (Gruppe B) und deren Prostatabioptate histologisch keine oder nur geringgradige Regressionszeichen aufwiesen (0-I).

Ergebnisse

Der Hauptmetabolit nach Inkubation von BPH- oder PCA-Gewebe mit ^{3}H-Testosteron war Dihydrotestosteron (DHT). Die DHT-Bildungsraten im PCA-Gewebe unbehandelter Patienten waren teilweise vom Tumorgrading abhängig. Die mittlere DHT-Bildungsrate war bei G I-PCA-Gewebe um ein mehrfaches höher als bei G II oder G III-PCA-Gewebe. Die DHT-Bildungsrate (pmol·100 mg-1·60 Min.-1) betrug für G I-PCA-Gewebe (n=9) 41,35±8,89 für G II PCA-Gewebe (n=15) 6,75±3,15, für G III-PCA-Gewebe (n=7) 5,92±2,66. Die durchschnittliche DHT-Bildungsrate aller PCA-Gewebeproben (n=31) betrug 15,38±5,87. Im Gegensatz zum G II und G III-PCA-Gewebe war die mittlere DHT-Bildungsrate im BPH-Gewebe mit 36,82±5,81 signifikant höher. Keinen signifikanten Unterschied gab es allerdings zwischen der DHT-Bildungsrate von BPH-Gewebe und G I-PCA-Gewebe. Die DHT-Bildungsraten des PCA-Gewebes behandelter Patienten sind ebenfalls signifikant niedriger als die im BPH-Gewebe. Sie betrugen in der Remissionsgruppe A 7,96±1,5 und in der Progressionsgruppe B 2,0±0,59. Der unterschiedliche Testosteron-Metabolismus des PCA-Gewebes der beiden Behandlungsgruppen mit Remission bzw. Progression wird deutlicher, wenn neben der DHT-Bildung die Bildungsrate von Androstandion, Androstendion und Androstandiol berücksichtigt und ein relativer enzymatischer Index gebildet wird (Tabelle 1).

Dieser relative enzymatische Index des PCA-Gewebes der Gruppe A (Remission nach androgenopriver Therapie) ist mit 64,09 um ein mehrfaches höher als der der Gruppe B (Progression nach androgenopriver Therapie) mit 3,0. Bei beiden Gruppen lag vor Therapiebeginn ein G II- bzw. G III-Prostatakarzinom vor.

Zusammenfassung

1. Dihydrotestosteron (DHT) ist der Hauptmetabolit nach Inkubation von Prostata (PCA)-Gewebe mit ^{3}H-Testosteron.
2. Die DHT-Bildungsraten von G II- und G III-PCA-Gewebe sind signifikant niedriger als von G I PCA- und BPH-Gewebe.
3. Die durchschnittliche DHT-Bildungsrate des PCA-Gewebes von Patienten nach durchschnittlich 21monatiger Behandlung mit kompletter Androgendeprivation ist bei Regression um den Faktor 4 höher als bei Therapierefraktärität.
4. Der Quotient 5 Alpha-Reduktase zu dem Produkt von 3 Alpha-Hydroxysteroiddehydrogenase und 17 Beta-Hydroxysteroiddehydrogenase als enzymatischer Index des Prostatakarzinomgewebes behandelter Patienten diskriminiert Responder mit guter Prognose von Nonrespondern mit schlechter Prognose.

Literatur

1. Brendler CB, Isaacs JT, Follansbee AL, Walsh PC (1984) The use of multiple variables to predict response to endocrine therapy in carcinoma of the prostate. J Urol 131: 694-700
2. Flüchter SH, Grun W, Bichler KH, Rager K, Schmith-Moormann P, Harzmann R, Gupta P (1981) Testosteronbiokonversion im normalen und pathologisch verändertem Prostatagewebe. Verhandlungsb DGU, 32. Tagung. Springer, Berlin Heidelberg New York, S 471-474
3. Schweikert HU, Funke PJ, Tunn UW (1984) Androgen und Prostatakarzinom: Testosteronmetabolismus im menschlichen Prostatakarzinom. In: Prostatakarzinom. pmi-Verlag, Frankfurt, S 12-18

Prof. Dr. U. W. Tunn
Chefarzt der Urologischen Klinik
Städt. Kliniken
D-6050 Offenbach

Tabelle 1. Testosteronmetabilitenbildung in Abhängigkeit von Remission (Gruppe A) und Progression (Gruppe B)

	Gruppe A	Gruppe B
DHT	7,96±1,50	2,0 ±0,59
Androstandion	0,21±0,04	0,44±0,16
Androstendion	0,02±0,01	0,54±0,16
Androstandiole	0,54±0,16	0,68±0,17
relativer enzymatischer Index:		
5 Alpha-Reduktase	64,09	3,01
3 HSDH · 17 HSDH		

Hochdosierte MPA-Behandlung beim fortgeschrittenen virginellen Prostatakarzinom (pT3-4N × MO-1)

J. Flamm und J. Spona

Medroxy-Progesteron-Acetat (MPA), ein halbsynthetisches Gestagen wurde 1958 entwickelt und seither in verschiedenen Studien mit unterschiedlicher Dosierung angewandt. Der Wirkmechanismus ist weitgehend geklärt. Einerseits kommt es zu einer Hemmung der hypophysen Gonadenachse und damit zu einer dosisabhängigen Senkung des Testosteronspiegels. Ferner bewirkt MPA eine Hemmung der 5-alpha Reduktase und hat eine direkt blockierende Wirkung des Androgenrezeptors. Bei MPA-Plasmaspiegel von rund 100 ng/ml wird neben dem Hormoneffekt ein direkt zytotoxischer Effekt angegeben. Die Zytostase wird durch eine Erhöhung der Zellmembran Lipidviskosität erklärt.

Untersucht wurden 32 Patienten mit einem Durchschnittsalter von 72 Jahren. Klinisch waren die Tumoren T3 oder T4, 22 ohne Metastasen und 10 mit Metastasen. Neben den klinischen und üblichen Laborparameter wurde im Serum Testosteron, luteinisierendes Hormon (LH) und MPA mit RIA-Methoden bestimmt. Die Bestimmung erfolgte jeweils zwischen 8 und 9 h morgens, vor Beginn der Hormonbehandlung und im weiteren Verlauf jeweils vor der nächsten Injektion. Die Dosierung war in der ersten Woche 500 mg täglich intramuskulär in Depotform, anschließend 1000 mg monatlich intramuskulär. Alle Patienten wurden vor Beginn der Hormonbehandlung wegen obstruktiver Miktionsbeschwerden einer transurethralen Resektion des Tumors unterzogen. Die Verlaufskontrollzeit betrug mindestens 12 Monate.

Ergebnisse

Klinik: von 22 Patienten ohne Metastasen zeigten 14 (64%) no change im weiteren Verlauf. Eine echte Remission nach den Kriterien der EORTC war in keinem Fall zu beobachten. 8 Patienten (36%) zeigten eine Progression.

Von 10 Patienten mit primärer Metastasierung zeigten 6 (60%) no change, 4 (40%) zeigten eine Progression. Eine echte Remission konnte nicht beobachtet werden.

Nebenwirkungen

Zeichen der Flüssigkeitsretention mit Gewichtszunahme, Kurzatmigkeit und Ödemen traten bei 8 Patienten nach einer Behandlungszeit zwischen 2 und 14 Monaten auf. 1 Patient zeigte nach 7 Monaten eine ausgeprägte Beinvenenthrombophlebitis. 1 Patient mit Diabetes mellitus zeigte eine injektionsabhängige Entgleisung des Diabetes. Insgesamt betrug die Nebenwirkungsrate 31%.

Endokrinologie

Testosteron: der durchschnittliche Ausgangswert betrug 2,86 ng/ml und wurde nach einem Jahr auf Kastrationsniveau (0,43 ng/ml) gesenkt (Abb. 1).

LH: der durchschnittliche Ausgangswert betrug 8,5 MIE/ml und wurde nach einem Jahr auf 3,4 MIE/ml gesenkt (Abb. 2).

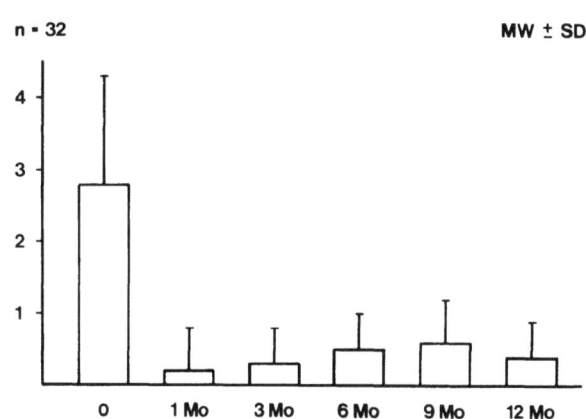

Abb. 1. Hochdosierte MPA-Behandlung bei fortgeschrittenem virginellem Prostatacarcinom T_{3-4} NxM_{0-1}; Testosteron ng/ml 2,8–8,2

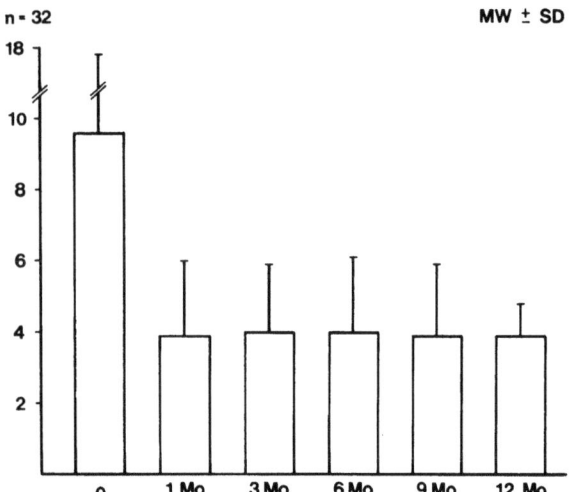

Abb. 2. Hochdosierte MPA-Behandlung bei fortgeschrittenem virginellem Prostatacarcinom T_{3-4} NxM_{0-1}; LH MiE/ml 1,6-12,5

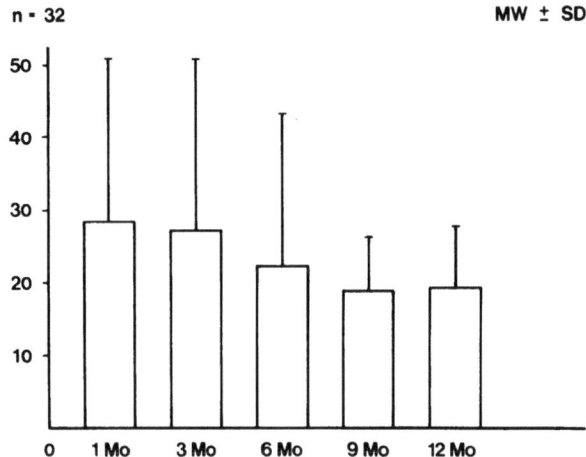

Abb. 3. Hochdosierte MPA-Behandlung bei fortgeschrittenem virginellem Prostatacarcinom T_{3-4} NxM_{0-1}; MPA ng/ml

MPA: der durchschnittliche Ausgangswert nach einer Woche Behandlung betrug 27,79 ng/ml. Nach einem Jahr betrug dieser Wert 16,84 ng/ml. Zu keinem Zeitpunkt und in keinem Fall wurde eine für die Zytotoxizität notwendige 100 ng/ml-Marke erreicht (Abb. 3).

Zusammenfassung

Mit unserem Dosierungsschema kann zwar eine Kastration, nicht aber ein zytotoxisch wirksamer MPA-Plasmaspiegel erreicht werden. Ein stable disease kann in ca. 60% erreicht werden, eine Remission war nicht nachweisbar. Die Nebenwirkungen liegen bei 30%, wobei 15% als schwer bezeichnet werden müssen.

Literatur

1. Bullock LP, Bardin CW, Sherman MR (1978) Androgenic, antiandrogenic and synandrogic actions of progestins: role of steric and allosteric interactions with androgen receptors. Endocrinology 103: 1768-1782
2. Byar DP (1977) VACURG studies in prostatic cancer and its treatment. In: Tannenbaum M (ed): Urologic pathology: The prostate. Lea and Febiger, New York, pp 241-267
3. Fossa SD, Urnes Th (1986) Flare reaction during the initial treatment period with medroxyprogesterone acetate in patients with hormone-resistant prostatic cancer. Eur Urol 12: 257-259
4. Pavone-Macaluso M (1979) Phase III studies of the EORTC: Treatment of prostatic carcinoma with antihormones. Presented at the symposium Antihormones - Current knowledge and prospective clinical relevance in urology. Innsbruck, Dec 14-15

J. Flamm
Abt. für Urologie
Wilhelminenspital
A-Wien

Östrogeninduzierte intrahepatische Cholestase beim Prostatakarzinom

R. Harzmann, D. Weckermann und R. Fleischmann

Die 17-alphaalkylierten Östrogene werden für die Induktion einer intrahepatischen Cholestase bei Frauen, die Ovulationshemmer einnehmen, verantwortlich gemacht. Ausgehend davon wurde untersucht, ob Patienten mit östrogenbehandeltem Prostatakarzinom (PC) analoge Veränderungen zeigen.

Methodik

42 Patienten wurden nach Langzeitbehandlung mit Estradurin (n=22) oder Estrazyt (n=20) untersucht. Im Vergleich zu einer Kontrollgruppe (n=22) wurde die in-vitro-Aktivität der Arylhydrocarbonhydroxylase (AHH) und der 7-Ethoxy-Cumarindealkylase (EOCD), der Epoxidhydratase (EH), der Glutathiontransferase (GSH) und der Glucuronyl-

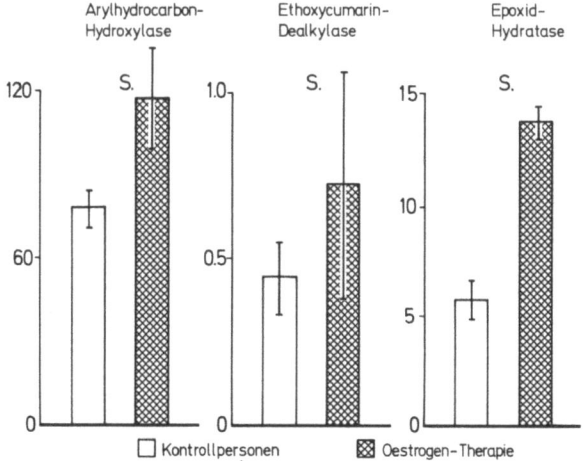

Abb. 1. Einfluß der Östrogentherapie des Prostatakarzinoms auf aktivierende und inaktivierende Leberenzymsysteme: Signifikante (s.). Aktivitätszunahme von AHH, EOCD und EH

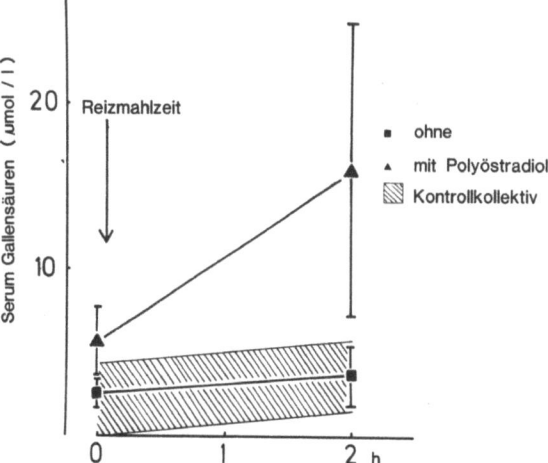

Abb. 3. Einfluß der Polyöstradiol-(PEP)-Therapie des Prostatakarzinoms auf die Serum-Gallensäure-Konzentration: Als Ausdruck der Leberfunktionsstörung finden sich in der Polyöstradiol-Gruppe deutlich über den Werten des Kontrollkollektivs liegende Gallensäure-Konzentrationen

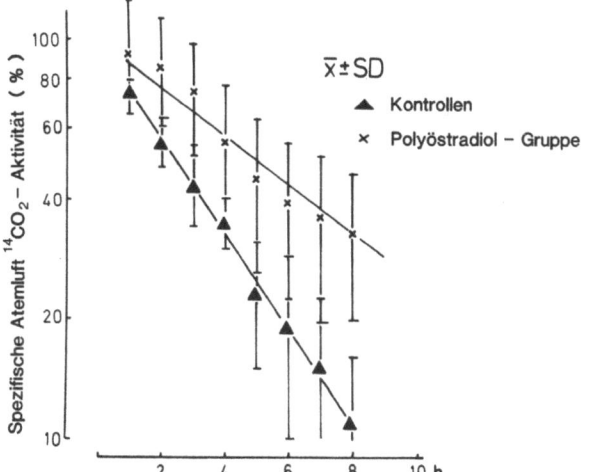

Abb. 2. Aminopyrin-Atem-Test: Deutliche Verlangsamung der $^{14}CO_2$-Eliminierung unter Langzeittherapie mit Polyöstradiol-Phosphat (PEP)

transferase (GT) untersucht [1, 2]. Darüberhinaus wurden Leberbiopsien, die Bestimmung von Bilirubin und der Gallensäuren, des 14-C-Amino-Pyrin-Atemtests und der Theophyllin-Plasmaclearance durchgeführt.

Ergebnisse

Als Ergebnis der Östrogentherapie – identisch bei Estradurin und Estrazyt – fand sich ein signifikanter Anstieg von AHH (150%), EOCD (166%) und EH (200%) (Abb. 1). Histologisch fand sich in 67% der östrogenbehandelten Fälle eine deutliche, reaktionslose intrahepatische Cholestase. Die Eliminationsgeschwindigkeit von Aminopyrin war einheitlich reduziert (Abb. 2), die von Theophyllin zeigte unterschiedliche Veränderungen. Alle mit Estradurin (PEP) bzw. Estrazyt (EMP) behandelten Patienten zeigten einen deutlichen Anstieg der Serum-Gallensäuren (Abb. 3). Der Anstieg des Serum-Bilirubins war uneinheitlich [3].

Diskussion und Schlußfolgerungen

1. Der Serum-Gallensäurespiegel steigt regelmäßig unter Langzeittherapie des PC mit PEP bzw. EMP auf pathologische Werte an.
2. 67% aller PEP- bzw. EMP-behandelten Patienten zeigten histologisch eine zentrozonale Cholestase.
3. Der Arzneimittelmetabolismus wird in vivo nur teilweise verändert (AP), während die Theophyllin-Plasmaclearance keine Veränderungen zeigt.
4. Die Veränderungen der in vitro-Enzymaktivitäten (signifikanter Anstieg von AHH, EOCD und EH) könnte bedingen:
   a) Eine Wirkverstärkung von schädlichen Chemikalien und Arzneimitteln mit der Möglichkeit der Akkumulation von reaktiven und toxischen Metaboliten,
   b) eine Alteration verschiedener normaler körpereigener Substanzen wie Steroide, Hormone, Thyroxin und Bilirubin.
5. Der fehlende Anstieg der GT muß in Zusammenhang gebracht werden mit einem Fehler der Glucuronierung der Lithocholsäure. Dies könnte zu einer weiteren Hepatotoxizität Anlaß geben.
6. Die hier vorgelegten Ergebnisse zeigen, daß PC-Patienten mit Leberfunktionsstörungen – wenn möglich – von einer Östrogen (PEP, EMP)-Therapie ausgeschlossen werden sollten. Patienten, die eine Östrogentherapie bereits erhalten, sollten subtilen Leberfunktionsprüfungen unterzogen werden.

Literatur

1. Fleischmann R, Harzmann R, Störz U, Remmer H, Oesch F (1979) Einfluß der östrogeninduzierten intrahepatischen Cholestase auf den Arzneimittel- und Fremdstoff-Metabolismus. Verh Dtsch Ges Inn Med 85: 1259-1962
2. Harzmann R, Fleischmann R, Zwergel U, Bichler K-H (1981) Estrogen-induced intrahepatic cholestasis in prostatic carcinoma. Am Urol Ass 1981, Boston/USA (Poster)
3. Harzmann R (1983) Nachsorge beim Prostatakarzinom. In: Frommhold W, Gerhardt P (Hrsg) Erkrankungen der Prostata. Klinisch-radiologisches Seminar 13. Thieme, Stuttgart New York, pp 145-151

Prof. Dr. R. Harzmann
Urologische Klinik
Zentralklinikum
D-8900 Augsburg 1

Zusammenfassung der Postersitzung 9: Prostatakarzinom V (Endokrine Therapie)

H. Rübben und R. Tauber

Problem 1: LHRH-Analoga-Depot-Präparate zur Therapie des metastasierenden virginellen Prostatakarzinoms

Basistherapie des metastasierenden virginellen Prostatakarzinoms ist die Orchiektomie. Diese kann operativ oder medikamentös z. B. durch den Einsatz von LHRH-Analoga durchgeführt werden. Bislang mußten diese Präparate täglich subkutan oder mehrmals täglich nasal verabreicht werden. Nachteil dieser Applikationsformen sind eine unzureichende Praktikabilität und damit verbunden eine im Vergleich zur operativen Orchiektomie unzureichende Compliance. Durch die Entwicklung von LHRH-Depot-Präparaten, die einmal monatlich i.m. appliziert werden, werden diese Nachteile umgangen. *Hauri und Knönagel, Kleinschmiedt et al., Lunglmeyer et al.* sowie *Ludwig et al.* berichteten über den Einsatz von LHRH-Depot-Präparaten bei insgesamt 261 Patienten. Die Autoren kamen zu folgenden Schlußfolgerungen:

1. LHRH-Depot-Präparate führen zur Senkung des Serum-Testosterons auf Kastrationswerte
2. nach Absetzen der Medikation erreicht das Serum-Testosteron wieder die Ausgangswerte
3. DHEA-S, SHBG und Prolaktin im Serum bleiben unbeeinflußt
4. der Kastrationswert des Testosterons wird erst nach 14 Tagen erreicht, initial kommt es zu einem Anstieg des Serumtestosterons
5. eine Korrelation des initialen Anstiegs des Serum-Testosterons mit einem ungünstigen Krankheitsverlauf kann nicht gezeigt werden
6. nach 6monatiger Behandlung wird eine Progreßrate von 24% [n=16, *Kleinschmiedt et al.*] beobachtet, die der nach operativer Orchiektomie entspricht. *Papadopoulos et al.* untersuchten lichtmikroskopisch nach Orchiektomie das Hodengewebe von 12 Patienten, die über 6 Monate mit LHRH-Analoga behandelt worden waren und verglichen die Ergebnisse mit den Befunden bei 14 Patienten, die sich initial einer operativen Orchiektomie unterzogen. Es fand sich eine weitgehende Atrophie der Leydigschen Zwischenzellen und eine deutlich reduzierte Spermiogenese in der mit LHRH-Analoga vorbehandelten Patientengruppe. Die kinetischen Untersuchungen von *Kuber et al.* zur Ausscheidung von LHRH-Analoga bei niereninsuffizienten Patienten [n=20] zeigte eine verminderte renale Ausscheidung bei einer Kreatininclearance unter 20 ml/min; die Ergebnisse erlauben bei dieser Patientengruppe möglicherweise eine Verlängerung der Behandlungsintervalle.

Problem 2: Komplette Androgenblockade

Bereits seit 1973 führten *Bracci et al. sowie Klosterhalfen et al.* eine komplette Androgenblockade in Form der operativen Orchiektomie in Kombination mit dem Antiandrogen Cyproteronacetat durch. Die 5- bzw. 10-Jahre-Überlebensraten beim metastasierenden Prostatakarzinom betrugen lediglich 18 bzw. 4% [4, 7]. Die Kombination von LHRH-Analoga und Flutamid bzw. Anandron erzielte 18-Monats-Überlebensraten von 97% [5, 8]. Diese weltweit diskutierten exzellenten Resultate ließen sich bislang in prospektiven randomisierten Studien nicht reproduzieren [1, 3, 9]. In kleinen Pilotstudien konnten *Lütkemeyer und Eickenberg* sowie *Schwemmer et al.* durch die Kombination von Orchiektomie und Flutamid innerhalb von 12 Monaten nur eine Progressionsrate von 42% erzielen [n = 21, *Schwemmer et al.*]. *Krüger et al.* zeigten bei 22 Patienten in ausführlichen Untersuchungen, daß im Vergleich zur LHRH oder Flutamidmonotherapie nur die Kombination beider Substanzen eine signifikante Verringerung der Nebennierenandrogene um durchschnittlich 50% erzielt. Somit lassen sich unter kompletter Androgenblockade die Serumspiegel androgen wirksamer Substanzen im Vergleich zur Orchiektomie um weitere 5% senken; die klinische Bedeutung dieser Befunde bleibt unklar.

Problem 3: Medikamentöse Zusatztherapie zur Orchiektomie

Die Frage, ob eine Androgensuppression durch die Orchiektomie alleine ausreichend ist, oder durch Östrogene oder Gestagene ergänzt werden sollte wurde in prospektiven randomisierten Studien weitgehend beantwortet [6, 7]. *Flamm und Spona* beschrieben bei 32 Patienten mit virginellem metastasierenden Prostatakarzinom innerhalb von 12 Monaten unter hochdosierter Medroxyprogesteronacetatbehandlung eine Progression in 37% und beobachteten gleichzeitig bei 31% der Patienten schwere Nebenwirkungen, so daß auch diese Form der Primärtherapie nicht empfehlenswert erscheint. *Harzmann et al.* wiesen durch Untersuchungen bei 42 Patienten neben kardiovaskulären Komplikationen auch auf die intrahepatische Cholestase als östrogen-induzierte Komplikation hin.

Problem 4: Markersysteme zur Bestimmung der hohen Sensitivität

Zahlreiche Methoden zur Bestimmung der Hormonresistenz, wie die Androgenrezeptorbestimmung [83], die Zytophotometrie [70] oder die Immunhistochemie [13] haben sich nicht durchsetzen können. Differenzierungsgrad, Serumkonzentration der Phosphatasen und das Ausmaß der Knochenmetastasen geben gute Hinweise auf die Aggressivität der Erkrankung, ohne jedoch bislang eine sichere Zuordnung zur Hormonresistenz nachzuweisen. *Thun et al.* zeigten, daß die Bildungsrate von Dihydrotestosteron im Prostatakarzinomgewebe [n = 90] nicht mit der durch Regressionsgrading bestimmten fehlenden oder vorhandenen Androgensensitivität korreliert war. Somit ist offensichtlich auch die 5-alpha-Reduktase-Aktivität als enzymatischer Marker zur Bestimmung der Hormonsensitivität des Prostatakarzinoms nicht geeignet.

Schlußfolgerungen

1. LHRH Analoga

- Auch die Depotformen der LHRH-Analoga lassen keinen Vorzug der Wirksamkeit gegenüber der operativen Orchiektomie erwarten.
- Mit dem Risiko einer geringeren Compliance muß im Vergleich zur operativen Orchiektomie gerechnet werden.
- Der Nutzen der Reversibilität der Impotenz ist fraglich; bei eingetretener Remission muß die endokrine Behandlung fortgesetzt werden; bei eingetretener Progression wurde bei einer Umfrage in der Postersitzung von keinem behandelnden Urologen die endokrine Therapie aufgegeben, sondern durch eine Chemotherapie ergänzt, so daß auch in diesem Fall die Patienten impotent bleiben. Im übrigen scheint die Frage der Potenz bei eingetretener Tumorprogression von sekundärer Bedeutung.

2. Komplette Androgenblockade

Die komplette Androgenblockade [Orchiektomie plus Antiandrogene] ist geeignet, Nebennierenandrogene im Serum signifikant zu senken
- die Bedeutung der Blockierung der Nebennierenandrogene für den Krankheitsverlauf der Patienten mit metastasierenden Prostatakarzinom ist nicht geklärt
- bislang läßt sich in prospektiven randomisierten Studien ein Vorzug der kompletten Androgenblockade über eine alleinige Orchiektomie nicht nachweisen

3. Östrogene und Gestagene als Zusatztherapie zur Orchiektomie

- Wegen der zu erwartenden Nebenwirkungen und der fehlenden Effektivität besteht z. Zt. keine Indikation für eine routinemäßige Anwendung der adjuvanten Östrogen- oder Gestagen-Therapie zusätzlich zur Orchiektomie beim virginellen metastasierenden Prostatakarzinom

4. Bestimmung der Hormonsensitivität

Ebenso wie die Bestimmung der Androgenrezeptoren oder anderer Markersysteme läßt sich auch die Bestimmung der 5-alpha-Reduktase-Aktivität zur Vorhersage der Hormonsensitivität nicht als geeignet erwiesen, so daß nach wie vor keine Parameter zur Verfügung stehen, die Patienten gezielt einer endokrinen oder einer chemotherapeutischen Behandlung zuzuführen.

Literatur

1. Beland G: Clinical efficacy of complete androgen blockade: Controlled studies of one year or more - Castration + Anandron (experience Canadienne). Second Int Symp Prostatic Cancer, Paris, 16.-18.06. 1986
2. Bichler K-H, Flüchter STH (1983) Kriterien in der Progression des Prostatakarzinoms. In: Faul P, Altwein J: Aktuelle Diagnostik und Therapie des Prostatakarzinoms. Erasmusdruck 213
3. Brisset JM: Clinical efficacy of complete androgen blockade: Controlled studies of one year or more - Castration + Anandron (experience Francaise Nord). Second Int Symp Prostatic Cancer, Paris, 16.-18.06. 1986
4. Bracci U, Di Silverio F (1973) Il Cancer della prostata: nostro attuale orientamento terapeutico. Prog Med 29: 779
5. Giuliani L, Pescatore D, Giberti C (1980) Treatment if advanced prostatic acrinoma with cyproterone acetate and orchiectomy-5-year follow-up. Eur Urol 6: 145
6. Klosterhalfen H, Becker H (1983) Antiandrogentherapie des Prostatakarzinoms - klinische Erfahrungen mit Androcur/Androcur Depot. In: Klosterhalfen H (Hrsg), Therapie des fortgeschrittenen Prostatakarzinoms. Schering, Berlin 63
7. Klosterhalfen H, Becker H, Donn F (1986) Endokrine Therapie beim metastasierenden Prostatakarzinom: 10 Jahresergebnisse einer randomisierten Prospektivstudie. Verh Dtsch Ges Urol 38: 217
8. Labrie F, Dupont A, Bélanger A (1985) Complete androgen blockade for the treatment of prostatic cancer. In: De Vita VT, Hellmann S, Rosenberg SA (Hrsg) Importance advances in urology. Lippincott, Philadelphia 193
9. Scott WW, Gibbons RP, Johnson DE, Prout GR, Schmidt JD, Saroff J, Murphy GP (1976) The continued evaluation of the effects of chemotherapy in patients with advanced carcinoma of the prostate. J Urol 116: 211
10. Seppelt U, Sprenger E (1980) Zellkern-DNS-Analysen durch Einzelzell-Fluoreszenz-Zytophotometrie an Prostatakarzinomen vor und während der Therapie. Verh Dtsch Ges Urol 32: 68
11. Trachtenberg J, Walsh PC (1982) Correlation of prostatic nuclear androgen receptor content with duration of response and survival following hormonal therapy in advanced prostatic cancer. J Urol 127: 466

Priv.-Doz. Dr. med. H. Rübben
Abteilung Urologie der Medizinischen
Fakultät der RWTH Aachen
Pauwelsstraße
D-5100 Aachen

ESWL-angepaßte Nierensteinklassifikation

C. P. Schmidbauer, G. Fuchs, C. Chaussy und J. J. Kaufman

Einleitung

Die Einführung von ESWL und perkutaner Steinchirurgie hat nicht nur die Behandlung von Nierensteinen verändert, sondern auch die Erfordernisse für eine effiziente Dokumentation. Zahlreiche frühere Einteilungsversuche hatten ihre spezifischen Probleme [1-7]. Rocco und Mitarbeiter stellten schließlich eine Klassifikation vor, die an die TNM-Stadieneinteilung angelehnt war [8]. Wir haben eine Steinklassifikation entwickelt, die jene Daten beinhaltet, die uns für die ESWL wichtig erscheinen.

Methode

Mit einfachen Symbolen werden folgende wichtige Angaben festgehalten: *Steinlokalisation:* rechts (R), links (L), Einzelniere (rechts SR/links SL), Hufeisenniere (U). *Steintyp:* Kelchstein (C für „calyceal stone"), Nierenbeckenstein (P für „pelvic stone"), Ausgußstein (S für „staghorn stone").

Anzahl der Steine: Die Anzahl der Steine wird bestimmt durch eine arabische Ziffer, die dem Symbol für die Steinlokalisation vorangestellt wird.

Steinlokalisation: pelvin (p), obere Kelchgruppe (s), mittlere Kelchgruppe (m), untere Kelchgruppe (i).

Obstruktion: oberhalb des Steines (O) und distal (Od für „distal obstruction").

Nierenfunktion: reduzierte Nierenfunktion (Fd für „diminished function").

Steindichte: radiologisch Stein dichter als Rippe (D+), Steindichte gleicht der Dichte der Rippe (D), Steindichte geringer als jene der Rippe (D−).

Steinmasse: Die grobe Steinmasse wird bestimmt durch den maximalen Durchmesser in Zentimetern. Bei mehreren Steinen Addition der Durchmesser.

M0 = bis 0,5 cm
M1 = 0,5-1,5 cm
M2 = 1,5-2,5 cm
M3 = 2,5-3,5 cm
M4 = 3,5-4,5 cm
M5 = größer als 4,5 cm.

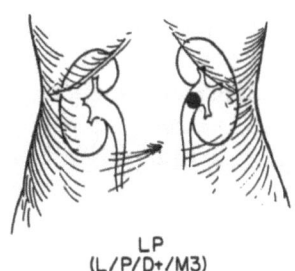

LP
(L/P/D+/M3)

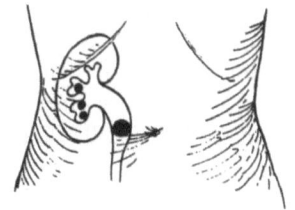

SR/PC1m2i
(SR/PC1m2i/O/Fd/D+/M4)

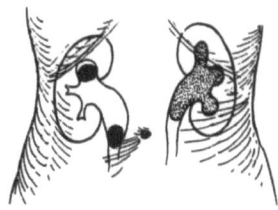

R/PCs (R/PCs/O/D+/M3)
L/Spsmi (L/Spsmi/O/D/M5)

Abb. 1. Beispiele für die ESWL-angepaßte Nierensteinklassifikation (klassifiziert wird nur der „abnormale" Befund)

Grundsätzlich wird nur abweichendes Verhalten von der Norm klassifiziert. Es ist z. B. nicht notwendig, eine *normale* Funktion oder *keine* Obstruktion in der Klassifikation mittels Symbolen zu berücksichtigen. Fallbeispiele sind in Abb. 1 dargestellt.

Ergebnisse

Nach mehr als 1000 ESWL-behandelten Steinpatienten hat sich die Klassifikation bewährt. Die ESWL-Behandlung wurde bei ein und demselben stationären Aufenthalt in 20% an beiden Nieren durchgeführt, bei 2,5% waren funktionelle Einzelnieren betroffen. 54,5% der Steine waren Kelchsteine, 52,3% waren Nierenbeckensteine, 9,1% Ausguß-

Postersitzung 3: Freie Themen (ESWL)

Differentialindikationen bei der Behandlung des Ausgußsteines

Ch. Chaussy, G. Fuchs, A. Lupu und M. Koyle

Mit der Einführung der neuen Therapieverfahren (perkutane Steinentfernung, ESWL) hat die Behandlung des Ausgußsteines der Niere eine grundlegende Wandlung genommen. Die der Anwendung der perkutanen Steinentfernung und der ESW-Desintegration von Ausgußsteinen als Monotherapieformen inhärenten technischen Schwierigkeiten und Komplikationen sind zwischenzeitlich bekannt und begründen die Ratio zur Anwendung der Kombination beider Methoden. Unklar und kontrovers ist derzeit noch, bei welcher Steinkonstellation welche Methode die besten Ergebnisse mit der geringsten Belastung für den Kranken ergibt.

Anhand des Krankengutes an der UCLA (3/1985-3/1986, 1200 Steinkranke, davon 180 mit Ausgußsteinen) wurden zwei unterschiedliche Gruppen untersucht:

a) von 3/1985-7/1985 wurden 58 Patienten mit Ausgußsteinen mit der ESWL als initialer Monotherapie behandelt;
b) von 7/1985-3/1986 wurden 122 Patienten nach einem modifizierten Schema mit PCN, PCN-debulking + ESWL oder ESWL Monotherapie behandelt. Aufgrund der Langzeitnachuntersuchung der 1. Gruppe lassen sich röntgenologische und patientenspezifische Parameter festlegen, die den Stellenwert und die Indikationsbreite der ESWL Monotherapie des Ausgußsteines beeinflussen:

1. hauptsächliches Kriterium für den Erfolg einer ESWL Monotherapie sind Steinmasse, Konfiguration des Nierenhohlsystems (insbes. untere Kelchgruppe) und Röntgendichte des Steines im Verhältnis zur röntgenologischen Rippendichte;
2. die Zahl auxiliärer Maßnahmen ist mit 60% relativ hoch, die Invasivität jedoch gering (56% perkutane Nierenfistel, 4% ureteroskopische Steinbehandlung);
3. die Patientencompliance ist bei einer mittleren Dauer der temporären Harnableitung von 22 Tagen zu berücksichtigen;
4. die Restpartikelrate ist mit 35% (mittl. Dauer der Kontrolle 11 Monate) relativ hoch;
5. die mit den Residualpartikeln assoziierte Morbidität (Infektion, AU, Steinwachstum) ist gering.

Aus der kritischen Beurteilung dieser Ergebnisse ergibt sich folgende differentialdiagnostische Einteilung, die am UCLA bislang an 122 Patienten angewendet wurde:

A) Kriterien für ESWL-Monotherapie:

1. Ausgußsteine, die ein nicht dilatiertes bzw. ein gering dilatiertes Hohlsystem füllen (entspr. Hydro Gr. I-II)
2. Röntgendichte geringer oder gleich Rippendichte (Ausnahme Matrixstein)
3. keine Stenose abhängiger Nierenkelchhälse oder proximal der Steinmasse
4. keine solitäre Dilatation > Hydro Gr. II der unteren Kelchgruppe.

B) Kriterien für PCN Monotherapie bzw. PCN-debulking + ESWL:

1. partielle Ausgußsteine von unterer Kelchgruppe und Nierenbecken
2. Steine, die die Kriterien nach A) nicht erfüllen.

Professor Dr. Christian Chaussy
Division of Urology
University of California, Los Angeles
10833 LeConte Ave
Los Angeles CA 90024, USA

steine. 18,2% der Steine befanden sich in der oberen, 29,5% in der mittleren und 45,5% in der unteren Kelchgruppe. Radiologisch fand sich eine Obstruktion oberhalb des Steines in 36,4%, eine distale Obstruktion war eine Kontraindikation zur ESWL-Behandlung und findet sich daher nicht. Ein radiologisch geäußerter Verdacht auf einen Funktionsverlust ergab sich in 2,3% (Korrelation durch Serumkreatinin und BUN-Werte) der ESWL-behandelten Patienten.

Die radiologische Dichte der Steine war in 25% jener der mitgetroffenen Rippen entsprechend oder geringer, in 75% war der Stein dichter als die Rippen.

Die Steinmasse wurde durch den maximalen Durchmesser des Steines (Addition bei mehreren Steinen) gemessen; sie war bis 0,5 cm in 6,8%, zwischen 0,5–1,5 cm in 29%, 1,5–2,5 cm in 52%, je 5% waren 2,5–3,5 cm und 3,5–4,5 cm, und größer als 4,5 cm im Durchmesser waren 2,5% der Steine. Auxiliäre Maßnahmen waren in 25% der ESWL-behandelten Patienten notwendig.

Diskussion

Durch eine wesentliche Abwandlung bisheriger Einteilungen der Nierensteine und Einfügung zusätzlicher Parameter wie Steindichte, Steinmasse und Reststeine ist diese Einteilung ESWL-gerecht und kann mit Hilfe einer Datenverarbeitung dokumentiert werden.

Klassifikationen dieser Art erscheinen vorerst kompliziert und unübersichtlich. Sie müssen jedoch wie Tumorklassifikationen erlernt werden und sind nach wenigen Versuchen einfach anwendbar.

Literatur

1. Caine M, Rubin S (1970) The management of staghorn calculi. Rapport du XVe Contre de la S.I.U., Tokyo, tome 2
2. Cukier J (1973) Etude comparative entre la lithiase renale coralliforme de l'adulte e de l'enfant. J Urol Nephrol 78: 547–564
3. Faure G, Sarramon JP (1982) Rapport: la lithiase coralliforme. J Urol Nephrol 88: 415–417
4. Griffith D, Valiquette L (1986) Pica/burden: A staging system for upper tract stones. J Urol 135: 153 A
5. Hinman F, Cattolica EV (1981) Branched calculi: Shapes and operative approaches. J Urol 126: 291–294
6. Moores WK, O'Boyle PJ (1986) Staghorn calculi of the kidney. Eur Urol 2: 216–248
7. Prawerman A (1974) Une lithiase renal spectaculaire: le calcul coralliforme. Ann Med Reims 2: 113–116
8. Rocco F, Mandressi A, Larcher P (1984) Surgical classification of renal calculi. Eur Urol 10: 121–123

Dr. Christian P. Schmidbauer
Urologische Abteilung
Allgemeine Poliklinik
Mariannengasse 10
A-1090 Wien

Kombinierte Behandlung von Proteus-induzierten Ausgußsteinen durch Operation, ESWL und anschließender Renacedin-Spülung

W. H. Meyer und H. Huland

Einleitung

Trotz kompletter chirurgischer Entfernung haben Patienten mit infektinduzierten Ausgußsteinen (Magnesiumammoniumphosphat) eine Rezidivrate von 40–70%, bei zusätzlicher Antibiotikagabe von 18–36%. Harnstoffspaltende Bakterien sind auch in kleinsten Restkonkrementen nach einer Ausgußsteinoperation nachzuweisen und können nicht durch Antibiotika eliminiert werden. Da diese Bakterien für ein erneutes Wachstum der Steine verantwortlich sind, besteht die einzige Möglichkeit zur Verhinderung erneuter Steinrezidive in der radikalen Entfernung auch kleinster Steinpartikel. Die vollständige Eliminierung auch mikroskopischer Steinfragmente kann weder durch die verschiedenen offenen chirurgischen Operationstechniken noch durch die ESWL oder die PCN allein oder in Kombination garantiert werden. Dies ist die Voraussetzung für die Spülung des Hohlsystems mit Renacedin nach Entfernung des Steinmaterials durch OP, ESWL oder PCN. Nemoy/Stamey und Gittes haben mit der Renacedin-Spülung nach Entfernung von Ausgußsteinen eine Infekt- bzw. Rezidivrate von 0% erzielen können. In beiden Studien wurden jedoch die Ausgußsteine durch die damals üblichen, offenen Operationstechniken mit zum Teil erheblicher Läsion der Nieren behandelt.

Die vorliegende Arbeit soll den Wert der Renacedin-Spülung nach nierenschonender und zeitsparender Entfernung der Infektsteine durch eine Kombinationsbehandlung von einfacher Pyelolithotomie und nachfolgender ESWL überprüfen.

Methodik

Seit 1984 haben wir 18 Patienten mit Infektausgußsteinen durch eine Pyelolithotomie, ESWL und anschließende Renacedin-Spülung behandelt. Bei allen Patienten lag ein Proteus-Harnwegsinfekt vor, einmal zusätzlich auch ein Pseudomonas-aeruginosa-Infekt. Es handelte sich in allen Fällen um einen Struvitstein (Magnesiumammoniumphosphat). Zunächst wurden die zentralen Steinanteile durch eine dorsale Pyelotomie entfernt. Es wurden keine Versuche unternommen, die Kelchsteine durch eine Nephrotomie zu entfernen, so daß Parenchymverletzungen vermieden werden konnten. Alle Patienten erhielten einen transrenalen, perkutanen Nierenfistelkatheter (20–22 Charr.). Eine Woche nach der Operation erfolgte die extrakorporale Stoßwellenlithotripsie der verbliebenen Kelchkonkremente. Nach Abgang der Steintrümmer wurde eine Leerschichttomographie angefertigt und die Renacedin-Spülung nach folgendem Programm durchgeführt:

1. Nachweis einer sterilen Urinkultur unter langfristiger Antibiotikagabe.
2. Radiologischer Nachweis der Dichtigkeit des Hohlsystems.
3. Nachweis des ungehinderten Abflusses des Kontrastmittels in die Blase.
4. Anlegen eines Blasenkatheters.
5. Probespülung mit 0,9%iger Kochsalzlösung über 24 Stunden, 100 ml pro Stunde, Schwerkraftperfusion bei 20 cm Wassersäule.
6. Spülung mit 10%iger Renacedin-Lösung mit 100 ml pro Stunde, 12 Stunden pro Tag unter den gleichen Bedingungen wie unter Punkt 5. Tägliche Kontrolle der Elektrolyte, des Serum-Magnesium- und -bicarbonatspiegels.
7. Bei Patienten mit einem unauffälligen, postoperativen Leerschichttomogramm erfolgte die Spülung nur für 24–48 Stunden, bei den übrigen Patienten mit sichtbaren Reststeinen bis zur radiologischen Steinfreiheit plus 48 Stunden.

Die Dauer der Renacedin-Spülung betrug bei den 18 Patienten 12 Stunden bis 14 Tage, im Mittel 6 Tage. Die Patienten wurden ¼jährlich in der Steinsprechstunde nachkontrolliert, wobei der Zeitraum der Verlaufsbeobachtung im Mittel 18 Monate betrug. Während der ersten 6 postoperativen Monate wurde eine antibiotische Dauerprophylaxe gegeben. Die Urinkultur wurde alle 3 Monate überprüft, eine Leerschichtaufnahme der Nieren alle 6 Monate und ein Urogramm einmal jährlich angefertigt.

Ergebnisse

Zum Zeitpunkt der stationären Entlassung, d.h. nach Durchführung der Operation, der ESWL und der Renacedin-Spülung waren 12 der 18 Patienten steinfrei. Die 6 Patienten mit Restkonkrementen ak-

Tabelle 1. Ergebnisse der Kombinationsbehandlung von infektinduzierten Ausgußsteinen durch Pyelolithotomie, ESWL und Renacedin-Spülung

Zahl der Patienten mit Struvitausgußsteinen	18
a) Steinfreiheit bei Entlassung davon:	12/18
Keine spätere Infekt- bzw. Steinneubildung	10/12
Rezidivierender Proteus-Harnwegsinfekt	2/12 (16%)
Steinrezidiv	1/12 (8%)
b) Reststeine bei Entlassung Grund: Vorzeitige Beendigung der Renacedin-Spülung wegen:	6
Flankenschmerzen	2/6
Hämaturie	1/6
Subfebrile Temperaturen	1/6
Zu lange Behandlungsdauer	2/6
c) Dauer des stationären Aufenthaltes	23 Tage (14–37)
Dauer der Renacedin-Spülung	6 Tage (12 Std.–14 Tage)

zeptierten u.a. wegen der langen Liegedauer keine weitere Behandlung, insbesondere keine Renacedin-Spülung mehr.

Gravierende Komplikationen wie Schüttelfrost, ein septisches Krankheitsbild oder eine schwere Azidose wurden in keinem Fall beobachtet. Bei 4 Patienten kam es zu Unverträglichkeitserscheinungen wie Flankenschmerzen in 2 Fällen, einer mäßigen Hämaturie in einem und zu subfebrilen Temperaturen in einem anderen Fall. 14 der 18 Patienten vertrugen die Renacedin-Spülung problemlos. Von den 12 Patienten, die nach der Leerschichttomographie steinfrei entlassen wurden, wiesen im weiteren Verlauf von 18 Monaten 10 keine Steinneubildung mehr auf und hatten stets eine sterile Urinkultur. Bei 2 Patienten waren jedoch erneut Proteuskeime im Harn nachweisbar, einer dieser Patienten entwickelte ein radiologisch sichtbares Steinrezidiv (Tabelle 1).

Diskussion

Infektinduzierte Nierenausgußsteine weisen trotz kompletter chirurgischer Sanierung eine hohe Rezidivrate auf. Durch eine postoperative Renacedin-Spülung kann eine 100%ige Eliminierung sämtlicher auch nur mikroskopisch großer Steinreste erzielt werden. Uns ist bis heute kein anderes Verfahren bekannt, mit dem eine ähnlich *niedrige Rezidivrate* nach chirurgischer Steinentfernung erreicht werden kann. Im eigenen Untersuchungskollektiv konnten wir in nur einem Fall ein Steinrezidiv nachweisen.

Durch den Einsatz der modernen Steinbehandlungsverfahren wird außerdem eine nahezu ideale Nierenprotektion gewährleistet. Die zentrale Steinmasse im Nierenbecken kann durch eine einfache Pyelolithotomie oder auch wahlweise durch eine perkutane Nephrolitholapaxie ohne Läsion des Nierenparenchyms entfernt werden, die verbliebenen Kelchkonkremente lassen sich ideal durch die ESWL behandeln. Die Nierenfunktion sollte daher weder durch eine intraoperative Ischämie noch durch Nephrotomie - oder Sektionsschnittverfahren beeinträchtigt werden.

Durch eine konsequente Renacedin-Nachbehandlung lassen sich Ausgußsteinrezidive weitgehend verhindern. Bei diesem von uns vorgeschlagenen Konzept müssen die Patienten allerdings auf einen 4-6wöchigen Krankenhausaufenthalt vorbereitet werden. Dies scheint jedoch ein geringer Preis in Anbetracht der potentiellen Bedrohung der Nierenfunktion durch die hohe Rezidivrate des Ausgußsteinleidens zu sein, welches nicht zu Unrecht auch „stone cancer" genannt wird.

Dr. med. Wolf-Hartmut Meyer
Urologische Klinik der
Universität Hamburg
Martinistr. 52
D-2000 Hamburg 20

Extrakorporale Stoßwellenlithotripsie (ESWL) bei Kindern

B. Liedl, D. Jocham und Ch. Chaussy

Einleitung

In Europa sind 1-5% aller Patienten mit Harnsteinen jünger als 15 Jahre [2]. Seit der ersten klinischen Anwendung der extrakorporalen Stoßwellenlithotripsie im Februar 1980 konnte der Indikationsbereich dieser nicht invasiven Methode zunehmend ausgedehnt werden [1, 3]. Seit März 1983 bestehen mittlerweile auch Erfahrungen in der Behandlung von Kindern.

Methode und Krankengut

Angepaßte Styroporplatten werden zum Schutz der Lunge vor einer Stoßwellenexposition zwischen Thorax und Ellipsoid gelegt. Zusätzliche Halterungen gestatten eine sichere Fixierung des Kindes in der Liege des HM 3-Lithotriptors. In Abhängigkeit von der individuellen Steinkonstellation kommen unterschiedliche Zahlen von Stoßwellen zur Anwendung (100-1750 Stoßwellen von 16-22 KV).

Von März 1983 bis Juni 1986 wurden 29 Kinder mit Harnsteinen einer ESWL unterzogen (s. Tabelle 1).

Tabelle 1

Alter	3-14 Jahre (durchschnittlich 11 Jahre)		
Körpergröße	105-167 cm (durchschnittlich 145 cm)		
Harnwegsinfektion	28% (8/29)	- Proteus mirabilis	4×
		- Pseudomonas	1×
		- Klebsiella	1×
		- E. coli	1×
		- Enterokokken	1×
Voroperationen	35% (10/29)		

Ergebnisse

Die 29 Kinder litten an 40 Harnsteinen unterschiedlicher Lokalisation (s. Tabelle 2): 2× beidseitige Steine, 7× multiple Steine. 7 Kranke wurden in 2 Sitzungen, 1 Kind mit einem totalen Ausgußstein in 4 Sitzungen behandelt. Eine exzellente Steindesintegration wurde erzielt, abgesehen von einem 8jährigen Jungen mit einem Cystinstein, der einer Chemolitholyse zugeführt wurde.

Ein Harnleiterstein im mittleren Abschnitt konnte zurückgestoßen und mit ESWL behandelt werden (ein 7 Jahre alter Junge). Zwei Kinder zeigten infizierte Harnstauungsnieren infolge obstruierender Harnleiterkonkrementteile. Nach sofortiger Entlastung mittels perkutaner Nephrostomie bildete sich die Pyelonephritis rasch zurück und alle Steinteilchen gingen spontan ab. In keinem Fall mußte Steinmaterial transurethral oder durch einen offenchirurgischen Eingriff entfernt werden.

Nach ESWL konnten weder eine Hämatombildung (gesichert durch sonographische Untersuchungen) noch pulmonale Probleme (gesichert einschließlich Röntgen-Thorax-Kontrollen) gesehen werden. Hinsichtlich der Inzidenz von Koliken (17% benötigt Analgetika) und der Dynamik des Steinabgangs zeigten sich keine signifikanten Unterschiede im Vergleich zu Erwachsenen. Am Tag der Entlassung aus dem Krankenhaus waren bereits 63% aller Steine spontan abgegangen. Die Steinanalyse erbrachte 16× Kalzium-Oxalat, 4× Struvit/Apatit, 3× Cystin (in 6 Fällen war keine Analyse verfügbar).

Tabelle 2

	N^a	Auxiliär-Maßnahmen	Komplikationen	Nicht ausreichende Steindesintegration[b]	Steinfrei bei Entlassung[c]
Harnleitersteine	3	1× push and smash			100% (3/3)
Kelchsteine	19	1× PCN	1× Pyelonephritis	1× (Cystinstein)	68% (13/19)
Nierenbeckensteine	11				64% (7/11)
Part. Ausguß-Steine	5				40% (2/5)
Totale Ausguß-Steine	2	1× PCN	1× Pyelonephritis		0% (0/2)
Gesamt	40	3/29	2/29	1/29	63% (25/40)

[a] Anzahl der behandelten Steine
[b] Steinpartikel größer als 4 mm $\varnothing$
[c] Aufenthaltsdauer schwankte zwischen 3 und 35 Tagen (durchschnittl. 10 Tage)

Diskussion und Schlußfolgerung

Eine risikoarme Anwendung der ESWL ist auch im Kleinkindesalter möglich. Das Krankengut beinhaltet einen 3jährigen Jungen mit einem Ausgußstein. Eine hohe Erfolgsrate hinsichtlich Steindesintegration und spontanem Steinabgang wurde nachgewiesen, ohne daß Hämatome oder pulmonale Probleme auftraten. Septische Komplikationen und Funktionsverlust einer Niere infolge Harnstauung konnten durch Anwendung der perkutanen Nephrostomie vermieden werden, die sogar im Kleinkindesalter problemlos ausgeführt werden kann [4]. Nach ausreichender Steindesintegration sind sogar lange sog. „Steinstraßen" spontan abgangsfähig, falls erforderlich unter dem Schutz einer perkutanen Nierenfistel. Die Notwendigkeit transurethraler oder gar offener Operationen zur Entfernung nicht abgangsfähiger Harnleiterkonkrementteile ist gering. Sogar Ausgußsteine lassen sich durch alleinige ESWL behandeln.

Literatur

1. Chaussy CH, Schmiedt E, Jocham D, Schüller J, Brandl H, Liedl B (1984) Extracorporeal shock wave lithotripsy (ESWL) for treatment of urolithiasis. Urology, Suppl 5, 23: 59–66
2. Schneider HJ (1979) Epidemiologische Aspekte der Urolithiasis. Urologe B 19: 54
3. Schüller J, Chaussy CH, Jocham D, Brandl H, Liedl B, Schmiedt E (1984) Erweiterung der ESWL durch auxiliäre Methoden. Urologe A, 23: 317
4. Stanley PH, Diament MJ (1986) Pediatric percutaneous nephrostomy: Experience with 50 patients. J Urol 135: 1223

Dr. med. Bernhard Liedl
Urologische Klinik und Poliklinik
der Ludwig-Maximilians-Universität München
Klinikum Großhadern
Marchioninistraße 15
D-8000 München 70

Bewertung der High-Frequency-Jet-Ventilation (HFJV) bei der ESWL im Vergleich mit konventioneller Beatmung (IPPV) und Periduralanästhese (PDA)

H. Schuldes, U. Behrendt, G. Berendsen und R. Nagel

Diese Studie vergleicht die Behandlungsergebnisse zwischen verschiedenen Narkoseformen bei der ESWL: die herkömmliche Beatmung (IPPV), die High-Frequency-Jet-Ventilation (HFJV) und die Periduralanästhesie (PDA).

Material und Methode

Von Dez. 1983 bis Juli 1986 wurden *1637 Patienten* mit der ESWL behandelt. *936 Patienten* wurden konventionell beatmet, *531 Patienten* mit Jet-Ventilation und *170 Patienten* erhielten eine Periduralanästhesie. Die Jet-Ventilation erfolgte mit einer Atemfrequenz von *250/min und Drucken von 1,6 bar* mit einem herkömmlichen Narkosekreissystem und einer Kombination aus Lachgas, Sauerstoff und Fentanyl. Diese Beatmungsfrequenz und dieser Beatmungsdruck waren im Ergebnis einer präliminären Studie der beste Kompromiß zwischen Gasaustausch und Verminderung der Atembeweglichkeit der Niere. Die *Steinlokalisation* bei den drei Narkoseformen war ähnlich. Sämtliche Stoßwellenzahlen sind Mittelwerte (inklusive Mehrfachbehandlungen). Die statistische Prüfung erfolgte mit dem chi-^{2}-Test und dem student-Test.

Ergebnisse

Die *Atembeweglichkeit der Niere* wurde durch HFJV gegenüber IPPV und PDA bis zum Faktor 10 vermindert, d.h. beispielsweise von 4 cm auf 4 mm. Damit war eine höhere Trefferquote gegeben. Die Anzahl der *Mehrfachbehandlungen* war bei der HFJV (11,6%) signifikant geringer als bei der IPPV (18,8%).

Der Unterschied zu den Mehrfachbehandlungen bei der PDA (17,0%) war nicht zu sichern. Die *durchschnittliche Stoßwellenanzahl je Patient* war bei der HFJV (1323) statistisch gesichert (p < 0,001) geringer als beider IPPV (1670) und der PDA (1547). *Bei der HFJV waren 300 Stoßwellen weniger erforderlich.* Der Unterschied zwischen IPPV und PDA war gleichfalls zu sichern. Die *postoperative Liegezeit* war bei allen drei Narkoseformen etwa gleich (8,1 Tage). Die *Häufigkeit von auxiliären Maßnahmen* nach der ESWL war bei der HFJV (17,1%) signifikant geringer als bei der IPPV (25,1%). Die geringere Anzahl auxiliärer Maßnahmen bei der PDA (17,2%) ließ sich statistisch jedoch nicht sichern.

Bei der Häufigkeit von *Nierenhämatomen* nach ESWL (1,3-1,7%) und *Anzahl von Operationen waren Unterschiede nicht zu sichern. Spezifische Komplikationen gab es bei der Jet-Ventilation nicht.*

Diskussion

Die High-Frequency-Jet-Ventilation führte im Vergleich zur IPPV und PDA zur *signifikanten Senkung der Anzahl der Stoßwellen und Mehrfachbehandlungen je Patient,* und ist damit effektiver als die beiden anderen Narkoseformen.

Die Ursache dafür ist die stark herabgesetzte Beweglichkeit der Niere und die damit verbesserte Trefferhäufigkeit. Eine *stärkere Traumatisierung des Nierenparenchyms scheint es nicht zu geben,* da Nierenhämatome gleich häufig auftraten. Die *geringere Anzahl von auxiliären Eingriffen der* Jet-Ventilation gegenüber der IPPV ist schwer interpretierbar, und sollte vielleicht nicht überbewertet werden.

Möglicherweise werden die desintegrierten Steinpartikel durch die exaktere Fokussierung feiner und führen zu weniger Steinstrecken und Stauungen.

Die *Behandlungskosten* sind bei der Jet-Ventilation um rund 200 DM je Patient geringer, wenn von den durchschnittlichen Stoßwellenanzahlen, einem Elektrodenpreis von 420 DM und einer Elektrodenauslastung von 700 Stoßwellen ausgegangen wird.

Für den Patienten bedeutet Jet-Beatmung eine *Verkürzung der Behandlungszeit und Strahlenbelastung,* durch Senkung der Stoßwellenanzahlen sowie exaktere und schnellere Steinortung. *Darüberhinaus wird die Anzahl und Dauer der Narkosen gesenkt.*

Die High-Frequency-Jet-Ventilation ist aufgrund unserer Beobachtungen für den Routineeinsatz bei der ESWL besser als die herkömmliche Beatmung geeignet.

Dr. med. H. Schuldes
Urologische Klinik und Poliklinik
Klinikum Charlottenburg
Freie Universität Berlin
Spandauer Damm 130
D-1000 Berlin 19

Renale Hämatome nach ESWL – Verlaufsbeobachtungen

W. von Waldthausen, H. Schuldes, A. Behrmann-Küster und R. Nagel

Von Dezember 1983 bis Ende Oktober 1985 wurden bei 1257 Patienten insgesamt 1511 ESWL-Behandlungen durchgeführt. Bei 19 Patienten (1,5%) wurde ein ESWL-bedingtes renales Hämatom festgestellt (intrarenal 9, subkapsulär 10). 17/19 wurden einmal behandelt (Einzelstoßwellenzahl 500-1800, 2 Patienten zweimal (2900 bzw. 4200 ES). Die Elektrodenspannung betrug durchschnittlich 18-20 KV. Bei zwei Patienten war die betreffende Niere voroperiert, zwei Patienten wiesen chronisch pyelonephritische Veränderungen an der zu behandelnden Niere auf. Bei zwei Patienten lag ein Diabetes mellitus vor, bei fünf Patienten ein behandlungsbedürftiger Hypertonus.

Behandlung

10 Patienten wurden rein konservativ behandelt, bei zwei Patienten mußte eine Nephrektomie durchgeführt werden, bei sechs Patienten erfolgte eine perkutane Funktion des subkapsulären Hämatoms, die in vier Fällen erfolgreich war (Drainage über zwei Tage). Ein Patient kam infolge einer foudroyant verlaufenden Urosepsis ad exitum.

Von den 16 nachzuuntersuchenden Patienten lehnten drei die Untersuchung ab, ein Patient lebt im Ausland. Nachuntersuchungszeitraum 3-21 Monate. Nachuntersuchungskriterien: Anamnese und Status, Labor, Urinbefund, Nierensonographie, Urographie, Nieren-CT, NSS mit seitengetrennter Clearance.

Ergebnisse

Sämtliche Patienten waren bezüglich des Hämatoms beschwerdefrei. Pathologische Veränderungen hinsichtlich der Laborparameter und des Urinstatus fanden sich nicht. Im Nieren-CT war bei allen Patienten kein Hämatom mehr nachweisbar. Sonographisch und urographisch fanden sich bei zwei Patienten morphologische Veränderungen an der Niere.

Zum Zeitpunkt der Dokumentation der vollständigen Hämatomrückbildung waren bei sieben Patienten die Clearance-Werte im Vergleich zu den vor ESWL-Befunden unverändert oder verbessert, bei vier Patienten verschlechtert, bei einer Patientin signifikant verschlechtert.

Schlußfolgerungen

Die Entstehung eines ESWL bedingten renalen Hämatoms ist offensichtlich unabhängig von: Patientenalter, Steinlokalisation, -größe, -zusammensetzung, urologischen Voroperationen bzw. Vorerkrankungen, sowie Stoßwellenanzahl (< 2000 ES). Einzig auffällig ist das Vorliegen eines Hypertonus bei fünf der 19 Patienten (26%). Lediglich bei einer Patientin kam es zu langanhaltenden morphologischen Veränderungen (Beobachtungszeitraum 14 Monate) und nur diese Patientin weist eine signifikante Verschlechterung der Nierenfunktion nach diesem Zeitraum auf.

Dr. W. von Waldthausen
Urologische Klinik
Klinikum Charlottenburg der FU Berlin
Spandauer Damm 130
D-1000 Berlin 19

Das subkapsuläre Hämatom als schwerwiegende Komplikation der ESWL – Bericht über 10 Fälle

J. Graff, P.-J. Funke, W. Michel, L. Hertle und Th. Senge

Neben der Harnleiterobstruktion durch Steinpartikel stellen Hämatome die schwerwiegendste Komplikation der ESWL dar. Von Juli 1984 bis Juli 1986 wurden 3000 Patienten an unserer Klinik mittels ESWL behandelt. In 10 Fällen (=0,3%) wurde ein ausgeprägtes subkapsuläres/perirenales Hämatom beobachtet. Die Steinlokalisation betraf 6× den Nierenkelch, 2× das Nierenbecken und 2× den oberen Harnleiter. Die mittlere verwendete Impulszahl betrug 1480 (700-2000). 4× wurden mehr als 1500 Stoßwellen appliziert. Die verwandte Generatorspannung betrug 6×18 KV und 4×20 KV. Die Ergebnisse radiologischer Untersuchungen sind in Tabelle 1 zusammengefaßt.

Die Pathogenese der subkapsulären bzw. perirenalen Hämatome ist weiterhin unklar. Naheliegend scheint ein mechanisches Ereignis, z.B. eine Ruptur von kleinen interstitiellen Venen. Die relativ kleine

Tabelle 1. Postoperative radiologische Daten

CT-Befund (n=8)	subkapsuläres Hämatom + perirenales Hämatom	8× 3×
Clearance (131J-Hippuran) (n=5)	Perfusion↓ intrarenaler Transport↓ seitengetrennte Funktion↓ (auf 26-35%)	4× 5× 5×
IVP	verzögerte Ausscheidung	4×

Fallzahl beweist nicht die Unabhängigkeit dieses Ereignisses von der Anzahl der verwandten Impulse bzw. der Generatorspannung. Auch wenn es sich bei der Ausbildung der Hämatome um ein Alles-oder-Nichts-Ereignis handeln sollte, so erscheint es logisch, daß mit zunehmender Schußzahl und steigendem Druck im exponierten Gewebevolumen die Wahrscheinlichkeit einer Hämatombildung statistisch zunimmt. Grote [1] und Kaude [2] haben mittels CT und NMR intra- und perirenale Blutungen in 88% bzw. 63% nachweisen können. Die Nierenclearanceuntersuchungen [2] ergaben – wie auch in unseren Fällen – ein sogenanntes obstruktives Renogramm, d. h. eine Verzögerung des intraparenchymalen Radioaktivitätstransportes.

Bezüglich der Risikofaktoren ist in erster Linie die Einnahme von acetylsalicylsäurehaltigen Medikamenten zu nennen. Selbst nach Einnahme nur einer Tablette kommt es zu einer im Schnitt 8–10 Tage anhaltenden Prostaglandinsynthesehemmung. Daher plädieren wir dafür, eine solche Medikation mindestens 2 Wochen vor einer geplanten ESWL abzusetzen.

4 unserer 10 Patienten wiesen präoperativ einen Hypertonus auf, welcher nur bei 2 Patienten medikamentös ausreichend eingestellt war. Lingeman [3] hat darauf hingewiesen, daß eine unzureichend behandelte Hypertonie einen Risikofaktor darstelle (Hämatominzidenz 5,4% gegenüber 2,2% bei eingestelltem Hypertonus).

Die vorliegenden Nachuntersuchungen (mittlerer Beobachtungszeitraum: 9,3 Mon.) sind unvollständig. Ein Hypertonus durch Entwicklung einer Page-Niere ist bei keinem Patienten beobachtet worden. Sonographisch war bei 7 Patienten kein Hämatom mehr zu diagnostizieren, bei 2 Patienten war jedoch noch ein Restbluterguß nachweisbar (einmal fehlende Nachsorge). Computertomogramme nach ESWL sind 3× durchgeführt worden: 1× Resthämatom, 2× ohne pathologischen Befund. Die Kontroll-Nieren-Clearance-Untersuchungen mit Jod-Hippuran zeigten bei 3 Patienten eine deutliche Verbesserung der seitengetrennten Funktion auf 40–45%.

Insgesamt gesehen deuten diese Ergebnisse darauf hin, daß die Nierenfunktion durch die Ausbildung solcher Hämatome nicht wesentlich beeinträchtigt wird. Die Rückbildungsphase dürfte – wie auch Finlayson annimmt – 3–6 Monate in Anspruch nehmen.

Literatur

1. Grote R, Döhring W, Aeikens B (1986) Computertomographischer und sonographischer Nachweis von renalen und perirenalen Veränderungen nach einer extracorporalen Stoßwellentherapie. Fortschr Röntgenstr 144: 434
2. Kaude JV, Williams GM, Millner MR, Scott KN, Finlayson B (1985) Renal morphology and function immediately after extracorporeal shock wave lithotripsy. Am J Roentg 145: 305
3. Lingeman JE, Newman DM et al (1986) Extracorporeal shock wave lithotripsy induced perirenal hematomas. IV World Congress on Endourology and ESWL, Abstract 217 C

Dr. med. J. Graff
Urologische Klinik
Marienhospital Herne
Ruhr-Universität Bochum
Widumer Str. 8
D-4690 Herne 1

Morphologische Nierenveränderungen durch die Anwendung der extracorporalen Schockwellenlithotripsie und ihr klinisches Korrelat

R. Muschter, N. T. Schmeller, K.-R. Kutscher, I. Reimers, A. G. Hofstetter und U. Löhrs

Einleitung

Die vorliegende Arbeit soll die Fragen klären, in welchem Zusammenhang das Ausmaß morphologischer Nierenveränderungen mit der Anzahl und der verwendeten Generatorspannung bei der Applikation extracorporaler Schockwellen steht und ob sich diese Veränderungen klinisch nachweisen lassen.

Material und Methodik

In vivo wurden bei Schweinen jeweils beide Nieren im Dornier-Lithotripter HM 3 bei gleicher Generatorspannung mit der gleichen Schockwellenzahl behandelt. Verglichen wurden folgende Gruppen: A – unbehandelte Kontrolle, B – 5000 SW zu 25 kV, C – 2500 SW zu 25 kV, D – 2500 SW zu 17 kV, E – 1400 SW zu 17 kV. 24 Stunden nach ESWL wurde zur Ermittlung der Frühveränderungen jeweils eine Niere explantiert und histologisch aufgearbeitet (Abb. 1). Die weitere Beobachtungszeit der nur noch mit einer behandelten Niere lebenden Tiere betrug 6 Wochen. In dieser Zeit erfolgten mehrere Kontrollen der Elektrolyte Natrium und Kalium sowie der harnpflichtigen Substanzen Kreatinin und Harnstoff im Serum. Zur Möglichkeit des Nachweises makroskopisch erkennbarer und histopathologisch nachweisbarer Nierenparenchymveränderungen durch radiologische Untersuchungsverfahren wurde jeweils vor und nach der ESWL sowie am Ende der Beobachtungszeit ein Urogramm bzw. Renovasogramm angefertigt. Die Entnahme und Aufarbei-

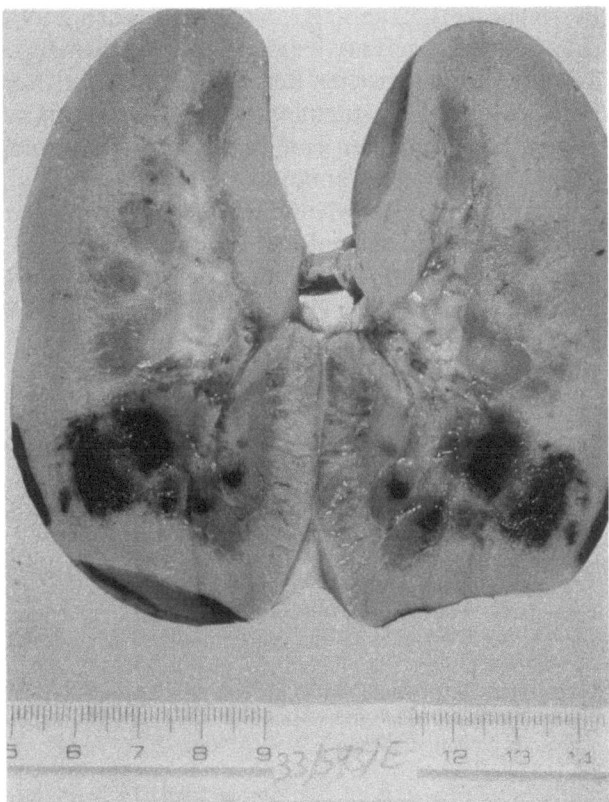

Abb. 1. Schweineniere 24 Std. nach ESWL (1700 SW, 17 kV), aufgeschnitten und fixiert. Deutlich erkennbares intrarenales Hämatom

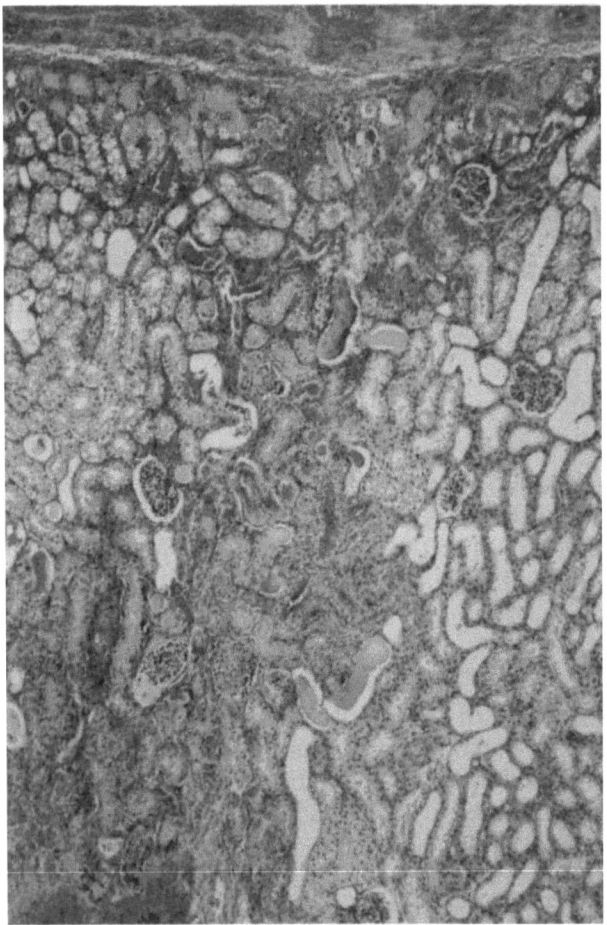

Abb. 2. Schweineniere 24 Std. nach ESWL (1700 SW, 17 kV), histologisches Präparat. Ausgeprägte Gewebeeinblutungen, Gewebezerreißungen und Nekrosen zwischen intaktem Nierengewebe

tung der zweiten Niere zur Feststellung der Residualzustände erfolgte nach Ablauf des Beobachtungszeitraumes.

Ergebnisse

Bereits bei der Explantation der Niere 24 Stunden nach ESWL imponierten perirenale Hämatome. Hierbei konnte eine quantitative Korrelation zur Schockwellenzahl und zur Generatorspannung nicht beobachtet werden.

Makroskopisch und mikroskopisch zeigten sich aufgrund der Schockwellenapplikation erhebliche morphologische Veränderungen, wobei das Maximum der Schädigung relativ scharf begrenzt gegen intaktes Nierengewebe im Fokusbereich der Schockwellen lag. Bei allen behandelten Nieren zeigten sich peripelvine und subkapsuläre Blutungen, Parenchymnekrosen sowohl der Nierenrinde, als auch des Nierenmarkes, mit teilweise erheblichen Gewebseinblutungen und Hämatomen, weiterhin frische Hämorrhagien des Nierenbeckenkelchsystems. Ebenso fanden sich histologisch beginnende entzündliche Reaktionen im Sinne von Granulozytenextravasaten (Abb. 2).

Das Ausmaß und der Schweregrad der Schäden waren bei hoher Generatorspannung deutlich größer als bei niedriger. Bei konstant gehaltener Spannung ergaben sich bei verschiedener Anzahl der verabreichten Schockwellen keine deutlichen quantitativen Differenzen bzg. der morphologischen Veränderungen.

Innerhalb von 6 Wochen kam es bei allen Tieren zu Defektheilungen. Das Ausmaß der Residualzustände war jedoch im Vergleich zur primär beobachteten Schädigung gering. Es fanden sich makroskopisch deutliche Verwachsungen zwischen Niere und Retroperitoneum, mikroskopische Kapselfibrosen, bandförmige, ins Parenchym eingebettete Fibrosen sowie lymphozytäre Infiltrationen und Siderophagen mit in allen Fällen positiver Eisenfärbung.

Während des Beobachtungszeitraums veränderten sich die gemessenen Serumparameter Natrium, Kalium und Harnstoff nicht signifikant. Der beobachtete geringgradige Anstieg des Serumkreatinins trat auch in der Kontrollgruppe auf, so daß dieser auf die einseitige Nephrektomie zurückgeführt werden muß.

Die erheblichen morphologischen Veränderungen konnten erstaunlicherweise weder im Urogramm noch im Renovasogramm nachgewiesen werden, so fanden sich bei letztgenannter Untersuchung keine Paravasate bzw. Zerreißungen größerer Gefäße.

Literatur bei den Verfassern

Dr. med. Rolf Muschter
Urologische Abteilung der Universität zu Lübeck
Ratzeburger Allee 160
D-2400 Lübeck

Erfahrungen mit der ESWL bei 417 hohen Harnleitersteinen

J. Graff, J. Pastor, L. Hertle, P. Mach und P.-J. Funke

In einer retrospektiven Analyse haben wir die Behandlungsergebnisse von 417 Patienten mit Harnleitersteinen ausgewertet, welche von Juli 1984 bis Januar 1986 an unserer Klinik behandelt wurden (17,9% des Gesamtkollektivs der ESWL-Patienten). Die Steinlokalisationen waren wie folgt verteilt: 44% subinfundibulär, 35% hochlumbal und 18% mittellumbal. Bei 20% der Patienten lag ein zusätzliches Nierenbecken- und/oder Kelchkonkrement vor. Bei jedem okkludierenden Harnleiterstein wurde primär die Reposition mittels eines Ureterenkatheters versucht. Wenn die Reposition mißlang, erfolgte eine Behandlung in situ oder die Einlage einer perkutanen Nephrostomie (Indikationen: Sepsis, deutlicher Kreatininanstieg, therapierefraktäre Koliken). Somit wurden bei 87,5% der Patienten präoperativ adjuvante Maßnahmen durchgeführt. Der Erfolg der Reposition war unabhängig vom Steinquerdurchmesser und von der Liegezeit des Konkrementes. Zur weiteren Analyse wurden die Patienten 5 Gruppen zugeordnet, welche unterschiedliche physikalische Bedingungen für die Steindesintegration darstellen:

1. Reposition
2. Stein in situ, perkutane Maßnahme
3. Stein in situ, + Stauung
4. Stein in situ, − Stauung
5. Stein in situ, Entleerung durch UK.

Die besten Ergebnisse wurden nach erfolgreicher Steinreposition erzielt. Die Behandlung des Harnleitersteines in situ, mit und ohne Entlastung des Hohlsystemes, erhöhte die Anzahl der Zweit- und Mehrfachbehandlungen auf 13% und die der auxiliären Maßnahmen auf 25%. Auffallend ist die Rate an auxiliären Maßnahmen in der Gruppe V mit 31%. Eine Erklärung könnte die Adhärenz des Steines an der Ureterwand sein.

Um eine mögliche Energieabsorption durch den Musculus psoas auszuschließen, wurden die Patienten 2 Gruppen zugeordnet (s. Tabelle 2).

Insgesamt waren in der Gruppe A die Erfolgsraten deutlich schlechter. Da es sich um retrospektive Daten handelt, sind diese Ergebnisse natürlich nicht beweisend. Es bleibt jedoch zu diskutieren, ob nicht ein Teil der Stoßwellenenergie durch den Musculus psoas absorbiert werden kann, und ob die Ablenkung der Stoßwelle beim Durchgang durch verschiedene Gewebe nicht zu einem Focus f3 führen kann, der mit dem Focus f2 nicht übereinstimmt.

Postoperative Auxiliärmaßnahmen waren bei 57 Patienten (13,7%) notwendig. Auffällig ist die Rate von offenen Operationen, welche mit 2,87% deutlich höher liegt als im Gesamtkollektiv der ESWL-Patienten ($\leq 1\%$). Die Erfolgsrate bei Entlassung betrug 93%.

Diese retrospektiven Daten belegen, daß der Stein für eine erfolgreiche Desintegration von Flüssigkeit umgeben sein sollte. Die ödematöse Veränderung der Mucosa und Submucosa bei einem impaktierten Harnleiterstein verändert die akustische

Tabelle 1. Behandlungsdaten, korreliert mit verschiedenen physikalischen Randbedingungen

Parameter	Gruppe I n=201	II n=41	III n=134	IV n=17	V n=22
stat. Aufenthalt (Tage)	7,0	14,0	8,8	6,7	9,6
Impulszahl	1062	1579	1367	1076	1527
DLZ (sec)	100	139	130	112	113
>1 ESWL	1,5%	14,6%	13,4%	11,8%	4,5%
Auxiliärmaßnahmen	3%	26,8%	23,9%	5,9%	31,8%

Tabelle 2. Lagebeziehung des Harnleitersteins zum M. psoas

	Impulsz.	DLZ (sec)	>1 ESWL	Aux. Maßn.	stat. Aufenth.
Projektion auf M. psoas (n=147)	1378	129	10,2%	24,5%	10,12 Tage
Projektion neben M. psoas (n=270)	1162	107	5,6%	7,8%	7,43 Tage

Impedanz wesentlich. Der extrinsische Druck hält zusätzlich kleine Fragmente zusammen, welche Energie absorbieren oder reflektieren können. Deshalb sollten okkludierende Harnleitersteine vor einer ESWL in das Nierenbecken zurückgeschoben werden. Die Entlastung des Hohlsystems durch einen Ureterenkatheter, welcher am Stein vorbeigeschoben wurde, scheint nicht die für eine Desingration notwendigen physikalischen Bedingungen zu schaffen. Nichtokkludierende Harnleitersteine hingegen können in situ mit akzeptablem Erfolg behandelt werden.

Literatur beim Verfasser

Dr. med. J. Graff
Urologische Klinik
Marienhospital Herne
Ruhr-Universität Bochum
Widumer Str. 8
D-4690 Herne 1

ESWL und Endourologie beim hohen und tiefen Harnleiterstein – Neue Definition der Indikationen

K. Miller, J. Rassweiler, F. Eisenberger und R. Hautmann

Die ESWL in-situ beim hohen Harnleiterstein wird noch immer kontrovers diskutiert, die Erfahrungen an den einzelnen Zentren sind sehr unterschiedlich [1, 3, 4]. Da seit kurzem auch die berührungsfreie Zertrümmerung von tiefen Harnleitersteinen routinemäßig durchgeführt wird [2] stellt sich die Frage nach einem globalen Konzept für die Therapie von Harnleitersteinen.

Material und Methode

A. Tiefe Harnleitersteine

Zeitraum:	Januar–August 1986		
Zentrum:	Ulm	Stuttgart	Gesamt
Patienten:	n = 72	n = 28	N = 100
Harnstau:	Grad 0 = 27 (37,1%),	n = 6 (22%)	n = 33 (33%)
	Grad 1 = 23 (31,4%),	n = 10 (36%)	n = 33 (33%)
	Grad 2 = 20 (28,6%),	n = 8 (28%)	n = 28 (28%)
	Grad 3 = 2 (2,9%),	n = 4 (14%)	n = 6 (6%)

B. Hohe Harnleitersteine

Zeitraum:	Januar–August 1986		
Zentrum:	Ulm	Stuttgart	Gesamt
Patienten:	n = 94	n = 92	N = 186
Harnstau:	Grad 0 = 25 (26,3%),	n = 20 (21,5%)	n = 45 (24%)
	Grad 1 = 18 (19,3%),	n = 22 (24%)	n = 40 (22%)
	Grad 2 = 48 (50,9%),	n = 45 (49%)	n = 93 (50%)
	Grad 3 = 3 (3,5%),	n = 5 (5,5%)	n = 8 (43%)

Ergebnisse

A. Tiefe Harnleitersteine

Zentrum:	Ulm	Stuttgart	Gesamt
Desintegration			
nach 1. Sitz.:	n = 58 (80,6%)	n = 22 (78,5%)	n = 80 (80%)
nach 2. Sitz.:	n = 8 (11,1%)	n = 1 (3,5%)	n = 9 (9%)
Erfolgsrate:	n = 66 (91,7%)	n = 23 (82%)	*N = 89 (89%)*
Keine Desintegration:	n = 6 (8,3%)	n = 5 (18%)	n = 11 (11%)
Ureteroskopie:	n = 4	n = 5	n = 9
Operation:	n = 2	keine	n = 2

B. Hohe Harnleitersteine

Zentrum:	Ulm	Stuttgart	Gesamt
Desintegration			
nach 1. Sitz.:	n = 77 (82%)	n = 75 (81,5%)	n = 152 (81%)
nach 2. Sitz.:	n = 4 (4,2%)	n = 5 (5,5%)	n = 9 (4%)
Erfolgsrate:	n = 81 (86,2%)	n = 80 (87%)	*N = 161 (86%)*
Keine Desintegration:	n = 13 (13,8%)	n = 12 (13%)	n = 25 (13%)
2. Sitz./UK:	n = 8	n = 7	n = 15
Ureteroskopie:	n = 5	n = 4	n = 9
Operation:	keine	n = 1	n = 1

Diskussion

Die o. g. Ergebnisse aus der Ulmer und Stuttgarter Klinik bei der Behandlung hoher Harnleitersteine weisen auf zwei Dinge hin:
– die Einschränkung, daß für die in-situ ESWL der Stein nicht länger als sechs Wochen an derselben Stelle liegen sollte, läßt sich nicht mehr aufrecht erhalten.
– bei der hohen Erfolgsrate der in-situ ESWL ist eine primäre Behandlung in allen Fällen gerechtfertigt.

Das Ausmaß der Obstruktion spielt zwar für den Behandlungserfolg eine Rolle, läßt sich aber auf dem Urogramm nur ungenau quantifizieren, so daß es als Entscheidungskriterium nicht sicher herangezogen werden kann. Durch die Erweiterung des Indikationsspektrums auf tiefe Harnleitersteine mit guter Erfolgsrate (90%) kann man heute ein allgemeines Behandlungskonzept für *alle* Ureterkonkremente aufstellen:

1. ESWL in-situ
2. Mobilisation/intraoperative Spülung mit Ureterkatheter – ESWL
3. Ureteroskopie (retrograd/antegrad)
4. Ureterolithotomie

Dieses abgestufte Vorgehen berücksichtigt Invasivität, Morbidität und Erfolgsaussicht der zur Verfügung stehenden Maßnahmen.

Literatur

1. Miller K, Fuchs G, Rassweiler J, Eisenberger F (1985) Treatment of ureteral stone disease. World J Urol 3: 53
2. Miller K, Bubeck JR, Hautmann R (1986) ESWL of distal ureteral calculi. Eur Urol 12: 305
3. Müller SC, VAn Haverbeke J, El Seweifi A, Alken P (1985) Der hohe Harnleiterstein – ein Problem trotz ESWL. Akt Urol 16: 294
4. Schuldes H, Boehle A, Berendsen G, Schüller J, Nagel R (1985) Die Behandlung des Harnleitersteines mit der ESWL. Akt Urol 16: 299

Dr. K. Miller
Urologische Universitätsklinik
Prittwitzstr. 43
D-7900 Ulm

Extrakorporale Stoßwellenlithotripsie beim tiefen Harnleiterstein

K. Miller, J. R. Bubeck und R. Hautmann

In allen bisherigen Berichten über die berührungsfreie Nierensteinzertrümmerung [1, 2, 4] endete der Indikationsbereich beim Harnleiterstein in Höhe des Beckenkammes, der prävesikale Harnleiteranteil galt für die Stoßwellenbehandlung als nicht geeignet.

Im Bestreben, die Vorteile dieser nicht invasiven Methode zur Steinzertrümmerung noch umfassender zu nutzen, wurde erst in letzter Zeit der tiefe Harnleiterstein in das Indikationsspektrum miteingeschlossen [6, 7].

Material und Methode

In der Zeit von Januar 1986 bis August 1986 wurden an der Urologischen Universitätsklinik Ulm 72 Patienten (34 Männer, 38 Frauen) mit tiefen Harnleitersteinen durch extrakorporale Stoßwellenlithotripsie behandelt. Die Steingröße (größter Durchmesser) lag zwischen 6 und 12 mm. Der Altersbereich betrug 21–65 Jahre, das Durchschnittsalter lag bei 46 Jahren.

Sämtliche Patienten wurden mit dem Dornier-Lithotriptor HM3 behandelt. Um eine optimale Einleitung der Stoßwelle ins kleine Becken zu ermöglichen, wurde die Lagerung des Patienten modifiziert: durch 2 Tragegurte zwischen dem Kopf- und Fußteil der Patientenliege sowie ein keilförmiges

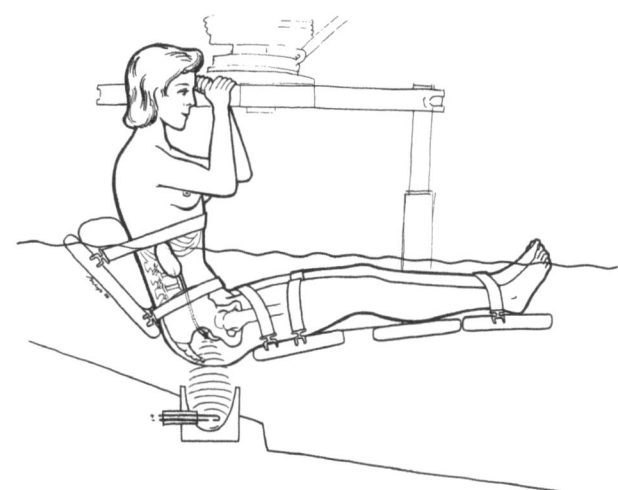

Abb. 1. Sitzende Lagerung zur berührungsfreien Zertrümmerung von tiefen Harnleitersteinen

Kissen am Rücken ist eine aufrecht sitzende Position möglich (Abb. 1). Diese Lagerung gewährleistet die geringste Absorption der Stoßwellen durch das knöcherne Becken. Durch eine nahezu gestreckte Stellung der Beine lassen sich auch die Bildwandler problemlos positionieren.

In der Mehrzahl der Fälle (72%) konnte der Stein direkt mit der Röntgenanlage identifiziert werden. Bei 28% der Patienten war die Gabe von Kontrastmittel erforderlich, um den Verlauf des Harnleiters einzustellen. Das Kontrastmittel wurde entweder intravenös oder über eine vorher angelegte Fistel verabreicht. Um im Falle einer Kontrastmittelapplikation eine Überprojektion der gefüllten Blase auf den Harnleiter zu vermeiden, erhielten alle Patienten für die Behandlung einen transurethralen Katheter zur Blasendrainage.

Ergebnisse

Bei 58 von 72 Patienten (80,5%) wurde in einer Behandlungssitzung eine vollständige Steindesintegration erzielt, bei 8 Patienten war zur kompletten Zertrümmerung eine 2. Behandlungssitzung erforderlich. Bei 6 Patienten ergaben sich nach der ESWL bei der Röntgenkontrolle keine Anzeichen der Steindesintegration. Alle Patienten wurden retrograd ureteroskopiert, wobei der Stein in 4 Fällen endoskopisch entfernt werden konnte. Bei 2 Patienten wurde eine Ureterolithotomie erforderlich.

In der gesamten Gruppe wurden keine Komplikationen beobachtet. Weder endoskopisch noch bei der Schnittoperation zeigten sich irgendwelche Veränderungen am Harnleiter oder umgebenden Gewebe durch die Stoßwellenbehandlung.

Erwartungsgemäß kam es zu einem raschen Abgang der Steinfragmente (1-3 Tage), was einen entsprechend kurzen Krankenhausaufenthalt mit sich bringt. Nach erfolgreicher Behandlung war eine analgetische Behandlung der Patienten nicht erforderlich.

Diskussion

Durch fortschreitende Erfahrung und verbessertes Instrumentarium ist die ureteroskopische Steinentfernung vor allem im distalen Harnleiter heute mit einer hohen Erfolgsrate möglich [3, 5]. Nachteile der Ureteroskopie sind die mit ca. 10% relativ hohe Komplikationsrate [3, 5] und der schwer vorhersehbare, teilweise große Zeitbedarf [3]. Die Vorteile der berührungsfreien Steinzertrümmerung liegen auf der Hand: bei vergleichbarer Erfolgsrate ist durch die Nichtinvasivität des Verfahrens die peri-therapeutische Morbidität deutlich niedriger. Wir sehen aus diesem Grund heute die ESWL als Therapie der Wahl beim tiefen Harnleiterstein an.

Literatur

1. Chaussy Ch, Schmiedt E, Jocham D, Schüller J, Brandel H (1984) Extrakorporale Stoßwellenlithotripsie - Beginn einer Umstrukturierung des Harnsteinleidens. Urologe (A) 23: 25
2. Fuchs G, Miller K, Rassweiler J, Eisenberger F (1985) One year experience with the Dornier Lithotripter. Eur Urol 11: 145-149
3. Lyon ES, Huffman JL, Bagley DH (1984) Ureteroscopy and ureteropyeloscopy. Urology 23: 29
4. Miller K, Fuchs G, Rassweiler J, Eisenberger F (1985) Treatment of ureteral stone disease: the role of ESWL and endourology. World J Urol 3: 53
5. Miller K, Gumpinger R, Fuchs G, Rassweiler J, Eisenberger F (1985) 160 cases of ureteroscopy. J Urol 133/2: 171
6. Miller K, Bubeck JR, Hautmann R (1986) ESWL of distal ureteral calculi. Eur Urol 12: 305
7. Rassweiler J: Persönliche Mitteilung

Dr. K. Miller
Urologische Universitätsklinik
Prittwitzstr. 43
D-7900 Ulm

Die extrakorporale Stoßwellenlithotripsie des Harnleitersteines

W. W. Meyer, P. Hanke und S. Sabel

Seit Einführung der ESWL hat sich das Indikationsspektrum deutlich erweitert. Waren anfänglich nur Nierenbeckensteine die Domäne der ESWL, werden heute neben Nierenkelch- und Teilausgußsteinen auch Harnleitersteine behandelt (s. Tabelle 1).

Material und Methode

An der Urologischen Universitätsklinik in Frankfurt sind seit der Installation des Nierenlithotripters in der Zeit vom 23. 7. 1984 bis zum 31. 5. 1986 183 Patienten mit Harnleitersteinen einer Stoßwellenlithotripsie unterzogen worden. Dazu waren insgesamt 192 ESWL-Sitzungen notwendig. Es handelte sich um 134 männl. und 49 weibl. Patienten mit 98 linksseitigen und 85 rechtsseitigen Harnleitersteinen. Der Altersmedian der weibl. Patienten lag bei 52 Jahren und der der männl. Patienten bei 45 Jahren.

Wie auch von anderen Autoren beschrieben, wird auch bei uns angestrebt den Harnleiterstein in das Hohlraumsystem der Niere zu retromanipulieren.

Tabelle 1. Indikation zur ESWL bei Harnleitersteinen

Stein ohne Stauung		→→ ESWL
Stein mit Stauung	ohne Infekt	→→ ESWL
	mit Infekt →→	Antibiose → ESWL
	mit Infekt und Fieber →→	offene Operation evtl. PCN → ESWL

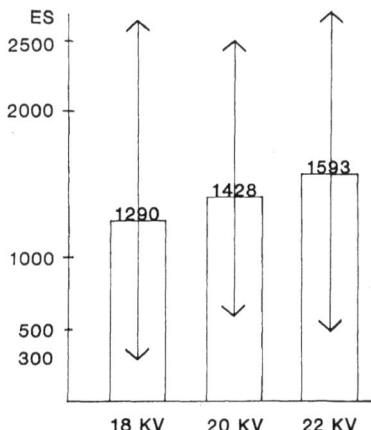

Abb. 1

Dies geschieht immer am Behandlungstag, entweder in Periduralanästhesie oder Vollnarkose, direkt vor der Stoßwellenlithotripsie. Es kommen dabei folgende Verfahren zur Anwendung:

1) Hochschieben mittels eines Tiemann-Ureterkatheters
2) Hochschieben mittels eines Tiemann-Ureterkatheters und zusätzlicher Schienung mittels eines 2. Ureterkatheters
3) Retromanipulation unter Verwendung eines Ureter Ballondilatationskatheters und Spülung mit Privin in einer Verdünnung v. 1:100000
4) Retromanipulation mittels Ureterorenoskop

In jedem Fall wird nach erfolgreicher Retromanipulation des Steines der Ureterkatheter belassen, damit das Konkrement bei der Umlagerung vom Röntgentisch auf den Positionierungsschlitten nicht wieder in den Harnleiter dislozieren kann. Läßt sich ein Stein jedoch nicht retromanipulieren, erfolgt die Behandlung in situ unter Nutzung eines Ureterkatheters als Ortungshilfe. Der Patient wird dann zur Behandlung mehr auf die steintragende Seite gedreht, damit eine Röntgenortung ohne Störeinflüsse der Wirbelsäule vorgenommen werden kann. Bei der in situ-ESWL hat sich die Stoßwellenapplikation mit 22 kV zur Steindesintegration besonders bewährt.

Ergebnisse

In 62,3% war eine erfolgreiche Retromanipulation möglich. Die medianen Stoßwellenzahlen bei den verschiedenen KV-Stärken entnehmen Sie bitte der Abb. 1. Die Durchleuchtungszeit lag im Mittel bei 105 Sek. und die durchschnittliche Operationszeit betrug 32 Min.

In 7% der Fälle waren auxiliäre Maßnahmen notwendig:

PCN prä ESWL	1 Pat.
Harnleiterperforation bei Retromanipulation → offene Operation	1 Pat.
PCN post ESWL	3 Pat.
Schlinge post ESWL	4 Pat.
URS post ESWL	2 Pat.
Harnleiterstein-OP post ESWL	2 Pat.

50 Patienten (27,3%) verließen steinfrei die Klinik. Bei 112 Pat. (61,2%) waren noch desintegrierte spontan abgangsfähige Restkonkremente ohne Stauung nachweisbar. Lediglich bei 21 Pat. (11,5%) fanden sich noch desintegrierte Reststeine mit Stauung.

Diskussion

Die extrakorporale Stoßwellenlithotripsie des Harnleitersteines ist inzwischen als etablierte Methode anzusehen, wenn sich der Stein oberhalb der Ileo-Sacralfuge befindet und im Röntgen-Ortungssystem des Nierenlithotripters gut darstellen läßt. Die Desintegration des Steines ist nicht unbedingt von der erfolgreichen Retromanipulation in das NBKS abhängig. Wie unsere Ergebnisse zeigen, gelingt auch eine erfolgreiche Desintegration in situ unter Zuhilfenahme eines Ureterkatheters und evtl. zusätzlicher Spülung.

Dr. Wolfgang W. Meyer
Zentrum der Chirurgie
Abteilung für Urologie
Johann Wolfgang Goethe-Universität
Theodor Stern Kai 7
D-6000 Frankfurt a.M. 70

In-situ-ESWL beim prävesikalen Harnleiterstein – Das Ende der Zeiss-Schlinge?

J. Rassweiler, U. Hath und F. Eisenberger

Bisher galt der Beckenkamm als untere Begrenzung der in-situ-ESWL. Der distale, nicht abgangsfähige Harnleiterstein war eine Domäne transurethraler Techniken [1, 2, 4]. Basierend auf Erfahrungsberichten von Jenkins et al. [3] und in enger Zusammenarbeit mit der Ulmer Klinik [5] haben wir beim praevesikalen Harnleiterstein mit der in-situ-ESWL begonnen.

Material und Methode

Seit Februar 1986 wurden 28 Patienten (20 männlich, 8 weiblich) mit nicht abgangsfähigem, schattengebendem praevesikalem Harnleiterstein im Dornier-Lithotripter HM 3 behandelt (Liegedauer 7 Tage bis 6 Monate, Steingröße 0,8 bis 1,5 cm). Eine Probeortung am Tag vor ESWL (ohne Narkose) wurde bei den ersten beiden Patienten und einer weiteren adipösen Patientin (92 kg, 165 cm) durchgeführt. Zwei Patienten wurden nachher durch Zeiss-Schlinge und retrograder Ureteroskopie behandelt.

Lagerung

Der Patient wird möglichst flach gelagert mit horizontaler Justierung von Schulter- und Beinstützen, die soweit auseinandergebracht werden, bis das Gefäß frei liegt. Zur Stabilisation liegt der Kranke auf straff gespannten überkreuzten Halteriemen. Eine Rotation zur steintragenden Seite ist bei Steinen nahe des Os sacrums erforderlich (Abb. 1).

Ortung

Zur Reduktion von Behandlungszeiten und Röntgenbelastung erfolgt ein klar abgestuftes Vorgehen:

1. Grobeinstellung unter manueller Kontrolle ohne Röntgen. Bezugspunkte sind Symphyse, Spina iliaca anterior superior und Trochanter major.

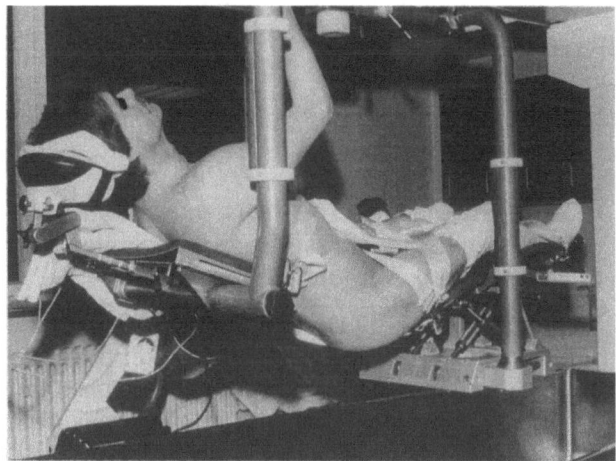

Abb. 1. Lagerungstechnik bei in-situ-ESWL des praevesikalen Harnleitersteins (gluteale Stoßwellenapplikation)

2. Kurzfristige Durchleuchtungskontrollen zur Feineinstellung mit frühzeitigem Einblenden.
3. Standbilder (Kurzzeit-Hochstromtechnik) nur bei Ortungsproblemen und zur Dokumentation des Desintegrationsgrades.
4. Langzeit-Hochstromtechnik nur in Ausnahmefällen (Darmgasüberlagerung, kleine Konkremente).

Eine Probeortung ohne Narkose ist indiziert: Bei adipösen Patienten (über 90 kg), bei Konkrementen nahe des Os sacrums, bei Skelettdeformationen, bei kleinen (unter 1 cm Durchmesser), schwach schattengebenden Steinen.

Stoßwellenenergie

Harnleitersteine erfordern eine höhere Stoßwellenenergie zur Desintegration als Nierenkonkremente. Abschwächende Faktoren sind dabei:

- hoher Tonus der Harnleiterwand (Steinbett mit ödematöser Mukosa),
- fehlender Urin um den Stein als bessere akustische Grenzfläche,

- fehlender Expansionsraum für die Steinfragmente [4].

Da bei Harnleitersteinen keine Abplatzeffekte auftreten können, beginnen wir mit hoher Generatorspannung (20–22 kV). Außerdem muß die Stoßwellenzahl deutlich höher im Vergleich zu gleichgroßen renalen Steinen angesetzt werden. Als oberste Grenze gelten an unserer Klinik für den Harnleiter 3000 Stoßwellen.

Fokussierung

Größere, obstruierende Harnleitersteine werden von cranial fokussiert, um eine möglichst günstige Grenzfläche zwischen Urin und Stein zu erhalten. Die Steindesintegration von cranial führt zum Eintreten von Urin mit entsprechender Vergrößerung der Grenzflächen und einer Senkung des Tonus der Harnleiterwand, was in einer erhöhten Effektivität der Stoßwellenenergie resultiert.

Ergebnisse

24 von 28 Konkrementen konnten desintegriert werden (1 × 2 Sitzungen), bei 4 Patienten war eine sekundäre retrograde URS Extraktion von unvollständig desintegrierter Fragmente erforderlich (Tabelle 1). Durchleuchtungszeiten und Anzahl der Standbilder konnten mit wachsender Erfahrung reduziert werden (< 100 Sekunden Durchleuchtungszeit, maximal 6 Standbilder).

Diskussion

Aufgrund der vorliegenden Ergebnisse muß die in-situ-ESWL beim distalen Harnleiterstein aufgrund ihrer fehlenden Invasivität als Therapieform der ersten Wahl angesehen werden. Indikationen sind:

- nicht abgangsfähige, schattengebende Harnleitersteine unterhalb der Linea terminalis (bei therapieresistenter Kolik, persistierender Obstruktion, Steingröße > 8 mm, fehlendem Fieber).

Kontraindikationen sind eine drohende Urosepsis mit Fieber und Harnwegsobstruktion. Ein Stein in Höhe des Ileosacralgelenks (evtl. ESWL in Bauchlage; 3); eine schwache Röntgendichte der Konkremente. Die bisherigen Untersuchungen konnten keine mutagene oder cancerogene Wirkung der Stoßwellen zeigen, dennoch werden aufgrund fehlender umfangreicher Studien an unserer Klinik fertile Frauen von der in-situ-ESWL ausgeklammert.

Mit Zunahme der ESWL-Zentren zeichnet sich ein Trend zu kleineren Nierensteinen mit gleichzeitigem Anstieg der Harnleitersteine von 10% 1984 auf 30% 1986 ab. Dies unterstreicht den Stellenwert der Indikationserweiterung einer in-situ-ESWL. Die sich schon gegenwärtig abzeichnende Verbreitung der in-situ-ESWL an anderen Zentren mit Dornier-Lithotriptoren (Virginia, Ulm, Bern, Singapur, Los Angeles) sowie unter Verwendung des Lithostars (Mainz; 6) wird zu einem Wandel des therapeutischen Vorgehens bei distalem Harnleiterstein unterhalb der Linea terminalis mit Bevorzugung der nicht invasiven in-situ-ESWL führen. Demgegenüber wird der Einsatz der Zeiss-Schlinge – zumindest an ESWL-Zentren – deutlich eingeschränkt werden.

Tabelle 1. Therapieverlauf nach in-situ-ESWL beim praevesikalen Harnleiterstein

Stoßwellen-Anzahl	1750 (700–2500)
Terminale Generatorspannung	20 kV (18–24)
Durchleuchtungszeit (sec)	92 (36–259)
Röntgen-Standbilder	7 (4–20)
Koliken	5 (20%)
Auxiliare Maßnahmen (retrograde URS)	4 (16%)
Stationärer Aufenthalt	4 Tage (2–7)

Literatur

1. Gumpinger R, Miller K, Fuchs G, Eisenberger F (1985) Antegrade ureteroscopy for stone removal. Eur Urol 11: 199–202
2. Huffman JL, Bagley DH, Schönberg HW, Lyon ES (1983) Transurethral removal of large ureteral and renal pelvic calculi using ureteroscopic ultrasonic lithotripsy. J Urol 130: 31–34
3. Jenkins A, Lippert MC, Wyker AW, Gillenwater JY: ESWL treatment of distal ureteral stones. Abstracts of third congress on endourology. September 20–22, 1985, New York City (E 22)
4. Miller K, Fuchs G, Rassweiler J, Eisenberger F (1985) Treatment of ureteral stone disease: The role of ESWL and endourology. World J Urol 3: 53–57
5. Miller K, Bubeck JR, Hautmann R (1986) Extracorporeal shockwave lithotripsy of distal ureteral calculi. J Urol 12: 305–307
6. Wilbert DM, Reichenberger M, Noske E, Riedmiller H, Alken P, Hohenfellner R (1986) New generations multifunctional shockwave lithotripter. J Urol 135, 160 A (Abstr No 226)

Dr. med. Jens Rassweiler
Urologische Klinik
Katharinenhospital Stuttgart
Kriegsbergstraße 60
D-7000 Stuttgart 1

Der komplette Infekt-Ausgußstein (Ergebnisse der kombinierten bzw. alleinigen ESWL-Behandlung)

B. Ulshöfer, L. Rohrmoser, W. Schultze-Seemann, A. Peemöller, J. Kiechle und G. Rodeck

Fragestellung: Eignung der ESWL als Mono- bzw. Kombinationsbehandlung bei kompletten Infekt-Ausgußsteinen?

Prüfkriterien: Nierenfunktion, septische Komplikationen, Infektfreiheit, Steinfreiheit.

Patientengut: siehe Tabelle 1

Tabelle 1. Patienten

21 komplette Ausgußsteine bei
19 Patienten (16 F., 3 M.)
Alter: x̄ = 48,5 J. (25–77 J.)

Infekt vor Behandlung
18/19 P.: > 10^6 Proteus
1/19 P.: > 10^6 Ps. Aerug.

Steinanalyse (Rö-Diffr.)
Struvit-Apatit (Whewellit 10%): 19/21 Nieren
Apatit-Whitlockit-Whewelitt: 2/21 Nieren

Behandlung

Eine ESWL-Monobehandlung wurde gewählt, wenn das Nierenbecken annähernd Trichterform hatte, so daß eine schrittweise Desintegration des Nierenbeckenanteiles möglich war (Abb. 1). Lag eine sehr große zentrale Steinmasse sowie ein mehr ampulläres Nierenbecken vor, wurde zunächst offen operiert (Abb. 2) und die Steinreste einer ESWL-Behandlung zugeführt. Zur Gewebeschonung wurde sowohl die Doppler-Sonographie als auch die Ultraschall-Litholapaxie eingesetzt. In einem Fall dop-

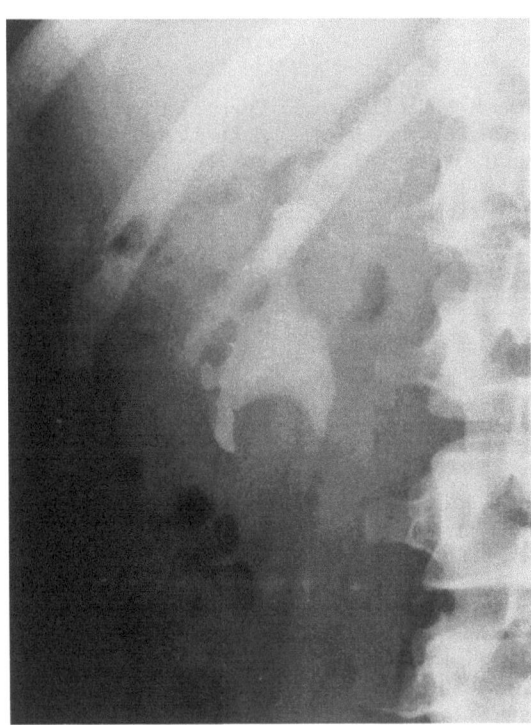

Abb. 1

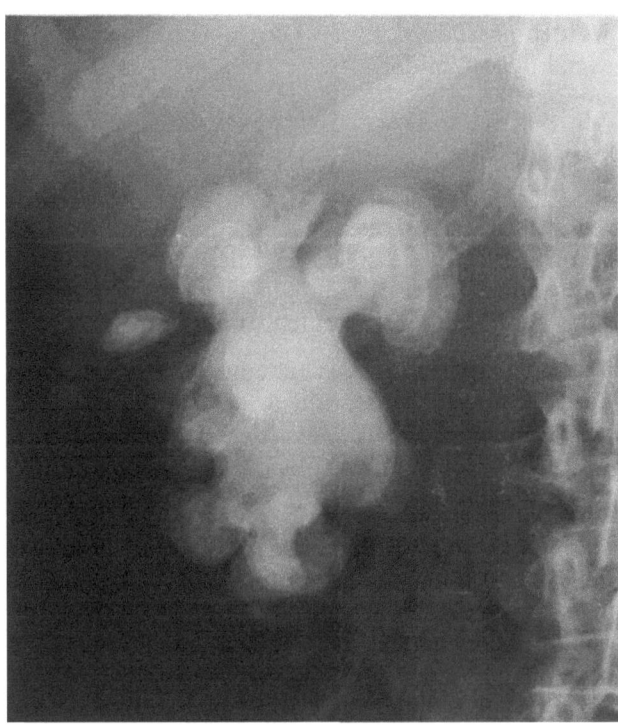

Abb. 2

Tabelle 2. Behandlung

	1×ESWL	2×ESWL	3×ESWL	4×ESWL	Fieber P.O. (max. 38,3)	Nephrostomie	UK bzw. Schlinge	URS	Renacidin-Spülung
Nur ESWL	0	3	3	1	3/19 ESWL	0	1	1	0
OP+ESWL	11	2	0	0	8/13 OP 1/15 ESWL	13	0	0	5
Nur OP	-	-	-	-	1/1 OP	1	0	0	1

Bei allen Patienten 2×2 g Cefotaxim bzw. 2×4 g Piperacillin über 3-8 Tage vor einer Behandlung

Tabelle 3. Spätergebnisse ($\bar{x}$=9,5 Monate (2-12 Monate) nach der letzten Behandlung

	Nierenfunktion Prae	(MG/DL KREA) Post	Steinfreiheit	Infektfreiheit (>4 Wochen ohne Therapie)
Nur ESWL	0,96 ± 0,21	0,89 ± 0,17	6/7 Nieren (1 × Reststein)	6/7 Patienten
OP+ESWL bzw. nur OP	2,27 ± 2,88	1,28 ± 1,18	8/14 Nieren (6 × A. Desintegrate)	11/12 Patienten
Gesamt	1,78 ± 2,34	1,14 ± 0,95	14/21 Nieren	17/19 Patienten

pelseitiger Ausgußsteine wurde durch die OP auf einer Seite bereits völlige Steinfreiheit erreicht. Grundsätzlich wurde bei allen Patienten vor einer Maßnahme eine antibiotische Vorbehandlung mit Cefotaxim 2×2 gr./täglich oder Piperacillin 2×4 gr/täglich über 3-8 Tage durchgeführt. Weitere Angaben über den perioperativen Verlauf sind der Tabelle 2 zu entnehmen.

Spätergebnisse: siehe Tabelle 3

Komplikationen

1× (nur OP) Abszeß im Bereich der Nephrostomie, der sich nach Eröffnung spontan und folgenlos verschloß. 1× drei Monate nach der kombinierten Behandlung subpelvine Stenosierung, die korrigiert werden muß.

Zusammenfassung und Folgerungen

1. Die ESWL ist zur Behandlung kompletter Infekt-Ausgußsteine geeignet.
2. Gezielte antibiotische Vorbehandlung vermeidet weitgehend septische Komplikationen.
3. Keine Beeinträchtigung der Nierenfunktion; bei eingeschränkter Funktion sogar Verbesserung möglich.
4. Absolute Steinfreiheit wurde bei 14/21 Nieren (=66%) erreicht (1 × Reststein, 6 × abgangsfähige Desintegrate).
5. Definitiv infektfrei (>4 Wochen ohne Therapie) wurden 17/19 Patienten (=89%); 1× persistierender Infekt bei kompaktem Reststein, 1× chronischer Pseudomonas-Infekt. Noch vorhandene abgangsfähige Desintegrate hatten keinen Einfluß auf die Sanierung der typischen Proteusinfekte.

PD Dr. B. Ulshöfer
Urologische Universitätsklinik
Klinikum Lahnberge
D-3550 Marburg

Die Kombinationsbehandlung des Ausgußsteines

W. W. Meyer und P. Hanke

In der chirurgischen Behandlung des kompl. Nierenbecken- und Kelchausgußsteines hat sich in den letzten Jahren ein großer Wandel vollzogen. Während dies früher die Domäne der Schnitt-Operation unter Zuhilfenahme von Hypothermie evtl. auch Doppler-Sonographie war, ist die Behandlung heutzutage eine Domäne der endoskopischen Chirurgie häufig in Kombination mit der extrakorporalen Stoßwellenlithotripsie geworden.

Material und Methode

Seit Installation der extrakorporalen Stoßwellenlithotripsie an der Universitätsklinik Frankfurt sind zwischen Juli 1984 und Mai 1986 70 Patienten mit kompl. Nierenbecken- und Kelchausgußsteinen einer alleinigen perkutanen Nephrolitholapaxie oder einer Kombinationsbehandlung mit zusätzlicher ESWL unterzogen worden. Es handelte sich dabei um 32 männl. und 38 weibl. Patienten. Der Altersmedian der männl. Pat. lag bei 50,4 Jahren und der der weibl. bei 46,3 Jahren.

Nach Legen eines doppelläufigen Ballonokklusionskatheters wird das Hohlraumsystem der Niere mit einer Mischung aus Kontrastmittel und Indigocarminblau aufgefüllt. Unter sonographischer Kontrolle mit einem Punktionsschallkopf erfolgt die Punktion der unt. dorsalen Kelchgruppe in Bauchlage des Patienten. Unter röntgenologischer Kontrolle wird dann nach erfolgreicher Punktion der Kanal mit dem starren Teleskopbougie – Set dilatiert. Nach Einlegen eines Seldinger-Sicherheitsdrahtes erfolgt die Litholapaxie unter endoskopischer Sicht mit dem starren Nephroskop. Einzelne in Seitenkelche evtl. abgeschwemmte Konkrementbestandteile werden mit dem Dormia-Körbchen unter Zuhilfenahme eines flexiblen Nephroskopes in das Nierenbecken zurückgezogen und dort litotripsiert. Bei der Punktion und Dilatation des Kanales ist besonders darauf zu achten, daß nur bis an den Unterrand des Steines der unteren Kelchgruppe dilatiert werden darf, da sonst stärkere Blutungen sowie eine Perforation des Nierenbeckens durch den vorgeschobenen Bougie auftreten können. In der Einführungsphase der perk. Litholapaxie wurde an unserer Klinik grundsätzlich zweizeitig gearbeitet, wobei in erster Sitzung lediglich die Punktion und Dilatation des Kanals erfolgte. Erst in der zweiten Sitzung wurde dann die Steinzertrümmerung durchgeführt. Diese Methode hat sich jedoch bei kompl. Ausgußsteinen nicht bewährt, da das Einbringen einer Nephrostomie neben dem Stein oft nicht möglich war und so vermehrt Nephrostomie-Dislokationen sowie verstärkte Blutungen auftraten. Mit zunehmender Erfahrung wird jetzt einzeitig die Punktion, Dilatation sowie die Litholapaxie durchgeführt. Dabei wird versucht die zentrale Hauptsteinmasse möglichst in der ersten Sitzung zu entfernen. Am Ende der Litholapaxie erfolgt grundsätzlich die Einlage eines Ballon-Nephrostomie-Katheters mit dekonnektierbarem Ansatz. Wird in erster Sitzung keine Steinfreiheit erzielt, werden verbliebene Restkonkremente entweder in einer weiteren Sitzung unter Sicht entfernt oder falls möglich eine ESWL der peripheren Steinmasse durchgeführt. Diese erfolgt immer bei liegender und geöffneter Nephrostomie. Die Entfernung der perk. Nephrostomie erfolgt in jedem Fall erst nach Verifizierung guter Abflußverhältnisse und Vorhandensein nur noch geringer desintegrierter spontan abgangsfähig erscheinender Restkonkremente.

Ergebnisse

Bei dem Kollektiv von 70 Patienten konnte in 21 Fällen durch alleinige perkutane Litholapaxie Steinfreiheit erzielt werden. In 49 Fällen war eine zusätzl. ESWL notwendig, wobei hiervon 18 Pat. nach der ESWL die Klinik steinfrei verließen. Insgesamt erfolgten bei 70 Patienten 143 perkutane Nephrolitholapaxie-Sitzungen. In 51 Fällen waren 2 Sitzungen u. bei 11 Pat. 3 Sitzungen notwendig. Nach perkutaner Litholapaxie erfolgten bei 49 Pat. insgesamt 67 ESWL-Sitzungen. In 12 Fällen waren 2 Sitzungen und in 3 Fällen 3 Sitzungen notwendig.

Dabei traten folgende Komplikationen auf:

Blutung (HB↓2 g%)	17 Pat.
Transfusion	11 Pat.
Fieber (>38°C)	25 Pat.
Nephrostomiedislokation	7 Pat.
Nierenbeckenperforation	5 Pat.
Steine extrarenal	2 Pat.
Wandlerspitze abgebrochen	1 Pat.
Septische Temperaturen→ offene Operation→ESWL	1 Pat.
AV-Fistel post PCN→Nephrektomie	1 Pat.
Steinstraße post PCN→Harnleiternekrose→ Ureterocystoneostomie	1 Pat.

Die perkutane Litholapaxie erfolgte bei 65 Pat. in Vollnarkose, bei 3 Pat. in Periduralanästhesie und bei 2 Pat. in Lokalanästhesie. Die Stoßwellenlithotripsie wurde grundsätzlich in Periduralanästhesie durchgeführt.

Zusammenfassung

Die Behandlung des kompl. Nierenbecken- und Kelchausgußsteines mit der Kombination aus perk. Nephrolitholapaxie und ESWL wird in Zukunft sicher die schnittop. Therapie weitgehend ablösen. Diese Therapie sollte jedoch nur an einzelnen Zentren, die über entsprechende Erfahrung verfügen, durchgeführt werden. Die Kombinationsbehandlung ist aufgrund der geringen Invasivität der niedrigen postop. Morbidität und Mortalität der schnittop. Methode vorzuziehen.

Dr. Wolfgang W. Meyer
Klinikum der Johann Wolfgang Goethe-Universität
Zentrum der Chirurgie
Abteilung für Urologie
Theodor Stern Kai 7
D-6000 Frankfurt a. M.

ESWL bei Ausgußsteinen ohne perkutane Reduktion der Steinmasse

M. A. Gunst, D. Ackermann, Ch. Zehntner und E. J. Zingg

Einleitung

Die alleinige ESWL-Behandlung großer Nierensteine ist mit einer hohen Rate postoperativer Komplikationen wie die Ausbildung von Harnstauungsnieren und Infektion bei verzögerter Desintegratelimination verbunden [2]. Bei der perkutanen Nephrolitholapaxie (PNL) sind schwere Komplikationen in 3,2% aller Fälle zu erwarten, diese Komplikationsrate dürfte bei großer Steinmasse noch höher liegen [4]. In einer prospektiven Studie wurden die Möglichkeiten einer alleinigen ESWL-Behandlung unter gleichzeitiger Ureterschienung bei großen Nierensteinen abgeklärt. Gleichzeitig sollte untersucht werden, ob die Steinzusammensetzung die Resultate dieser Behandlungsart beeinflußt.

Patienten und Methode

31 Patienten mit 32 großen Steinen wurden behandelt. Die Steine wurden aufgrund der Anamnese und des radiologischen Aspekts in zwei Gruppen unterteilt. Eine Struvit-/Apatitgruppe einerseits und eine Kalziumoxalatgruppe andererseits (Tabelle 1). In der Struvit-/Apatitgruppe fanden sich ausschließlich Ausgußsteine. Die Kalziumoxalatsteine wiesen alle einen Durchmesser von mehr als 25 mm

Tabelle 1. Behandlung von 31 Patienten mit 32 Nierensteinen in einer prospektiven Studie, Stratifikation gemäß Steinart

	Struvit/Apatit	Ca-Oxalat	total
Patienten	16	15	31
Alter (Jahre)	x: 49	x: 49	
	min. 30 max: 75	min: 28 max: 78	
♀/♂	14 w/2 m	6 w/9 m	20 w/11 m
Steine	16	16	32
Steingröße	9 Ausgußsteine 7 part. Ausguß	Ø >2,5 cm	

auf. Vorgängig der ESWL-Behandlung wurde ein Doppel-J-, resp. Pigtail-Katheter 7 Ch., bzw. 8 Ch. (Surgytek, Double-J ureteral stent, respektive Bard coil stent) in die zu behandelnde Niere eingelegt. Die Ureterschienung wurde bis zum weitgehenden Steinabgang in situ belassen. Die resistenzgerechte Antibiotikabehandlung wurde spätestens bei Einlage der Ureterschienung begonnen und bis zur Entfernung des Stents beibehalten. Die ESWL-Behandlung erfolgte im Dornier Lithotriptor (HM-3), die maximale Stoßwellenzahl pro Behandlung betrug 2500, die maximale Elektrodenspannung wurde auf 24 kV beschränkt. Bei ungenügender Desintegration wurde eine zweite Sitzung nach 2-5 Tagen durchgeführt.

Tabelle 2

	Struvit/Apatit	Calcium-Oxalat	total
behandelte Nieren	16	16	32
Stein-Desintegration			
- vollständig	13	14	27 (84%)
- ungenügend	3	2	5 (16%)
3-Monatsresultat			
- steinfrei	4	5	9 (64%) [a]
- abgangsfähiges Restdesintegrat	1	3	4 (29%) [a]
- Restkonkremente nicht abgangsfähig	1	0	1 (7%)

[a] (93%)

Tabelle 3

	Struvit/Apatit	Ca-Oxalat	t-Test
ESWL-Behandlungen pro Niere	$\bar{x}$: 1,5 min: 1 max: 2	$\bar{x}$: 1,5 min: 1 max: 3	n.s.
Stoßwellen pro Niere ($\bar{x} \mp SD$)	3412 $\mp$ 1102	3451 $\mp$ 1400	n.s.
Hospitalisation (Tage)	$\bar{x}$: 8,8 min: 5 max: 14	$\bar{x}$: 8,3 min: 5 max: 18	n.s.
Schienungsdauer (Tage)	$\bar{x}$: 14,8 min: 1 max: 45	$\bar{x}$: 19,3 min: 4 max: 46	n.s.
auxiliäre Maßnahmen nach ESWL	3 × neue Schienung	4 × neue Schienung 1 × Zeiss-Schlinge	
Fieber (>38,5°C)	2 Patienten	-	
Koliken (i.v. Analgetika)	-	1 Patient	

Resultate

Bei allen Konkrementen konnte in 1–3 ESWL-Sitzungen eine genügende Desintegration erreicht werden, so daß nach durchschnittlich 3400 Stoßwellen pro Niere, 27/32 behandelten Nieren (84%) eine vollständige Desintegration zeigten (Tabelle 2). Bei keinem Patienten wurde eine Harnstauungsniere beobachtet. Bei der 3-Monatskontrolle (Tabelle 2) sind 9/14 Patienten steinfrei, weitere 4/14 Patienten wiesen desintegriertes Steinmaterial auf, das als abgangsfähig beurteilt wurde; bei 93% der Patienten kann Steinfreiheit ohne weitere Behandlung erwartet werden.

Diskussion

Bei großen Nierensteinen konnte in 84% eine genügende Desintegration der Steine mit durchschnittlich 1,5 ESWL-Behandlungen und 3400 Stoßwellen pro Niere erreicht werden. Diese Resultate entsprechen sowohl den Ergebnissen für die ESWL-Behandlung von nicht-selektionierten Steinen als auch der Erfolgsrate für die kombinierte Behandlung PNL und ESWL bei Ausgußsteinen [3]. In unserer Patientengruppe war die postoperative Komplikationsrate niedrig. Diese Nebenwirkungen konnten ohne weiteres medikamentös behandelt werden. In keinem Fall kam es zur Ausbildung einer Harnstauungsniere. Auxiliäre Maßnahmen nach der ESWL-Behandlung waren in 25% der Fälle nötig, meist mußte eine dislozierte Ureterschiene neu eingelegt werden. Perkutane auxiliäre Maßnahmen erübrigten sich (Tabelle 3).

Schlußfolgerungen

Gegenüber der bisherigen Kombinationsbehandlung (PNL+ESWL) für große Steine ließen sich mit alleiniger ESWL unter Ureterschienung Komplikationsrate und Hospitalisationszeit drastisch senken [3]. Die Erfolgsrate ist der Kombinationsbehandlung (PNL+ESWL) vergleichbar [2, 3]. Die alleinige ESWL-Behandlung von Ausgußsteinen ist mit vertretbarem Aufwand bei niedriger Komplikationsrate möglich sofern der Urinabfluß mittels Ureterschienung gesichert wird. Bei Stenosen oder Strikturen im Verlauf der ableitenden Harnwege kann die Einlage des Doppel-J-Katheters unmöglich sein, in diesen Fällen muß der perkutanen Methode den Vorzug gegeben werden, dies umsomehr als damit oft gleichzeitig die Abflußbehinderung saniert werden kann [5].

Literatur

1. Drach GW et al. (1986) Report of the United States cooperative study of extracorporeal shockwave lithotripsy. J Urol 135: 1127–33
2. Eisenberger F et al. (1985) Extracorporeal shockwave lithotripsy and endourology: an ideal combination for the treatment of kidney stones. World J Urol 3: 41–47
3. Kahnoski RJ et al. (1986) Combined percutaneous and extracorporeal shock wave lithotripsy for staghorn calculi: an alternative to anatrophic nephrolithotomy. J Urol 135: 679–681
4. Segura JW et al. (1985) Percutaneous removal of kidney stones: review of 1000 cases. J Urol 134: 1077–81
5. Webb DR et al. (1986) Extracorporeal shockwave lithotripsy and percutaneous renal surgery. Br J Urol 58: 1–5

Dr. med. Marcel Gunst
Urologische Klinik
Kantonsspital Aarau
CH-5001 Aarau

Berührungsfreie Nierensteinzertrümmerung mit dem piezo-elektrischen Lithotriptor

B. Kopper, M. Ziegler, R. Riedlinger, D. Neisius, H. Wurster, F. Überle, W. Kraus und Th. Gebhardt

Es wird ein neuer Nierenlithotriptor vorgestellt, der in Zusammenarbeit mit der Universität Karlsruhe und der Richard Wolf GmbH, Knittlingen, entwickelt wurde. Der neue Lithotriptor unterscheidet sich vom Dornier'schen Lithotriptor durch das physikalische Prinzip der Stoßwellenerzeugung. Bei dem neuen Verfahren handelt es sich um ein piezoelektrisches System zur Stoßwellenerzeugung. Der piezoelektrische Lithotriptor wurde als reflektorfreies, selbstfokkusierendes System in Form einer Kugelkalotte konzipiert. Die konkave Seite des sphärischen Wandlers ist mosaikartig mit mehreren hundert Keramikelementen besetzt. Der Piezowandler wird durch die Aufschaltung eines elektrischen Hochspannungssignals angeregt und liefert einen unipolaren hochenergetischen Druckpuls. Der piezoelektrische Wandler kann sowohl für die Zerstörung als auch zur Ortung eines Steines verwendet werden. Die Positionierung des Steines in den Fokus erfolgt durch ein zusätzlich integriertes Ultraschallgerät.

Aufgrund der guten experimentellen Erfolge mit diesem System bei der extrakorporalen Lithotripsie von in Hundenieren implantierten Steinen wurde der piezoelektrische Lithotriptor im Dezember 1985 erstmals auch zur Behandlung von Nierensteinen in der Klinik eingesetzt. Über die ersten klinischen Erfahrungen mit dem piezoelektrischen System bei der Behandlung von Nierensteinen soll berichtet werden.

Der mobile Lithotriptor besteht aus einem Spezialtisch mit eingebauter Öffnung in der Liegefläche für die Stoßwellenapplikation. Der Patient wird vorzugsweise in Rücken/Seitenposition gelagert, so daß die zu beschallende Körperpartie luftblasenfrei in das vorgesehene Öffnungsfenster in der Liegefläche eintaucht. Der Nierenstein wird mit Hilfe einer Ultraschallortungseinrichtung exakt in den Stoßwellenfokus positioniert. Dazu wird der Piezowandler mit integriertem Ultraschallsystem über ein Kreuzsystem in x-y-z-Richtung elektromotorisch zum Objekt hin verfahren.

Die Steinortung erfolgt ausschließlich ultraschalltechnisch. In der Symmetrielinie des Stoßwellenerzeugers ist ein Sektorscanner integriert. Der Scanner kann um 90 Grad gedreht werden, so daß sich in zwei Ebenen sagittal und transversal Schnittbilder der Niere ergeben. Die Möglichkeit der Feinortung des Nierensteines ist als Ultraschall A-Ortung über den Piezowandler selbst möglich, der sowohl zur Erzeugung der Stoßwelle als auch zur Ultraschallortung einsetzbar ist.

In dem Behandlungstischkonzept ist die gesamte Wasseraufbereitung für dieses System untergebracht. Das Wasser wird auf Körpertemperatur erwärmt und entgast, so daß eine luftblasenfreie Ankoppelung hin zum Körper gewährleistet ist. Zur Installation des mobilen Systems genügt ein haushaltsüblicher Kaltwasser- und Stromanschluß. Bauliche Maßnahmen sind nicht erforderlich, was neben den praktisch entfallenden Kosten für Verschleißteile den finanziellen Aufwand niedrig hält.

Ergebnisse

Bisher wurden 89 Patienten mit erbs- bis kirschgroßen Steinen im Nierenhohlsystem behandelt. Nachdem Eigenversuche gezeigt hatten, daß die Stoßwellenapplikation mit dem Piezosystem für den Menschen schmerzlos durchführbar ist, wurden die Patienten ausnahmslos ohne Anästhesie behandelt. Es wurden insgesamt 108 Stoßwellenbehandlungen bei 89 Patienten durchgeführt (Tabelle 1). In 44 Fällen waren die Harnsteine im Nierenbecken lokalisiert. 5mal im oberen Kelch, 11mal im mittleren Kelch und 29mal im unteren Kelch. Die Anzahl der applizierten Stoßwellen pro Stein betrug durchschnittlich 900. Von den Patienten wurde die Stoßwelle in der Regel als nicht schmerzhafter, leichter punktförmiger Stoß oder Schlag in der Nierengegend empfunden. Nur in 2 Fällen war während der Behandlung die Verabreichung eines Analgetikums wegen geklagter Schmerzen erforderlich. Die reine

Tabelle 1. Ergebnisse der extrakorporalen piezoelektrischen Lithotripsie (EPL)

108 EPL-Behandlungen bei 89 Patienten	
Steinlokalisation: Nierenbecken: 44; oberer: 5; mittlerer: 11; unterer Kelch: 29 Patienten	
Stoßwellen pro Stein:	900–1200
Behandlungsdauer:	30–45 Minuten
gute Steindesintegration:	90%
Auxiläre Maßnahmen:	13 Patienten
Stationärer Aufenthalt:	4–6 Tage
Steinfrei bei Entlassung:	37,1% (33 von 89)
Komplikationen:	keine

Behandlungsdauer nach exakter sonografischer Steinortung betrug durchschnittlich 30 Minuten.

Bei allen 89 Patienten konnten die Konkremente mit den beiden Ultraschallsystemen ohne Schwierigkeiten identifiziert und in den Fokus zentriert werden. Von 95 für die extrakorporale piezoelektrische Lithotripsie vorgesehenen Patienten war in 6 Fällen eine Behandlung wegen mißlungener sonographischer Ortung nicht möglich. Die Ortung der Harnsteine scheiterte daran, daß das Konkrement im Fokus durch Rippen überlagert war.

Bei 82 von 89 Patienten konnte eine Zertrümmerung der Steine in abgangsfähige Teile erzielt werden. Wegen relativ großer Steinvolumina bzw. primär inkompletter Steinzertrümmerung erforderten 19 Patienten eine zweite Stoßwellenbehandlung. Auxiläre Maßnahmen, wie vorübergehende Nierenentlastung durch perkutane Nephrostomie und Steinlockerung im Harnleiter mittels Ureterkatheter, waren bei 13 Patienten erforderlich.

Je nach Steingröße und vermutetem sonografischem Desintegrationsgrad erfolgte nach 300 bis 600 Stoßwellenapplikationen eine Röntgenkontrolle. Abhängig vom Röntgenbefund wurde die Behandlung beendet oder fortgesetzt. Abschließend wurde der Behandlungserfolg erneut röntgenologisch dokumentiert.

Sonografisch ist eine beginnende Steindesintegration an einer zunehmenden Auflockerung und Umfangzunahme des ursprünglich intensiven Reflexes des Gesamtkonkrementes und der Verbreiterung des Schallschattens erkennbar. Die Identifizierung abgesprengter Steinteile in den subpelvinen Harnleiter oder einen Kelch gelang zufriedenstellend. Dank der permanenten sonografischen Kontrolle des Steines während der Lithotripsie ist die atemabhängige Nierenbeweglichkeit von untergeordneter Bedeutung, da die Schallimpulse nur dann ausgelöst werden, wenn sich der Stein exakt im Fokus befindet.

Zum Zeitpunkt der Entlassung aus der stationären Behandlung nach durchschnittlich 4–6 Tagen Aufenthalt waren 33 von 89 Patienten (37,1%) röntgenologisch steinfrei. Die übrigen Patienten wurden mit gut desintegrierten abgangsfähigen Konkrementen in die ambulante Nachsorge entlassen. Ernsthafte Komplikationen, wie perirenale Hämatome oder Verletzungen an Nachbarorganen nach extrakorporaler piezoelektrischer Stoßwellenlithotripsie konnten bisher nicht beobachtet werden.

Priv. Doz. Dr. med. B. Kopper
Chefarzt d. Urol. Klinik
Städt. Krankenhaus
D-6750 Kaiserslautern

Zweite Generation der extrakorporalen Stoßwellenlithotripsie – Lithostar – Klinische Ergebnisse

D. M. Wilbert, H. Riedmiller, P. Alken und R. Hohenfellner

Als zweite Generation wird der hier vorgestellte Lithotriptor definiert, der im Gegensatz zu dem in Betrieb befindlichen System HM 3 der Firma Dornier [1] nicht mit einem offenen Wasserbehälter sondern lokal mit einem abgeschlossenen System an den Patienten angekoppelt wird.

Dazu wurde ein neues Prinzip der extrakorporalen Stoßwellengeneration im Tierexperiment, und nach dessen erfolgreichem Abschluß, im klinischen Einsatz überprüft.

Der dazu erforderliche Lithotriptor wurde in Kooperation mit der Firma Siemens, Erlangen entwickelt. Grundlage ist ein multifunktioneller urologischer Röntgentisch, in dessen Fuß die Lithotripsieeinheit integriert ist. Dadurch ist es nicht nur möglich Stoßwellenlithotripsien, sondern auch alle anderen endourologischen Eingriffe der Steinbehandlung sowie allgemeine urologische Diagnostik zu betreiben. Besonderes Augenmerk während der klinischen Überprüfung galt jedoch der Funktion der Lithotriptoreinheit.

Grundlage ist eine elektromagnetische Stoßwellenerzeugung, wobei eine Metallmembran, an die eine Hochspannung angelegt wird, ausgelenkt und dadurch in einem vorgeschalteten Wassercontainer eine sich zunehmend aufsteilende Stoßwelle erzeugt

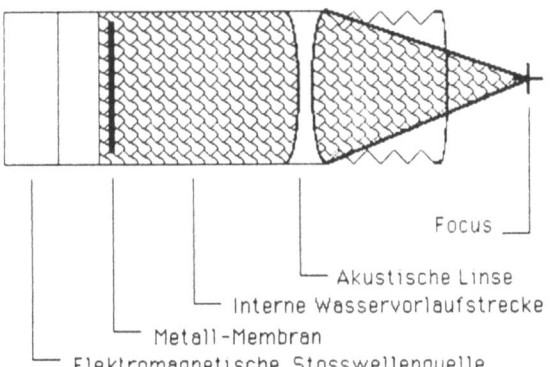

Abb. 1. Schematische Darstellung des Stoßwellenkopfes mit elektromagnetischer Impulsgeneration

wird [2]. Diese wird über eine sogenannte akustische Linse fokussiert (Abb. 1).

Während einer routinemäßigen Behandlung erfolgt die Steinlokalisation über eine Zwei-Ebenen-Röntgenanlage in Längsrichtung des Patienten. Die erste Ebene arbeitet in a.-p.-Projektion, die zweite Ebene im Winkel von 45 Grad in caudocranialem Strahlengang. Kontinuierliche Durchleuchtung, Speicheraufnahmen und Kassettenaufnahmen sind möglich. Zusätzlich besteht die Möglichkeit elektronischer Bildmanipulation in Form einer elektronischen Kontrast- oder Kantenanhebung. Zum Abschluß der Behandlung erfolgt eine Röntgenaufnahme in a.-p.-Projektion zur Dokumentation des Desintegrationserfolgs.

Die einzelnen Stoßwellenimpulse werden üblicherweise festfrequent, mit etwa 1,6 Hz, unter gleichzeitiger Atemtriggerung appliziert. Wegen in etwa 15% der Behandlungen auftretenden Extrasystolen ist eine optionale, zusätzliche EKG-Triggerung möglich.

Die Ankopplung des Stoßwellenkopfes erfolgt seitlich an der Flanke unter Zwischenschaltung einer hydrierten Gelscheibe zur reflexionsfreien Impulseinkopplung.

Bei den ersten 35 Patienten sowie bei 4 Kindern wurde eine Intubationsnarkose durchgeführt. Ansonsten war die häufigst verwandte Anästhesieform die Periduralanästhesie (244 Fälle), insbesondere bei den Patienten, die einer transurethralen Manipulation vor Stoßwellenlithipripsie bedurften. In 117 Fällen wurde eine Lokalanästhesie durchgeführt. Dies bedeutet die subcutane Infiltration von 10 ml Lidocain sowie bei der Mehrzahl der Patienten die zusätzliche Gabe eines Spasmolytikums oder Analgetikums intravenös.

Bei 65 Behandlungen von Harnleitersteinen erfolgte vor ESWL ein Ureterenkatheterismus um blockierende Steine ins Nierenbecken zurückzuschieben oder zumindest das gestaute Hohlsystem zu entlasten. Weitere 33 Patienten erhielten einen versenkten Doppel-J-Katheter vor Lithotripsie wegen einer großen Gesamtsteinmasse [3].

Während 400 Behandlungen bei 372 Patienten wurden insgesamt 465 Steine lithotripsiert. 117 Nierenbeckensteine, 249 Kelchsteine, 72 obere Harnleitersteine und 27 distale Harnleitersteine. Die durchschnittliche Steingröße betrug 1,4 cm.

Zweitbehandlungen waren in 7% erforderlich, teils geplant wegen großer Steinmasse, teils erforderlich wegen ungenügender Steindesintegration während der Erstbehandlung. Durchschnittlich wurden 1175 Stoßwellen appliziert und in 97% aller Patienten konnte eine Steindesintegration erreicht werden.

An der Haut fanden sich nie subcutane Hämatome. Bei zwei Patienten wurde allerdings im Rahmen der nachfolgenden sonographischen Kontrollen ein perirenales Hämatom und bei zwei weiteren Patienten ein subcapsuläres Hämatom festgestellt. Die Behandlung erfolgte konservativ. Koliken traten in 18,5% und Fieber nach ESWL in 2,5% auf.

Während der bisherigen klinischen Überprüfung konnte eine reproduzierbare Steindesintegration erreicht werden. Die während der Behandlung nur minimale Rosaverfärbung des Urins wird als Zeichen geringer Parenchymbelastung der Niere gewertet. Durch die Lokalanästhesie steht ein den Patienten wenig belastendes Verfahren zur Verfügung. Eventuell erforderliche Zusatzmaßnahmen sind auf dem gleichen Arbeitsplatz durchführbar. Die Behandlung von Kindern wird durch die unproblematische Lagerung wesentlich vereinfacht.

Literatur

1. Chaussy C (1982) Extracorporeal shockwave lithotripsy. Karger, New York
2. Reichenberger H, Naser G (1986) Electromagnetic acoustic source for the extracorporeal generation of shock waves in lithotripsy. Siemens Forsch Entwicklber 15: 187–194
3. Wilbert DM, El Seweifi A, Alken P (1986) Die Bedeutung der Steingröße bei der ESWL. Akt Urol 17: 181–185

Dr. med. D. Wilbert
Urologische Klinik und Poliklinik
Joh.-Gutenberg-Universität
Postfach 3960
D-6500 Mainz

Zusammenfassung der Postersitzung 3: Freie Themen (ESWL)

Ch. Chaussy

Beitrag nicht eingereicht

Postersitzung 4: Freie Themen II (Urolithiasis-Endourologie)

Fornixruptur und pyelotubulärer Reflux bei Druckbelastung des Nierenbeckens

J. Hannappel, B. Schmitz und F. Erkens

Fragestellung

Bei der perkutanen Nierenchirurgie sind Nierenbecken und Parenchym einer wechselnden Druckbelastung durch die Spülflüssigkeit ausgesetzt. Es stellt sich die Frage, welcher Maximaldruck toleriert wird, bevor es zu einem Reflux in die Tubuli bzw. zu einer Fornixruptur kommt.

Methode und Material

Als Versuchsmaterial wählten wir Nieren von frisch getöteten Schweinen, die bis zum Versuchsbeginn in einer isotonen Präparierlösung aufbewahrt wurden. Nach Freipräparieren des Harnleiters führten wir einen Katheter retrograd bis in das Nierenbecken und befestigten ihn mittels einer Ligatur. Über den Katheter wurde einerseits das Nierenbecken mit einer automatischen Infusionsspritze perfundiert, andererseits wurde der entstehende Druck mit einem angeschlossenen Druckaufnehmer und Schreiber registriert. Als Perfusionsmedium diente 30%iges Conray gemischt mit einem 10%igen Anteil einer Indigokarminlösung. Entstehende Rupturen bzw. Refluxe konnten so mittels fortlaufender Druckschreibung am Druckabfall, am Kontrastmittelextravasat in der Röntgendurchleuchtung sowie am Austritt blauer Perfusionsflüssigkeit makroskopisch am bloßen Präparat registriert werden (Abb. 1).

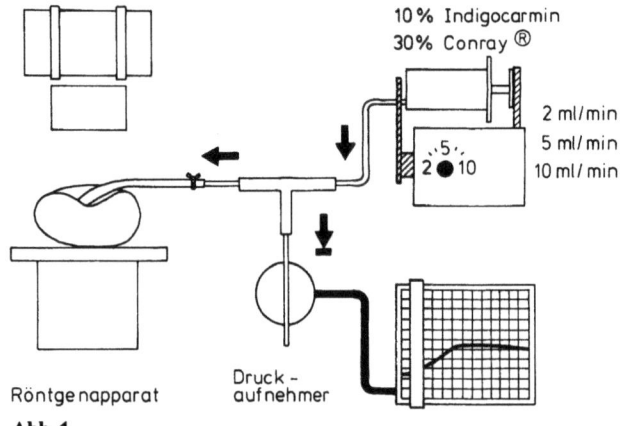

Abb. 1

Ergebnisse

An jeweils 20 Nieren registrierten wir den entstehenden Druck bei Perfusionsgeschwindigkeiten von zwei, fünf und zehn ml/min. Der durchschnittliche Druck bis zum Erreichen einer Fornixruptur stieg bei 2 ml/min auf 45 ± 17 cm H_2O, bei 5 ml/min auf 100 ± 47 cm H_2O und bei 10 ml/min auf 193 ± 77 cm H_2O (Mittelwert ± Standardabweichung) (Abb. 2).

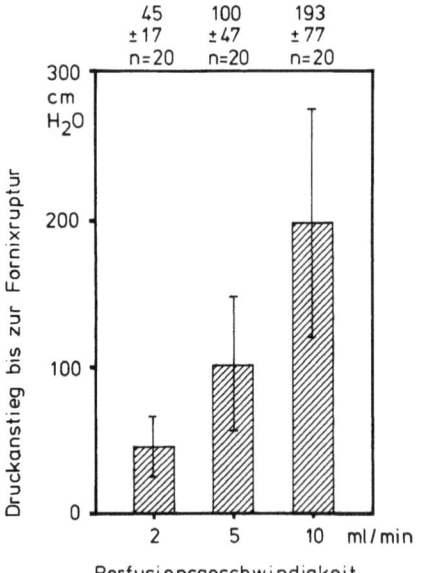

Abb. 2

Die Flüssigkeitsvolumina im Nierenbecken zum Zeitpunkt der Ruptur war bei den verschiedenen Geschwindigkeiten nahezu konstant: Bei 2 ml/min durchschnittlich 10,1 ± 3,9 ml, bei 5 ml/min 13,1 ± 6,0 ml und bei 10 ml/min 13,4 ± 5,6 ml (Abb. 3).

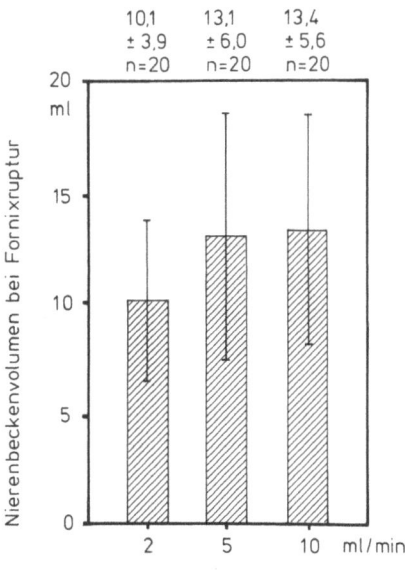

Abb. 3

Diskussion

Die Untersuchung zeigt, daß Fornixrupturen bereits bei Drücken auftreten, wie sie während der perkutanen Nierenchirurgie leicht erreicht werden können, wenn der Abfluß der Spülflüssigkeit blockiert ist. Die Ergebnisse stimmen nicht mit denen von Kiil (1957) überein, der bei schnelleren Perfusionsgeschwindigkeiten eine Abnahme des für eine Ruptur benötigten Druckes fand. Unsere Untersuchungen zeigen im Gegenteil, daß bei langsamer Perfusionsgeschwindigkeit die Fornixruptur bereits bei besonders niedrigen Drücken auftritt. Ross (1959) beobachtete bei 1000 retrograden Pyelogrammen 27mal einen pyelorenalen „Backflow", womit sowohl Fornixruptur als auch pyelotubulärer Reflux bezeichnet werden. Der während des „Backflows" gemessene Druck im Nierenbecken betrug 50,2 mm Hg (entspricht 74,8 cm H_2O). Dieser Wert liegt somit in der von uns gemessenen Größenordnung.

Zusammenfassung

An isolierten Schweinenieren wurde unter definierten Füllungsgeschwindigkeiten des Nierenbeckens Druck und Füllungsvolumen beim Auftreten der Fornixruptur bestimmt. Wir registrierten die Fornixruptur anhand eines Abfalles der Druckkurve, röntgenologisch als Kontrastmittelextravasat und makroskopisch am Austritt der perfundierten Flüssigkeit am Nierenhilus. Dabei ergaben sich folgende Ergebnisse:

1. Bei Zunahme der Füllungsgeschwindigkeit des Nierenbeckens nahm der Druck bis zu einer Fornixruptur ebenfalls zu (s. Abb. 2).
2. Das perfundierte Flüssigkeitsvolumen blieb bei den verschiedenen Bedingungen nahezu konstant (s. Abb. 3).

Die dabei bestimmten Druckwerte können durchaus bei der perkutanen Nierenchirurgie erreicht werden, wenn der Flüssigkeitsabfluß gestört ist.

Literatur

Kiil F (1957) The function of the ureter and renal pelvis. Oslo Univ Press, Oslo

Ross JA (1959) One thousand retrograde pyelogramms with manometric pressure records. Br J Urol 31: 133–139

Prof. Dr. med. J. Hannappel
Oberarzt der Abteilung
Urologie des Klinikums
der RWTH Aachen
Pauwelsstraße
D-5100 Aachen

Transurethrale intubierte Ureterotomia interna

J. Schüller, N. Schmeller, J. Pensel und A. Knipper

Die Behandlung von Ureterstenosen war bisher generell eine offen-operative. Mit Erweiterung der endoskopischen Techniken wurde es möglich, Harnleiterstenosen auch endoskopisch zu behandeln. Während sich der perkutane Zugang zur Schlitzung subpelviner Stenosen empfiehlt, bietet sich der transurethrale Zugang zur endoskopischen Behandlung distaler Stenosen sowie subpelviner Stenosen an, bei denen das Risiko einer transpleuralen Punktion nicht sicher ausgeschlossen werden kann.

Material

In der Zeit von 6. 85–8. 86 wurden bei 21 Patienten im Alter von 18–82 Jahren transurethrale Ureterotomien durchgeführt. In 5 Fällen handelte es sich um

Stenosen im subpelvinen Bereich, in 2 Fällen im mittleren und in 16 Fällen im unteren Ureterdrittel. Als Ursachen der Stenosen galten in 1 Fall eine Urotuberkulose und in 2 Fällen eine Ureterocele mit Ureterstein. In allen anderen Fällen war die Stenose nach Operationen aufgetreten.

Methodik

Präoperativ wurde eine PNS eingelegt, um unter der Operation optimale Sichtverhältnisse zu gewährleisten. Durch die Stenose wurde ureteroskopisch ein Führungsdraht manipuliert. Die Insizion erfolgte mit einem 12 Charr. Ureterotom (R. Wolf, Knittlingen) mit zentral hohlem Messer, das über den Draht geführt wird.

Die Schlitzungsrichtung richtet sich vor allem nach den gegebenen anatomischen Voraussetzungen, in der Regel liegt sie in der Frontalebene. Postoperativ wurde über 3-5 Wochen mit einem 10-12 Charr. Double-J-Splint geschient.

20 von 21 geschlitzten Fällen wurden bei einer Nachbeobachtungszeit von 1-13 Monaten (durchschnittlich 5,8 Monate) nachuntersucht. In 16 Fällen konnte Beschwerdefreiheit erzielt werden, in 1 Fall hatten sich die subjektiven Beschwerden gebessert, in 2 Fällen blieben sie unverändert. Das röntgenologische Ergebnis war in 9 Fällen sehr gut, in 6 Fällen gut und in 5 Fällen unverändert. Wiederholt geschlitzt wurde 2mal wegen unzureichender Behandlungsergebnisse, 2mal nach Abbruch der Operation wegen intraoperativer Blutung. Die postoperative Hospitalisation betrug 3-38 Tage (durchschnittlich 9,3 Tage). In 15/21 Fällen traten keinerlei intra- bzw. postoperative Komplikationen in Zusammenhang mit dem Eingriff auf. In 2 Fällen kam es zu einer starken intraoperativen Blutung, die jeweils zum Abbruch des Eingriffes führte. In einem Fall trat die Blutung am 7. postoperativen Tag auf und konnte durch gezielte Elektrokoagulation zum Stillstand gebracht werden. In einem Fall traten unter Ureterschienung stärkste Refluxbeschwerden auf, die zu einer suprapubischen Blasenpunktionsfistel über den Zeitraum der Schienung führten.

Diskussion

Die Fortentwicklung endoskopischer Techniken ermöglicht es heute, Ureterstenosen ohne offene Operation zu beseitigen. Nach den enttäuschenden Behandlungsergebnissen der Ballondilatation (40%; Banner 1984) und den vielversprechenden Ergebnissen der perkutanen Schlitzungen subpelviner Engen (70-85%) lag es nahe, auch distale Ureterstenosen endoskopisch zu behandeln. Der endoskopischen Schlitzung liegt das Prinzip der intubierten Ureterotomie nach Davis (1943) zugrunde, bei der der Ureter nach Längsinzision der Stenose um einen postoperativen Splint regeneriert (Abb. 1).

Da die Regeneration der Muskularis nur in zirkulärer Richtung erfolgt, muß die Inzision in beiden Richtungen über die Stenose bis ins Gesunde reichen.

Voraussetzung dafür, daß das Davis-Prinzip funktioniert, ist, daß in stenosiertem Bereich regenerationsfähige Muskulatur vorliegt. Die Ergebnisse der transurethralen Ureterotomie entsprechen den der perkutanen Schlitzung. Geringe Morbidität sowie kurze Krankenhausverweildauer lassen die transurethrale Ureterotomie als Methode der Wahl bei kurzstreckigen Stenosen erscheinen, bevor offenoperative rekonstruktive Eingriffe zur Anwendung kommen (Abb. 2). Das Auftreten von Blutungen unterstreicht die Notwendigkeit der präoperativen PNS und Schlitzung über einen Draht sowie die Möglichkeit zur jederzeitigen Elektrokoagulation.

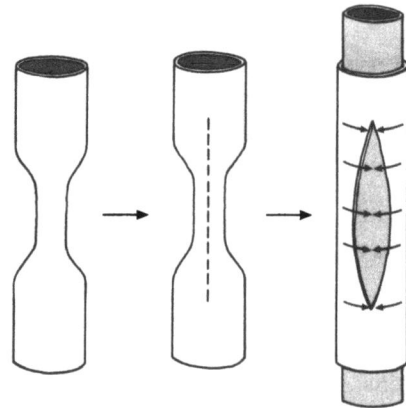

Abb. 1. Prinzip der Ureterotomia intubata nach Davis

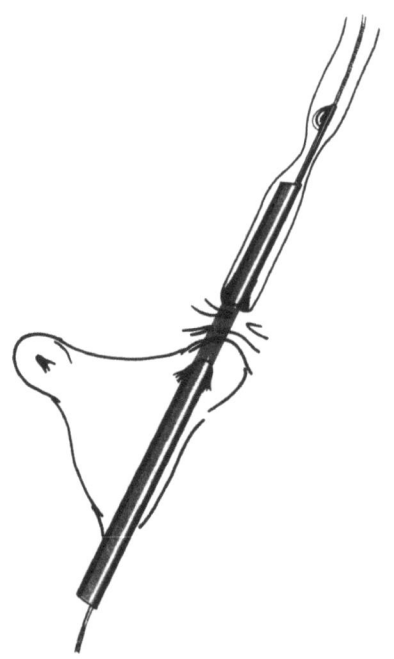

Abb. 2. Transurethrales Operationsprinzip

Literatur

Banner MB, Pollak HM (1984) Dilatation of ureteral stenosis; technique and experience in 44 patients. AJR 143: 789–793

Davis DM (1943) Intubated ureterotomy. A new operation for ureteral ureteropelvic stricture. Surg Gyn Obst 76: 513–523

Schüller J, Schuldes H, Berendsen G, Nagel R (1986) Perkutane und transurethro-ureterale Harnleiterschlitzungen. Akt Urol 17: 203–207

Schüller J, Schuldes H, Berendsen G, Nagel R (1987) Endoscopic intubated ureterotomy. Eur J Urol 13: 44–48

Steffens L, Steffens J (1986) Transurethral-ureterale Therapie rezidivierender subpelviner Harnleiterstenosen bei Ausnahmefällen. Akt Urol 17: 207–211

Prof. Dr. med. Jörg Schüller
Urologische Klinik der Medizinischen Universität zu Lübeck
Ratzeburger Allee 160
D-2400 Lübeck

Erfahrungen bei 210 Ureterorenoskopien (URS)

J. Pastor, P. Mach, L. Hertle und P.-J. Funke

Von Juni 1984 bis Juli 1986 wurden an unserer Klinik 210 Ureterorenoskopien mit dem Storz-Instrumentarium durchgeführt. Bei 91% der Patienten waren lediglich eine URS, bei 6,2% 2 URS und in 2,8% der Patienten mehr als 2 URS notwendig. 3,5% der Eingriffe dienten der Klärung von unklaren Harnleiterprozessen.

In 4% wurde die Steinentfernung durch eine antegrade URS über einen perkutanen Zugang durchgeführt.

Bei 68% lag schon zum Zeitpunkt der Aufnahme ein Harnleiterstein vor. 32% der Eingriffe dienten zur Entfernung von nicht abgehenden Steinresten nach extrakorporaler Stoßwellenlithotrypsie (ESWL) oder perkutaner Nephrolithotomie (PCNL). Die Steinlokalisation betraf in 64% den intramuralen und pelvinen Harnleiter, in je 18% den tieflumbalen und hochlumbalen Harnleiter.

Eine urologische Vorbehandlung auswärts und in unserer Klinik hatte in 72% stattgefunden. An erster Stelle stehen hier frustrane Schlingenversuche, gefolgt von der ESWL, seltener perkutane Nephrostomien (PCN).

Bei 69% gelang eine glatte Steinentfernung. In 15% kam es zur Dislokation des Steines oder von Steinpartikel in das Nierenbecken, in der Regel wurde in gleicher Narkose eine ESWL oder PCNL angeschlossen. In 9,8% konnte die Steinentfernung erst durch eine weitere endoureterale Manipulation, zumeist eine 2. URS, erreicht werden. 6,2% der Patienten mußten offen operativ versorgt werden, hier scheiterte die URS an anatomischen Problemen (BPH, filiforme Harnleiter oder Harnleiterschleifen). Mit zunehmender Erfahrung konnte die offene Operation weiter zurückgedrängt werden, seit Januar 1986 haben wir 85 Ureterorenoskopien ohne weitere offenoperative Maßnahmen durchgeführt.

Ohne Komplikationen verlief die URS in 92,9%, bei 7,1% kam es zu einer Perforation des Ureters, teilweise waren auch nur kleine Kontrastmittelparavasate nachweisbar, die Versorgung wurde hierbei durch eine vorübergehende Schienung des Harnleiters durchgeführt. Bisher haben wir als Spätkomplikation lediglich eine langstreckige distale Harnleiterstenose gesehen, welche eine Neueinpflanzung des Ureters nach der Psoashitch-Technik notwendig machte. Es handelte sich hierbei um eine Patientin, bei der nach ESWL eines großen harten Nierenbeckensteines 5 ureteroskopische Extraktionen großer Reststeine notwendig wurden.

Die mittlere Dauer der Eingriffe lag bei 35 Minuten. Sie liegt somit im Rahmen einer Ureterolithotomie. Der mittlere stationäre Aufenthalt betrug 5–7 Tage. Bei 40% der Patienten war eine Harnleiterschienung für 1–3 Tage nach URS notwendig. 23,5% der Patienten erhielten vor oder nach der URS eine perkutane Nephrostomie. Bei Entlassung der Patienten war bei 75% der Harnabfluß normal, bei 22,5% verzögert. Mit liegender Nephrostomie wurden 2,5% der Patienten entlassen. Steinfrei verließen 94,5% das Krankenhaus, bei 5,5% waren minimale spontanabgangsfähige Reststeine kleiner als 3 mm nachweisbar.

Zusammenfassung

Nach mehr als 2jähriger Erfahrung ist festzustellen, daß durch die URS in Kombination mit ESWL und PCNL in 93,8% eine nichtoperative Entfernung von Harnleitersteinen möglich ist. Harnleiterperforationen wurden durch temporäre Schienung oder PCN ohne nachweisbare Spätfolgen behandelt. Schwerwiegende Komplikationen traten in unserem Kollektiv nicht auf. Wir sahen bisher lediglich eine langstreckige Harnleiterstenose, welche eine Neueinpflanzung notwendig machte.

Jobst Pastor
Urologische Klinik
Marienhospital Herne
Ruhr-Universität Bochum
Widumer Str. 8
D-4690 Herne 1

Behandlung von Harnleitersteinen ohne Schnittoperation

N. Schmeller, J. Schüller, A. Knipper und A. Hofstetter

Durch Einführung der ESWL und der Ureterorenoskopie wurde die Behandlung von Harnleitersteinen entscheidend verändert, so daß die offene Operation eines Harnleitersteines zu einer Seltenheit geworden ist.

Wir berichten über 543 Patienten mit Harnleitersteinen, die innerhalb von 2 Jahren behandelt wurden.

ESWL

Wenn sich das Harnleiterkonkrement im Lithotripter ohne Knochendeckung orten läßt und im Urogramm nicht eindeutig inkarzeriert erscheint, ist die Behandlung durch ESWL die Methode der ersten Wahl. Bei 212 Patienten wurde das Konkrement durch ESWL im Harnleiter behandelt und bei 157 Patienten vorher oder nach einer erfolglosen ESWL im Harnleiter in das Nierenbecken reponiert.

Die Reposition von Harnleitersteinen war nur in 18% der Fälle durch einen Ureterkatheter möglich. Gelingt die Reposition hierdurch nicht, oder passiert der Ureterkatheter am Stein vorbei, dann wird eine 10 Charrière, mit einem Draht armierte Harnleiterschiene mit runder Spitze angewandt. Hierdurch gelang es in weiteren 37%, das Konkrement in das Nierenbecken zurückzustoßen. Bei 45% der Fälle mußte eine transurethrale Ureteroskopie zur Steinreposition angewandt werden. Durch die hydraulische Bougierung des Harnleiters, die starre Kraftübertragung durch das Instrument und die Sichtkontrolle, gelingt die Reposition durch transurethrale Ureterorenoskopie fast immer.

Ureterorenoskopie (281 Ureteroskopien bei 252 Harnleitersteinpatienten)

Das Ureteroskop kann meist ohne Bougierung in das Harnleiterostium eingeführt werden.

Hierfür wird das Instrument um 180° rotiert und ein Charrière-4-Ureterkatheter als Führung verwendet. Bei 173 von 281 Ureteroskopien (61,6%) konnte das Instrument mit Hilfe dieser Technik ohne Bougierung eingeführt werden.

Von 301 Ureteroskopien 1984 und 1985 wurden 281 zur Behandlung eines Harnleitersteines durchgeführt. Im unteren Harnleiterdrittel wurde meist eine Extraktion durchgeführt. Da höhere Harnleitersteine meist größer und oft schwieriger zu erreichen sind, wurde im oberen Harnleiterdrittel meist eine Steinreposition durchgeführt.

Die Erfolgsrate steigt mit zunehmender Erfahrung. Ebenso nimmt die Zahl der Harnleiterperforationen ab.

Insgesamt stieg die Erfolgsrate der Ureteroskopie von 72% bei den ersten 50 Fällen auf 88% bei Nr. 200 bis 250 und sank die Perforationsrate von 22% bei den ersten 50 auf nunmehr 8%. Nach einer Harnleiterperforation konnte der Stein meist noch entfernt und eine passagere Harnleiterschiene eingelegt werden. Nur in 2 Fällen kam es danach zu ei-

Tabelle 1. Art und Zahl der bei Harnleitersteinen durchgeführten Behandlungen

Eingriff	1. Operation	2. Operation	3. Operation	4. Operation	Summe Eingriffe	Summe Patienten
ESWL im Harnleiter	197	24	3	-	224	212
ESWL nach Reposition	1	126	27	5	159	157
Reposition	60	16	1	-	77	77
Zeiss-Schlinge	79	12	6	-	97	92
Ureteroskopie	204	61	14	2	281	252
Ureterolithotomie	3	2	2	-	7	7
Patienten Steinfrei	301	189	46	7		543

ner Harnleiterstriktur, die in einem Fall durch Ballondilatation und im zweiten Fall durch endoskopische Schlitzung des Harnleiters beseitigt werden konnte.

Ursache der erfolglosen Ureteroskopie war im unteren Harnleiterdrittel meist eine Harnleiterperforation, im oberen Harnleiterdrittel meist die Unmöglichkeit, bis zum Stein mit dem Ureteroskop vorzugehen. Auch bei erfolgloser Ureteroskopie mußte nicht in jedem Falle operiert werden und das Konkrement konnte in der Mehrzahl der Fälle endourologisch entfernt werden.

Zeiss-Schlinge: Trotz der ureteroskopischen Möglichkeiten wurden noch bei bis zu kirschkerngroßen Steinen im unteren Harnleiter 97 Zeiss-Schlingen bei 92 Patienten eingelegt. Bei 70 Patienten (76%) konnte das Konkrement mit der ersten Schlinge extrahiert werden. In 5 Fällen wurde eine zweite Zeiss-Schlinge eingelegt, die 4mal mit dem Konkrement extrahiert wurde. Insgesamt ergibt sich so eine Erfolgsrate von 80,4% (74 von 92 Patienten). Die Ureterolithotomie wurde nur in 7 Fällen durchgeführt und ist mit 0,8% aller operativen Eingriffe bei nicht spontan abgangsfähigen Harnleitersteinen zu einer Operation von Seltenheitswert geworden (Tabelle 1).

Priv.-Doz. Dr. med. N. Schmeller
Oberarzt der Klinik für Urologie
Medizinische Universität zu Lübeck
Ratzeburger Allee 160
D-2400 Lübeck 1

10 Jahre Erfahrung in der Behandlung von Harnleitersteinen mittels Schlaufenschlinge nach Steffens

A. Kranz, P. Vossaert und L. Steffens

Es wird berichtet über die jetzt 10jährige Erfahrung bei der transurethralen Behandlung von distalen Harnleitersteinen mittels der Schlaufenschlinge (n. Steffens) (Abb. 1). Diese Schlinge wurde im Jahre 1976 erstmals angewandt und aus einem Ureterkatheter mit gebogener Spitze entwickelt. Sie weist folgende Charakteristika und Vorteile gegenüber der Zeiss'schen Schlinge auf:

1) Sie hat einen 5 cm langen Verlauf mit einer olivförmigen um 45° abgewinkelten Tiemannspitze. Hierdurch wird die Passage der Schlinge am Konkrement vorbei wesentlich erleichtert oder überhaupt erst möglich. Infolge der Vorlaufstrecke ist vor einem evtl. erforderlichen zweiten Einlegen der Schlinge in den Harnleiter keine vollständige Extraktion aus dem Ostium heraus erforderlich, trotzdem kann die Schlinge in der Blase geöffnet werden.
2) Am oberen Ende der Schlinge befindet sich eine zusätzliche ovale Öffnung, welche bei geschlossener Schlinge oben-hinten liegt (s. Abb. 2). Hierdurch ist sie in geschlossenem wie geöffnetem Zustand drainagefähig.
3) Da die Schlinge nicht am Ende, sondern weiter hinten gebildet wird, kommt es beim Schlingenschluß zu einer *dreischenkeligen* Schlingenform (s. Abb. 2). So lassen sich eingefangene Konkremente besser festhalten, ein Abgleiten ist seltener.

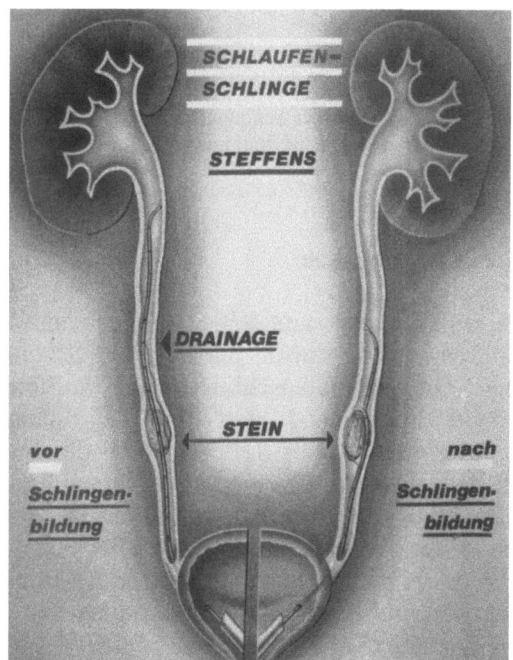

Abb. 1. Schematische Darstellung der Schlaufenschlinge in situ, vor und nach Schlingenbehandlung

4) Die besondere Schlaufenform gestattet in einem hohen Prozentsatz eine *primäre* Steinextraktion, so daß die wesentlich komplikationsreichere ureteroskopische Steinentfernung oder gar offen-operative Steinentfernung selten erforderlich ist.

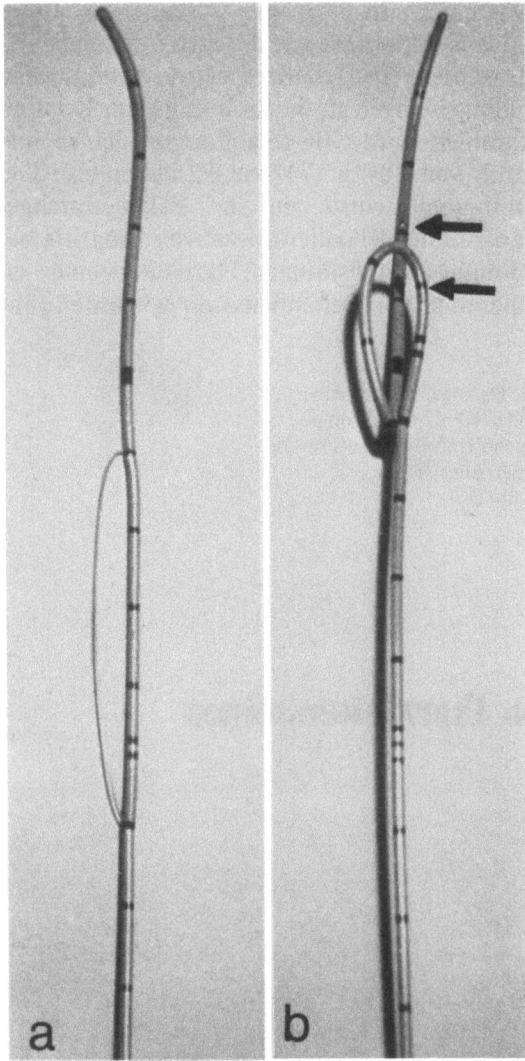

Abb. 2a, b. Detailaufnahme der Schlingenspitze a in geöffnetem und b geschlossenem Zutand (Drainageöffnungen mit *Pfeil* markiert)

Ergebnisse und Diskussion

Seit 1976 wurden insgesamt *919* Schlingenbehandlungen durchgeführt, davon *560 mit der Schlaufenschlinge*. Die Schlaufenschlinge nach Steffens wurde dabei zunehmend statt der Zeiss'schen Schlinge verwendet (Tabelle 1). Der Anteil der Primärextraktionen von Konkrementen konnte auf zuletzt 85,7% angehoben werden, was einerseits die stationäre Aufenthaltsdauer auf die Hälfte verringerte und andererseits den Patienten die Unannehmlichkeiten und das Infektionsrisiko einer Dauerschlinge ersparte (Tabelle 2).

Tabelle 1. Steinextraktion mittels Schlaufenschlinge nach Steffens (Zusammenfassung 1976-1986)

Schlingenbehandlungen insgesamt:	919
davon Schlaufenschlinge:	560 = 60,9%
Zeiss-Schlinge:	359 = 39,1%
Erfolgreiche Steinextraktionen: (Schlaufenschlinge)	*506 = 90,3%*
Anteil der Schlaufenschlinge:	1976 = 19,7%
	1982 = 45,0%
	1986 = 100,0%

Tabelle 2. Steinextraktion mittels Schlaufenschlinge (1983-1986, 1. Halbjahr)

Schlingenbehandlungen:	*329*
davon Schlaufenschlinge:	239 = 72,6%
Zeiss-Schlinge:	90 = 27,4%
Erfolgreiche Steinextraktionen: (Schlaufenschlinge)	*220 = 92,1%*
nicht erfolgreiche Anwendung:	19 = 7,9%
davon Ureteroskopische Steinextrakt:	N = 8
Ureterolithotomie:	N = 11
Anteil primärer Steinextraktionen: (Schlaufenschlinge)	1983: 56,6%
	1986: 85,7%
Mittlere stationäre Aufenthaltsdauer:	1983: 9,4 Tage
	1986: 4,5 Tage
Ostiumdachschlitzung erforderlich in 16 Fällen	= 6,7%

Tabelle 3. Steinextraktion mittels Schlaufenschlinge - Komplikationen

Harnleiterperforation mit Extraversatbildung:	3 =	0,91%
davon Operationen:	1 (Ureter duplex)	
Doppel-J-Endoprothese 4 Wochen:	2	
postoperative Harnstauungsniere mit erforderlicher Harnleiterschiene (mehr als 3 Tage)	3:	0,91%

Eine erfolgreiche Steinextraktion gelang in 92,1% der Fälle (Tabelle 2).

OA Dr. A. Kranz
Urologische Klinik
und Abteilung für Kinderurologie
St. Antonius-Hospital Eschweiler
Dechant-Deckers-Str. 8
D-5180 Eschweiler

Zur Wertigkeit von Übersättigungsberechnungen und Risikoquotienten bei Patienten mit idiopathischer Calciumurolithiasis

M. Hegemann, R. Pfab, M. Weitbrecht, M. Fisser, M. Niggl und S. Stöhr

Fragestellung

Bei der sterilen idiopathischen Calciumurolithiasis konzentriert sich das diagnostische Interesse auf biochemische Urinuntersuchungen. Da das Ionenaktivitätsprodukt für Harnsteinsalze den thermodynamischen Druck zur Kristallbildung im Urin quantitativ wiedergibt, wurden errechnete Werte der relativen Übersättigung für Harnsteinsalze im 24 h-Urin (Verhältnis Ionenaktivitätsprodukt/Löslichkeitsprodukt) mit sogenannten empirischen Risikoquotienten und Konzentrations- und Stoffmengenmessungen verglichen.

Ergebnisse

1) Mit dem Computer errechnete Ionenkonzentrationen für Calcium und Ionanaktivitätsprodukte für Calciumoxalat (Equil-Programm) korrelieren sehr gut mit Direktmessungen des ionisierten Calciums mit ionenselektiven Elektroden und Schätzwerten des Ionenaktivitätsproduktes für Calciumoxalat durch empirische Risikoquotienten (Tiselius).
2) Die Harnübersättigung für Calciumoxalat, Brushit und Hydroxyapatit lag im Übersättigungsbereich und unterschied sich nicht signifikant bei Harnsteinpatienten und gesunden Kontrollpersonen. Eine Ausnahme stellten die normocalciurischen Harnsteinpatienten dar, die im Vergleich zur Normalgruppe eine signifikant geringere Harnübersättigung für Calciumphosphatsalze aufwiesen. Die ähnlich hohe Urinübersättigung für calciumhaltige Harnsteinsalze bei Patienten und gesunden Kontrollpersonen ist nur schwer vereinbar mit der „Hyperexkretions/Kristallisationstheorie" als pathogenetischer Grundlage der Calciumurolithiasis.
3) Die Harnübersättigung wurde bei Calciumphosphatsalz (Hydroxyapatit) stärker durch die Urincalciumkonzentration beeinflußt als bei Calciumoxalat. Calciumausscheidung und Calciumkonzentration korrelierten stärker mit dem Harnsteinbildungsrisiko als die relative Übersättigung für Calciumoxalat. Da die Wahrscheinlichkeit der Harnsteinbildung bei unseren Probanden mit steigender Calciumexkretion stark zunahm, könnten Calciumkonzentrationsspitzen die Bildung von Calciumphosphatkristallen und die heterogene Nukleation von Calciumoxalatkonkrementen initiieren.
4) Die statistisch signifikante Unterscheidung von normo- und hypercalciurischen Harnsteinpatienten und Normalpersonen war nur durch „empirische Risikoquotienten" (Tiselius 1982, Leskovar/Hartung 1979) möglich, die Störungen der Urinkonzentrationen an lithogenen und inhibitorischen Substanzen berücksichtigen. Hypercalciurische Patienten konnten auf Grund der Hypercalciurie, normocalciurische Patienten auf Grund einer Hypomagnesiurie durch diese Quotienten von der Kontrollgruppe differenziert werden. Lag keine metabolische Anomalie (Hypercalciurie, Hyperoxalurie, Hypomagnesiurie, Hypocitraturie) vor, so war eine Unterscheidung der Steinpatienten von der Kontrollgruppe auf Grund der Untersuchung des 24 h-Urins nicht möglich.
5) Die Übersättigung des 24 h-Urins für Harnsäure und Mononatriumurat war bei Harnsteinpatienten auf Grund der etwas größeren Urinmenge etwas geringer als bei Normalpersonen.
6) Alle Urinparameter waren bei noch akzeptabler Spezifität von 80% wegen einer Sensitivität von gleich oder kleiner 50% nur eingeschränkt als diagnostische Kriterien zur Quantifizierung des Harnsteinbildungsrisikos brauchbar. Bei einer Spezifität von 80% wiesen (in absteigender Reihenfolge) die höchste Sensitivität auf: Vergleich Patienten insgesamt/Kontrollgruppe: Risikoindex Tiselius, Risikoindex Leskovar/Hartung, Konzentration ionisiertes Magnesium. Vergleich hypercalciurische Patienten/Kontrollgruppe:

Ca/24 h (mg/kg/KGW), Risikoindex Tiselius, Calciumionenaktivität (Mol/l). Vergleich normocalciurische Patienten/Kontrollgruppe: Konzentrationsprodukt Calcium*Phosphat ((Mol/l)²), ionisiertes Magnesium (Mol/l), Tiselius Risiko Index.

7) Unter Therapie mit Hydrochlorothiazid und/oder Allopurinol nahm die Ausscheidungsmenge/24 h von Calcium und Harnsäure, die Übersättigung für NaU und H2U, der Risikoindex Tiselius signifikant ab. Die Reduktion der relativen Übersättigung für calciumhaltige Harnsteinsalze war in der Regel nicht signifikant.

Schlußfolgerung

Aufgrund der Untersuchung des 24 h-Urins kann das Harnsteinbildungsrisiko nur mit einer hohen Irrtumswahrscheinlichkeit beurteilt werden. Bei der Genese der sterilen Calciumurolithiasis müssen von der Urinübersättigung für Calciumoxalat unabhängige Faktoren eine wesentliche Rolle spielen.

Literatur beim Verfasser

Dr. med. M. Hegemann
Urologische Klinik und Poliklinik
der Technischen Universität München
Ismaningerstr. 22
D-8000 München 83

Bier, ein Risikofaktor der Harnsteinbildung?

E. Vogel, M. Hegemann und W. Schütz

Bier führt zur Harndilution, Alkohol und Purine stellen jedoch Risikokomponenten der Harnsteinbildung dar [1].

An gesunden Probanden und Harnsteinpatienten wurde der Genuß unterschiedlicher Biersorten und die Ausscheidung lithogener Substanzen im Urin untersucht.

Testablauf

Die Versuchsdauer erstreckte sich über 9 Tage, wobei der 4tägigen Bierbelastung (1½ Liter/Tag) eine 3tägige Alkoholkarenz vorausging bzw. eine 2tägige folgte und während des gesamten Zeitraums auf purinreiche Kost verzichtet werden sollte. Die Untersuchungen des Serums und des 24 h Sammelurins erfolgten unmittelbar vor Bierbelastung, 8 Std. nach der Trinkperiode sowie am zweiten Tag nach Genuß folgender Biersorten:

Hefe-Weizen	14 Probanden, 7 Steinpat.
Pils	16 Probanden
alkoholfr. Bier	13 Probanden.

Ergebnisse

Nach Bierbelastung steigt die Serumharnsäure in allen Gruppen leicht an und fällt, außer bei Pils (hoher Puringehalt, Tabelle 1), nach zweitägiger Bierkarenz wieder auf den Ausgangswert ab (Abb. 1). Im

Tabelle 1. Alkohol- und Puringehalt von Bier

Sorte	Alkohol (g/100 g)	Purine (mg/l)
Pils	4,0	166,8
Weizen	4,1	71,2
alkoholf. Bier	0,4	97,1

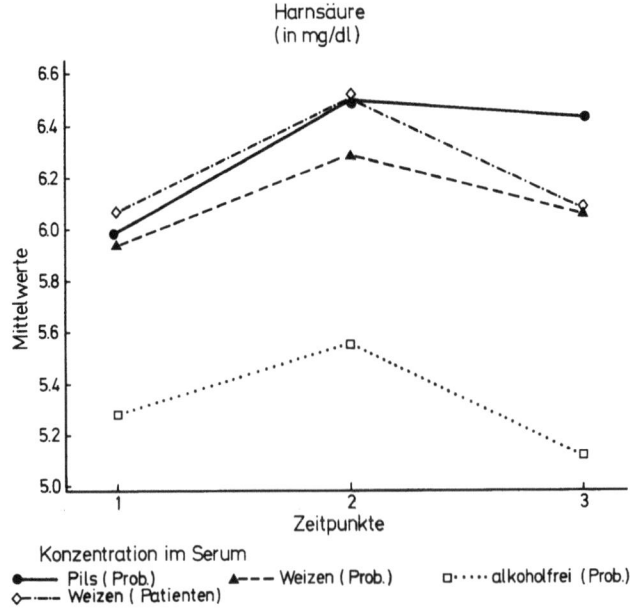

Abb. 1. Konzentration im Serum. ●——— Pils (Prob.) ◇-·-·- Weizen (Pat.) ▲--- Weizen (Prob.) □····· alkoholfrei (Prob.)

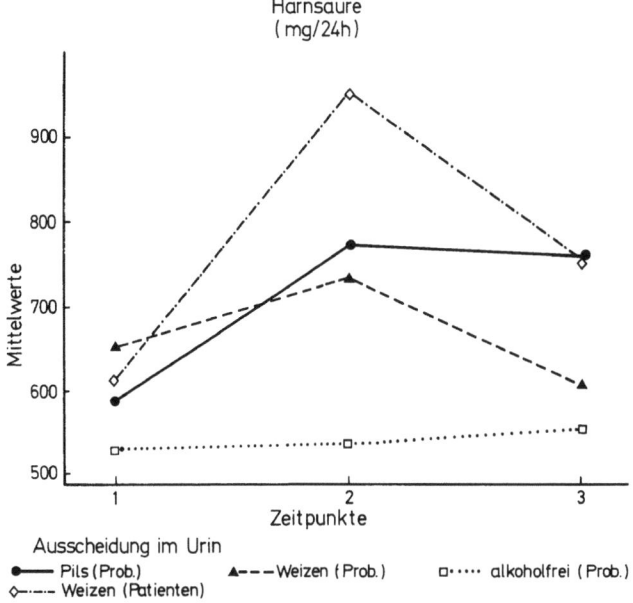

Abb. 2. Ausscheidung im Urin. ●——— Pils (Prob.) ◇–·–·– Weizen (Pat.) ▲--- Weizen (Prob.) □····· alkoholfrei (Prob.)

Urin findet sich bei allen Biersorten eine Tendenz zur Harnacidifizierung. Nach dem Equil-1 Programm (Finlayson) ergeben sich folgende Veränderungen der relativen Übersättigungsprodukte:

- Abnahme für CaOx bei alkoholfreien Bier,
- Anstieg für Urat bei Pils,
- Abnahme für Brushit bei allen Biersorten.

Ein signifikanter Anstieg der Harnsäureausscheidung war bei Pils von 587,8 mg/24 Std. auf 772,5 mg/24 Std. und in der Testreihe der Steinpatienten mit Weizenbier auf 952 mg/24 Std. feststellbar.(Abb. 2).

Zusammenfassung

Pilsgenuß führt zu einem anhaltenden Anstieg der Serumharnsäure und zur Hyperurikosurie (erhöhtes Steinbildungsrisiko?), auf Weizenbier reagieren nur Steinpatienten mit einer vermehrten Harnsäureausscheidung, während nach alkoholfreiem Bier in allen Gruppen eine günstige Harndilution einsetzt.

Literatur

1. Schäfer RM, Bach D, Vahlensieck W (1984) Therapie und Prophylaxe des Harnsäuresteinleidens. In: Hesse (Hrsg) Harnsäure und Urolithiasis. GIT Ernst Giebeler, Darmstadt, S 95–105

Dr. E. Vogel
Rosenheimer Str. 2
D-8000 München 80

Der sogenannte Matrixstein – problematische Sonderform der Urolithiasis

C. Fischer, R. Diederich und L. Hertle

Einleitung

Der sogenannte Matrixstein ist eine seltene Erscheinungsform der Urolithiasis, die wir unter 3000 Steinbehandlungen in 10 Fällen (alle weiblich) beobachten konnten (Inzidenz 0,3%). Erstmalig von Marcet beschrieben, handelt es sich makroskopisch um einen weichen Urolithen mit kaugummiartiger Konsistenz von grauer bis gelber Farbe mit schwacher Röntgendichte. Bekannt ist die hohe Rezidivhäufigkeit und eine ausgeprägte Infektbereitschaft. Der Matrixstein ist zum überwiegenden Teil aus organischer Substanz aufgebaut, deshalb ist er durch Stoß- und Schallwellen nicht zu zerkleinern.

Kasuistik

Erstmalige Vorstellung der 60jährigen Patientin 10/85 mit komplettem Ausgußstein beiderseits, kaum schattengebend. Harnwegsinfekt mit Proteus mirabilis. Anamnestisch seit 1973 acht Operationen wegen rezidivierender Urolithiasis.

Die Patientin wurde beidseitig durch insgesamt 5 perkutane Eingriffe behandelt. Ein Versuch mit der ESWL zur Zertrümmerung von Reststeinen schlug fehl, es zeigte sich keine Desintegration. Postoperativ wurde eine Kochsalz- und Renacidin-Spülung durchgeführt, danach fanden sich freie Hohlsysteme. Nach 6 Monaten erneute Vorstellung der Patientin, es hatte sich wieder ein kompletter Matrixausgußstein beiderseits gebildet. Erst die retrograde Darstellung zeigte das Ausmaß des Matrixsteinbe-

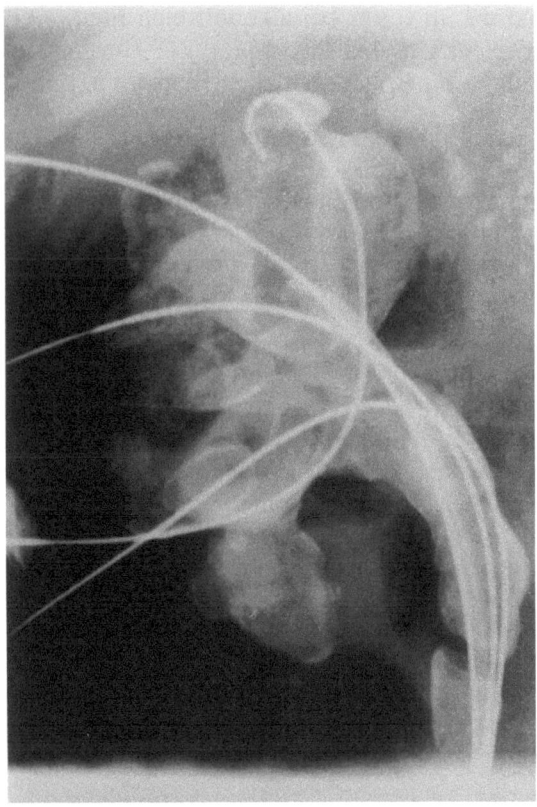

Abb. 1. Perkutane Sanierung rechts über 4 Zugänge

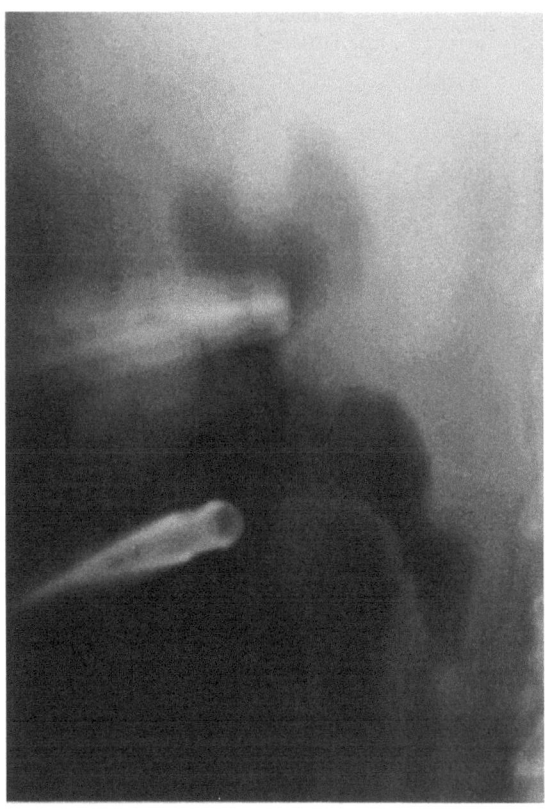

Abb. 3. Abschließende Leerschicht rechts

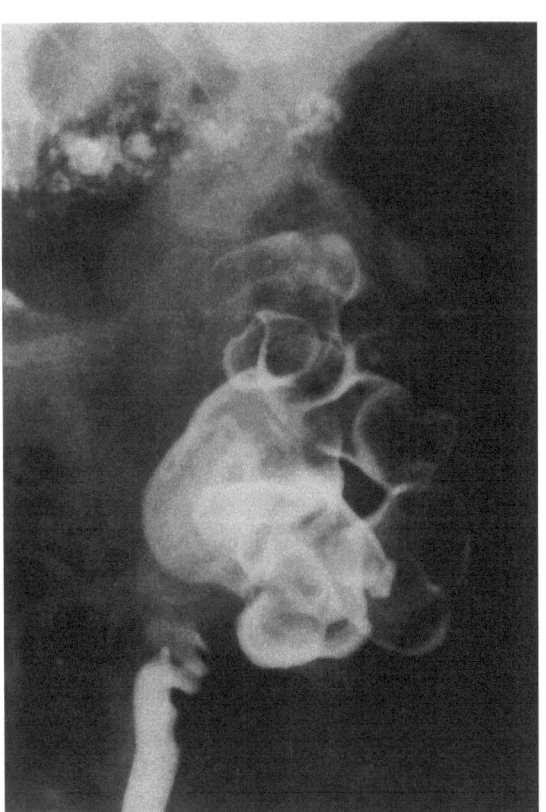

Abb. 2. Retrograde Darstellung des Rezidivsteines links

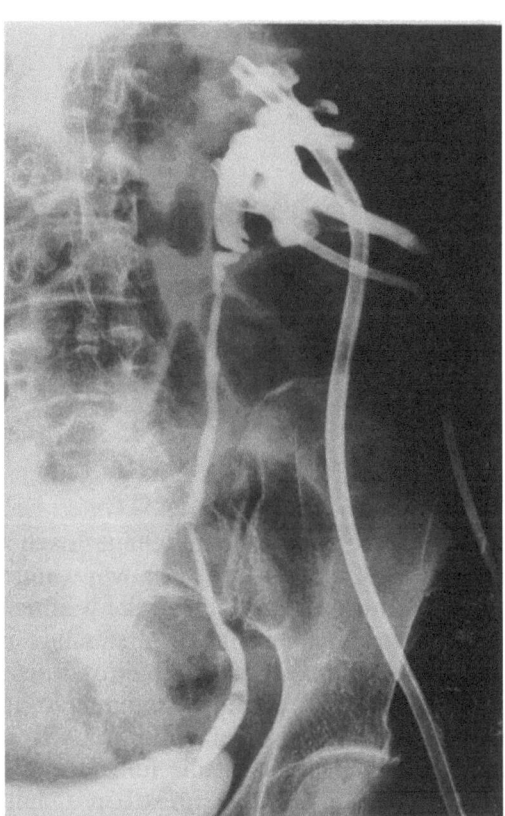

Abb. 4. Füllungsbild nach perkutaner Sanierung links (über 3 Zugänge)

falles (Abb. 2). Bis zur Steinfreiheit bestand die Behandlung wiederum aus 5 perkutanen Eingriffen (Abb. 1, 3 und 4).

Analyse des Matrixmateriales

Die organische Matrixsubstanz ist ein obligater Bestandteil aller Urolithen und besteht hauptsächlich aus niedermolekularem Mukoprotein mit einem Molekulargewicht von 30000-40000. Liegt der Matrixanteil beim üblichen Calciumoxalat-/Phosphat-Stein bei 3,2%, so beträgt er hingegen beim Matrixstein bis zu 65%, ausgedrückt als Gewichtsanteil der Trockensubstanz. In die Matrixsubstanz sind etwa 1% Calcium und bis zu 1,7% Phosphor eingelagert. Wird der Matrixstein gegen 8%ige EDTA-Lösung (pH 7,8) dialysiert, so zeigt die dann dekristallisierte Matrixsubstanz folgende organische Bestandteile, jeweils bezogen auf 100 g lyophilisierte Masse: Protein 67,5%, Harnstoff 10,8%, Monosaccharide 8,9%, Glycosaminoglykane 1,5%, chem. gebundenes H_2O 10,7%.

Lichtmikroskopisch zeigt sich stellenweise ein lamellärer Aufbau mit Fibrinmembranen. Dazwischen finden sich Bakterienhaufen, teils kokkoid, teils stäbchenförmig. Eingelagert sind nur kleine, kristallinoide Abscheidungen ohne Zusammenhang, somit ohne Bildung eines größeren, geschlossenen Konkrementes.

Zusammenfassung

Der seltene Matrixstein der Niere ist mittels Stoß- oder Ultraschallwellen nicht zu sanieren, da das Matrixmaterial überwiegend aus organischen Anteilen besteht. Wir empfehlen ein perkutanes mechanisches Ausräumen mit der Zange, wobei die Wirkung einer adjuvanten lokalen Spülbehandlung mit NaCl-Lösung oder Renacidin eher fraglich bleibt. Eine antibiotische Langzeitprophylaxe erscheint unbedingt notwendig. Wünschenswert wäre eine Verbindung zur In-vivo-Chemolyse der Matrixsubstanz.

Literatur beim Verfasser

Dr. C. Fischer
Urologische Klinik
Marienhospital
Widumer Str. 8
D-4690 Herne 1

Antihistaminika zur Behandlung der Steinkolik – Eine prospektive randomisierte klinische Studie

R. Tauber, H. Kersting, R. Kiehn und H.-J. Reimann

Histamin kontrahiert den Ureter dosisabhängig, Histamin-H_1-Antagonisten schwächen kompetitiv die Ureterkontraktionen [1]. Wird nach Unterbindung der Ureter Histamin in die Arteria renalis appliziert, steigt der bereits erhöhte Druck im gestauten Nierenbecken noch weiter an, umgekehrt wird er durch Histamin-H_1- und vor allem H_2-Rezeptorantagonisten gesenkt [3]. In der vorliegenden Studie wurde daher geprüft, ob Steinkoliken durch Antihistaminika unterbrochen und ein Steinabgang erleichtert werden kann.

Material und Methode

In die Studie wurden 142 Patienten, die sich wegen Nieren- oder Harnleitersteinen einer ESWL unterzogen, aufgenommen. Bei Klinikaufnahme und nach einer Kolik nach ESWL wurde die Steinlage mittels Ausscheidungsurographie und Sonographie ermittelt. Der Plasmahistaminspiegel wurde nach der Methode von Lorenz [2] vor ESWL sowie beim Auftreten einer Kolik bestimmt. Im Falle einer Kolik wurden 3 Therapiegruppen gebildet (Tabelle 1).

Die von den Patienten angegebene Schmerzintensität während der Kolik wurde mit Behandlungsbeginn für eine Stunde in eine 10teilige Schmerzskala notiert. Wenn bei Therapieversuch mit Antihistaminika (Gruppe 1 und 2) innerhalb von 15 Minuten kein deutlicher Schmerzrückgang zu verzeichnen war, wurde die Therapie mit Baralgin wie in Gruppe 3 fortgesetzt.

Ergebnisse

32 Patienten (22,5%) - 23 Männer/9 Frauen - hatten nach ESWL eine oder mehrere Koliken, zu 70%

Tabelle 1. Therapieschema bei Kolik nach ESWL

Gruppe 1	Histamin-H_1- und H_2-Rezeptorblocker Dimetindenmaleat (Fenistil) und Cimetidin (Tagamet)	
	initial:	0,2 mg/kg KG über 30 sec bzw. 9 mg/kg KG über 6 min iv
	kontinuierlich:	0,06 mg/kg KG bzw. 4 mg/kg KG in 500 ml 0,9% NaCl als Infusion, 40 Tropfen/min während 1 Stunde
Gruppe 2	Histamin-H_1- und H_2-Rezeptorblocker Dimetindenmaleat (Fenistil) und Ranitidin (Zantic)	
	initial:	0,2 mg/kg KG über 30 sec bzw. 2 mg/kg KG über 6 min iv
	kontinuierlich:	0,06 mg/kg KG bzw. 0,7 mg/kg KG in 500 ml 0,9% NaCl als Infusion, 40 Tropfen/min während 1 Stunde
Gruppe 3	Metamizol, Pitofenon, Fenpiverinium (Baralgin)	
	initial:	1 Ampulle (5 ml) iv
	kontinuierlich:	1 Ampulle (5 ml) in 500 ml 0,9% NaCl als Infusion 20 Tropfen/min während 1 Stunde

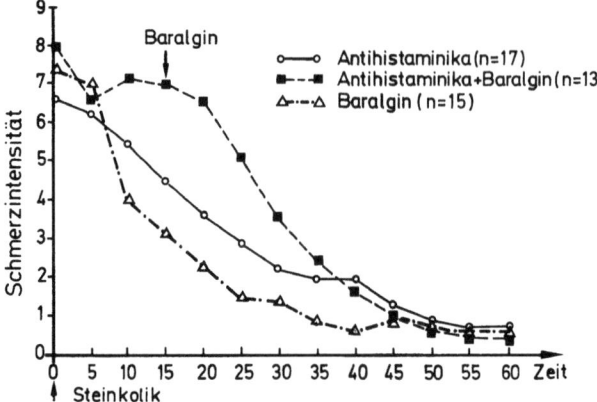

Abb. 1. Schmerzintensität bei Nierensteinkoliken (nach ESWL) unter der Therapie mit Antihistaminika, Antihistaminika + Baralgin und Baralgin

innerhalb der ersten 24 Std. nach ESWL. 21 Patienten hatten 1 Kolik, 9 Patienten 2 Koliken, 3 Patienten 3 Koliken. 16 Koliken wurden mit Fenistil + Tagamet, 14 Koliken mit Fenistil + Zantic, 15 Koliken mit Baralgin behandelt. Die Steinfragmente wurden nach der Kolik 1mal im unteren Kelch, 3mal im Nierenbecken, 1mal im oberen, 1mal im mittleren, 23mal prävesikal gefunden. Bei 17 der ausschließlich mit Antihistaminika behandelten Koliken (57%) wurde während der 60minütigen Beobachtungszeit Schmerzfreiheit wie in der mit Baralgin behandelten Gruppe erzielt (Abb. 1). Bei 13 Koliken (43%) wurde wegen wieder zunehmender starker Schmerzen 15 Minuten nach Applikation der Antihistaminika mit Baralgin weiterbehandelt, bei der Kombination Fenistil + Tagamet: 6mal, bei Fenistil + Zantic: 7mal. Der Plasmahistaminspiegel stieg bei den 23 Kolikpatienten, die nach ESWL Steinfragmente im Harnleiter prävesikal hatten, von $0,63 \pm 0,53$ auf $1,22 \pm 1,29$ ng/ml an.

Diskussion

Die Eingangsüberlegung, daß durch Blockierung der Histaminrezeptoren eine Nierenkolik unterbrochen und ein Konkrementabgang schmerzloser erfolgen kann, ist durch diese Studie zum Teil bestätigt worden. Dies gelang bei 57% der mit Antihistaminika behandelten Patienten. Ausschließlich Männer, die bekanntlich eine niedrigere Schmerztoleranz als Frauen haben, benötigten zusätzlich Baralgin, das das aber ein Kombinationspräparat ist und die analgetisch wirkende Komponente Metamizol besitzt. Überwiegend wurden die Steinfragmente nach ESWL bei den Kolikpatienten prävesikal gefunden, von wo sie nicht komplikationslos weitertransportiert werden konnten.

Zu einer Druckerhöhung im Ureter und Nierenbecken könnte es nicht nur durch den passiven Urinrückstau allein, sondern auch durch histaminbedingte Kontraktionen der glatten Uretermuskulatur gekommen sein. Im Tierexperiment haben wir früher ein Abflußhindernis durch Unterbinden der Harnleiter prävesikal erzeugt und konnten die zum Teil beträchtlichen Druckanstiege zeitweise durch Antihistaminika abfangen [3].

Literatur

1. Bertaccini G et al. (1983) Histamine receptors in the human ureter. Pharmacol Res Comm 15: 157–166
2. Lorenz W et al. (1972) A sensitive and specific method for the determination of histamine in human whole blood and plasma. Hoppe Seylers Z Physiol Chem 353: 911–920
3. Tauber R et al. (1985) Die Bedeutung des Histamins für die Ureterdynamik. In: Harzmann R, Jacobi GH, Weißbach L (Hrsg) Exp Urol. Springer, Berlin Heidelberg New York

Prof. Dr. med. Roland Tauber
Urologische Klinik
Klinikum Großhadern
Marchioninistr. 15
D-8000 München 70

Zinkkonzentration und Zinkausscheidung im Urin während der Steinentstehungskrise im Tierexperiment

K. Jarrar, U. Niemeyer und C. F. Rothauge

Einleitung

Bird und Thomas (1963) haben die inhibitorische Wirkung von einigen Spurenelementen wie Zink, Mangan, Cadmium und Cobalt auf die Kalzifikation der rachitischen Knorpel bei der Ratte nachgewiesen.

King et al. (1971) und Elliot und Ribeiro (1973) stellten eine vermehrte Zinkausscheidung im Harn von Steinpatienten fest. Letztere fanden die Zinkausscheidung im Urin gesunder Männer signifikant höher als bei gesunden Frauen und bei Ca-Oxalat-Steinpatienten war das Zink wiederum signifikant höher als bei gesunden Männern.

Die oben genannten Ergebnisse konnten wir bei unseren klinischen Untersuchungen an 141 Harnsteinpatienten bestätigen. Dabei zeigten die Zinktagesmenge und die Zinkkonzentration im Urin je nach Steinart erhebliche Unterschiede (Jarrar et al. 1986). Andere Autoren konnten bei Harnsteinpatienten keine erhöhte Zinkausscheidung im Urin feststellen (Ozog und Tomskey 1976).

Wir haben deswegen eine Messung der Zinkkonzentration und Zinkausscheidung im 24-h-Urin während der Steinentstehungskrise im Tierexperiment durchgeführt.

Material und Methodik

16 mischrassige Kaninchen beiderlei Geschlechts (12 männliche und 4 weibliche) mit einem durchschnittlichen Anfangsgewicht von 3153 g erhalten zu Versuchsbeginn für einen Tag reines Standardfutter (Solikanin), anschließend wird ihnen ein mit 2,5%igem Oxamid (Oxalsäurediamid) vermischtes Standardfutter zur Steinerzeugung verabreicht. Die Kaninchen leben bei einer Raumtemperatur von 20 °C in Stoffwechselkäfigen. Die auf Ständern stehenden Ganzmetallkäfige besitzen einen feinmaschigen Bodenrost, so daß Kot und Urin getrennt aufgefangen werden können. Die Versuchsdauer ist für einzelne Kaninchen unterschiedlich lang. Sie werden zwischen 3 Tagen und 40 Tagen mit dem 2,5%igen Oxamid vermischten Standardfutter gefüttert. Jedem Kaninchen wird während des Versuchs täglich 350 ml Wasser in einem nicht umstoßbaren Tongefäß angeboten.

Nach Einkerkerung der Kaninchen wird der 24-h-Urin gesammelt und täglich zur gleichen Zeit abgelassen. In dem 24-h-Urin der Kaninchen wird u.a. die Zinkkonzentration (µg/100 ml) flammatomabsorptionsspektrometrisch (AAS) mit einem Meßfehler unter 2% gemessen und die Zinkausscheidung (µg/24 h) berechnet. Die Ergebnisse der Zinkkonzentration und Zinkausscheidung unter reinem Standardfutter an einem Tag dienen als Kontrollwerte gegenüber den Messungen nach der Oxamidfütterung.

In der nun folgenden Versuchsreihe entspricht die Zahl der gelebten Tage der Zahl der Zinkmessungen nach der Oxamidfütterung (z.B. 3 Tage gelebt = 3 Tage mit Oxamid gefüttert). Im einzelnen bekommen die Kaninchen für folgende Tage das mit Oxamid vermischte Standardfutter: 3, 5, 9, 12, 16, 18, 19, 21, 24, 27, 28, 31, 35 und 40 Tage (3 Kaninchen). Zusätzlich werden bei allen Kaninchen die Urinausscheidung pro 24 Std., der Urin-pH und das Körpergewicht zu Versuchsbeginn und bei Versuchsende bestimmt (Abb. 1-3).

Ergebnisse

Statistische Auswertung

Bei der deskriptiven Auswertung der erhobenen Daten wurde davon ausgegangen, daß die Meßwerte logarithmisch verteilt sind. Zu den einzelnen Zeitpunkten werden

- die Spannweite (min, max)
- der Median (med)

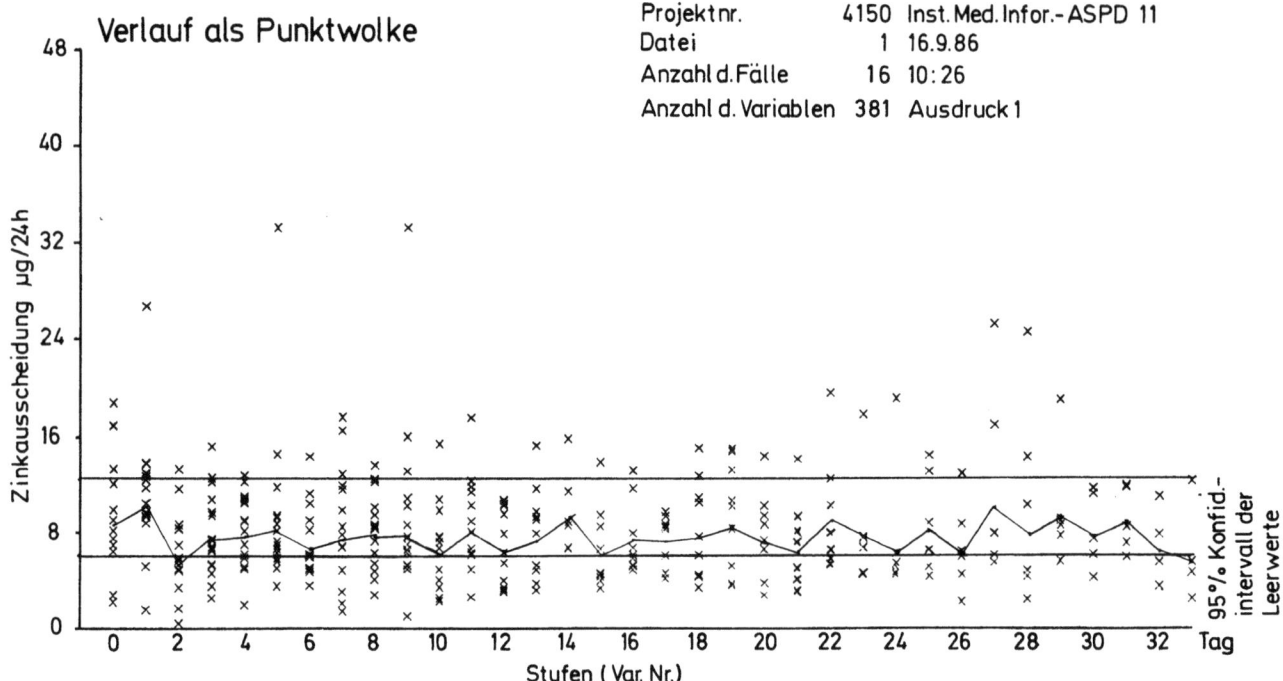

Abb. 1. Zink-Ausscheidung. Wesentliche Veränderungen sind nicht zu erkennen. Alle Mittelwerte liegen innerhalb des 95%-Konfidenzbereiches der Leerwerte

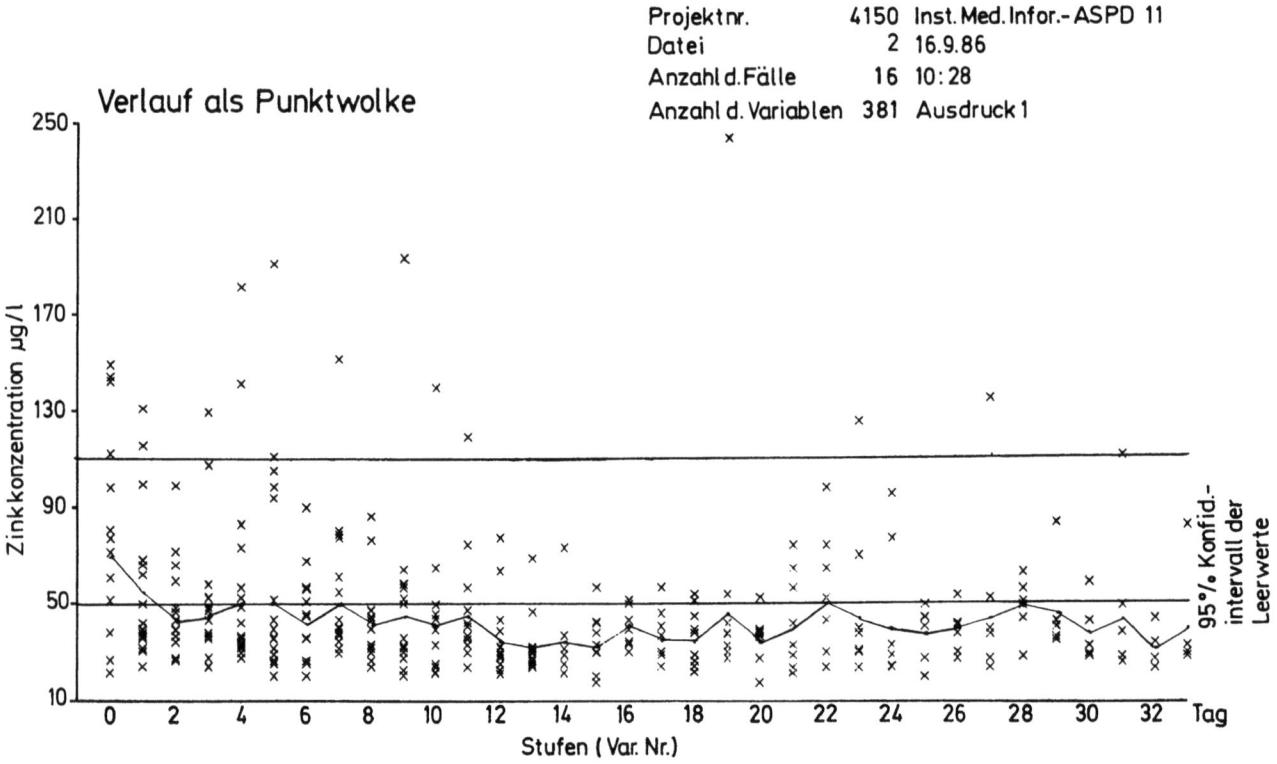

Abb. 2. Zink-Konzentration. Die Werte fallen nach Beginn der Fütterung ab. Danach verlaufen die Mittelwerte der einzelnen Tage unterhalb des 95%-Konfidenzintervalles der Leerwerte ohne erkennbaren steigenden oder fallenden Trend

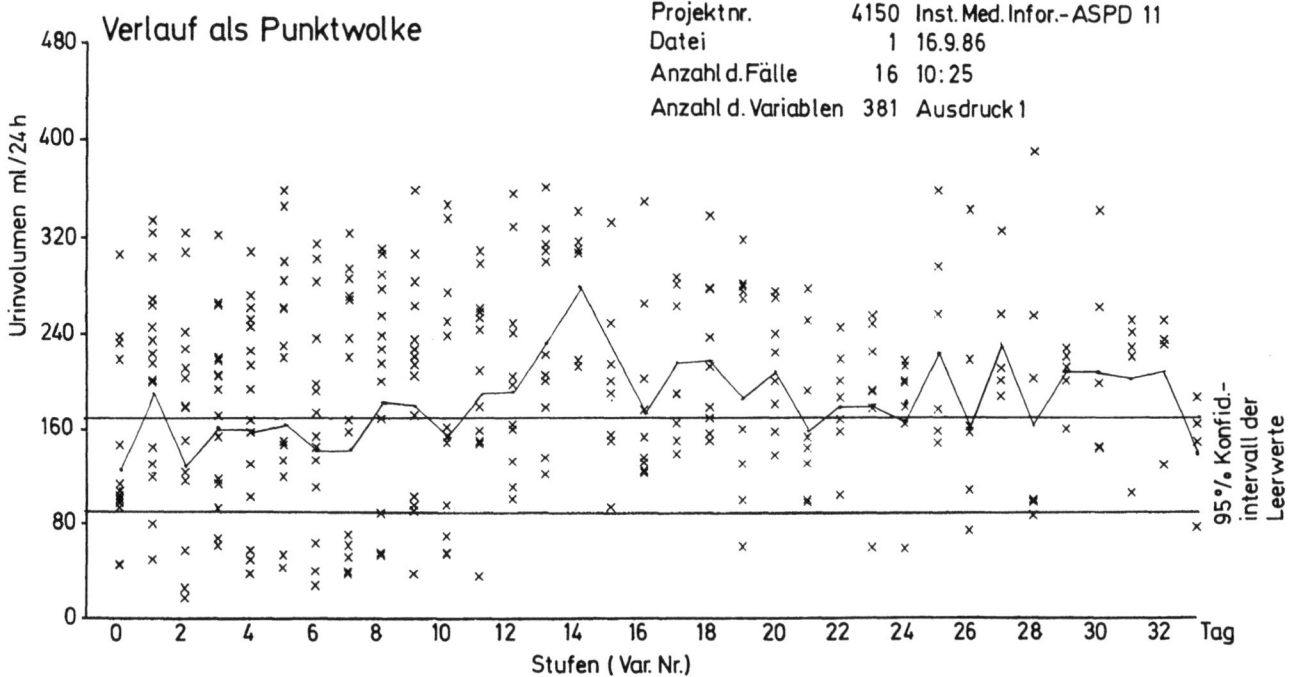

Abb. 3. Urin-Volumen. Die Werte steigen nach Beginn der Oxamidapplikation an und bewegen sich dann an der oberen Grenze des 95%-Konfidenzintervalles der Leerwerte

- der geometrische Mittelwert (MW)
- das 95%-Konfidenzintervall

bestimmt.

Um einen zeitlichen Trend der durch Fütterung mit Oxamid hervorgerufenen Veränderung darzustellen, wurden die Rohwerte für alle Zeitpunkte als Punktwolkendiagramm dargestellt. Die geometrischen Mittelwerte der einzelnen Tage werden als Polygonzug zusammen mit dem 95%-Konfidenzbereich dargestellt. Als unabhängige Variable wird die Zeit angenommen und als abhängige Variable die jeweils betrachtete Meßgröße. Damit der durch die Tötung der Tiere auftretende Verdünnungseffekt keinen zu starken Einfluß hat, wurde die Analyse nur für die Zeit zwischen dem 1. und 34. Tag der Oxamidfütterung durchgeführt.

Literatur beim Verfasser

OA Dr. med. K. Jarrar
Urologische Universitätsklinik Gießen
Klinikstraße 29
D-6300 Gießen

Nicht-operative Behandlung bei beidseitiger extremer Nephroureterolithiasis (Falldemonstration)

J. Pastor, L. Hertle, J. Graff und P.-J. Funke

Beitrag nicht eingereicht

ESWL und Endourologie – Beginn einer Umstrukturierung im Erscheinungsbild des Harnsteinleidens?

P. Alken, C. Hammer, D. Wilbert und Th. Schärfe

Extrakorporale Stoßwellenlithotripsie und endourologische Techniken erlauben durch die kurzen Hospitalisierungszeiten die Behandlung großer Patientenzahlen in kurzen Zeiträumen. An der Urologischen Universitätsklinik Mainz wurden in nur 2½ Jahren – seit Einrichtung eines Stoßwellenlithotriptors – von Dezember 1983 bis Juni 1986 2977 Steinpatienten behandelt, gegenüber nur 2468 Patienten von 1968 bis 1983. Eine Entwicklung, die an anderen Stoßwellenzentren identisch ist. Da klinisch der Eindruck entstand, daß sich im Zeitraum 1984–1986 das Erscheinungsbild des Harnsteinleidens verändert hat, wurden von den 2977 zuletzt behandelten Patienten Steinlage und -art (Ausguß-, Nierenbecken-, Kelch- und Uretersteine), Behandlungsdatum und Einzugsgebiet (Rheinland-Pfalz und Hessen, andere Bundesländer und Ausland) getrennt ermittelt. Da Patienten aus anderen Bundesländern mit nur durchschnittlich 4,9% und Ausländer mit 12% in das Gesamtkrankengut eingingen, wird in der weiteren Darstellung nur zwischen Patienten aus allen Einzugsgebieten und denen aus der BRD unterschieden.

Führende Behandlungsform wurde mit einem Anteil von zuletzt 82% die ESWL (Abb. 1). Unter Berücksichtigung aller Behandlungsformen – Operation, ESWL und Endourologie – ist bei den aus der BRD zugewiesenen Patienten ein rascher Anstieg der Behandlungsfrequenz bis zum September 1984 zu verzeichnen, gefolgt von einem kontinuierlichen Rückgang, der im Dezember 1985 wieder den Ausgangswert von 1984 erreicht. Der nachfolgende Anstieg ist auf die Einrichtung eines zusätzlichen Stoßwellenlithotriptors der zweiten Generation zurückzuführen (Abb. 2). Eine Aufschlüsselung nach verschiedenen Steinarten zeigt ähnliche zeitliche Verläufe. Das Maximum der Behandlungsfrequenz wird bei den Ausgußsteinen im September 1984, bei den Nierenbeckensteinen im Dezember 1984 und bei den Kelchsteinen im März 1985 erreicht. Lediglich die Uretersteine zeigen nach einem Maximum im September 1984 konstant hohe Behandlungsfrequenzen.

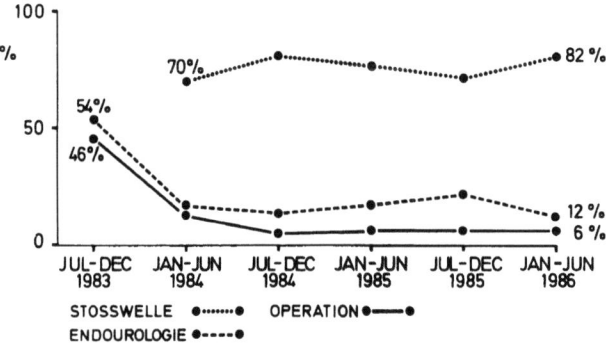

Abb. 1. Steintherapie Juli 1983–Juni 1986 n = 2977

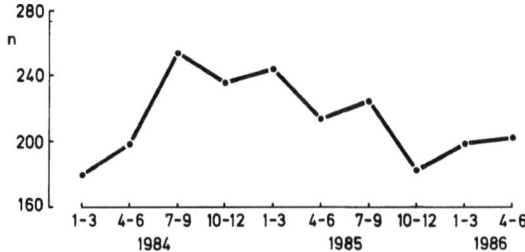

Abb. 2. Steinbehandlung 1.1984–6.1986. Patienten aus Deutschland

Ein Vergleich von zwei 6-Monatsperioden, Januar bis Juni 1984 und 1986 zeigt, daß die Behandlungsfrequenz von Ausgußsteinen um 56% und von Nierenbeckensteinen um 26% abgenommen hat. Bei den Kelchsteinen ist eine Zunahme um 27%, bei den Uretersteinen um 87% zu verzeichnen. Mit einem Anstieg der Gesamtbehandlungen von nur 5% scheinen Behandlungsangebot und -nachfrage im Gleichgewicht zu stehen. Dieses Gleichgewicht resultiert aber vorwiegend daraus, daß Kelch- und Uretersteine mit zusammen 68% zu den bevorzugt behandelten Steinen geworden sind (Tabelle 1).

Im eigenen Krankengut ist damit eine Änderung des Erscheinungsbildes der Harnsteinerkrankung zu verzeichnen. Zusätzlich zu der Abnahme des Be-

Tabelle 1. Häufigkeit der Steinarten

Jan.-Jun. 1984 n	Steinart	Jan.-Jun. 1986 n	Änderung
57	Ausguss	25	−56%
138	Nierenbecken	102	−26
130	Kelch	165	+27
59	Ureter	110	+87
384	Gesamt	402	+ 5

handlungsbedarfes seit Juni 1984 ist eine absolute Zunahme der Behandlung kleiner Kelch- und Uretersteine zu verzeichnen (Abb. 3). Die Ursache für diese Veränderung ist sicherlich die flächendeckende Versorgung der BRD mit Stoßwellenlithotriptoren bei Behandlungszahlen, die weit über die ursprünglich geschätzte Behandlungskapazität hinausgehen. Große Steine sind aus dem Gesamtkrankengut der Steinpatienten weitgehend entfernt. Gleichzeitig kommen Patienten mit kleinen Steinen schon frühzeitig zur Behandlung, da speziell die nicht-invasive Therapie durch die Stoßwellenlithotripsie im Sinne einer Präventivbehandlung akzeptiert und eingesetzt wird. Dieser positive Effekt der neuen Behandlungstechniken wird vermutlich dazu führen, daß am Ende dieser Entwicklung kleine spontan abgangsfähige Konkremente die große Masse der zu behandelnden Steine bilden werden.

Prof. Dr. med. P. Alken
Urologische Klinik und Poliklinik
Johannes Gutenberg-Universität Mainz
Langenbeckstraße 1
D-6500 Mainz 1

Differentialindikationen bei der Behandlung des Uretersteines

G. Fuchs, Ch. Chaussy, A. Lupu und M. Koyle

Die Indikationsstellung zur Behandlung des Harnleitersteines hat sich in den letzten Jahren seit Einführung der ESWL mehrmals grundlegend geändert. Ohne Frage ist die Behandlung des Harnleitersteines mit der ESWL Therapie der ersten Wahl geworden. Lediglich hinsichtlich des taktischen Vorgehens bestehen noch kontroverse Ansichten. Im Prinzip werden zwei verschiedene Verfahren routinemäßig angewandt, die ‚ESWL in situ' Behandlung und die sogenannte ‚push-ESWL' Behandlung. Die ‚in-situ' ESWL Behandlungsmethode ist aus technischen Gründen nicht für alle Harnleitersteine anwendbar. Ausschlußkriterien sind:

(1) Steine, die in Knochendeckung (processus lateralis, Wirbelkörper) liegend nicht geortet werden können,
(2) Steine in Knochendeckung mit dem Becken,
(3) fettleibige Patienten, deren Stein nicht in den 2. Fokusbereich oder den ‚Blastpath' positioniert werden kann.

Mit der Kombinationsmethode bestehend aus Manipulation des Steines aus dem Steinbett in das Nierenhohlsystem, oder zumindest Passage eines Ureterkatheters am Stein vorbei, können alle Uretersteine gleichermaßen nach erfolgreicher Manipulation einer besser zugänglichen Position der ESWL zugeführt werden. Bei einer ‚Enderfolgsrate' von über 95% für beide Gruppen ergibt sich ein unterschiedliches Bild bei der Gegenüberstellung des Ergebnisses der jeweilig ersten therapeutischen Sitzung, der zur Erreichung des Endergebnisses notwendigen Auxiliärmaßnahmen, und des damit verbundenen zeitlichen und logistischen Aufwandes.

Die Erfahrung mit dem Krankengut an der UCLA (3/1985–10/1986 1500 Steinkranke, davon 380 Patienten mit Steinen im Harnleiter) zeigt, daß 94% aller Steine im Harnleiter unabhängig ihrer initialen Lokalisation mittels Ureterschiene/n bzw. Ureteroskop in eine für die ESWL zugängliche Position repositioniert werden können. Die Erfolgsrate für die konsekutive ESWL beträgt 98%. Für die in der 1. Sitzung (push-ESWL) durchgeführte ESWL ergibt sich dabei eine erfolgreiche Steindesintegration in 93% der Fälle; die Rate der zweiten Sitzungen ist kleiner als 5% und weniger als 2% bedürfen weiterer auxiliärer Maßnahmen. Das kombinierte Verfahren von Steinmanipulation und konsekutiver ESWL hat sich aus folgenden Gründen bewährt:

1. hohe Erfolgsrate bei geringer Morbidität
2. Vorhersehbarkeit des Erfolges (größer als 90% erfolgreich in einer Sitzung)
3. Anwendbarkeit auf alle Steine im Harnleiter.

Aufgrund der Erfahrung mit der Kombinationsmethode und früherer eigener klinischer Erfahrungen lassen sich folgende differentialdiagnostische Kriterien festlegen, die auf einer retrospektiven Untersuchung der radiologischen Charakteristika der erfolgreichen wie auch der erfolglosen Fälle basiert:

1. neben der Lage oberhalb des Darmbeinkammes oder im pelvinen Weichteilfenster ist das Hauptkriterium für die erfolgreiche ‚ESWL in situ' Behandlung die Existenz eines genügenden Expansionsraumes. Dies wird anhand eines neuerlichen Urograms (nicht älter als 2 Wochen) beurteilt (keine Enge am Steinbett, freie Kontrastmittelpassage distal des Steines)
2. alle übrigen Steine (impaktiert, infiziert, Lokalisationsprobleme, röntgennegativ) werden primär mit der Kombinationsmethode angegangen.

Diese Differenzierung hat sich bei der Behandlung des Harnleitersteines an unserer Institution durchgesetzt. Bei 10% der Patienten werden Harnleitersteine in situ mit der ESWL behandelt mit einer Erfolgsrate von 87% für das einzeitige Vorgehen. In 85% der Fälle erfolgt eine retrograde Manipulation des Steines und in 5% wird der Stein in antegrader Weise manipuliert (Ureterostium nicht sondierbar, z.B. bei supravesikaler Harnableitung). Die Erfolgsrate für die Steinmanipulation beträgt 94% und die konsekutive ESWL ist in 98% dieser Fälle erfolgreich. Bei 6% der Fälle mit nicht manipulierbarem Stein wird der Stein durch retrograde oder antegrade Ureteroskopie entfernt, wobei der Stein durch Ultraschall (Stabsonde, Hohlsonde) oder neuerdings durch Laserenergie desintegriert wird.

Mit dem differenzierten Vorgehen kann eine primäre Erfolgsrate von 95% erzielt werden. Es vereint in idealer Weise nicht invasives Vorgehen mit gering invasivem Vorgehen und lediglich 6% aller Harnleitersteine bedürfen weitergehender endourologischer Maßnahmen (5% kommen von erfolgloser Steinmanipulation und 1% nach erfolgloser ‚in situ ESWL').

Dr. Gerhard Fuchs
Division of Urology
University of California, Los Angeles
10833 LeConte Ave
Los Angeles CA 90024
U.S.A.

Laserinduzierte Stoßwellenlithotripsie (LISL)

N. Schmeller, A. Hofstetter, J. Pensel, F. Frank und F. Wondrazek

Mit dem Neodym-YAG-Dauerstrichlaser ist es möglich, mit hohen Leistungen Harnsteine zu verbrennen. In vivo ist das natürlich wegen der damit verbundenen Nebenverletzungen nicht möglich. Durch geeignete Resonatorkonfigurationen, sogenannte Q-Switch-Anordnungen, lassen sich mit einem Neodym-YAG-Laser sehr kurze Pulse von hoher Intensität erzeugen. Damit sind Leistungsdichten zu erreichen, bei denen es zu einem Durchbruch in gasförmigen, flüssigen und festen Medien kommt. Hierbei entstehen Stoßwellen. Nachdem die schwierige Frage der Einkoppelung von Laserimpulsen von 60 bis 80 mJ und Pulslängen mit einer Halbwertsbreite von 13 ns in eine Quarzglasfaser gelöst worden sind, wurde ein Fokussiersystem am distalen Faserende entwickelt, um eine für einen optischen Durchbruch ausreichende Leistungsdichte zur Erzeugung einer Stoßwelle im Wasser zu erreichen. In vitro gelang es, Harnsteine jeder chemischen Zusammensetzung durch laserinduzierte Stoßwellenlithotripsie zu zerstören. Zur Beschleunigung der Fragmentation wurde die Pulsfrequenz auf 25 Hz erhöht. Die Konkremente zerfallen in staubförmige Teilchen, bis zu Teilchen mit einer Abmessung von 2 bis 3 mm.

Bei der Annäherung der Lasersonde an einen Zeigefinger bis zum unmittelbaren Aufsetzen, entstehen nadelstichartige Sensationen, ohne eine Rötung oder Beschädigung der Hornhaut. Zur Überprüfung der Gewebewirkung wurden Untersuchungen mit einer Harnblasenwand von 5 Kaninchen durchgeführt. Durch eine Cystostomie konnte die Lasersonde in die Harnblase eingebracht und jeweils ein Punkt der einen Blasenhälfte über 1 Minute und ein zweiter Punkt in der anderen Blasenhälfte über 3 Minuten behandelt werden.

Die Lasersonde wurde an die Blasenwand bis auf etwa 1 mm angenähert. Perforationen wurden bei diesen Versuchen in keinem Fall beobachtet. Nur bei einer von 10 Behandlungen kam es zu einer petechialen Blutung in der Blasenwand. Histologisch fanden sich lediglich oberflächliche Schleimhautveränderungen, die innerhalb von 1 Woche bereits folgenlos abgeheilt waren.

Bei dem ersten Prototypen des Fokussiersystemes war aufgrund der Abmessungen (Durchmesser 4,5 mm) eine Anwendung bei Harnleitersteinen noch nicht möglich. Zur Überprüfung der steinzerstörenden Wirkung und der Geweberverträglichkeit in vivo wurde die laserinduzierte Stoßwellenlithotripsie daher bei 3 Patienten während einer perkutanen Litholapaxie angewendet. Unter Sicht zeigte sich auch bei der Anwendung am Patienten ein Herausbrechen von winzigen staubförmigen Steinteilchen, die durch die Spülung jeweils sofort herausgeschwemmt wurden. Bei weitergehender Steinzerstörung brechen auch 2 bis 3 mm große Fragmente ab, die dann mit einer Faßzange entfernt werden. Die Berührung der Lasersonde mit einer Nierenpapille oder der Nierenbeckenwand führte auch in vivo nicht zu einer Perforation, sondern lediglich zu minimalen Blutungen aus der Schleimhaut, die nach kurzer Zeit spontan sistierten. Auch in der intraoperativen Kontrastmitteldarstellung oder im postoperativen Infusionsurogramm wurde kein Extravasat gesehen. Die Nierenfunktion blieb ungestört.

Bei dem zweiten Prototypen des Fokussiersystemes handelt es sich um eine Metallspitze von 6 mm Länge und 2,2 mm Durchmesser, die auf die flexible Quarzglasfaser (0,6 mm Durchmesser) aufgesetzt wird. Dieses System wurde bisher bei 9 Patienten mit Harnleitersteinen eingesetzt. Zur Kontrolle des Therapieerfolges und Dokumentation möglicher Nebenwirkungen wurde bei diesen Patienten noch eine Ureterorenoskopie durchgeführt. Bei Erreichen des Konkrementes wurde die Endoskopoptik gegen die LISL-Sonde ausgetauscht und der Effekt im Abstand von etwa 300 Schuß endoskopisch kontrolliert. Hier zeigte sich ebenfalls die gute steinzerstörende Wirkung der laserinduzierten Stoßwellenlithotripsie und es bestätigte sich die in den Tierversuchen festgestellte Tatsache, daß Gewebeschäden bzw. Perforationen durch diese Sonde nicht auftreten. Nach dem endoskopischen Eindruck war die Traumatisierung des Harnleiters durch die Ureterorenoskopie ungleich größer, als durch den Effekt der Laser-Sonde. Durch eine konzentrisch angebrachte Spülung der LISL-Sonde kam es zum sofortigen Abschwimmen der sandfeinen Konkrementbruchstücke und zu einer schrittweisen Auflösung des Harnsteines.

Die direkte Erzeugung von Stoßwellen mit einem gepulsten Neodym-YAG-Q-Switch-System bei Energien zwischen 60 und 80 mJ ist gewebeunschädlich und führt zu einer feinen Fragmentation von Harnsteinen. Ob die laserinduzierte Stoßwellenlithotripsie bei der perkutanen Litholapaxie eine realistische Alternative zu den bisher vorhandenen Methoden wird, hängt insbesondere davon ab, ob es gelingt, die Geschwindigkeit der Steinfragmentation noch zu erhöhen. Bei der Behandlung von Harnleitersteinen stellt die laserinduzierte Stoßwellenlithotripsie sicherlich eine erfolgversprechende Methode dar, da es sich hier um Konkremente mit relativ geringer Steinmasse handelt, die in idealer Weise durch einen flexiblen und völlig gewebeunschädlichen Energiewandler in staubförmige Bruchstücke zerlegt werden. Nach entsprechender Erfahrung durch ureteroskopische Kontrolle sollte es auch möglich sein, dieses System unmittelbar in Lokalanästhesie nur unter Durchleuchtungskontrolle im Harnleiter anzuwenden.

Priv.-Doz. Dr. med N. Schmeller
Oberarzt der Klinik für Urologie
Medizinische Universität zu Lübeck
Ratzeburger Allee 160
D-2400 Lübeck 1

Nierenschäden nach mehrfacher perkutaner Punktion

W. Stackl, W. Hruby, A. Kroiss und M. Marberger

Beitrag nicht eingereicht

Perkutane Uretersteinextraktion durch retrogrades Flushing

N. Kaula und F. Schreiter

Das von C. Hulbert (Minnesota) [1] erstmals publizierte Verfahren zur Uretersteinextraktion findet bei uns in folgender modifizierter Art Anwendung (Abb. 1). In Steinschnittlage wird ein spezieller endständig offener Ureterkatheter von 6 Charr. retrograd unter Röntgenkontrolle bis ein cm vor den Ureterstein geschoben.

Dieser UK wird an einem geblockten Ballonkatheter von 16 Charr. mit Nahtmaterial fixiert, um eine unabsichtliche Dislokation zu vermeiden. In Bauchlage wird nun eine perkutane Nephrostomie angelegt, die auf 26 Charr. aufbougiert wird. Der OP-Schaft wird dabei offen im NBKS belassen. Mit einer Angiographieinfusionspumpe wird nun durch den zuvor gelegten Ureterkatheter der Stein mit hohem Druck angespült. Als Flüssigkeit verwenden wir verdünntes Röntgenkontrastmittel. Wir beginnen mit einer Flowrate von 0,5 ml/s, die wir bis max. 15 ml/s steigern.

Der Spülvorgang findet unter Röntgenkontrolle statt (Abb. 2). Wichtig ist, daß die Nephrostomie offengelassen wird, damit während des Spülvorganges auf jeden Fall eine Drucklosigkeit im NBKS herrscht. Der Spülvorgang löst den Stein und befördert ihn ins NBKS. Dort kann er leicht über den Litholapaxieschaft mit einer Zange entfernt werden.

Indikation

1. Uretersteine im oberen und mittleren Drittel bis zu einer maximalen Größe von einem cm.
2. Lang liegende Uretersteine, die eine septische Harnstauungsniere gebildet haben und gefistelt werden mußten.
3. Patienten, denen neben dem Ureterstein gleichzeitig ein Nierenbecken- oder Kelchstein durch perkutane Litholapaxie entfernt werden mußte.

Wegen des dünnen UKs ist dieses Verfahren schonender für den Harnleiter als die Ureterorenoskopie. Gegenüber der ESWL (1. Generation) sind auch kleinste Uretersteine und Steine in Knochendeckkung extrahierbar [2, 3].

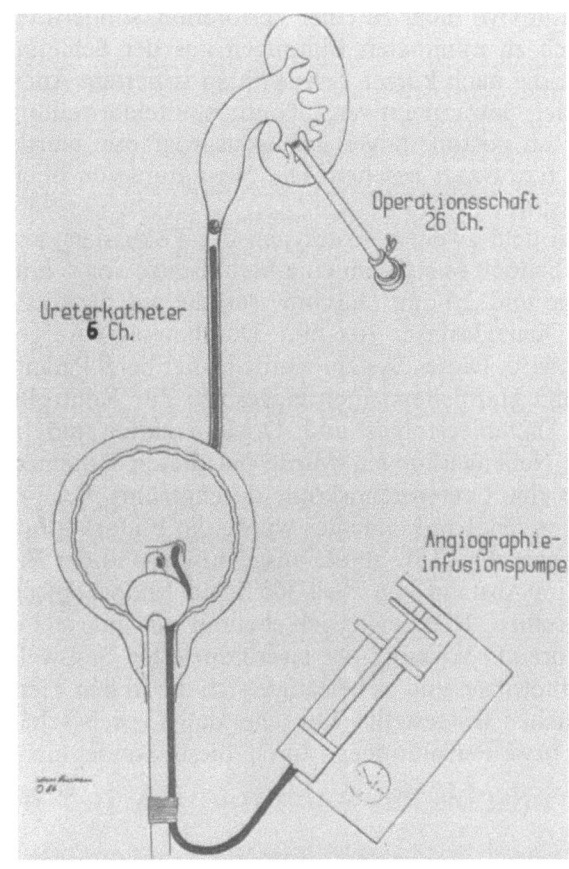

Abb. 1. Funktionsschema Retrogrades Flushing

Steinbefördernd ist während der Spülung der Druckstrahl und nicht eine Flüssigkeitsdrucksäule. Der Vorteil liegt in einer absoluten Drucklosigkeit auf den Ureter bzw. NBKS und somit eine Schonung des Gewebes. Eine denkbare Perforation des Ureters bei festsitzendem Stein halten wir deshalb für nahezu ausgeschlossen und haben wir in unserer Abteilung auch nicht beobachtet. Denn retrograd kann die Spülstrahlflüssigkeit ungehindert durch die offene Nephrostomie abfließen. Antegrad ist neben dem dünnen UK noch genügend Raum für einen natürlichen Fluß in die Blase.

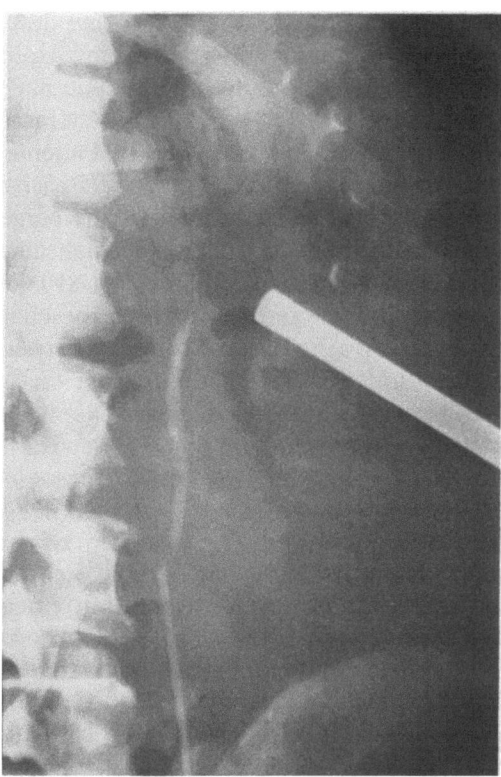

Abb. 2. Spülvorgang mit 6 Charr. Ureterkatheter und offenem Nephrostomieschaft

Ergebnisse

Im Zeitraum von 12 Monaten haben wir 10 Patienten mit diesem Verfahren behandelt.

6 Patienten mit Uretersteinen im mittleren Drittel.
4 Patienten mit Uretersteinen im oberen Drittel.
9 Patienten erfolgreich.
1 Patient nicht erfolgreich (Katheter beim Umlagern verrutscht).

Zusammenfassung und Schlußfolgerung

Das retrograde Flushing hat sich bei 9 Patienten erfolgreich bewährt. Bei einem Patienten war die Spülung insuffizient, weil der Druckkatheter beim Umlagern verschoben wurde. Die Erfahrung zeigt, daß auch festsitzende Uretersteine schon beim ersten Spülvorgang gelöst und ins NBKS gespült werden können.

Das retrograde Flushing stellt kein Verfahren der ersten Wahl dar, sondern eine zusätzliche, semi-invasive Möglichkeit der perkutanen Litholapaxie.

Es ist unserer Meinung nach eine sinnvolle Ergänzung der perkutanen Techniken.

Literatur

1. Hulbert C, Reddy PK, Hunter AW, Young AT, Castaneda-Zuniga WR, Amplatz K, Lange PH (1985) Percutaneous management of urethral calculi facilitated by retrograde flushing with carbon dioxide or diluted radiopaque dye. J Urol 134: 29–32
2. Müller SC, Haverbeke J van, El Seweiti A, Alken P (1985) Der hohe Harnleiterstein – ein Problem trotz extrakorporaler Stoßwellenlithotripsie. Akt Urol 16: 294–298
3. Schuldes H, Boehle H, Berendson G, Schüller J, Nagel R (1985) Die Behandlung des Harnleitersteines mit der ESWL. Akt Urol 16: 299–303

N. Kaula, F. Schreiter
Urologische Abteilung, Lehrstuhl
Universität Witten-Herdecke
Verbandskrankenhaus Schwelm
Dr. Moeller-Str. 15
D-5830 Schwelm

Zusammenfassung der Postersitzung 4: Freie Themen II (Urolithiasis-Endourologie)

R. Alken

7 der 16 Poster nahmen Stellung zu Therapieverfahren im Bereich des Ureters. *Schüller et al. aus Lübeck* präsentierten die Technik der endoskopischen Schlitzung von Harnleiterstrikturen, die in 8 von 12 Fällen unmittelbar und in zwei weiteren Fällen durch einen Rezidiveingriff erfolgreich war. Die Autoren sehen deshalb den primären Versuch der endoskopischen Behandlung von Ureterstrikturen als gerechtfertigt an, da es ein kleiner Eingriff ist, der für unter Umständen doch notwendig werdende operative Eingriffe keine speziellen Probleme bietet. Über eine klassische Therapie der Behandlung von Harnleitersteinen berichteten *Kranz et al. aus Eschweiler,* die bei 10-jähriger Erfahrung mit der Staufenschlinge nach Steffens eine Erfolgsrate von 90% bei der Extraktion von Harnleitersteinen hatten. Durch die in der letzten Zeit immer häufiger geübte primäre Extraktion der Steine, die in 75% der

Fälle erfolgreich ist, konnte die Liegedauer der Patienten erheblich verkürzt werden. In ihrem Krankengut kamen Ureterorenoskopie oder operative Eingriffe in nur 9,5% der Fälle zur Anwendung. *Schmeller et al. aus Lübeck* und *Pastor et al. aus Herne* berichteten über die Behandlung von 587 bzw. 210 Uretersteinen zum Teil mit kombinierter Behandlung durch ESWL, Ureterorenoskopie, perkutane Eingriffe und Schlingenextraktion. Beide Autoren erzielten Erfolgsraten von 99 bzw. 92%, wobei ein deutlicher Lerneffekt die Erfolgsraten verbesserte und die Komplikationsraten verringert. *Fuchs et al. aus Los Angeles* stellten bei der ESWL-Behandlung von Uretersteinen das primäre Hochschieben der Steine mit dem Ureterkatheter in das Nierenbecken mit anschließender Stoßwellenlithotripsie in den Vordergrund, da durch diese Maßnahme, die in 93% zu einem primären Erfolg führte, der Erfolg vorhersehbar eintritt. In nur 2% der Fälle waren zusätzlich auxiliäre Maßnahmen notwendig. Die in situ ESWL wird nur dann befürwortet, wenn ein ausreichender Expansionsraum im Bereich des Steines vorliegt, der Stein also von Kontrastmittel umflossen wird. Eine neue Technik der Steindesintegration wurde von *Schmeller et al. aus Lübeck und Ottobrunn* präsentiert: Die Laserlithotripsie durch Stoßwellen. Erste experimentelle und klinische Erfahrungen mit einem gepulsten Neodym-YAG-Laser haben gezeigt, daß 1 cm große Steine in 1 bis 2 Minuten in abgangsfähige Bruchstücke zertrümmert werden können. Die Anwendung im Nierenhohlsystem war ohne Komplikationen und Nebenwirkungen. Vor einer Anwendung dieser Technik im Harnleiter steht eine weitere Miniaturisierung der Lasersonde. *Kaula et al. aus Schwelm* stellten Erfahrungen mit der retrograden Hochspülung von Uretersteinen in das Nierenbecken und anschließenden perkutanen Extraktion vor, wobei über einen 5 Charr. Ureterenkatheter mittels einer Angiographieinfusionspumpe Flüssigkeit in den Harnleiter gebracht wird um den Harnstein hochzuspülen. Bei liegender 26 Charr. Nephrostomie kann der Stein anschließend direkt extrahiert werden. *Hanappel et al. aus Aachen* machten auf das Risiko des pyelorenalen Refluxes bei Drucksteigerungen im Nierenhohlsystem, z.B. bei der Nephroskopie, aufmerksam. Im Tierexperiment fanden sie schon bei geringen Perfusionsgeschwindigkeiten pyelorenale Refluxe. Daß selbst bei mehrfachen Nephrostomien zur Steinentfernung keine wesentlichen funktionellen oder morphologischen Veränderungen der Nieren auftreten, wiesen *Stackl et al. aus Wien* durch Nachkontrollen bei derartigen Patienten mit Isotopenuntersuchung und Computertomographie nach. Blutdruckwerte, Infekt-, Rest- und Rezidivsteinrate unterschieden sich nicht wesentlich von Patienten mit nur einem perkutanen Zugang. Von *Fischer et al.* und *Pastor et al. aus Herne* wurden Fälle vorgestellt, die sich zum einen mit der problematischen Behandlung von Matrixsteinen, die in 10 von 3000 Steinbehandlungen gesehen wurden, beschäftigten, sowie die Möglichkeiten kombinierter endourologischer und ESWL-Behandlung bei einem Patienten mit ausgedehnter beidseitiger Nephrolithiasis darstellten. Biochemische Aspekte der Harnsteinerkrankung wurden von *Vogel et al., Hegemann et al. aus München* und von *Jarrar et al. aus Gießen* präsentiert. *Jarrar* konnte in Tierversuchen zeigen, daß es unter Oxamidgabe regelmäßig zur Steinbildung kam. Diese Veränderungen waren mit einem Anstieg der Diurese und einem Abfall der Zinkkonzentration begleitet. Ein therapeutisch nutzbarer Effekt der Zinkausscheidung war nicht zu verzeichnen. *Hegemann et al.* machten auf die Problematik der Berechnung von Übersättigung und Risikoquotienten bei Harnsteinpatienten aufmerksam. Bei einer Spezifität von 80%, einer Sensitivität unter 50% und damit hoher Irrtumswahrscheinlichkeit muß die Zuverlässigkeit dieser Tests zurückhaltend bewertet werden. *Vogel et al. aus München* untersuchten den Einfluß verschiedener Biersorten auf die Ausscheidung lithogener Substanzen und Inhibitoren im Urin, wobei lediglich dem alkoholfreien Bier fehlende negative Effekte zugeschrieben werden können. *Tauber et al. aus München* wiesen auf die Möglichkeit der Behandlung von Koliken mit Antihistaminika hin, die sie in einer Doppelblindstudie gegen den Effekt von Baralgin bewerteten. Beim positiven Effekt der Antihistaminika in 57% der Fälle kann ihr Einsatz zur Behandlung der Kolik erwogen werden. *Alken et al. aus Mainz* konnten bei 2977 Steinpatienten, die zwischen 1984 und 1986 behandelt worden waren, zeigen, daß große Nierenbecken- oder Ausgußsteine zunehmend seltener gesehen werden und kleine spontan abgangsfähige Ureter- oder Kelchsteine vermutlich am Ende der derzeitigen Entwicklung stehen.

Prof. Dr. med. P. Alken
Urologische Klinik und Poliklinik
Johannes Gutenberg-Universität Mainz
Langenbeckstraße 1
D-6500 Mainz

Postersitzung 10: Freie Themen III (Onkologie)

Rezidivprophylaxe oberflächlicher Harnblasenkarzinome, Ergebnisse einer multizentrischen Hamburger Studie

H. Huland, W. Brachmann, R. Hubmann, J. Kaufmann, W. Knipper, F. Lantzius-Beninga und G. Klöppel

Einleitung

In einer prospektiven kontrollierten unizentrischen Studie haben wir den Wert einer Langzeit-Mitomycin-Instillationstherapie zur Beeinflussung der Blasentumorrezidive, nachgewiesen. Die Rezidivquote der Kontrollgruppe betrug 51,6%, die der Mitomycin-Gruppe 10,4%.

Im März 1983 haben wir eine multizentrische Hamburger Studie begonnen mit folgenden Fragestellungen:

1. Reproduzierbarkeit der bisher erzielten Daten in einer größeren Klientel.
2. Vergleich verschiedener Mitomycin-Instillationsschemata.
3. Vergleich mit anderen Substanzen, z. B. Adriamycin.

Die jetzige Auswertung dieser multizentrischen Studie bezieht sich auf 355 auswertbare Patienten mit einer mittleren Verlaufsbeobachtung von ca. 20 Monaten.

Methodik

In dem AK Altona, AK Barmbek, AK Eilbek, AK St. Georg, Marienkrankenhaus und UKE wurden vom 1. März 1983 bis zum Juni 85 597 Patienten mit oberflächlichen Harnblasenkarzinomen (TA, T1) stationär aufgenommen und zum größten Teil transurethral reseziert. 130 dieser Patienten kamen primär wegen Alter, Gebrechlichkeit, mangelnder Kooperation für eine solche Studie nicht in Frage und sind auch nicht in diese Studie aufgenommen worden. Von den 467 verbliebenen registrierten Patienten haben 29 (6,2%) innerhalb von 6 Monaten die Studie wegen erheblicher Nebenwirkungen abgebrochen (s. Ergebnisteil). 31 (6,6%) Patienten hatten unzureichende Daten in der Verlaufsbeobachtung, 52 Patienten sind nicht berücksichtigt, da sie eine Verlaufsbeobachtungszeit von weniger als 6 Monaten haben.

Die jetzige Auswertung bezieht sich deshalb auf 355 Patienten mit einwandfreien Dokumentationen und einer Mindestverlaufsbeobachtungszeit von 6 Monaten.

Das Protokoll wurde folgendermaßen festgelegt: Transurethrale Resektionen der Tumoren, bei T1 Tumoren 2malige Resektion. 4-6 Wochen nach Entlassung Beginn der Instillationstherapie ohne (im Gegensatz zur ursprünglichen Studie) obligate vorherige Cystoskopie und cytologische Untersuchung. Alle beteiligten Kliniken randomisierten die Patienten in 2 Gruppen, nämlich in den MI-Arm und in einen der 3 übrigen Arme MII, MIII und MIV.

Die Ergebnisse des MI-Armes machten einen Vergleich zwischen den einzelnen Kliniken möglich. Die einzelnen Behandlungsarme hatten folgende Schemata:

MI = Mitomycin 20 mg/20 ml alle 14 Tage im ersten Jahr; alle 4 Wochen im zweiten Jahr; alle 3 Monate im dritten Jahr.
MII = Mitomycin 20 mg/20 ml wöchentlich die ersten 8 Wochen, danach alle 4 Wochen im ersten, zweiten und dritten Jahr.
MIII = Mitomycin 20 mg/20 ml wöchentlich über 20 Wochen, keine weitere Therapie,
MIV = Adriamycin, 50 mg/50 ml, wie bei MI

Sämtliche pathologischen Präparate wurden von Prof. G. Klöppel, Pathologisches Institut des UKE nachbefundet. Die Instillationsprotokolle wurden von den Patienten selbst geführt. Jeder Patient erhielt von dem Koordinator (Frau Feddersen) sein Instillationsprotokoll für 6 Monate, danach wurden die Protokolle von dem Koordinator abgerufen und das Protokoll für die nächsten 6 Monate ausgestellt.

Ergebnisse

21,7% der ursprünglich wegen oberflächlicher Harnblasenkarzinome stationär aufgenommenen 597 Patienten kamen primär nicht für eine langfristige und intensive Nachbehandlung aus verschiedenen Gründen in Frage. Von den verbliebenen

467 Patienten sind 51 nicht berücksichtigt, die eine Verlaufsbeobachtung von weniger als 6 Monate hatten. 29 Patienten hatten innerhalb der ersten 6 Monate intensive Nebenwirkungen, so daß die Nachbehandlung abgebrochen werden mußte.

Diese 29 Patienten und die 31 Patienten, die mangelhafte Protokollführung hatten, stellen eine Ausfallquote von nur 12,8% dar.

M I-Arm: 0,94; M II-Arm: 0,36 und M III-Arm: 0,58 Rezidive pro 100 Patientenmonate. Eine längere Beobachtung ist jedoch nötig, um hier den Vergleich mit einer Langzeittherapie zu bewerten.

In der kleinen Gruppe der Patienten, die mit Adriamycin behandelt wurden, erzielten wir mit 0,56 Rezidiven pro 100 Patientenmonate vergleichbare Ergebnisse, jedoch mit einer weit höheren Nebenwirkungsquote.

Nur bei 4 Patienten hatte das Tumorrezidiv einen Progreß, nur einmal beobachteten wir ein muskelinvasives Tumorrezidiv.

Der Vergleich der Patienten aus den einzelnen Krankenhäusern in den verschiedenen M I-Armen (die Ergebnisse sind hier nicht im einzelnen aufgeführt) zeigt keine unterschiedlichen Ergebnisse, sondern eine erstaunlich gute Übereinstimmung.

¾ der Patienten vertragen die Mitomycin-Instillation ohne Nebenwirkung. Allerdings nur 24% die Adriamycin-Instillation ohne Nebenwirkung. Die häufigste Mitomycin-Nebenwirkung ist eine Chemocystitis in 19,4%. Wie oben dargelegt, muß man bei etwa 6% der Patienten damit rechnen, daß sie wegen starker Nebenwirkungen die Therapie abbrechen.

Schlußfolgerung

Der positive Effekt einer Mitomycin-Langzeit-Instillationstherapie läßt sich auch im Rahmen einer multizentrischen Studie reproduzieren. Die Rezidivrate pro 100 Patientenmonate liegt im M I-Arm mit 0,94 etwas höher als in der ursprünglichen unizentrischen UKE-Studie mit 0,46. Dies liegt u. E. daran, daß im Gegensatz zur ursprünglichen Studie 4 Wochen nach chirurgischer Entfernung der Tumoren unmittelbar vor Beginn der Instillationstherapie nicht noch einmal cystoskopiert wurde und der Harn cytologisch untersucht wurde (Anmerkung: In der eigenen Studie wurden hierbei nochmals in 10% der Fälle nicht vollständig entfernte Resttumoren gefunden). Dies ist wohl auch der Grund dafür, warum im M II-Arm – mit einer intensiven Frühzeittherapie und darauffolgender Langzeittherapie die Ergebnisse mit 0,35 Rezidive pro 100 Patientenmonate besser sind als im M I-Arm und exakt dem entsprechen, was wir ursprünglich in der UKE-Studie erzielt hatten.

Prof. Dr. med. H. Huland
Urologische Universitätsklinik Hamburg-Eppendorf
Martinistr. 52
D-2000 Hamburg 20

Therapie des Carcinoma in situ der Harnblase mit BCG

M. Schnyder v. W., D. Ackermann, U. E. Studer und E. J. Zingg

Einleitung

Ziel der prospektiven Arbeit war, die guten Resultate anderer Autoren in der Behandlung des Carcinoma in situ der Harnblase mit BCG zu bestätigen.

Krankengut und Methodik

24 Patienten mit histologisch (15 Fälle) und/oder zytologisch gesichertem Carcinoma in situ (4 primäre, 20 sekundäre) wurden in die Studie aufgenommen. 5 Patienten hatten zuvor andere Instillationsbehandlungen ohne Erfolg mit Mitamycin C, Adriamycin und/oder Interferon.

Die BCG-Behandlung erfolgte wie von Morales beschrieben [1] mit intravesikalen BCG-Applikationen à 120 mg BCG und gleichzeitiger Skarifikation mit 5 mg BCG am Oberschenkel in wöchentlichen Abständen. Als Vakzine wurde ein BCG-Lebendimpfstoff vom Stamm Pasteur Paris (Immun-BCG-Pasteur F) verwendet. Die Nachkontrollen erfolgten 3-monatlich mittels Zystoskopie und Zytologie.

Resultate

Verträglichkeit

Dysurie und Pollakisurie (67%) oder Fieber (42%) wurden besonders nach der 2., 3. und 4. Instillation beobachtet. Nur bei einem Patienten mit multifokalem Carcinoma in situ nach Radiotherapie trat eine

Tabelle 1

		Anzahl Patienten	Complete Response
Brosman et al.	(J. Urol. 85)	33	94%
Herr et al.	(J. Urol. 84)	47	72%
Kelly et al.	(J. Urol. 85)	12	67%
de Kernion et al.	(J. Urol. 85)	19	68%
Lamm et al.	(J. Urol. 85)	14	78%
Morales et al.	(J. Urol. 84)	17	59%
eigene Resultate		24	83%

Abnahme der Blasenkapazität auf. Nie wurden Tuberkulostatika nötig, noch mußte eine Therapie wegen Unverträglichkeit abgebrochen werden.

Wirksamkeit

17/24 Patienten (71%) mit Carcinoma in situ wurden innert 3 Monaten endoskopisch oder zytologisch tumorfrei. 3 weitere Patienten (12%) wurden nach einem 2. BCG-Zyklus ebenfalls tumorfrei, so daß die Response-Rate 83% beträgt. In der durchschnittlichen Beobachtungszeit von 17 Monaten (3–33 Monate) sind 2 Rezidive aufgetreten, so daß aktuell 18/24 Patienten (75%) tumorfrei sind. 4 Patienten (17%) müssen als primäre Therapieversager bezeichnet werden.

Diskussion

Wie Tabelle 1 zu entnehmen ist, konnten die Resultate anderer Autoren nachvollzogen werden. Mit 75% tumorfreien Patienten nach durchschnittlich 17 Monaten kann die BCG-Behandlung des Carcinoma in situ der Harnblase als wirkungsvoll bezeichnet werden. Die Nebenwirkungen sind akzeptabel und können zudem als prognostisch günstiges Zeichen der Immunantwort aufgefaßt werden.

Die BCG-Therapie ist im Vergleich zu anderen Behandlungsformen billig. Ein Therapieerfolg ist auch nach Versagen von anderen Instillationsbehandlungen möglich. Bei Versagen des 1. BCG-Zyklus kann der Erfolg noch nach einem 2. Zyklus eintreten. Persistiert oder rezidiviert jedoch eine positive Blasenspülzytologie, muß das extravesikale Karzinom gesucht werden: bei 3/6 Patienten mit Tumorpersistenz, bzw. -rezidiv fand sich Tumorgewebe im Bereich der oberen Harnwege oder der prostatischen Harnröhre.

Literatur

1. Morales A, Eidinger D, Bruce AW (1976) Intracavitory bacillus Calmette-Guérin in the treatment of superficial bladder tumors. J Urol 116: 180–183

Dr. M. Schnyder v. W.
Urologische Universitätsklinik
Inselspital
CH-3010 Bern

Indikation und Technik der locoregionären Chemotherapie beim Blasentumor

G. Gellhaar, H.-G. Reichelt und H.-U. Eickenberg

Bei Blasencarcinomen des Stadiums T3a/b ist ein operativer Eingriff im Sinne einer Radikaloperation mit kurativem Anspruch nicht mehr gewährleistet.

Nach Sicherung der Diagnose durch transurethrale Resektion mit Festlegung des Tumorstadiums bleibt oftmals nur die abwartende Haltung mit Durchführung palliativer transurethraler Nachresektionen bei Auftreten einer Blutung oder die systemische Chemotherapie.

Wir sehen im Nachweis eines Blasencarcinoms im Stadium T3a/b die Indikation zur Durchführung einer locoregionären Chemotherapie. Dieses Vorgehen ist in der Literatur beschrieben [1–8].

Dazu wird ein operativ implantierbarer Katheter in die zum Tumor direkt hinführende Arterie implantiert und das Zytostatikum über den subkutan lokalisierten Port appliziert.

Die Arteria iliaca interna der tumortragenden Seite wird über einen Hockey-Stick-Schnitt retroperitoneal dargestellt und der Katheter über den Retentionswulst hinaus nach Legen einer Längsincision in der Gefäßwand in die Arterie implantiert und fixiert.

Dieser zur Katheterimplantation benötigte beschriebene operative Zugang kann gleichzeitig zur Durchführung einer pelvinen Staging-Lymphadenektomie diagnostisch genutzt werden.

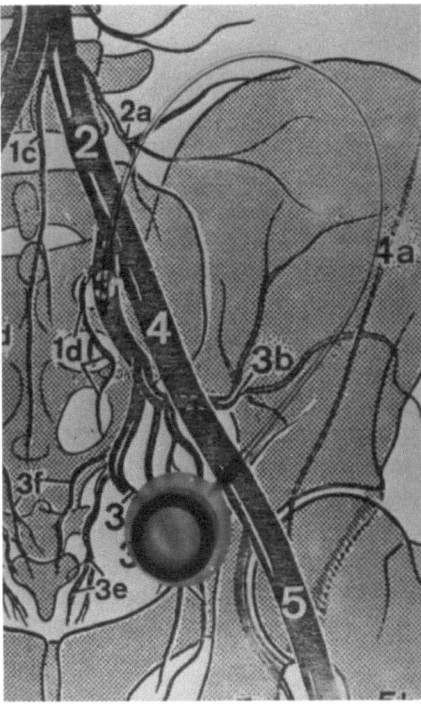

Abb. 1. Fotomontage; Ausschnitt aus der arteriellen Gefäßversorgung des kleinen Beckens mit schematischer Darstellung eines implantierten intravasalen Perfusionskatheters (hier: Implantofix-Katheter d. Fa. Braun-Melsungen)

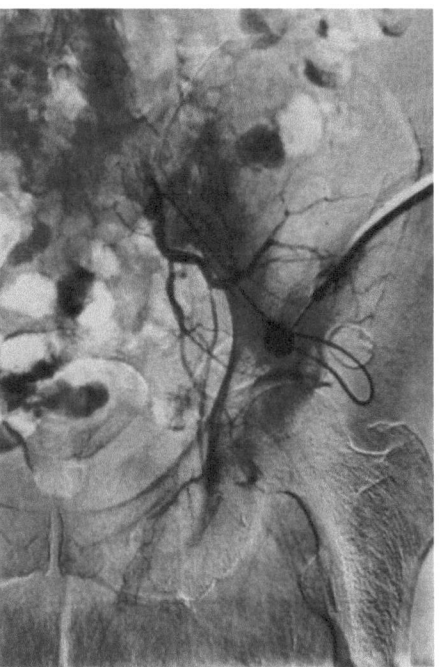

Abb. 3. zeigt eine röntgenologische Funktionskontrolle nach Punktion des Zuspritzportes mit einer Nadel mit anschließender Kontrastmittelgabe: Man erkennt den Kontrastmittelabfluß über den Katheter in die Arteria iliaca interna mit gleichzeitiger Verteilung des Kontrastmittels sowohl in die visceralen Äste, über die die Harnblase erreicht wird, als auch über die parietalen Äste

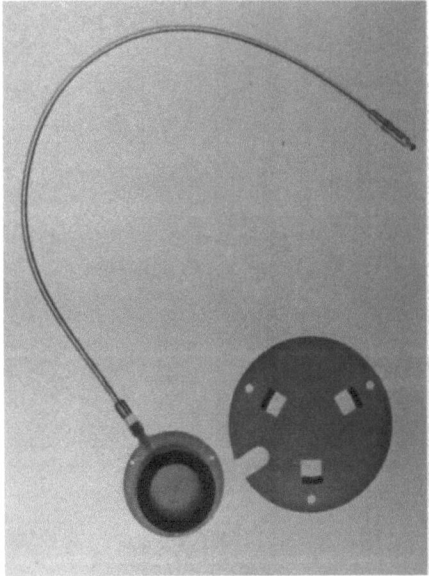

Abb. 2. zeigt eine Darstellung eines solchen Katheters. Man erkennt den subkutan zu versenkenden Zuspritzport mit zentraler Silikonmembran sowie angeschlossen an die Steck-Kupplung den Katheter mit an seinem Ende deutlich für die intraarterielle Applikation erkennbarem Retentionswulst

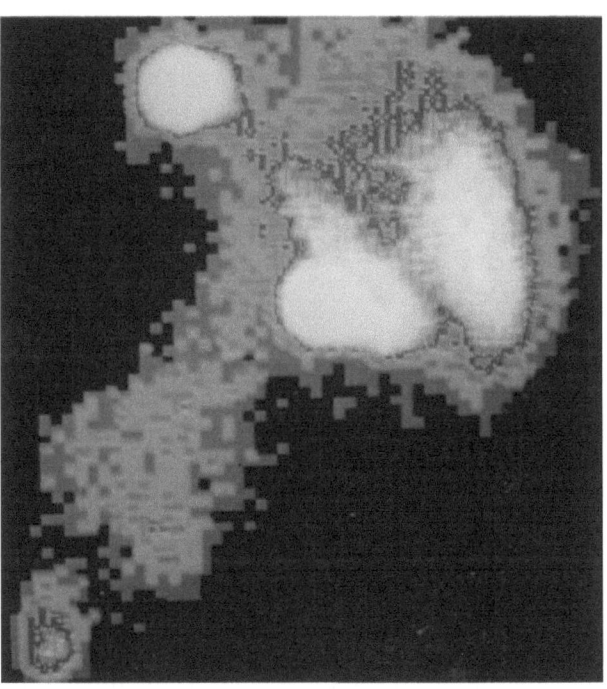

Abb. 4. stellt vor dem Hintergrund des gleichzeitig erstellten Knochenszintigrammes als Lokalisationshilfe die Mikroembolisation der Makroaggregate kongruent zur Abb. 3 im Versorgungsgebiet der visceralen Äste in Richtung Harnblase als auch vornehmlich im Bereich der parietalen Äste paravesical dar

Die Abb. 1 verdeutlicht die postoperative Situation: Man erkennt den Retentionswulst des Katheters implantiert in der Arteria iliaca interna sowie am anderen Ende den subkutan versenkten Zuspritzport.

Wir haben bislang bei 6 Patienten mit Blasen-Carcinom T3a/b einen solchen implantierbaren intravasalen Perfusionskatheter eingelegt und jeweils vor Durchführung der Therapie eine kombiniert röntgenologisch/nuklearmedizinische Funktionskontrolle vorangestellt [9].

Nach Auswertung der bislang geringen Anzahl an Katheterimplantationen sahen wir folgende Ergebnisse: Bei insgesamt 6 Patienten wurde eine Katheterimplantation operativ durchgeführt; bei den ersten 3 Patienten sahen wir eine unzureichende Funktion bei der kombiniert röntgenologisch/nuklearmedizinischen Funktionskontrolle, so daß keine Chemotherapie durchzuführen war. 2 Patienten sind nach Anlage des Katheters an ihrem Tumorleiden verstorben und in einem Fall haben wir nach Applikation von 3 Cisplatinum-Gaben in der Modifikation nach Hartenstein endoskopisch und zytologisch Tumorrezidivfreiheit registrieren können.

Mit der vorliegenden Arbeit soll die locoregionäre Chemotherapie beim Blasen-Carcinom im Stadium T3a/b vorgestellt werden: Während bei der systemischen Form der Behandlung die Therapie von erheblichen Nebenwirkungen wie Myelosuppression, Übelkeit, Erbrechen, periphere Polyneuropathie und Ototoxizität gekennzeichnet ist, hat die locoregionäre Form der Behandlung infolge geringerer notwendiger Dosis pro Behandlung (30 mg Cisplatin) den Vorteil der deutlich reduzierten Nebenwirkungen bei zusätzlich der Applikation des Zytostatikums direkt in die Blutversorgung des Tumors.

Wenngleich auch die Fallzahl der mitgeteilten Ergebnisse sehr klein ist und sich hieraus sicher noch nicht eine etablierte Methode der Behandlung des fortgeschrittenen Blasentumors ableiten läßt, so muß doch der Vorteil der Methode, die Minimierung der Nebenwirkungen bei geringerer Dosis des Zytostatikums, das direkt am Wirkungsort, dem Tumorsitz, appliziert wird, betont werden.

Literatur

1. Klopp CT, Alford TC, Bateman J, Berry GN, Winship T (1950) Fractionated intra-arterial cancer chemotherapy with methyl bis amine hydrochloride: a priliminary report. Ann Surg 132: 811–832
2. Eckmann WW, Patlak CS, Fenstermacher JD (1974) A critical evaluation of the principles governing the advantages of intra-arterial perfusions. J Pharmacokinet Biopharm 2: 257–285
3. Stewart DJ, Benjamin RS, Zimmermann S, Caprioli RM, Wallace S, Chuang V, Calvo D, Samuels M, Bonura J, Loo TL (1983) Clinical pharmacology of intra-arterial cis-diamminedichloroplatinum (II). Cancer Res 43: 917–920
4. Kaplan WD, C'Orsi CJ, Ensminger WD, Smith EH, Levin DC (1978) Intra-arterial radionuclide infusion: a new technique to asses chemotherapy perfusions patterns. Cancer Treat Rep 62: 699–703
5. Wallace S, Chuang VP, Samuels M, Johnson D (1982) Transcatheter intra-arterial infusion of chemotherapy in advanced bladder cancer. Cancer 49: 640–645
6. Ogata J, Migita N, Nakamura T (1973) Treatment of carcinoma of the bladder by infusion of the anticancer agent (mitomycin C) via the internal iliac artery. J Urol 110: 667–670
7. Nevin JE, Melnick I, Baggerly JT, Easley CA, Landes R (1974) Advanced carcinoma of bladder: treatment using hypogastric artery infusion with 5-fluorouracil, either as a single agent or in combination with bleomycin or adriamycin and supervoltage radiation. J Urol 112: 752–758
8. Schulman CC, Struyven J, Bredael JJ, Delcour A (1983) Intra-arterial chemotherapy of infiltrative bladder tumors. Proc Am Urol Assoc, Abstr 348, p 178
9. Reichelt, Gellhaar, Eickenberg (1986) Darstellung komplikativer Situationen bei implantierbarem Kathetersystem zur regionalen arteriellen Infusionstherapie von Tumoren im Becken (Harnblasen-Karzinom). Urologe A 25: 333–337

Dr. med. G. Gellhaar
Oberarzt der Urol. Klinik
St. Franziskus-Hospital
Kiskerstr. 26
D-4800 Bielefeld 1

Die geregelte bipolare Hochfrequenzkoagulation – Eine neue Methode zur Behandlung von Blasentumoren

M. Kriegmair, J. Pensel, K. H. Rothenberger, A. Hofstetter, K. Fastenmeier, E. Keiditsch und T. Boemers

Einleitung

Die transurethrale Resektion von Blasentumoren vor allem in den Stadien T_2 und darüber erscheint unzureichend. Die Gefahr der Blasenwandperforation, die unsichere Radikalität und hohe Rezidivraten unterstreichen diese Aussage [3]. Die Ergebnisse einer multizentrischen prospektiven randomisierten Studie haben gezeigt, daß die Bestrahlung mit dem Neodym-YAG-Laser eine sinnvolle Alternative in der Behandlung von Blasentumoren darstellt [1].

Ein Verfahren der Thermokoagulation muß bestimmte Voraussetzungen erfüllen. Es muß für eine transmurale Tumorzerstörung eine ausreichende Nekrosetiefe erreicht werden. Die Nekrosen müssen homogen und scharf begrenzt sein. Die Nekrosetiefe muß steuerbar sein und die Wärmebildung darf nicht zu einer Blasenwandperforation oder Perforation anliegender Darmschlingen führen.

Diese Kriterien wurden für die geregelte bipolare Hochfrequenzkoagulation tierexperimentell untersucht.

Material und Methoden

Ein regelbarer Hochfrequenzgenerator wird durch ein elektrisches Rückkopplungssystem so gesteuert, daß der Hochfrequenzstrom konstant bleibt. Biophysikalische Untersuchungen hatten gezeigt, daß nur so eine Koagulation tieferer Gewebeschichten erreicht werden kann. Eine Schutzschaltung unterbricht nach erfolgter Koagulation die weitere Energiezufuhr.

Die geregelte bipolare Hochfrequenzkoagulation erfolgt über 2 Bügelelektroden, passend für einen Resektionsschaft Charr. 24.

Die experimentellen Untersuchungen wurden an 20 Kaninchen und 2 Schweinen durchgeführt.

Ergebnisse

Mit diesem neuen Verfahren lassen sich bis zu 7 mm tiefe, homogene und scharfbegrenzte Koagulationsnekrosen erzeugen. Ein Vaporisieren oder Karbonieren des Gewebes mit Anhaften von nekrotischem Material an den Bügelelektroden wurde nicht beobachtet, da die Schutzschaltung die weitere Zufuhr von Energie nach erfolgter Koagulation unterbricht.

Die Nekrosetiefe ist steuerbar durch den Stromfluß und die Koagulationszeit.

Die histologische Aufarbeitung der Koagulationsnekrosen an 4–5 mm dicken Schweineharnblasen ergab, daß eine vollständige Devitalisierung aller Zellen im Koagulationsfeld erfolgt. Der strukturelle Aufbau der Blasenwand bleibt erhalten. Daher ist eine Perforation der Harnblase nicht zu erwarten. Die Aufzeichnung der Temperaturprofile an der Blasenwandserosa und -mukosa mit Hilfe einer Thermokamera während der Koagulation haben gezeigt, daß die Wärmebildung räumlich und zeitlich so begrenzbar ist, daß eine Schädigung anliegender Darmschlingen vermieden wird.

Diskussion

Mit den bisher verfügbaren konventionellen Hochfrequenzverfahren konnten die oben dargestellten Ergebnisse nicht erreicht werden. Durch die konstante Energiezuführung während der Koagulation und den Einbau der Schutzschaltung, die nach erfolgter Koagulation die Stromzufuhr abbricht, ließen sich die bekannten Vorzüge der bipolaren Arbeitsweise verbessern [2].

In Anbetracht der ähnlichen Problematik bei der Anwendung des Neodym-YAG-Lasers und aufgrund der bisher vorliegenden Ergebnisse kann man davon ausgehen, daß sich die geregelte bipolare Hochfrequenzkoagulation in der klinischen Therapie von Blasentumoren bis zum Stadium T_2 als alternative Ergänzung der transurethralen Resektion etabliert.

Literatur

1. Hofstetter AG, Keiditsch E, Schmiedt E, Frank F (1984) Der Neodym-YAG-Laser in der Urologie. Fortschr Med 36: 885–890
2. Ramsay JWA, Shepard NA, Butler M, Gosling PT, Miller RA, Wallace DMA, Withfield N (1985) A comparison of bipolar and monopolar diathermy in experimental animals. Urol Res 13: 99–102
3. Ruebben M, Dahm HH, Lutzeyer W (1981) Rezidivhäufigkeit und Tumorprogression superfizialer Harnblasencarcinome. Urologe A 20: 211–216

Dr. med. M. Kriegmair
Urologische Klinik der Medizinischen Universität zu Lübeck
Ratzeburger Allee 160
D-2400 Lübeck 1

Histologische und funktionelle Reparation nach Laserkoagulation der Harnblase

J. Pensel, E. Keiditsch, A. Hofstetter und N. Schmeller

Bei der Therapie des Blasen-Carcinoms gehen die Meinungen noch weit auseinander. In Abhängigkeit vom Tumor-Grading und -Staging, aber auch in Abhängigkeit von der Rezidivhäufigkeit und der Tumorausdehnung entschließt man sich entweder zu organerhaltenden Therapieformen oder zur radikalen Cystektomie. Die Indikation zur TUR ist bei niedrigem Infiltrations- und hohem Differenzierungsgrad als Erstbefund allgemein anerkannt. Die 5-Jahres-Überlebensrate liegt dabei beispielsweise für einen T_1 Tumor zwischen 40 und 70%. Daneben setzt sich die Therapie mit dem Neodym-YAG-Laser als Alternative mehr und mehr durch. Damit kann die Blasenwand transmural koaguliert und somit ein oberflächlicher Blasentumor radikal therapiert werden. Besonders bei ausgedehntem Tumorbefall muß jedoch damit gerechnet werden, daß sich bei großflächiger Laserkoagulation der Blasenwand Änderungen der hydrostatischen Belastbarkeit, der Detrusorfunktion und der Blasensensibilität einstellen.

Unsere Untersuchungen haben gezeigt, daß die hydrostatische Belastbarkeit einer isolierten Schweineharnblase nach Koagulation etwa 10% der gesamten Blasenoberfläche um ca. 10% gegenüber der unveränderten Blase reduziert wird. Allerdings zeigt sich im Bereich der elastischen Phase keinerlei Änderung der Compliance, so daß bei physiologischen Blasendrucken auch bei großflächigen Nekrosen keinerlei Rupturgefahr besteht.

In einem Tierexperiment untersuchten wir die Reparationsphase der Kaninchenharnblase nach Koagulation des gesamten Blasendachs. Am 1. Tag nach der Behandlung zeigt sich in der Regel eine deutlich reduzierte Blasenkapazität mit Divertikelbildung im Koagulationsareal. Bereits 4 Tage später ist die Blasenkapazität fast normal, es demarkiert sich ein kleines Divertikel am Blasendach. Zwei Wochen nach der Behandlung ist das Divertikel nur noch angedeutet und zwei Wochen später zeigt sich ein normales Cystogramm. Auch bei der ausgedehnten Koagulation der menschlichen Harnblase zeigt sich eine deutliche Wandschwäche im Koagulationsareal, die jedoch zu keiner Restharnbildung führt.

Histologisch zeigt sich zwei Tage nach der Behandlung eine komplette Nekrose aller Wandschichten mit Abhebung des Urothels (Tabelle 1). Bereits 4 bis 6 Tage nach der Behandlung entwickelt sich eine Epithelisierung des Koagulationsareals und nach 6 Wochen ist das Urothel vollständig ersetzt und ein muskulärer Durchbau der Nekrose ist nachweisbar. Allerdings kann eine regelrechte Schichtung der Muskularis nur in den Randzonen beobachtet werden.

Bei insgesamt 14 Patienten im Alter zwischen 45 und 81 Jahren untersuchten wir die funktionellen Änderungen der Harnblase nach Laserkoagulation (Tabelle 2). Die Daten wurden einen Tag vor, eine Woche nach und ca. 3 Monate nach der Lasertherapie durch Cystomanometrie gewonnen. Im Durchschnitt konnten wir bei der Kontrolle nach 3 Monaten eine Vergrößerung der Blasenkapazität um ca.

Tabelle 1. Histologie der untersuchten Fälle

	T_A	T_1	T_2	T_3	T_4
G0	1				
G1					
G2	4	1			
G3			3	2	1
Ulcus Simplex		2			

Ausdehnung: Durchmesser 15 mm bis Befall der gesamten Blasenwand

Tabelle 2. Meßbare Veränderungen (Durchschnittswerte)

Blasenkapazität	205 ml (100%)	201 ml (98%)	270 ml (132%)
1. Harndrang	137 ml (66,8%)	136 ml (67,6%)	182 ml (67,4%)
Compliance	16 (100%)	15,9 (99%)	19,8 (124%)
Restharn	5 Fälle	4 Fälle	1 Fall
Detrusor-instabilität	6 Fälle	5 Fälle	2 Fälle
Flow$_{Max}$	13,5 ml/s (100%)	16,5 ml/s (122%)	16,4 ml/s (121%)
Flow$_{Mittl}$	6,6 ml/s (100%)	6,8 ml/s (103%)	7,9 ml/s (120%)
	vor Therapie	1 Woche p Therapie	3 Monate p Therapie

30% beobachten. Der erste Harndrang war später und die Compliance um ca. 25% erhöht. Auffällig sind auch eine Reduktion des Restharns und eine Stabilisierung des Detrusors. Nach der Therapie konnten wir zusätzlich eine Normalisierung des Uroflows messen.

Unmittelbar nach ausgedehnter Laserkoagulation der Harnblase bilden sich im Koagulationsareal Divertikel, die jedoch zu keiner Restharnbildung führen. Bereits nach 4 bis 6 Wochen sind Formveränderungen der Blase nicht mehr nachweisbar und die Funktion ist normalisiert. Dabei sind die krankheitsbedingten Veränderungen deutlich verbessert. Die funktionellen Veränderungen korrelieren zeitlich gut mit der histologischen Reparation. Die Behandlung von ausgedehnten Blasentumoren kann deshalb suffizient auch in einer Sitzung ohne Gefahr durchgeführt werden.

Dr. med. J. Pensel
Urologische Klinik
der Medizinischen Universität zu Lübeck
Ratzeburger Allee 160
D-2400 Lübeck 1

Vergleich der Harnzytologie, Immunzytologie und Flowzytometrie in der Diagnostik von Harnblasenkarzinomen

H. Huland, E. Huland, R. Arndt, U. Otto, H. Baisch und G. Klöppel

Einleitung

In der vorliegenden Studie wird der Wert dreier Methoden zur Diagnose des Harnblasenkarzinoms anhand von Harnuntersuchungen überprüft: Die herkömmliche Zytologie, die Immunzytologie mit Hilfe des eigenen monoklonalen Antikörpers 486 p 3/12 und die Flowzytometrie. In einer prospektiven Studie werden die Ergebnisse von 69 parallel untersuchten Blasentumorpatienten und von 35 Kontrollpatienten (11 mit Harnwegsinfekten und 24 mit Prostataadenom) analysiert, die in jeweiliger Unkenntnis der Diagnose dieser Patienten erstellt wurden.

Methodik

In der vorgelegten Studie werden Blasenspülproben von 69 Patienten mit Transitionalzellkarzinom der Harnblase und von 35 Kontrollpatienten (11 mit signifikanter Bakteriurie und 24 mit einem Prostataadenom) untersucht. Die Auswertung erfolgte jeweils in Unkenntnis der Diagnose.

Die Blasen der untersuchten Patienten wurden jeweils mit 80 ml NaCl 8-10mal gespült. Die Spülflüssigkeit wurde in 3 Portionen aufgeteilt.

1. Zytologie

Die Blasenspülprobe wurde über Mikroporenfilter unter leichtem Sog gefiltert und ein Abklatschpräparat vom Mikroporenfilter nach Papanicolaou gefärbt. Die Befundung erfolgte nach der von Papanicolaou angegebenen Klassifizierung 1-5, wobei 4 und 5 als maligne eingestuft wurden.

2. Flowzytometrie

Die Blasenspülflüssigkeit wurde zentrifugiert, in 70%igem Ethanol fixiert, rehydriert, mit Hoechst 33258 gefärbt und anschließend im ICP 22 gemessen. Bei der Interpretation der DNA-Histogramme wird der DNA-Index und der prozentuale Anteil der Zellen in den Zellzyklusphasen bestimmt. Der DNA-Index ist das Verhältnis des DNA-Gehaltes der G1 Zellen des Tumors zu dem DNA-Gehalt der normalen G1 Zellen, die immer im Harn von Blasentumorpatienten neben den Tumorzellen enthalten sind. Ein DNA-Index größer als 1 gilt als pathologisch.

Beim Vergleich der Harnanalyse der Kontrollgruppe mit der der Patientengruppe zeigte sich, daß bei fast allen (32 von 35) Blasenspülproben der Kontrollgruppe mehr als 88% der Zellen in der G0/G1 Phase sind und nur 12% in der Sg2-Phase (Proliferationsphase). Befinden sich weniger Zellen in der G0/G1 Phase und somit entsprechend mehr in der Proliferationsphase, so wurde diese Harnprobe auch bei einem DNA-Index von 1 als pathologisch eingestuft.

3. Immunzytologie

Mit dem von uns entwickelten monoklonalen Antikörper 486 P 3/12 wurden lyophylisierte acetonfixierte Zytozentrifugenpräparate der Blasenspülprobe beschichtet. Ein Ziegen-anti-Maus sowie ein Kaninchen-anti-Ziegen Antikörper gekoppelt an alkalische Phosphatase, dienten als 2. und 3. Antikörper. Eine positive immunzytologische Reaktion ist daran zu erkennen, daß durch die Reaktion der alkalischen Phosphatase mit einem Substrat (Naphtolbiphosphat) eine Rotfärbung der Zellen erfolgt (Abb. 1). Selten reagieren - wie wir in früheren Studien gezeigt haben - sämtliche Zellen mit dem monoklonalen Antikörper. Meist sieht man entsprechend der Heterogenität der Tumorzellen antigenpositive und antigen-negative Zellen, obwohl sie nach morphologischen Kriterien identisch sind. Deswegen führen wir eine *quantitative immunzytologische Analyse* durch: Mindestens 100 Transitionalzellen im Harnsediment werden ausgezählt und der prozentuale Anteil der Zellen angegeben, die mit dem monoklonalen Antikörper 486 p reagieren. In den ersten Untersuchungen haben wir zeigen können, daß dann ein pathologisches Sediment vorliegt, wenn mehr als 30% der Zellen in der Immunzytologie angefärbt sind.

Ergebnisse

1. Kontrollgruppe

Richtig negative Ergebnisse wurden mit Hilfe der herkömmlichen Zytologie bei 31 = 88,6% der Patienten, mit Hilfe der Immunzytologie bei 32 = 91,4% der Patienten und mit Hilfe der Flowzytometrie ebenfalls bei 32 = 91,4% der Patienten erzielt. Mit allen 3 Methoden finden wir also eine Rate von 10% falsch positiver Ergebnisse (Tabelle 1).

2. Blasentumorpatienten

In Tabelle 2 sind die Ergebnisse der 69 Patienten mit Transitionalzellkarzinomen der Harnblase aufgeführt. Die herkömmliche Zytologie erzielt in 52,2%, die Immunzytologie in 86,9%, die Flowzytometrie in 46,4% richtig positive Ergebnisse. Durch die Kombination der einzelnen Methoden läßt sich die Immunzytologie kaum noch verbessern.

In Tabelle 3 sind die Ergebnisse der 3 Methoden bei den 69 Blasentumorpatienten, aufgeteilt nach Tumorgrad, analysiert. Die herkömmliche Zytologie sowie vor allem die Flowzytometrie versagten bei Grad I Tumoren und erzielten eine höhere Trefferquote bei Grad III Tumoren. Der monoklonale Antikörper 486 p 3/12 markiert vor allem gut differenzierte Tumorzellen Grad I und Grad II. Die Trefferquote der Grad III Tumoren ist mit 78,5% sogar niedriger als bei den gut differenzierten Tumorzellen.

Schlußfolgerung

Durch die Anwendung bereits eines monoklonalen Antikörpers (mkA 486 p 3/12) zur Identifizierung maligner Zellen im Harn (Immunzytologie) läßt sich die herkömmliche Zytologie in der Diagnose von Harnblasenkarzinomen deutlich auf eine richtig positive Rate von 87% verbessern. Die Immunzytologie ist auch der flowzytometrischen Harnanalyse überlegen. Voraussetzung ist die *quantitative* immunzytologische Auswertung des Harnsediments.

Tabelle 1. Ergebnis der zytologischen, immunzytologischen und flowzytometrischen Analyse von Blasenspülproben bei 35 Patienten der Kontrollgruppe (11 × Harnwegsinfekt, 24 × Prostataadenom)

Kontrollgruppe n = 35	richtig negativ	falsch positiv
Zytologie (%)	31	4 (11,4)
Immunzytologie (%)	32	3 (8,6)
Flowzytometrie (%)	32	3 (8,6)

Tabelle 2. Ergebnisse der zytologischen, immunzytologischen und flowzytometrischen Analyse von Blasenspülproben bei 69 Patienten mit Transitionalzellcarcinomen der Blase

	Zahl der richtig positiven Ergebnisse (%)
Zytologie	36 (52,2)
Immunzytologie	60 (86,9)
Flowzytometrie	32 (46,4)
Zytologie + Immunzytologie	63 (91,3)
Zytologie + Flowzytometrie	47 (68,1)
Immunzytologie + Flowzytometrie	62 (89,8)
Zytologie + Immunzytologie + Flowzytometrie	64 (92,7)

Tabelle 3. Analyse der zytologischen, immunzytologischen und flowzytometrischen Befunde bei 69 Patienten mit Transitionalzellkarzinom der Harnblase aufgeteilt nach Tumorgrad

Tumorgrad	I (n = 18)	II (n = 37)	III (n = 14)	Gesamt (%) (n = 69)
Zytologisch positiv (%)	8 (44,4)	19 (51,3)	10 (71,4)	37 (53,6)
Immunzytologisch positiv (%)	16 (88,9)	33 (89,2)	11 (78,5)	60 (86,9)
Flowzytometrisch positiv (%)	5 (27,7)	18 (48,6)	8 (57,1)	32 (46,4)

Die quantitative Immunzytologie kann durch die Erstellung weiterer monoklonaler Antikörper verbessert werden, die z.B. die Zellen markieren, die 486 p 3/12 negativ sind. Gelingt dies, so kann man erwarten, daß die Immunzytologie eine nicht invasive sichere Screening-Methode bei der Vorsorgeuntersuchung und auch das Basisdiagnostikum in der Verlaufskontrolle von Harnblasentumorpatienten wird.

Prof. Dr. med. H. Huland
Urologische Klinik und Poliklinik
der Universität Hamburg
Martinistr. 52
D-2000 Hamburg 20

Long Term Follow-Up of Bladder Cancer Patients with Urine Cell Culture in Soft Agar

W. J. Kirkels, W. A. M. Verhagen-Derks, W. F. Feitz and F. M. J. Debruyne

Introduction

It has been shown that transitional cell carcinoma cells present in urine form colonies in the double layer soft agar culture system [1, 2]. First results of this culture system used as a way to monitor the status of the urothelium in patients treated for low-grade low-stage bladder carcinoma were published before [3] after a mean follow-up of 19.5 months (SD 15.1 months).

After an additional 30 months of follow-up the data of these patients were evaluated again. A comparison was made between growth in culture and development of recurrences. With time more patients were incorporated in this study (no of patients 78.)

First the results are presented of those patients described earlier [3] with increasing follow-up.

Results

The four groups as described earlier were evaluated again.

Group I: urine growth positive/recurrence positive 9 patients follow-up 12.6 ± 10.5 months.
Group II: Urine growth positive/recurrence negative 21 patients follow-up 18.7 ± 14.5 months.
Group III: urine growth negative/recurrence positive 1 patient.
Group IV: urine growth negative/recurrence negative 15 patients follow-up 19.5 ± 15.1 months.

A hypothesis was that the risk to develop a recurrence was higher in the group of patients with growth positive urine cell cultures compared with those patients without growth positive urine cell cultures (3).

After an additional 30 months of follow-up in group II, 9 patients had a recurrence, 10 patients had no recurrence and 2 patients were lost for follow-up.

In group IV, 8 patients were recurrence negative, 6 had a recurrence during follow-up (3 patients had a growth positive urine culture before the recurrence developed) and 1 patient was lost for follow-up.

Ultimately a total number of 78 patients were incorporated in the study after 47.5 ± 24.1 months.

In group I were 26 patients, in group II were 18 patients in group III 14 patients and in group IV 20 patients.

Conclusions

A shift is seen to higher numbers of false negative tests (group III). Culture of cells present in urine of patients in the follow-up of their bladder cancer has a low predictive value for recurrences, although occasionally some patients in group II showed marked progression to infiltrative tumor. Added the time needed for preparation and evaluation of the cultures, a routine use of this method can not longer be advocated. A more sensitive test is needed, possibly urine cytology can play a role.

References

1. Kirkels WJ et al. (1982) Soft agar culture of human transitional cell carcinoma colonies from urine. Am J Clin Pathol 78: 690
2. Kirkels WJ et al. (1983) Soft agar cultures of transitional cell carcinoma colonies from urine, irrigation fluid and tumor samples. Eur Urol 9: 300
3. Kirkels WJ et al. (1985) Repeated urine cell culture in soft agar: potential role in follow-up of patients with transitional cell carcinoma. J Urol 134: 999

Dr. med. W. J. Kirkels
Dept. of Urology
Sint Radlond Hospital
Nijmegen
The Netherlands

Nachweis von HPV-6 DNA beim primären Urethra-Karzinom – Ein Hinweis auf eine virusinduzierte Genese maligner Genitaltumoren

F.-J. Deutz, E. I. Grussendorf-Conen, E.-M. De Villiers, H. Rübben und W. Lutzeyer

Einleitung

Das primäre Urethra-Karzinom ist ein seltener und bezüglich Histologie, lokalem Wachstum und Metastasierung vielfältiger Tumor. Seit der Erstbeschreibung durch Thiaudierre im Jahre 1834 [3] sind in der Literatur etwa 400 Urethra-Karzinome beim Mann und 1000 bei der Frau beschrieben [6]. Histologisch überwiegt das Plattenepithelkarzinom (70%), während Adenokarzinome und Übergangsepithelkarzinome deutlich seltener sind. Die Ätiologie des primären Urethra-Karzinoms ist nicht bekannt. Anamnestisch lassen sich gehäuft venerische Erkrankungen, Urethrastrikturen und -traumen eruieren [4].

Morphologische und epidemiologische Untersuchungen deuten auf einen engen Zusammenhang zwischen virusinduzierten Papillomen und Genitalkarzinomen. So konnte gezeigt werden, daß ein hoher Prozentsatz der Genitalwarzen inklusive der seltenen Buschke-Löwenstein-Tumoren und der Cervix-Karzinome humanpathogene Papillomviren (HPV) enthalten [1, 5, 7]. Obwohl den humanpathogenen Papillomviren ein onkogenes Potential zugesprochen wird, gilt die Infektion mit HPV-6 und HPV-11 nur als low risk-Infektion im Hinblick auf maligne Konversion. In präkanzerösen bowenoiden Genitalveränderungen kann zu einem hohen Prozentsatz HPV-16 und HPV-18 nachgewiesen werden. HPV-16 und HPV-18 wurden ebenfalls unmittelbar im Krebsgewebe aufgefunden [2]. Im folgenden Fall konnte zum ersten Mal HPV-6 DNA in einem Urethra-Karzinom nachgewiesen werden.

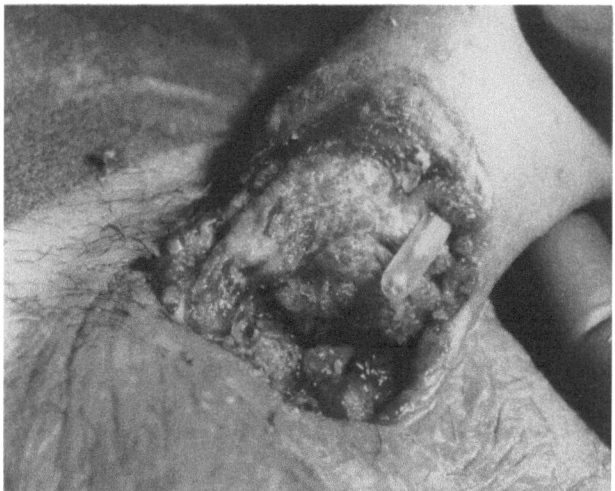

Abb. 1. Exulzeration im Bereich der Peniswurzel

Fallbericht

Ein 47jähriger Patient wurde im März 1985 wegen einer akut aufgetretenen schmerzhaften Hoden- und Penisschwellung stationär aufgenommen. Zur Vorgeschichte wurde eine seit 4 Jahren etwa alle 3 Monate rezidivierende eitrige Urethritis angegeben. 8 Tage später kam es zur spontanen Abszeßperforation am penoskrotalen Übergang mit Ausbildung einer Harnröhrenfistel. Nach suprapubischer Harnableitung und Wundrevision (Histologie: Chronische Entzündung ohne Anhalt für Spezifität oder Malignität) sekundäre Wundheilung und Entlassung in ambulante Behandlung. Im Juni 1985 dann rasche Ausbildung einer 3 cm großen Exulzeration an der Peniswurzel (Abb. 1). In der Histologie jetzt Nachweis eines infiltrativ wachsenden Plattenepithelkarzinoms (Abb. 2). Nach Emaskulation zunächst wiederum gute Wundheilung (Abb. 3), 3 Monate später erneute Abszeßbildung und lokales Rezidiv (Abb. 4). Mit Hilfe molekularer Hybridisierungsmethoden ließ sich HPV-DNA in der extrahierten Gesamt-DNA des Tumorgewebes nachweisen.

Die *Southern Blot-Hybridisierung* der extrahierten Gesamt-DNA des Karzinomgewebes mit HPV 1-19, 21-26, 30 und 31 zeigte eine positive Reaktion mit HPV-6. Die *in situ-Hybridisierung* mit Tritium-mar-

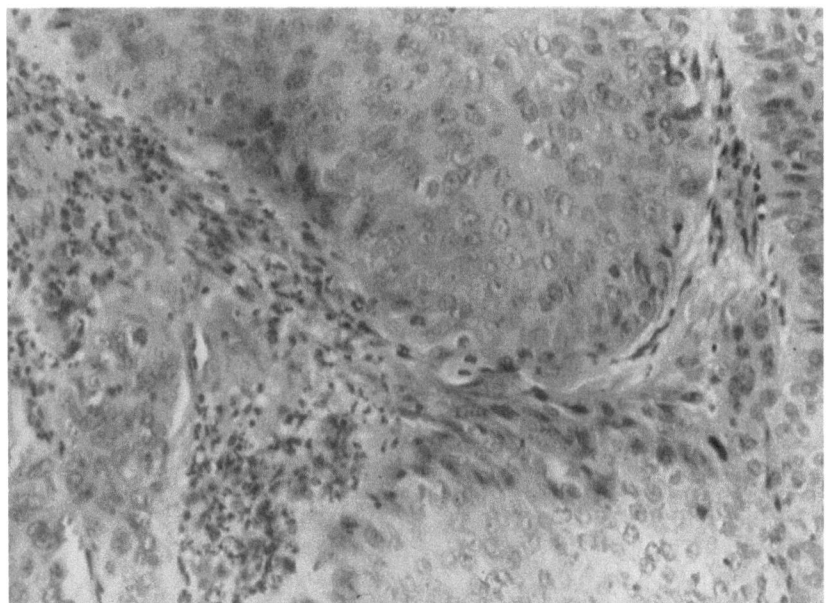

Abb. 2. Infiltrativ wachsendes Plattenepithelkarzinom (H. E.-Färbung)

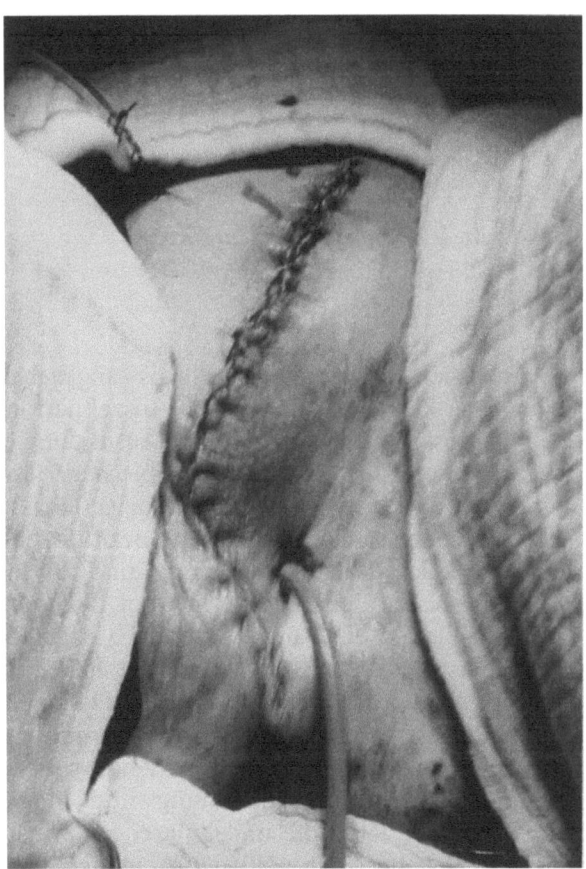

Abb. 3. Zustand nach Emaskulation

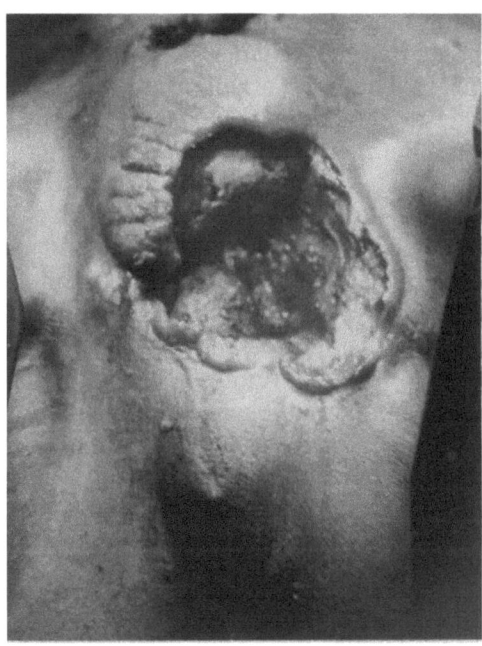

Abb. 4. Lokales Rezidiv 3 Monate postoperativ

Zusammenfassung und Schlußfolgerungen

Bei den genitoanalen Viruspapillomen handelt es sich in der Regel um durch HPV-6 und HPV-11 induzierte gutartige Viruspapillome. Dennoch sind einige Fälle maligner Konversion in der Literatur beschrieben [8]. Unser Patient starb 10 Monate nach Diagnosestellung. Es wurde eine kombinierte Radio- und Chemotherapie durchgeführt. Später erfolgte eine Behandlung mit alpha-2-Interferon. Die Autopsie ergab keinen Nachweis von Lymphknoten oder Fernmetastasen. Der Nachweis von HPV-6 in den Kernen der Tumorzellen sowie das Vorkommen von Capsid-Antigenen könnte ein Hinweis auf eine mögliche Virusätiologie des Urethra-Karzinoms sein.

kierter DNA von HPV 1, 2, 6, 11 und 16 lokalisierte die HPV-6 DNA in den Kernen der Tumorzellen (Abb. 5). Mit der *Immunperoxydase-Technik* konnte genusspezifisches Papillomviruscapsidantigen innerhalb des Tumors nachgewiesen werden (Abb. 6).

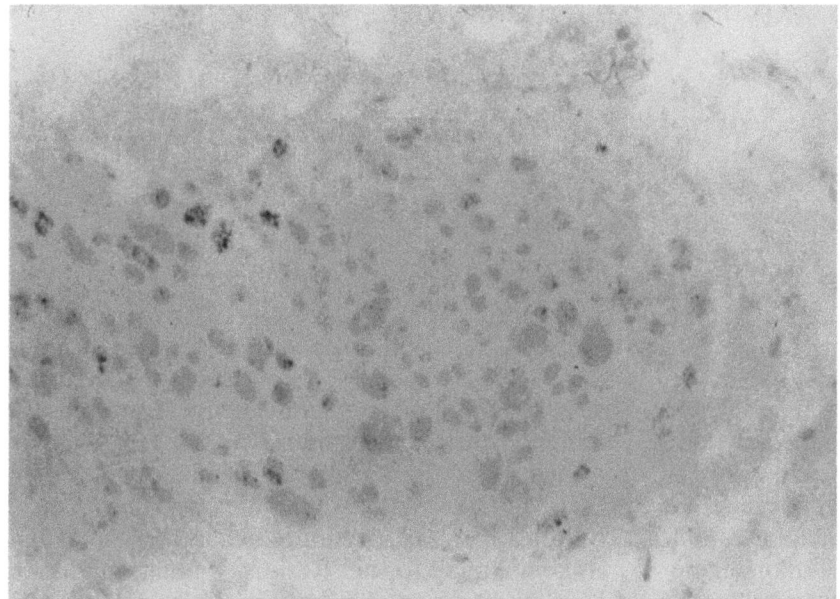

Abb. 5. In situ-Hybridisierung mit 3H-markierter HPV-6 DNA

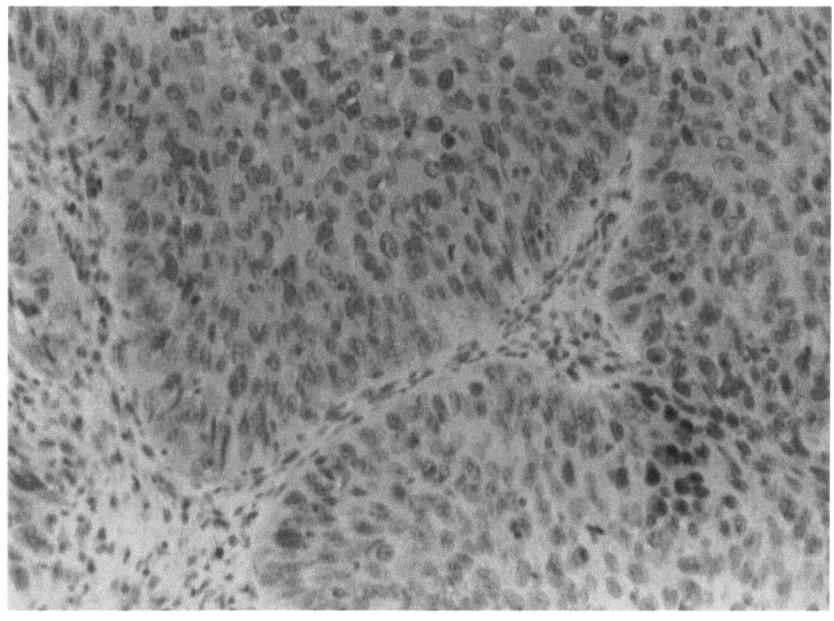

Abb. 6. Peroxydase- Antiperoxydase Färbung

Literatur

1. Gissmann L, Wolnik L, Ikenberg H, Koldovsky U, Schnürch HG, zur Hausen H (1983) Human papilloma-virus type 6 and 11 DNA sequences in genital and laryngeal papillomas and in some cervical cancers. Proc Natl Acad Sci USA 80: 560-563
2. Grussendorf-Conen E-J (1985) Viruspapillome und maligne Genitaltumoren. Z Hautkr 60, Heft 24, 1972-1974
3. Hotchkiss RS, Amelar RD, [quoted Thiaudierre PD] (1954) Primary carcinoma of the male urethra. J Urol 72: 1181-1191
4. Kaplan GW, Bulkley GJ, Grayhack JT (1967) Carcinoma of the male urethra. J Urol 98: 365-371
5. Lancaster WD, Kurman RJ, Sanz LE, Perry S, Jenson AB (1983) Human papillomavirus: Detection of viral DNA sequences and evidence for molecular heterogeneity in metaplasias and dysplasias of the uterine cervix. Intervirology 20: 202-212
6. Levine RL (1980) Urethral cancer. Cancer 45: 1965-1972
7. Reid R, Stanhope RC, Herschman BR, Booth E, Phibbs GD, Smith JP (1982) Genital warts and cervical cancer. Cancer 50: 377-387
8. Zur Hausen H (1977) Human papillomaviruses and their possible role in squamous cell carcinomas. Curr Top Microbiol Immunol 78: 1-30

Dr. med. F.-J. Deutz
Abteilung Urologie
der RWTH Aachen
Pauwelsstraße
D-5100 Aachen

Problematik und operatives Vorgehen beim Karzinom der proximalen männlichen Harnröhre

G. Fuchs, A. Lupu und Ch. Chaussy

Das primäre Karzinom der proximalen männlichen Harnröhre ist ein extrem seltenes Ereignis mit fatalem Ausgang in der überwiegenden Anzahl der Fälle. Eine deutliche Besserung der 5-Jahresüberlebenszeit kann nur durch die frühe Radikaloperation erreicht werden. Entsprechend dem Tumorstaging werden die radikale Urethrocystoprostatektomie (+ Harnableitung) oder Urethroprostatektomie jeweils mit Entfernung der retroperitonealen und ggf. der inguinalen Lymphknoten durchgeführt. Anläßlich eines Falles in der UCLA während des letzten Jahres werden die Probleme des diagnostischen und operativen Vorgehens dargestellt. Insbesondere der perineale Zugang zur Harnröhre bietet Vorteile hinsichtlich Übersichtlichkeit des Operationsfeldes und Erleichterung der in diesem Bereich oft kritischen Blutstillung. Das Ergebnis der routinemäßig durchgeführten retroperitonealen Lymphknoten-Exstirpation hat auf den operativen Ablauf in der Regel keinen Einfluß. Eine retrospektive Studie des Patientengutes der UCLA ergab für den Zeitraum zwischen 1952 und 1986 13 Fälle von primärem Karzinom der proximalen männlichen Harnröhre. Die während diesem Zeitraum behandelten Kranken wurden in 80% der Fälle der Radikaloperation zugeführt. Die mittlere Überlebensdauer betrug 26 Monate, in 3 Fällen findet sich nach 7 bis 14 Jahren kein Anhalt für ein Rezidiv. Radiatio und/oder Chemotherapie wurden bei primär inoperablen Patienten angewandt und kamen ansonsten als flankierende Maßnahmen fakultativ zum Einsatz. Diese Therapiemodalitäten haben keinen signifikanten Einfluß auf die Überlebensdauer im Vergleich zum unbehandelten Patienten.

Der Vergleich der UCLA Ergebnisse mit der Literatur zeigt, daß nur die frühe radikale Operation einen signifikanten Einfluß auf die Überlebenszeit hat.

Dr. Gerhard Fuchs
Division of Urology
University of California
10833 LeConte Ave.
Los Angeles CA 90024
U.S.A.

MAINZ-Pouch: Blasenaugmentation, Blasenersatz und kontinente Harnableitung

P. Alken, J. Thüroff, H. Riedmiller, U. Engelmann und R. Hohenfellner

Operationsverfahren zur kontinenten Harnableitung, der Blasenaugmentation oder zum Blasenersatz haben in den letzten Jahren eine Renaissance erfahren. Vorteil der 1983 vorgestellten Technik des Mainz-Pouch [6] ist, daß sie in standardisiertem Vorgehen für alle drei genannten Indikationen geeignet ist. Seit 1983 wurden an der Universitätsklinik Mainz 79 Eingriffe zur kontinenten Harnableitung (n = 39), zur Blasenaugmentation (n = 28) und zum Blasenersatz (n = 12) durchgeführt. Bei der Indikation zur Operation standen ein funktioneller oder morphologischer Blasenverlust (n=43) oder die Zystektomie wegen Blasenkarzinom (n=31) im Vordergrund.

Technik

Die Reservoirbildung erfolgt durch Ausschaltung von 10-15 cm Zoekum und 20-30 cm Ileum [6]. Zur kontinenten Ableitung wird ein 15 cm längerer Ileumabschnitt benötigt. Dabei wird aktuell so vorgegangen, daß der auf einer Strecke von ca. 8 cm vom Mesenterium befreite Ileumabschnitt partiell in das Reservoir invaginiert und mit zwei Stapler-Reihen bei 3 und 9 Uhr stabilisiert wird. Nach Durchzug durch die intakt belassene Ileozoekalklappe wird er dort mit einer weiteren Stapler-Reihe bei 12 Uhr fixiert. Der abführende Teil des Ileumschenkels wird mit dem Nabeltrichter anastomosiert. Zur Blasenaugmentation wird das Reservoir, ggf. unter Drehung um 180° gegen den Uhrzeigersinn bei zu kurzem Mesenterialstiel, mit dem bis auf 2-Markstückgröße resezierten Trigonumanteil anastomosiert. Beim Blasenersatz nach radikaler Zystoprostatektomie erfolgt die Anastomose mit dem Harnröhrenstumpf zwischen dem 1 cm weit eröffneten und sonst intakten unteren Zoekalpol oder mit dem Appendixstumpf. Die Harnleiter werden in jedem Fall submukös, antirefluxiv in den Dickdarmanteil implantiert.

Ergebnisse

Bei 7 operationsspezifischen Frühkomplikationen war eine operative Revision in zwei Fällen erforderlich. Unter den Spätkomplikationen überwiegen Probleme des Kontinenzventils, die in den ersten 7 von 8 Fällen, die durch sero-seröse Nähte stabilisiert wurden, eine Revision erzwangen.

Kontinente Ableitung: 36 von 39 Patienten mit kontinenter Ableitung sind kontinent. 2 Patienten mit insuffizientem Ventil sind durch Dauerkatheter abgeleitet. 1 Patient mit Blasenkarzinom ist tumorbedingt verstorben.

Augmentation: Von 28 Patienten sind 26 bei normalen Miktionsintervallen tags und nachts kontinent. 1 Patient mit zu groß belassenem Blasenrest hat eine Drangsymptomatik. In einem zweiten Fall erfolgte eine Umwandlung in eine kontinente Ableitung.

Blasenersatz: Alle 12 Patienten mit Blasenersatz sind tagsüber kontinent. Wegen nächtlichem Harnabgang entleeren 4 Patienten das Reservoir auch nachts in 4 Stunden-Intervallen. Zwei Patienten tragen bei geringer nächtlicher Inkontinenz ein Kondomurinal. Bis auf einen Patienten zeigen alle eine zunehmende Verbesserung der nächtlichen Inkontinenz bei zunehmendem Beobachtungszeitraum.

Oberer Harntrakt: Beim durchschnittlichen Follow-up von 19 Monaten ist der obere Harntrakt bei 68 Patienten unauffällig. Eine geringgradige Dilatation in 9, sowie ein Reflux in Grad I in 2 Fällen sind ohne klinische Relevanz.

Metabolische Veränderungen: 6 Patienten mit Diarrhoen werden medikamentös therapiert. Eine Korrektur des Säure-Basen-Haushaltes ist in 26 Fällen erforderlich, wobei ebenfalls mit zunehmendem Beobachtungszeitraum eine Normalisierung zu verzeichnen ist.

Urodynamik: Durchschnittliche Kapazität 710 ml. Bei 50%-iger Füllung werden Druckwerte von durchschnittlich 19 cm H_2O, bei 100%-iger Füllung von 25 cm H_2O registriert. Druckspitzen durch Eigenkontraktionen der Darmanteile liegen bei durchschnittlich 10 cm H_2O.

Diskussion

Ausreichende Kapazität, niedrige Druckwerte, Kontinenz bei normalen Katheterisierungs- oder Miktionsintervallen und zuverlässiger Refluxschutz sind die drei zentralen Forderungen, die an Operationsverfahren zum Blasenersatz, zur Blasenaugmentation oder zur kontinenten Harnableitung gestellt werden. Die antirefluxive Implantation der Ureteren in den Dickdarmabschnitt folgt den beim Colon-Conduit bewährten Techniken [7], hat keinen experimentellen Charakter wie die Nippelbildung zum Refluxschutz [2] und ist so hinsichtlich ihrer Komplikationsmöglichkeit sicher abschätzbar. Die schon bei den früheren urodynamischen Messungen niedrigen Druckwerte bei initial guter Kapazität [6] haben sich in Langzeituntersuchungen bestätigt. Speziell bei der Blasenaugmentation sind die Ergebnisse hinsichtlich der Kontinenz bedingt durch niedrige Druckwerte, denen anderer Autoren überlegen [4, 5]. Bei der kontinenten Ableitung folgt die Operationstechnik der Ileumnippelbildung im wesentlichen dem von Kock angegebenen Verfahren [2]. Über diesen Operationsschritt, der von anderen Autoren am häufigsten modifiziert wurde [1, 3], liegen auch in der Literatur keine Daten vor, die eine zuverlässige Beurteilung der Langzeitergebnisse an großen Patientenzahlen zulassen. Durch die hier beschriebene Modifikation der Fixierung des Nippels in der Ileozoekalklappe bei kurzem abführenden Schenkel und Implantation des Stomas in den Nabel wird eine zusätzliche Verbesserung des Kontinenzmechanismus bei problemloser Katheterisierung und Verbesserung des kosmetischen Aspektes erwartet. Trotzdem müssen auch hier Langzeituntersuchungen, die darüberhinaus evtl. spät auftretende metabolische Störungen erfassen müssen, zeigen, ob den Patienten ein auch langfristig befriedigendes Operationsverfahren angeboten wurde.

Literatur

1. Thüroff JW, Alken P, Engelmann U, Riedmiller H, Hohenfellner R (1985) Der Mainz-Pouch zur Blasenerweiterung und kontinenten Harnableitung. Akt Urol 16: 1-8
2. Wilbert D, Hohenfellner R (1984) Colonic conduit. Preoperative requirements, operative technique, postoperative management. World J Urol 2: 159-162
3. Kock NG, Nilson AE, Nilsson LO, Norlen LJ, Philipson BM (1982) Urinary diversion via a continent ileal reservoir: clinical results in 12 patients. J Urol 128: 469-475
4. Mitchell ME, Kulb TB, Backer DJ (1986) Intestinocystoplasty in combination with clean intermittent catheterization in the management of vesical dysfunction. J Urol 136: 288-291
5. Sidi AA, Reinberg Y, Gonzales R (1986) Influence if intestinal segment and configuration on the outcome of augmentation enterocystoplasty. J Urol 136: 1201-1204
6. Boyd SD, Skinner DG, Lieskowsky G (1985) Ongoing experience with the Kock continent ileal reservoir for urinary diversion. World J Urol 3: 155-158
7. Kock NG, Norlen L, Philipson BM, Akerland S (1985) The continent ileal reservoir (Kock pouch) for urinary diversion. World J Urol 3: 146-151

Prof. Dr. P. Alken
Urologische Klinik und Poliklinik
der Johannes-Gutenberg-Universität
Langenbeckstr. 1
D-6500 Mainz

Die Funktion der kontinenten Ileumblase

Ch. Persson, K.-P. Jünemann und H. Melchior

Die kontinente Ileumblase ist ein Ileum-Pouch mit antirefluxiver Nippel-Uretero-Ileostomie und kontenzsichernder Ileo-Urethrostomie (Abb. 1). In einer urodynamischen Studie wurde die funktionelle Anpassung der Ileumblase untersucht.

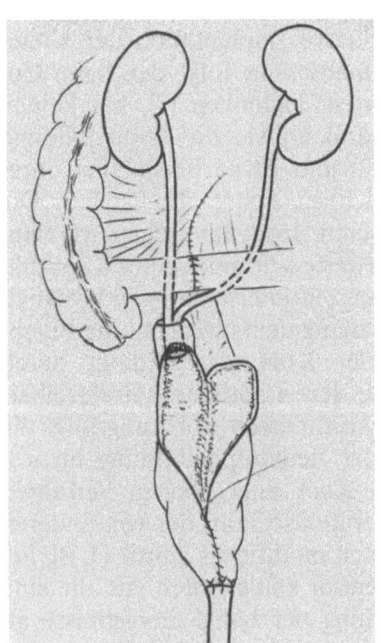

Abb. 1. Die kontinente Ileum-Blase: OP-Schema

Ergebnisse

In den ersten 4 Wochen postoperativ waren die Kapazität der Ileumblase mit 180 ± 67 ml (min. 120 ml, max. 300 ml) sowie die Elastizität (Compliance) mit $9{,}7 \pm 6{,}6$ ml/cm H_2O (min. 3 ml/cm H_2O, max. 25 ml/cm H_2O) bei den meisten Patienten noch deutlich eingeschränkt (Abb. 2a). Bei allen Patienten, deren Blasenkapazität weniger als 200 ml betrug, fand man eine deutlich reduzierte Blasenelastizität. Nur bei 4 von 15 Patienten wurde innerhalb des ersten Monats postoperativ eine Blasenkapazität von mehr als 200 ml gemessen; die Compliance betrug maximal 14 ml/cm H_2O. Bei keinem Patienten wurden zystometrisch peristaltische Druckschwankungen intraluminal registriert; alle Patienten entleerten ihre Blase passiv durch Bauchpresse ($p_{mikt} = 73 \pm 19$ cm H_2O). 10 von 15 Patienten waren bereits zu diesem Zeitpunkt am Tage kontinent und benötigten keinerlei Hilfsmittel; 5 trugen Vorlagen. Nachts waren nur 3 von 15 Patienten kontinent, 11 trugen Vorlagen und ein Patient benötigte eine Windel.

Nach einer Adaptationszeit von 2-3 Monaten wurden 7 Patienten urodynamisch exploriert: Die Kapazität betrug mindestens 250 ml (314 ± 74 ml) und die Compliance mehr als 10 ml/cm H_2O ($15{,}4 \pm 4{,}4$ ml/cm H_2O). Alle Patienten konnten ihre Ersatzblase bei einem Miktionsdruck von 90 ± 20 cm H_2O ohne klinisch relevanten Restharn entleeren (Abb. 2a, b). Am Tage waren 4 der 7 Patienten kontinent, 3 trugen Einlagen; ihre Miktionsintervalle betrugen 8 ± 1 h (Abb. 2c). In der Nacht war nur ein Patient kontinent, 5 trugen Einlagen und ein Patient benötigte eine Windel. Die nächtlichen Miktionsintervalle betrugen $3{,}3 \pm 0{,}5$ h. Eine Korrelation zwischen Harnkontinenz und Elastizität oder Kapazität der Ersatzblase konnte nicht ermittelt werden.

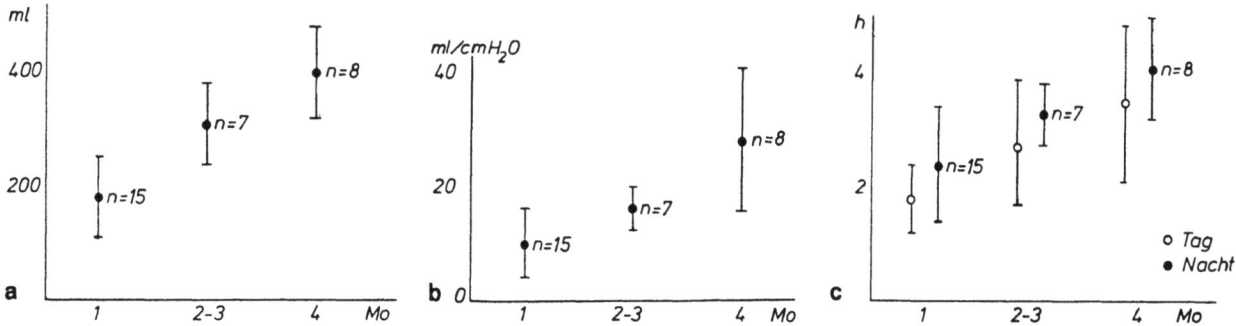

Abb. 2 a–c. Funktionelle Anpassung der Ileum-Blase: **a** Blasenkapazität **b** Blasen-Elastizität **c** Miktionsintervalle

4 Monate postoperativ wurden 8 Patienten urodynamisch exploriert: Die Kapazität betrug 404 ± 80 ml und die Elastizität $27,3 \pm 14,1$ ml/cm H_2O. Zu diesem Zeitpunkt waren 7 der 8 Patienten am Tage kontinent, einer trug eine Windel. Nachts waren 3 kontinent; 4 trugen eine Einlage, da sie den einsetzenden Harndrang bei Erreichen der Kapazitätsgrenze gelegentlich falsch als Flatulenz interpretieren und dadurch zu spät wach werden. Die Miktionsintervalle betrugen nach 4 Monaten durchschnittlich $3,5 \pm 1,4$ h am Tage und $4,1 \pm 0,9$ h in der Nacht (Abb. 2c).

Röntgenologisch und sonographisch konnte bei keinem der nachuntersuchten Patienten eine klinisch relevante Harnstauung nachgewiesen werden. Wenn präoperativ eine Dilatation des oberen Harntraktes bestanden hatte, dann hatte sich diese bei der postoperativen Kontrolle zurückgebildet. Ein vesikorenaler Hochdruckreflux bestand bei 2 von 15 nachuntersuchten Patienten. Eine antibakterielle Prophylaxe ist bei keinem Patienten erforderlich;

6 der 15 Patienten werden wegen einer Neigung zu azidotischer Stoffwechsellage mit Galama-Tee 6 oder Citrat-Granulat (Acetolyt, Uralyt) behandelt.

Literatur

1. Bricker EM (1950) Surg Clin North Am 30: 1511
2. Burkert S, Kieswetter H (1978) Akt Urol 9: 249
3. Camey M, LeDuc A (1979) Ann Urol 13: 114
4. Couvelaire R (1951) J Urol 57: 408
5. Kock NG (1971) Ann Surg 173: 545
6. Melchior H, Hamann F, Elfil O (1978) 3. Congr Europ Assoc Urol, Monte Carlo
7. Melchior H, Spehr Ch, Persson Ch (1986) Akt Urol 17: 256
8. Skinner DG, Lieskovsky G (1984) J Urol 131: 1069
9. Skinner DG, Boyd SD, Lieskovsky G (1984) J Urol 132: 1101
10. Stockamp K, Melchior H, Lymberopoulos S (1986) Verh Dtsch Ges Urol 37: 47
11. Thüroff JW, Alken P, Engelmann U, Riedmüller H, Jacobi GH, Hohenfellner R (1985) Akt Urol 16: 1

Charlotta Persson
Klinik für Urologie
Städtische Kliniken Kassel
Mönchebergstr. 41/43
D-3500 Kassel

Die S-Blase als kontinenter antirefluxiver Funktionsersatz des unteren Harntraktes bei Verlust der Blasenschließmuskelfunktion

F. Schreiter

Problemstellung

Das nasse Urinstoma stellt hohe psychosoziale Anforderungen an seinen Träger. Trotz verbesserter Beutelsysteme bestehen weiterhin Undichtigkeit, Kleiderverschmutzung, Geruchsbelästigung, entzündliche Hautveränderungen und Stomaprobleme. Suizide von Kindern, die mit einem nassen Stoma ins Adoleszentenalter kommen, wurden berichtet. Der mit Harnableitung bei Kindern befaßte Urologe wird immer wieder mit Selbstmordäußerungen der Heranwachsenden aber auch der Erwachsenen konfrontiert.

Entwicklungstendenzen

Zwei Ereignisse der letzten Jahre haben zur Entwicklung der hier vorgestellten S-Blase geführt.

1. In den letzten Jahren wurde über gute Langzeiterfahrungen mit der kontinenten Harnableitung (Kock-Pouch, Camey-Blase) berichtet.
Es sollte versucht werden, den Patienten ganz vom Stoma und intermittierendem Selbstkatheterismus zu befreien, durch Anschluß einer Darmersatzblase an die infravesikale Region. Der Antirefluxschutz sollte zuverlässig sein und die Kontinenz bei Tag und Nacht gesichert sein.

2. Der artefizielle Sphinkter ist klinisch ausgereift, dadurch war es möglich, die Verschlußinsuffizienz der Restsphinkteren der Urethra zu kompensieren. Es sollte der Versuch gewagt werden, eine Ersatzblase mit guter Speicherfunktion und kontrollierter Spontanentleerung bei erhaltener Pseudosensibilität (Füllungsgefühl) zu schaffen.

Indikationen

1. Blasenkarzinom des Mannes (T1-T2, M0, N0) bei bioptisch freier Prostata.
2. Neurogene Blasendysfunktion bei Mann und Frau.
3. Entzündliche Schrumpfblase bei Mann und Frau.
4. Jüngere Patienten in gutem Allgemeinzustand.
5. Motivierte Patienten.

Operationstechnik (Abb. 1)

Ausschaltung eines ca. 70 cm langen terminalen Ileumsegmentes ca. 25 cm vor der Bauhinschen Klappe. Zur Bildung eines S-Pouches wird der pouchbildende Anteil antimesenterial eröffnet, die proximalen 15 cm, die nicht eröffnet werden, dienen der späteren Antirefluxnippelbildung; die distalen 3 cm der Anastomose mit der Harnröhre.

Die eröffneten Darmteile werden zu einer breiten Darmplatte vernäht.

Der invaginierte und von seinem Mesenterium befreite Darmteil wird invaginiert und mit dem TA 55 Klammernahtinstrument durch 4 Klammernahtreihen fixiert. Nach Bildung des Antirefluxnippels wird durch Einschlagen der Darmplatte und ihrer Längsachse der Pouch gebildet und die Pouchwände mit fortlaufender Maxonnaht 4×0 vernäht. Der verjüngte, nicht eröffnete und verschmälerte distale Darmteil wird mit der Harnröhre end-zu-end anastomosiert. Bei fehlendem Verschlußmechanismus der Harnröhre wird die Kontinenz durch einen artefiziellen Sphinkter gesichert.

Ergebnisse (12 Patienten)

Kontinenz am Tage 100%, Kontinenz in der Nacht 100%, kein Reflux 83% (1 Pat. reoperiert = 100%), keine Infekte 75% (9 Patienten), Kapazität über 500 ml 83% (11 Patienten), Restharn unter 50 ml 75% (9 Patienten), keine metabolischen Störungen 83% (11 Patienten), Spontanentleerung Bauchpresse 75% (9 Patienten, Selbstkatheterismus 25% (3 Patienten), artefizieller Sphinkter 50% (6 Patienten).

Komplikationen

Intraoperative Komplikationen traten nicht auf. Frühkomplikationen traten nur einmal in Form einer Wundheilungsstörung auf. An Spätkomplikationen fand sich ein Nippelslipping mit Reflux, der reoperiert werden mußte.

Postoperative Maßnahmen

Harnableitung über transurethralen Dauerkatheter für 2 Wochen. Schienung der Harnleiter für eine Woche. 2mal tägliches Anspülen des transurethralen Katheters mit Kochsalz zur Schleimentfernung. Cystogramm nach einer Woche (Dichtigkeitsprüfung). Entfernung der Harnleiterschienen nach einer Woche.

Maßnahmen zur Nachsorge

Anfangs evtl. Blasenspülung zur Entfernung des Schleimes. Nach 3 und 6 Monaten Urogramm bzw. Ultraschalluntersuchung der Nieren mit Restharnüberprüfung, später jährlich. Kontrolle der Stoffwechselparameter, Säurebasenhaushalt, Elektrolytstatus, Nierenfunktion.

Zusammenfassung

Die Bildung einer Dünndarmersatzblase zu einem Niederdruckreservoir und die Anwendung des arte-

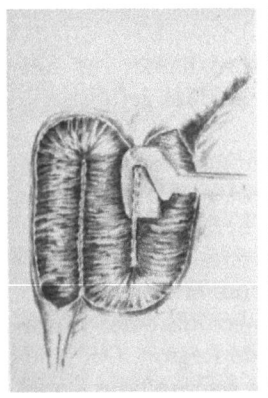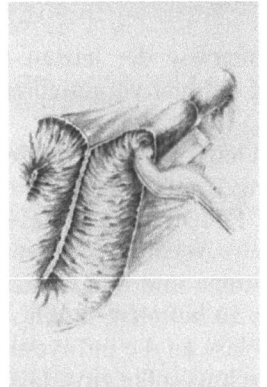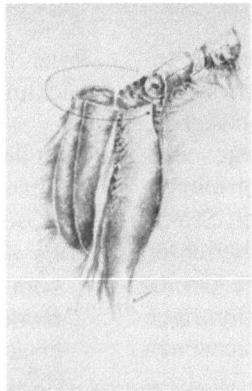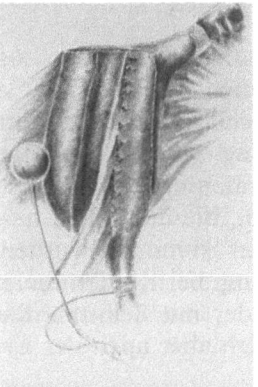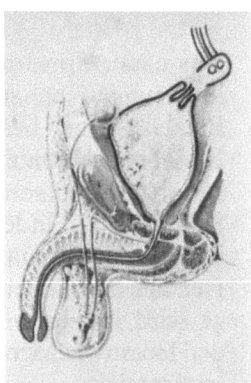

Abb. 1

fiziellen Sphinkters AS 800 ermöglichen erstmals den vollständigen kontinenten antirefluxiven Ersatz des unteren Harntraktes durch Ankopplung der S-Blase an die infravesikale Region.

Die S-Blase erfüllt alle Anforderungen, die funktionell an einen Blasenersatz gestellt werden müssen. Das sind: Gute Sammelfunktion, ausreichende Kapazität, Kontinenz bei Tag und Nacht, Antirefluxschutz, spontane Entleerung, Pseudosensibilität der Blasenfüllung, fehlende metabolische Störungen. Damit ist eine kontrollierte Miktion auf natürlichem Wege möglich im Gegensatz zum kontinenten Ileostoma (Kock-Pouch) sind die Patienten meist infektfrei und nicht mit dem ästhetischen Makel eines Stomas behaftet.

Die Anfangs oft lästige Schleimbildung und die letztlich nicht geklärten Folgen der Resorption von Urin über die Darmschleimhaut und deren Langzeitwirkungen zwingen zu einer sorgfältigen p.o. Patientenüberwachung in Abstimmung mit dem ambulant weiter behandelnden Arzt.

Prof. Dr. med. F. Schreiter
Urologische Abteilung der
Med. Fakultät der Universität
Witten-Herdecke
Verbandskrankenhaus Schwelm
Dr. Moeller-Str. 15
D-5830 Schwelm

Stapler-Technik zur Erstellung des Ileumconduits

M. Goepel, H. Behrendt, D. Kröpfl, L. Heilmann und R. Hartung

Einleitung

Seit 1956 wird die ileokutane Ureterostomie nach Bricker zur hohen Ableitung nach Zystektomie oder bei inoperablen Unterbauchtumoren benutzt. Seitdem ist eine Reihe von Modifikationen des Operationsverfahrens angewandt worden. Seit einigen Jahren werden hier die zunächst in der Bauchchirurgie eingesetzten Stapler-Anastomosen-Geräte verwandt.

Material und Methode

Zwischen Mai 1983 und März 1986 wurden in der Urologischen Universitätsklinik Essen 39 Patienten (21 weibliche und 18 männliche) im Alter von 16–75 Jahren mit einem Ileumconduit in Stapler-Technik versorgt. Bei 21 Patienten (15 männlichen und 6 weiblichen) handelte es sich um ein primäres Urothelkarzinom der Harnblase, 8 Patientinnen wiesen ein Zervix- oder Collum uteri-Karzinom mit Infiltration der Harnblase auf. 6 Patienten erhielten die supravesikale Harnableitung wegen einer neurogenen Blasenentleerungsstörung, die restlichen Patienten hatten eine radiogene Schrumpfblase. Neben der bei allen Patienten durchgeführten Anlage eines Ileumconduits in Stapler-Technik wurde 16mal eine radikale Zystektomie, 12mal eine vordere Exenteration, einmal eine Umwandlung der Harnableitung nach Coffey in ein Ileumconduit sowie einmal eine radikale Zystektomie mit Penektomie und Skrotektomie durchgeführt. Bei der Operation in Stapler-Technik erfolgt die Ausschaltung der für das Conduit benötigten terminalen Ileumschlinge mit Hilfe des GIA-Instrumentes. Die Reanastomosierung des Ileums wird durch anatomische Seit-zu-Seit- und funktionelle End-zu-End-Anastomose mit Hilfe des TA 55/35-Instrumentes durchgeführt. Die übrige Operationsweise entspricht dem bei Bricker beschriebenen Verfahren.

Ergebnisse

Wir konnten bei den 39 Patienten 36 ungestörte Verläufe hinsichtlich der Darmanastomose und der Conduitfunktion beobachten. In der Einführungsphase dieser Operationstechnik kam es je einmal zu einer Insuffizienz der Dünndarmanastomose und einer Leckage des Ileumconduits; bei einem vorbestrahlten Patienten kam es postoperativ zu einem revisionsbedürftigen mechanischen Ileus.

Diskussion

Die Anlage eines Ileumconduits in Stapler-Technik kann als gut eingeführte und komplikationsarme Operationsmethode bei supravesikaler Harnableitung angesehen werden [1, 2, 3]. Der Hauptvorteil dieser Operationsmethode liegt in der deutlich verkürzten Operationszeit (Einsparung (30–45 Minuten; 3). Der Einsatz des Instrumentariums ist auch bei vorbestrahlten Patienten möglich, wie wir in 12 Fällen nachweisen konnten. Als Hauptkomplikation der Anlage eines Ileumconduits in Stapler-Technik ist in der Literatur die Conduit-Konkrementbildung beschrieben [4, 5]. Innerhalb der Beobachtungsphase unserer Klinik konnte bisher kein Conduitstein nachgewiesen werden.

Literatur

1. Brenner M, Johnson DE (1985) Ileal conduit calculi from stapler anastomosis: A long-term complication? Urology 26: 537-540
2. Johnson DE, Fuerst DE (1973) Use of auto suture for construction of ileal conduits. J Urol 109: 821-823
3. Heney NM, Dretler SP, Hensle TW, Kerr WS jr. (1978) Autosuturing device intestinal urinary conduits. Urology 12: 650-653
4. Bergman SM, Sears HF, Javadpour N (1978) Complication with mechanical stapling device in creation of ileo-conduit. Urology 12: 71-73
5. Karamcheti A, O'Donnell WF, Hakala TR, Schwentker FN, Steichen FM (1978) Autosuture ileal conduit construction: Experience in 110 cases. J Urol 120: 545-548

Dr. M. Goepel
Urologische Universitätsklinik
Hufelandstr. 55
D-4300 Essen 1

Vergleich der Reservoir-Compliance der intakten Ileum-Schlinge und des Ileum-pouches – Eine experimentelle Studie

C. P. Schmidbauer, H. Chiang und S. Raz

Eine der Voraussetzungen bei der Konstruktion eines kontinenten Harnblasenersatzes oder einer Blasenerweiterungsplastik ist ein Niederdruckreservoir. Die Komplikationen bei Ileocystoplastiken vom Camey-Typ (intakte Ileumschlinge) sind: erhöhte Miktionsfrequenz, Enuresis wegen geringer Reservoirkapazität und hohen Drucken im Reservoir. Diese gravierenden dysurischen Beschwerden und Inkontinenz sind ein nicht akzeptierbarer Nachteil gegenüber einem Reservoir mit einem abdominellen Stoma. Unsere experimentelle Studie sollte den Einfluß der Durchtrennung der zirkulären Fasern des Darmes auf die hydrodynamischen Eigenschaften zweier verschiedener Reservoire zeigen: Eine intakte Ileumschlinge (IS) und ein Ileum-pouch (IP) nach Durchtrennung seiner zirkulären Muskelfasern. Sollte es möglich sein, die intraluminalen Druckverhältnisse eines Reservoirs zu verringern, könnten die Komplikationen der Camey'schen Harnableitung oder anderer Enteroplastiken vermieden werden. In 6 Mischlingshunden wurde eine 40 cm lange Ileumschlinge 10 cm von der Ileocecalklappe isoliert; diese Schlinge wurde in zwei idente Hälften geteilt (jede 20 cm). Eine Hälfte wurde nach antimesenterieller Durchtrennung der zirkulären Muskelfasern zu einem „U" gefaltet und dann zu einem Pouch vernäht. In beiden Reservoiren wurden Druck-Volumenkurven aufgezeichnet. Am Ende dieses Experiments wurden IS und IP mit der Harnblase verbunden, um beide Reservoire ständig zu

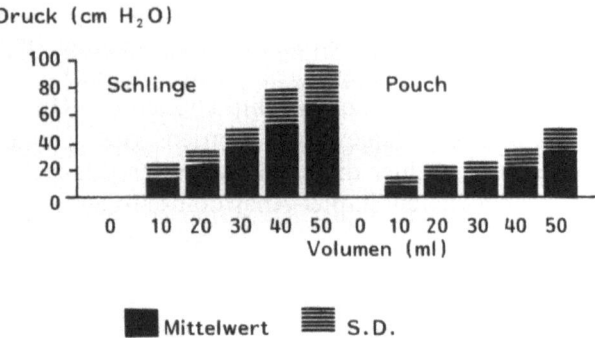

Abb. 1. Ileum-reservoire chronisches Experiment nach 2 Wochen

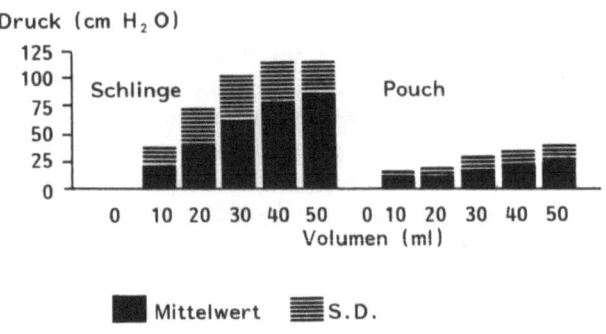

Abb. 2. Ileum-reservoire chronisches Experiment nach 6 Wochen

Tabelle 1. Fläche unter der Fluß-Druck-Kurve (AUC)

Zeitpunkt	n	Ileum Schlinge	Ileum-Pouch	p
Tag 0	7	192,5 (67.3)[a]	136,4 (76.7)	0,025
2 Wochen	6	195,2 (85,9)	95,2 (41,1)	0,020
6 Wochen	6	197,8 (59,9)	65,1 (40,8)	0,005

[a] Mittelwert der AUC (cm $H_2O \times ml$), ($\pm SD$)

drainieren. Die Druckmessungen wurden in der akuten Phase, nach 2 und 6 Wochen durchgeführt.

Die intraluminell gemessenen Drucke waren in jedem Pouch niedriger als in der intakten Ileumschlinge in jedem Versuchstier (Abb. 1 und 2). Die Fläche unter der Kurve (AUC) wurde berechnet, um die Druck-Volumenrelation darzustellen. Die Mittelwerte der AUC des IP verringern sich ständig während der Versuchszeit, verglichen mit denen der IS. Der t-Test zeigte einen signifikanten Unterschied mit p-Werten von $>0,025$ im akuten Experiment bis 0,005 nach 6 Wochen (Tabelle 1). Unsere Ergebnisse zeigen einen signifikanten Unterschied der Druck-Volumen-Relationen des Darmes nach Durchtrennung seiner cirkulären Muskelfasern.

Literatur

1. Schmidbauer CP, Chiang H, Raz S (1987) The impact of detubularization on ileal segments. J Urol (in press)

Dr. med. C. P. Schmidbauer
Urologische Abteilung
der Allgemeinen Poliklinik der Stadt Wien
Mariannengasse 10
A-1090 Wien

Kontinente Harnableitung über Appendico-Vesico-Cutaneostomie (AVC) bzw. distale Uretero-Cutaneostomie

F. Boeminghaus, K. Schwartmann und W. Horn

Kann die Harnblase nicht auf natürliche Art entleert werden und versagen entsprechende Hilfsmaßnahmen (Triggern, Créde, saubere urethrale Selbstkatheterung), kann bei erhaltenem Wurmfortsatz dieser durch Verpflanzung zu einer suprapubischen „Harnröhre" umgepflanzt werden (Mitrofanoff, 1980).

Die Appendix wird unter Schonung des Meso-Appendix vom Coecum getrennt. Ist der Wurmfortsatz zu kurz, kann durch eine eigene Modifikation durch Mitnahme einer ellipsoiden Coecummanschette und deren rohrförmiger Umbildung mehr Länge gewonnen werden.

Der isolierte Blinddarm wird durch einen Peritonealschlitz in den Perivesikalraum gezogen. Das blinde Ende des Blinddarms wird gekappt. Die dabei entstehende Blutung kann als Vitalitätskriterium des Transplantates betrachtet werden.

Die so präparierte Appendix wird analog einer antirefluxiven UCN in die Blase implantiert, wobei das coecumseitige Ende zum Hautstoma wird. Auf die Varianten des Abgangs und des Verlaufes der Arteria appendicularis ist zu achten.

Eine weitere Alternative der Selbstkatheterung ist durch die distale Uretero-Cutaneostomie gegeben. Dabei wird der obere Teil des Harnleiters in Form einer Ureterostomie mit dem kontralateralen Harn-

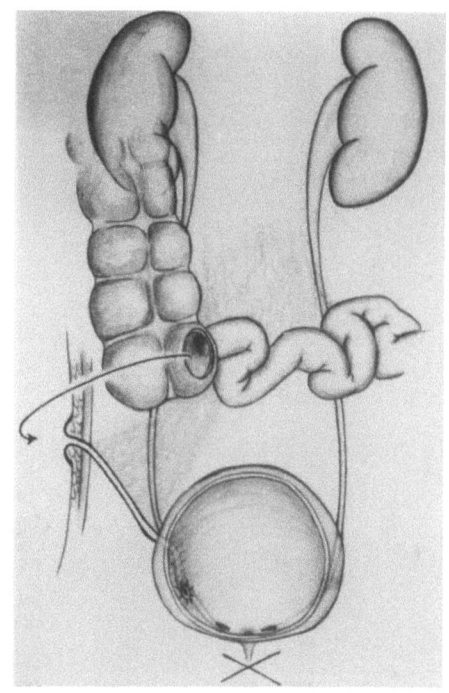

Abb. 1

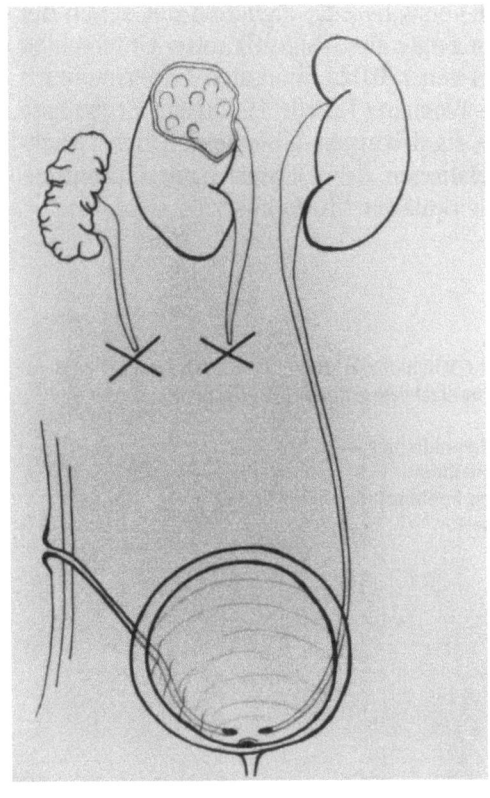

Abb. 2

leiter verbunden und der distale Teil in die Haut implantiert. Nötigenfalls mit Verlängerung des intramuralen Verlaufs des Harnleiters.

In zwei eigenen Fällen lag lediglich ein distaler Ureterstumpf vor und wurde in gleicher Weise genutzt.

Wir haben bisher 4 Patienten nach diesen beiden Verfahren operiert und die Patienten bis zu 24 Monaten nachverfolgen können.

Sehr gute Ergebnisse ließen sich mit der AVC erzielen: Kontinenz, problemlose Katheterung, Verbesserung der Lebensqualität, gute Akzeptanz.

Weniger gut waren die Ergebnisse bei der distalen Uretero-Cutaneostomie wegen Stomastenosen, wie sie auch bei endständiger oberer Ureterhautfistel vorkommen. Die Abbildungen 1 und 2 zeigen Indikation und Wahl des Verfahrens bei den 4 Patienten.

Prof. Dr. F. Boeminghaus
Urologische Klinik
Krankenanstalten Neuss
D-4040 Neuss

Zusammenfassung der Postersitzung 10: Freie Themen III (Onkologie)

H. Huland

Beitrag nicht eingereicht

Postersitzung 11: Freie Themen IV (Onkologie)

Testikuläre Tumoren: Bedeutung der Anamnesedauer und des pT-Stadiums

K.-P. Dieckmann, T. Becker, D. Jonas und H. W. Bauer

Ziele der Untersuchung

Die Prognose der testikulären Keimzelltumoren ist in erster Linie von Ausmaß und Größe der Metastasierung sowie von der Höhe der Tumormarker abhängig [9]. In einer retrospektiven Studie an 176 Patienten, die von 1969 bis 1985 am Klinikum Steglitz wegen eines Keimzelltumors behandelt wurden, wurde untersucht, welchen Einfluß die Anamnesedauer und das lokale Tumorstadium (pT) auf das Ausmaß der Metastasierung und damit auf die Prognose haben. Auswertbar waren 140 Patienten, in denen die genannten Parameter jeweils vollständig dokumentiert waren.

Material und Ergebnisse

A. Abhängigkeit des klinischen Stadiums von der Anamnesedauer

Die durchschnittliche Anamnesedauer aller Patienten betrug 159 Tage mit den Extremwerten von 6 Tagen und 3 Jahren. Wie auch von anderen Autoren beschrieben [5, 6] fand sich bei den Seminomen mit 3 Monaten eine längere mediane Anamnesedauer als bei den Nichtseminomen (2 Monate). 38% aller Patienten wurden innerhalb von 2 Monaten diagnostiziert, während 34% aller Tumoren erst nach über einem halben Jahr erkannt wurden.

Eine lineare Abhängigkeit zwischen Anamnesedauer und klinischem Stadium war im Unterschied zu anderen Studien [3, 5] in unserem Krankengut nicht nachweisbar. Entgegen der Erwartung wurde bei Patienten im klinischen Stadium I für Seminome und Nichtseminome jeweils eine längere durchschnittliche Anamnesedauer gefunden als bei den Patienten mit bereits erfolgter retroperitonealer Metastasierung (Stadium II). Dagegen hatten die Patienten mit Fernmetastasen (Stadium III) erwartungsgemäß und in Übereinstimmung mit anderen Studien [3, 8] die längste durchschnittliche Anamnesedauer (Tabelle 1).

Tabelle 1. Anamnesedauer und klinisches Stadium

	Anamnesedauer (Tage)			
	Seminome	(n)	Nichtseminome	(n)
Stadium I	170	(53)	162	(28)
Stadium II	134	(22)	120	(27)
Stadium III	–	–	245	(10)
Durchschn.	160	(75)	157	(65)

Tabelle 2. Anamnesedauer und pT-Stadium

	pT_1	pT_2	pT_3	pT_4
Anamnesedauer (Tage)	174	151	156	151
n (n ges. = 140)	45	21	63	11

B. Beziehung zwischen Anamnesedauer und lokalem Tumorstadium

Patienten mit Tumoren, die auf den Hoden beschränkt waren (pT_1), wiesen die durchschnittlich längste Anamnesedauer auf, während die Patienten mit höherem lokalen Tumorstadium im Durchschnitt eine kürzere Symptomdauer aufwiesen (Tabelle 2).

Die Symptomdauer hat keinen meßbaren Einfluß auf das Ausmaß der lokalen Tumorinfiltration. Zur Erklärung dieses Phänomens, das auch schon in einer anderen Untersuchung gefunden wurde [5], kann vermutet werden, daß sich im Stadium pT_1 vornehmlich die langsam proliferierenden Tumoren finden. Tumoren mit hoher Wachstumsrate benötigen dagegen eine kürzere Zeit, um ein höheres lokales Ausbreitungsstadium zu erreichen.

C. Beziehung zwischen lokalem Tumorstadium und Metastasierungsrate

Bei den Nichtseminomen findet sich eine deutliche Korrelation zwischen dem Ausmaß des lokalen Tumorwachstums und der Metastasierungsrate

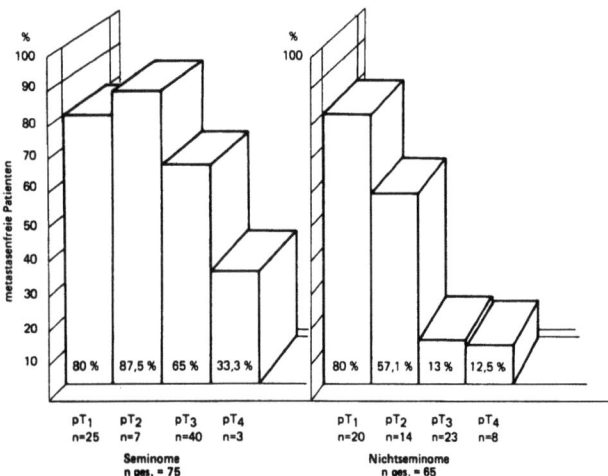

Abb. 1. Anteil metastasenfreier Patienten bei unterschiedlicher lokaler Tumorausdehnung

(Abb. 1). Weniger deutlich ist diese Beziehung bei den Seminomen. Lediglich die den Samenstrang oder die Skrotalhaut infiltrierenden Seminome (pT_{3-4}) zeigen eine höhere Metastasierungstendenz (Stadium II–III).

Schlußfolgerungen

A. Das *lokale Tumorstadium* korreliert mit der Metastasierungstendenz eines Keimzelltumors. Bei den Nichtseminomen sind über 80% der Fälle in den Stadien pT_3 und pT_4 metastasiert. Seminome zeigen diese Abhängigkeit in geringerer Ausprägung. Lokal fortgeschrittene Hodentumoren müssen bei der Therapieplanung als prognostisch weniger günstig gewertet werden [2, 7, 10].

B. Die *Anamnesedauer* besitzt nur eine eingeschränkte prognostische Bedeutung. Es scheint, daß der Zeitfaktor – gemessen als Anamnesedauer – im biologischen Prozeß des Tumorwachstums bei den Keimzelltumoren nur eine geringe Wirkung entfaltet [4]. Andere tumorbiologische Faktoren, wie Histologie und Proliferationsrate, haben einen stärkeren Einfluß [1]. Nur bei sehr langer Diagnoseverzögerung gewinnt der Zeitfaktor eine meßbare Bedeutung. Geringe Verzögerungen des Therapiebeginns, wie z. B. mit dem Ziel der Kryospermadeponierung erscheinen vertretbar. Der Hodentumor ist kein urochirurgischer Notfall.

Literatur

1. Alderice JM, Merrett JD (1985) Factors influencing the survival of patients with testicular teratoma. J Clin Pathol 38: 791–796
2. Batata MA, Chu FCH, Hilaris BS, Papantoniou PA, Whitmore WF, Golbey RB (1982) Therapy and prognosis of testicular carcinomas in relation to TNM classification. Int J Radiat Biol Phys 8: 1287–1293
3. Bosl GJ, Vogelzang NJ, Goldman A, Fraley EE, Lange PH, Levitt SH, Kennedy BJ (1981) Impact of delay in diagnosis on clinical stage of testicular cancer. Lancet II: 970–973
4. Fossa SD, Klepp O, Elgjo RF, Eliassen G, Melsom H, Urnes T, Wang M (1981) The effect of patient's delay and doctor's delay in patients with malignant germ cell tumours. Int J Androl [Suppl 4]: 134–145
5. Heising J (1982) Anamnese. In: Weißbach L, Hildenbrand G (Hrsg) Register und Verbundstudie für Hodentumoren - Bonn. Zuckschwerdt, München, pp 100–109
6. Hill JT (1978) Misdiagnosis of testicular tumours. J Roy Soc Med 71: 737–740
7. Raghavan D, Peckham MJ, Heyderman E, Tobias JS, Austin DE (1982) Prognostic factors in clinical stage I non-seminomatous germ-cell tumours of the testis. Br J Cancer 45: 167–173
8. Scher H, Bosl GJ, Geller N, Cirrincione C, Whitmore W, Golbey R (1983) Impact of symptomatic interval on prognosis of patients with stage III testicular cancer. Urology 21: 559–561
9. Vaeth M, Schultz HP, Maase v d H, Engelholm SA, Jacobsen GK, Noergaard-Pedersen B (1984) Prognostic factors in testicular germ cell tumours. Acta Radiol Oncol 23: 271–285
10. Weißbach L, Boedefeld EA, Oberdörster W, Vahlensieck W (1984) Therapy in stage I non-seminomatous testicular tumor. Eur Urol 10: 1–9

Dr. Klaus-Peter Dieckmann
Urologische Klinik der Freien Universität Berlin
Klinikum Steglitz
Hindenburgdamm 30
D-1000 Berlin 45

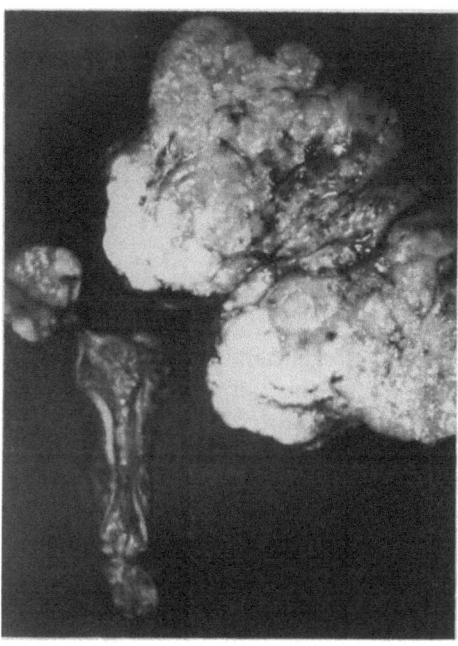

Abb. 1. Operationspräparat. Linke Adnexe mit 870 g schwerem Seminom mit ausgedehnten Nekrosen. Rechte Adnexe, die Tube, Ductus deferens, Nebenhoden und vernarbten Hoden mit Seminom enthält

Abschließende Diagnose

Pseudohermaphroditismus masculinus unter dem Bild eines „Persistent Müllerian Duct Syndrome" [1, 2, 3] mit Entwicklung eines metastasierten doppelseitigen Seminoms in den kryptorchen Hoden.

Klinischer Verlauf

Der postoperative Verlauf gestaltete sich afebril und komplikationslos. Das Anfangs erhöhte β-HCG lag postoperativ im Normbereich. Wegen der nun fehlenden Hoden wurde eine Testosteron-Substitution eingeleitet.

Aufgrund des ausgedehnten Tumorbefalls im Retroperitoneum, der atypischen Lokalisation des Tumors, verbunden mit der ungewöhnlichen gleichzeitigen Anlage eines kompletten inneren weiblichen

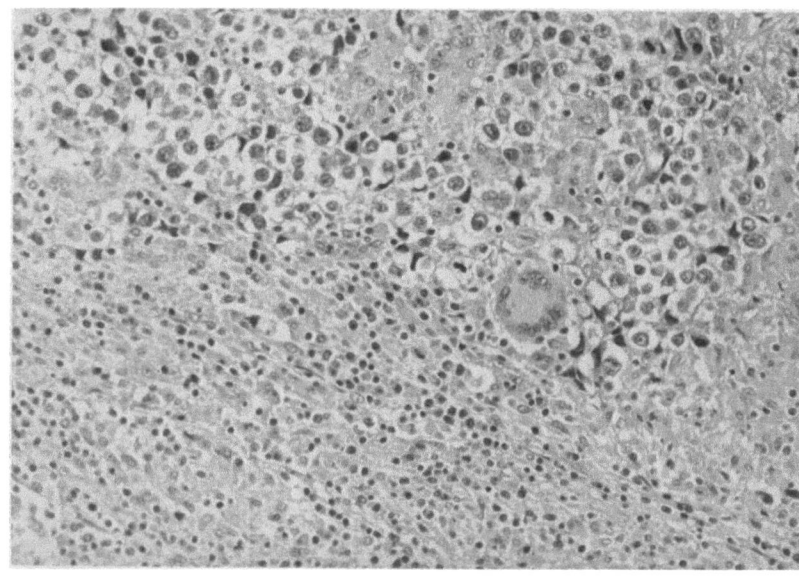

Abb. 2. Histologisches Bild der linken Adnexe. Typisches Seminom

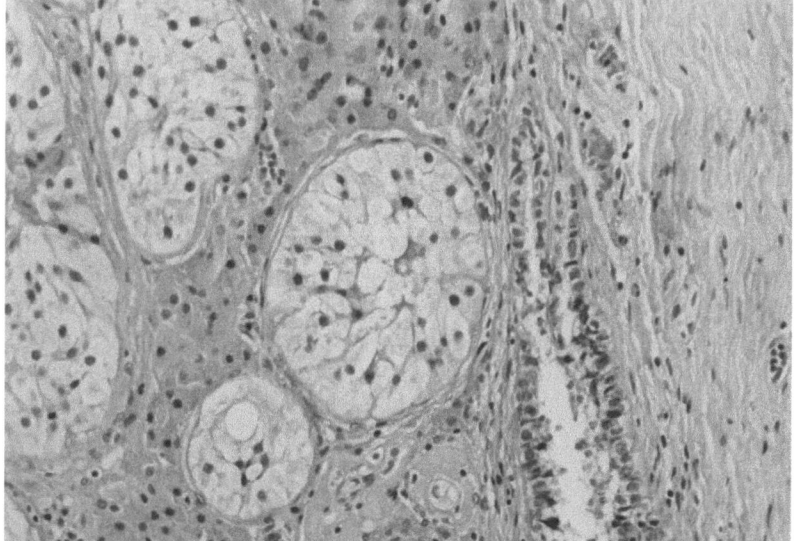

Abb. 3. Histologisches Bild der rechten Adnexe. Vernarbtes Hodengewebe

Keimzellgeschwulst bei Hermaphroditismus

W. Kropp, H. Behrend und M.-L. Mlynek

Die erhöhte Inzidenz maligner Entartung dystoper Hoden ist eine allgemein bekannte Tatsache [4]. Im folgenden wird über einen 56 Jahre alten Mann berichtet, der wegen eines Unterbauchtumors vorgestellt wurde.

Vorgeschichte

Bei dem Patienten war im Alter von 6 Jahren wegen fehlender Hoden eine beidseitige Leistenrevision durchgeführt worden, bei der sich jedoch keine Gonadenanlagen fanden. Eine weitere therapeutische Konsequenz wurde daraus nicht gezogen. Die äußere Geschlechtsdifferenzierung war maskulin, allerdings von weiblichem Genitalbehaarungstyp und kleinem leeren Skrotum. Die spätere Ehe des Patienten war bei unauffälligem Sexualleben bisher kinderlos geblieben.

Wichtige Laborbefunde

Kreatinin i.S. erhöht, Testosteron i.S. deutlich erniedrigt, FSH und LH i.S. erhöht (vereinbar mit primärem Hypogonadismus). β-HCG erhöht, AFP im Normbereich. Die Kerngeschlechtsbestimmung mittels Chromosomenanalyse ergab 46, xy.

Bildgebende Diagnostik

Röntgenologisch fand sich eine stumme Niere links bei sonographisch nachweisbarer Hydronephrose links. Bei der Computertomographie des Abdomens und kleinen Beckens zeigte sich ein solider Tumor mit liquiden Arealen im kleinen Becken links (Durchmesser 15 cm). Eine sichere Abgrenzung zur Harnblasenwand war nicht möglich. Paraaortal links bis in Höhe des Nierengefäßstiels zeigten sich vergrößerte Lymphknoten. Daneben Hydronephrose der linken Niere bei unauffälligen übrigen Abdominalorganen.

Aufgrund der vorliegenden Befunde ergab sich die *präoperative Diagnose:* Verdacht auf Hodentumor bei connatalem Kryptorchismus beidseits.

Operation

Über eine mediane Laparotomie wurde ein im Durchmesser 15 cm großer Tumor im Unterbauch exstirpiert, der sich zwischen Blase und Peritoneum entwickelt hatte. Es bestand infiltratives Tumorwachstum in die Blasenmuskulatur. Nach Entnahme des Tumors erkannte man, daß dessen Stiel zu einem uterusähnlichen Gebilde reichte, welches sich hinter die Blase fortsetzte. Auf der rechten Seite dieses Gebildes fand sich gestielt ein hodenähnliches Gebilde, welches mehrere kleine derbe Knoten aufwies. Darüberhinaus fand sich eine in typischer Weise inserierende Tube. Die Präparation zeigte, daß der Uterus sich in Form eines Vaginalschlauches bis in die linke Samenblase hinein fortsetzte und dort mündete. Das unvermutet aufgefundene weibliche innere Genitale wurde mitsamt der linken Samenblase entfernt. Gleichzeitig erfolgte eine radikale Lymphadenektomie sowie Nephrektomie links. Nebenbefundlich fand sich ein Meckel'sches Divertikel im Bereich des Dünndarms ohne entzündliche Veränderungen. Dieses Divertikel wurde belassen.

Makroskopische und histologische Begutachtung

Operationspräparat (Abb. 1) mit linker Adnexe (870 g schweres Seminom mit ausgedehnten Nekrosen, Abb. 2) und rechter Adnexe, Tube, Ductus deferens, Nebenhoden und vernarbten Hoden (Abb. 3) mit Seminom enthielt. Daneben längs eröffnet: Uterus mit flachem Endometrium, Vaginaläquivalent und dilatierte Samenblase.

Die Niere zeigte Zeichen einer Hydronephrose ohne Anhalt für Malignität, der proximale Harnleiter sowie das dissezierte Lymphknotengewebe zeigten Absiedlungen eines Seminoms.

Genitales wurde als zusätzliche Behandlung nicht die für das Seminom typische Radiatio sondern eine adjuvante Chemotherapie durchgeführt.

Literatur

1. Josso N (1972) Permeability of membranes to the müllerian-inhibiting substance synthesized by the human fetal testis in vitro, a clue to its biochemical nature. J Clin Endocr 34: 265-268
2. Morillo-Cucci G, Germana J (1971) Males with a uterus and fallopian tubes, a rare disorder of sexual development. Birth Defects 7: 229-231
3. Sloan WR, Walsh PC (1976) Familial persistent müllerian duct syndrome. J Urol 115: 459-461
4. Whitaker RH (1984) Risk of malignant change in the undescended testis. Prog reprod biol med, vol 10. Karger, Basel, pp 66-67

Dr. Wolfgang Kropp
Urologische Klinik und Poliklinik
der Technischen Universität München
Ismaningerstraße 22
D-8000 München 80

Ergebnisse der chirurgischen Therapie pulmonaler Metastasen beim Hodentumor

J. Breul, M. Walz, R. Osieka, R. Hartung und J. Chr. Reidemeister

Zwischen 1977 und 1984 wurden 30 Patienten im Alter von 17 bis 46 Jahren (im Mittel 30,5 Jahre) mit Hodentumoren im klinischen Stadium IV, bei denen nach Polychemotherapie metastasenverdächtige pulmonale Rundherde mono- oder oligotop persistierten, operiert. Ausschlußkriterium war eine extrapulmonale Tumormanifestation. Histologisch handelte es sich primär um 18 Terato-Karzinome, 3 embryonale Karzinome, 2 Seminome, ein reines Chorionkarzinom und 6 Mischtumoren. Bei allen Patienten wurde nach hoher Orchiektomie eine sequentiell alternierende Chemotherapie unter Verwendung von Vinblastin/Bleomycin, Adriamycin/Cisplatin und Ifosphamid/Itoposid durchgeführt. In 18 Fällen (60%) war vor dem Lungeneingriff auch eine retroperitoneale Lymphknotenausräumung vorgenommen worden. Pro Patient wurden bis zu vier Metastasen entfernt. In 17 Fällen lagen solitäre Metastasen vor. Zum Zeitpunkt der Thorakotomie lagen bei allen Patienten die Tumormarker (AFP + Beta-HCG) im Normbereich. Der operative Zugang erfolgte immer über eine laterale Thorakotomie. Bei zweiseitigem Befall (6 Fälle) wurde zweizeitig im Abstand von 2-4 Wochen reseziert. Bei 28 Patienten konnte eine parenchymsparende Keilexzision oder Enukleation durchgeführt werden. Je einmal war eine Bilobektomie und eine Pneumonektomie notwendig.

Der Nachbeobachtungszeitraum beträgt 3 Monate bis 7,2 Jahre, im Median 2,3 Jahre.

Ergebnisse

Bei der histologischen Aufarbeitung des Resektionsmaterials konnte in 10 Fällen kein vitales Tumorgewebe nachgewiesen werden. Bei 20 Patienten lagen vitale Tumorstrukturen vor. In diesen Fällen wurde die Chemotherapie postoperativ unter Berücksichtigung möglicher alternativer Protokolle fortgesetzt. Ein reifes Teratom ist in keinem Fall gefunden worden.

Die kumulative 5-Jahres-Überlebensrate beträgt für das Gesamtkollektiv 63% (Abb. 1).

Bei den Patienten mit vitalem Tumorgewebe liegt die 5-Jahres-Überlebensrate bei 44%. Alle Patienten ohne Malignitätsnachweis leben nach durchschnittlich 4,6 Jahren in Vollremission (Abb. 2).

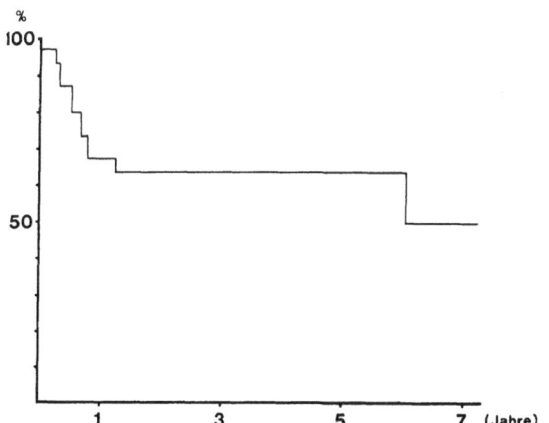

Abb. 1. Kumulative Überlebenswahrscheinlichkeit von 30 Patienten mit pulmonalen Metastasen testikulärer Tumoren nach Metastasenresektion

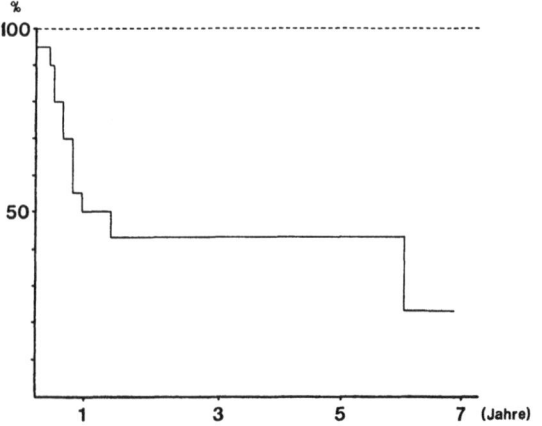

Abb. 2. Kumulative Überlebenswahrscheinlichkeit von 10 Patienten nach Resektion von *avitalen* Lungenmetastasen *(gestrichelte Linie)* und von 20 Patienten nach Resektion von *vitalen* Lungenmetastasen *(durchgezogene Linie)*

Ein Patient verstarb unmittelbar nach der Operation an Rechtsherzversagen. An postoperativen Komplikationen trat je einmal ein Hämatothorax auf und ein Subileus.

Diskussion

Die Operation wurde nach 4-8 Zyklen der Kombinations-Chemotherapie, wenn keine Größenabnahme der pulmonalen Rundherde zu verzeichnen war und keine erhöhten Tumormarker vorlagen, durchgeführt. Zu Beginn des beschriebenen Konzeptes wurde die Indikation zur Thorakotomie meist nach 6 bis 8 Zyklen der Chemotherapie gestellt. In letzter Zeit geht das Bestreben dahin, den Zeitpunkt der Operation möglichst weit vorzulegen (z. B. nach 4 Zyklen Chemotherapie).

Die pulmonale Metastasektomie bietet unter Ausschöpfung aller zur Verfügung stehenden therapeutischen Möglichkeiten eine kurative Chance. Der diagnostische Wert der Thorakotomie liegt in der Möglichkeit zur Bestimmung der Tumorausdehnung in der Pleurahöhle. Bei fehlendem Malignitätsnachweis kann die Chemotherapie beendet werden. Das beschriebene Vorgehen stellt einen wichtigen Teil im onkologischen Gesamtkonzept zur Behandlung der Hodentumor-Patienten dar.

J. Breul
Urologische Universitätsklinik
Hufelandstr. 55
D-4300 Essen 1

Hickman-Katheter für Cytostase bei Hodentumoren

Th. Gehrig, H. Mannel, M. Richter und H. Romer

Seit 1984 wurden insgesamt 16 Patienten mit einem Hickman-Katheter zur sequentiellen cytostatischen Therapie bei nichtseminomatösen Hodentumoren versorgt. Es handelt sich um Silastic-Katheter, welche operativ in die Vena cephalica eingelegt werden und deren Spitze im rechten Vorhof liegt. Die mittlere Verweildauer betrug 5,5 Monate, minimal einen Monat, max. 11 Monate. Die Anzahl der applicierten alternierenden cytostatischen Zyklen differierte zwischen einem und acht. Von 16 Hickman-Kathetern wurden 10 bisher wieder entfernt. 9 Katheter wiesen bei Entfernung keinerlei Auffälligkeiten auf. Auch bakteriologisch kein Keimnachweis an der Katheterspitze. In einem Fall erfolgte die Entfernung des Katheters wegen eines Katheterinfektes mit Staphylokokkus aureus.

Die Gesamtzahl der bisher über Hickman-Katheter applizierten cytostatischen Zyklen beträgt 56. Daraus ergibt sich, daß der Hickman-Katheter auch unter den Bedingungen der extremen Immunsuppression unter Cytostase sehr komplikationsarm ist. Die Akzeptanz der Patienten war sehr groß. Zusammenfassend stellt der Hickman-Katheter eine wenig traumatisierende und sichere Alternative zu den herkömmlichen peripheren und zentralen venösen Zugängen für cytostatische Therapien dar.

Dr. med. Th. Gehrig
Krankenanstalten des Landkreises Ludwigsburg
Urologische Klinik
Postfach 669
D-7140 Ludwigsburg

Vergleich der endokrinen Situation beim Hodentumor-Patienten unter Chemotherapie

H. Joos, W. Aulitzky und J. Frick

Einleitung

Beim Patienten mit nichtseminomatösem Hodentumor im Stadium II A und Stadium II B werden im Rahmen der Bonner Studie keine oder zwei bzw. zwei oder vier Zyklen einer Chemotherapie mit Vinblastin, Bleomycin und Cisplatin verabreicht.

Neben den rein onkologischen Parametern, führten wir an unserer Abteilung auch Vergleiche hinsichtlich der endokrinen Parameter durch. Es wurden klinisch von den Patienten endokrine Seiteneffekte, wie Hypersensibilität der Mamillen, beschrieben.

Ziel der Untersuchung

Vergleich der endokrinen Veränderung bei Gabe von zwei oder vier Zyklen einer Chemotherapie. Die Werte von LH, FSH, Prolaktin, Testosteron, Östradiol und Progesteron werden verglichen.

Die Dosis (Vinblastin 6 mg/m^2, Bleomycin 12 mg/m^2 und Cisplatin 20 mg/m^2) ist in beiden Gruppen gleich.

Zeitraum der Untersuchung

Nach Lymphadenektomie jeweils vor den Chemotherapiezyklen und nachfolgend alle drei Monate, bis zwölf Monate nach dem letzten Chemotherapiezyklus werden Hormonkontrollen durchgeführt.

Material

Insgesamt waren 14 Patienten in die Studie aufgenommen.

Im Stadium I	Stadium II A	Stadium II B
4 Patienten	4 Patienten	6 Patienten

Stadium I

Nur retroperitoneale Lymphadenektomie - keine Chemotherapie. Diese Gruppe wird als Vergleich gegenüber den endokrinen Veränderungen unter Chemotherapie dargestellt. Alle ausgewerteten Hormonwerte sind über zwölf Monate im Normbereich.

Stadium II A und II B - zwei Zyklen Chemotherapie

Verlauf der Hormonwerte bis zwölf Monate nach Ende des letzten Chemotherapiezyklus. Testosteron bleibt im Normbereich, LH und FSH steigen vor dem zweiten Zyklus mäßig an und sind im Grenzbereich. Prolaktin normalisiert sich unter Chemotherapie. E$_2$ ist bis drei Monate nach Therapie mäßig erhöht.

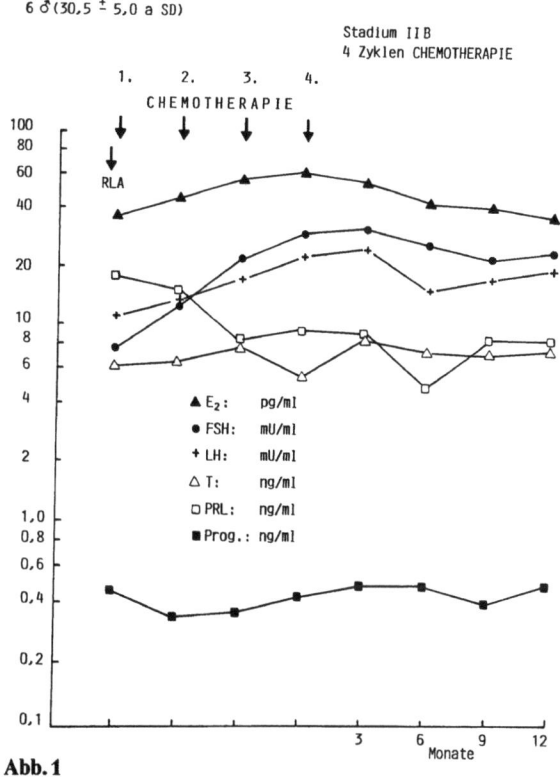

Abb. 1

Stadium II B – vier Zyklen Chemotherapie (Abb. 1)

Verlauf der Hormonwerte bis zwölf Monate nach Ende der letzten Chemotherapie. Testosteron bleibt im Normbereich, LH und FSH steigen nach dem zweiten Therapiezyklus und bleiben über den gesamten Beobachtungszeitraum von zwölf Monaten erhöht. Prolaktin normalisiert sich unter Chemotherapie. E_2 steigt unter Chemotherapie und normalisiert sich sechs Monate nach Beendigung der Therapie.

Zusammenfassung

Die endokrinen Veränderungen unter Chemotherapie betreffen LH, FSH und E_2. Prolaktin ist im Stadium II vor Chemotherapie mäßig erhöht.

Entscheidend ist die Tatsache, daß LH- und FSH-Werte bei vier Zyklen über den gesamten Beobachtungszeitraum von zwölf Monaten erhöht bleiben. Nach zwei Zyklen Chemotherapie kann nur kurzfristig eine Erhöhung festgestellt werden.

Zur endgültigen Entscheidung, ob zwei oder vier Zyklen im Stadium II B verabreicht werden, sollte neben den rein onkologischen Kriterien auch die Endokrinologie dieser jungen Patientengruppe mit berücksichtigt werden.

Dr. Helmut Joos
Urologische Abteilung
Landeskrankenanstalten
A-5020 Salzburg

Die bindegewebige Begleitreaktion beim Seminom – Pathohistologische Aspekte zur Diagnostik von Hodentumoren

H. Lauke, K. Dressler und M. Hartmann

Hodentumoren sind in mehr als 90% der Fälle Keimzelltumoren. Über ihre Histogenese bestehen bis heute unterschiedliche Auffassungen. Die Entstehung der Seminome aus dem Keimepithel der Samenkanälchen wird hingegen übereinstimmend akzeptiert [1, 4]. Seminome sind charakterisiert durch gleichförmige, große, helle Zellen mit runden Kernen. Lymphozytär infiltrierte Bindegewebszüge umschließen Gruppen von Tumorzellen, wodurch ein follikulärer, strangartiger oder knotenförmiger Aufbau entsteht. Sind die Infiltrationen sehr ausgeprägt, werden sie mit einer guten Prognose für den Patienten in Verbindung gebracht [3, 5].

Zur Untersuchung der Eigenheiten des Stroma-Anteils wurden Gewebeproben von 63 Patienten, deren paraffinhistologische Diagnose Seminom lautete, für die Semidünnschnitt-Technik vorbereitet und mit Toluidinblau/Pyronin gefärbt [2].

Histologische Befunde

Seminomzellen liegen vereinzelt oder in Gruppen im Bindegewebe, intratubulär oder bilden solide Tumorknoten.

Lymphozyten, Plasmazellen, Makrophagen, Mastzellen und Fibroblasten bilden Infiltrate im Interstitium, in der Lamina propria der Tubuli seminiferi oder auch intratubulär. Nicht selten sind diese Zellen schalenförmig um Tubuli (Abb. 1) oder Gefäße herum angeordnet. Gelegentlich werden ganze Tumorknoten von Lymphozyten umsäumt (Abb. 2). Besonders deutlich in Randbereichen liegen sie aufgereiht zwischen Bindegewebsfasern oder in kleinen Gefäßen, sowie in der näheren Umgebung von einzelnen Tumorzellen. Quantitative Aussagen lassen sich nur auf jeweils begrenzte Tumorbereiche beziehen.

Diskussion

Das Ausmaß der Begleitreaktion ist nur bedingt dem Grad der Tumorerkrankung zuzuordnen und erlaubt lediglich eine begrenzte prognostische Aussage. Ob der qualitativen Zusammensetzung des Infiltrats Bedeutung zukommt, müssen weitere Untersuchungen zeigen.

Die Beachtung der Begleitreaktion ist jedoch von hohem diagnostischem Wert. Werden Lymphozyten im Hodengewebe gefunden, so handelt es sich auf jeden Fall um einen pathologischen Befund und in Serien-, oder Stufenschnitten muß sorgfältig nach einem Tumor im Frühstadium gesucht werden. Gelegentlich wird der Untersucher erst durch lymphozytäre Infiltrate auf noch vereinzelt liegende Tumorzellen aufmerksam gemacht [6, 7]. Zum Beispiel bei der histologischen Beurteilung von Biopsien wegen Infertilitätsstörungen oder bei der Aufarbeitung von entfernten dystopen Hoden, bietet die Semidünnschnitt-Methode damit aufgrund ihrer geringen Schnittdicke und der damit verbundenen Klarheit der histologischen Strukturen höhere diagnostische Sicherheit.

Literatur

1. Hedinger CHR (1973) Zur Klassifizierung der Hodentumoren. Actuelle Urologie 4: 157-168
2. Holstein AF, Wulfhekel U (1971) Die Semidünnschnitt-Technik als Grundlage für eine cytologische Beurteilung der Spermatogenese des Menschen. Andrologia 3: 65-69
3. Mostofi FK (1973) Testicular tumors: epidemiologic, etiologic and pathologic features. Cancer 32: 1186-1201
4. Mostofi FK, Sobin LH (1977) Histological typing of testicular tumours. International histological classification of tumours No 16. World Health Organization, Geneva
5. Sauer HR, Burke EM (1949) Prognosis of testicular tumors. J Urol 62: 69-74
6. Schütte B, Holstein AF, Schulze C, Schirren C (1981) Zur Problematik der Früherkennung eines Seminoms. Nachweis von Tumorzellen in der Biopsie aus den Hoden von 5 Patienten mit Oligozoospermie. Andrologia 13: 521-536
7. Schulze C, Holstein AF, Selberg W, Körner F (1978) Beitrag zur formalen Pathogenese des klassischen Seminoms. Frühdiagnose aus Hodenbiopsien? Schweiz Med Wochenschr 108: 1119-1126

Heidrun Lauke
Anat. Institut der Universität Hamburg
Martinistr. 52
D-2000 Hamburg 20

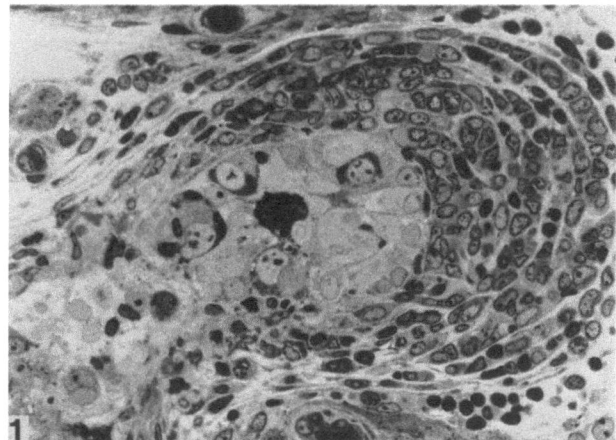

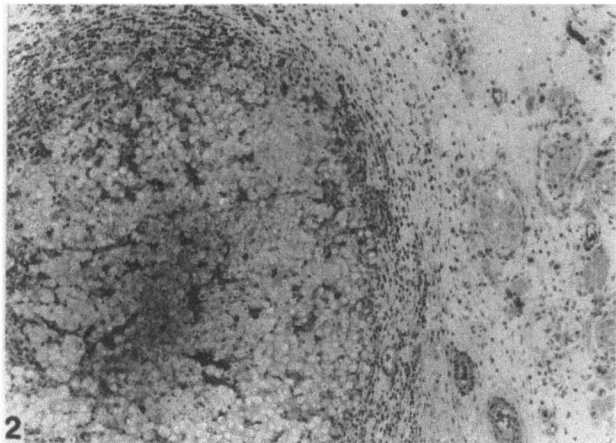

Abb. 1. Kappenförmiges Infiltrat über Resttubulus mit Tumorzellen, Semidünnschnitt

Abb. 2. Tumorknoten mit Lymphozytensaum, Semidünnschnitt

Seltene Hodentumoren

B. Kuzaka, J. B. Milewski, R. Pykało und M. Czaplicki

Nach Angaben des polnischen Instituts für Onkologie haben die Hodentumoren in letzter Zeit zugenommen. Etwa 20% der Patienten versterben an dieser Erkrankung.

Im britischen Hodentumorregister von 1976, das rund 3000 Fälle umfaßt, sind fast 80% Embryonalzelltumoren, 1,5% Tumoren der Leydig-Zellen, 1,0% Tumoren der Sertoli-Zellen und 6,3% Lymphome.

Aufgrund dieser Statistik gehören unsere Fälle zu den seltenen Formen der Hodentumoren.

Fall 1

Der Patient, 71 Jahre alt, Krankengeschichte 928/80, wurde mit beidseitiger Vergrößerung der Hoden aufgenommen. Es bestand keine Entzündung und kein Hinweis auf ein vorausgegangenes Trauma. Mit der Diagnose beidseitiger Hodentumoren wurde der Patient operiert. Es wurde eine beidseitige Orchiektomie mit regionaler Lymphadenektonomie durchgeführt. Die histopathologische Untersuchung ergab die typische Struktur eines malignen, zentroblastischen Lymphoms. Im mikroskopischen Bild (Abb. 1) wurden Zentroblasten, mittel-

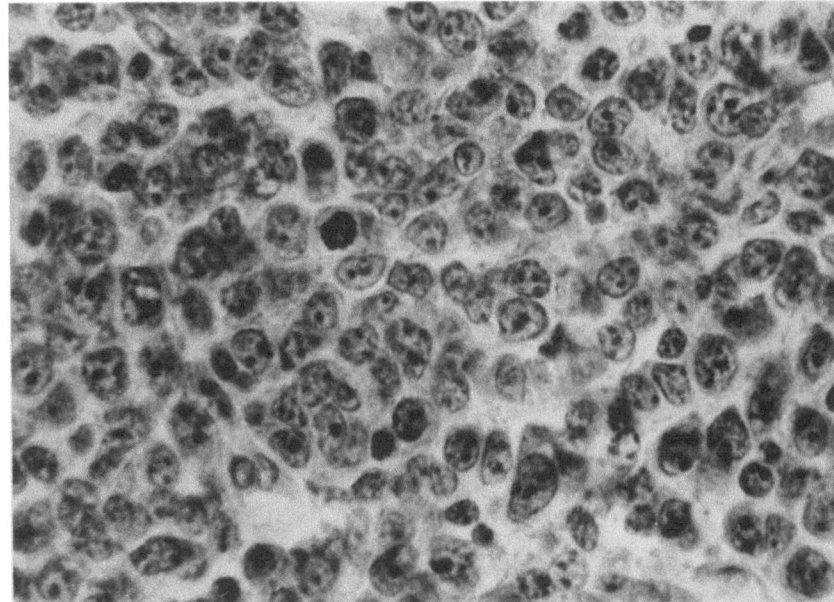

Abb. 1. Typische Struktur des malignen zentroblastischen Lymphoms. Im mikroskopischen Bild zahlreiche Zentroblasten

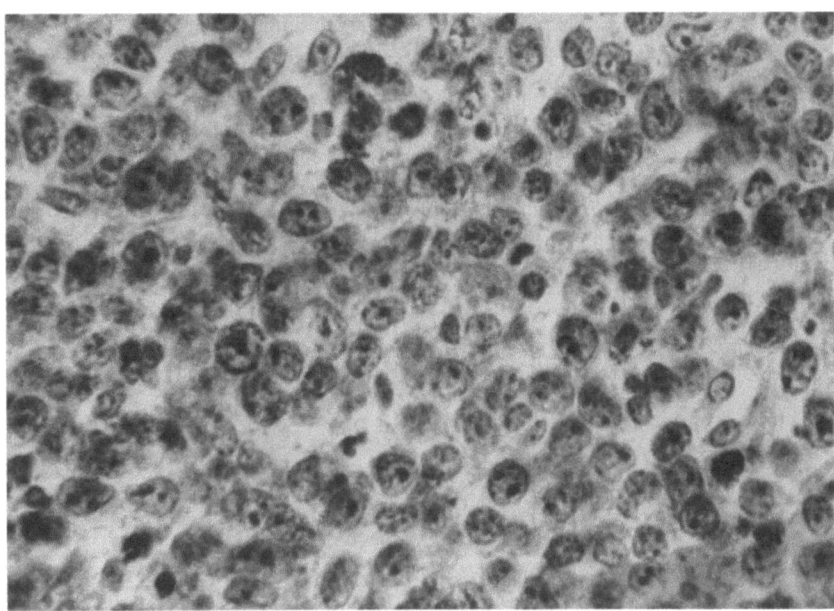

Abb. 2. Zentroblastisches malignes Lymphom. Neben Zentroblasten sieht man Immunoblasten

große oder große Zellen mit eindeutig basophilem Zytoplasma oder ovalem Kern und einige exzentrisch gelegene Kernkörperchen festgestellt. Darüber hinaus (Abb. 2) wurden Zentroblasten - kleine oder große Zellen mit charakteristischem Kern von unregelmäßiger Form, länglich oder vielkantig, mit gewölbter Oberfläche gesichtet. Mitunter wurden Immunoblasten - größere Zellen als die Zentroblasten mit großem, rundem Kern und in der Mitte des Kerns gelegenen, großen Kernkörperchen ermittelt. Das Zytoplasma der Immunoblasten ist eindeutig basophil. Mitunter fand man im Gewebe Histiozyten, das Bild eines Sternenhimmels erzeugend. Der Patient wurde mit Chlorambuzil 8 mg täglich 5 Tage im Monat behandelt. Er erhielt 7 Serien von diesem Medikament. Die Kontrolle nach 5 Jahren ergab einen guten Allgemeinzustand.

Fall 2

Der Patient, 54 Jahre alt, Krankengeschichte 437/84, wurde mit Vergrößerung des rechten Hodens und beidseitiger Gynekomastie aufgenommen. Das Ultraschallbild (Abb. 3) zeigte den Tumor von 2,5 cm Größe. Es wurde eine Orchiektomie mit regionaler Lymphadenektomie auf der rechten Seite durchgeführt. Die Mikroskopie zeigte einen Tumor aus Sertoli- und Leydig-Zellen. Im Geschwulstgewebe traten 2 Elemente verschiedenen Aufbaus und verschiedener Proportion auf. Hauptbestandteil waren Sertoli-Zellen (Abb. 4), etwas länglich, manchmal oval mit eosinophilem schaumartigem Zytoplasma und ovalem Kern. Der Zellrand war nicht immer deutlich sichtbar. Die Zellen bildeten ein massives oder tubuläres System ohne Lichtungen.

Zwischen ihnen (Abb. 5) traten kleinere Anhäufungen von einigen Leydig-Zellen von mehrkantiger oder kugeliger Form mit eosinophilem Zellplasma, rundem Kern und gut sichtbaren Kernkörperchen auf. Nach der Färbung mit Sudan III zeigten sich zahlreiche Lipide im Zytoplasma der Geschwulstzellen (Abb. 6). Die Kontrolluntersuchungen nach 1 und 2 Jahren ergaben einen guten Zustand und keine Krankheitszeichen.

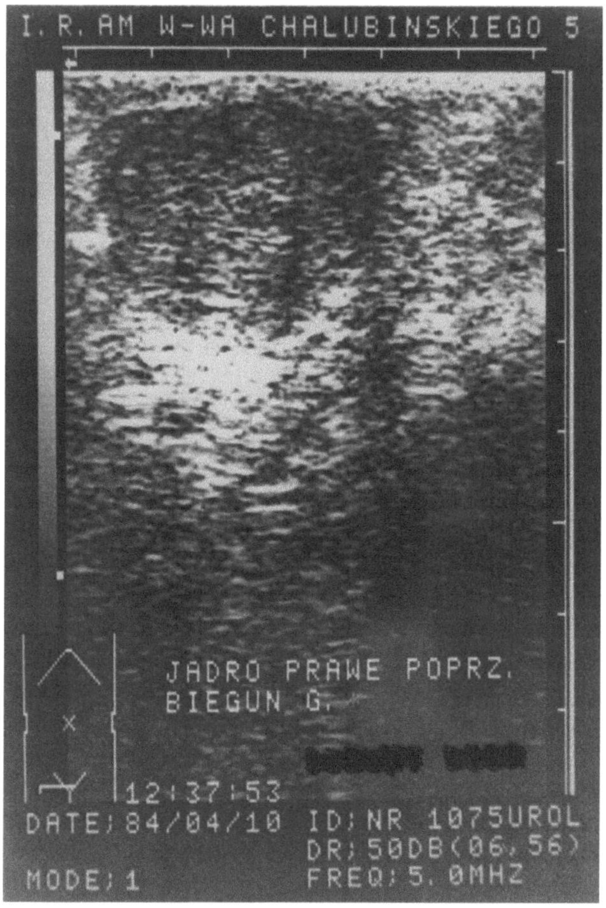

Besprechung

Bösartige zentrozytär-zentroblastische Lymphome treten vor allem bei älteren Patienten auf. Befällt die Krankheit die Hoden, dann sind es zu 20 Prozent beide Hoden. Die Prognose ist meistens schlecht. 75% der Kranken sterben vor Ablauf von 5 Jahren. In unserem Fall lebt der Patient nach einer Behandlung mit Chlorambuzil mehr als 5 Jahre. Die Kontrolluntersuchungen nach dieser Zeit zeigten keinen aktiven Geschwulstprozeß.

Im zweiten hier beschriebenen Fall handelt es sich um einen äußerst seltenen Hodentumor aus Sertoli- und Leydig-Zellen. In der polnischen Literatur befindet sich weder die Beschreibung eines bösartigen zentrozytär-zentroblastischen Lymphoms noch eines Hodentumors, der gleichzeitig aus Sertoli- und Leydig-Zellen gebaut ist. Die Seltenheit und das Fehlen einer festgelegten Behandlungsmethode veranlaßten uns, die behandelten Fälle zu beschreiben.

Zusammenfassung

Es wird hier über zwei seltene Hodentumoren berichtet. Einer davon ist ein zentrozytär-zentroblastisches Lymphom beider Hoden und der andere ein Sertoli-Leydig-Tumor. Es werden das klinische Bild und der Behandlungsverlauf mit klinischer Beobachtung im 1. Fall von 5 Jahren und im 2. Fall von 2 Jahren besprochen.

Abb. 3. Ultraschallbild des rechten Hodens. Hodentumor rechts, 2,5 cm groß

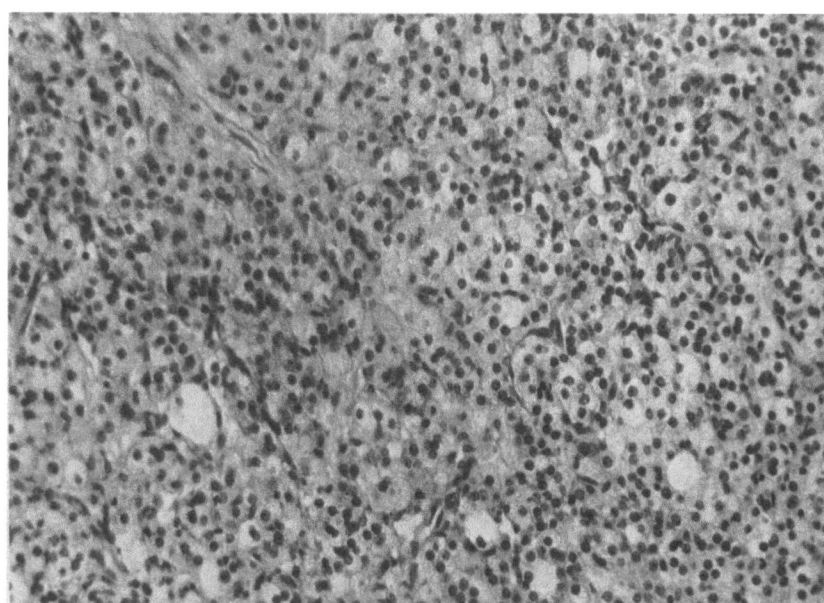

Abb. 4. Struktur des Hodentumors aus Sertoli- und Leydig-Zellen. Im Bild: die Mehrheit von Sertoli-Zellen

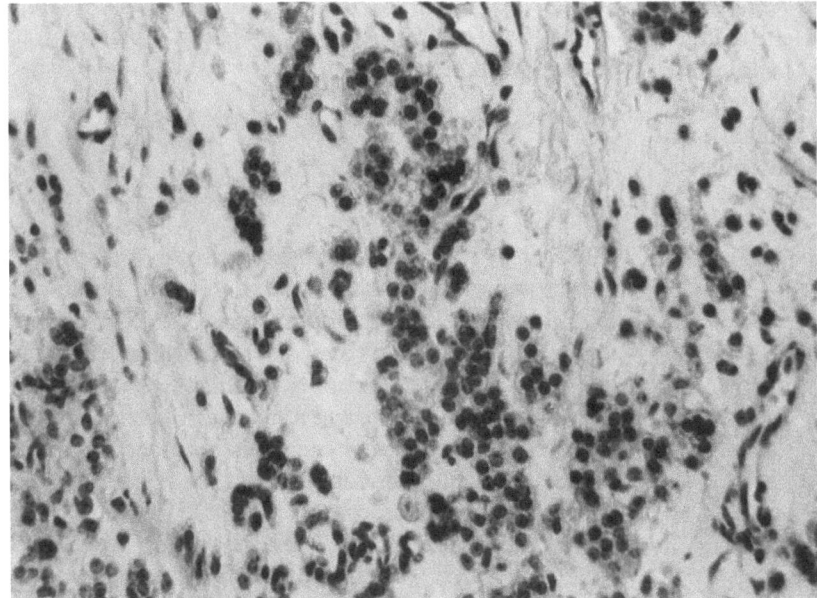

Abb. 5. Ein Teil des Hodentumors mit sichtbaren Leydig-Zellen

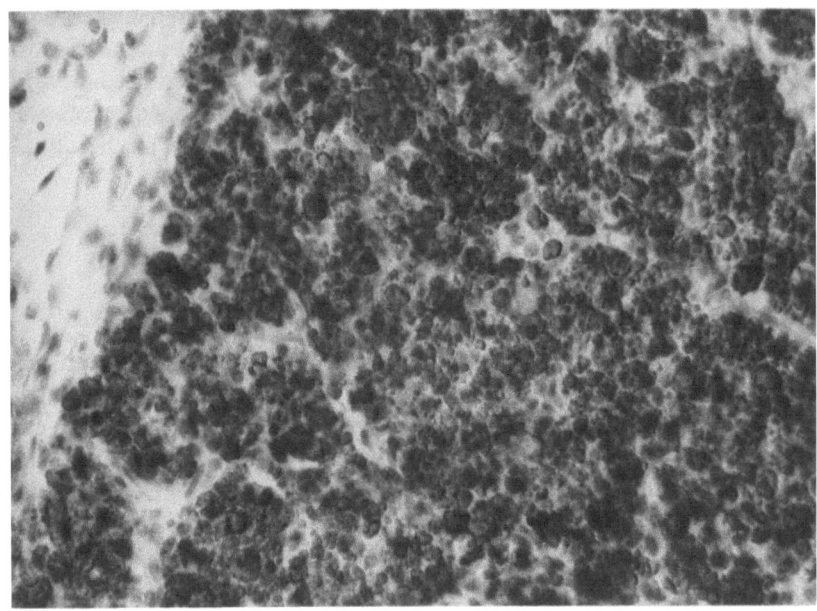

Abb. 6. Zahlreiche Lipiden in den neoplastischen Zellen

Literatur

1. Collins DH, Symington T (1964) Sertoli cell tumor. Br J Urol Suppl 36: 52
2. Culp DA, Frazier RG, Butler JJ (1956) Sertoli cell tumor in an infant. J Urol 76: 162
3. Jackson SM, Montesori SA (1980) Malignant lymphoma of the testis. Review of 17 cases in British Columbia with survival related to pathological subclassification. J Urol 124: 881–883
4. Marshall FF et al (1977) Sex cordal (gonadal stromal) tumors of the testis. J Urol, 180–184
5. Mostofi FK et al (1959) Tumors of specialuzed gonadal stroma in human male patients. Androblastoma, Sertoli cell tumor, granulosa theca cell tumor of the testis and gonadal stromal tumor. Cancer 12: 944
6. Okoye MJ et al (1985) Testicular gonadal stromal Sertoli cell tumor. Urology 25: 184–186
7. Perez-Atayade AR et al (1983) Large cell calcifying Sertoli cell tumor of the testis. Cancer 15: 2287–2292
8. Chen KTK et al (1982) Malignant interstitial tumor of the testis. Cancer 49: 547–552
9. Lukes R (1974) Immunologic characterisations of human malignant lymphoma. Cancer [Suppl 4] 34: 1488
10. Rappaport H (1966) Tumors of the hematopoistic system. In: Atlas of tumor pathology. AFIF Washington DC Fasc 8, pp 1–442
11. Farkas F, Frang D, Szekely J Jr (1986) How malignant are the Leydig cell tumors? 7th Congress of European Association of Urology, June 26–28, Budapest, Hungary. Abstract 2017
12. Pugh RCB, Cameron KM (1976) In: Pugh RCB (ed) Pathology of the testis. Blackwell, London, p 199

Dr. med. B. Kuzaka
Urologische Klinik
der Medizinischen Akademie
Warschau
Polen

Organerhaltendes Vorgehen bei benignem Hodentumor?

D. Schnell, B. Heymer und W. F. Thon

Die inguinale Hodenfreilegung ist bei jeder palpatorisch und/oder sonographisch tumorsuspekten intratestikulären Raumforderung indiziert. Bei intraoperativem makroskopisch intratestikulärem Tumornachweis wird von vielen Urologen primär die Semikastration durchgeführt. Die Inzision der Tunica albuginea und Tumorentnahme zur histologischen Schnellschnittdiagnostik ist umstritten. Eine organerhaltende Tumorexstirpation bei benignem Schnellschnittbefund wird zum größten Teil abgelehnt. Nur 1-3,5% aller Hodentumoren sind nach dem histopathologischen Befund als benigne einzustufen.

Ergebnisse

Von VI/1980 bis VII/1986 wurden 165 Patienten mit Hodentumoren operativ behandelt (Tabelle 1). Bei 25 Patienten wurde nach entsprechendem Schnellschnittbefund eine organerhaltende Tumorexstirpation durchgeführt. Bei der weiteren histologischen Aufarbeitung der Präparate im Paraffinschnitt wurde bei gleichzeitig bestehender Orchitis einmal die Diagnose eines pT1-Seminoms gestellt und in einem anderen Fall fand sich ein Carcinoma in situ. Daraufhin wurde jeweils die sekundäre Semikastration durchgeführt (Tabelle 2).

Bei 7 Patienten wurde der Hoden primär entfernt: bei in der Schnellschnittuntersuchung potentiell malignem Tumor (2 Leydigzelltumoren, 1 Dermoidzyste), bei zu großer Tumorausdehnung im Hodenparenchym (2 Epidermoidzysten, 1 Leiomyofibrom) und bei makroskopisch seminomähnlichem Aspekt (1 Adenomatoidtumor). Alle organerhaltend exstirpierten Tumoren waren unter 2 cm groß. Die Irrtumswahrscheinlichkeit der intraoperativen Schnellschnittuntersuchung in Bezug auf die Unterscheidung benigne/maligne betrug 80% (2/25). Die 23 organerhaltend operierten Patienten werden seit 3-58 Monaten (Ø 28 Monate) regelmäßig nachkontrolliert ohne klinischen oder sonographischen Hinweis auf ein Lokalrezidiv und ohne Anhalt für eine Metastasierung.

Tabelle 1. Histologische Diagnose bei 165 Hodentumoren VI/1980-VII/1986

	n	%
maligner Keimzelltumor	134	81,3
Rhabdomyosarkom des Nebenhodens	1	0,6
Dermoidzyste	2	1,2
Epidermoidzyste	12	7,3
Leydigzelltumor	3	1,8
Leiomyofibrom	1	0,6
Adenomatoidtumor	6	3,6
fibröser Pseudotumor	5	3,0
granulomatöse Orchitis	1	0,6
	165	100

Tabelle 2. Primär organerhaltende Hodentumorexstirpation nach benignem Schnellschnittbefund

	n	%
Epidermoidzyste	10	40
Dermoidzyste	1	4
Leydigzelltumor	1	4
Adenomatoidtumor	5	20
fibröser Pseudotumor	5	20
Orchitis	3 (2[a])	12 (8)
	25	100

[a] sekundäre Semikastration bei zusätzlichem Seminom (pT$_1$) bzw. Carcinoma in situ. Tumornachweis in der endgültigen histologischen Aufarbeitung.

Diskussion

Die organerhaltende Hodentumorexstirpation bei benignem Schnellschnittbefund stellt eine Alternative zur primären Semikastration bei intratestikulärem Tumornachweis dar und ist vorbehaltlos indiziert bei Einzelhoden oder bei beidseitigem Tumorverdacht. Bei der präoperativen Hodensonographie sollte die Raumforderung unter 2 cm groß sein, glatt begrenzt und ein homogenes Schallmuster aufweisen. Präoperativ darf kein Anhalt für eine disseminierte Erkrankung bestehen.

Der Patient ist im Aufklärungsgespräch darauf hinzuweisen, daß die intraoperative Schnellschnittuntersuchung eine Irrtumswahrscheinlichkeit von etwa 8% beinhaltet. Bei Nachweis maligner Zellanteile in der endgültigen histologischen Aufarbeitung muß in einem Zweiteingriff die Semikastration erfolgen. Auch bei den organerhaltend behandelten benignen Hodentumoren ist eine regelmäßige Tumornachsorge erforderlich.

Dr. med. D. Schnell
BWK Ulm, Abt. Urologie
Oberer Eselsberg 40
D-7900 Ulm

Diagnose und Therapie von Nebennierentumoren

R. Friedrichs, H. Rübben, F.-J. Deutz, K. C. Klose und W. Lutzeyer

Die verschiedenen hormonaktiven und -inaktiven Nebennierentumoren, die einseitig, doppelseitig oder heterotop vorkommen können, stellen besondere Anforderungen an die präoperative Diagnostik. Ein an der Symptomatik orientiertes Stufenprogramm wird anhand von 38 Fällen vorgestellt.

Diagnostik

Die Diagnose Phäochromocytom läßt sich in 95% anamnestisch und klinisch stellen. Nach Sicherung der Diagnose durch mehrfache Bestimmung von Adrenalin, Noradrenalin und Dopamin in Urin bzw. Serum erfolgt die Lokalisation mit der 131-J-meta-Benzylguanidin-Szintigraphie und Computertomographie des Abdomens. Ergibt sich klinisch der Verdacht auf ein Cushing-Syndrom [z. B. Vollmondgesicht, Stammfettsucht, Amenorrhoe, Hirsutismus], wird zunächst das Kortisol-Tagesprofil im Serum untersucht. Die Suppression im nachfolgenden Dexamethason-Test spricht für einen Hypophysentumor, fehlende Suppression mit ACTH-Erhöhung für einen metastasierenden Tumor [z. B. Bronchial- oder Mammakarzinom] und fehlende Suppression ohne ACTH-Erhöhung für einen primären Nebennierentumor. In Abhängigkeit von diesen Untersuchungen erfolgen u.a. CT Schädel und CT Abdomen. Hypertonus, Muskelschwäche, Hypokaliämie und Alkalose sprechen für einen M. Conn der durch Aldosteronexkretion, NP-59-Szintigraphie und CT weiter abgeklärt wird [1, 2, 6].

Der Verdacht auf ein Inzidentalom erfordert u.a. die Durchführung der wichtigsten oben aufgeführten Laboruntersuchungen [5].

Eigene Fälle

	Anzahl n/ männl. n	mittl. Alter J.	Lokalisation			ektop n	N+ M+ n
			re.	li.	bds.		
Phäochromocytom	13/7	46	6	5	1	2	1
Adenom (Inzidentalom)	10/3	49	6	4	-	-	-
NN-rindenkarzinom	5/1	51	1	4	-	-	5
bilaterale NN-hyperplasie	3/0	52	-	-	3	-	-
M. Conn	2/0	59	1	1	-	-	-
Neuroblastom	3/2	5	1	2	-	-	2
Nebennierenhämatom	1/0	45	1	-	-	-	-
Lipom	1/1	42	1	-	-	-	-

Ergebnisse

Phäochromocytom	RR normalisiert post op. n = 11 maligne n = 1 (Therapie: radikale Tumorexzision, Verlauf: progrediente Metastasierung, verst. nach 13 Mon.)
Adenom	Histologie o. B. n = 10 Therapie Adrenalektomie Verlauf unauffällig
NN-Rinden-Karzinom	radikale Adrenalektomie n = 3 Probelaparotomie n = 1 verst. innerhalb von 2 Jahren n = 3 12 Monate nach Op. und Zytostase (ADM/DDP) stable disease n = 1
bilaterale NN-Hyperplasie	geheilt nach bilat. Adrenalektomie n = 3 (Dauersubstitution) n = 3
M. Conn	geheilt nach unilateraler Adrenalektomie n = 2
Neuroblastom	Stadium III n = 1 Stadium IV n = 2 Adrenalektomie n = 2 Zytostase n = 3

Nebennierenhämatom	45j. Patientin mit Flankenschmerzen re. Histologie: altes Nebennierenhämatom, Blutungsursache: Venektasie oder Vaskulitis Therapie: Adrenalektomie und Hämatomausräumung (600 ml) Verlauf: unauffällig
Lipom	nicht-invasive präop. Diagnostik unklar, Therapie: Adrenalektomie, Verlauf: unauffällig

Schlußfolgerungen

Eine symptomorientierte Stufendiagnostik erlaubt eine sinnvolle Einschränkung des diagnostischen Aufwandes. Durch eine präoperative Diagnostik läßt sich der indikationsgerechte operative Zugangsweg festlegen [z. B. transperitoneal beim multilokulären Phäochromocytom oder retroperitoneal beim M. Conn.]. Sonographisch oder computertomographisch entdeckte Inzidentalome sind in mehr als 95% der Fälle gutartige Veränderungen, die Feinnadelbiopsie erscheint nur bei Verdacht auf Lymphom indiziert. Eine Freilegung sollte nach vorheriger Labordiagnostik in jedem Fall bei einem Tumor >3 cm oder bei Größenzunahme vorgenommen werden; kleinere Inzidentalome sollten zunächst in 3–6 monatlichen Abständen kontrolliert werden [3, 4, 7].

Literatur

1. Hauri D, Schmucki O (1985) Erkrankungen der Nebenschilddrüse und Nebennieren. Fischer, Stuttgart
2. Mayor G (1984) Die Chirurgie der Nebennieren. Springer, Heidelberg Berlin New York
3. Schramek P, Engelmann U, Jacobi GH, Hohenfellner R (1986) Inzidentalom – ist die Adrenalektomie immer erforderlich? Verh Dtsch Ges Urol 37: 504–506
4. Schulte HM, Benker G, Olbrich T, Windeck R, Thanandt L, Reinwein D (1985) Nebennierentumoren als computertomographischer Zufallsbefund: Ergebnisse weiterer Diagnostik und Therapie. Klin Wochenschr 63: 209–211
5. Seddon MJ, Baranetsky N, Van Boxel PJ (1985) Adrenal „incidentalomas" – need for surgery. Urology 25: 1–7
6. Stewart BH (1983) Adrenal surgery – current state of the art. J Urol 129: 1–6
7. Waldner H, Wilker D, Eibl-Eibesfeldt B (1986) Therapeutisches Vorgehen beim „Incidentalom" der Nebenniere. Chirurg 57: 557–559

Dr. med. R. Friedrichs
Abteilung Urologie
der RWTH Aachen
Pauwelsstr.
D-5100 Aachen

Präoperative Diagnostik beim hypernephroiden Karzinom

D. Kröpfl, M. Meyer-Schwickerath, M. Goepel, R.-H. Ringert und R. Hartung

Einleitung

Die Ergebnisse der präoperativen Diagnostik des hypernephroiden Karzinoms müssen sich in der Indikationsstellung zum operativen Eingriff und der Planung der operativen und postoperativen Behandlung reflektieren. In der vorgestellten Nachuntersuchung wurden die Ergebnisse der präoperativen Diagnostik durch verschiedene bildgebende Verfahren in Korrelation zu den Ergebnissen der patho-histologischen Untersuchung der entnommenen Tumoren gesetzt.

Ergebnisse

Zwischen 1967 und 1985 wurden an der Urologischen Univ.-Klinik Essen 424 Patienten wegen eines hypernephroiden Karzinoms operiert. Die Ergebnisse der präoperativen Infusionspyelographien konnten bei 335, der präoperativen Ultrasonographie bei 187, der präoperativen Computertomographie bei 106, der renalen Angiographie bei 252 und der Venocavographie bei 53 Patienten mit dem Ergebnis der patho-histologischen Untersuchung verglichen werden. Im Rahmen der präoperativen Ausscheidungs-Urographie wurde bei 307 von 335 nachuntersuchten Patienten der Verdacht auf eine solide Raumforderung der Niere gestellt. Die ultrasonographische Untersuchung des Abdomens ergab bei 183 von 187 nachuntersuchten Patienten eine korrekte Diagnose eines soliden Nierentumors. Die präoperative Renovasographie ergab bei 230 von 252 Patienten die Diagnose eines Nierentumors. In der Computertomographie des Abdomens wurden mit der Identifikation eines soliden Tumors der Niere die besten Ergebnisse erzielt. So wies die Computertomographie bei 105 von 106 nachuntersuchten Patienten die korrekte Diagnose eines soliden Tumors auf.

Die Ergebnisse der präoperativen Diagnostik zur Feststellung der Tumorausdehnung wurden bei der

Ultrasonographie und Computertomographie nachuntersucht. Eine korrekte präoperative Stadieneinteilung konnte in der Ultrasonographie bei 43/129 (33%) der Patienten festgestellt werden. Geringfügig besser waren die Ergebnisse der Computertomographie. Mit dieser Methode wurde bei 29/67 (43%) der nachuntersuchten Patienten eine korrekte präoperative Tumorausdehnung festgestellt. Die Grenzen der beiden Methoden werden insbesondere bei pT_3- und pT_4-Tumoren deutlich. So wurden 41/58 (70,1%) mit Ultraschall untersuchten pT_1-Tumoren in ihrer Ausdehnung zu niedrig eingestuft. Geringfügig besser waren die Ergebnisse bei der Computertomographie, durch die 16/25 (64%) der untersuchten T_3-Tumoren in ihrer Ausdehnung zu niedrig eingestuft waren.

Eine Sonographie des Abdomens wurde bei 10 pT_4-Tumoren durchgeführt und eine Computertomographie bei 6 pT_4-Tumoren. Durch keine der beiden Methoden wurde präoperativ der über die Grenzen des Organs wachsende Tumor korrekt festgestellt.

Die präoperative Beurteilung des Lymphknotenbefalls ergab bei der Sonographie in unseren Händen eine Sensitivität von 41% und eine Spezifität von 96%. Die Computertomographie des Abdomens ergab eine Sensitivität von 28,6% und eine Spezifität von 85,6%.

Ein Tumorthrombus in der Vena cava inferior wurde durch die Sonographie mit einer Sensitivität von 61,53% und einer Spezifität von 93,54% erfaßt. Die Computertomographie ergab eine Sensitivität von 75% und eine Spezifität von 100%. Im Gegensatz dazu wies die Venocavographie eine Sensitivität von 53% und eine Spezifität von nur 60% auf.

Diskussion

Die präoperative Diagnostik beim hypernephroiden Karzinom ist heute gekennzeichnet durch die breite Anwendung der abdominellen Sonographie und Computertomographie. Daraus resultierend wird ein großer Teil dieser Tumoren durch Zufall und somit früh entdeckt [1, 4]. Durch striktes Beachten bestimmter Kriterien kann ein Teil dieser Raumforderungen durch die Sonographie ausreichend beurteilt werden [1, 2, 4]. Darüber hinaus bietet die Sonographie in den Händen des Geübten die Möglichkeit einer dynamischen Untersuchung der Vena cava inferior und somit eine genaue Identifikation des Tumorthrombus und seiner kranialen Ausdehnung [5]. Die gleichzeitige Untersuchung des Retroperitoneums ermöglicht die Identifikation der vergrößerten Lymphknoten [5]. Bei unklaren Befunden ermöglicht die Computertomographie des Abdomens weitere Abgrenzung gegenüber einigen gutartigen soliden Raumforderungen der Niere, hat aber seine Grenzen in der Differenzierung sog. hyperdenser Nierenzysten und nekrotischen Tumoren [2, 3, 4]. Die Renovasographie oder digitale Subtraktionsangiographie bieten in der Identifikation solider Nierenraumforderungen selten eine zusätzliche Information [4], und ihre Domäne liegt heute in der präoperativen Gefäßdarstellung bei geplanter konservativer Chirurgie oder ausnahmsweise im Rahmen der Embolisation sehr großer Tumoren. Die untere Venocavographie ist mit einer erheblichen Fehlerquote behaftet und als invasive Maßnahme bei gleichzeitig durchgeführter Sonographie und Computertomographie nicht sinnvoll [5]. Andererseits ist die Venocavographie eventuell kombiniert mit der oberen Venocavographie beim Nachweis größerer Tumorthromben mit suprahepatischer Ausdehnung unbedingt indiziert und notwendig zur Beurteilung der Thrombusausdehnung und Planung des operativen Vorgehens [5].

Literatur

1. Bartels H (1986) Interpretation nephrosonographischer Raumforderungen. Ultraschall Klin Prax 1: 13–20
2. Bosniak MA (1986) The current radiological approach to renal cysts. Radiology 158: 1–10
3. Coleman BG, Arger PM, Mintz C, Pollack HM, Banner MP (1984) Hyperdense renal masses: A computer tomographic dilemma. AJR 143: 291–294
4. Curry NS, Schobel SI, Betrill WL (1986) Small renal neoplasms: Diagnostic imaging, pathologic features, and clinical course. Radiology 158: 113–117
5. Meyer-Schwickerath M, Ringert RH, Kröpfl D (1985) Präoperative Diagnostik bei Nierenkarzinomen mit Befall der Vena cava. Urol Int 40: 88–92

Dr. D. Kröpfl
Urologische Universitätsklinik
Hufelandstr. 55
D-4300 Essen 1

Zellkern-DNS Analyse bei Nierenkarzinomen unter Berücksichtigung des morphologischen Malignitätsgrades

H. Al-Abadi, V. Borgmann und R. Nagel

Einleitung

Mit Hilfe der DNS-Zytophotometrie lassen sich differenziertere Malignitätspotentiale in der Tumorzelle nachweisen als mit der üblichen visuellen Morphologie. Beide Parameter zusammen geben Hinweise auf die Prognose und beeinflussen die Intensität der einzuschlagenden Tumornachsorge. Das entscheidende pathomorphologische Kriterium eines Tumors ist das Auftreten eines Differenzierungsverlustes.

Eine Abweichung des DNS-Gehaltes der Tumorzellen von der Normalzelle ist in der DNS-Zytophotometrie ein Hinweis auf die Tumorzellpopulationen im Sinne der Aneuplodie. Die Tumorzellheterogenität gewinnt in der letzten Zeit großes klinisches Interesse wegen ihrer Beziehung zum Tumorverhalten vor und während der Therapie und wegen ihres prognostischen Wertes, wie schon mehrere Autoren bei Untersuchungen maligner Tumoren unterschiedlichster Organe nachgewiesen haben.

Patientengut und Methodik

Von Februar 1984 bis Dezember 1985 wurde in der Urologischen Klinik des Klinikums Charlottenburg der Freien Universität Berlin bei 47 Patienten wegen eines Nierenzellkarzinoms eine radikale Tumornephrektomie durchgeführt. Das Durchschnittsalter dieser Patienten betrug 59,8 Jahre (22 Frauen und 25 Männer), der jüngste Patient war 35 Jahre und der älteste 79 Jahre alt. Von der Studie wurden vorbestrahlte Patienten sowie Patienten mit einem anderen malignen Tumor ausgeschlossen. Bei der Diagnosestellung befanden sich 7,9% der Patienten im Stadium T1 N0 M0, 51,4% im Stadium T2 N0 M0, 30,2% im Stadium T3 N0 M0 und 10,5% im Stadium T3 (a/c) N+M0.

Von verschiedenen Arealen des Tumors wurden jeweils 8 Tupfpräparate angefertigt. Die eine Hälfte davon wurde sofort fixiert, nach Papanicolou gefärbt und von uns zytologisch beurteilt. An der anderen Hälfte der Präparate wurde mit der Feulgenschen Nuklealreaktion gefärbt und anschließend die DNS-Messung durchgeführt.

Ergebnisse

Insgesamt wurden 47 DNS-Zytophotogramme analysiert. Bei der ersten Gruppe mit dem Malignitätsgrad I ließen sich 91% in 2c, 5,5% in 3c und 3,5% in 4c ermitteln mit Häufigkeitsgipfelbildung im diploiden Bereich und Streuung im tetraploiden Bereich.

In der zweiten Gruppe mit dem morphologischen Malignitätsgrad II zeigten sich uneinheitliche bzw. heterogene DNS-Muster, obwohl alle Karzinome einen einheitlichen zytomorphologischen Differenzierungsgrad aufwiesen.

Bei allen 34 Proben ließen sich 23,5% im diploiden, 51,3% im aneuploiden und 25,2% im polyploiden Bereich sowie DNS-Gehalte mit dem Häufigkeitsgipfel im tetraploiden Bereich (4c) und Streuung nach 2c und 14c ermitteln.

In der dritten Gruppe mit Malignitätsgrad III hatten bei 1300 Einzelzellmessungen 69,7% aneuploide und 26,7% polyploide DNS-Werte. Ein diploides Verteilungsmuster war nur mit 3,6% vertreten.

Bei Patienten mit Nierenkarzinomen mit einer diploiden DNS-Stammlinie wiesen intraoperativ keine regionäre Metastasierung auf. Dagegen waren bei Patienten mit Nierenzellkarzinomen mit einer bzw. mehreren aneuploiden DNS-Stammlinien in 47% eine lymphogene Metastasierung intraoperativ auch oder entwickelten innerhalb kurzer Zeit nach Operation Fernmetastasen.

Schlußfolgerung

Die Bestimmung der Tumorheterogenität und der Tumorzellproliferation mit Hilfe der DNS-Zytophotometrie gibt wertvolle Hinweise für die Prognose und die Intensität der durchzuführenden Tumornachsorge.

Dr. H. Al-Abadi
Urol. Klinik
FU Berlin
Spandauer Damm 130
D-1000 Berlin 19

Zusammenfassung der Postersitzung 11: Freie Themen IV (Onkologie)

W. Jellinghaus

Beitrag nicht eingereicht

Postersitzung 12: Freie Themen V (Experimentelle Urologie)

Die Wirkung hochenergetischer Stoßwellen auf das BBN-induzierte Harnblasenkarzinom der Ratte

N. Fischer, H. Rübben, H. M. Müller und W. Lutzeyer

Problemstellung

Die von Chaussy und anderen [1-4] beobachtete selektiv proliferationshemmende Wirkung hochenergetischer Stoßwellen auf Tumorzellen in vitro und in vivo sollte auf ihre Auswirkung auf ein chemisch induziertes Karzinom überprüft werden.

Methodik

Weiblichen Wistar-Ratten wurde über einen Zeitraum von 12 Wo. N-Butyl-(4-Hydroxy)-Nitrosamin 0,05% im Trinkwasser zugeführt. Ab der 9. Woche wurden insgesamt sechsmal 250 Stoßwellen von 14 kV entweder allein oder in Kombination mit einer intravesikalen Instillation von DDP appliziert. Als Kontrolle wurden zwei Versuchsgruppen lediglich mit DDP bzw. NaCl instilliert. Somit ergibt sich folgende Gruppeneinteilung:

Tabelle 1. Schema des Versuchsablaufes

Induktion	Therapie	n_1	n_2
0,05% BBN	6 × 250 ESW + DDP	29	21
	6 × 250 ESW + NaCl	22	21
	DDP (2,0 mg/ml. i.ves.)	21	21
	NaCl (physiol., i.ves.)	21	21

Eine Woche nach Ende des Behandlungszyklus wurden die Versuchstiere seziert und die Blasen lichtmikroskopisch untersucht. Die flächenhafte Ausdehnung infiltrativer und exophytischer Veränderungen erfolgte quantitativ.

Ergebnisse

Die Applikation hochenergetischer Stoßwellen führte vereinzelt zu oberflächlichen Nekrosen sowie Ödemen der Blasenwand. Die der Blase benachbar-

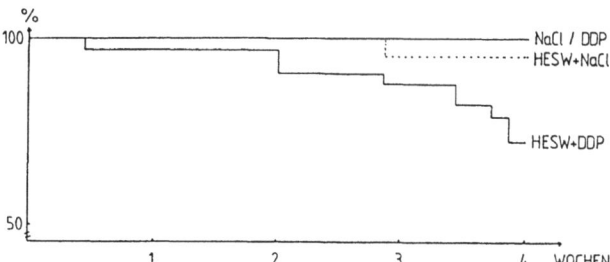

Abb. 1. Überlebensrate im Behandlungszeitraum

Tabelle 2. Flächenhafte Ausdehnung infiltrativen Tumorwachstums

		Konfidenzintervall (95%)
HESW + DDP	4,0%	1,6-6,6
HESW + NaCl	5,2%	2,9-7,2
DDP	3,8%	1,6-5,4
NaCl	3,4%	1,0-5,0

Kruskal-Wallis-Test: p = 0,41 (min 0,0 max 14,1 SD 4,1)

Tabelle 3. Flächenhafte Ausdehnung des Gesamttumors

		Konfidenzintervall (95%)
HESW + DDP	12,0%	7,0-18,6
HESW + NaCl	18,1%	14,3-21,0
DDP	15,8%	11,5-19,9
NaCl	17,6%	14,1-22,4

Kruskal-Wallis-Test: p = 0,11 (min 0,0 max 34,4 SD 6,6)

ten Organe wie zum Beispiel der Darm wiesen keine pathologischen Veränderungen auf. Die flächenhafte Ausdehnung des Gesamttumors ließ sich durch die Kombination von Stoßwellenapplikation mit DDP-Instillation auf 12% gegenüber 15,8%-18,1% in den übrigen Versuchsgruppen reduzieren. In dieser Gruppe trat jedoch gleichzeitig die höchste Absterberate auf (8 von 29 Tieren). Das Ausmaß infiltrativen Tumorwachstums lag zwischen

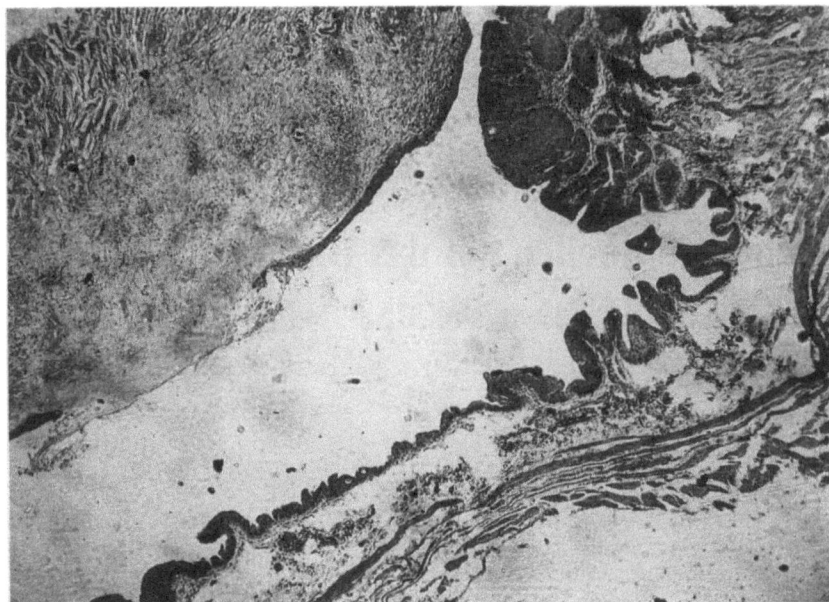

Abb. 2. Oberflächliche Blasenwandnekrose

3,4% und 5,2%. Deutliche Unterschiede zwischen den einzelnen Gruppen ließen sich dabei nicht nachweisen.

Schlußfolgerungen

Bei deutlich erhöhter Mortalität ließ sich durch die Kombination von Stoßwellenapplikation und intravesikaler Instillation von DDP eine geringfügige Reduktion der oberflächlichen Tumorausbreitung erzielen. Das Auftreten infiltrativen Tumorwachstums konnte jedoch nicht verhindert werden. Unter den gegenwärtigen technischen Voraussetzungen scheint daher die Applikation hochenergetischer Stoßwellen in der von uns gewählten Form zur Blasentumortherapie wenig geeignet zu sein.

Literatur

1. Chaussy C, Randazzo RF, Fuchs G (1986) The effects of extracorporeal shock waves on fanft bladder tumors in C3H/He mice. J Urol 135: 739
2. Chaussy C, Randazzo RF, Fuchs G (1986) The effects of extracorporeal shock waves on human renal carcinoma cells and normal embryonic kidney cells. J Urol 135: 864
3. Fair WR, Yang CR, Russo P (1986) The effect of high energy shock waves on the G2 and M phases of the cell cycle as determined by flow cytometry and clonogenic assay. J Urol 135: 867
4. Russo P, Stephenson RA, Mies C, Huryk R, Heston WDW, Melamed MR, Fair WR (1986) High energy shock waves suppress tumor growth in vitro and in vivo. J Urol 125: 626

Dr. med. N. Fischer
Abt. Urologie der RWTH Aachen
Pauwelsstraße
D-5100 Aachen

In-vivo und in-vitro Effekte von hochenergetischen Stoßwellen auf Tumorzellen

Ch. Chaussy, G. Fuchs, R. Randazzo und J. de Kernion

In einem in vivo Experiment wurde die Auswirkung von hochenergetischen Stoßwellen auf eine menschliche Nierenkarzinomzellreihe (RcPa) und normale menschliche embryonale Nierenzellen (NHEK) untersucht. Von jedem Zelltyp wurden 10 000 000 Zellen/ml präpariert. Die Untersuchungszellsuspension wurde im behandlungsseitigen Fokus des Dornier Lithotripters positioniert, eine Kontrolle im Wasserbad außerhalb des Stoßwellenbereiches. Bei einer Generatorspannung von 20 kV wurden 800, 1400 und 2000 Stoßwellen mit einer Frequenz von 60/min. appliziert. Es ergab sich für die Nierentumorzellen eine energiedosisabhängige signifikante Verminderung der Zahl der vitalen Zellen (92%

Kontrolle; 78% nach 800 SW, 76% nach 1400 SW, 64% nach 2000 SW) während für die NHEK-Zellen eine deutlich geringere Abnahme der Vitalität (94% Kontrolle; 88%, 85%, und 77%) nach entsprechenden Stoßwellenzahlen dokumentiert wurde. Hinsichtlich des Zellwachstums ergab sich eine deutliche Reduktion der Wachstumsrate für die Nierentumorzellen. Nach 2000 SW fanden sich lediglich ein Drittel vitaler Zellen nach 24 Stunden und über 120 Stunden fand sich kein Zuwachs der Zellzahlen. Diese Wachstumsinhibition stand in deutlichem Gegensatz zu den NHEK-Zellen. Zur Testung des biologischen Verhaltens wurden Nierentumorzellen derselben Linie mit 0, 1400, und 2000 SW behandelt und nach Bestimmung der Vitalität je 10 vitale Zellen subcutan in die Nacktmaus injiziert. ¼ Mäuse, die mit unbehandelten Tumorzellen injiziert wurden, entwickelten einen Tumor, während die entsprechenden Zahlen ¾ bei 1400 SW, und ⅗ bei 2000 SW waren. Der Tumordurchmesser war in der Gruppe mit den behandelten Zellen signifikant geringer als in der Kontrollgruppe.

Im elektronmikroskopischen Bereich fand sich eine deutliche energieabhängige Veränderung der Zellmembranen und der Mitochondrien mit Verlust der Mitochondrienstruktur und Veränderungen des Kernchromatins. Bei den NHEK-Zellen waren diese Veränderungen nur angedeutet zu finden.

In einem in-vivo Modell (C-3H Maus mit FANFT Blasentumorzellen in das rechte Hinterbein injiziert) wurden 0, 800, 1400, 2000 SW appliziert. Eine einzige Behandlung am 6. Tag nach Injektion (Tu noch nicht palpabel) zeigte keinen Einfluß auf das Tumorwachstum, während eine deutliche Reduktion bei Behandlung an Tag 6 + Tag 18 auftrat (2000 SW). 1400 SW appliziert an Tag 12 ergab ebenfalls eine signifikante Reduktion des Tumorwachstums. Bei zusätzlicher Anwendung von Cisplatin (4 mg/kg) ergab sich keine Änderung, während die zusätzliche Applikation von Adriamycin (5 mg/kg) einen synergistischen Effekt im Sinne einer Zunahme der Suppression ergab.

Professor Dr. Christian Chaussy
Division of Urology
University of California, Los Angeles
10833 LeConte Ave.
Los Angeles CA 90024
U.S.A.

Experimentelle Untersuchungen zur Regenerationsfähigkeit, Diagnostik, Prognose und Therapie von Harnstauungsnieren

W. Wieland, H.-P. Peters, W. Rössler und W. Sturm

Die Harnstauungsniere ist ein häufiges urologisches Krankheitsbild. Ursachen sind blockierende Harnleitersteine, Tumore im kleinen Becken, aber auch Harnleiterunterbindungen z. B. bei gynäkologischen Eingriffen.

Die Beurteilung des Funktionszustandes einer Harnstauungsniere – insbesondere nach einer mehrwöchigen Anamnese – ist unsicher. Da der Funktionszustand von Harnstauungsnieren häufig falsch eingeschätzt wird und nuklearmedizinische Untersuchungsverfahren wie die seitengetrennte Kamerafunktionsszintigraphie (KFS) mit 131-Ortho-Jod-Hippuran (131 OIH) und die statische Nierenszintigraphie mit 99mTc-Dimercaptosuccinat (DMSA) zur Beurteilung von Harnstauungsnieren angewendet werden, haben wir versucht, die Wertigkeit dieser Methoden an einem Tiermodell zu überprüfen. Dabei sollten folgende Fragen geklärt werden:

1. Verursacht eine 1-wöchige, komplette prävesikale Ureterligatur eine irreversible Nierenfunktionsschädigung?
2. Zu welchem Zeitpunkt ist eine so erhebliche Nierenfunktionsschädigung eingetreten, daß ein organerhaltender Eingriff nicht mehr gerechtfertigt erscheint?
3. Erlaubt die seitengetrennte KFS mit 131 OIH eine zuverlässige Beurteilung und prognostische Abschätzung einer Harnstauungsniere?
4. Kann mit einer einmaligen statischen Nierenszintigraphie mit 99mTc-DMSA der Funktionszustand einer Harnstauungsniere verläßlich beurteilt werden?

Bei 28 weiblichen Beagle-Hunden wurde jeweils ein Ureter für die Dauer von 7, 14, 21 und 28 Tagen prävesikal ligiert. Nach diesen Stauungszeiten wurden die Nieren durch Anlage einer Ureterocutaneostomie nach der Technik von Toyoda entlastet. Zur Erfassung der Funktionsverläufe und des Regenerationsmaximums in jeder Gruppe wurde PAH-Clearance, 131-OIH-Gesamtclearance und „DMSA-Clearance" (= DMSA-Seitentrennung × 131-OIH-Gesamtclearance) vor Anlegen der Ureterligatur, bei Anlage der Ureterhautfistel sowie 7, 10, 21, 28, 56 und 84 Tage nach Entlastung der Niere durchgeführt.

Wir konnten sowohl durch die PAH-Clearance als auch durch die 131-OIH-Clearance zeigen, daß nach 1-wöchiger Ureterligatur bereits eine 30%ige Nierenfunktionsschädigung eingetreten war. Das Regenerationsmaximum wurde bereits 10 Tage nach Entlastung erreicht. Nach diesem Zeitpunkt konnte keine signifikante Funktionsverbesserung gemessen werden.

Wir konnten anhand der Funktionsverlaufskurven für 131-OIH-Clearance und „DMSA-Clearance" zeigen, daß der Zeitpunkt einer irreversiblen Nierenfunktionsschädigung, der einen organerhaltenden Eingriff nicht mehr gerechtfertigt erscheinen läßt, in unserem Versuchsmodell zwischen der 2. und 3. Woche nach kompletter, prävesikaler Ureterligatur liegt.

Es konnte nachgewiesen werden, daß eine KFS mit 131-OIH während der Harnstauung z.B. am 12. Tag nach Obstruktion zu einer deutlichen Unterbewertung einer Harnstauungsniere führt. Bei Harnstauung betrug die KFS für die gestaute Niere 0%, bei Entlastung der Harnstauungsniere am 14. Tag 19%.

Die statische Nierenszintigraphie mit 99mTc-DMSA ergibt erst nach Entlastung einer Harnstauungsniere und mehrtägigem Zuwarten ein verläßliches Ergebnis.

Zusammenfassend bleibt festzuhalten:

1. Eine 1-wöchige, komplette, prävesikale Ureterligatur führte in unserem Modell bereits zu einer 30%igen irreversiblen Nierenfunktionsschädigung.
2. In unserem Versuchsmodell war zwischen der 2. und 3. Woche nach Ureterobstruktion eine so erhebliche Nierenfunktionsschädigung eingetreten, daß ein organerhaltender Eingriff nicht mehr gerechtfertigt erscheint.
3. Wird die seitengetrennte KFS mit 131 OIH nach Entlastung einer Harnstauungsniere zwischen dem 10. und 28. Tag nach Entlastung durchgeführt, erhält man verläßliche Ergebnisse und es ist eine eindeutige prognostische Abschätzung möglich.
4. Eine einmalige statische Nierenszintigraphie mit DMSA liefert kein verläßliches Ergebnis bei der Beurteilung des Funktionsverlaufes von Harnstauungsnieren. Diese Untersuchung sollte sicherheitshalber nach Entlastung einer Harnstauungsniere wiederholt durchgeführt werden.

Zur Diagnostik und Therapie bei Harnstauungsnieren empfehlen wir deshalb folgendes Procedere:

Nach initialer Sonographie ist bei dünnem Parenchymsaum, z.B. dem Befund einer Wassersackniere entsprechend, die primäre Nephrektomie indiziert, ansonsten sollte die Niere durch eine perkutane Nierenfistel entlastet werden. Zur weiteren Funktionsdiagnostik und Prognose sollte eine KFS mit 131 OIH 10 Tage nach Entlastung der Harnstauungsniere durchgeführt werden. Ab diesem Zeitpunkt ist, wie wir zeigen konnten, eine verläßliche Funktionsbeurteilung und insbesondere auch Prognose der Harnstauungsniere möglich.

Erst nach Durchführung dieser Untersuchung sollte die Entscheidung zu einem organerhaltenden Eingriff oder zur sekundären Nephrektomie erfolgen.

Priv.-Doz. Dr. med. W. Wieland
Chefarzt der Urol. Abt. im
KH St. Josef
Landshuter Straße 65
D-8400 Regensburg

Untersuchungen zur Laserchirurgie am Harnleiter

A. Friesen, A. Schilling und E. Keiditsch

Durch die Entwicklung neuer Technologien in der Endo-Urologie ist es uns möglich die Harnleiterschleimhaut unter Sicht zu biopsieren und bei entsprechenden suspekten Veränderungen der Lasertherapie zugänglich zu machen. Wir benützen hierfür ein modifiziertes 11-Charr. Ureterorenoskop der Firma Storz.

Der Vorteil dieses Verfahrens liegt in der radikalen kontaktfreien Zerstörung des Tumors, dem Verschluß von Blut- und Lymphgefäßen durch die Bestrahlung als auch der geringen Wahrscheinlichkeit einer Tumorzellverschleppung. Außerdem erweist es sich als Vorteil, daß Probebiopsien erst nach Laserkoagulation des Tumors entnommen werden können. Dadurch wird der Gefahr sichtbehindernder Blutungen aus dem Wege gegangen. Durch Schieneneinlage nach Laserkoagulation und Biopsieentnahme werden mögliche Blutungen tamponiert und nach tiefgreifenden Biopsien möglich auftretende Extravasate drainiert.

Die bisher kontrollierten Fälle von Patienten (N = 15) mit nicht infiltrierenden Harnleitertumoren (G I-II), welche mit dem Neodym-YAG Laser kurativ behandelt wurden, führten zu wiederholter Diskussion folgender Fragen:

1. Kann bei tangentieller Bestrahlung eine entsprechende (kurative) Eindringtiefe erreicht werden?
2. Kann am bioptisch gewonnenen, bereits koagulierten Material noch ein verläßliches Grading und ggf. Staging durchgeführt werden?

Nach den bisherigen klinischen und histologischen Untersuchungsergebnissen lassen sich die von uns gestellten Fragen wie folgt beantworten:

Bei tangentieller Bestrahlung kann eine entsprechende (kurative) Eindringtiefe mit Sicherheit bei nicht invasiven papillären Carcinomen des Harnleiters erreicht werden, wobei durchaus fallweise auch frühinvasive Carcinome bis zum Stadium pT_2 dieser Therapie zugänglich sein können.

An bioptisch gewonnenem, laserkoaguliertem Material ist in der Regel im Gebiet der nur koagulierten und nicht karbonisierten Areale noch ein verläßliches Grading möglich, vorausgesetzt, daß das bioptische Material unmittelbar nach der Laserkoagulation entnommen wird.

Ein pathologisch-anatomisches Staging im eigentlichen Sinne kann nicht durchgeführt werden. Allerdings lassen sich am bioptisch gewonnenen und koagulierten Material lokal häufig noch grundsätzliche Fragen des Staging (entsprechend der Tumorstadien der Harnblase), insbesondere, ob bereits ein invasives Wachstum vorliegt, klären, die für die Gesamtbeurteilung im Rahmen des klinischen Staging von Bedeutung sind.

Die organerhaltende Methode der intraureteralen Laserkoagulation von Harnleitertumoren ist bei nicht invasiven Tumoren der Grade I-II eine gute alternative Methode, welche eine sichere Zerstörung des Tumors gewährleistet.

Dr. med. A. Friesen
Urologische Abteilung im Städt. Krankenhaus
München-Bogenhausen
Englschalkinger Straße 77
D-8000 München 81

Immunhistologische Charakterisierung von Organspender- und Tumorpatientenblasen

M. Mönk, H. Huland, E. Huland und R. Arndt

Problematik

Es wurde die Verteilung der Blutgruppenantigene A, B, H des T-Antigens und des eigenen monoklonalen Antikörpers 486-p auf cystektomierten Tumorblasen und einer Organspenderblase untersucht. Es interessierte uns, ob wir mit dem eigenen monoklonalen Antikörper 486-p dysplastische, histologisch benigne Zellen markieren können, wobei der monoklonale Antikörper 486-p histologisch malignes Tumorgewebe markiert.

Wir stützen uns auf die Erfahrung, daß es auf tumorös verändertem Gewebe zu einem Verlust der Blutgruppenantigene A, B, H kommt.

Das T-Antigen ist auf benignem Gewebe markiert, es wird erst nach einer Vorbehandlung mit Neuraminidase, welche die Oberflächenstruktur angreift, nachweisbar. Malignes Gewebe demaskiert das T-Antigen, so daß es auch ohne Vorbehandlung mit Neuraminidase nachgewiesen werden kann. Lediglich bei stark invasiv wachsenden Tumoren ist es generell nicht mehr darstellbar.

Methodik

Patientengut

Wir untersuchten sechs cystektomierte Tumorblasen von Patienten im Alter von 52-75 Jahren und zum Vergleich eine Organspenderblase eines Patienten der gleichen Altersgruppe.

Histologie

Die cystektomierten Tumorblasen wurden zur Beurteilung der Tumorausbreitung und des Staging histologisch untersucht. Es handelte sich durchweg um Tumoren des Stadiums pT_2 mit dem Differenzierungsgrad G2/3.

Aufarbeiten der zu untersuchenden Blasen

Um die Verteilung der Blutgruppenantigene A, B, H des T-Antigens und Markierung des monoklonalen Antikörpers 486-p bestimmen zu können, legten wir, über die gesamte Blase verteilt, definierte Gewebsareale fest. Sie wurden entnommen und feine Gefrierschnitte von ihnen pro Blase angefertigt.

Immunhistologische Aufarbeitung

Zur immunhistologischen Aufarbeitung bedienten wir uns der Peroxidase Methode und verwandten als 1. Antikörper

a) den eigenen monoklonalen Antikörper 486-p
b) die Peroxidase gekoppelten Antikörper Anti A, B, H
c) zum Nachweis des T-Antigens bedienten wir uns des Peroxidase gekoppelten peanuts Lectin und führten dabei zwei Arbeitsschritte durch.
1. Untersuchung der Gewebsschnitte auf Vorhandensein des T-Antigens ohne Vorbehandlung mit Neuraminidase.
2. Vorbehandlung der Schnitte mit Neuraminidase und anschließend erneute Untersuchung auf das Vorhandensein des T-Antigens.

Als zweiten und dritten Antikörper zum Abfangen etwaiger Unspezifitäten verwendeten wir goat anti rabbit (IgG, IgM) und rabbit anti goat (IgM). Zusätzlich wurden für jeden, auf die Markierung der Antikörper zu untersuchenden, Gewebeschnitt eine Negativkontrolle mit angefertigt.

Auswertung

Die einzelnen, mit den Antikörpern beladenen Gewebsschnitte und die Negativkontrollen wurden auf die Markierung hin mikroskopisch untersucht. Die Verteilung haben wir graphisch dargestellt.

Ergebnisse

Die Verteilung der Blutgruppenantigene, des T-Antigens und des monoklonalen Antikörpers 486-p sieht wie folgt aus: Bei allen Tumorblasen markierte der monoklonale Antikörper 486-p Tumor- und histologisch benignes Gewebe. Auf dem Organspendergewebe zeigte er weitgehend keine Reaktion.

Die A, B, H Antigene sind nur auf dem Organspendergewebe und den histologisch benignen Arealen der Tumorblase nachweisbar. Weitere Areale in den Tumorblasen, die histologisch benigne sind, jedoch mit dem 486-p monoklonalen Antikörper reagieren, haben einen Verlust der Blutgruppenantigene. Das gleiche trifft für das T-Antigen zu, das auf der Organspenderblase nur nach Vorbehandlung mit Neuraminidase markierbar ist. Auf dem Tumorgewebe in den Tumorblasen ist es vom Tumor bereits demaskiert worden und ist auch nach Vorbehandlung mit Neuraminidase zum Teil nicht mehr nachweisbar. In den Tumorblasen beobachten wir ein T- und T-Krypt-Antigenverlust in Arealen, die morphologisch benigne aussehen, jedoch mit dem 486-p monoklonalen Antikörper reagieren.

Folgerung

In Studien an Cystektomiepräparaten konnten wir zeigen, daß der monoklonale Antikörper 486-p außer mit Tumorgewebe auch mit morphologisch benignem Gewebe um den Tumor herum reagiert. Die Annahme, daß der 486-p prämaligne Zellalterationen markiert, wird dadurch erhärtet, daß in diesen morphologisch benignen Arealen, die jedoch mit dem monoklonalen Antikörper 486-p reagieren, ebenfalls zu einem großen Teil einen Blutgruppenantigenverlust und T- bzw. T-Kryptantigenverlust beobachtet hat.

Prof. Dr. med. H. Huland
Urologische Universitätsklinik
Hamburg-Eppendorf
Martinistr. 52
D-2000 Hamburg 20

Multiparameter Analysis of Four Human Renal Cell Carcinoma Xenografts in Nude Mice

H. F. M. Karthaus, W. F. J. Feitz, J. A. Schalken, H. P. J. Bloemers, W. J. M. van de Ven and F. M. J. Debruyne

Beitrag nicht eingereicht

Effekt einer zusätzlichen Östrogen-Therapie auf Kastrationsniveau – Experimentelle Studie mit heterotransplantierten Human-Prostatakarzinom-Linien

K. M. Schrott, R. Walther und Z. Csapo

Seit 1978 werden in Erlangen experimentell mit hormonsensitiven Human-Prostatakarzinom-Linien, heterotransplantiert auf Nacktmäuse, antiandrogene Substanzen und Zytostatika ausgetestet. Nach einmonatiger Anwachsphase kommt es zu einer zwei Monate langen Tumorprogression, die durch direkte Messung des Volumens als Wachstumskurve darstellbar ist. Die originale Identität der zwei benützten Prostatakarzinome PC 82 (Ausgangsmaterial radikale Prostatektomie 1977, derzeit 41. Tierpassage, Histologie G II) und PC EW (Lymphknotenmetastase 1981, derzeit 30. Passage G III) wird nach jeder Testreihe lichtmikroskopisch und impulscytophotometrisch überprüft. Seit den Anfängen der antiandrogenen Therapie des Prostata-Ca. werden in großen klinischen Studien zusätzlich zur operativen Kastration Östrogene eingesetzt. Unter adjuvanter Östrogen-Behandlung wurde eine zeitlich limitierte, stärkere Regression bei fortgeschrittenen Stadien gegenüber alleiniger Kastration beobachtet [1, 3]. In vorläufigen Untersuchungen 1982 von unserer Erlanger Gruppe [2] fanden sich Hinweise, daß trotz Kastration durch Östrogen-Gabe eine weitere Regression möglich wäre. Wir haben dies jetzt überprüft und folgende Kollektive unter Blockbildung ausgewertet:

1. Kontrollgruppe ohne Behandlung (ungehemmtes Wachstum);
2. Kastration;
3. Kastration plus Östrogen in normaler Dosierung;
4. Kastration plus Östrogen in doppelter (teils auch 4-facher) Dosierung.

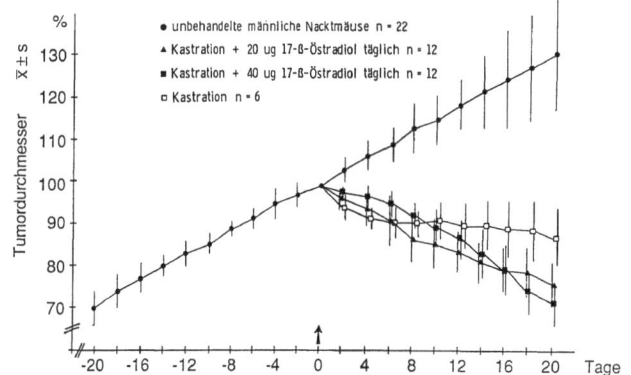

Abb. 1. PC 82 Tumorwachstum vor/nach Therapie

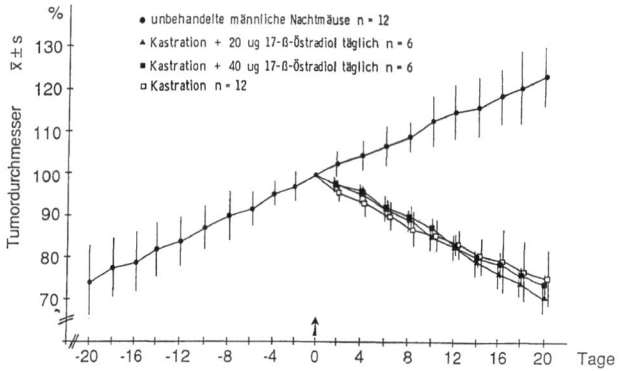

Abb. 2. PC EW Tumorwachstum vor/nach Therapiebeginn

Ergebnisse

Nur PC 82 mit Malignitätsgrad II (s. Abb. 1) zeigt im Vergleich mit älteren Versuchsreihen bei Kastration plus Östrogen eine stärkere Regression als bei alleiniger Orchiektomie (evtl. Fehler durch ungenügende simultane Blockbildung, da die doppelte Östrogengabe der einfachen gleicht). Bei PC EW mit Malignitätsgrad III (s. Abb. 2) läßt sich nach Kastration kein zusätzlicher Effekt durch Östrogengabe erzielen, auch nicht durch doppelte (und 4-fache) Dosis.

Zusammenfassung

Wir konnten sowohl bei PC 82 als auch bei PC EW keinen eindeutigen zusätzlichen, dosisabhängigen Effekt der Östrogene auf Kastrationsniveau feststellen, weder anhand der makroskopischen Tumorregression noch histologisch.

Literatur

1. Emmett JL, Green LF, Papantoniou A (1960) J Urol 83: 471
2. Höhn W, Walther R, Hermanek P (1982) The Prostate 3 (Nr 2): 193
3. Nesbit RM, Baum WC (1950) Jama 143: 1317

Prof. Dr. Karl M. Schrott
Urologische Universitätsklinik
Maximiliansplatz
D-8520 Erlangen

Transplantation von humanem Prostatakarzinomgewebe auf die NMRI nu/nu Maus

U. Otto, H. Becker, H. Baisch, G. Klöppel und G. Klosterhalfen

Beitrag nicht eingereicht

ADCP und Prostatakarzinom: Ein Tumormarker mit prognostischem Wert? – Erste Resultate

J. Kirch, H. J. Tanke, J. ten Kate, F. Bosman und U. Jonas

Einleitung

ADCP (Adenosine Desaminase Complexing Protein) ist ein Glucoprotein, das bei Kolorektalkarzinom und Nierenkarzinom als möglicher neuer Tumormarker mit prognostischem Wert beschrieben ist. Das ADCP mit einem Molekulargewicht von 220000 Dalton formt den Katalysator in der Verbindung der beiden ADA-S Moleküle, um letztlich das ADA-L mit einem Molekulargewicht von 300000 Dalton zu bilden.

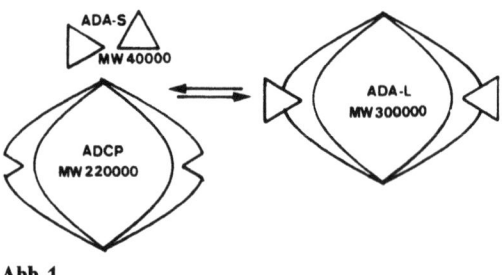

Abb. 1

Die Funktion des ADA-Iso-Enzyms besteht in der Reifung und Differenzierung von Zellen u. a. des lymphoiden Systems, wobei insbesondere die Desaminierung in der Reaktion von (Desoxy)adenosin nach Inosin von Wichtigkeit ist. Die eigentliche Funktion des ADCP ist jedoch unbekannt. Man weiß, daß eine Adenosin-Desaminase Defizenz zu einer kombinierten Immundefizenz (eine autosomale rezessive Erkrankung) führen kann, wobei der Defekt auf dem Chromosom 20 [1] liegt. Das ADCP wird besonders im Bürstensaum der Epithelzellen des Kolons und im proximalen Tubulus der Niere gefunden. Ten Kate e. a. [2] fanden eine gute Korrelation zwischen dem Tumorgrad beim Kolonkarzinom bzw. der ADCP-Konzentration in der Zelle und der immunzytochemischen Anfärbung.

Thompson et al. [3] beschrieben das ADCP als einen möglichen Tumormarker mit prognostischem Wert beim Nierenkarzinom. Biochemische Untersuchungen haben gezeigt, daß die höchste ADCP-Konzentration in der Prostata liegt.

Als „Marker" sind bei der Prostata die saure Phosphatase und das prostataspezifische Antigen beschrieben [4]. Es ist jedoch wichtig festzustellen, daß beide Marker nur dann positiv sind, wenn bereits eine signifikante Fernmetastasierung aufgetreten ist.

Fragestellung

Kann die immunzytochemische Anfärbung des ADCP „gute" und „schlechte" Prostatakarzinome unterscheiden?

Ist ADCP biochemisch im Prostatakarzinom nachweisbar? Korreliert die ADCP-Konzentration mit dem Auftreten von Metastasen? Hat letztlich das ADCP einen prognostischen Aussagewert beim Prostatakarzinom?

Das Protokoll

Zur immunzytochemischen Untersuchung des ADCP wurde eine zusätzliche Prostatabiopsie genommen. Zur biochemischen Bestimmung des ADCP (RIA) wurde entweder eine gesonderte Biopsie oder ein Teil der ersten Biopsie verwendet. 2–3 ml Harn und 0,5 ml Samen genügten zur Bestimmung der ADCP-Konzentration. Zusätzlich wurden von gesunden Patienten (Vasektomie) 0,5 ml Samenflüssigkeit auf ihre ADCP-Konzentration untersucht.

Material und Methode

Insgesamt wurden 14 Prostatabiopsien entnommen. Die Biopsien wurden in PLP (Perjodat Lysin Paraformaldehyd) fixiert. Von diesen Biopsien wurden

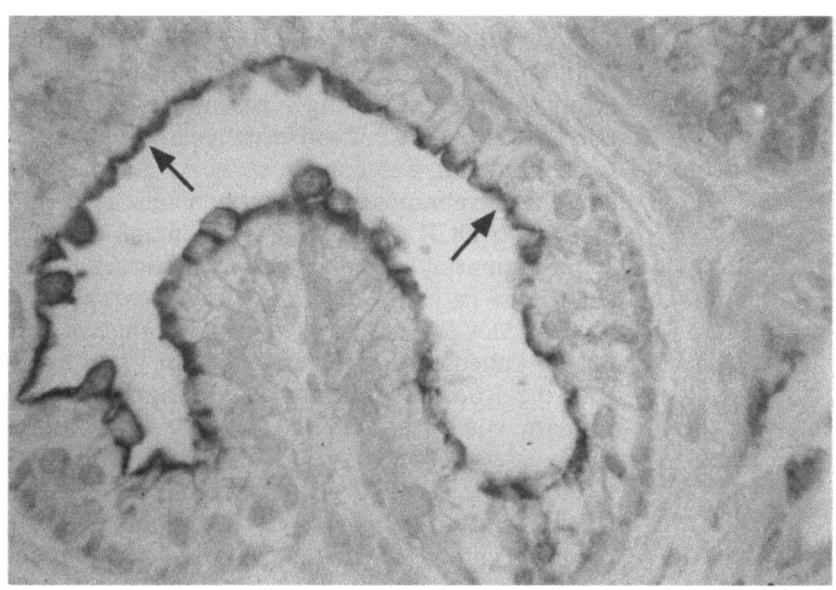

Abb. 2. Immunzytochemische Lokalisation des ADCP bei benigner Prostatahypertrophie. Die Anfärbung (↗) an der Zellmembran ist deutlich zu sehen

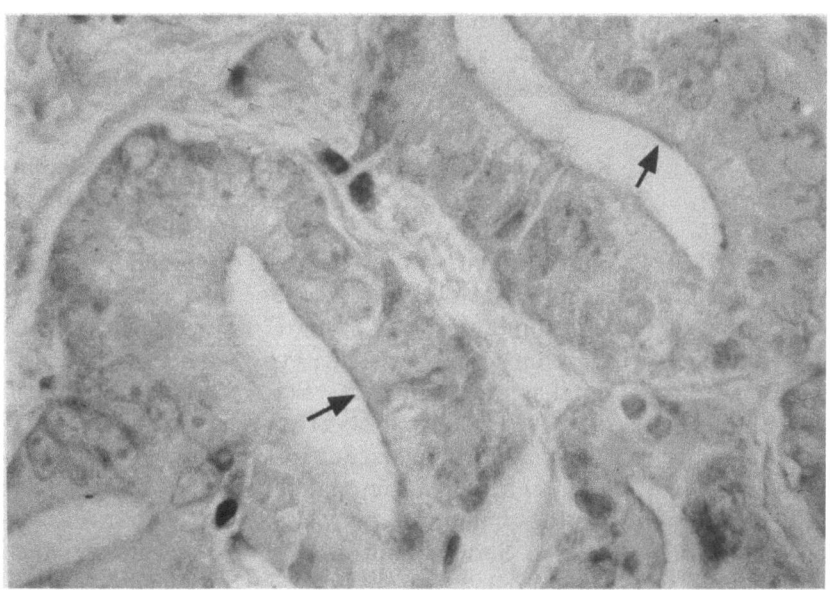

Abb. 3. Immunzytochemische membranöse Anfärbung bei einem Grad II Adenokarzinom der Prostata. Bei diesem Patienten wurden keine Fernmetastasen gesehen

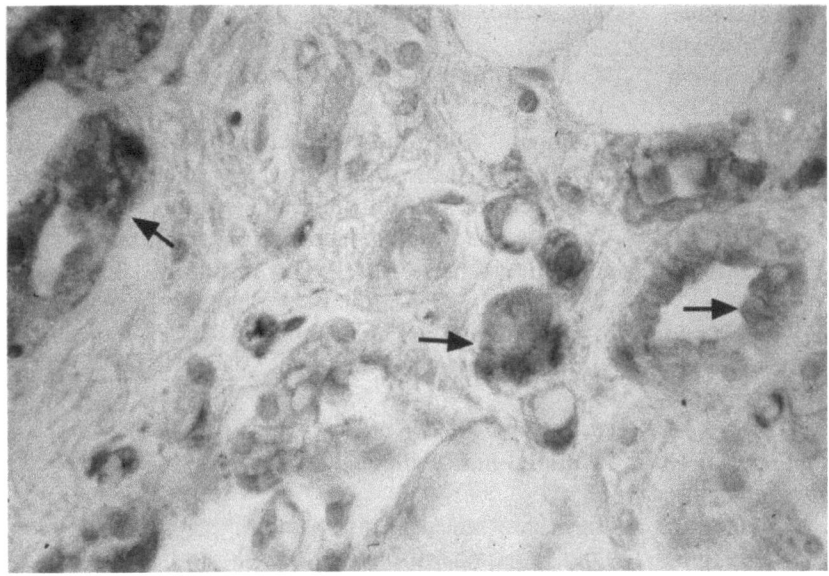

Abb. 4. Diffuse zytoplasmatische Anfärbung von ADCP in der Zelle bei einem Grad II Adenokarzinom der Prostata mit einer diffusen ossalen Metastasierung

Tabelle 1

Patient	Grad	M×	Z×	Metastasen
1	I	+	−	−
2	II	+	−	−
3	II	+	−	−
4	II	+	−	−
5	II	+	−	−
6	II	−	+	−
7	II	−	+	+
8	II	−	+	+
9	II	−	+	+
10	II	−	+	+
11	III	−	+	+
12	I	−	+	−
13	III	+	+	+
14	II	−	+	−

Tabelle 2. ADCP-RIA

32 Adenome:	nicht meßbar – 4005,4 ng/mg Protein			
3 Karzinome:	Patient	M×	Z×	Metastasen	ADCP
	15	+	−	−	2734,7
	14	−	+	−	409,8
	12	−	+	−	319,7

M×: membrangebunden
Z×: zytoplastisch

5 µ dicke Schnitte angefertigt, auf denen die immunzytochemische ADCP-Anfärbung mit Hilfe eines spezifischen polyclonal Anti-ADCP durchgeführt wurde. Durch eine indirekte Immunperoxidasetechnik wurde die spezifische ADCP-Färbung in der Zelle realisiert. Darüberhinaus wurden die Schnitte mikroskopisch auf ADCP untersucht. Mit Hilfe des RIA wurde in der Biopsie, im Urin, im Blutserum und im Samen die ADCP-Konzentration bestimmt.

Tabelle 1 faßt die Patienten zusammen, bei denen Tumorgrad und spezifische immunzytochemische Anfärbungen – unterschieden in membranöse und zytoplasmatische Färbung – zusammengefaßt sind. Die letzte Spalte weist auf eventuelle Fernmetastasen. Es fällt auf, daß bei den ersten 5 Patienten eine typische membranöse immunzytochemische Anfärbung des ADCP erkennbar ist, Patienten bei denen keine Fernmetastasen nachgewiesen werden konnten. 6 der 9 Patienten mit einer diffusen zytoplasmatischen ADCP Anfärbung hatten Fernmetastasen. Bei 32 Patienten mit Prostataadenom wurde mit RIA die Konzentration des ADCP bestimmt. Die variierte von nicht-meßbar bis 4.005,4 ng/mg Eiweiß.

Tabelle 2 zeigt die Ergebnisse des ADCP-RIA bei 3 Patienten mit einem Prostatakarzinom: ADCP korreliert gut mit der immunzytochemischen Anfärbung, jedoch nicht mit einem eventuellen Auftreten von Fernmetastasen.

Ergebnisse

Kommt es zu einer membranösen ADCP-Anfärbung, dann scheint dies Fernmetastasen auszuschließen. Trat eine zytoplasmatische ADCP-Färbung auf, dann waren bei 6 der 9 Patienten Fernmetastasen nachweisbar. Aus der biochemischen Untersuchung des ADCP mit Hilfe des RIA ist keine Differenzierung zwischen Prostataadenom und Prostatakarzinom möglich. Bei 3 Karzinomen schien die ADCP-Konzentration mit der immunzytochemischen Anfärbung zu korrelieren jedoch nicht mit Fehlen bzw. Auftreten von Fernmetastasen. Die Wertbestimmung der ADCP-Konzentrationsmessung in Serum, Urin und Samen ist zur Zeit noch nicht möglich.

Aus dieser Untersuchung kann geschlossen werden, daß die immunzytochemische ADCP-Bestimmung einen prognostischen Wert in der Diagnostik des Prostatakarzinoms hat.

Literatur

1. Herbschleb-Voogt E (1983) Thesis Leiden
2. Ten Kate J (1985) Thesis Leiden
3. Thompson R (1985) J Urol 133: 165
4. Allhof E, Fischer R, Engelkring R (1986) Aktuelle Urologie 3: 113-119

J. Kirch
Urologische Universitätsklinik
Postfach 9600
NL-2300 RC Leiden
Niederlande

Bestimmung der Proliferationsfraktion beim Nierenzellkarzinom mit dem monoklonalen Antikörper Ki-67

V. Loy, W. Kramer, J. Gerdes, R. Krech und D. Jonas

Nierenzellkarzinome sind histologisch und cytologisch heterogen. Um zu prognostischen Aussagen zu kommen, wurden von Pathologen und Urologen zahlreiche Versuche unternommen, mit Hilfe verschiedenster Parameter den Malignitätsgrad zu bestimmen. Am meisten Anerkennung fand bei den Urologen das Gradingsystem von Hermanek [4], obwohl sein morphologischer Bezug nicht unproblematisch ist.

Bei malignen Lymphomen und beim Karzinom der Brustdrüse hat sich die Ermittlung der Wachstumsfraktion mit Hilfe des monoklonalen Antikörpers Ki-67 [2, 3] in ersten prospektiven Studien als prognostisch relevant erwiesen. Der Antikörper, der gegen ein proliferationsassoziiertes nukleäres Antigen gerichtet ist [2] (Abb. 1), wurde beim Nierenzellkarzinom eingesetzt und das Ergebnis mit dem nach [4] primär erhobenen Malignitätsgrad verglichen.

Untersucht wurden 34 Tumoren von 17 männlichen und 17 weiblichen Patienten im Alter von 19 bis 83 Jahren. Zur Analyse der Wachstumsfraktion wurden ca. 1 cm³ große Blöcke unmittelbar postoperativ frisch aus der Tumorperipherie entnommen, bei −180 °C schockgefroren und an Gefrierschnitten mittels der APAAP-Methode [1] das Ki-67-Antigen sowie bei 25 Tumoren die Cytokeratine und Vimentin dargestellt.

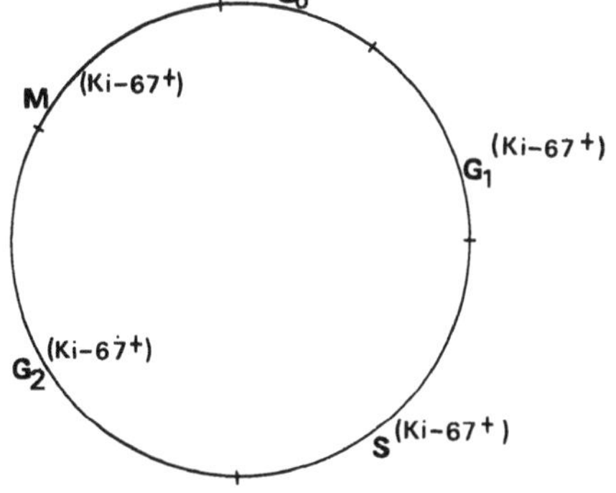

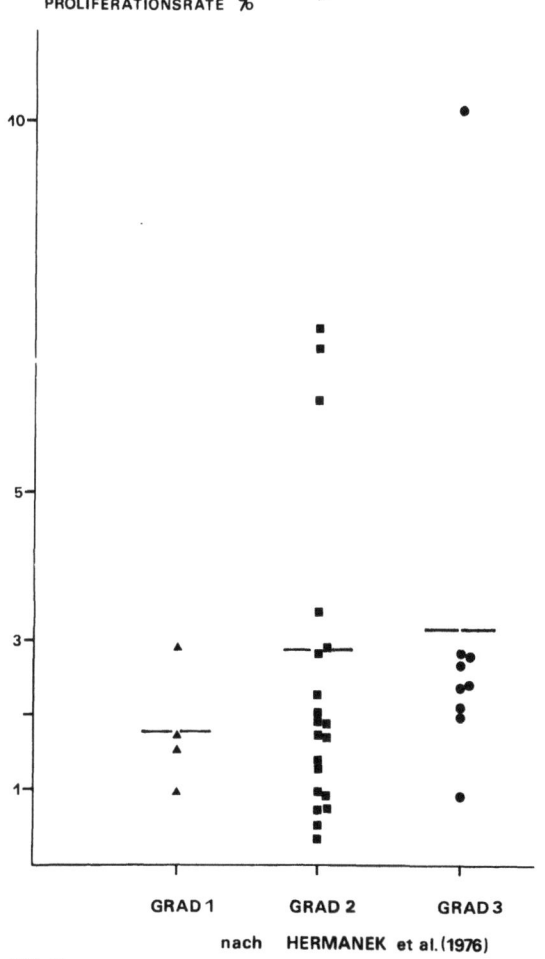

Abb. 1

Abb. 2

Bei allen untersuchten Tumoren wurde eine Koexpression beider Intermediärfilamente gefunden.

Bei einer Objektivvergrößerung von 10 × wurden der Bereich der höchsten Markierungsrate aufgesucht und in einer Fläche von 1,2 mm² alle Ki-67-positiven sowie alle Tumorzellen gezählt.

In der primären Diagnostik waren 4 Tumoren dem Grad I, 21 dem Grad II, 9 dem Grad III zugeordnet worden.

In Übereinstimmung mit autoradiographischen Untersuchungen [5] erwies sich die Wachstumsfraktion insgesamt als sehr niedrig, d.h., beim Nierenzellkarzinom liegt offenbar eine starke Dissoziation zwischen Wachstums- und Ausbreitungsverhalten vor.

Überraschenderweise konnte aber praktisch kein Unterschied zwischen den verschiedenen Malignitätsgraden festgestellt werden (Abb. 2): siehe Seite 393

Die Wachstumsfraktion für die G-I-Tumoren betrug im Mittel 1,8%, für die G-II-Tumoren 3,5%, für die G-III-Tumoren 3,2%. Die niedrigste Rate wurde mit 0,36%, die höchste mit 25,17% gefunden (Abb. 3 und 4). Immerhin war somit die Wachstumsrate bei dem einen Tumor gegenüber dem anderen um etwa das 70-fache gesteigert! Bei der erneuten Überprüfung zeigte sich, daß gerade die G-II-Tumoren mit einer Proliferationsrate über 5% cytologisch stärkere Atypien aufwiesen, definitionsgemäß aber auf Grund des Wachstumsmusters oder der fehlenden Granulierung nicht dem Grad III zugeordnet werden konnten.

Die tatsächliche Bedeutung dieser Methode für die Prognose des Nierenzellkarzinoms wird zwar erst nach prospektiven Untersuchungen klar sein; die bisherigen Erfahrungen an anderen Tumoren zeigen aber schon jetzt, daß zumindest bei jenen Nierenzellkarzinomen mit einem hohen Anteil Ki-

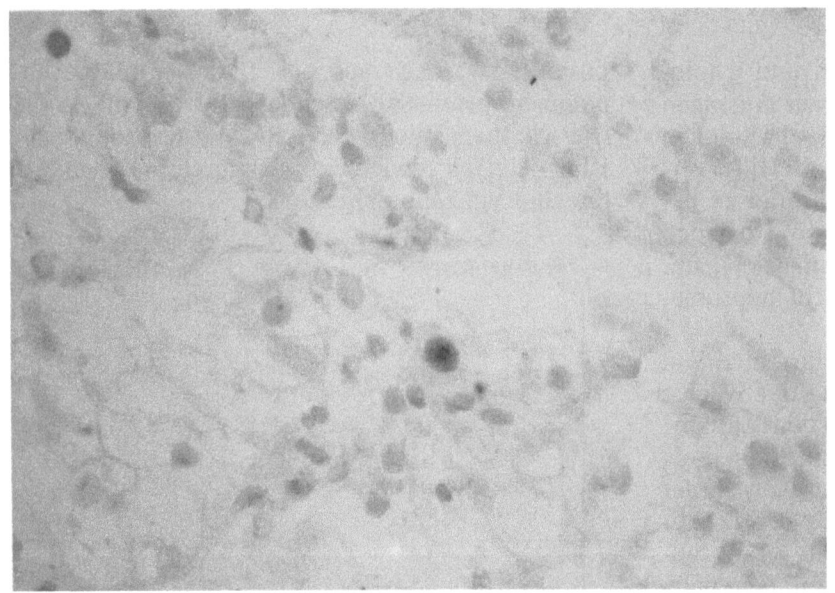

Abb. 3. Nierenzellkarzinom niedriger Proliferationsfraktion

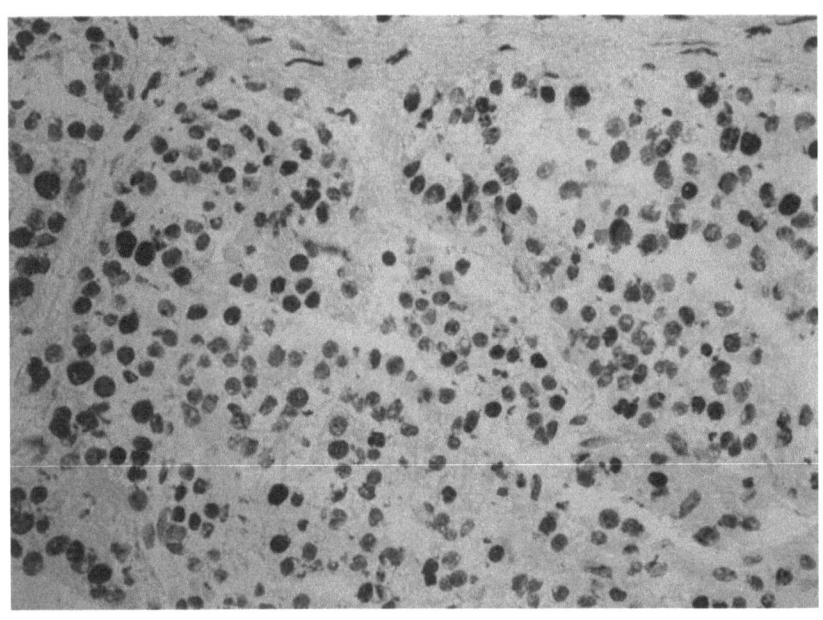

Abb. 4. Nierenzellkarzinom hoher Proliferationsfraktion

67-positiver Tumorzellen eine schlechte Prognose zu erwarten ist, unabhängig vom histologischen oder cytologischen Muster. Auf der anderen Seite bietet diese kleine Gruppe von Karzinomen mit einer großen Wachstumsfraktion unter Umständen Ansatzpunkte für eine Strahlen- oder Chemotherapie.

Literatur

1. Cordell JL, Falini B, Erber WN et al (1984) J Histochem Cytochem 32: 219-299
2. Gerdes J, Schwab U, Lemke H, Stein H (1983) Int J Cancer 31: 13-20
3. Gerdes J, Lelle RJ, Pickartz H, Heidenreich W, Schwarting R, Kurtsiefer L, Stauch G, Stein H (1986) J Clin Pathol 39: 977-980
4. Hermanek P, Sigel A, Chlepas A (1976) Eur Urol 2: 189-191
5. Rabes HM, Rattenhuber PC, Rattenhuber U (1978) Experentia 34: 1510-1513

Dr. W. Kramer
ZChir, Abteilung Urologie
Klinikum der JWG-Universität
Theodor-Stern-Kai 7
D-6000 Frankfurt 70

Bestimmung der Proliferationsfraktion beim Prostatakarzinom mit dem monoklonalen Antikörper Ki-67

W. Kramer, V. Loy, J. Gerdes und D. Jonas

Beitrag nicht eingereicht

Einfluß von Proteasen und Hormonen auf Wachstum von Prostatazellen

G. Hienert, J. C. Kirchheimer, J. Wojta, G. Christ, M. E. Heger, B. R. Binder und H. Pflüger

Beitrag nicht eingereicht

Malignitätsgrad und Proliferationsfraktion des Urothelkarzinoms

V. Loy, W. Kramer, J. Gerdes, R. Krech und D. Jonas

Die Bestimmung des Malignitätsgrades beim Harnblasenkarzinom ist besonders durch die Arbeiten amerikanischer Pathologen [4] sowie die weit verbreitete WHO-Tumorklassifikation standardisiert. Trotz der Standardisierung geht in vielen Fällen ein deutliches Maß an Subjektivität in das Grading ein, was dessen prognostischen Wert verringert.

Bei malignen Lymphomen und beim Karzinom der Brustdrüse hat sich die Ermittlung der Wachstumsfraktion mittels des monoklonalen Antikörpers Ki-67 [2, 5] in ersten prospektiven Studien als prognostisch relevant erwiesen. Der Antikörper, der gegen ein proliferations-assoziiertes nukleäres Antigen gerichtet ist [2] (Abb. 1), wurde daher beim

Harnblasenkarzinom eingesetzt und das Ergebnis mit den nach Angaben der WHO primär erhobenen Malignitätsgraden verglichen. Untersucht wurden 36 Tumoren von 18 männlichen und 18 weiblichen Patienten im Alter von 51 bis 86 Jahren. Zur Analyse der Wachstumsfraktion wurden überwiegend Gewebsspäne nach transurethraler Resektion, z. T. aber auch größere Gewebsblöcke nach Cystektomie unmittelbar postoperativ, frisch bei −180 °C schockgefroren und an Gefrierschnitten mit Hilfe der APAAP-Methode [1] das Ki-67-Antigen dargestellt. Bei einer Objektivvergrößerung von 25× wurden der Bereich der höchsten Markierungsrate aufgesucht und in einer Fläche von 0,2 mm² alle Ki-67-positiven sowie alle Tumorzellen gezählt.

In der primären Diagnostik waren 9 Tumoren dem Grad I, 6 dem Grad II, 21 dem Grad III zugeordnet worden. Bei der erneuten Überprüfung unter Berücksichtigung der Proliferationsrate zeigte sich, daß ein G-I-Tumor dem Malignitätsgrad III, ein G-I-Tumor tatsächlich dem Malignitätsgrad II und zwei G-II-Tumoren dem Malignitätsgrad III zugeordnet werden mußten. Die Wachstumsfraktion (korrigiert) für die G-I-Tumoren betrug im Mittel

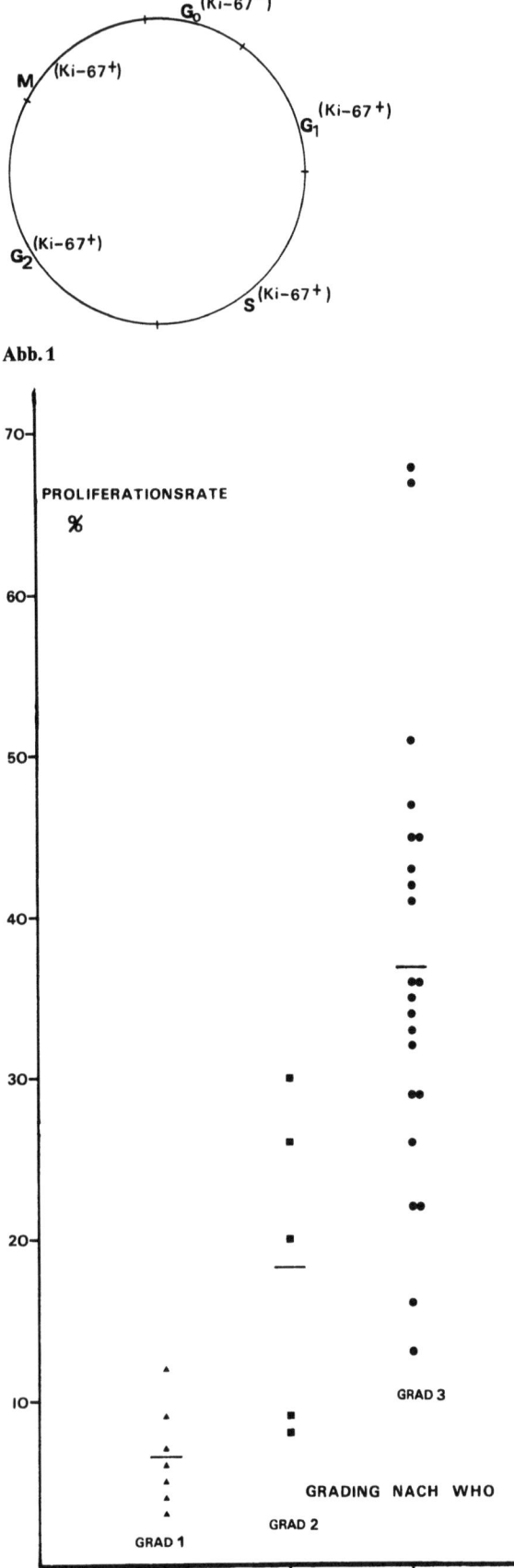

Abb. 1

Abb. 2

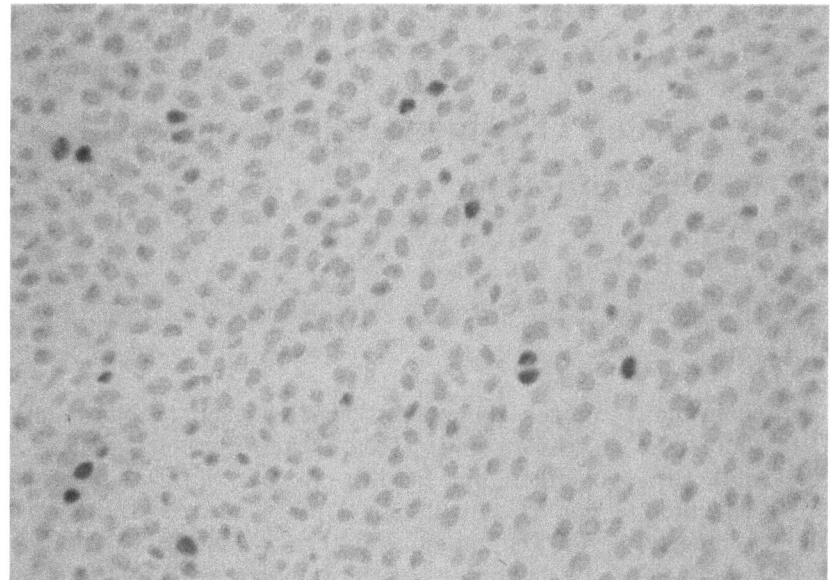

Abb. 3. Urothelkarzinom mit niedriger Wachstumsfraktion

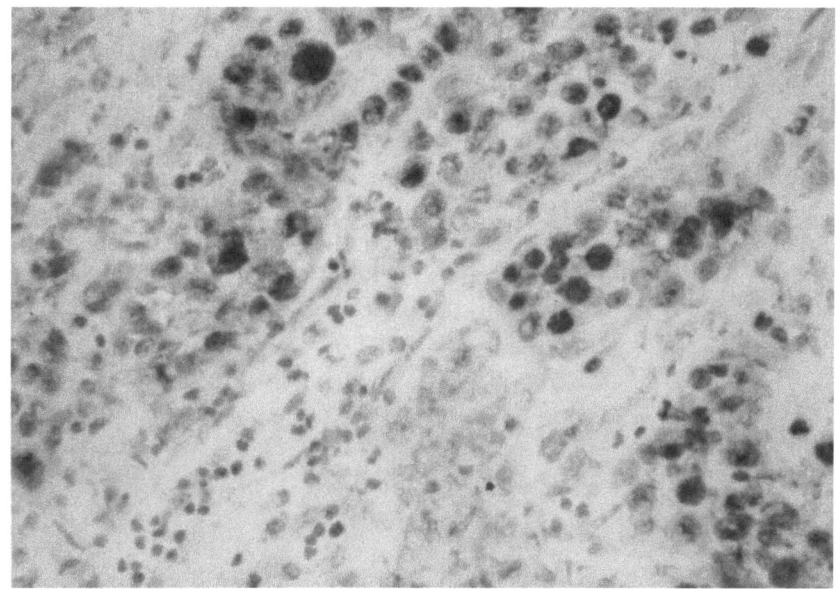

Abb. 4. Urothelkarzinom mit hoher Wachstumsfraktion

6,5%, für die G-II-Tumoren 17,4%, für die G-III-Tumoren 37,3%. Die geringste Rate wurde mit 2,7%, die höchste mit 67,5% gefunden (Abb. 2). Der Unterschied zwischen den drei Kollektiven ist bei einer Irrtumswahrscheinlichkeit von 5% signifikant (U-Test).

Die Mittelwerte der Wachstumsfraktion entsprechen sehr genau denen, die aus autoradiographischen Untersuchungen bekannt wurden [3].

Die Ergebnisse zeigen, daß mit dem gegen ein kernassoziiertes Antigen gerichteten monoklonalen Antikörper Ki-67 eine schnelle und reproduzierbare Orientierung über die Wachstumsfraktion (Abb. 3 und 4) zu erhalten ist. Sie korreliert beim papillären Harnblasenkarzinom signifikant mit dem Malignitätsgrad und damit mit der Prognose.

Literatur

1. Cordell JL, Falini B, Erber WN et al (1984) J Histochem Cytochem 32: 219–229
2. Gerdes J, Schwab U, Lemke H, Stein H (1983) Int J Cancer 31: 13–20
3. Helpap B, Vogel J, Oehr P, Adolphs AD (1985) Virch Arch A 406: 309–322
4. Koss LG (1964) Tumors of the urinary bladder; Atlas of tumor pathology. Sec Ser 11, Washington
5. Gerdes J, Lelle RJ, Pickartz H, Heidenreich W, Schwarting R, Kurtsiefer L, Stauch G, Stein H (1986) J Clin Pathol 39: 977–980

Dr. W. Kramer
ZChir, Abteilung Urologie
Klinikum der JWG-Universität
Theodor-Stern-Kai 7
D-6000 Frankfurt 70

Zur Frage des immunhistochemischen Östrogenrezeptornachweises an der Prostata und im Prostatakarzinom

G. Seitz, N. Wernert und G. Dhom

Nach den bislang vorliegenden biochemischen Untersuchungen steht die Existenz des Östrogenrezeptors in der normalen Prostata außer Zweifel. Ein immunhistochemischer Nachweis des Östrogenrezeptors mit einem monoclonalen Antikörper gegen das Rezeptorprotein (Fa. Abbott, Wiesbaden) schlug fehl [1].

Wir untersuchten TUR-Material von 15 Patienten mit nodulärer Hyperplasie, 5 Prostaten aus dem Obduktionsgut (1 fötale Prostata aus der 24. Schwangerschaftswoche, 3 Prostaten von Säuglingen im Alter von 1 Tag, 15 Tagen und 6 Monaten sowie eines 22jährigen Mannes) und 12 unterschiedlich differenzierte Prostatacarcinome immunhistochemisch mit einem monoclonalen Antikörper auf das Vorkommen des ER-D5-Antigens. Es handelt sich dabei um einen monoclonalen Antikörper der Maus, der gegen ein Östrogenrezeptor-assoziiertes Protein aus dem Cytosol von humanem Myometrium gerichtet ist.

Wir finden eine durchwegs positive Reaktion im fibromuskulären Stroma der Prostata, insbesondere in den glatten Muskelzellen (Abb. 1). Normale Basalzellen und sekretorisches Epithel enthalten das Antigen nur herdförmig, die Basalzellhyperplasie und Plattenepithelmetaplasie ist stets kräftig positiv. Alle Carcinome sind negativ (Abb. 2).

Die von uns an der tumorfreien Prostata immunhistochemisch erhobenen Befunde passen gut zu dem positiven biochemischen Nachweis des Östrogenrezeptors. Der negative Ausfall der Reaktion in den untersuchten Carcinomen ist möglicherweise auf ein eine minimale, unter der Empfindlichkeitsgrenze gelegenen Konzentration des Antigens zurückzuführen. Da 60–80% aller Prostatakarzinome auf eine Östrogentherapie ansprechen, weisen unsere Befunde darauf hin, daß Östrogene beim Prostatakarzinom nicht an den Tumorzellen selbst, sondern über eine Blockierung der Hypophysenhormone ihre Wirkung entfalten.

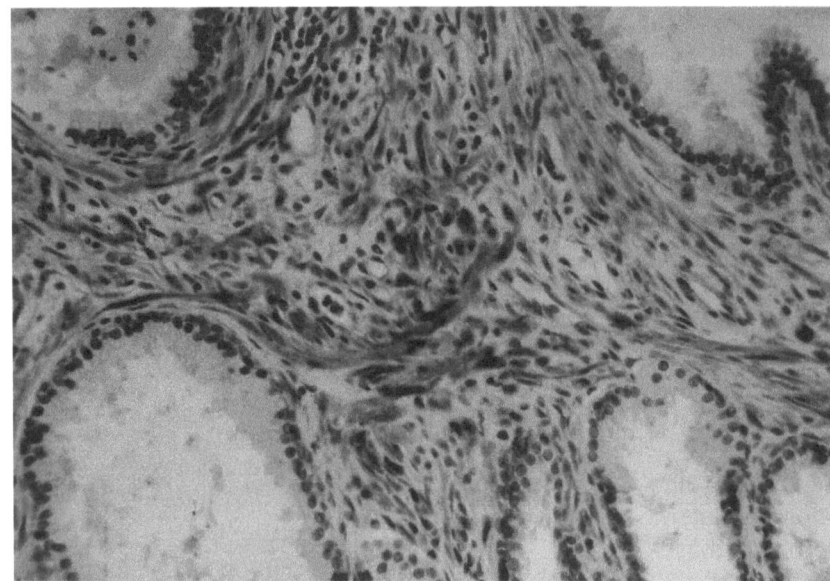

Abb. 1. Prostatahyperplasie: ER-D5-positive Muskelzellen des fibromuskulären Stromas, Basalzellen und sekretorische Epithelien sind ER-D5-negativ

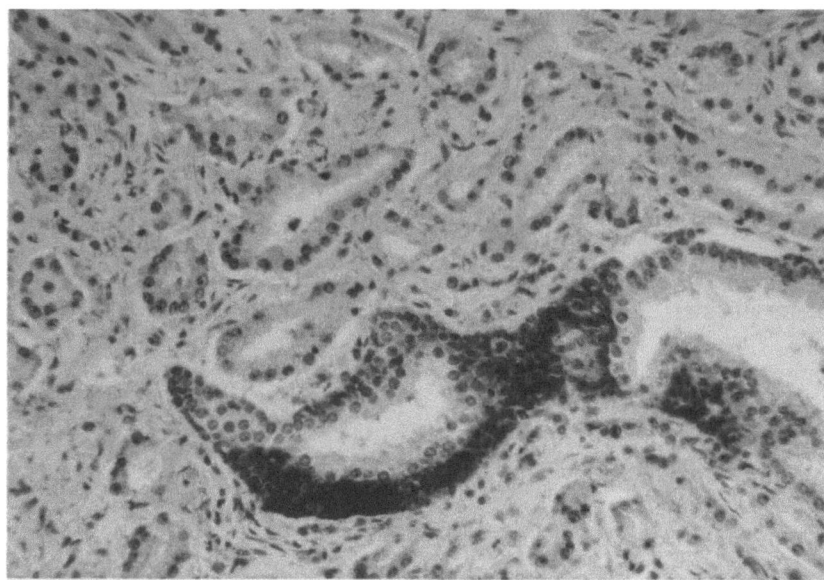

Abb. 2. ER-D5-negatives Prostatakarzinom und tumorummauerte Drüse mit stark ER-D5-positiver Basalzellhyperplasie

Literatur

1. Pertschuk L, Eisenberg K, Macchia R, Feldman J (1985) Heterogeneity of steroid binding sites in prostatic carcinoma: Morphological demonstration and clinical implications. The Prostate 6: 35-47

Dr. med. Gerhard Seitz
Pathologisches Institut
der Universität des Saarlandes
D-6650 Homburg/Saar

Nachweis von prostata-assoziierten Antigenen mittels monoklonaler Antikörper

F. Donn, H. Becker und T. Bruhns

Wir haben versucht, Differenzierungsantigene durch die Methode von Köhler und Milstein [1] herzustellen.

Methodik

Weibliche Balb/C Mäuse wurden mit Prostataepithelgewebe, das nach der Methode von Krieg und Bartsch in Stroma und Epithel getrennt wurde, in 4wöchigen Abständen jeweils mit 50 µg Protein immunisiert. Die Fusion erfolgte im Verhältnis von 1:5 (Myelomzellen/Milzzellen)

Ergebnisse

Antikörper 608 (IgG-1) erkennt ein Antigen, das nur in der BPH, der normalen Prostata und dem Prostatakarzinom nachweisbar ist. Bei der BPH (n=17) und der normalen Prostata (n=4) ist das Antigen im apikalen Epithel und Sekret lokalisiert. Beim Prostatakarzinom ist dieses Antigen nur im Gewebe bei G_1 und G_2 Tumoren nachweisbar.

Antikörper 638 (IgM) erkennt ein prostata-assoziiertes Antigen, das bei der BPH (n=17) in der gesamten Drüse und im Sekret, bei der normalen Prostata (n=4) im Cytoplasma umschriebener Gewebsareale und beim Prostatakarzinom nur bei G_1 und G_2 Tumoren nachweisbar ist.

Antikörper 574 (Ig1) markiert ein Antigen, das nur von der BPH exprimiert wird: im Cytoplasma von Basalzellen (n = 10 von n = 17), im Epithelkern (n = 15 von n = 17) und im Bindegewebskern (n = 16 von n = 17).

Zusammenfassung

Mit den Antikörpern 608 und 638 können wir zwischen hochdifferenzierten (G_1 und G_2) Tumoren von undifferenzierten (G_3) Tumoren unterscheiden. Damit stellen diese Antikörper eine hilfreiche Ergänzung in der Diagnose des Prostatakarzinoms dar. Antikörper 574 spielt eine wichtige Rolle in der Unterscheidung zwischen Prostatakarzinom und BPH. Es ist geplant, für diesen Antikörper ein Radioimmunassay aufzubauen als Ergänzung zur serologischen Bestimmung der sauren Prostataphosphatase und dem prostatic specific antigen.

Literatur

1. Köhler GM, Milstein C (1975) Continous cultures of fused cells secreting antibody of predefined specifity. Nature 257: 495–497
2. Krieg M, Klötzl G, Kaufmann J, Voigt KD (1981) Stroma of human benign prostatic hyperplasia: preferential tissue for androgen metabolism and oestrogen binding. Acta Endocrinol 96: 422–432

Dr. med. F. Donn
Urologische Universitätsklinik Hamburg-Eppendorf
Martinistraße 52
2000 Hamburg 20

VIP – ein peripherer Neurotransmitter bei der penilen Erektion

K.-P. Jünemann, T. F. Lue, E. A. Tanagho und H. Melchior

VIP – vasoaktives intestinales Polypeptid, ein aus 28 Aminosäuren zusammengesetztes Polypeptid, welches erstmals von Said Mutt (1970) aus dem menschlichen Darm isoliert wurde, erfüllt alle Charakteristika eines Neurotransmitters oder Neuromodulators. Weitergehende Arbeiten haben gezeigt, daß sich dieses vermeintliche Neuropeptid nicht nur im Darm, sondern vermehrt auch im Urogenitaltrakt findet [1, 2, 4, 5, 9]. Tierexperimentelle Studien hatten gezeigt, daß VIP primär eine Vasodilatation und Relaxation glattmuskulärer Strukturen bewirkt. Derartige Effekte haben zu der Spekulation geführt, daß dieses Neuropeptid Transmitterfunktionen in bestimmten Körperorganen erfüllt [3, 6, 7, 10].

Anhand eines kombinierten tierexperimentellen Versuchsmodells wurden die Auswirkungen bzw. Einflüsse von VIP und VIP-Antikörpern während verschiedener Stadien der penilen Erektion am Hund untersucht. Gleichzeitig wurde anhand immunhistochemischer Untersuchungen die Verteilung von VIP im erektilen Gewebe sowohl im erschlafften als auch im neurostimulations-induzierten Erektionszustand analysiert.

Ergebnisse

Die intracorporale Injektion von VIP führte zu einer vollständigen penilen Erektion. Auffällig war hierbei, daß die Zunahme des arteriellen Einstroms relativ gering blieb und gegenüber dem Ruhezustand nicht signifikant anstieg, eine aktive venöse Abflußrestriktion – bedingt durch die maximale Relaxation der Schwellkörper – jedoch gefunden wurde. Dieser Effekt ist insbesondere bei der Aufrechterhaltung der Erektion von entscheidender Bedeutung. Durch die Applikation von VIP-Antikörpern sollte geprüft werden, ob eine neurostimulations-induzierte Erektion zu hemmen sei. Nach Ermittlung der entsprechenden neurostimulationsinduzierten Erektionsergebnisse wurden VIP-Antikörper intracorporal appliziert und die Elektrostimulation der Nn. cavernosi zwecks Erektionsinduktion durchgeführt. Es zeigte sich, daß die venöse Ausstromrestriktion unter der Elektrostimulation vollständig blockiert wurde. Dieser Effekt verlor sich nach 2–3 Stunden, wobei eine normale Erektion mittels Neurostimulation wieder erreicht werden konnte. Zum Ausschluß weiterer Artefakte wurde mit VIP-Antikörpern präinkubiertes VIP intracorporal appliziert und die entsprechenden Druckparameter registriert. Hierbei fand sich keinerlei Veränderung der hämodynamischen Flußverhältnisse zum bzw. im Penis.

Mittels immunhistochemischer Untersuchungen sollte zusätzlich untersucht werden, inwieweit sich die Verteilung von VIP in den glattmuskulären Strukturen der Corpora cavernosa unter der elektrostimulations-induzierten Erektion verändert. Wie

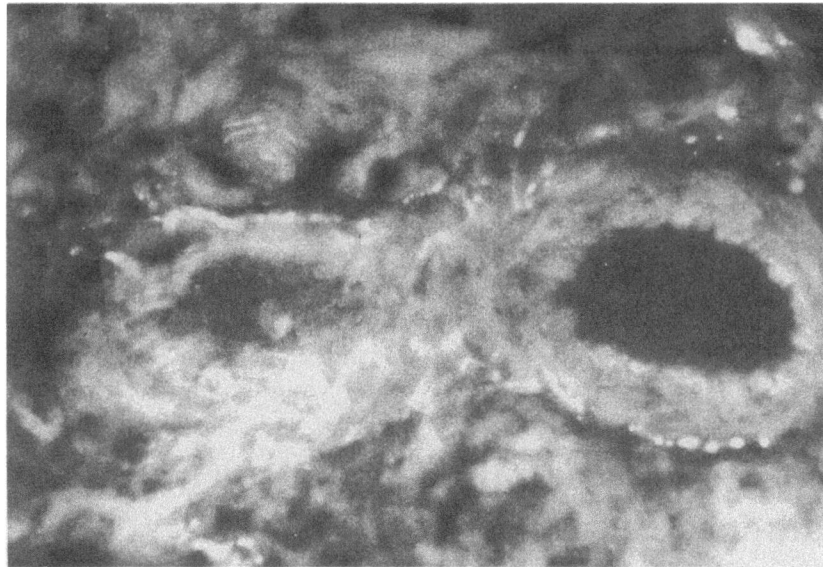

Abb. 1. VIP in nicht erigiertem Corpus cavernosum

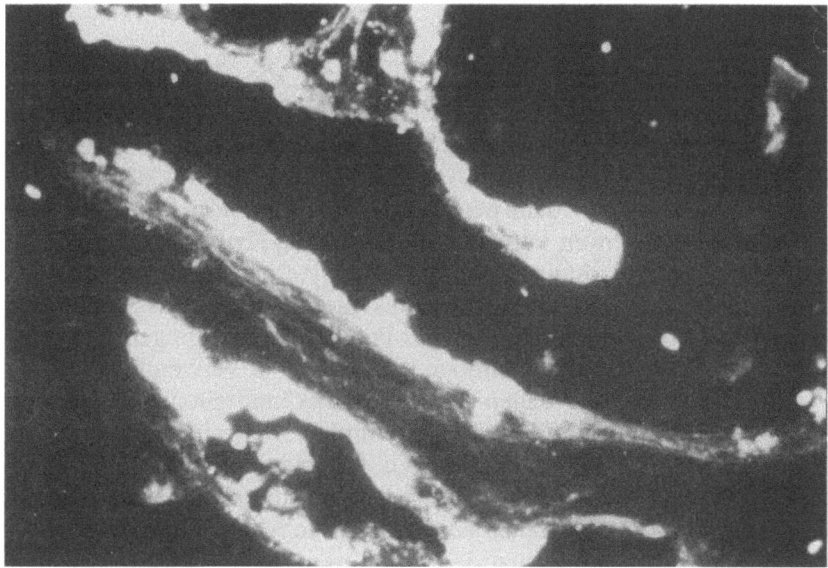

Abb. 2. VIP in erigiertem Corpus cavernosum

Abb. 1 und 2 zeigen, kommt es unter der Erektion zu einer signifikanten Zunahme der VIP-positiven Bezirke in den penilen Schwellkörpern.

Schlußfolgerungen

Anhand der vorliegenden Ergebnisse kommen wir zu dem Schluß, daß VIP einer der Neurotransmitter im erektilen Gewebe des Penis ist und daß seine Wirkungsweise der einer normalen Erektion sehr ähnlich ist: Zunahme des arteriellen Einstroms und Erhöhung des venösen Ausstromwiderstandes. Dabei kommt es zu einer signifikanten Vermehrung VIP-positiver Fluoreszenzareale in den Schwellkörpern.

Literatur

1. Fahrenkrug J, Schaffalitzky de Muckadell OB (1978) Distribution of vasoactive intestinal polypeptide (VIP) in the porcine central nervous system. J Neurochem 31: 1445
2. Fahrenkrug J (1979) Vasoactive intestinal polypeptide: Measurement, distribution and putative neurotransmitter function. Digestion 19: 149
3. Goldstein I, Saenz de Tejada I, Krane RJ, Ottesen B, Fahrenkrug J, Wagner G (1985) Changes in corporal vasoactive intestinal polypeptide (VIP) concentration following pelvic nerve stimulation. J Urol 133: 218 A
4. Larsson LI, Fahrenkrug J, Schaffalitzky de Muckadell OB (1977) Occurence of nerves containing vasoactive intestinal polypeptide immunoreactivity in the male genital tract. Life Sci 21: 503
5. Ottesen B, Staun-Olsen P, Gammeltoft S, Fahrenkrug J (1981) Vasoactive intestinal polypeptide (VIP): Specific receptors on smooth muscle membranes from porcine uterus. Protides Biol Fluids 29: 527
6. Ottesen G, Wagner G, Virag R, Fahrenkrug J (1984) Penile erection: Possible role for vasoactive intestinal polypeptide as a neurotransmitter. Br Med J 288: 9
7. Rattan S, Said SI, Goyal RK (1977) Effect of vasoactive in-

testinal polypeptide (VIP) on the lower esophageal sphincter pressure (LESP). Proc Soc Exp Biol Med 155: 40
8. Said SI, Mutt V (1970) Polypeptide with broad biological activity: Isolation from small intestine. Science 169: 1217
9. Steers WD, McConnell J, Benson GS (1984) Anatomical localization and some pharmacological effects of vasoactive intestinal polypeptide in human and monkey corpus cavernosum. J Urol 132: 1048
10. Willis E, Ottesen B, Wagner G, Sundler F, Fahrenkrug J (1981) Vasoactive intestinal polypeptide (VIP) as a possible neurotransmitter involved in penile erection. Acta Physiol Scand 113: 545

Klaus-Peter Jünemann
Klinik für Urologie
Städtische Kliniken Kassel
Mönchebergstraße 41/43
D-3500 Kassel

Untersuchung zur immunologischen Kontrollfunktion der pelvinen Lymphknoten beim Prostata- und Blasenkarzinom

M. P. Wirth, J. Grups, B. J. Schmitz-Dräger und R. Ackermann

Vor der radikalen chirurgischen Therapie des Prostata- und des Blasen-Carcinoms ist zum sicheren Ausschluß einer Metastasierung im Bereich der regionären Lymphknoten die pelvine Lymphadenektomie unerläßlich. In diesem Zusammenhang ist es von Interesse, ob die Entfernung der regionären Lymphknoten einen negativen Effekt für die lokale immunologische Tumorabwehr bedeutet.

Methodik

Die spontane zellvermittelte Cytotoxizität wurde bei 28 Probanden mit einem unbehandelten Prostata-Carcinom und bei 20 Patienten mit einem Blasen-Carcinom bestimmt. Die peripheren mononukleären Zellen wurden aus heparinisiertem venösem Blut über einen Ficoll-Dichtegradienten isoliert. Die mononukleären Zellen aus den pelvinen Lymphknoten wurden mittels Passage der Lymphknoten durch ein Stahlnetz gewonnen. Die spontane zellvermittelte Cytotoxizität wurde mit einem 4 Stunden Cr 51 Freisetzungstest ermittelt. Als Zielzellen dienten die aus Prostata-Carcinomzellen angezüchteten Zellinien DU 145, PC 3, und EB 33 sowie die Leukämiezellinie K 562. Eine Stimulierung der natürlichen Killerzellen erfolgte mit humanem Interferon β (500 I U/l, 4 Std.) bzw. mit rekombinantem Interferon Alpha-2 (1000 I U/l, 8 Std.).

Ergebnisse

Mononukleäre Zellen aus regionären Lymphknoten des Prostata-Carcinoms waren im Gegensatz zu parallel untersuchten Lymphozyten aus peripherem Venenblut in einem signifikant geringeren Ausmaß ($p < 0,05$) in der Lage kultivierte Prostata-Carcinomzellen abzutöten. Durch Interferon β-Inkubation konnte die Cytotoxizität der mononukleären Zellen aus dem peripheren Venenblut von Prostata-Carcinom Patienten im Stadium pT2pN0pM0 signifikant gesteigert werden. Die Cytotoxizität der parallel stimulierten mononukleären Zellen aus regionären Lymphknoten der Prostata konnte im geringen Ausmaß angehoben werden. Unter Verwendung der auf NK-Zellen sensitiven Leukämiezellen K 562 konnte bei Blasen-Carcinompatienten eine Cytotoxizität der mononukleären Zellen der pelvinen Lymphknoten nachgewiesen werden, die sich statistisch nicht signifikant von der Cytotoxizität der mononukleären Zellen des peripheren Venenblutes unterschied. Die Cytotoxizität mononukleärer Zellen aus pelvinen Lymphknoten konnte im Gegensatz zu den mononukleären Zellen des peripheren Venenblutes bei Patienten mit Blasen-Carcinomen durch Stimulation mit Interferon Alpha-2 nicht signifikant gesteigert werden (Abb. 1).

Diskussion

Bei Patienten mit Prostata-Carcinom konnte praktisch keine spontane zellvermittelte Cytotoxizität der mononukleären Zellen aus pelvinen Lymphknoten gegen kultivierte Prostata-Carcinomzellen nachgewiesen werden. Auch bei Blasen-Carcinompatienten konnte zumindest ein funktioneller Defekt der natürlichen Killerzellen der regionären Lymphknoten bezüglich ihrer Stimulierbarkeit durch Interferon aufgezeigt werden. In der Literatur existieren über die spontane zellvermittelte Cytotoxizität im Bereich der pelvinen Lymphknoten wenig Beobachtungen. Vose et al. zeigten ebenfalls eine verminder-

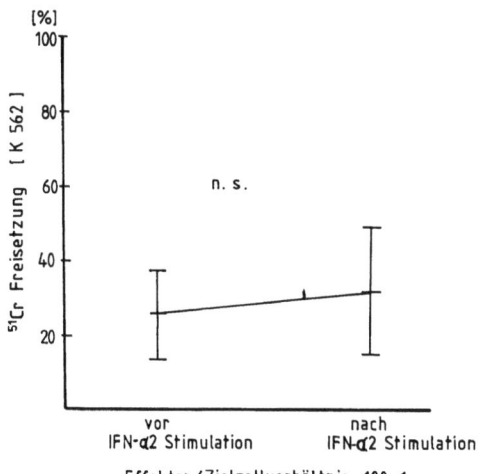

Abb. 1. Spontane zellvermittelte Cytotoxizität der mononukleären Zellen pelviner Lymphknoten bei Patienten mit Blasen-Carcinomen (pT1–pT3, n = 13)

te Aktivität der natürlichen Killerzellen im Bereich der regionären Lymphknoten von Tumorpatienten. Eremin et al. bestätigten dies für Mamma-Carcinome. Kimber et al. konnten eine Cytotoxizität der regionären Lymphknoten bei Mamma-Carcinompatienten nachweisen, die jedoch stets niedriger war als die getestete Aktivität der mononukleären Zellen aus peripherem Venenblut der gleichen Probanden. Aus diesen Untersuchungen folgt, daß auch bei anderen Tumorarten zumindest ein funktioneller Defekt der Lymphozyten aus regionären Lymphknoten verschiedener Tumoren vorliegt.

Literatur

1. Eremin O, Coombs RRA, Ashby J (1981) Lymphocytes infiltrating human breast cancers lack K-cell activity and show low levels of NK-cell activity. Br J Cancer 44: 166–176
2. Kimber I, Moore M, Howell A, Wilkinson MJG (1983) Native and inducible levels of natural cytotoxicity in lymph nodes draining mammary carcinoma. Cancer Immunol Immunother 15: 32–38
3. Vose BM, Vanky F, Argov S, Klein E (1977) Natural cytotoxicity in man: activity of lymph node and tumor infiltrating lymphocytes. Eur J Immunol 7: 753–757

Priv. Doz. Dr. M. Wirth
Urologische Klinik und Poliklinik
der Universität Würzburg
Josef-Schneider-Str. 2
D-8700 Würzburg

Human Alpha Interferon Restored Natural Killer Cell Activity Depressed by Diethylstilbestrol Diphosphate in Patients with Advanced Adenocarcinoma of the Prostate

K. Marumo, M. Ueno, J. Muraki and H. Tazaki

Beitrag nicht eingereicht

NK-Suppressor-Aktivität im Krankheitsverlauf von Patienten mit Prostatakarzinom

R. Hofmann, A. Lehmer, J. Braun, W. Schütz und B. Schwemmer

Patienten mit weit fortgeschrittenen Carcinomen weisen eine verminderte Aktivität, Bindungsfähigkeit und Lysekapazität der NK-Zellen (natürliche Killerzellen) auf [3]. Tierexperimentell gibt es genügend Hinweise, daß NK-Zellen eine Metastasierung verhindern und den Primärtumor verkleinern können. Beim Menschen scheinen NK-Zellen ebenfalls eine entscheidende Rolle in der Tumorgenese und Tumorausbreitung zu haben [1, 2].

Methoden und Patienten

In einer Langzeitstudie (durchschnittliche Beobachtungszeit 2,1 Jahre) wurde der Verlauf der NK-Suppressorzellenaktivität bei jeweils den gleichen Patienten gemessen (3-5 Besuche). Die Patienten im Stadium D_2 wurden vor der Orchiektomie, unmittelbar danach und dann in 3-6monatigen Abständen nachuntersucht. Untersucht wurden:

1. 55 Patienten im Stadium D_2.
2. 9 Patienten im Stadium A-C.
3. 20 gesunde altersentsprechende Personen.

Die Patienten wurden gemäß ihrem Ansprechen auf die Therapie nach den Kriterien der EORTC in die Gruppen Remission (n=4), stabile Phase (n=31) und Progression (n=29) eingeteilt. Patienten im Stadium D_2 wurden orchiektomiert und medikamentös behandelt mit:

1. DES (Honvan) n=6.
2. Estramustin (Estracyt) n=18.
3. Flutamid (Fugerel) n=16.
4. Alleinige Orchiektomie n=15.

Aus 40 ml peripherem Blut wurden Lymphozyten durch einen Ficollgradienten gereinigt und in RMPI auf 5×10^7 Zellen eingestellt. 0,5 ml wurden zur Macrophagenabtrennung über einer Nylonwollesäule gereinigt (10^7/ml). 51 Cr-markierte K562 Zellen (10^5/ml) dienten als Zielzellen. Mit einer Verdünnungsreihe (100:1 bis 25:1) wurde die Aktivität bei Normalpersonen und Prostatacarcinompatienten bestimmt. Die Suppressorzellaktivität wurde durch graduelle Mischung von Patienten und Normallymphozyten in einer Verdünnungsreihe ermittelt (75:25, 50:50, 25:75). In vitro wurde versucht, die Suppressoraktivität mit 10^{-6} M Indometacin aufzuheben. *Statistik:* Vax-Version V.4.3.3. Mann Whitney Test - nicht parametrisch.

Ergebnisse

1. Keine der Normalpersonen wies eine NK-Suppressorzellaktivität auf, während alle Patienten Suppressoraktivität zeigten.
2. Zwischen Tumorresponse und Suppressorzellaktivität zeigte sich kein statistisch signifikanter Unterschied (Abb. 1).

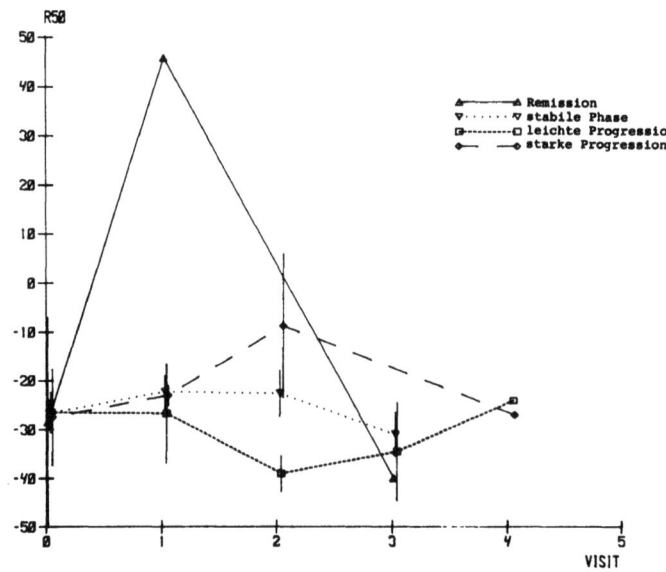

Abb. 1. Korrelation zwischen Response des Tumors und der Suppressorzellaktivität. Prostatacarcinompatienten im Stadium D_2 befanden sich in Remission (n=4), stabiler Phase (n=31), leichter Progression (n=19) und starker Progression (n=10)

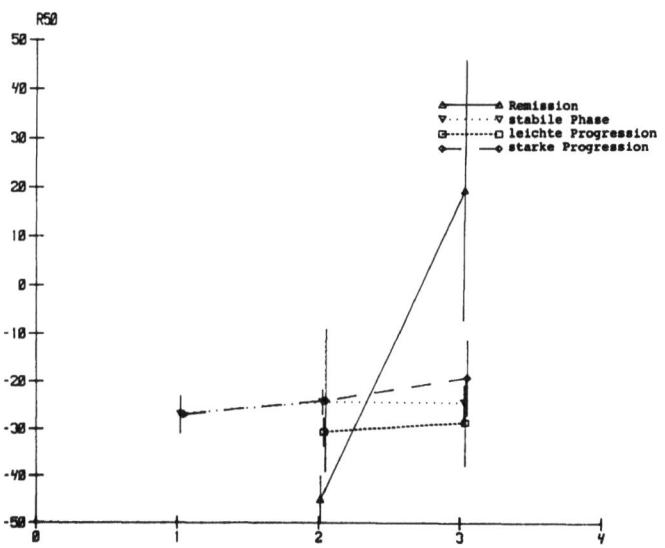

Abb. 2. Korrelation zwischen histologischem Grading des Primärtumors und der Suppressorzellaktivität. Histo 1: G_1 Tumor, Histo 2: G_2 Tumor, Histo 3: G_3 Tumor

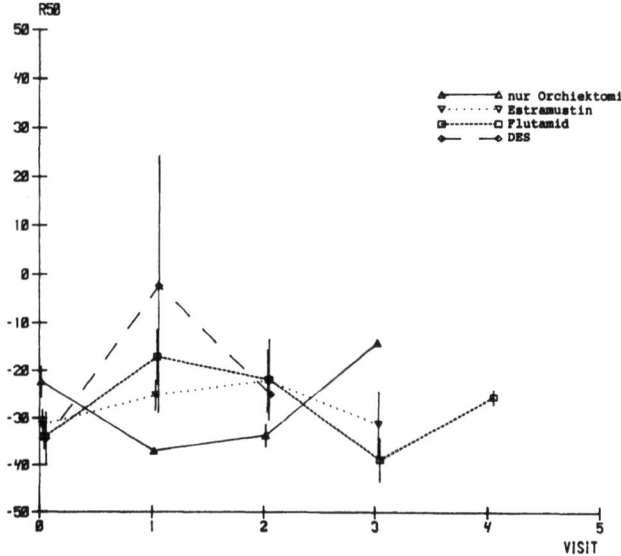

Abb. 3. Korrelation zwischen Suppressorzellaktivität und verschiedenen Therapieformen (Orchiektomie und medikamentöse Therapie). Untersucht wurden Patienten mit DES (n=6), Estramustin (n=18), Flutamid (n=16), alleinige Orchiektomie (n=15)

3. Zwischen histologischem Grading des Primärtumors und der Suppressorzellaktivität zeigte sich kein statistisch signifikanter Unterschied (Abb. 2).
4. Zwischen den verschiedenen medikamentösen Therapieformen, der Orchiektomie allein und der Suppressorzellaktivität ebenfalls kein statistisch signifikanter Unterschied (Abb. 3).

Die Unterschiede in der NK-Suppressorzellaktivität waren bei den verschiedenen Patienten sehr unterschiedlich ausgeprägt. Es konnte jedoch kein Zusammenhang zwischen hoher bzw. niedriger Suppressorzellaktivität und irgendeinem Parameter des Tumors, der Therapie oder des Krankheitsverlaufes hergestellt werden. Bei 30% der Patienten war die Suppressorzellaktivität in vitro mit Indometacin aufzuheben.

Diskussion

Im Gegensatz zur NK-Zellaktivität, die von der Tumormasse und besonders vom Response (Progression/Remission) abhängig ist, wurde mit der NK-Suppressorzellaktivität ein neuer Parameter entdeckt, der unabhängig von Therapie, Stadium der Erkrankung und Response gleich bleibt. Dies könnte dadurch erklärbar sein, daß die Suppressorzellaktivität vor der eigentlichen Tumorerkrankung vorhanden ist, die Tumorentstehung ermöglicht und vom später entstandenen Tumor selbst nicht mehr beeinflußt wird. Bei Patienten (etwa 30%), bei denen eine in vitro aufhebbare Suppressorzellaktivität vorhanden ist, sollte ein Therapieversuch mit Indometacin oder Acetylsalicylsäure unternommen werden.

Literatur

1. Hanna N, Burton RC (1981) Definitive evidence that natural killer (NK) cells inhibit experimental tumor metastasis in vivo. J Immun 127: 1754
2. Herberman RB et al (1979) Natural killer cells: characteristics and regulation of activity. Immunol Rev 44: 43
3. Hofmann R, Lehmer A, Reidel G, Schütz W, Böttger I (1985) Natural killer cells in patients with renal cell cancer. Urol Int 40: 251–256
4. Schwemmer B, Lehmer A, Hofmann R, Braun J (1984) Natural killer cell activity in patients with prostatic carcinoma and its in vivo boosting with Bacillus Calmette-Guerin. Urol Int 39: 321–326

Dr. R. Hofmann
Urologische Klinik und Poliklinik
der Technischen Universität München
Klinikum rechts der Isar
Ismaningerstr. 22
D-8000 München 80

Die Physiologie der penilen Erektion

K.-P. Jünemann, T. F. Lue, E. A. Tanagho und H. Melchior

Anhand histochemischer Studien sowie rasterelektronenmikroskopischer Untersuchungen von Korrosionsausgußkörpern des penilen Gefäßbaumes von Hunden und menschlichen Leichen konnte ein Bild von der Anatomie des Penis, der Corpora cavernosa und der Glans penis im erschlafften wie im erigierten Zustand gewonnen werden (Abb. 1). Nach unseren Befunden stellt sich die Anatomie des Penis bzw. der Schwellkörper im erschlafften Zustand wie folgt dar:

- Arterielle Versorgung der Corpora cavernosa über die Aa. profundae penis, die an der Peniswurzel in die Schwellkörper einmünden und sich intracorporal in kleine, korkenzieherartig gewundene Arteriolen aufzweigen, die ihrerseits in direktem Kontakt zu den kontrahierten Sinusoidalräumen der Corpora cavernosa stehen; Versorgung der Glans penis über die A. dorsalis penis.
- Venöse Drainage des Penis von der Glans ausgehend über die V. dorsalis penis, die über die Vv. circumflexae, in die die Vv. emissariae penis einmünden, mit den Schwellkörpern in Verbindung steht. Im schlaffen Zustand sind die zwischen glatter Muskulatur der Sinusoidalräume und der Tunica albuginea verlaufenden, kleineren und größeren, intermediären Venen weit geöffnet. Als zweiter, additiver venöser Abfluß fungiert noch je eine Cavernosusvene auf jeder Seite der Corpora, die an der Penisbasis austritt und in die V. pudenda einmündet.

Ganz andere physiologisch-anatomische Verhältnisse stellen sich während der Erektion ein:

- Die Arteriolen erscheinen gestreckt und um den Faktor 3-4 im Durchmesser vergrößert (90-100 µ); sie ergießen sich in die signifikant erweiterten Sinusoidalräume der Corpora. Zusätzlich finden sich noch kleinere arterielle Kapillaren, die das cavernöse Netzwerk ernähren. Die intersinusoidalen Verbindungen sind maximal erweitert, was eine freie Kommunikation zwischen mehreren Sinusoidalräumen der Schwellkörper ermöglicht und diese zu einer funktionellen Einheit werden läßt.

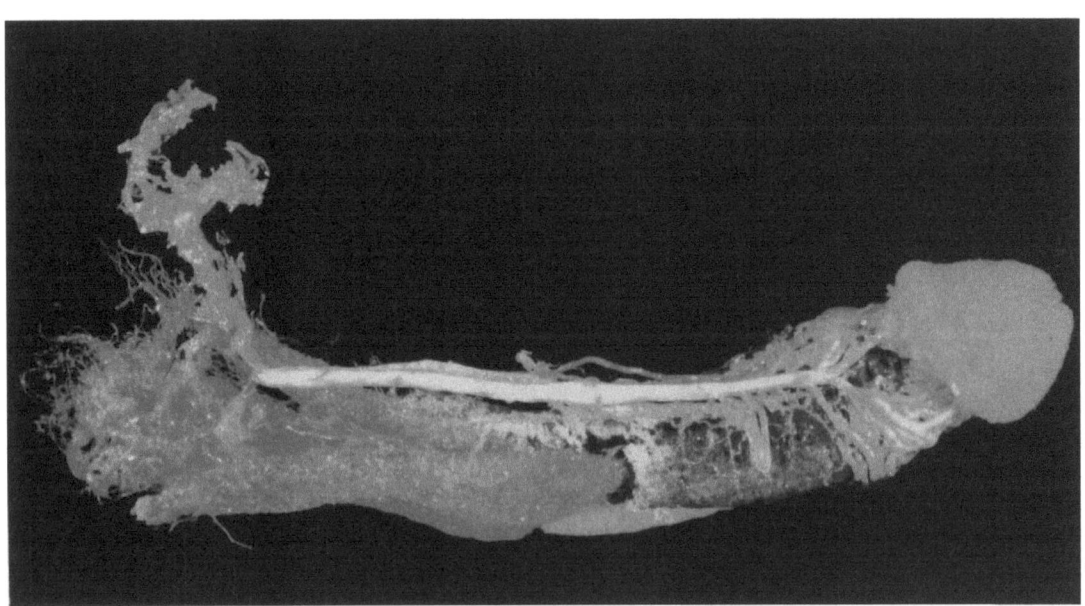

Abb. 1. Menschliches Penis-Ausgußpräparat

- Bedingt durch die massive Relaxation der glattmuskulären Strukturen in den Corpora cavernosa kommt es zu einer maximalen Ausdehnung der Sinusoidalräume, was entsprechend ihrer anatomischen Lage zu einer Kompression der kleineren und größeren, intermediären Venolen führt. Eine derartige venöse Restriktion tritt sowohl an den kleineren, zwischen den aneinander gelegenen und dilatierten Sinusoidalräumen verlaufenden, als auch an den größeren, parallel verlaufenden und subtunical gelegenen Intermediärvenolen auf.
- Die Glans penis bzw. das Corpus spongiosum gelten als eigenständige Einheit, da während der Erektion keinerlei hämodynamisch relevante Kommunikation zwischen Corpus cavernosum und Glans penis resp. Corpus spongiosum besteht. Die Glans penis verfügt über unzählige größere und kleinere Venen, die direkt in den subcoronal gelegenen Venenplexus bzw. die V. dorsalis penis münden, sowie über freie Kommunikationen mit dem Corpus spongiosum. Diese anatomische Besonderheit läßt die Glans penis unter der Erektion als arteriovenöse Fistel fungieren.

In Abhängigkeit von den drei physiologisch-anatomischen Schlüsselelementen läßt sich die penile Erektion wie folgt erklären:

- maximale arterielle Dilatation,
- Relaxation der glattmuskulären Strukturen der Corpora cavernosa,
- Okklusion des subtunical gelegenen, venösen Ausstromnetzes des Penis,
- Glans penis als arteriovenöse Fistel.

Die neurophysiologische Kontrolle dieser funktionellen Einheit unterliegt zwei unterschiedlichen Systemen:

- dem autonomen Nervensystem, welches für die „vaskuläre Phase" der penilen Erektion zuständig ist (arterielle Dilatation, cavernöse Relaxation, venöse Restriktion) und
- dem somatischen Nervensystem, welches für die „muskuläre Phase" zuständig ist (intracorporale Druckerhöhung durch vermehrten Muskeltonus von außen über M. bulbospongiosus und M. ischiocavernosus bis zur vollen Rigidität).

Literatur

1. Bochdalek V (1854) Ergebnisse über einen bis jetzt übersehenen Teil des Erektionsapparates des Penis und der Clitoris. Prakt Heilkunde 43: 115
2. Conti G (1952) L'erection du penis humain et ses bases morphologico-vasculaires. Acta Anat 14: 217
3. Deysach LJ (1939) Comparative morphology of erectile tissue of penis with especial emphasis on probable mechanism of erection. Am J Anat 64: 111
4. Dorr L, Brody M (1967) Hemodynamic mechanism of erection in the canine penis. Am J Physiol 213: 1526
5. Ebbehoj J, Uhrenholdt A, Wagner G (1980) Infusion cavernosography in the human in the unstimulated and stimulated situations and its diagnostic value. In: Zorgniotti AW, Rossi G (Eds): Vasculogenic impotence. Thomas, Springfield
6. Jünemann KP, Luo JA, Lue TF, Tanagho EA (1986) Further evidence of venous outflow restriction during erection. Br J Urol 58: 320
7. Lue TF, Zeineh SJ, Schmidt RA, Tanagho EA (1983) Physiology of penile erection. World J Urol 1: 194
8. Lue TF, Takamura T, Umraiya M, Schmidt RA, Tanagho EA (1984) Hemodynamics of canine corpora cavernosa during erection. Urology 24: 347
9. Newman HF, Northup JD, Devlin J (1964) Mechanism of human penile erection. Invest Urol 1: 350
10. Wagner G, Uhrenholdt A (1980) Blood flow measurement by the clearance method in the human corpus cavernosum in the flaccid and erect states. In: Zorgniotti AW, Rossi G (Eds): Vasculogenic impotence. Thomas, Springfield

Klaus-Peter Jünemann
Klinik für Urologie
Städtische Kliniken Kassel
D-3500 Kassel

Zusammenfassung der Postersitzung 12: Freie Themen V (Experimentelle Urologie)

G. Bartsch

Beitrag nicht eingereicht

Postersitzung 13: Freie Themen VI (Andrologie)

Impotenzbewertung mit Hilfe des Rigiscan: Tumeszenz- und Rigiditätsmessung – direkt, als Schlafstudie und nach intrakorporaler Papaverininjektion

U. Jonas, J. L. Bruins und A. E. J. L. Kramer

Erektile Impotenz ist das Unvermögen, eine Erektion aufzubauen und zu erhalten. Etwa 5% aller Männer über 40 Jahren und 20% über 60 Jahren leiden an Impotenz [2]. Der Mechanismus der Erektion ist bisher noch nicht komplett bekannt, Voraussetzungen sind ungestörte Libido, ein guter arterieller Inflow in die Corpora cavernosa, eine adequate Verminderung des venösen Ausflusses, die Relaxation der sinosoidalen Räume, ein intaktes autonomes Nervensystem und ein normaler endokriner Status. Die Diagnostik schließt ein psychologisches Screening, die Bestimmung des Serum-Testosterons, des Prolaktins, der luteinisierenden- und follikelstimulierenden Hormone ein, die Messung nächtlicher Tumeszenz und Rigidität und die Berechnung des penobrachialen Indexes ein. Eine pelvine Angiographie und die dynamische Cavernosographie können ebenfalls erforderlich sein.

Es wird über die ersten Erfahrungen mit der Registrierung von peniler Tumeszenz und Rigidität mit Hilfe des Rigiscan berichtet. Im Gegensatz zu den üblichen NPT (nocturnal penile tumescence) Apparaten erfolgt hier eine kombinierte Messung von Tumeszenz und Rigidität:

Der Rigiscan besteht aus einem Microprozessor mit Uhr, Kalender und Datenspeicher, sowie zwei Schlingen, die motorisch zusammengezogen werden können. Diese Schlingen werden um die Basis und den subcoronalen Teil des Penises gelegt.

Alle 15 Sekunden werden die Schlingen zusammengezogen, um den Penisumfang zu messen. Dabei wird die Schlingenlänge von Potenziometern abgelesen. Steigt die Tumeszenz um mehr als 1 cm, dann wird 1× pro 30 Sekunden erneut die Schlinge mit erhöhter Kraft zugezogen, um somit die penile Rigidität zu messen. Dabei wird die Rigidität in Prozent berechnet, wobei 100% Rigidität bedeutet, daß bei verstärkter Kraft keine zusätzliche Schlingenkürzung auftritt. Alle Daten werden gespeichert, die Speicherkapazität beträgt 30 Stunden. Zur Beurteilung werden die Werte über einen PC abgelesen. Dieses Gerät kann sowohl zur Nachtmessung als auch zur Direktmessung (real-time Messung) verwendet werden. Somit sind sowohl Schlafstudien als auch Direktmessungen mit visueller sexueller Stimulation (VSS), sowie nach intrakorporaler Papaverin-Injektion möglich. Die Normalwerte des Rigiscan, die auf 500 Untersuchungen basieren, sind aus Tabelle 1 ersichtlich [1]:

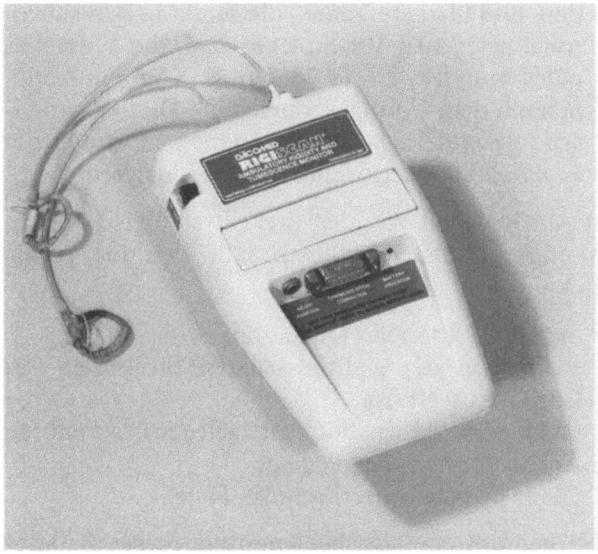

Abb. 1. Rigiscan: Computer-kontroliertes System zur Registrierung von Tumeszenz und Rigidität

Tabelle 1. Normalwerte beim Rigiscan [1]

Zahl der Erektion	3–6/8-Stunden Nacht
Dauer der Erektionen	10–15 min/Ereignis
Tumeszenz an Penisbasis	> +3 cm
Tumeszenz an Penisspitze	> +2 cm
Rigidität insuffizient	<40%
Rigidität fragwürdig suffizient	40–70%
Rigidität suffizient	>70%

Papaverin Hydrochlorid ist ein nicht-spezifisches Relaxanz der glatten Muskulatur, das zur Vasodilatation führt. Beim gesunden Mann führt die intrakorporale Injektion von Papaverin zur Relaxation der sinosoidalen Zwischenräume im Corpus cavernosum zum Anstieg des arteriellen Einstromes sowie zu einer Verminderung des venösen Ausstromes.

Es wurden 26 impotente Männer untersucht. Bei 21 Patienten wurden Nachtmessungen durchgeführt. Diese Untersuchung wurde im allgemeinen beim Patienten zu Hause durchgeführt und die Ergebnisse entsprechend den o.a. Normwerten ausgewertet. Das Auftreten einer einzigen Erektion wurde als positiv gewertet.

Die Direktmessungen fanden wie folgt statt (Tabelle 2):

Tabelle 2. Untersuchungsschema zur Direktmessung

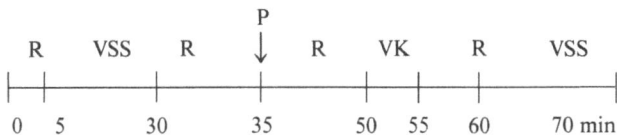

R: Ruhephase
VSS: Visuelle sexuelle Stimulation
P: Papaverin intrakorporal (80 mg)
VK: Venöse Kompression

Nach einer Adaptationsperiode von 5 Minuten erfolgte die VSS mit Hilfe eines pornographischen Films (25 Minuten). Nach einer zweiten Ruhephase von 5 Minuten wurden 80 mg Papaverin-Hydrochlorid intrakorporal injiziert und der Effekt während der folgenden 35 Minuten registriert. Nach einer manuellen Kompression an der Penisbasis erfolgt eine zweite VSS.

Ergebnisse

Die 26 Patienten wurden nach den klinischen Kriterien in drei Gruppen unterteilt:

reine psychogene Impotenz: 5 ×
reine organische Impotenz: 10 ×
gemischte Impotenz: 11 ×

Diese letzte Gruppe betraf Männer, bei denen eine psychogene Impotenz festgestellt war, die jedoch koexistierende organische Faktoren aufwiesen.

Abb. 2 zeigt die Nachtmessungen (a) sowie die direkten Messungen (b) bei psychogener Impotenz. Die gute Korrelation beider Meßmethoden ist deutlich ersichtlich. Die *alleinige VSS* führte bei 5 psychogenen Patienten (von denen 4 auch eine adequate Rigidität zeigten) zu einer guten Tumeszenz. Ein organischer Patient und 4 gemischte Patienten zeigten zwar Tumeszenz, jedoch keine Rigidität. Bei al-

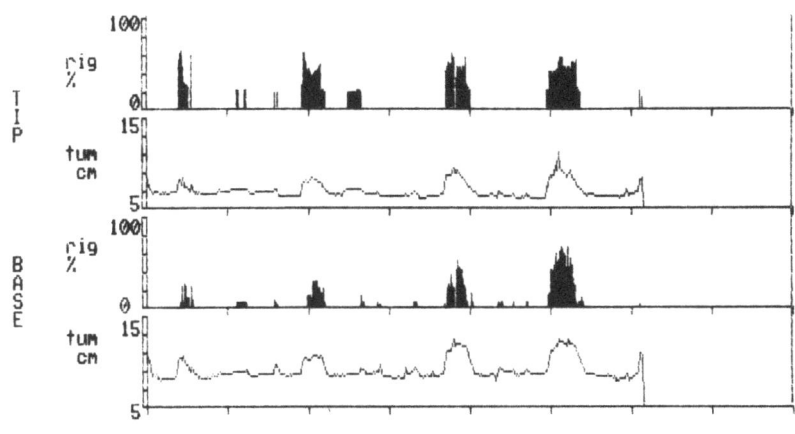

Abb. 2a. Nächtliche Messung (8 Stunden) bei psychogener Impotenz: 4 Episoden von Rigidität (rig. %) an Penisspitze *(TIP)* und Penisbasis *(BASE)* und Tumeszenz *(tum cm)*

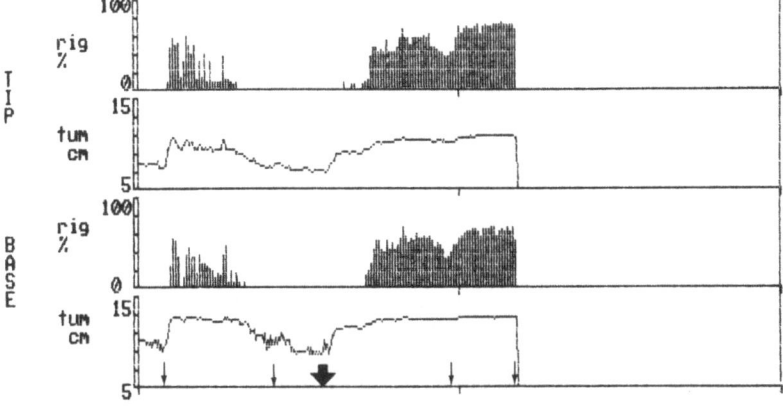

Abb. 2b. Direktmessung des Patienten von *Abb. 2a:* Untersuchung entsprechend dem Untersuchungsprotokoll (s. Tab. 2). *dünne Pfeile:* Beginn/Ende der VSS *dicker Pfeil:* intracorporale Papaverinjektion (80 mg)

len anderen Patienten trat kein oder nur eine insignifikante Reaktion auf. Nach der *Injektion von Papaverin* kam es bei den 5 psychogenen Patienten, bei 4 organischen und 9 gemischten Patienten zu einer Tumeszenz. In den *21 Schlafstudien* wurde bei 6 Patienten ein Fehlen von Tumeszenz udn Rigidität festgestellt. Die klinische Diagnose von 4 dieser Patienten war eine organische und 2 eine gemischte Impotenz. Bei 4 Patienten kam es zu einer Tumeszenz ohne Rigidität. Die 4 psychogenen und 7 gemischten Patienten zeigten gute nächtliche Erektionen. Die *manuelle venöse Kompression* führte zu einem Tumeszenzanstieg an der Penisspitze und – wie zu erwarten – zu einem Abfall der Tumeszenz an der Penisbasis.

Schlußfolgerungen

In der Beurteilung der Direktmessungen scheint die manuelle venöse Kompression unzureichend, den venösen Ausfluß zu blockieren, führt dagegen zu möglichen Untersuchungsartefakten. Daher werden die Ergebnisse der venösen Kompression hier nicht weiter berücksichtigt. Auffallend war, daß 4 der primär psychogen klassifizierten Patienten bereits während der VSS Penistumeszenz und Rigidität aufwiesen. Bei dem 5. Patienten trat dies erst nach Papaverininjektion auf. Bei keinem der organisch klassifizierten Patienten kam es zur Rigidität weder in der Direktmessung noch in der nächtlichen Messung. Es können jedoch Tumeszenzen ohne nennenswerte Rigiditäten auftreten. 8 Patienten der gemischten Gruppe zeigten nach Papaverin-Injektion eine ausreichende Rigidität, 6 hatten auch gute nächtliche Erektionen. Das zeigte, daß bei dieser Patientengruppe hauptsächlich psychogene Ursachen zur erektilen Dysfunktion geführt hatten. Die übrigen gemischten Patienten, die keine Rigidität während der Direktmessung und den nächtlichen Messungen aufwiesen, wurden daher in die Kategorie der organischen Störungen eingeordnet.

Die Aufzeichnung von Tumeszenz oder Rigidität als kontinuierliche direkte Meßmethode bringt eine deutliche Verbesserung in der Diagnostik erektiler Dysfunktionen.

Die Direktmessungen mit Papaverin-Injektion und VSS können die organischen Läsionen und die papaverinresistenten Dysfunktion erkennen lassen.

Im allgemeinen erlauben die Direktmessungen mit VSS und Papaverin-Injektion den Verzicht auf nächtliche Messungen.

Literatur

1. Dacomed Corporation (1986) Rigiscan ambulatory ridigity und tumescence system. Selected case studies. Form number 750-150-0486
2. Stief CG, Bähren W, Gau H, Sherb W, Gallwitz A, Altwein JE (1986) Schwellkörper – Autoinjektionstherapie (SKAT): erste Erfahrungen bei erektiler Dysfunktion. Urologe A 25: 63–66

Prof. Dr. U. Jonas
Urologische Universitätsklinik
Rijusburger Weg 10
NL-2333 AA Leiden
Niederlande

Optimierte und kostensparende Impotenzabklärung

J. Denil und F. Schreiter

Die bekannten invasiven und nicht invasiven diagnostischen Methoden zur Abklärung einer erektilen Dysfunktion sind zeitraubend, kostenintensiv, belastend für die Patienten und können oft nur unter stationären Bedingungen durchgeführt werden. Bei dem ständig wachsenden Patientengut ist es deshalb aus Zeit- und Kostengründen sinnvoll ein optimiertes Diagnoseschema anzuwenden, welches bei möglichst geringer Invasivität für jeden Patienten die optimale Therapie erbringt.

Da die Injektion von vasoaktiven Substanzen in die Corpora cavernosa einerseits ein bewährtes Diagnoseverfahren darstellt zur Unterscheidung zwischen vaskulär und nicht vaskulär bedingten Störungen andererseits im Rahmen der Selbstinjektionstherapie auch ein therapeutisches Verfahren

Tabelle 1. Diagnostische Möglichkeiten

Allgemeine Diagnostik:
 Fragebogen-Anamnese
 Klinische Untersuchung
Basisurologische Untersuchungen:
 Urethrocystoskopie, Urethrogramm, Urogramm
Laborparameter:
 Schilddrüsenparameter, Sexualhormone, Blutzucker, Blutfette
Spezifische Abklärung:
 1. Nicht invasiv:
  NPT-Aufzeichnung, Dopplersonographie, penile arterielle Druckmessung, Bulbocavernosusreflex-Latenzzeitmessung
 2. Semiinvasiv:
  Papaverin-Test
 3. Invasiv:
  Selektive penile Angiographie (mit DSA)
  Dynamische Cavernosographie
Psychisches Gespräch und psychologische Tests

Tabelle 2

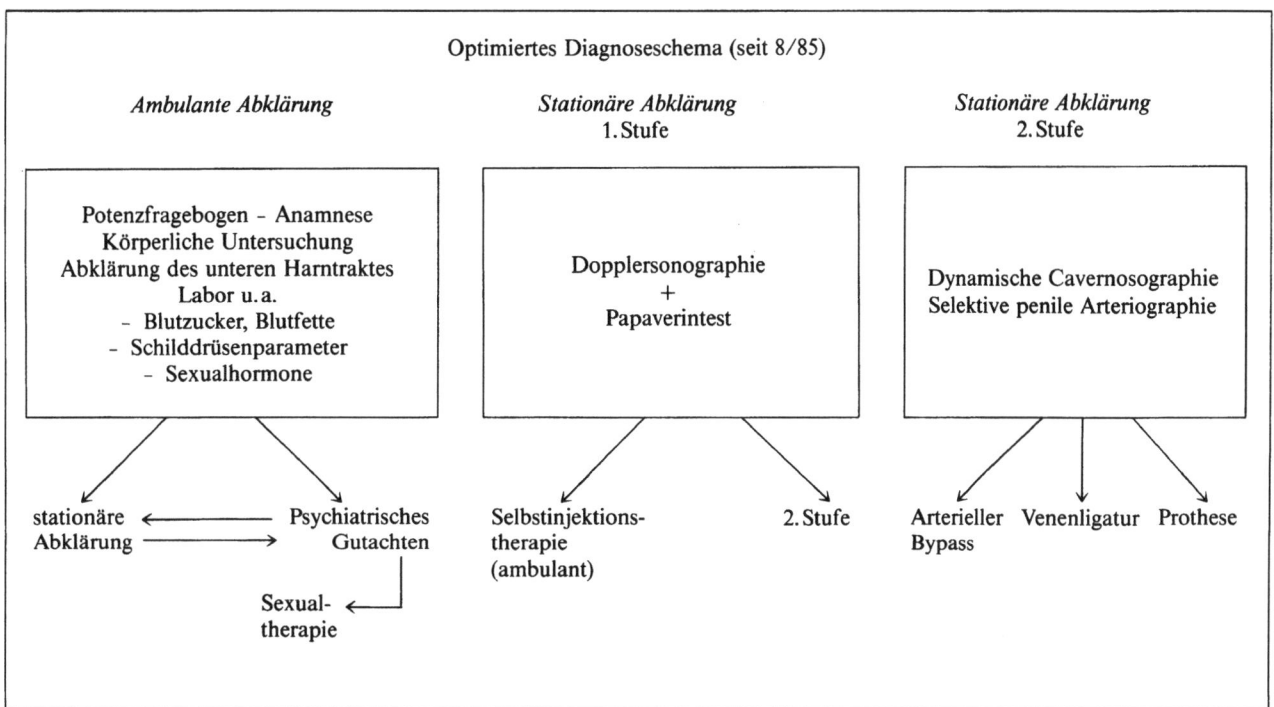

Tabelle 3. Patientengut

Zeitraum von 8/85 bis 6/86	
Alter 23–59 Jahren	
Ätiologie der erektilen Dysfunktion	n
Vaskulär (venös 6)	
(arteriell 8)	14
Diabetes mellitus	9
Radikale Prostatektomie	5
Neurogene (multiple Sklerose 1)	
(Querschnittslähmung 5)	6
Vorwiegend psychogen	2
unklare Genese	1
	37

Tabelle 4. Resultate

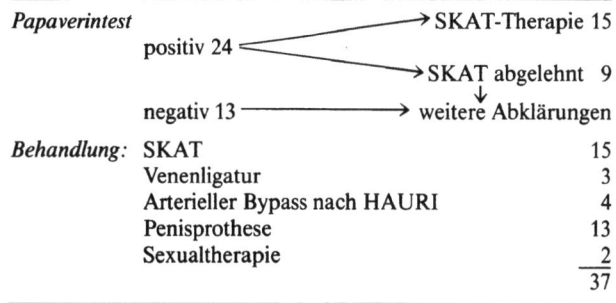

Behandlung:	
SKAT	15
Venenligatur	3
Arterieller Bypass nach HAURI	4
Penisprothese	13
Sexualtherapie	2
	37

darstellt, steht diesem Diagnosemittel in unserem Schema eine zentrale Bedeutung zu.

Papaverintest: 40 mg Papaverin werden an der Peniswurzel direkt in einen Schwellkörper injiziert. *Positiver Test:* Nach 5–30 Minuten erhält man eine rigide Erektion, die mindestens 20 Minuten anhält. Bei *negativem Test* Wiederholung am nächsten Tag mit einer Mischung von 30 mg Papaverin und 1 mg Phentolamin.

Ein positiver Test differenziert zwischen vaskulär und nicht vaskulär bedingten Störungen.

Das optimierte Diagnoseschema (Tabelle 2) gliedert sich 1. in die ambulante Abklärung, die vom niedergelassenen Urologen erfolgen soll, und 2. in die stationäre Abklärung, die wiederum unterteilt ist. In der ersten Stufe steht der Papaverintest mit der Dopplersonographie an zentraler Stelle. Bei positivem Test und Akzeptanz einer möglichen Selbstinjektionstherapie durch den Patienten kann von weiteren invasiven diagnostischen Maßnahmen Abstand genommen werden. Bei negativem Test sind die selektive Arteriographie sowie die dynamische Cavernosographie nötig.

Patientengut

Seit August 85 behandelten wir 37 Patienten mit erektiler Dysfunktion. Der jüngste Patient war 23, der älteste 59 Jahre alt (Tabelle 3).

24 mal war der Papaverintest positiv, 15 Patienten akzeptierten die Selbstinjektionstherapie, 9 lehnten SKAT ab. 13 Patienten wurden der zweiten Stufe des optimierten Diagnoseschemas zugeführt. Daraus resultierten dann folgende Behandlungen: Siehe Tabelle 4.

Schlußfolgerungen

Mit dem optimierten Diagnoseschema läßt sich mit möglichst geringer Invasivität und geringer Belastung für den Patienten eine sinnvolle Behandlung der erektilen Dysfunktion finden. Als Diagnosemittel wird die Injektionstherapie fast immer akzeptiert, als Therapie nur von etwa ⅔ der Patienten. Die zentrale Stellung in unserem Abklärungsschema hat sich bewährt. Nur 22 von 37 Patienten mußten der zweiten Stufe des Diagnoseprogramms zugeführt werden, was eine deutliche Kostenreduktion bedeutet.

Die Selbstinjektionstherapie betrachten wir nach wie vor sehr kritisch. Bei einem Patienten trat nach 5 Monaten bei 2 mal wöchentlicher Selbstinjektion eine Fibrose der Tunica albuginea mit entsprechender Penisdeviation auf, die operativ behandelt werden mußte. Auch läßt die Patientenakzeptanz mit fortschreitender Dauer nach.

Dr. J. Denil
Urologische Abteilung der
Med. Fakultät der Universität
Witten-Herdecke
Verbandskrankenhaus Schwelm
Dr. Moeller-Str. 15
D-5830 Schwelm

Ökonomie der Diagnostik und Therapie bei erektiler Dysfunktion – Analyse von 150 multidisziplinär untersuchten Patienten

H. Porst, H. van Ahlen, O. Köster und W. Tackmann

Beitrag nicht eingereicht

Diagnostik und Therapie bei organischer Impotenz

L. V. Wagenknecht

Einleitung

Die Erektionsfähigkeit ist für das Selbstwertgefühl des Mannes und für das Gleichgewicht einer Familie von eminenter Bedeutung. Bei der Anfälligkeit der Erektion für Störungen durch Streß, Mangelernährung, Noxen, Alter und Krankheit (z. B. Diabetes, Arteriosklerose, Niereninsuffizienz etc.) ist die Diagnostik von entsprechender Wichtigkeit. Erektionsstörungen galten bislang in 90% als psychogen, sind jedoch nach aktueller Ansicht in 50 bis über 80% organisch bedingt. [5, 7, 8, 10, 11, 13–18, 22–25].

Die organischen Erektionsstörungen sind verursacht durch verminderte Blutzufuhr oder erhöhten Venenabfluß, Shunts und Lecks der cavernösen Albuginea, Degeneration und Fibrosierung der Schwellkörper.

Diagnoseablauf

In der Reihenfolge ihrer Durchführung zeigt Tabelle 1 die verschiedenen diagnostischen Untersuchungen. In den letzten 3 Jahren wurde bei 145 Patienten mit Erektionsstörungen eine Stufendiagnostik

Tabelle 1. Diagnostischer Untersuchungsablauf bei Erektionsstörungen

1. Spezielle Anamnese
2. Klinischer Befund
3. Laborwerte: BZ, Kreatinin, Blutfette, Hormonstatus etc.
4. Messung der nächtlichen Penistumescenz (NPT)
5. Papaverin-Test
6. Neurologischer Status
7. Bulbocavernosus Reflex (BCR)
8. Cystometrie, Elektromyographie
9. Doppler-Strömungsmessung der Penisgefäße
10. Durchfluß-Cavernosographie mit künstlicher Erektion (+ Kameraufnahme, Videofilm)
11. Penis-Angiographie

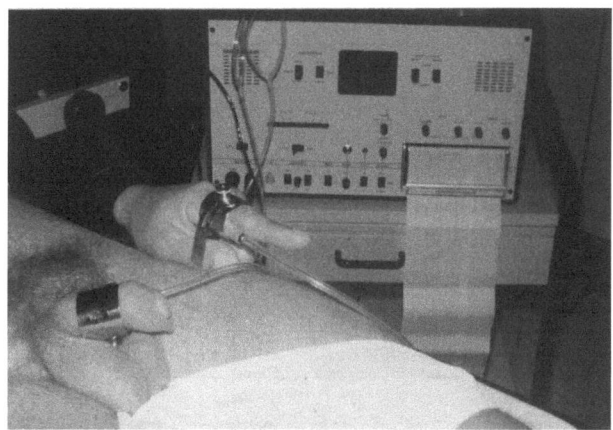

Abb. 1. Arterielle Doppler-Strömungsmessung im Vergleich von Finger und Penis

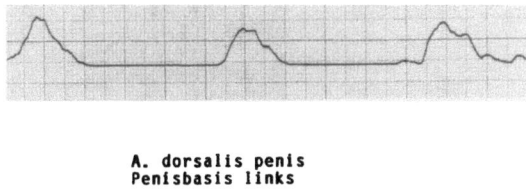

A. dorsalis penis
Penisbasis links

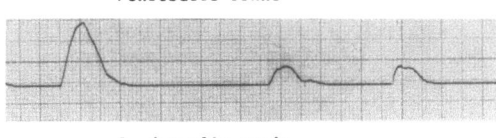

A. dorsalis penis
Penisbasis rechts

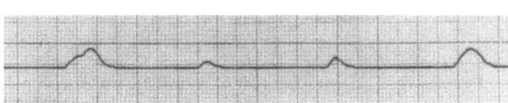

A. dorsalis penis
mittleres Penisdrittel

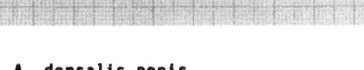

A. dorsalis penis
vorderes Penisdrittel

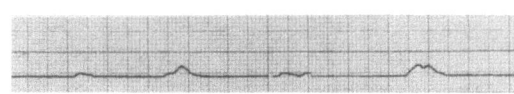

A. profunda penis

Abb. 2. Dopplerkurven über verschiedene Penisbereiche

durchgeführt. Die Erhebung beginnt mit der *speziellen Sexualanamnese* und Fragen nach Noxen, Medikamenten, Voroperationen, Organschäden wie z. B. Diabetes mellitus, Niereninsuffizienz, Hypertonus. Weiterhin erfolgen Fragen nach völligem oder vorzeitigem Erektionsverlust, morgendlichen-, seltenen- oder unvollständigen Erektionen usw.

Ein pathologischer *klinischer Befund* erfordert auch zum späteren Vergleich eine Dokumentation durch Zeichnung, Ausmessung und Photo. Wichtige *Laborparameter* sind Blutzucker, nierenpflichtige Substanzen, Lipide und ein exakter Hormonstatus.

Die Messung der nächtlichen *Penistumescenz (NPT)* erfaßt die Anzahl und Stärke der Erektionen. („Tumistore", Life-Tech. Inc. Houston Texas).

Weniger aufwendige Methoden wie z. B. Briefmarkentest, snap-gauge-band oder einfache Erektiometer erlauben keine Aussage über Zeitdauer oder Erektion und deren Häufigkeit. Zur Unterscheidung einer organischen von der psychogenen Impotenz wird Papaverin (30–50 mg) in den Penis injiziert, wobei Einsetzen und Zeitdauer der Erektion ein Gradmesser für die penile Zu- oder Abflußstörung sind.

Ein *neurologischer Status, Urethra- und Blasendruckprofil* sowie der Bulbocavernosus-Reflex (BCR) beleuchten eine eventuelle penile Neuropathie. Eine Latenzzeit der BCR über 40 msec. ist verdächtig auf eine Nervenläsion.

Die zweidirektionale *Doppler-Strömungsmessung* wird zur Abschätzung der arteriellen Blutzufuhr in verschiedenen Penisbereichen gemessen (Abb. 1 u. 2). Der Penis-Arm-Index kann durch 2 Blutdruckmanschetten in diesen Bereichen gemessen werden, jedoch ist seine Aussagekraft nicht immer klar.

Die *Durchfluß-Cavernosographie* ist eine der wichtigsten Untersuchungsmethoden bei Erektionsläsionen. Eine Penisfüllung mit 100 ml/min. wird unter Monitorkontrolle begonnen. Kameraaufnahmen in der Frühphase sind für die Erfassung von kollateralem Abfluß und erhöhter venöser Drainage besonders wichtig. Die Flußrate der Durchfluß-Cavernosographie wird ggf. erhöht und eine für die mittlere- und maximale Erektion notwendige Zeit- und Flüssigkeitsmenge aufgezeichnet. Die Flußrate zur Aufrechterhaltung beider Erektionsqualitäten und der Maintenance Index als reziproker Quozient zwischen Erreichen und Erhalten der Erektion geben einen Anhalt für eine venöse Insuffizienz.

Bei Verdacht auf eine verminderte Blutzufuhr ist die *Penisangiographie* notwendig. Gefäßdysplasien junger Männer sind weitaus seltener als die überwiegend diabetogen oder arteriosklerotisch bedingten aortoiliacalen – oder peripheren Gefäßengen oder – Verschlüsse.

Behandlungsmöglichkeiten und Ergebnisse

Von 145 Männern mit erektiver Funktionsstörung ergab sich bei 41 von ihnen eine psychogene Impotenz (28%), die eine psychosexuelle Partnertherapie erforderte. Von 104 Männern mit organischer Erektionsläsion (72%) wurden 91 operiert (Tabelle 2).

Eine *angeborene Peniskrümmung* wurde bei 16 Männern operiert. Zwei von ihnen mußten wegen Fadengranulom und narbenbedingter Überkorrektur zweimal operiert werden. Bei stabilisiertem Krankheitsverlauf der *Induratio penis plastica* ist gelegentlich eine Keilexision nach Nesbit, bei be-

Tabelle 2. Operationsresultate bei organischer Erektionsstörung

Krankheitsbild	Operationsart	Fallzahl	Resultate	
			gebessert	schlecht
Angeborene Penisdeviation	Cavernosus-Keilexzision (OP nach Nesbit)	16	16	–
Induratio penis plastica	1) Cavernosus-Keilexzision	3	2	1
	2) Cavernosus-Zylinderexzision	6	5	1
	3) Penisprothese	6	6	–
Penistrauma	1) Plastische Deckung	2	2	–
	2) Penisprothese	2	2	–
Zustand nach Priapismus	Penisprothese	8	8	–
Erhöhter Blutabfluß	Venenligatur (V. iliaca int. bds. + seitliche Penisvenen	22	16	6
Verminderter Blutzufluß	1) Arterialisation der Penisvene	8	6	2
	2) Penisprothese	18	16	2
Gesamtzahl		91	79	12

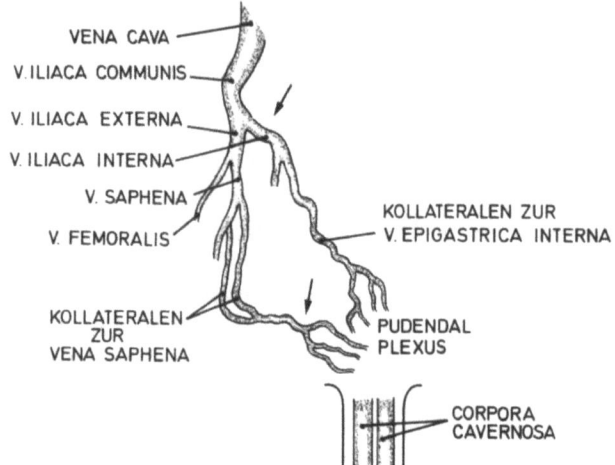

Abb. 3. Schema der von uns angewandten Technik der Venenligatur bei erhöhter kollateraler Drainage

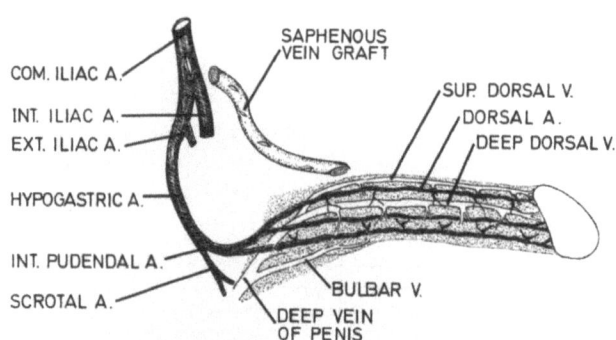

Abb. 4. Arterialisation des Penis durch Zwischenschaltung eines V. saphena-Interponats zwischen A. iliace communis (oder externa) und tiefer Penisvene

grenzter Plaque und akzeptierter Penisverkürzung eine gleichförmige Zylinderexzision beider Corpora cavernosa (Abb. 3) angezeigt (in 21). Die Penisprothese bleibt, wie auch bei Patienten mit Penistrauma und Zustand nach Priapismus, die ultima ratio. Bei erhöhtem Venenabfluß ligieren wir die V. iliaca interna beidseits und ggf. seitliche Venenkollateralen zur V. femoralis. In dieser Gruppe von 20 Patienten befanden sich 7 Diabetiker, die 5 mal ein schlechtes Ergebnis zeigten und denen eine Penisprothese vorgeschlagen wurde (Abb. 4). Zur Verbesserung der penilen Blutzufuhr führen wir nach der Technik von Virag [14, 15] eine mikro-chirurgische Interposition eines 20–25 cm langen V. saphena-Transplantats zwischen A. iliaca und Penisvene durch. Von 8 Operierten zeigten 6 ein gutes Resultat, 2 Diabetiker ein schlechtes Ergebnis. Weitere 18 Patienten in dieser Gruppe mit schwerer diabetogener Angiopathie erhielten eine Penisprothese.

Infektkomplikationen bei 2 von ihnen führten zur Prothesenexplantation und einmal zur Penisteilamputation. Die Infektprophylaxe bei Implantation von Penisprothesen ist daher insbesondere bei Diabetikern ein ernstzunehmendes Problem.

Diskussion

Auslösende Faktoren für eine organische Impotenz wurden kürzlich von Virag [14], Wagner [23] und Zorgniotti [27] aufgezeigt. Besondere Risikofaktoren sind Diabetes, Bluthochdruck, Rauchen und Hyperlipidämie [18].

Die intracavernöse Papaverin-Injektion wurde von Virag 1982 nicht nur als diagnostischer Test zur Unterscheidung von organischer und psychogener Impotenz, sondern auch zur Therapie von Erektionsstörungen eingesetzt [13]. Ob es vertretbar ist, über Jahre wiederholte Penisinjektionen mit kalkuliertem Priapismusrisiko und ohne lokale Schädigung der Schwellkörper vorzunehmen, läßt sich z. Zt. noch nicht absehen.

Die Therapie der angeborenen Penisdeviation durch cavernöse Keilexzision nach Nesbit ist bei den meisten Patienten erfolgreich [21]. Die Wertigkeit konservativer und operativer Therapieverfahren bei Induratio penis plastica wurde an anderer Stelle erörtert [19]. Bei schmerzhafter Plaque, Mißerfolg anderer Therapieverfahren und unmöglichem Geschlechtsverkehr wird von Furlow und anderen die

Implantation von Penisprothesen vorgeschlagen [in 20].

Die Therapie der vasculär bedingten Erektionsschwäche ist in vielen Punkten problematisch. Bei venöser Insuffizienz ist von der alleinigen Ligatur der V. dorsalis penis bestenfalls nur eine temporäre Besserung zu erwarten [11]. Aufgrund eigener Mißerfolge nach peripherer Venenligatur und Literaturangaben [in 11] sind wir zur Ligatur der beiden internen Iliacalvenen und der seitlichen Venenkollateralen zur V. femoralis mit bislang ermutigenden Resultaten übergegangen. Seltene Shunts oder direkte Lecks zwischen Corpora cavernosa und Glanspenis bzw. Corpus spongiosus müssen freigelegt und verschlossen werden.

Verschiedene Gefäßoperationen bei verminderter peniler Blutzufuhr durch Michal, Crespo, Virag und Zorgniotti [in 27] ergaben gute 1-3 Jahresresultate aber nur mäßige Langzeitergebnisse. Wie von o. g. Autoren angegeben, ist eine korrekte Indikationsstellung für den Langzeiterfolg so ausschlaggebend, wie die exakte mikro-chirurgische Technik. Epigastrico-penile Anastomosen sind aufgrund der niedrigen Flußraten (20-40 ml/min.) thrombosenanfällig und wenig effektiv. Die von Virag [14] angegebene Technik der Arterialisation der Penisvene mittels eines V. saphena-Transplantats ist bezüglich Zeitfaktor und mikro-chirurgischer Technik eine aufwendige Operation.

Wir haben diese Methode angewandt, weil sie ausreichend hohe Flußraten (GO - 110 ml/min.) ermöglicht und gleichzeitig eine partielle Umkehr des venösen Rückstroms bewirkt. Eine Heparinisierung wird 2 Tage präoperativ begonnen und 4 Wochen postoperativ durchgeführt. Bezüglich Genese und Therapiemöglichkeit nimmt die diabetogene Erektionsschwäche eine Sonderstellung ein. Bei 60 bis über 80% der Patienten mit diabetogener Impotenz bestehen schwere Gefäßveränderungen sowie eine penile Neuropathie [10, 11, 12, 14, 18, 23, 25 bis 27]. Gefäßoperationen bei diabetogener Impotenz scheinen nur von fragwürdigem und kurzfristigem Nutzen. Penisprothesen sollten daher u. E. bevorzugt werden.

Literatur

1. Bennet AH (1984) The use of the penile prosthesis in vasculogenic impotence. Inter Angio 3: 271-274
2. Brindley GS (1983) Cavernosal Alpha-Blockade: a new technique for investigating and treating erectile impotence. Br J Psychiat 143: 332-337
3. Conti G (1952) L'erection du penis human et ses bases morphologicovasculaires. Acta Anat 217-262
4. Ginestie JF, Romieux A (1970) L'exploration radiologique de l'impuissance. Malonie, Paris
5. Gray R, Keresteci A, St. Louis E et al (1982) Investigation of impotence by internal pudendal angiography: Experience with 73 cases. Radiology 144: 773-780
6. Juhan CM, Huguet JF, Clerissi JA, Courjaret P (1980) Classification of internal pudendal artery lesions in one hundred cases. In: Zorgniotti A, Rossi G (eds): Vasculogenic impotence. Thomas, Springfield, pp 153-168
7. Jevtich MJ (1984) Non-invasive vascular and neurologic tests in use for evaluation of angiogenic impotence. Inter Angio 3: 225-232
8. Karacan I, Salis PJ, Williams RL (1978) The role of the sleep laboratory in the diagnosis and treatment of impotence. In: Williams RL, Karacan I, Frazier SH (eds): Sleep disorders, diagnosis and treatment. Wiley, New York
9. Langer C (1862) Über das Gefäßsystem der männlichen Schwellkörperorgane. Sitzungsb Akad Wiss Wien, Math-Naturw Kl. 46 120-169
10. Michal V, Kovac J, Belan A (1984) Arterial lesions in impotence: Phalloarteriography. Inter Angio 3: 247-254
11. Porst H, Bähren W, Altwein JE (1983) Diagnostik und Therapiemöglichkeiten der vaskulären erektilen Impotenz. Urol Int 38: 5-10
12. Siroky MB, Sax DS, Krane RJ (1979): Sacral signal tracing: the electrophysiology of the bulbocavernosus reflex. J Urol 122: 661-664
13. Virag R (1982) Intracavernous injection of papaverin for erectile failure. Lancet II: 938
14. Virag R (1984) The treatment of angiogenic impotence. Inter Angio 3: 275-280
15. Virag R (1984) Conservative medical and surgical treatment of impotence. Symposium: Controversy in the diagnosis and treatment of erectile dysfunction. Leiden
16. Virag R, Frydman D, Legman M, Virag H (1984) Intracavernous injection of papaverine as a diagnostic and therapeutic method in erectile failure. Angiology 35, 2 79-87
17. Virag R (1984) The multidisciplinary evaluation of the impotent. Symposium: Controversy in the diagnosis and treatment of erectile dysfunction. Leiden
18. Virag R, Bonilly P, Frydman D (1985) Is impotence an arterial discorder? A study of arterial risk factors in 440 impotent men. Lancet I: 181-184
19. Wagenknecht LV (1982) Wertigkeit verschiedener Therapieverfahren bei Induratio penis plastica. Urol Int 37: 335-348
20. Wagenknecht LV, Furlow WL, Anvert J (1982) Urogenital reconstruction with protheses. Thieme, Stuttgart
21. Wagenknecht LV (1985) Microsurgery in urology. Thieme, New York 1985
22. Wagner G (1984) Mechanism of erection. Symposium: Controversy in the diagnosis and treatment of erectile impotence. Leiden
23. Wagner G (1984) Vascular mechanisms involved in human erection. Inter Angio 3: 221-224
24. Zorgniotti AW, Lefleur RS (1985) Auto-injection of the corpus cavernosum with a vasoactive drug combination for vasculogenic impotence. J Urol 133: 39-41
25. Zorgniotti AW, Padula G, Shaw W (1983) Selective arteriography for vascular impotence. World J Urol 1: 213-217
26. Zorgniotto AW, Padula G, Snaw WW, Rossi G (1984) Impotence associated with pudendal arteriovenous malformation. J Urol 132: 128-131
27. Zorniotti AW, Rossi G (1985) Vasculogenic impotence. Thomas, Springfield

Prof. Dr. med. L. V. Wagenknecht
Chefarzt, Urologische Klinik
Stadtkrankenhaus
D-2190 Cuxhaven

Abklärung und Therapie der erektilen Dysfunktion mit intracavernösen Papaverininjektionen

M. Schnyder und U. E. Studer

Einleitung

Durch die Einführung des Papverins, einem starken Relaxans für glatte Muskulatur, wurden die Möglichkeiten der Abklärung und der Therapie der erektilen Dysfunktion wesentlich erweitert.

Methode und Patientengut

Nebst Anamnese, Körperstatus und Labordiagnostik gehört heute der Papverintest mit intracavernöser Injektion von 20 mg reinem Papverin-HCl zur Basisuntersuchung der erektilen Dysfunktion.

Von September 85 bis Juli 86 wurden an der urologischen Universitätsklinik Bern bei 60 Patienten mit Potenzstörungen insgesamt 300 Papaverininjektionen in diagnostisch-therapeutischer Absicht durchgeführt. 42 Patienten stehen für die Langzeitauswertung zur Verfügung.

Resultate

a) Wirksamkeit

Ein Ansprechen in Form von Tumeszenz und vermehrtem arteriellem Inflow konnte bei allen Patienten festgestellt werden. Bei 25 Patienten (59%) konnten mit Papaverin suffiziente, d.h. für einen normalen Geschlechtsverkehr genügende Erektionen induziert werden (Durchschnittsalter 47 Jahre). Bei 9 dieser Patienten (21%) mit vorwiegend funktionellen Störungen konnte eine Remission erzielt werden. 16 Patienten (38%) führen eine Autoinjektionstherapie durch und sind damit zufrieden. 17 Patienten (41%) mit einem Durchschnittsalter von 55,3 Jahren reagierten nicht mit genügenden Erektionen, allerdings konnte bei den meisten davon die Selbstinjektionstherapie nicht versucht werden.

b) Nebenwirkungen

Siebenmal sind verlängerte Erektionen aufgetreten, davon dreimal nach Selbstinjektion einer höheren als der empfohlenen Dosis Papaverin. Nach 4 Stunden konnten die Erektionen problemlos durch Injektion von 0,01 mg Noradrenalin in ein, z.T. in beide Corpora cavernosa unterbrochen werden. Im übrigen sind keine nennenswerten Komplikationen aufgetreten.

Diskussion

Abbildung zeigt schematisch Ablauf der Abklärung, bzw. Therapie der erektilen Dysfunktion. Bei funktionellen Störungen ist eine Remission nach einigen Injektionen von Papaverin möglich. Die Selbstinjektionstherapie eignet sich für Patienten mit neurologischen Störungen und leichtgradigen arteriellen Insuffizienzen. Speziell erwähnen möchten wir aus unserer Serie 2 Patienten nach chirurgischen Eingriffen im kleinen Becken, 2 Patienten nach kurativen Bestrahlungen sowie 2 Paraplegiker. Bei ungenügendem Ansprechen auf höhere und wiederholte Dosen Papaverin muß bei therapeutischer Konsequenz weiter abgeklärt werden: bei pathologischem Dopplerbefund mittels selektiver Arteriographie, bei normalem Dopplerbefund mittels dynamischer Cavernosographie.

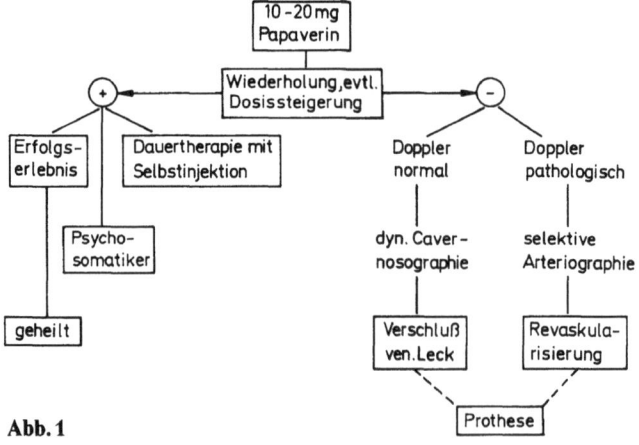

Abb. 1

Dr. M. Schnyder v. W.
Urologische Universitätsklinik
Inselspital
CH-3010 Bern

Rationelle Diagnostik der erektilen Dysfunktion mit vasoaktiven Substanzen

C. G. Stief, R. Beckert, C. Sparwasser, W. Bähren, W. Thon und J. E. Altwein

Die Komplexität des Erektionsvorganges und die oft multifaktorielle Genese der erektilen Dysfunktion erfordern ein umfangreiches Abklärungsprogramm in der Diagnostik von Erektionsstörungen. Nur durch multidisziplinäre Zusammenarbeit ist die hierfür notwendige Spezialisierung und Fähigkeit des einzelnen Arztes, aufwendige Untersuchungen durchzuführen, zu erreichen. Von entscheidender therapeutischer Relevanz ist die Differenzierung zwischen arteriell, venös, psychogen und nicht vaskulär – nicht psychogen. Hier trägt der Einsatz vasoaktiver Substanzen, die sog. SKAT-Testung, wesentlich zur Rationalisierung der Diagnostik der erektilen Dysfunktion bei.

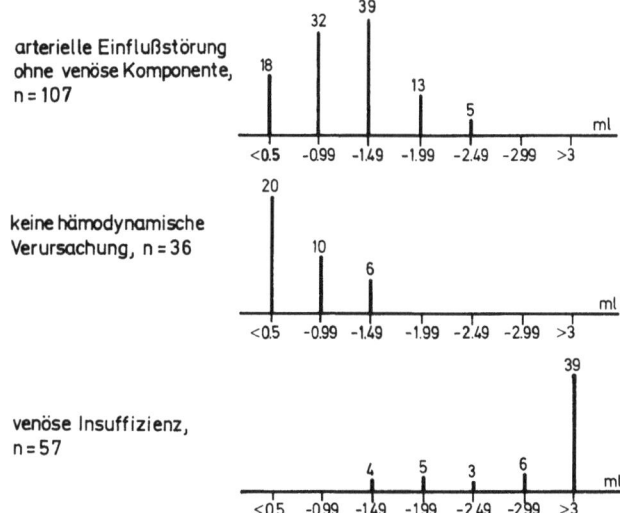

Abb. 1

Krankengut und Methode

Von Februar 1985 bis Juli 1986 wurden bei 200 konsekutiven Patienten mit erektiler Dysfunktion im Alter von 19–65 a (ā = 45,6 a) folgende Untersuchungen durchgeführt: Anamnese anhand eines Questionaires, körperliche Untersuchung, Labor, NPT, BCR-Latenzzeitmessung, Oberbauch- und Beckensonographie, Doppler der 4 penilen Arterien proximal und distal, Sexualanamnese und Psychometrie. Eine selektive Penisangiographie wurde bei 59 Patienten, eine dynamische Cavernosographie bei 57 Patienten durchgeführt. Nach entsprechender Aufklärung wurde den ersten 55 Patienten 1 ml, den folgenden 0,5 ml eines standardisierten vasoaktiven Substanzgemisches (15 mg/ml Papaverinhydrochlorid + 0,5 mg/ml Phentolaminmethansulfonat) intracavernös appliziert; diese Dosis führte bei einem Kontrollkollektiv von 10 normal potenten Männern zu einer mindestens 30-minütigen vollen Erektion. Durch Dosisvariierung wurde bei den Patienten eine Erektionsdauer von 30–90 Minuten angestrebt, als Dosismaximum wurden 3 ml festgesetzt (Abb. 1).

Ergebnisse

Während der diagnostischen Anwendung vasoaktiver Substanzen kam es bei 200 Patienten zu 21 prolongierten Erektionen (Dauer über 6 h) bei 19 Patienten. Die ersten vier wurden durch Punktion beider Cc. cavernosa und Aspiration von Blut, die folgenden durch die intracavernöse Injektion von 2 mg Metaraminol beherrscht. Differenziert nach den Ergebnissen der multidisziplinären Abklärung, finden sich 9 ätiologisch verschiedene Gruppen. Die Patienten mit einer rein arteriell bedingten erektilen Dysfunktion erlangen mit einer Durchschnittsdosis von 1,07 ml bei einer deutlichen Verlängerung der Ansprechzeit (7–30 min) eine volle Erektion. Im Falle einer rein neurogen bedingten Erektionsstörung tritt die volle Erektion – ähnlich dem Vergleichskollektiv – nach 3–11 min bei einer mittleren Dosierung von 0,56 ml ein. Auch bei höchster Dosierung spricht nur etwa ¼ der Patienten mit venösem Leck als alleinige Ursache der erektilen Dysfunktion auf die SKAT an.

Diskussion

Die intracavernöse Injektion gefäßwirksamer Substanzen bewirkt durch Veränderungen der penilen Hämodynamik eine volle Erektion: Die Dilatation der Arterien, die Relaxation der cavernösen Sinus und die Konstriktion bzw. Kompression der Venen führen zu einer Erektion mit voller Rigidität. Die Vermutung, daß die penile Reaktion auf die intracavernöse Applikation vasoaktiver Pharmaka nur von den jeweiligen hämodynamischen Gegebenheiten abhängt, bestätigt der Vergleich der verschiedenen ätiologischen Gruppen. Die Ergebnisse der multidisziplinären Untersuchungen und die Mindestdosen zum Erreichen einer vollen Erektion zusammenfassend, läßt sich folgende Einteilung der Patienten nach ätiologischen Gesichtspunkten vornehmen:

1. nicht vaskulär
2. pathologischer Inflow, venöse Kompetenz
3. venöse Insuffizienz

Schlußfolgerung

Die SKAT-Testung stellt eine einfache und sichere Methode zur Überprüfung der penilen Hämodynamik dar. Um schwerwiegende Nebenwirkungen zu vermeiden, sollte sie nur von in dieser Untersuchung erfahrenen Urologen durchgeführt werden. Mit Hilfe dieses pharmakologischen Tests wurde ein rationalisiertes dreistufiges Programm zur Beantwortung der therapierelevanten Fragen entwickelt.

I. Basisuntersuchung	Anamnese, körperliche Untersuchung, Labor
II. Spezifische nichtinvasive Untersuchungen	SKAT-Test, Doppler, Sexualanamnese + Psychometrie, Sonographie Abdomen + Becken
III. Spezifische invasive Untersuchungen (nur bei bestimmten Indikationen)	Cavernosographie, Angiographie, BCR + SSEP

Dr. C.G. Stief
Urologische Abteilung
Universitätsklinik
D-7800 Freiburg

18 Monate Erfahrungen mit der Schwellkörper-Autoinjektions-Therapie

C.G. Stief, R. Beckert, D. Schnell, W. Thon und J.E. Altwein

Einleitung

Die Einführung der Penisprothese zu Beginn der siebziger Jahre bot erstmals einem großen Patientenkreis mit organisch bedingter erektiler Dysfunktion eine Behandlungsmöglichkeit ihrer Erektionsstörung. Ende der siebziger Jahre gelang mittels mikrochirurgischer Revaskularisations-Techniken die Verbesserung der penilen Arterialisation. Die jüngste Behandlungsmöglichkeit wurde 1982 von Virag initiiert, der beobachtete, daß die intracavernöse Injektion des glatten Muskelrelaxans Papaverin eine Erektion hervorrief.

Krankengut und Methode

Von Februar 1985-Juli 1986 wurden 200 Patienten mit erektiler Dysfunktion multidisziplinär bezügl. ihrer Störung abgeklärt. Wegen der diagnostischen und therapeutischen Anwendung gefäßwirksamer Substanzen erfolgte eine Präselektion des Patientengutes. Bei 51 Patienten war eine anschl. Aufnahme in das Schwellkörper-Autoinjektions-Therapie (SKAT)-Programm wegen eines ausgeprägten venösen Lecks als (Mit-)Ursache der erektilen Dysfunktion nicht möglich. 3 Patienten, bei denen die diagnostische Injektion vasoaktiver Pharmaka eine volle Erektion induzierte, lehnten die SKAT wegen der psychischen Unfähigkeit, penile Autoinjektionen vorzunehmen, ab. 164 Patienten wurden nach ausführlicher Aufklärung über evtl. Nebenwirkungen und Spätkomplikationen und Erlernen der Autoinjektions-Technik in die SKAT unter häuslichen Bedingungen entlassen. Zur Erfassung von Nebenwirkungen wurden die Patienten nach 10 und dann je 25 Autoinjektionen nachuntersucht. Die Provisionierung der Patienten erfolgte nur bei persönlicher Vorstellung zu den Nachuntersuchungen.

Ergebnisse

Während der ersten 1000 Autoinjektionen unter häuslichen Bedingungen traten bei 3 Patienten prolongierte Erektionen von 6–10½ Stunden ($\bar{h} = 8$ h) auf. Diese konnten durch die intracavernöse Injektion von 2,5 mg Metaraminol in das rechte und 1 mg Metaraminol nach 10 Minuten in das linke C. cavernosum therapiert werden. In jedem Fall injizierte sich der Patient die adaptierte Dosis kurz nach einer nicht erfolgreich geglaubten ersten Injektion. Nachdem die Patienten seit August 1985 darauf hingewiesen werden, keinesfalls 2 Autoinjektionen innerhalb von 24 Stunden durchzuführen, traten in den folgenden 3000 SKAT-Anwendungen keine prolongierten Erektionen mehr auf. Bei einem Patienten traten nach 45 SKAT 2 ca. 4 mm durchmessende, intratunicale Verhärtungen auf. Sonographisch war keine Beteiligung des Schwellkörpergewebes feststellbar. Nach einer Injektionspause von 8 Wochen waren diese Verhärtungen weder palpatorisch noch sonographisch nachweisbar. Caverniden oder Penisdeviationen wurden nicht beobachtet, kleine intradermale Hämatome, die sich folgenlos resorbierten, zeigten sich nach etwa 2% der Autoinjektionen.

40 Patienten führten je 35–155 ($\bar{x} = 71$) Autoinjektionen durch. Kein Patient berichtete über lokale oder systemische Nebenwirkungen, außer bei dem oben genannten Patienten konnten keine Veränderungen des Lokalbefundes erhoben werden. Signifikante Veränderungen der Laborwerte wurden nicht beobachtet. 11 Patienten berichteten über eine wesentliche Verbesserung der Spontanerektionsfähigkeit mit normalen Erektionen bis zu 14 Tagen nach der Autoinjektion. Eine Toleranzentwicklung trat nicht ein. Bei 5 Patienten (4 psychogene, 1 mäßiggradige arterielle Ätiologie) kehrte die Erektionsfähigkeit innerhalb der ersten 10 Autoinjektionen zurück. 9 Patienten brachen die SKAT innerhalb der ersten Injektionsserie ab, in 3 Fällen wegen Unzufriedenheit mit der Therapie an sich, in 6 Fällen wegen Inakzeptanz der Partnerin.

Diskussion

Intracavernöse Fibrosen werden nach mehreren hundert Autoinjektionen von verschiedenen Autoren berichtet. Hierfür wird in tierexperimentellen Studien insbesondere der saure pH der üblicherweise angewandten Monosubstanz Papaverin angeschuldigt. Wir verwenden ein weniger saures Substanzgemisch von Papaverin und Phentolamin. Durch die Wirkungspotenzierung des Gemisches im Verhältnis zu den Einzelsubstanzen gelingt eine Dosisreduktion, was zur Vermeidung evtl. systemischer Nebenwirkungen beiträgt.

Die gravierendste kurz- und mittelfristige Nebenwirkung der SKAT stellt die prolongierte Erektion mit ischämischer Gewebssituation und der Gefahr des andauernden Erektionsverlustes dar. Dies unterstreicht die Notwendigkeit, die Therapieform nur zuverlässigen und kooperationsfähigen Patienten anzubieten. Zugleich erfordert der Umgang mit vasoaktiven Substanzen in Diagnostik und Therapie der erektilen Dysfunktion vom behandelnden Urologen das Bewußtsein, mit hochwirksamen Pharmaka zu arbeiten.

Dr. C. G. Stief
Urologische Abteilung
Universitätsklinik
D-7800 Freiburg

Erste Erfahrungen mit der AMS Hydroflex-Penisprothese

F. Noll und F. Schreiter

Einleitung

Seit 1983 stehen hydraulische, semiflexible Penisprothesen zur Verfügung, die in erster Linie als Ersatz der semirigiden Penisprothesen gedacht sind. Wie diese bestehen die semiflexiblen Prothesen aus 2 Prothesenschenkeln, in die ein hydraulisches System eingearbeitet ist. Dadurch wird erstmals bei vereinfachter Implantationstechnik auch eine Erschlaffungsphase bei einfach zu implantierenden Penisprothesen realisiert.

Technische Beschreibung der AMS Hydroflex

Bei exakter Implantation der Prothese liegt die Pumpe in Höhe des Sulcus coronarius. Beim Zusammendrücken wird blutisotone Flüssigkeit aus dem Reservoir, welches in den Crura corpora cavernosa liegt, in die mittlere Kammer gepumpt. Dadurch kommt es zu einer Versteifung des Penis. Gegen eine unabsichtliche Entleerung ist die mittlere Kammer durch ein Ventilsystem geschützt. Durch Druck auf das Ablaßventil, welches ca. 1,5 cm proximal der Pumpe liegt und leicht zu tasten ist, wird die Verbindung von der mittleren Kammer zum Reservoir freigegeben. Bei gleichzeitigem sanften Druck auf den Penisschaft wird eine nahezu vollständige Entleerung des mittleren Anteils der Prothese erreicht, der Penis befindet sich in nahezu normaler Hängelage.

Ergebnisse

Alle Prothesen funktionieren gut. Mechanische Defekte wurden bisher nicht beobachtet. Chirurgische Komplikationen sind nicht eingetreten. Alle Patienten sind mit dem OP-Ergebnis zufrieden.

Tabelle 1. Patientengut
Patientengut N = 15 5/85–5/86

Nr.	Alter	Implantation	Indikation
1	41	5/85	Paraplegie sub L 1
2	56	5/85	Diab. mellitus
3	45	6/85	Diab. mellitus
4	56	7/85	Intrapelviner Harnröhrenabriß
5	42	7/85	Paraplegie sub D 6
6	52	8/85	Rad. Prostatektomie
7	31	9/85	Paraplegie sub L 1
8	28	11/85	Venöses Leakage
9	30	11/85	Vaskulär (arteriell)
10	44	2/86	Diab. mellitus
11	55	2/86	Rad. Prostatektomie
12	36	3/86	Beckentrauma
13	25	4/86	Paraplegie sub D 12
14	50	4/86	Vaskulär (venös, arteriell)
15	32	5/86	Tetraplegie sub C 7

Tabelle 2. Operationsergebnisse

Ätiologie	Ergebnisse				
	Erschlaffungsphase			Erektionsphase	
	n	gut	zufr.	gut	zufr.
Vaskulär	3	2	1	3	–
Diab. mellitus	3	2	1	3	–
Querschnittslähmung	5	4	1	5	–
Beckentrauma	2	2	–	2	–
Rad. Prostatektomie	2	2	–	2	–
	15	12	3	15	–

Diskussion

Die *Vorteile* der AMS Hydroflex-Penisprothese sind

1. eine steuerbare Erektion und Erschlaffung,
2. kein Dauerdruck auf die Faszie der Corpora cavernosa, da sich die Prothese normalerweise in nicht erigiertem Zustand befindet, somit Eignung für Querschnittsgelähmte und die Ausbildung einer ungenügenden Armierung der Glans penis (Concordephänomen) ist wenig wahrscheinlich,
3. endoskopische Untersuchungen und TUR sind möglich.

Einziger *Nachteil* gegenüber allen verfügbaren halbstarren Prothesen ist der höhere Preis der semiflexiblen Hydroflex. Gegenüber den bekannten hydraulischen Penisprothesen (IPP 700, Mentor-Inflatable) ist die Erschlaffungsphase zur Zeit noch nicht optimal realisiert, zudem ist der Grad der maximalen möglichen Erschlaffung teilweise von der gewählten Prothesenlänge abhängig.

Schlußfolgerungen

Für den Patienten bietet die semiflexible AMS Hydroflex-Penisprothese gegenüber den halbstarren Implantaten den Vorteil der steuerbaren Erektion. Im erschlafften Zustand erlaubt die Prothese bedingt das Tragen leichter Bade- und Sportkleidung.

Für den behandelnden Urologen ändert sich die Implantationstechnik, die von den halbstarren Prothesen bekannt ist, kaum. Die OP-Zeiten sind vergleichbar kurz. Die mechanische Komplikationsrate ist bei den bisherigen Untersuchungen kleiner als 1%.

Nach wie vor stellen die hydraulischen Penisprothesen die beste prothetische Versorgung der erektilen Dysfunktion dar. Gegenüber den semirigiden Penisprothesen ist jedoch mit der AMS Hydroflex eine deutliche Verbesserung gelungen.

F. Noll
Abteilung für Urologie
Verbandskrankenhaus Schwelm
Dr. Moeller Str. 15
D-5830 Schwelm

Die Behandlung der Penisdeviation durch operative Korrektur nach Nesbit

M. Goepel, W. Kropp, D. Kröpfl und R. Hartung

Einleitung

Seit 1965 gilt die operative Korrektur der kongenitalen oder traumatisch erworbenen Penisdeviation durch das Nesbit'sche Operationsverfahren als Standardmethode [7].

Patientengut und Methodik

An der Urologischen Universitätsklinik Essen wurden zwischen März 1980 und Dezember 1985 20 Patienten einer Operation nach Nesbit unterzogen. Es handelte sich dabei um 12 Erwachsene im Alter von 18 bis 38 Jahren und 8 Kinder im Alter von 7 bis 15 Jahren. Bei den Erwachsenen lag in 9 Fällen eine kongenitale Penisdeviation vor, in 2 weiteren Fällen lag der Abknickung ein früheres Trauma zugrunde. 1 Patient wies eine Restdeviation nach vorausgegangener Hypospadiekorrekturoperation auf.

Die kindlichen Penisdeviationen waren in 7 Fällen durch eine Hypospadia sine Hypospadia und in einem weiteren Fall durch eine Epispadie verursacht. Bei den Erwachsenen wurde der Grad der Penisdeviation durch eine Autophotographie dokumentiert [5], alle Patienten wurden einem intraoperativem Erektionstest zur Befundüberprüfung und Operationsplanung zugeführt. Das Operationsverfahren bestand in allen Fällen aus einer zirkulären Umschneidung des inneren Vorhautblattes, Präparation des Penisschaftes, Darstellung und Anzügelung des neurovaskulären Bündels sowie einer oder mehrerer ellipsenförmiger Exzisionen aus der Tunica albuginea der Schwellkörper [7]. Anschließend wurde das erreichte Operationsergebnis durch einen nochmaligen Erektionstest überprüft. Die Nachuntersuchung der Patienten erfolgte durch Autophotographie, klinische Nachuntersuchung und einen standardisierten Fragebogen.

Ergebnisse

In allen Fällen wurde eine zufriedenstellende Korrektur der Penisdeviation erreicht. Bei 2 Patienten mußte wegen einer postoperativen sekundären Phimose eine Circumcision durchgeführt werden, ein weiterer Patient wies eine geringgradige Restdeviation auf, die jedoch funktionell nicht wirksam und damit nicht korrekturbedürftig war.

Diskussion

Die operative Korrektur der Penisdeviation ist sowohl aus funktionellen als auch aus psychosexuellen Gründen indiziert. Wie Erfahrungen aus einem größeren Patientengut kollektiv zeigen [6], kann durch diese Operation bei sehr geringer Komplikationsrate ein befriedigendes funktionelles und kosmetisches Ergebnis erreicht werden. Die Darstellung des neurovaskulären Bündels bei ausgeprägten Penisdeviationen ist zur Vermeidung operationsbedingter Verletzungen sinnvoll. Bei der Korrektur der kindlichen Hypospadia sine Hypospadia sind aus der Literatur verschiedene Therapieansätze bekannt [1, 2, 3, 4]; bei unseren kindlichen bzw. jugendlichen Patienten konnte die störende Abknickung der Glans penis durch das einfache Operationsverfahren der Corporo-Plastik erfolgreich korrigiert werden.

Literatur

1. Bach D, Altwein JE (1985) Therapeutisches Konzept bei Hypospadieäquivalenten. Akt Urol 16: 27-29
2. Cnedron I, Melin Y (1981) Congenital curvature of the penis without hypospadias. Urol Clin North Am 8: 398-401
3. Frank JD, Mor SB, Pryor JP (1981) The surgical correction of erectile deformities of the penis of 100 men. Br J Urol 53: 645-647

4. Jakse G, Janetschek G (1984) Penile Chorda ohne Hypospadie. Akt Urol 15: 20-24
5. Kelâmi A (1983) Autophotography in evaluation of functional penile disorders. Urology 21: 628-629
6. Kelâmi A (1985) Congenital penile deviation and straightening of the penis using the Nesbit-Kelâmi Technique. Urol Int 40: 267-268
7. Nesbit RM (1965) Congenital curvature of the phallus: Report of three cases with description of corrective operation. J Urol 93: 230-233

Dr. M. Goepel
Urologische Univ.-Klinik Essen
Hufelandstraße 55
D-4300 Essen

Prostata- und Bläschendrüsenveränderungen bei Hämatospermie

W. Weidner, Ch. Jantos und F. Schumacher

Einleitung

Die möglichen Ursachen der Hämatospermie sind vielfältig. Die Symptomatik wird in den meisten Fällen durch eine Prostato-Vesikulitis erklärt [2, 4, 5]. Daneben werden Traumen im Genitalbereich, Urethralstrikturen, Hypertonie und Gerinnungsstörungen ätiologisch diskutiert [7]. Besonders wichtig erscheinen Beobachtungen, daß die Hämatospermie Symptom eines Prostata- oder Bläschendrüsenkarzinoms sein kann [1, 2].

1963 hat YADA erstmals vesikulographisch bei einem Großteil der von ihm untersuchten Patienten mit Hämatospermie anatomische Deformationen von Prostata- und Bläschendrüsen demonstriert [11]. Fallberichte haben diese Beobachtungen untermauert [3, 6, 9].

Die vorliegende Untersuchung ging der Frage nach, ob bei Patienten mit Hämatospermie durch Untersuchungen von Prostata- und Bläschendrüsen mit bildgebenden Verfahren anatomische Veränderungen nachgewiesen werden können, die das Symptom über den bisherigen Kenntnisstand hinaus erklären.

Patientengut, Methodik

Zwischen März 1982 und Mai 1986 wurden in der Prostatitis-Sprechstunde Gießen 54 Patienten mit einer Hämatospermie (Alter: 22-64 Jahre) einer standardisierten Diagnostik unterzogen (Tabelle 1). Die Infektionsdiagnostik schloß eine „4-Gläserprobe" und mikrobiologische und zytologische Ejakulatanalyse ein [8]. Veränderungen von Prostata und Bläschendrüsen wurden durch routinemäßige transrektale Sonographie (Realtime Sector-Scanner, 3.5 MHZ, Bruel/Kjaer, DK) und ein Computer-Tomogramm des kleinen Beckens erfaßt [8, 9]. Zystische Prostataveränderungen und uni- oder bilaterale Vergrößerungen der Bläschendrüsen wurden als gravierende anatomische Veränderungen angesehen [10].

Ergebnisse

Bei 32 von 54 Patienten, d.h. in 59%, wurden Deformationen von Prostata oder Bläschendrüsen nachgewiesen. Der häufigste Befund war die unilaterale Bläschendrüsenvergrößerung (Tabelle 2). In Tabelle 3 wurden die Untersuchungsergebnisse anderen für die Hämatospermie pathognomonischen Befunden gegenübergestellt. Bei Vorliegen einer Prostata- bzw. Utrikuluszyste ließen sich keine weiteren pathologischen Befunde erheben. Die unilaterale und bilaterale Bläschendrüsenvergrößerung konnte jeweils 6 Mal durch eine Prostato-Vesikulitis erklärt werden. Darüberhinaus fanden wir bei Vorliegen ei-

Tabelle 1. Untersuchungsschema

- Anamnese
- Körperliche Untersuchung
- Infektionsdiagnostik
  (4-Gläserprobe, Ejakulatanalyse)
- Transrektale Sonographie
- CT Prostata- und Bläschendrüsen
- Vesikulographie (selektiv)
- Urethrocystoskopie (selektiv)

Tabelle 2. Sonographie- und CT-Befunde
n 54

Unauffällig		22
Auffällig		32
Prostatazyste		3
Utrikuluszyste		1
Bläschendrüsenvergrößerung		28
- unilateral	19	
- bilateral	9	

Tabelle 3. Faktorenanalyse. Bildgebende Verfahren vs Klinische Befunde

Bildgebende Verfahren	Lokale Befunde			Allgemeine Befunde	
	Prostato-vesikulitis	Prostata-karzinom	Genuine Mißbildung	Gerinnungs-störung	Hyper-tonus
Prostatazyste	3	-	-	-	-	-
Utrikuluszyste	1	-	-	-	-	-
Unilaterale Bläschen-drüsenvergrößerung	19	6	1	3[a]	1	2
Bilaterale Bläschen-drüsenvergrößerung	9	6	-	-	-	1

[a] 1 Mal Mukoviszidose
1 Mal Samenblasenzyste
1 Mal Samenblasenzyste und ipsilaterale Nierendysplasie

ner unilateralen Bläschendrüsenvergrößerung einmal ein Prostatakarzinom und dreimal eine genuine Mißbildung. Gerinnungsstörungen und Hypertonus spielten eine untergeordnete Rolle.

Diskussion

Aus andrologischer Sicht ist bei Hämatospermie bislang Prostata- und Bläschendrüsenveränderungen, wie sie in der vorliegenden Untersuchung nachgewiesen worden sind, wenig Aufmerksamkeit geschenkt worden [5]. Die Zuordnung zu den anderen klinischen Befunden zeigt, daß sich diese nur in einigen Fällen durch bekannte sonstige Krankheitsbilder wie eine Vesikulitis erklären lassen. In Übereinstimmung mit YADA [11] glauben wir daher, daß die beschriebenen Deformationen von Prostata oder Bläschendrüsen als Ursache der Hämatospermie diskutiert werden müssen. Aus diesem Grunde empfehlen wir, jeden Patienten mit einer Hämatospermie transrektal zu sonographieren.

Literatur

1. Ewell GH (1963) Seminal vesicle carcinoma. J Urol 89: 908
2. Fletcher MS, Herzberg Z, Pryor IP (1981) The aetiology and investigation of haemospermia. Br J Urol 53: 669
3. Heller E, Whitesel A (1963) Seminal vesicle cysts. J Urol 90: 305
4. Hofstetter A, Staehler G (1976) Die Hämatospermie, ein Symptom der chronischen Urethro-Adnexitis. Therapiewoche 26: 4266
5. Kreutz G, Bandhauer K (1978) Die Hämatospermie. Urologe B 18: 177
6. Poppel H, Vereecken R (1983) Hemospermia owing to utricular cyst. J Urol 129: 608
7. Ross JC (1969) Haemospermia. Practitioner 203: 59
8. Weidner W (1984) Moderne Prostatitisdiagnostik. Zuckschwerdt, München Bern Wien
9. Weidner W (1985) Use of transrectal ultrasonography of the prostate gland and seminal vesicles in andrology. Acta Eur Fertil 16: 117
10. Wiegand S, Weidner W (1986) Per rectal ultrasonography of the prostate in the diagnosis of chronic prostatitis and prostatodynia. pp 177-180 In: Weidner W, Brunner H, Krause W, Rothauge CF (eds). Therapy of prostatitis. Zuckschwerdt, München Bern Wien
11. Yada B (1963) On the study of haemospermia. Acta Urol Jpn 9: 175

Prof. Dr. W. Weidner
Urologische Universitätsklinik
Klinikstraße 29
D-6300 Gießen

Akutes Skrotum bei paratestikulärer Nebennierenrindenektopie

W.-D. Miersch, H. v. Ahlen, P. Brühl und G. Knöpfle

Einleitung

Die Gonade entsteht aus dem ventrolateralen Teil, die Nebennierenrinde (NNR) aus dem medialen Teil einer zunächst gemeinsamen Genitalleiste [12]. Ektopien von NNR-Gewebe sind in über 1% im Bereich des frühern Descensus testis zu finden, wenn man bei Operationen im Leisten oder Genitalbereich darauf achtet.

Exemplarische Kasuistiken

1½-Monate altes Kind mit den Zeichen eines „akuten Skrotums" rechts seit 1 Stunde bestehend. Notoperation unter dem Verdacht einer Hodentorsion. Intraoperativ keine Torsion, wohl aber eine kleine tumoröse Auflagerung am Nebenhodenkopf.
Histologie: Nebennierenrindenektopie.
Durch diesen Befund aufmerksam gemacht, suchten wir in den folgenden 7 Monaten bei 59 Orchido-Funikulolysen gezielt nach entsprechenden Veränderungen. Bei einem fünfjährigen und einem zweijährigen Jungen konnten wir während dieser Zeit jeweils eine weitere NNR-Ektopie nachweisen (Abb. 1).

Diskussion

Bei gezielten Sektionen im Bereich des früheren Descensus werden Ektopien der NNR in bis zu 14% beschrieben [3, 6, 10]. Die hellgelbfarbenen Knötchen sind durchschnittlich 1-4 mm groß und zeigen umgeben von einer dünnen Bindegewebshülle den typischen Aufbau der NNR in Zona glomerulosa, Zona fasciculata und Zona reticularis ([10, 11]; Abb. 2). Bei unseren kleinen Patienten fanden wir diese Veränderungen in ca. 5%. Die in der Literatur angegebenen Häufigkeiten schwanken bei verschiedenen Eingriffen zwischen 1% und 5,6% [4, 6, 8], wobei sich die größte Inzidenz bei Orchido-Funiculolysen mit um 5% findet. Geringer ist die Inzidenz dieser Veränderung bei Leistenbruchoperationen [3, 4]. Bei weiblichen Patienten werden NNR-Ektopien nur in Einzelfällen beschrieben [10]. In

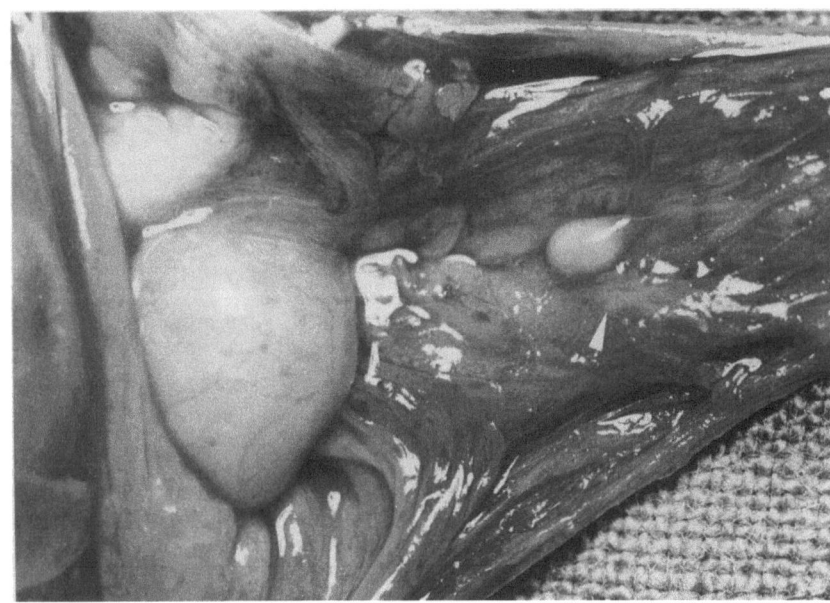

Abb. 1. OP-Situs: NNR-Ektopie des Funikulus

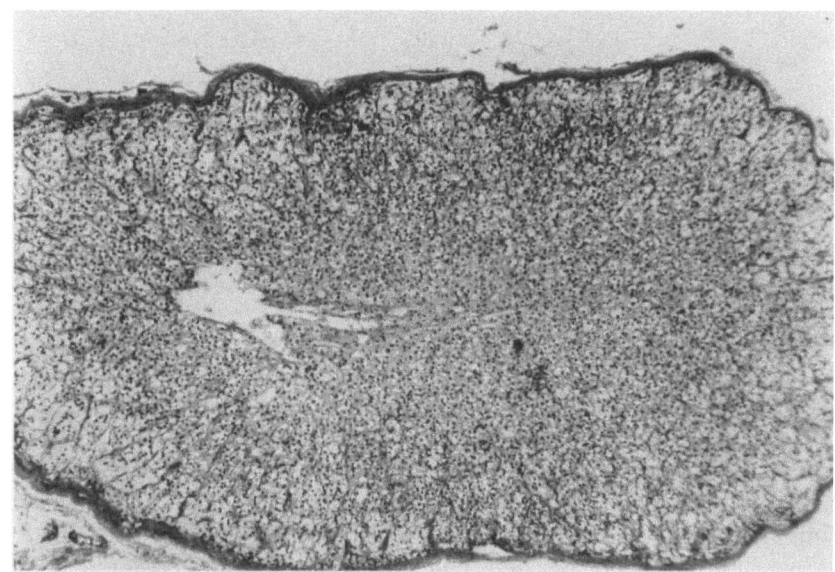

Abb. 2. Histologischer Aufbau des ektopen NNR-Knötchens

größeren Serien kindlicher Leistenbruchpatienten konnten sie bei Mädchen nicht gefunden werden [4]. Klinische Relevanz bekommen diese erstmals von Klebs 1876 [5] beschriebenen Knötchen, wenn sie ein akutes Skrotum oder einen Tumor vortäuschen [2, 9, 10]. Fälle von persistierendem Cushing-Syndrom nach beidseitiger Nebennierenentfernung, wie von primärem Hyperaldosteronismus durch ektopes Gewebe sind beschrieben [1, 3, 7]. Daher sollte bei Herniotomien und Orchido-Funikulolysen im Kindesalter die Descensusregion genauer inspiziert werden. Verdächtige Strukturen sollten der feingeweblichen Diagnose zugeführt werden.

Zusammenfassung

An Hand drei eigener Fälle einer Nebennierenrindenektopie in der Descensusregion wird auf die Genese und Problematik dieser Erkrankung eingegangen.

Literatur

1. Flanagan MJ, McDonald JH (1967) Heterotopic adenoma producing primary aldosteronism. J Urol 98: 133–139
2. Gualtieri T, Segal AD (1949) Report of a case of adrenal-type tumor of the spermatic cord: A review of aberrant adrenal tissues. J Urol 61: 949–955
3. Gutowski WTh, Gray GF (1979) Ectopic adrenal in inguinal hernia sacs. J Urol 121: 353–354
4. Isa SS, Nassar VH, Slim MS (1973) Accessory adrenal tissue in the inguinal region. Z Kinderchir 13: 436–443
5. Klebs E (1876) Handbuch der Pathologischen Anatomie I/2. Hirschwald, Berlin, S 566–567
6. Lambrecht W, Kortmann K-B (1983) Häufigkeit und Bedeutung akzessorischen Nebennierengewebes in der kindlichen Inguinalregion. Chirurg 54: 39–41
7. Leger L, Bouvresse M, Desligneres S (1975) Cortico-surrenalome malin sur surenale accessoire. J Chir (Paris) 110: 7–13
8. MacLennan A (1919) On the presance of adrenal rests in the walls of hernial sacs. Surg Gynecol Obstet 29: 387–388
9. Mininberg DT, Dattwyler B (1973) Ectopic adrenal tumor presenting as a torsion of the spermatic cord in a newborn infant. J Urol 109: 1037–1038
10. Nelson AA (1939) Accessory adrenal cortical tissue. Arch Pathol 27: 955–965
11. Piroth P, Seel R (1979) Zur Bedeutung dystopen Nebennierengewebes. Z Kinderchir 28: 55–59
12. Starck D (1975) Embryologie 3. Aufl. Thieme, Stuttgart

Dr. med. W.-D. Miersch
Urologische Universitätsklinik Bonn
Sigmund Freud Str. 25
D-5300 Bonn

Zusammenfassung der Postersitzung 13: Freie Themen VI (Andrologie)

G. Ludwig

Die 13. Poster-Sitzung, die Herr Jakse und ich moderierten, hatte die Andrologie zum Inhalt. Dem Trend der Zeit folgend behandelten 9 von 11 vorgestellten Postern die erektile Dysfunktion.

Von den beiden übrigen berichteten einmal *Miersch u. Mitarb. aus Bonn* von einem Fall einer *paratesticulären Nebennierenektopie* innerhalb des Processus vaginalis testis als seltene Ursache eines akuten Scrotums und zum anderen *Weidner und Kollegen* über Prostata- und *Bläschendrüsenveränderungen bei der Hämatospermie:* sie fanden bei 54 Patienten 28 Mal Veränderungen der Bläschendrüsen. Die Aufschlüsselung dieser Befunde erbrachte in hohen Prozentsätzen keine verantwortliche Ursache.

Die transrektale Sonographie ist als Fazit dieser Untersuchungen bei der Beurteilung der Bläschendrüsen allen anderen Techniken überlegen.

Bei der *Diagnostik der erektilen Dysfunktion* wurde von verschiedenen Arbeitsgruppen ein rationelles ökonomisches und praxisbezogenes Vorgehen dargestellt.

Benil und Schreiter aus Schwelm, Porst u. Mitarb. aus Bonn, Schnyder und Studer aus Bern sowie die *Ulmer Arbeitsgruppe um Stief* stellten weitgehend übereinstimmende Diagnostikregime in unterschiedlichem Zahlenmaterial vor:

Ätiologisch wurden von *Stief u. Mitarb.* bei 200 Patienten 68% arterielle, 57% venöse, 41% neurogene und 8% psychogene Ursachen einer erektilen Dysfunktion (ED) ermittelt, die in 40% miteinander vermischt, d.h. Ausdruck eines multifaktoriellen Geschehens waren. Ein multidisziplinäres Abklärungsprogramm wurde vorgeschlagen, das ich allerdings durchaus allein einem mit der Problematik vertrauten *Urologen* zutrauen und zumuten möchte.

Die durch Publikationen nicht zuletzt in der Laienpresse kometenhaft bekannt gewordene intracavernöse Injektion erektionsinduzierender Pharmaka, die treffend und eingängig bezeichnete SKAT (*Schwellkörper-Autoinjektionstherapie*), ermöglicht eine dosisabhängige Differenzierung der erektilen Dysfunktion.

Es kann hiermit unterschieden werden zwischen: Patienten mit *nicht-gefäßbedingter* ED Patienten mit *pathologischer arterieller* Versorgung und Patienten mit *pathologischem venösem* Abfluß, einem sogenannten venösen Leck, bei dem durch zu schnellen Abfluß eine anhaltende Erektion nicht möglich ist.

Bei dem von *Stief u. Mitarb.* aufgelisteten *Nebenwirkungen der SKAT-Therapie* sind prolongierte Erektionen – nicht als Priapismus, jedoch wenn nicht beseitigt, wohl als dessen Vorstufe zu verstehen – am gravierendsten. Sie können entweder durch Entlastung über eine cavernöse Spülkanüle oder durch intracavernöse Injektion von Metaraminol in fast allen Fällen beseitigt werden.

Eine stationäre Abklärung erscheint dann indiziert, wenn auf SKAT-Testung keine Erektion erfolgt, was bei der Ulmer Arbeitsgruppe in 25% der Fall war, außerdem bei Ablehnung der SKAT durch den Patienten und schließlich bei verzögertem Wirkungseintritt.

Dann muß durch *dynamische Pharmakocavernosographie* und eventuell durch *selektive penile Arteriographie* die Indikation zur operativen Revision gestellt werden.

Die *operativen Möglichkeiten* bestehen in der Unterbindung der venösen Leckstellen oder der Verbesserung des arteriellen Zustroms durch arteriovenöse Bypass-Operationen, wie sie erfolgreich von *Virag und Hauri* beschrieben wurden.

Wagenknecht, Cuxhaven, empfiehlt hierbei einen ausgedehnteren Zugang zum Becken, um das venöse Endstromgebiet im Bereich beider Venae iliacae internae und den Collateralen zur Vena saphena bei venösem Leck unterbinden zu können.

Bei arterieller Minderversorgung führt *Wagenknecht* einen Shunt zwischen Arteria iliaca communis und den oberflächlichen Penisgefäßen nach Virag V mit einem Saphenatransplantat durch.

Interessant war auch seine Mitteilung über den *Nitrolingualtest,* bei dem nach Aufsprühen von Nitrospray auf die Glans penis eine deutlich verbesserte Penisdurchblutung dopplersonographisch registriert werden konnte.

Schnyder und Studer aus Bern erwähnten auch die mögliche schnelle Heilung einer erektilen Dysfunktion durch einige wenige intracavernöse Papaverininjektionen bei psychogenen Ursachen.

Jonas u. Mitarb. aus Leiden sowie *Porst* und die Bonner Arbeitsgruppe stellten eine Bewertung der männlichen Impotenz anhand des *Rigiscan* vor. Es handelt sich hierbei um ein Gerät, das am Penis sowohl Volumenzunahme = Tumeszenz, als auch Steifheitsgrad = Rigidität aufzuzeichnen und voneinander zu differenzieren vermag. Die *Gruppe um Jonas* fand eine gute Korrelation zwischen Papaverintest und nächtlicher Messung, so daß auf letztere in Zukunft verzichtet werden könnte. Das Gerät kostet allerdings 35000 DM ohne den zusätzlich erforderlichen Personal-Computer. Daß Tumeszenz ohne Rigidität möglich, aber ineffektiv ist, wurde erneut bestätigt.

Noll und Schreiter aus Schwelm empfahlen für Patienten, bei denen eine *Penisprothese* indiziert und akzeptiert ist, die AMS-Hydroflex als aufblasbares steuerbares System mit dem Vorteil des integrierten Reservoirs. Einziger Nachteil gegenüber der bisher als Prothese mit hydrodynamischer Möglichkeit bekannter Scott-Prothese war die schlechtere, unvollständige Erschlaffung.

Goepel und Mitarb. aus Essen stellten ihre Ergebnisse bei der *Penisdeviation* durch Nesbit-Operation vor. Erstaunlich hoch war der Anteil operativ behandelter kindlicher Penisverkrümmungen, was bei der Diskussion auf breite Kritik stieß.

Zusammenfassend erfreut sich vor allem die erektile Dysfunktion eines zunehmenden Interesses. Die SKAT-Testung ist zum zentralen Diagnostikum bei der Abklärung einer vaskulären Ursache der Impotenz geworden. Die SKAT-Therapie greift steppenbrandartig um sich, sie hat bisher kaum und wenn, noch beherrschbare Nebenwirkungen bei großer Patientenakzeptanz.

Erste Hinweise auf intracavernöse Fibrosierungen nach längerer SKAT-Therapie und die Möglichkeit systemischer Schäden vor allem an der Leber lassen eine abschließende Beurteilung der Methode zur Zeit jedoch noch nicht zu.

Prof. Dr. Gerd Ludwig
Urologische Klinik
Städtisches Krankenhaus
Gotenstraße 6-8
D-6230 Frankfurt - Höchst

Postersitzung 14: Freie Themen VII (Kinderurologie, Urodynamik)

Schwere Epispadieformen – Neues therapeutisches Konzept

S. Perović, D. Sremčević und B. Talić

Problemstellung

Das Grundproblem in der chirurgischen Behandlung der Epispadien stellt die Penislänge dar. Bei dieser Mißbildung ist nämlich der Penis sehr kurz, mit ausgeprägter dorsaler Krümmung. Dies alles wird durch die Divergenz der Schwellkörper, ihre Beziehung zum Schambein, das Vorhandensein außerordentlich kurzer Harnröhre oder durch die Veränderungen der Schwellkörper selbst verursacht. Besonderes Problem stellt die Inkontinenz dar, wenn sie mit dieser Anomalie verbunden ist.

Das Ziel unserer chirurgischen Behandlung ist:

1. Befreiung der Schwellkörper vom Schambein,
2. Näherung der Schwellkörper zueinander,
3. Gestaltung maximal langer Neo-urethra, die zentral zwischen die Schwellkörper gelegt wird,
4. Herstellung des Kontinenzmechanismus.

Alle obengenannten Forderungen sollten durch die Operation in einer Sitzung erfüllt werden.

Material und Methodik

Im Zeitraum von 1984 bis 1986 wurden 12 Operationen aufgrund von Epispadie durchgeführt. Die Epispadieformen waren: 3 penile und 9 komplette, davon 4 mit Inkontinenz und 4 mit Epispadie-extrophiekomplex. Das Alter der Patienten betrug zwischen 3 und 27 Jahren.

Operationstechnik (Abb. 1 u. 2): zirkuläre subkoronale Inzision. Mobilisierung der Peniskörperhaut zusammen mit der Vorhaut – falls vorhanden – in der Schicht der Buckschen und Collesschen Faszie. Präparation der Urethralrinne mit ihrer Corpus spongiosum und ihre Trennung von den Schwellkörpern des Penis durch bis zum Schambein. Es folgt die Trennung der Schwellkörper vom Schambein, danach ihre komplette Trennung voneinander bis zum Glans, der in zwei Teile geteilt wird. Von der Vorhaut – wenn vorhanden – oder von der Peniskörperhaut wird der vaskularisierte Lappen, d. h. die Neu-urethra, formiert, die zwischen die Schwellkörper verlagert wird und mit der alten Urethra (bzw. Blasenhals) und Glansspitze genäht wird. Die Reste der alten Urethra bzw. der klaffende Blasenhals werden verengt. Die Schwellkörper werden oberhalb und unterhalb der Urethra mit den Rotationsnähten [4] vernäht, die auch ihrer ganzen Länge nach zwischen die Schwellkörper gelegt werden. Die Wiederherstellung der Peniskörperhaut wird von der vorhandenen Haut der Verschiebenslappen oder vaskularisierten gestielten Lappen realisiert, was von Fall zu Fall abhängig ist. Von besonderer Bedeutung ist die Wiederherstellung der Haut des peno-pubischen Winkels. Die beschriebene Technik wurde in 3 Fällen als Reintervention benutzt, nach der Anwendung der klassischen Methoden zur Korrektion dieser Anomalie.

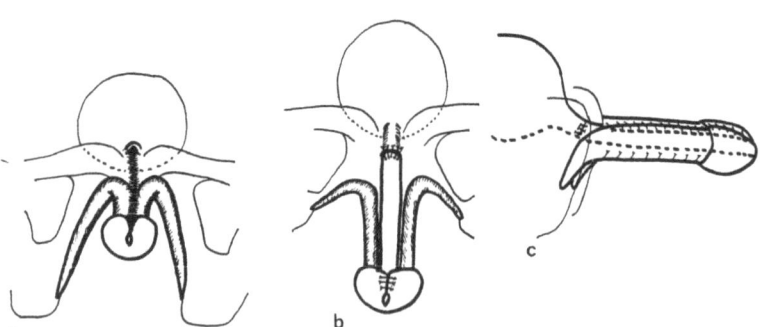

Abb. 1 a–c. Grundprinzipien Operationstechnik. Freilegung der Corpora cavernosa von Verbindung mit dem Schambein. Resektion der Urethralrinne. Neugebildete lange Urethra befindet sich zentral zwischen Corpora cavernosa gelegt, die oberhalb und unterhalb von Urethra vereinigt werden. In einigen Fällen wird der Kontinenzmechanismus erreicht, was wahrscheinlich auf den Druck der Corpora cavernosa an die Neu-urethra zurückzuführen ist

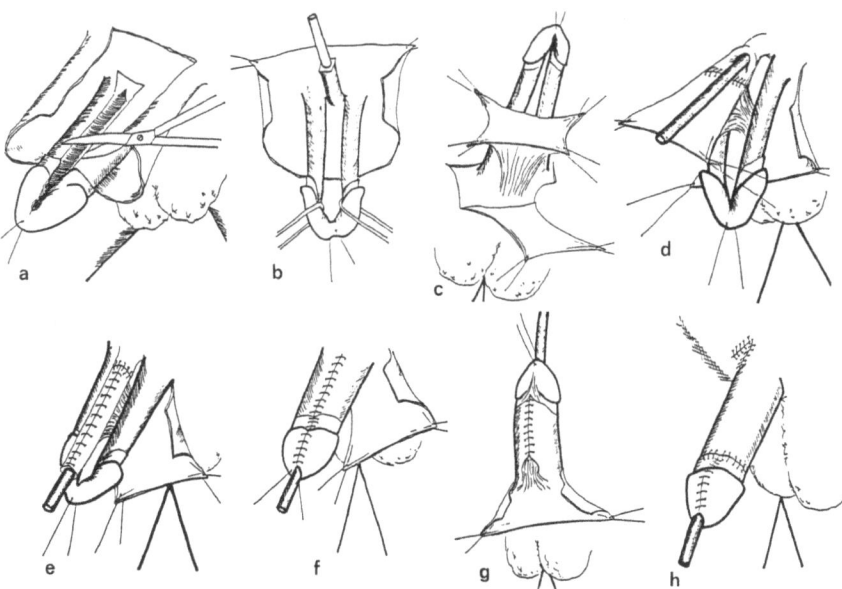

Abb. 2a-h. Technik **a, b** Komplette Mobilisation der Penishaut mit Resektion der Urethralrinne. Vollständige Mobilisation und Separation der beiden Corpora cavernosa. **c** Neue Urethrabildung aus ventraler Vorhaut mittels Inselhautlappentechnik. **d** Verlagerung und Anastomose des Inselhautlappens mit der alten Urethra. **e** Bildung der neuen Urethra und ihre Verlagerung zwischen Corpora cavernosa. **f, g** Nahtvereinigung der Corpora cavernosa an der Dorsal- und Ventralseite des Penis mit den Rotationsnähten. Urethra ist zentral gelegt. **h** Penishautrekonstruktion mittels zweier Rotationslappen. Penis ist verlängert und die dorsale Kurvatur vollständig beseitigt. Penis ist in seiner anatomischen Lage

Ergebnisse

In allen Fällen wurde die Penisverlängerung sowie die Korrektur der dorsalen Krümmung erzielt, mit der physiologischen Penislage sowohl im erektilen als auch im nichterektilen Zustand. Im ästhetischen Sinne wurden auch in allen 12 Fällen zufriedenstellende Ergebnisse erreicht. Komplikationen (Fisteln) in 2 Fällen. Die passive Kontinenz ist in 4 von 6 Fällen erreicht worden.

Diskussion

In der chirurgischen Behandlung der schweren Epispadieformen, insbesondere wenn sie mit der Inkontinenz verbunden sind, werden meistens Operationen in zwei oder mehreren Sitzungen angewendet [2, 3, 5, 7]. Unsere operative Technik erfüllt alle Forderungen für die Korrektur dieser Mißbildung in einer Sitzung. In der Mobilisierung der Corpora cavernosa ist das Verhalten sehr radikal, ohne Gefahr die Blutversorgung des Penis zu bedrohen [1]. In der Gestaltung der Neo-urethra wird der vaskularisierte von der Vorhaut oder Peniskörperhaut stammende Insellappen benutzt. Im Unterschied zu anderen Autoren [6], die Neuurethra entweder dorsal oder ventral legen, befindet sich unsere Neo-urethra ihrer ganzen Länge nach zwischen den Schwellkörpern, von der Verbindung mit der alten Urethra oder dem Blasenhals bis zur Glansspitze. Auf diese Weise ermöglicht die zentral zwischen die Schwellkörper gelegte Harnröhre maximale Peniselongation und wahrscheinlich selbst den Kontinenzmechanismus. Der mit dieser Anomalie meist verbundene Reflux, der besonders nach der Anwendung unserer Technik erwartet wird, wegen der erhöhten Resistenz im Harnabfluß, wird durch die entsprechende Operation korrigiert. Die beschriebene Technik wird in allen Epispadieformen, sogar in den leichtesten Formen, indiziert, um die ausreichende Länge und anatomische Lage des Penis zu erreichen.

Schlußfolgerung

Die chirurgische Behandlung, die die Penisverlängerung, die Korrektur der dorsalen Krümmung, die Formierung der Neo-urethra und die Erzielung der Kontinenz zusammenfaßt, kann durch die Anwendung unserer beschriebenen Operationstechnik in einer Sitzung erreicht werden, die Voraussetzung für die Erfüllung all dieser Forderungen beinhaltet: maximale Mobilisation der Schwellkörper, ihre Trennung und Gestaltung der Neo-urethra von der Vorhaut und der Peniskörperhaut; die Urethra wird zwischen den Schwellkörpern gelegt, die danach oberhalb und unterhalb der Harnröhre vernäht werden mit den Rotationsnähten.

Zusammenfassung

Eine einzige Epispadieoperation wird beschrieben. Das Ziel der Operation ist es, die dorsal Kurvatur vollständig zu beseitigen und den Penis zu verlängern. Grundlage der Technik stellt dar: komplette Mobilisation der beiden Corpora cavernosa; Resektion der Urethralrinne; vollständige Separation der beiden Corpora cavernosa; neue Urethrabildung aus ventralem Präputium mittels Inselhautlappentechnik; Verlagerung der neuen Urethra zentral zwischen Corpora cavernosa; Nahtvereinigung der Corpora cavernosa oberhalb und unterhalb von Urethra mit den Rotationsnähten. Die Rekonstruktion der Penishaut mittels zweier Rotationslappen oder vaskularisierten gestielten Lappen. Herstellung des Kontinenzmechanismus ermöglicht wahrscheinlich zentral gelegte lange Urethra zwischen den Schwellkörpern. Diese Technik wurde im Zeitraum 1985–1986 in 12 Fällen angewendet. Das Alter der Patienten war von 3 bis 27 Jahre. Gute Ergebnisse wurden in 10 von 12 Fällen erreicht.

Literatur

1. Johnston JH (1975) The genital aspects of exstrophy. J Urol 113: 701–705
2. Lepor H, Shapiro, Jeffs RD (1984) Urethral reconstruction in boys with classical bladder extrophy. J Urol 131: 512–515
3. King IR (1984) Exstrophy and epispadias. J Urol 132: 1159–1160
4. Koff SA, Eakins M (1984) The treatment of penile chordee using corporeal rotation. J Urol 131: 931–932
5. Kramer SA, Mesrobian HJ, Kelalis PP (1986) Long term followup of cosmetic appearance and genital function in male epispadias: Review of 70 patients. J Urol 135: 543–547
6. Thomalla JV, Mitchell ME (1984) Ventral preputial island flap technique for the repair of epispadias with or without exstrophy. J Urol 132: 985–987
7. Tanagho EA (1976) Male epispadis: Surgical repairs of urethropenile deformity. Br J Urol 48: 127–131
8. Woodhouse CRJ (1986) The management of erectile deformity in adults with exstrophy and epispadias. J Urol 135: 932–935

Univ. Doz. Dr. Sava Perović
Kinderchirurgische Universitätsklinik
Belgrad, 11000
Tiršova 10
Jugoslawien

Hypospadia sine Hypospadia – Klassifikation und Behandlung

S. Perović, B. Talić und D. Šćepanović

Problemstellung

Hypospadia sine Hypospadia stellt ein klinisches Syndrom dar, das drei morphologische Einheiten einbezieht, deren Eigenschaftbezeichnung ist die Peniskrümmung zu verursachen. Diese Einheiten sind: die Hautchorda, die fibröse Chorda und „congenital short urethra".

Bei der Hautchorda, die das Vorhandensein der normalen Harnröhre kennzeichnet, führt die einfache Mobilisation der Peniskörperhaut in der Schicht der Buckschen und Collesschen Faszie zur Penisaufrichtung. Bei der fibrösen Chorda, neben diesem Verfahren, ist es erforderlich, die fibrösen Anteile des Corpus spongiosum Urethrae zu exzidieren: damit wird die Urethra praktisch nur auf die Schleimhaut beschränkt. Bei „congenital short urethra" ermöglicht allein die Resektion der Harnröhre die Korrektion der Mißbildung. Die richtige Klassifikation stellt den Leitfaden in der Behandlung dieser Anomalie dar.

Material und Methodik

Im Zeitraum von 1981 bis 1985 wurden 98 Patienten chirurgisch behandelt, davon 62 mit Hautchorda oder fibrösen Chorda und 35 mit „congenital short urethra". Das Alter der Patienten lag zwischen 2 und 20 Jahren.

Bei den Hypospadischen Equivalenten (Chorda cutanea und fibrosa) wurde meistens der vaskularisierte Insellappen angewendet [9]. Der Defekt an der Penisvorderseite wurde mit der Qualitätshaut in voller Dicke bedeckt, die der dorsalen Peniskörperseite entnommen wird. Dabei wird der kürzeste Weg benutzt für die Verlagerung des Lappens zum Hautdefekt, während der doppelte Stiel die Penisaufrichtung durch das Ziehen des Penis nach hinten bewirkt. In den übrigen Fällen wurden zum Bedecken des Hautdefektes die Byarssche und Marbergersche Lappen angewendet [3, 8] (Abb. 1).

Wenn es sich um „congenital short urethra" handelte, wurde sie reseziert und der neue Anteil der Urethra mittels dem vaskularisierten Insellappen nach Perović formiert [10] (Abb. 2).

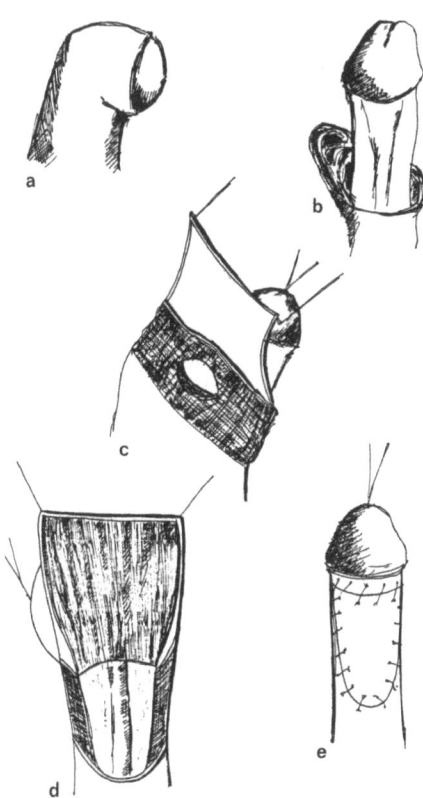

Abb. 1a–e. Hypospadia sine Hypospadia-Chorda fibrosa. **a, b** Komplette Mobilisation der Penishaut in voller Dicke, Chorda (fibrös veränderte Corpus spongiosum der Harnröhre und Buksche und Collesche Faszie) ist vollständig exzidiert. Der Penis ist aufgerichtet. **c, d** An der Dorsalseite des Penis wird vaskularisierter Inselhautlappen gebildet, der an die Ventralseite des Penis verlagert wird. **e** Der Hautdefekt an der Ventralseite des Peniskörpers wird mit der Haut vom vaskularisierten Inselhautlappen bedeckt

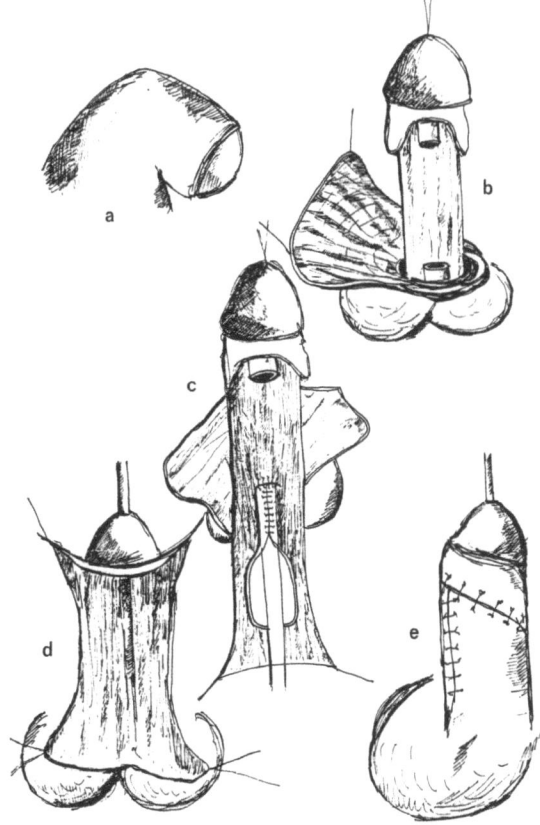

Abb. 2a–e. Hypospadia sine Hypospadia „Congenital short Urethra". **a, b** Vollständige Mobilisierung der Penishaut in voller Dicke und Durchschneiden der Urethra ermöglicht das Aufrichten des Penis. **c, d** Neue Urethra wird mittels der vaskularisierten Inselhautlappentechnik nach Perović formiert. **e** Penishautrekonstruktion mittels zweier lateralen Verschiebehautlappen

Ergebnisse

In der Korrektion der Hautchorda und der fibrösen Chorda wurden die besten Ergebnisse erzielt durch die Anwendung des vaskularisierten Insellappens (3,8% Komplikationen). Bei „congenital short urethra" traten die Komplikationen etwas häufiger in Erscheinung (11,2%), in der Form von Stenosen und Fisteln.

Diskussion

Hypospadia sine Hypospadia ruft auch heutzutage Dilemmas hervor, sowohl im Sinne der Klassifikation als auch im Sinne der Behandlung [1, 4]. Einige Autoren verneinen „congenital short urethra" als Ursache der ventralen Peniskurvatur [2, 5, 6, 7]. Unsere Erfahrung zeigt, daß eben „congenital short urethra" sehr häufig die Ursache der Peniskrümmung darstellt, während sie meistens nicht identifiziert bleibt. Eine der Ursachen für die Erscheinung der „Hypospadia cripple" ist das Nichterkennen der „congenital short urethra" und damit die Anwendung der fehlerhaften Operationstechnik in ihrer Behandlung. Wenn es sich um Hautchorda oder fibrösen Chorda handelt, korrigiert die Anwendung von Z-plastik keine Anomalie, da für die Bedeckung des ventralen Defektes die Haut von schlechter Qualität benutzt wird. Die zufriedenstellenden Ergebnisse können nur durch die Anwendung des vaskularisierten Insellappens erzielt werden, die den Hautdefekt auf der ventralen Penisseite mit der Qualitätshaut bedecken, womit meistens die von Corpus spongiosum entledigte Urethra versenkt wird.

Schlußfolgerung

Im Grund der Hypospadia sine Hypospadia liegt eine der dreifachen Anomalien: Hautchorda, fibröse Chorda und „congenital short urethra". Das Erkennen der Ursache dieser Mißbildung ist in der Wahl der vaskularisierten Insellappen, oder Byarssche und Marbergersche Rotationslappen angewendet, während in der Korrektion der „congenital short urethra", nach ihrer Resektion, der neue Anteil der Harnröhre mittels dem vaskularisierten Insellappen gestaltet wird.

Zusammenfassung

Bei den Hypospadieäquivalenten wird die Peniskrümmung durch drei Arten verursacht. Es besteht sog. Chorda cutanea, bei der durch die einfache Trennung der Haut von der Harnröhre der Penis aufgerichtet wird, sowie die Chorda fibrosa, bei der fibrös veränderte Buksche und Collessche Faszie reseziert werden müssen. Bei der „Congenital short Urethra" ermöglicht nur das Durchschneiden der Urethra das Aufrichten des Penis.

Bei der Chorda cutanea et fibrosa werden die besten Ergebnisse mit der Anwendung der vaskularisierten Inselhautlappen erreicht. Der Hautdefekt an der Ventralseite des Peniskörpers wird mit Haut von guter Qualität und voller Dicke bedeckt, die von der Dorsalseite des Penis entnommen wird. Im Falle der „Congenital short Urethra" wird sie reseziert, während der neue Teil der Harnröhre mittels der vaskularisierter Inselhautlappentechnik nach Perović formiert wird.

Die Erfahrung in der Behandlung der Hypospadieäquivalenten erstreckt sich auf 98 Fälle aus den Jahren 1981-1986. Es handelte sich um Patienten im Alter zwischen 2-20 Jahren. Komplikationsrate betrug 11,2% Fälle.

Literatur

1. Alberto Diaz Gomez L, Perez Escariz PF, Mourino Gonzalez (1981) Congenital short urethra. Br Plast Surg 34: 173-177
2. Bach DJA Altwein (1985) Therapeutisches Konzept bei Hypospadieäquivalenten. Akt Urol 16: 27-29
3. Byars LT (1955) A technique for consistently satisfactor repair of hypospadias. Surg Gyn Obstet 100: 184-186
4. Cendron I, Melin Y (1981) Congenital curvature of the penis without hypospadias. Urol Clin North Am 8: 398-401
5. Devine CJ, Horton CE (1973) Chordee without hypospadias. J Urol 110: 264-271
6. Horton CE, Devine CJ, McCraw JB, Gilbert DA (1985) Penile curvature. Plast Reconstr Surg 75: 752-759
7. Jakse G, Janetschek G (1984) Penile Chorda ohne Hypospadie. Akt Urol 15: 20-24
8. Marberger H (1968) Hypospadieoperation unter Verwendung von asymmetrischen Präputiallappen. Urologe 7: 161-163
9. Perović S (1981) Operationsprinzip bei der penilen Hypospadie. Akt Urol 12 Suppl: 78-83
10. Perović S (1983) Schwere Hypopadieformen - Einseitiges Korrekturverfahren. Akt Urol 14: 310-315

Univ. Doz. Dr. Sava Perović
Kinderchirurgische Universitätsklinik
Belgrad, 11000
Tiršova 10
Jugoslawien

Hypoplastisches Skrotum - Eine Form der Androgenresistenz

J. Eberle, J. Glatzl, H. U. Schweikert und G. Bartsch

Embryologie

Die normale Sexualentwicklung beinhaltet drei aufeinanderfolgende Schritte. Zuerst wird durch Interaktionen zwischen genetischem Material auf Autosomen und Gonosomen während der Konzeption das chromosomale Geschlecht festgelegt. In einem zweiten Schritt läuft unter dem Einfluß des genetischen Geschlechtes die Entwicklung des gonadalen Geschlechtes ab. Das Histokompatibilitäts-Y-Antigen bewirkt die Differenzierung des Hodens aus der indifferenten Gonade. In der dritten Phase kommt es zur Ausbildung des somatischen Geschlechtes und Festlegen der sekundären Geschlechtsmerkmale.

Bedeutung der Hormone

Die Differenzierung des inneren und äußeren männlichen Genitale erfolgt durch 3 Hormone: 5α-Dihydrotestosteron, Testosteron und den Müllerian-Inhibiting-Factor. Letztere zwei werden vom fetalen Hoden sezerniert, bewirken eine Rückbildung der Müllerschen Gänge und stimulieren andererseits die Wolffschen Gänge zur Ausbildung von Nebenhoden, Samenleitern und Samenbläschen. 5α-Dihydrotestosteron wird durch Reduktion (5α-Reduktase) aus Testosteron gebildet. Es induziert die Bildung der Glans penis aus dem Genitalhöcker, des Skrotums aus den Genitalwülsten und des Penisschaftes aus den Genitalfalten. Die Harnröhre wird aus der Urethralplatte aufgebaut.

Diagnostik

Zwei Buben mit hypoplastischem Skrotum und ein Bub mit Mikropenis wurden entsprechend einem männlichen Pseudohermaphroditismus abgeklärt:

1. Anamnese mit Stammbaum (war unauffällig bei allen 3 Buben)

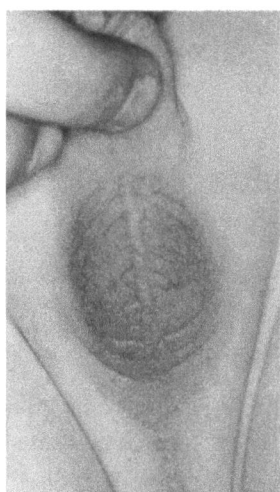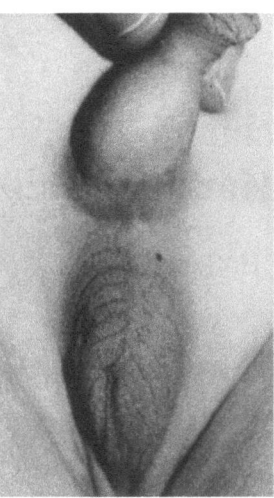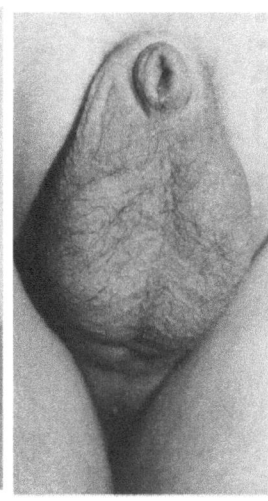

Abb. 1. Patient A1 + A2 = hypoplastisches Skrotum, B = Mikropenis

2. klinische Untersuchung (Abb. 1)
3. Karyogramm (ergab einen XY-Karyotyp)
4. Basishormone (die Werte waren altersentsprechend)
5. HCG-Test (Anstieg der Testosteronwerte als Ausdruck der intakten Leydigzellfunktion)
6. Fibroblastengewebekultur (5α-Reduktase, Androgenrezeptor)

Dazu wurde bei allen 3 Patienten aus der Genitalhaut (Kontrolle: Nicht-Genitalhaut) eine jeweils 2 mm große Probe entnommen und eine Fibroblastengewebekultur angelegt:

1. Die Werte der 5α-Reduktase-Aktivität (Summe der Bildung von 5α-Dihydrotestosteron und 5α-Androstandion) waren bei den 3 Patienten im Normbereich:
A1 (182 pmol/mg Protein/Std.), A2 (213 pmol/mg Protein/Std.), B (142 pmol/mg Protein/Std.).
2. Hingegen zeigte sich bei allen 3 Buben eine deutlich erniedrigte Bindung von 5α-Dihydrotestosteron (die Fibroblasten wurden während 1 Stunde mit ansteigender Konzentration von Methyltrienolon inkubiert).

Zusammenfassung

Die Induktion des Peniswachstums und die Ausformung des Skrotums aus dem Sinus urogenitalis ist androgenabhängig. Testosteron, 5α-Dihydrotestosteron und der Androgenrezeptor werden für den Androgenwirkungsmechanismus benötigt. Bei den vorgestellten 3 Patienten konnte biochemisch, nach unserem Wissen erstmalig, in der Fibroblastengewebekultur ein Fehlen des Androgenrezeptors nachgewiesen werden. Es muß eine Heterogenität des Androgenrezeptors im Sinus urogenitalis dieser Patienten angenommen werden, da die beiden Buben mit hypoplastischem Skrotum ein unauffälliges Peniswachstum, hingegen der Bub mit dem Mikrophallus ein normales Skrotum zeigen. Eine medikamentöse Therapie für diese Fehlbildung ist unbekannt.

Da bei beiden Buben mit hypoplastischem Skrotum eine Hodendystopie bestand, wird es das Ziel weiterer Untersuchungen sein, das Gubernaculum testis hinsichtlich Androgenmetabolismus und -sensitivität zu untersuchen.

Dr. J. Eberle
Urologische Universitätsklinik Innsbruck
Anichstraße 35
A-6020 Innsbruck

Differentialtherapie und Langzeitbeobachtung von prä- und perinatal diagnostizierten Harnwegsfehlbildungen

J. U. Leititis, G. Rodeck, F. Hildebrandt, B. Hackelöer und H. Höffken

Es werden Diagnostik, Therapie und Befunde bei Nachkontrollen von 20 Kindern dargestellt, bei denen sonographisch prä- (N=13) bzw. unmittelbar postnatal (N=7) der Verdacht auf eine Harnwegsobstruktion geäußert wurde.

Nach der endgültigen Diagnose wurden die Kinder in folgende vier Gruppen unterteilt:

1. Ureterabgangsstenosen
2. prävesikale Obstruktionen
3. subvesikale Obstruktionen
4. Fehlbildungen, die eine Obstruktion vortäuschen.

Das Alter der Kinder betrug bei Nachkontrolle im Median 3,1 (0,5-4,1) Jahre. Hierbei wurden folgende Untersuchungen durchgeführt: Messung von Länge, Gewicht, Blutdruck, Serumkreatinin, Kreatininclearance; Sonographie, bei Bedarf mit Lasixprovokation; intravenöses Urogramm, bei Bedarf mit Lasixprovokation; nach Ureterreimplantationen: Miktionscystourethrographie; nuklearmedizinische Messung der relativen Seitenanteiligkeit und Lasixauswaschtest zum Ausschluß einer Obstruktion (nach Koff).

Ureterabgangsstenosen

Acht dieser Kinder wurden *pränatal* in der 30. bis 40. Schwangerschaftswoche diagnostiziert. Keines wurde vorzeitig entbunden, bei einem wurde wegen einer stark organverdrängenden, einseitigen Hydronephrose 13 mal intrauterin eine Punktion durchgeführt. Bei drei Kindern erfolgte die Diagnose *postnatal* am 3.-5. Lebenstag. Bei fünf wurde die *Obstruktion als funktionell nicht oder nur fraglich bedeutsam* angesehen. Bei der Nachuntersuchung nach vier Monaten bis 3½ Jahren hatten hiervon alle eine normale, seitengleiche Nierenfunktion und keinen Anhalt für eine Obstruktion.

Bei vier Kindern bestand eine *obstruktive Ureterabgangsstenose*, alle erhielten eine Ureterabgangsplastik. Nach $2^{9}/_{12}$ bis 4 Jahren waren bei drei Kindern keine Obstruktion mehr feststellbar, die Nierenfunktion lag im Normbereich, ein Seitenunterschied bestand nicht. Ein Kind wies eine fragliche Restobstruktion auf, die Nierenfunktion war an der unteren Altersnorm.

Bei zwei Kindern wurde eine einseitige Nephrektomie wegen *funktionsloser Niere* vorgenommen. Nachuntersucht wurde ein Säugling nach acht Monaten, er wies eine altersentsprechende Nierenfunktion auf.

Prävesikale Obstruktionen

Bei einem Kind erfolgte die Diagnose *pränatal* in der 34. SSW, es fand sich ein *Megaureter bei Ureterocele rechts*. Die Ureterreimplantation fand im Alter von 14 Monaten statt. Mit $4^{9}/_{12}$ Jahren lag die Nierenfunktion im Normbereich, es bestand keine Seitendifferenz. Röntgenologisch war der rechte Ureter noch weit, eine Obstruktion konnte nicht mehr nachgewiesen werden.

Zwei Kinder wurden *postnatal* in der ersten Lebenswoche diagnostiziert. Bei einem Kind bestand auf der aufgestauten Seite eine *Doppelniere mit Ureter duplex und Ureterocele, Reflux Grad IV*. Die operative Versorgung erfolgte im 3. Monat (Ureterreimplantation nach Celenresektion). Im Alter von $2^{8}/_{12}$ Jahren war die Globalfunktion regelrecht, eine Obstruktion oder Reflux auf der operierten Seite bestand nicht, der relative Seitenanteil der operierten Seite betrug jedoch nur 32%. Ein Patient wies *beiderseitige prävesikale Stenosen* mit einer *kleinzystischen Nierendysplasie rechts* auf. Nach Nephrektomie rechts, Ureterresektion und -reimplantation links lag die Nierenfunktion im Alter von $1^{3}/_{12}$ Jahren 20% unter der Altersnorm.

Subvesikale Obstruktionen (Urethralklappen)

Alle 3 Kinder wurden in der 31.-36. SSW *pränatal* diagnostiziert. Wegen begleitender Mißbildungen waren nach sofortiger suprapubischer Ableitung neben der transurethralen Klappenresektion mehrzeitige Operationen erforderlich. Bei einem Säugling wurde eine funktionslose Niere entfernt, bei einem anderen war wegen einer zusätzlichen prävesikalen Stenose mit funktionseingeschränkter Niere eine längerfristige Nephrostomie erforderlich. Ein Kind wies im Alter von 4⁴/₁₂ Jahren eine normale Nierenfunktion auf, bei den beiden anderen lag nach 6 Monaten bis 2 Jahren eine erhebliche Funktionseinschränkung auf ca. 25% der Altersnorm vor.

Fehlbildungen, die eine Obstruktion vortäuschen

In einem Fall mit einer in der 30. SSW vermuteten Hydronephrose wurde postnatal eine *polyzystische Nierendysplasie* diagnostiziert. Im Alter von 3 Monaten erfolgte die einseitige Nephrektomie, ein Jahr später bestand eine normale Globalfunktion. Bei einem anderen Kind wurde *postnatal* nach einer Sepsis eine Harnwegsobstruktion sonographisch vermutet. Es bestand jedoch ein beidseitiger vesikoureteraler *Reflux Grad III* ohne Abflußbehinderung und eine *Nierenhypoplasie* rechts. Bis zum Alter von 2½ Jahren traten unter einer anfänglichen Reinfektionsprophylaxe keine Harnwegsinfektionen auf. Die Globalfunktion war normal, der Funktionsanteil der rechten Niere betrug 13%.

Zusammenfassung

1. Auch ausgeprägte Obstruktionen der ableitenden Harnwege rechtfertigen in der Regel kein aktives Vorgehen in der Schwangerschaft.
2. Die postnatale Entwicklung der Nierenfunktion erwies sich dann als problematisch, wenn Mehrfachmißbildungen vorlagen.
3. Mit Ausnahme von Urethralklappen, die eine sofortige Entlastung der Harnwege durch suprapubische Ableitung erforderlich machen, bleibt bei Harnwegsobstruktionen postnatal stets ausreichend Zeit für eine angemessene Diagnostik.
4. Bei funktionsloser, obstruierter Niere sollte eine Nephrektomie nur nach Beobachtung der Nierenfunktionsentwicklung unter einer transcutanen Ableitung erfolgen.
5. Die Lasixprovokation erlaubt nicht nur bei nuklearmedizinischen Untersuchungen, sondern auch bei radiologischer oder sonographischer Diagnostik eine Aussage über mögliche Obstruktionen.

Dr. med. Jekabs U. Leitits
Zentrum f. Kinderheilkunde
Philipps-Universität
Deutschhausstraße 12
D-3550 Marburg/Lahn

Das kongenitale Blasendivertikel beim Kind – konservative oder operative Therapie?

G. Peiberg, D. Frohneberg und R. Hautmann

Das kongenitale Blasendivertikel ohne Nachweis einer funktionellen oder anatomischen infravesikalen Obstruktion betrifft vorwiegend Knaben. Die Diagnose kann radiologisch mittels IV-Urogramm und Miktionszysturethrogramm oder sonographisch erfolgen. Die Urethrozystoskopie, Kalibrierung der Harnröhre und ggfs. eine urodynamische Untersuchung geben Hinweise auf mögliche obstruktive Blasenentleerungsstörungen zum Ausschluß einer sekundären Divertikelbildung. Die operative Therapie besteht in der Divertikelresektion.

Die Therapie wird kontrovers diskutiert. Während die Indikation zur operativen Intervention einerseits von der Größe des Divertikels [4], andererseits von der Symptomatik [1, 3] abhängig gemacht wird, fordern andere Autoren generell die lokale Exzision [2]. Die Diagnose des kongenitalen asymptomatischen Blasendivertikels als Zufallsbefund ist selten. In der Regel wird der rezidivierende Harnwegsinfekt als Hauptsymptom beschrieben. Zusätzlich können die Haematurie [1], eine Doppelmiktion [3] und die Enuresis [4] auftreten.

Patienten

1. Ein 10-jähriger Junge fiel wegen primärer Enuresis nocturna ohne Harnwegsinfekte auf. Die urodynamische Untersuchung hatte keinen pathologischen Befund ergeben. Ein Behandlungsversuch mit Tofranil in unbekannter Dosierung war erfolgt. Bei fortbestehender Symptomatik ergab

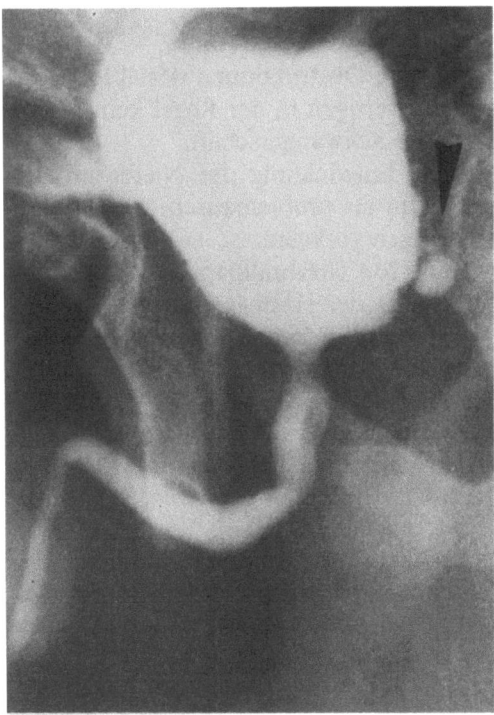

Abb. 1. männl., 10 Jahre (MCU)

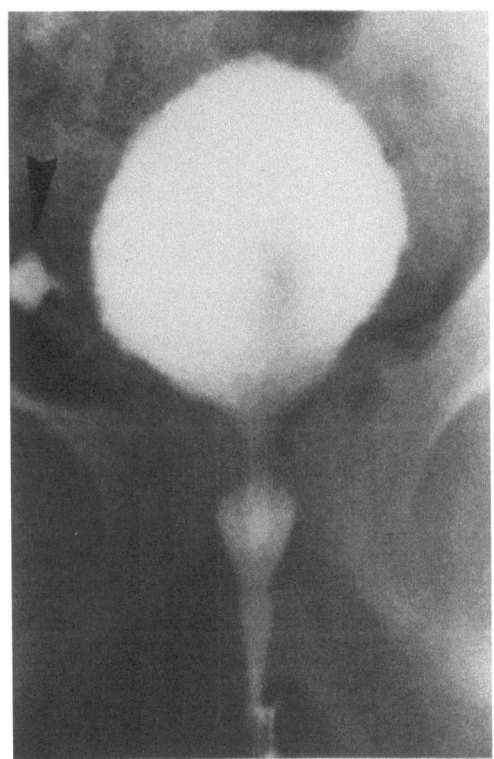

Abb. 2. weibl., 6 Jahre (MCU)

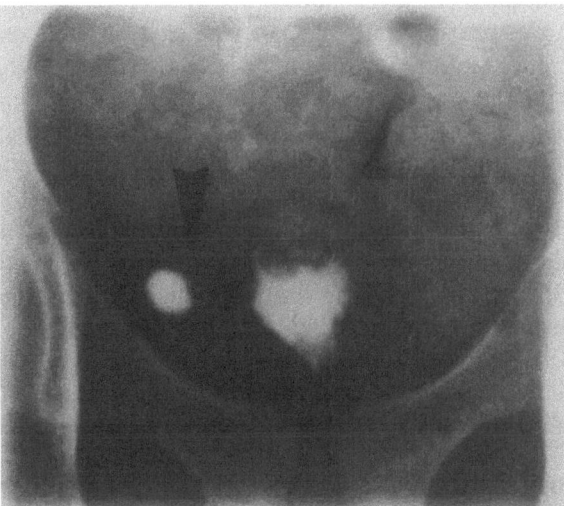

Abb. 3. weibl., 6 Jahre (nach Miktion)

das Miktionszysturethrogramm die Diagnose eines Blasendivertikels (Abb. 1). Eine signifikante Bakteriurie wurde nachgewiesen.
2. Bei einem 6-jährigen Mädchen waren rezidivierende symptomatische Harnwegsinfekte dreimal jährlich aufgetreten und jeweils symptomatisch behandelt worden. Das Miktionszysturethrogramm zeigte ebenfalls ein Blasendivertikel mit engem Divertikelhals (Abb. 2).
3. Bei einem 6-jährigen Mädchen waren rezidivierend bis zu viermal jährlich hoch fieberhafte Harnwegsinfekte aufgetreten. Eine kurzzeitige Infekttherapie war erfolgreich, die Rezidivneigung hoch. Auch hier ergab das Miktionszysturethrogramm ein Blasendivertikel mit Divertikelrestharnbildung (Abb. 3).

In allen drei Fällen lehnten die Eltern eine primäroperative Therapie des Divertikels ab. Eine Antibiotika-Prophylaxe mit einer Low-dose-Therapie (Trimethoprim) wurde nach Infektbehandlung durchgeführt.

Ergebnisse

Der Beobachtungszeitraum nach Diagnose und eingeleiteter Dauerantibiotikabehandlung lag zweimal bei acht und einmal bei vier Monaten. In zwei Fällen (Pat. 1 + 2) war die Antibiotika-Prophylaxe bei mangelnder Compliance abgesetzt worden. Im Fall des 10-jährigen Jungen trat daraufhin die Enuresis nocturna erneut auf. Zweimal wurden nicht fieberhafte Harnwegsinfekte nachgewiesen. Bei dem 6-jährigen Mädchen (Pat. Nr. 2) traten nach Absetzen der Antibiotika-Behandlung dreimal symptomatische Harnwegsinfektrezidive auf. In beiden Fällen ist die operative Therapie geplant. Bei dem 3. Kind traten unter konsequenter Antibiotika-Prophylaxe insgesamt dreimal Durchbruchsinfektionen auf. Hierauf erfolgte die kombinierte extra- und intravesikale Divertikelresektion. Postoperativ (4 Mon.) waren keine Rezidivinfekte festzustellen.

Diskussion

Die Diagnose des kongenitalen Blasendivertikels ergibt sich durch Ausschluß einer infravesikalen Obstruktion. Die Erfahrung mit den eigenen Fällen symptomatischer kongenitaler Divertikel bestätigt die Notwendigkeit der operativen Therapie [2, 3, 4]. Der Divertikelrestharn stellt eine deutliche Infektdisposition dar. Zusätzlich oder isoliert können Haematurie oder Enuresis führende Symptome sein. Die gezielte Infekttherapie und anschließende Low-dose-Antibiotika-Prophylaxe hat nach unserer Auffassung lediglich palliativen Charakter.

Literatur

1. Johnston JH (1960) Vesical diverticula without urinary obstruction in childhood. J Urol 84: 535-538
2. Kelalis, PP, Mc Lean P (1967) The treatment of diverticulum of the bladder. J Urol 98: 349-352
3. Riedmiller H (1986) Blasendivertikel. In: Hohenfellner R, Thüroff JW, Schulte-Wissermann H (Hrsg) Kinderurologie in Klinik und Praxis, S 307-312
4. Walker RD (1985) Bladder and bladder neck. In: Kelalis PP, King LR, Belman AB (eds) Clinical pediatric urology, 2nd ed. pp 513-527

G. Peiberg
Urologische Klinik der Universität
Prittwitzstraße 43
D-7900 Ulm

Urologische und anästhesiologische Aspekte bei ambulanten kinderurologischen Eingriffen

J. Steffens, A. Ros, L. Steffens und H. G. Lühr

Für ambulantes Operieren werden psychologische und finanzielle Gründe ins Feld geführt, aber auch die Möglichkeit zur Vermeidung von Hospitalinfektionen. Sollen die psychologischen, ökonomischen und medizinischen Vorteile des ambulanten Operierens und Anästhesierens in vollem Umfang genutzt werden, so müssen präoperative Betreuung, Anästhesieverfahren und postnarkotische Nachsorge so gestaltet werden, daß ambulante Eingriffe ebenso risikoarm wie stationäre werden.

Patientengut und Methoden

Im Jahre 1985 wurden 378 Kinder im Alter von 1-16 Jahren in unserer Klinik ambulant operiert (10,2% aller Operationen). Die Mehrzahl der Patienten, nämlich 251 (66,4%) Kinder befanden sich im Alter von 1-6 Jahre. In 327 Fällen wurden 352 offen-chirurgische Eingriffe durchgeführt. 193mal führten wir eine Zirkumzision und 144mal eine Orchidopexie durch, während Meatotomie, Frenulumplastik, Präputiolyse, Orchidopexie, Herniotomie, Hydrozelenrevision, Hypospadie/Chordotomie, Urethralpolypexzision, Hymen imperforatum-Inzision und skrotale Drainagenanlage nur vereinzelt erfolgten. Endoskopische Eingriffe führten wir bei 51 Kindern durch. 40mal erfolgte eine Zystoskopie mit Harnröhrenkalibrierung, 6mal eine Endoschieneneinlage, 4mal eine Endoschienenentfernung und nur 1mal eine retrograde Pyelographie.

Für die ambulanten Eingriffe wurden verschiedene Anästhesieverfahren gewählt. Die Narkoseeinleitung erfolgte bei 278 (73,5%) Kindern durch Inhalation eines N_2O/O_2-Halothan-Gasgemisches über eine Maske, bei 83 (22%) durch Gabe eines Barbiturates über einen intravenösen Zugang und bei 17 (4,5%) über eine rektale Barbituratapplikation. Diese, bis zu einem Körpergewicht von ca. 20 kg anwendbare Narkoseeinleitung mit einem kurz wirksamen Barbiturat (25 mg/kg KG Brevimythal-Na und 0,01 mg/kg KG Atropin) führt zu einer ruhigeren und streßarmeren Narkoseeinleitung und hat sich u. E. trotz verlängerter Einleitungszeit als deutlicher Vorteil gegenüber herkömmlichen Verfahren erwiesen. Die Narkose wurde aufrechterhalten durch das Inhalationsnarkotikum Halothan in Kombination mit N_2O/O_2 (Verhältnis 1:1), wobei 371 (98,1%) Kinder eine Maskennarkose und 7 (1,9%) Kinder eine Intubationsnarkose erhielten. Das Gasgemisch wurde bei 264 (69,8%) Kindern über ein halboffenes Kuhn-System, welches eine manuelle und spontane Beatmung ermöglicht, und bei 114 (30,2%) Kindern über ein halbgeschlossenes Ulmer-System, welches die Atemgase anfeuchtet und erwärmt sowie die Möglichkeit der maschinellen Beatmung bietet, zugeführt.

Alle Patienten wurden unmittelbar nach Indikationsstellung zum operativen Eingriff einer allgemeinen körperlichen Untersuchung unterzogen. Im Bedarfsfall wurden zusätzliche physikalische und laborchemische Untersuchungen und bei unspezifi-

Tabelle 1. Postoperativ hospitalisierte Patienten 1985 n = 10/378 (2,6%)

Alter	Eingriff	Indikation zur Hospitalisierung	Hospitalisierungszeit (Tage)
4 J.	Orchidopexie	postoperativer Hypertonus	1
2 J.	Orchidopexie	Relaxansüberhang	1
4 J.	Orchidopexie	ungeklärte Arrhythmie	1
3 J.	Orchidopexie	intraabdominale Exploration	1
2 J.	Orchidopexie	intraabdominale Exploration	1
2 J.	Orchidopexie	intraabdominale Exploration	1
2 J.	Meatotomie	extensive Chirurgie	1
2 J.	Orchidopexie	intraabdominale Exploration	2
2 J.	Orchidopexie	intraabdominale Exploration	1
6 J.	Orchidopexie	intraabdominale Exploration	2

schen Infektionen eine Vorbehandlung oder Verschiebung des geplanten Eingriffes durchgeführt. Die Eltern wurden über das Anästhesierisiko informiert, erhielten Gelegenheit zur Klärung entsprechender Fragen und bestätigten auf eigenständigen Protokollen das Einverständnis zur Narkose und zum operativen Eingriff. Mit dem Kind und den Eltern wurde das Procedere des Operationstages besprochen und es erfolgte eine Aufklärung über die sachgemäße postoperative Nachsorge. Postoperativ verbrachte das Kind kurze Zeit in einem Aufwachraum und schlief dann im Beisein der Eltern in einem gesonderten Raum bis zur Entlassung aus dem Krankenhaus nach durchschnittlich 4-6 Stunden aus. Vorher erfolgten Kontrolluntersuchungen durch den Operateur und Anästhesisten sowie erneute Anweisung der Eltern über die häusliche postoperative Nachsorge. Die Kosten für einen tageschirurgischen Eingriff betragen in unserer Klinik DM 260,-.

Ergebnisse (Tabelle 1)

Von den 378 operierten Kindern wurden 10 (2,6%) Patienten im Alter von 2-6 Jahren postoperativ hospitalisiert. Bei 9 Kindern war eine Orchidopexie und bei 1 Kind eine Meatotomie erfolgt. Bei 3 Patienten bestanden anästhesiologische Indikationen wie postoperativer Hypertonus, Relaxansüberhang und ungeklärte Arrhythmie, die sich jedoch normalisierten und problemlos beherrscht werden konnten. Bei 7 Kindern bestanden chirurgische Indikationen, da wegen intraabdominaler Exploration eines Maldescensus testis oder extensiverer Operation einer Harnröhrenstenose ein größerer Eingriff als ursprünglich geplant notwendig geworden war. Die Hospitalisierungszeit betrug in 8 Fällen lediglich 1 Tag und in 2 Fällen 2 Tage. Durchschnittlich 25 Patienten (6,6%) berichteten beim Wiedervorstellungsgespräch über kleine postoperative Probleme wie Erbrechen, Husten oder Dysurie, die jedoch keiner ärztlichen Behandlung bedurften. Bei keinem der 368 am Operationstage entlassenen Kinder wurde eine erneute stationäre Aufnahme erforderlich.

Schlußfolgerung

Das Indikationsspektrum der ambulanten kinderurologischen Eingriffe hat sich erweitert und schließt alle Orchidopexien, verschiedene penile Korrekturen, v.a. Zirkumzisionen und endoskopische Eingriffe ein. Fakultative oder geplante postoperative Hospitalisierung stellt kein logistisches Problem dar, sondern ermöglicht uns vielmehr Flexibilität für eine optimale Behandlung. Nur Umsicht und Vernunft sollten die Entscheidung beeinflussen, welche Kinder - und nicht Operationen - ambulanten Eingriffen zugeführt werden. Der Chirurg sollte nicht zögern, ein Kind zu hospitalisieren, wenn extensivere Operation als geplant oder längere Narkosezeit als erwartet auftreten. Kann eine sachgemäße postoperative Nachsorge unter häuslicher, elterlicher Überwachung nicht gewährleistet werden, sollte prinzipiell eine Operation unter stationären Bedingungen erfolgen, um Komplikationen vorzubeugen und den Operationserfolg nicht zu gefährden.

Dr. J. Steffens
Urologische Klinik und Abt. f. Kinderurologie
St. Antonius-Hospital
Dechant-Deckers-Str. 8
D-5180 Eschweiler

Therapie bei den bilateralen Wilmstumoren: Radiatio oder Chirurgie?

J. D. M. de Vries, J. P. M. Bökkerink, G. A. E. M. Buys und F. M. J. Debruyne

Abstrakt

In dem Behandlungsverfahren beim bilateralen simultanen Wilmstumoren (Stadium V) wird an Hand von sieben Fällen ein neues Behandlungskonzept formuliert. Nach einer Induktionschemotherapie kann in den meisten Fällen eine radikale Tumorextirpation durchgeführt werden.

Introduktion

Der Wilmstumor ist ein Modell des Fortschrittes von modernen kombinierten Therapieverfahren geworden. Überlebensrate sind in den letzten Dekaden von 20 bis zu über 80 Prozent gestiegen. Für die Stadien I bis IV existieren akzeptierte und bewiesene erfolgreiche Protokolle.

Für die Behandlung des Stadium V (die bilateralen synchronen Wilmstumoren) bestehen noch immer keine unumstrittenen Protokolle. Aus unserer eigenen Erfahrung mit sieben bilateralen Wilmstumorfällen werden wir versuchen ein Therapiekonzept zu erarbeiten.

Patientenmaterial

In der Periode von 1980-1986 wurden 26 Patienten mit Wilmstumoren gesehen. In dieser Gruppe wurde bei sieben Patienten ein bilateraler Wilmstumor diagnostiziert. Das mittlere Alter bei der Diagnose war 28½ Monate (4 Monate - 5 Jahre und 4 Monate). Es waren 2 Mädchen und 5 Buben. Die wichtigsten Symptome, die zur weiteren Untersuchung Veranlassung gaben waren:

	Anzahl der Patienten
- abdominale raumfordernde Prozesse	7
- „akuter Bauch"	2
- fieberhafte Erkrankung	4
- allgemeine Beschwerden: Nachlassen des Wachstums oder Malaise	3

Methodik

Die präoperative Diagnostik bestand aus der Durchführung eines IVP und einer sonographischen Untersuchung in allen Fällen. In 4 der 7 Fälle wurde ein CT-Scan und in 2 der 7 Fälle eine Angiographie ausgeführt. Anschließend wurde eine Laparotomie durchgeführt wobei in 6 der 7 Fälle so konservativ nierenparenchymsparend wie möglich operiert wurde.

In sämtlichen Fällen wurde per- und postoperativ Chemotherapie gegeben. In der Gruppe bis 1982 (Gruppe I) wurde außer der per- und postoperativen Chemotherapie auch präoperative Radiotherapie angewendet.

Seit 1982 wurde in den drei letzten Fällen (Gruppe II) kein Radiotherapie mehr gegeben, sondern erst nach Induktionschemotherapie (Actinomycine D und Vincristine) operiert.

Ergebnisse

Aus der Gruppe I (n=4) bis 1982 (behandelt mit Chemo- und Radiotherapie combiniert mit Chirurgie) verstarb ein männlicher Säugling bei dem die Bilateralität des Tumors übersehen war.

Zweimal wurde eine radikale und zweimal eine partielle Nephrectomie vorgenommen. Bei einem Patienten wurden nur Multiple Biopte genommen. In der Gruppe II (n=3) war eine radikale Tumorextirpation möglich und wurde eine Niere entfernt.

Sämtliche weiteren Kinder (n=6) (Follow-up 8-52 Monate, mittlerer Wert 17) sind zur Zeit gesund und ohne Nachweis von Tumor. Die Nierenfunktion bei allen ist normal. Bei einem besteht eine labile Hypertension, die medikamentös gut behandelbar ist.

Diskussion

Durch die kombinierten Anstrengungen vieler Behandlungszentren war es möglich an Hand der Ergebnisse (nwts und siop Studies) auf die pre- und postoperative Bestrahlung in den meisten Fällen der Gruppe I bis IV zu verzichten ohne Nachteil für den Patienten.

Die Spätfolgen der Radiatio sind bekanntlich:

a. chronische Nephritis
b. benigner Bluthochdruck
c. maligner Bluthochdruck
d. Wachstumsrückstand an der bestrahlten Seite sowohl musculär als auch osteogen
e. fibröse Serositis und Darmadhaesionen
f. wesentlich erhöhtes Risiko auf die Entwicklung von Malignomen.

Die Kombinationschemotherapie kann heute auch beim Kind schonend durchgeführt werden und hat beim jetzigen Kenntnisstand weniger Nachteile als die Radiatio.

Wir glauben deshalb mit Hinblick auf die meist günstigeren Histologiebefunde bei synchronen Wilmstumoren, daß es möglich ist nach der Induktionschemotherapie eine radikale Tumorextirpation durchzuführen. Damit könnte auf eine nachfolgende Radiation verzichtet werden.

J.D.M.de Vries
Kinderurologische Abteilung
K. Universität
Nijmegen
Niederlande

Neue Aspekte zur Innervation der menschlichen Harnblase

Sch. Alloussi, G.J. Mast, P. Sarafides, F. Loew und K. Schwertfeger

Beitrag nicht eingereicht

Neuraltherapie der hyperaktiven Blase

K.-P. Jünemann, P. De Geeter, Ch. Persson und H. Melchior

Die hyperaktive Blase mit oder ohne motorische Dranginkontinenz stellt nach wie vor ein großes therapeutisches Problem dar. Angeregt durch erste Behandlungserfolge mittels peripherer Neurostimulation [5, 7, 9] sowie durch eigene Erkenntnisse über Neuroanatomie und Neurophysiologie des unteren Harntraktes [2] kamen wir zu der Überlegung, mittels peripherer Elektrostimulation der S2-Hinterwurzeln bzw. des N. dorsalis penis die Detrusorinstabilität bei hyperaktiver Blase zu blockieren.

Methodik

Patienten mit einer hyperaktiven Blasendysfunktion ohne klinisch objektivierbare, neurogene Ursache wurden vor, während und nach einem Behandlungszyklus urodynamisch untersucht: 8 männliche und 6 weibliche Patienten. Nachdem zunächst die Detrusorhyperaktivität urodynamisch nachgewiesen worden war, wurde durch Elektrostimulation mittels Oberflächenelektroden unmittelbar proximal der Glans penis auf der Dorsalseite über dem N. dorsalis penis oder durch direkte Elektrostimulation der Hinterwurzeln von S2 über unipolare Nadelelektroden versucht, die Hyperaktivität des Detrusors zu blockieren. Wenn dieses urodynamisch nachweisbar gelungen war, wurde der Versuch unternommen, mittels chemischer Neuralblockade der S2-Hinterwurzeln durch Carbostesin 0,5% einen temporär anhaltenden Effekt der Detrusor-Ruhigstellung zu erzielen.

Ergebnisse

Bei 13 der 14 untersuchten Patienten konnte durch Elektrostimulation des N. dorsalis penis bzw. der

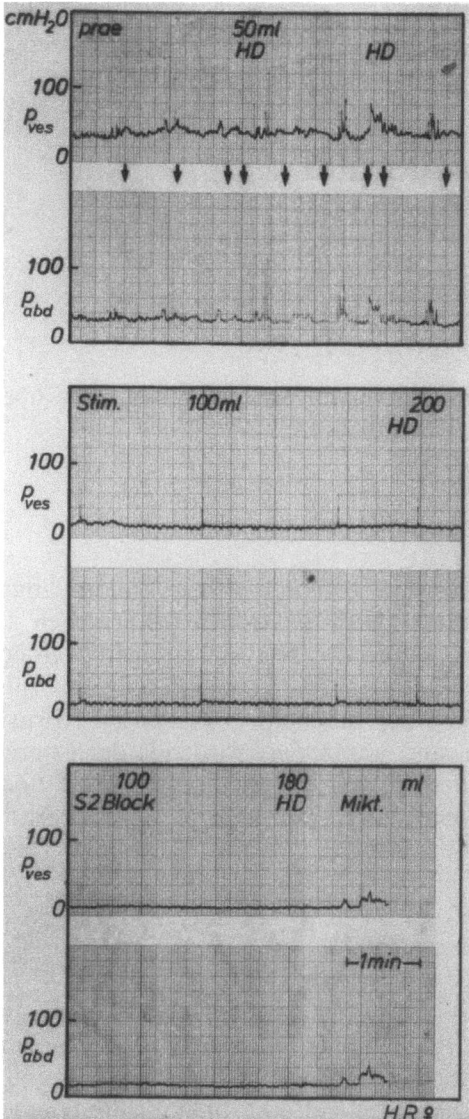

Abb. 1. Kombinierte Zystometrie vor, unter und nach Neuralblockade

Zunahme der Blasenkapazität bis 300% in allen 6 Fällen erzielt werden, eine Unterdrückung der unwillkürlichen Detrusorkontraktionen in 5 von 6 Fällen sowie völlige Harnkontinenz in 5 Fällen (Abb. 1).

Diskussion

Die mechanische Stimulation von Glans penis oder Klitoris löst eine reflektorische Kontraktion des M. cavernosus sowie des Sphincter ani aus; diese Reizantwort läuft über den Pudendus-Reflexbogen [2]. Derartige neurophysiologische Zusammenhänge machten sich auch andere Autoren zunutze [3, 5, 6, 7], um mittels peripherer Elektrostimulation unwillkürliche Detrusorkontraktionen zu unterdrücken. Die vorliegenden Ergebnisse zeigen, daß die Neuraltherapie bei Detrusorhyperaktivität eine Erweiterung des Behandlungsspektrums darstellt.

Literatur

1. Heidler H (1986) Pathophysiologie der distalen Harnröhrenstenose und der konsekutiven Blasendysfunktion. Urologe B 26: 67-69
2. Jünemann KP, Takimoto Y, Schmidt RA, Tanagho EA (1986) Clinical significance of sacral and pudendal nerve anatomy. Ann Meet Am Urol Assoc, New York
3. Kondo A, Otani T, Takita T (1982) Suppression of bladder instability by penile squeeze. Br J Urol 54: 360-362
4. Lapides J, Bobbitt JM (1956) Diagnostic value of bulbocavernosus reflex. JAMA 162: 971-972
5. Nakamura N, Sakurai T (1984) Bladder inhibition by penile electrical stimulation. Br J Urol 56: 413-415
6. Schmidt RA (1983) Neural prostheses and bladder control. Eng Med Biol 2: 31-36
7. Schmidt RA (1985) The urethral syndrome. Urol Clin North Am 12: 349-354
8. Schmidt RA, Tanagho EA (1981) Urethral syndrome or urinary tract infection? Urology 18: 424
9. Vereecken RL, Das J, Grisar P (1984) Electrical sphincter stimulation in the treatment of detrusor hyperreflexia of paraplegics. Neurology Urodynamics 3: 145-154

Klaus-Peter Jünemann
Klinik für Urologie
Städtische Kliniken Kassel
Möncheberstraße 41/43
D-3500 Kassel

Hinterwurzeln von S2 eine Detrusor-Ruhigstellung erreicht werden: Zunahme der Blasenkapazität bis 400% in 13 von 14 Fällen, Unterdrückung bzw. signifikante Verzögerung der unwillkürlichen Detrusorkontraktionen in 13 von 14 Fällen und Normalisierung der gesteigerten Blasensensibilität in 12 von 14 Fällen. Durch Neuralblockade konnte eine

Der Blasenstimulator nach Brindley – Eigene Erfahrungen und Bemerkungen zur Indikation

H. Madersbacher und J. Fischer

Brindley et al. haben 1982 die ersten Ergebnisse mit dem „sacral anterior root stimulator" publiziert. Im folgenden werden die eigenen Erfahrungen mit diesem Blasenstimulator (Blst.) mitgeteilt und die Indikationen dafür aufgezeigt.

Wirkungsprinzip

Der Blst. beruht auf der elektrischen Reizung der Vorderwurzeln der für die Miktion verantwortlichen Sacralnerven. Zur Identifizierung der Vorder- und Hinterwurzeln sowie für die Ermittlung der für die Miktion verantwortlichen Nerven ist die intraoperative urodynamische Untersuchung unerläßlich. Das Handicap der simultanen Stimulation von Detrusor und quergestreiftem Sphinkter wird durch eine Intervallstimulation umgangen: die Intervalle sind so gewählt, daß der rasch reagierende quergestreifte Schließmuskel erschlafft, der Detrusor als glattmuskuläres, träge reagierendes Organ aber noch in Kontraktion bleibt, bis der nächste Impuls einsetzt. Voraussetzung zum Einsatz dieses Blst. ist eine erhaltene efferente Nervenversorgung der Blase über das intakte zweite Neuron.

Komponenten des Blasenstimulators

Er besteht aus drei Teilen (1) den in Silikon eingebetteten Platin-Iridium-Elektroden mit Taschen an einem Ende, in die die Nerven verlagert werden, und mit Verbindungsstücken am anderen Ende zum (2) Empfänger, der subcutan in der unteren Brust- oder Bauchwand implantiert wird; (3) der externe Stimulator besteht aus der Sendeeinheit, die über Kabel mit der batteriebetriebenen Stimulatorbox verbunden ist (s. Abb. 1).

Eigene Erfahrungen

Wir haben seit 1985 bei 6 Patienten mit kompl. suprasacraler Rückenmarkläsion den Blst. implantiert: alle Patienten sind kontinent, ihre Elektromiktion ist zufriedenstellend. Die praeop. urodynami-

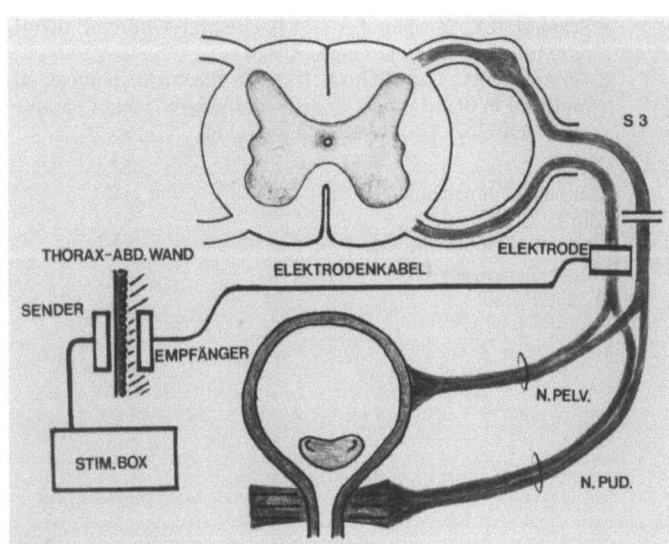

Abb. 1. Schematische Darstellung des Wirkungsprinzips des Brindley-Blasenstimulators

Tabelle 1. Miktionsverhalten praeoperativ und bei Elektromiktion bei 6 Patienten nach Implantation des Brindley-Blasenschrittmachers

	Praeop. cystometry syst. detrusor pressure cm H_2O	Bladder capacity in cc	Residual urine	Postop. cystometry syst. detrusor pressure cm H_2O	Bladder capacity in cc	With electromicturition	
						Syst. detr. pressure cm H_2O	Residual urine cc
W. K., 17a F	100	150	90	No contr.	>500	60	30
R. M., 45a F	80	300	120	No contr.	>500	65	40
E. B., 21a F	40	350	150	No contr.	>500	70	20
F. P., 19a F	80	180	100	42	200	84	30
R. R., 25a F	100	80	50	No contr.	500	70	20
K. R., 40a M	70	250	200	No contr.	500	90	30

Tabelle 2. Intraoperative Befunde und neurochirurgische Maßnahmen bei 6 Patienten mit Implantation eines Brindley-Blasenschrittmachers

Pat. No.	Sex	Age at op	Years from injury to op.	Lesion sub	Sacral roots trapped	Sacral roots split	Sacral post. roots cut	Stim. through sacral roots
1	F	17a	3a	D3	2, 3, 4	2, 3	2, 3 R	2, 3 R
2	F	45a	2a	C7	2, 3, 4	2, 3	2, 3	2, 3
3	F	21a	2a	C7	3, 4	2, 3	2, 3	3, 4
4	F	19a	2a	C6/7	3, 4	3	3 L	3 L, 4
5	F	25a	2a	C6/7	2, 3, 4/5	2, 3, 4/5	2, 3, 4/5	4/5
6	M	40a	1a	C6/7	2, 3, 4/5	2, 3, 4/5	2, 3, 4/5	2, 3, 4/5

schen Parameter sowie die unter Elektromiktion sind in Tabelle 1, die intraop. Details in Tabelle 2 zusammengefaßt.

Diskussion

Ziele eines Blst. sind effiziente Blasenentleerung und Harnkontinenz. Letztere ist beim Brindley-Blst. dann gewährleistet, wenn (a) ein hypoaktiver Detrusor mit einem spastischen Schließmuskel kombiniert ist oder (b) die Hinterwurzeln der für die Miktion relevanten Sacralnerven durchtrennt werden können. Die Durchtrennung führt zur Detrusorhypo- bis Areflexie sowie bei der Frau – als tolerable Nebenwirkung – zum Verlust der reflektorischen Anfeuchtung der Vagina, bedingt aber bei Männern als schwerwiegenden Nachteil den Verlust einer Reflexerektion, die nur bei ca. 50% durch Elektrostimulation wieder induziert werden kann.

Zusammenfassung

Die eigenen Erfahrungen bei 6 Patienten bestätigen die bisher mitgeteilten ausgezeichneten Ergebnisse. Der Brindley-Blst. ist vor allem dann indiziert, wenn bei Frauen eine Reflexblase zu einer nicht beherrschbaren Harninkontinenz führt.

Literatur

1. Brindley GS, Polkey CE, Rushton DN (1982) Sacral anterior root stimulators for bladder control in paraplegia. Paraplegia 20: 365–381

Prof. Dr. H. Madersbacher
Urologische Univ.-Klinik
Anichstraße 35
A-6020 Innsbruck

Der Harnflußklassifikationsfaktor (KF): Eine Hilfe in der standardisierten Bewertung von Flowkurven; Anwendung bei Frauen mit Blasenhalsdyssynergie und nach radikaler Hysterektomie

H. J. Rollema, C. Frimodt-Møller, A. E. J. L. Kramer und D. van den Ouden

Einleitung

Der Idealforderung, eine möglichst komplette Information aus der (nicht-invasiven) physiologischen Harnflußmessung zu erhalten, scheint die Einführung des Mikrocomputers gerecht zu werden [3] (Abb. 1).

Das zur Zeit unter dem Namen UDI („Uroflow Diagnostic Interpretation") bekannte Computerprogramm (Dantec) arbeitet in drei Stufen:

1. Analyse des Harnflußsignals durch exakt definierte Variable mit hoher Sensitivität und Spezifizität (1,4);
2. Vergleich mit normalen Referenzwerten, die in einem permanenten Datenspeicher im Computer festgelegt sind;
3. Klassifikation „normal" und „abnormal", ausgedruckt zusammen mit Harnflußkurve, Volumenkurve, den Graphiken (Blasenkontraktionsgeschwindigkeit: Blasenvolumen) und den numerischen Werten der Variablen.

Da die erhaltenen Meßwerte mit dem schlechtesten Wert des Entleerungsvolumens verglichen werden, kann dieses Verhältnis als Klassifikationsfaktor (KF) ausgedrückt werden. Der KF der Zeitvariablen ist der Quotient aus dem höchsten Normalwert und dem gemessener Wert (Abb. 2).

Sind die Harnflußvariablen bei Patienten mit infravesikaler Obstruktion geringer als normal, dann wird der KF für die Harnflußvariable als Quotient von dem Meßvolumen und den geringsten Normalwert errechnet. Dabei entspricht ein KF von „1" dem schlechtester Normalwert. Werte unter „1" sind pathologisch.

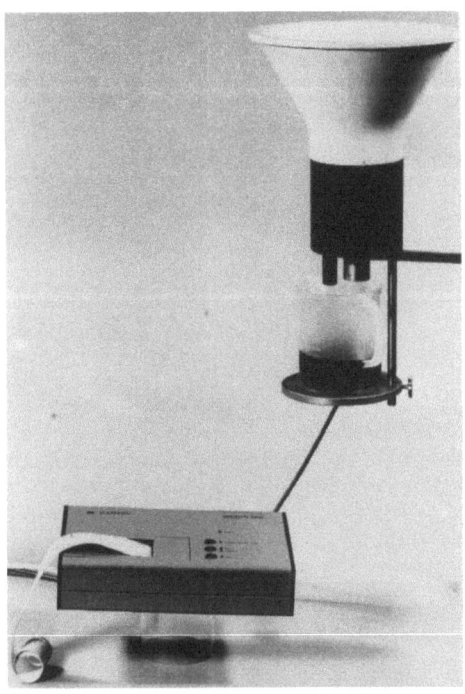

Abb. 1. Mikroprozessorgesteuertes Harnflußgerät mit EDV-Diagnosehilfe (Dantec, Urodyn 1000)

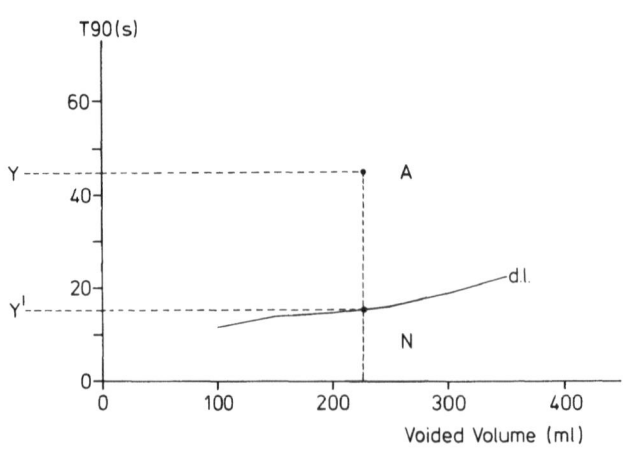

Abb. 2. Klassifikationsfaktor (y'/y) gezeigt für $T90$. $d.l.$ = Diskriminationslimit zwischen „gesund" (N) und „krank" (A); y = Meßwerte; y' = höchste Normalwerte

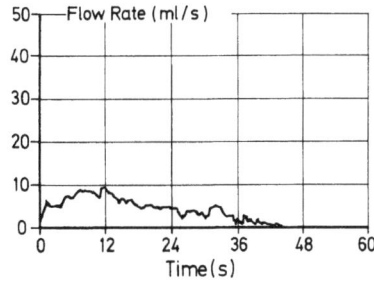
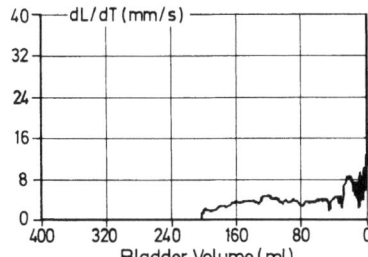

```
Flow Results              Female
Tdesc    : 24.9 s         D (0.3)
QM90     : 5.4 ml/s       D (0.3)
T 90     : 33.9 s         D (0.3)
QMAX     : 9.4 ml/s       D (0.4)
T 100    : 44.3 s         D (0.5)
TQMAX    : 11.4 s
dQ/dT max: 20.0 ml/s2

Volume Results
V comp.  : 205 ml
V resid. : 200 ml

Contraction Results       Female
dL/dT 40 : 4 mm/s         D (0.2)
```

Abb. 3. Harnflußklassifikation bei einer Patientin mit Blasenhalsdyssynergie (BHD). Gezeigt werden Harnflußkurve, erwartete Blasenkontraktionsschnellheit, die numerischen Variablen, sowie die Klassifikation (D = „krank"). In Klammern steht für jede Variable der Klassifikationsfaktor

Methode und Material

Die Harnflußmeßdaten werden mit Hilfe folgender Variablen analysiert (2,4) (Abb. 3):

1. dl/dt_{40}, geschätzte Detrusorkontraktionsgeschwindigkeit bei 40 ml Blasenvolumen;
2. T_{90}, Miktionszeit für die mittleren 90% des Totalvolumens;
3. QM_{90}, Durchschnittsharnfluß während T_{90};
4. T_{desc}, Miktionszeit ab Q_{max}, minus der letzten 5% des Volumens;
5. Q_{max}, maximale Harnflußrate.

Es wurden 2 Patientengruppen mit Harnabflußstörungen mit einer gesunden Kontrollgruppe von 26 Frauen verglichen (Tabelle 1):

1. 8 Frauen präoperativ und nach radikaler Hysterektomie.
2. 11 Frauen mit urodynamisch bewiesener Blasenhalsdyssynergie präoperativ und nach Blasenhalsinzision.

Diese Gruppen wurden einer Referenzgruppe (= 36 Patienten, von denen die Normalwerte errechnet wurden) und einer Kontrollgruppe gegenübergestellt.

In der weiblichen Patientengruppe wurde die Diagnose einer Harnabflußstörung auf Grund von Symptomatologie, Nachweis von Restharn und urodynamischen Befunden gestellt. Jede erste Harnflußmessung von Patient bzw. Kontrollperson, die klassifizierbar ist d.h. die im grenzwertigen Volumenbereich liegt (100–350 ml), wird zur Klassifizierung „gesund" bzw. „krank" herangezogen.

Die Patientinnen aus der BHD-Gruppe wurden mit Inzision behandelt und hatten je eine Messung prä- und postoperativ (3–5 Monate).

Tabelle 1

Gruppe	n	Alter (Jahre)	Anzahl der Harnflußkurven pro Person	Anzahl aller Harnflußkurven (ml)
Referenzgruppe	36	18–51	≥ 10	591
RH	8	34–55	≥ 3	27
BHD	11	35–70	2	22
Kontrollgruppe	26	18–25	1	26

RH = radikale Hysterektomie; BHD = Blasenhalsdyssynergie

Die Patientinnen aus der RH-Gruppe wurden mit einer radikalen Hysterektomie (Wertheim Meiggs) behandelt und hatten je eine Messung prä- und 2 Messungen postoperativ (3–5 und 12 Monate).

Ergebnisse

Aufgrund der untersuchten Variablen wurden 70–91% der Kontrollgruppe korrekt „gesund" klassifiziert. In der BHD-Gruppe wurde präoperativ 72–82% korrekt klassifiziert; postoperativ korrelierten Restharnverminderung und Symptomverbesserung mit verbesserten KF-Werten in 70–90% (Abb. 4).

In der RH-Gruppe wurde präoperativ 87–100% korrekt klassifiziert; 3–5 Monate postoperativ stimmten Restharn und Beschwerden mit schlechten KF-Werten in 87–100% überein. 12 Monate postoperativ korrelierten Restharnverminderung und Symptomverbesserung mit verbesserten KF-Werten in 87–100%.

Die Variablen QM_{90} und dl/dt_{40} erlaubten die sicherste Unterscheidung zwischen Kontroll- und Pa-

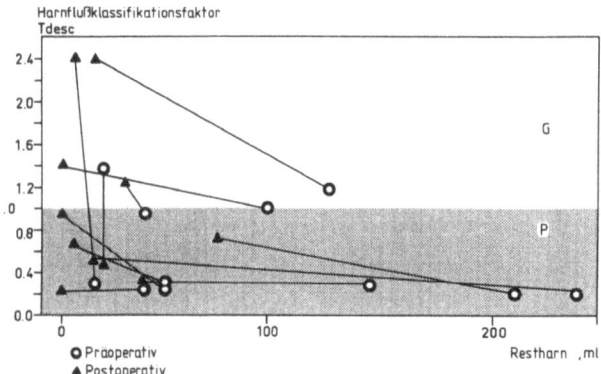

Abb. 4. Korrelation zwischen Restharn und Harnfluß-Klassifikationsfaktor bei Patientinnen vor und nach Blasenhalsinzision

tientengruppen und korrelierten am besten mit Restharn und Symptome.

Folgerungen

Diese Untersuchung zeigt, wie mit Hilfe des Harnfluß-Klassifikationsfaktors (KF) auch einzelne Messungen eines Patienten Verbesserung bzw. Verschlechterung aufzeigen können und somit ein wichtiges Hilfsmittel in der postoperativen Kontrolle ist. Der KF ermöglicht den objektiven Vergleich von einzelnen Messungen eines Patienten. Wegen des nicht-invasiven Charakters der Harnflußmessung sind regelmäßige Nachuntersuchungen für die Patienten nicht belastend. Die Ergebnisse zeigten, daß die Vorteile der Mikroprozessor-kontrollierten Interpretation der Harnflußkurven insbesondere in der schnellen und standardisierten Klassifikation sowie einer verbesserten Testempfindlichkeit liegen.

Literatur

1. Mizunaga M, Miyata M, Yamauchi K, Sasaki M, Nakata Y, Tokunaka S, Yachiku S (1986) Male uroflow diagnostic interpretation. Acta Urol Jap 32: 361–367
2. Rollema HJ (1981) Uroflowmetry in males. Ph D Thesis
3. Rollema HJ, Kramer AEJL, Jonas U (1985) Computer-based urodynamics: On-line decision-making in uroflowmetry and construction of permanent data files. J Urol 133: 263A
4. Rollema HJ, van Batenburg PC, Jonas U (1986) Automatisierte Uroflowmetrie: Neue Variablen. Urologe A 25: 281–285

Dr. H.J. Rollema
Urologische Universitätsklinik
Postfach 96 00
NL-2300 RC Leiden
Niederlande

Differenzierung zwischen operationsbedürftiger Obstruktion und belangloser Atonie des oberen Harntraktes (OHT)

R.M. Kuntz, W. Schütz, E. Vogel und J. Wolf

Problemstellung

Häufig ist es schwierig, zu entscheiden, ob eine röntgenologisch nachweisbare Dilatation des oberen Harntraktes die Folge einer echten organischen Harnleiterenge mit Harnabflußbehinderung oder nur Ausdruck eines schlaffen Hohlsystems, z.B. eines ampullären Nierenbeckens oder eines nicht obstruktiven Megaureters, ist. Die echte Enge stellt eine eindeutige Operationsindikation dar, die Atonie dagegen nicht. Da diese Unterscheidung durch das übliche Ausscheidungsurogramm oder Nierenszintigramm nicht immer getroffen werden kann, werden folgende differentialdiagnostische Methoden zusätzlich angewandt:

1. Invasive Perfusionsstudie (Whitaker-Test)
2. Nuklearmedizinische Bestimmung der mittleren parenchymalen Transitzeit
3. Nierensequenzszintigraphie unter forcierter Diurese (Lasix-Studie).

Durch eine eigene klinische Studie sollte abgeklärt werden,

- wie verläßlich Perfusionsstudie, Transitzeitbestimmung und Lasix-Studie zwischen Obstruktion und Atonie differenzieren können,
- ob durch die Kombination von Transitzeitbestimmung und Lasix-Studie die Aussagekraft der nuklearmedizinischen Diagnostik erhöht werden kann,
- unter welchen Bedingungen nuklearmedizinische Verfahren invasive Perfusionsstudien ersetzen können.

Patientengut und Methodik

An 32 Patienten (23 Männer, 9 Frauen, Alter: 16–85 Jahre, Durchschnitt 43,2 Jahre) mit röntgenologisch nachgewiesener Dilatation des oberen Harntraktes (fragliche Enge 19 mal im Ureterabgang, 6 mal im Harnleiter, 6 mal im vesikoureteralen Übergang und einmal subvesikal) wurden insgesamt 50 mal unter definierten klinisch identischen Untersuchungsbedingungen erstmals jeweils alle drei Verfahren angewandt. Bei 17 Patienten wurde zusätzlich während der Lasix-Studie simultan der Nierenbeckendruck registriert. Die Ergebnisse der drei Verfahren wurden als obstruktiv, nicht obstruktiv und fraglich obstruktiv klassifiziert und ihre diagnostische Aussagekraft anhand des Operationsbefundes der Patienten und des klinischen Verlaufes über 3,5 bis 5 Jahre hinweg beurteilt.

Ergebnisse

1. Invasive Perfusionsstudien zeigten die höchste diagnostische Aussagekraft. Sie ergaben in 90% entweder einen eindeutig obstruktiven oder einen eindeutig nicht obstruktiven Nierenbeckendruckwert. Falsch positive und falsch negative Ergebnisse wurden nicht gefunden.
2. Durch die alleinige Bestimmung der mittleren parenchymalen Transitzeit ließ sich zweifelsfrei nur eine fehlende Obstruktion nachweisen (44% der Untersuchungen). In 20% lag trotz pathologisch verlängerter Transitzeit klinisch und urodynamisch keine Obstruktion vor. In diesen Fällen wurde das Ergebnis als falsch positiv gewertet. Ursache dafür waren nicht obstruktionsbedingte Nierenerkrankungen mit eingeschränkter Nierenleistung.
3. Durch die alleinige Lasix-Studie ließ sich zweifelsfrei nur eine Obstruktion diagnostizieren (31% der Untersuchungen). In 20% war trotz Aktivitätselimination aus dem Nierenbeckenkelchsystem klinisch und urodynamisch eine Obstruktion vorhanden. Diese Ergebnisse wurden als falsch negativ gewertet. Ursache dafür war ein pathologisch hoher Nierenbeckendruck, der zum Radioisotopentransport über die Enge hinweg führte.
4. Die Aussagekraft der nuklearmedizinischen Diagnostik wurde gesteigert, wenn Transitzeitbestimmung und Lasix-Studie kombiniert ausgewertet wurden. 75% aller Untersuchungen ergaben dann ein zweifelsfreies Ergebnis, denn einerseits werden Transitzeitverlängerungen durch ein obstruktives Ergebnis der Lasix-Studie bestätigt und, umgekehrt, nicht obstruktive Ergebnisse der Lasix-Studie durch normale Transitzeiten.

Schlußfolgerungen

1. Als primäre diagnostische Maßnahme zur Unterscheidung zwischen Obstruktion und Atonie des oberen Harntraktes empfiehlt sich die Bestimmung der mittleren parenchymalen Transitzeit und die Durchführung der Lasix-Studie als *ein* nuklearmedizinischer Untersuchungsgang.
2. Zeigen beide nuklearmedizinischen Verfahren das gleiche Ergebnis, so ist die Diagnose verläßlich.
3. Invasive Perfusionsstudien sind nur indiziert, wenn Transitzeitbestimmung und Lasix-Studie diskrepante Ergebnisse zeigen.

Priv. Doz. Dr. med. R. M. Kuntz
Urologische Abteilung
Auguste-Viktoria-Krankenhaus
Rubensstr. 125
D-1000 Berlin 31

Funktionsdiagnostik des oberen Harntraktes: PPMG – die perkutane Pyelomanometrographie

K.-P. Jünemann, P. De Geeter und H. Melchior

Anhand einer vergleichenden Studie sollte die klinische Wertigkeit der perkutanen Pyelomanometrographie (PPMG) gegenüber der Hydratationsurographie und der Hydratations-Isotopennephrographie bei Verdacht auf obstruktive Harntransportstörung im Bereich der oberen Harnwege aufgezeigt werden.

Methodik

Nach ultraschall-gesteuerter, perkutaner Nephrostomie wird das Nierenbeckenkelchsystem mit Röntgenkontrastmittel dargestellt und der intrarenale Ruhedruck über 10 Minuten fortlaufend gemessen und registriert: Basisdruck.

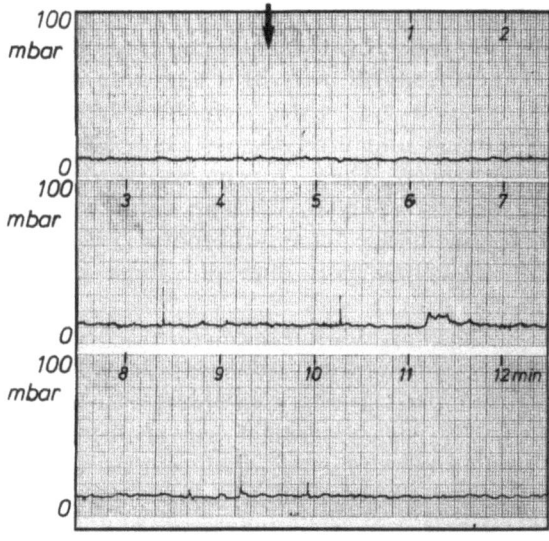

Abb. 1. PPMG – nicht obstruktiv

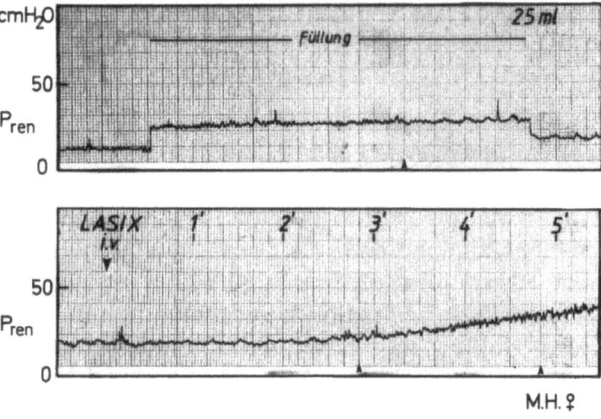

Abb. 2. PPMG – obstruktiv

Anschließend wird nach maximaler Stimulation der Diurese durch 20 mg Furosemid (LASIX) der intrarenale „Hydratationsdruck" bestimmt und gleichzeitig die Auswaschung des Röntgenkontrastmittels über Bildverstärker-Fernsehkette beobachtet.

In der vorliegenden Studie wurden 14 Patienten mit dem Verdacht einer Ureterabgangsstenose funktionsanalytisch untersucht und die Ergebnisse der Hydratationsurographie, der Hydratationsnephrographie sowie der perkutanen Pyelomanometrographie (PPMG) hinsichtlich ihrer Wertigkeit für die Indikationsstellung miteinander verglichen.

Ergebnisse

In 7 von 14 untersuchten Fällen fanden wir eine Koinzidenz der obstruktiven Befunde von ING, Belastungsurographie und PPMG ($\Delta p > 15$ mbar). Lag der Differenzwert von Hydratationsdruck minus Basisdruck (Δp) zwischen 10 und 15 mbar, so wurde dieses Ergebnis von uns als grenzwertig obstruktiv angesehen. In 2 Fällen fanden wir ein grenzwertig obstruktives PPMG bei obstruktivem ING- und Belastungsurographie-Befund. Bei 7 Patienten war ein LASIX-Auswasch-ING angefertigt worden. In 3 Fällen fanden wir eine Koinzidenz von nicht-obstruktivem PPMG ($\Delta p < 10$ mbar) und nicht-obstruktivem LASIX-ING; in 2 Fällen zeigte sich ein falsch-positives ING-Ergebnis (obstruktiv). Ein falsch-negatives Ergebnis (nicht obstruktiv) im Auswasch-ING fand sich in 2 von 7 Fällen; die verbleibenden 2 Fälle stimmten mit den obstruktiven PPMG-Befunden ($\Delta p > 15$ mbar) überein (Abb. 1 und 2).

Schlußfolgerungen

1. Die perkutane Pyelomanometrographie (PPMG) erlaubt eine sichere differentialdiagnostische Abklärung einer fraglich obstruktiven Transportstörung des oberen Harntraktes.

2. Der Vorteil gegenüber anderen Untersuchungsmethoden (Belastungs-IVP, ING, LASIX-Washout-Test) liegt in der besser objektivierbaren, funktionsanalytischen Organeinschätzung und damit verbundenen, differenzierteren Operations-Indikationsstellung.

3. Wenngleich aufgrund der noch zu geringen Patientenzahl eindeutige Druckwerte für „obstruktiv" bzw. „nicht obstruktiv" noch nicht definiert werden können, zeichnet sich aufgrund unserer Befunde bereits ein erster Trend ab. Zum gegenwärtigen Zeitpunkt sind wir der Meinung, daß ein PPMG immer dann indiziert ist, wenn die Ergebnisse der nicht-invasiven Verfahren nicht übereinstimmen.

Literatur

1. Coolsaet BLRA, Griffiths DJ, van Mastrigt R, Duyl WAV (1980) Urodynamic investigation of the wide ureter. J Urol 124: 666–672
2. Whitaker RH (1973) Methods of assessing obstruction in dilated ureters. Br J Urol 45: 15–22
3. Whitaker RH (1979) An evaluation of 170 diagnostic pressure flow studies of the upper urinary tract. J Urol 121: 602–604

Klaus-Peter Jünemann
Klinik für Urologie
Städtische Kliniken Kassel
Mönchebergstraße 41/43
D-3500 Kassel

Massive Dilatation der ableitenden Harnwege – Erstsymptom des DIDMOAD-Syndroms

W. Michel, L. Hertle, J. Graff und P. J. Funke

Der Begriff DIDMOAD-Syndrom beschreibt als Akronym dessen bekannteste Einzelsymptome, die in unterschiedlicher Häufigkeit auftreten: *D*iabetes *i*nsipidus in 35%, *D*iabetes *m*ellitus in 100%, primäre *O*ptikus*a*trophie in 98% und progrediente Innenohrschwerhörigkeit (*d*eafness) in 48% der Fälle. Außerdem besteht in 46% eine Ektasie der ableitenden Harnwege. Das vermutlich autosomal rezessiv vererbte Krankheitsbild manifestiert sich innerhalb der ersten zwei Lebensjahrzehnte.

Fallbeschreibung

Die stationäre Aufnahme der 19jährigen Patientin erfolgte wegen einer tastbar vergrößerten Blase. Bei normalem Serumkreatinin zeigte das Infusionsurogramm eine massive Hydroureteronephrose bds. mit großer Blase. Anamnestisch bestand seit 13 Jahren ein insulinpflichtiger Diabetes mellitus; seit 3 Jahren zunehmende Sehstörung. Noch am Aufnahmetag erfolgte die suprapubische Harnableitung, die in den folgenden Tagen zu einer Entlastungspolyurie mit Spitzenwerten von ca. 13 l/die führte. Nach ca. 10 Tagen stabilisierte sich die tägliche Urinproduktion auf Werte zwischen 6 und 8 l/die; dies führte zur Diagnose eines zentralen Diabetes insipidus. Als Ursache für die Sehstörung ließ sich eine beidseitige Optikusatrophie nachweisen. Im Audiogramm fand sich eine beidseitige Innenohrschwerhörigkeit. Auch nach Normalisierung der Tagesurinmenge unter Vasopressin-Gabe war eine Spontanmiktion nicht möglich, die Blasenentleerung erfolgte durch manuelles Auspressen. Endoskopisch waren mechanische Abflußbehinderungen nicht zu erkennen; ein Reflux konnte ausgeschlossen werden. Die urodynamische Untersuchung zeigte eine deutlich herabgesetzte Blasensensibilität; eine spontane Miktion war nicht möglich. Die Compliance der Blase betrug ca. 100 ml/mm Hg; pathologische Veränderungen im EMG des Beckenbodens wurden ausgeschlossen. Eine neurologische Untersuchung ergab den Verdacht auf eine diabetogene Polyneuropathie mit Beteiligung des autonomen Nervensystems. Im Anschluß an die Blasenhalsincision nach Turner-Warwick war eine restharnfreie Spontanmiktion möglich. Spätere ambulante Kontrollen, zuletzt nach 30 Monaten, zeigten entspannte obere Harnwege und eine restharnfreie Blasenentleerung. Die Untersuchung der Familienmitglieder konnte bei beiden Geschwistern ebenfalls ein DIDMOAD-Syndrom nachweisen. Bei dem Bruder bestand eine kompensierte Blasenentleerungsstörung, die Schwester war urologisch nicht manifest erkrankt.

Diskussion

Eine kausale Therapie ist beim DIDMOAD-Syndrom nicht bekannt. Die Prognose wird im wesentlichen durch die Komplikationen des Diabetes mellitus und der Harnabflußstörungen bestimmt. Hieraus ergibt sich die Bedeutung von Therapie und Kontrolle dieser beiden Einzelsymptome. Die Ursache der Ektasie der ableitenden Harnwege ist bisher nicht eindeutig geklärt. Mehrere Autoren sehen diese Ektasie als Folge der erhöhten Diurese durch den Diabetes insipidus. Sie verweisen auf die Befunde von Hanley (1959), der durch Erhöhung der Diurese eine Dilatation des oberen Harntraktes hervorrufen konnte, sowie auf Publikationen über die Koinzidenz von Diabetes insipidus und Harnwegsektasie. Die am unteren Harntrakt erhobenen Befunde, vor allem Restharnbildung und Verlust der Sensibilität, lassen sich durch die Volumenmehrbelastung nicht erklären. Der Diabetes mellitus manifestiert sich in aller Regel einige Jahre vor den Blasenentleerungsstörungen. Eine diabetogene Neuropathie mit Beteiligung des autonomen Nervensystems ist daher eine mögliche Ursache, auch wenn eine Polyneuropathie peripherer Nerven in einigen Arbeiten ausgeschlossen wurde. Offen bleibt ferner die Frage, ob diese diabetogene Cystopathie primär zur

Einschränkung der Blasensensibilität mit sekundärer myogener Dilatation führt, oder ob es sich um eine neuromuskuläre Dysfunktion im Bereich des Detrusors und/oder Sphinkters handelt. Für das DIDMOAD-Syndrom sind mehrfach Degenerationen supraoptischer, paraventrikulärer sowie olivopontocerebellärer Kerne nachgewiesen worden. Befunde über degenerative Veränderungen in den Hintersträngen, wie sie bei den diabetogenen Cystopathien beschrieben sind, wurden im Rahmen des DIDMOAD-Syndroms bisher nicht publiziert. Die wesentlichen urodynamischen Befunde unserer Patientin, wie Verlust der Blasensensibilität und Störung der Blasenmotorik mit normalem EMG des Sphinkters externus, entsprechen den diabetogenen Veränderungen. Diese diabetogene Blasenentleerungsstörung kann sekundär zu einem Rückstau in den oberen Harntrakt führen, wodurch die Diabetes insipidus-bedingte Ektasie noch verstärkt wird.

Zusammenfassung

Ein häufiges Symptom des DIDMOAD-Syndroms ist die massive Ektasie der ableitenden Harnwege. Die Prognose der Patienten wird durch die Komplikationen dieser Ektasie oft entscheidend beeinflußt. Neben der exakten medikamentösen Einstellung von Diabetes mellitus und Diabetes insipidus, die gelegentlich schon allein zur Normalisierung der Harnwege führen können, sind Incisionen am Blasenhals in aller Regel erfolgreich.

Dr. med. Walter Michel
Urologische Abteilung
Knappschafts-Krankenhaus
Osterfelder Str. 157
D-4250 Bottrop

Ein neuer Katheter zur suprapubischen Harnblasendrainage

V. Lent

Die Vorteile suprapubischer Harnblasendrainagen können nur dann zur Geltung kommen, wenn die eingesetzten Systeme optimale Gebrauchseigenschaften haben. Die Hauptprobleme bisher gebräuchlicher Katheter liegen in Unzulänglichkeiten der Fixierung, Lumenkonstanz, Wechselbarkeit und Verträglichkeit. Zu ihrer Lösung soll ein neuer Katheter beitragen, welcher alle derzeit bekannten Elemente für eine risikoarme Langzeitdrainage enthält.

Material und Methode (Tabelle 1)

Tabelle 1. Katheterbeschreibung

Bezeichnung:	Supraflex (Fa. W. Rüsch AG, 7050 Waiblingen)
Material:	reines durchsichtiges Silikon-Elastomer
Maße:	Gesamtlänge: 500 mm
	Außendurchmesser: 4 mm (Charriere 12)
	Innendurchmesser: 2–2,4 mm
Durchflußrate:	100 ml/Minute bei einer Höhe von 20 cm
Spitzenstück:	100 mm lang, bei einem Radius von 20 mm flexibel eingerollt mit 6 innenliegenden Augen
Ballon:	am Übergang zum Spitzenstück gelegen, über einen innenliegenden Kanal von 0,4 mm Weite mit maximal 5 ml auffüllbar
Punktionshilfe:	Aufbrechkanüle aus Stahl 120 mm lang und 5,6 mm dick mit aufgesetztem Plastikgriff
Wechselmandrain:	flexibler Plastikkatheter von 770 mm Länge und 1,3 mm Dicke

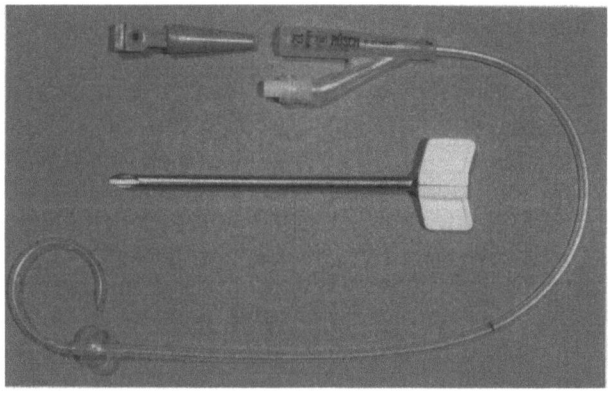

Abb. 1. Einroll-Ballon-Silikonkatheter (Supraflex) mit Aufbrechtrokar und Stöpsel

Im Rahmen einer prospektiven Studie erhielten vom 15.11.1985 bis 5.08.1986 35 Patienten (Männer = 31, Frauen = 4) im Alter von 42–90 Jahren (x̄ 70,2 J.) wegen einer funktionellen oder obstruktiven Blasenentleerungsstörung eine suprapubische Punktionsdrainage mit dem Supraflex-Besteck. Ausschlußkriterien waren die bekannten absoluten und relativen Kontraindikationen. Die Applikation erfolgte nach Auffüllen der Harnblase mit 500 ml Flüssigkeit in üblicher Technik. Alle Kranken wurden täglich von einem Studienbearbeiter nach einem festgelegten Protokoll auf relevante Zielkriterien der Applikation, Ableitung und Reinsertion untersucht.

Ergebnisse (Tabelle 2)

Tabelle 2. Komplikationen bei suprapubischer Harnblasendrainage mit dem Supraflex-Besteck (Zwischenergebnisse einer klinischen Studie n = 35)

	n	%
Applikation:		
Fehlpunktion (Bauchhöhle)	0	–
Blutung ins Gewebe (Hämatom)	1	2,9
Revision	0	–
Makrohämaturie	18	51,4
Bluttransfusion	1	2,9
Revision (Endoskopie, Operation)	0	–
Ableitung:		
Dislokation (Selbstextraktion)	2	5,7
Obstruktion (Detritus)	3	8,3
Stichkanalinfektion ($\bar{x}$ n. 7 Tagen)	20	57,1
Harninfektion ($\bar{x}$ n. 7 Tagen)	14	40,0
– Keimidentität	6	17,1
Komplikationen (Abszeß, Phlegmone, Urosepsis)	0	–
Urethritis, Urethralabszeß	0	–
Epididymitis, Orchitis	0	–
Scrotalgangrän	0	–
Reinsertion:		
Fehlwechsel	0	–
Wechselkomplikationen	0	–

Diskussion

Die Vorteile der suprapubischen Harnblasendrainage werden mit einer invasiven Applikation und mit einer zumindest anfänglich erschwerten Reinsertion erkauft. Unzulänglichkeiten der Fixierung, Lumenkonstanz, Wechselbarkeit und Verträglichkeit zwingen daher zu Wiederholungspunktionen, welche bei zwischenzeitlicher entzündlich-infektiöser Harnblasenreaktion mit erhöhten Risiken (Sepsis, Trauma) verbunden sind, oder sie führen schließlich zur Harnröhren-Dauerkatheterung mit ihren Nachteilen. Erste Ergebnisse einer prospektiven Studie mit dem Einroll-Ballon-Silikonkatheter (Supraflex) zeigen während einer durchschnittlichen Beobachtungszeit von 17,4 Tagen eine Dislokation in 5,7% und eine (zumeist reversible) Obstruktion in 8,6% der Fälle.

Zusammenfassung

Zur Verbesserung der Gebrauchseigenschaften suprapubischer Harnblasendrainagen wird ein neuer Katheter vorgestellt, welcher alle derzeit bekannten Elemente für eine risikoarme Langzeitfunktion enthält: ein möglichst biokompatibles, biostabiles und bioelastisches durchsichtiges Material (Silikon-Elastomer), ein möglichst komfortables und wechselgerechtes Kaliber (Charr. 12), ein flexibel eingerolltes und innen perforiertes Anfangsstück sowie einen auffüllbaren Fixierungsballon. Erste Ergebnisse einer prospektiven Studie werden mitgeteilt.

Literatur beim Verfasser

Priv. Doz. Dr. med. Volkmar Lent
Urolog. Arbeitsplatz der II. Chirurg. Universitätsklinik
Städt. Krankenhaus Köln-Merheim
Ostmerheimer Str. 200
D-5000 Köln 91

Die protektive Wirkung von Metoprolol bei der komplizierten Harnstauung in der Schwangerschaft

R. Tschada, A. Hettenbach, W. Wiest und J. Potempa

Bei etwa 8% aller Schwangeren liegt eine höhergradige Harnstauung vor, die als pathologisch zu werten ist. Stauungen solcher Art gehen oft mit Harnwegsinfekten und Pyelonephritiden einher, die zu einem hohen Prozentsatz chronifizieren. Neben symptomatischen Maßnahmen und konsequenter Infekttherapie stehen bislang nur invasive Behandlungsmöglichkeiten, an erster Stelle die innere Harnleiterschienung zur Verfügung [1, 2, 3, 4, 6].

Die hier vorgelegte Untersuchung soll zeigen, daß bei der ausgeprägten schwangerschaftsbedingten Harnstauung neben der bekannten Infektneigung noch weitere Komplikationen vermehrt angetroffen werden. Außerdem soll beantwortet werden, ob objektivierbare Wirkungen am oberen Harntrakt Schwangerer unter der Gabe von β-wirksamen Substanzen auftreten und inwieweit Unterschiede zu einem Kollektiv nichtschwangerer Patientinnen bestehen, so daß durch Gabe von Metoprolol eine Abnahme der schwangerschaftsbedingten Harnstauung bei gleichzeitiger Verminderung der Komplikationsrate erreicht werden kann.

Zunächst wurden Daten aus einer Gruppe von 103 Patientinnen mit ausgeprägter schwangerschaftsbedingter Harnstauung denjenigen aus einer nach Zufallskriterien ermittelten Kontrollgruppe von 111 Schwangeren gegenübergestellt. Bei 29 Schwangeren mit komplizierter Harnstauung und 11 nichtschwangeren Patientinnen erfolgten direkte Messungen der kontraktilen Aktivität am oberen Harntrakt vor und nach Dauerinfusion von Fenoterol (2 µg/min) oder Bolusinjektion von Metoprolol (10 mg). 26 Schwangere mit ausgeprägter Harnstauung erhielten Metoprolol 3 × 50 mg per os über einen längeren Zeitraum. Anfangs wöchentlich, später 14-tägig wurden neben einer allgemeinen klinischen Untersuchung eine nephrosonografische Kontrolle, ein urinbakteriologischer Status sowie eine CTG-Ableitung durchgeführt.

44% der 103 untersuchten Patientinnen boten während des stationären Aufenthaltes tokolysepflichtige vorzeitige Wehen. Bei 33% war eine floride Pyelonephritis und bei 10% eine EPH-Gestose objektivierbar. Vorzeitige Wehen und akute Infektion wurden mit zunehmendem Ausprägungsgrad der Stauung immer häufiger beobachtet. Die nach Zufallskriterien ermittelte Kontrollgruppe zeigte vorzeitige Wehentätigkeit bei 6,5%, Pyelonephritis bei 4,4% und EPH-Gestose bei 1% der Patientinnen. Die Unterschiede sind statistisch hochsignifikant, so daß ein Kausalzusammenhang zwischen Harnstauung, vorzeitigen Wehen und akuter Infektion angenommen werden muß. Bei der direkten Aufzeichnung der Motilität am oberen Harntrakt wurde unter Fenoterol jeweils ein Abfall der Kontraktionsfrequenz und besonders der Kontraktionsamplitude registriert. Diese Wirkung war bei den schwangeren Patientinnen deutlicher ausgeprägt. Während bei der Gruppe Nichtschwangerer keine wesentliche Änderung der Motilität unter Metoprolol auftrat, war bei Schwangeren eine Zunahme der Kontraktionsfrequenz objektivierbar. Nach Ergebnissen anderer Autoren scheint der Grund hierfür in einer gestagenbedingten Sensibilisierung der β-Rezeptoren zu liegen [5].

Vor diesem Hintergrund erhielten 26 Patientinnen mit ausgeprägter schwangerschaftsbedingter Harnstauung Metoprolol 3 × 50 mg per os über einen längeren Zeitraum. Eine Zunahme der Wehentätigkeit wurde nicht beobachtet. Die Behandlung wurde im Einzelfall zwischen der 19. und 34. Schwangerschaftswoche begonnen und bis 14 Tage vor dem errechneten Termin beibehalten. Nach etwa 3 bis 4 wöchiger Behandlungsdauer war bei circa 70% der Patientinnen eine in der Mehrzahl der Fälle deutlich ausgeprägte und dauerhafte Abnahme der Harnstauung zu beobachten (Abb. 1). Vorzeitige Wehen und Pyelonephritis traten erheb-

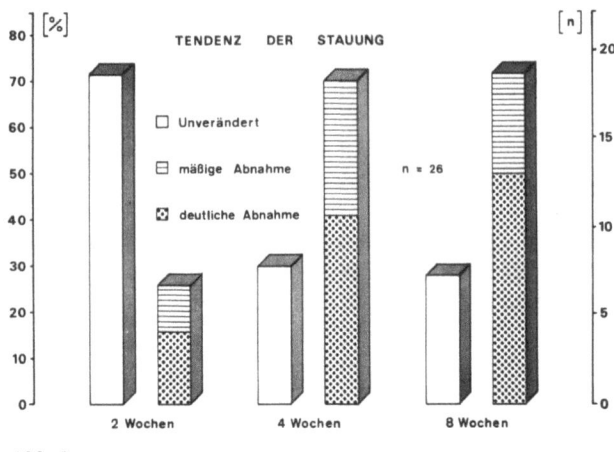

Abb. 1

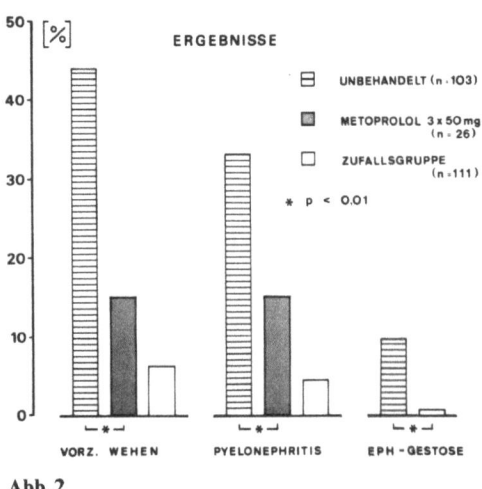

Abb. 2

lich seltener in Erscheinung. Bei einer erwarteten Erkrankungshäufigkeit von etwa 2 Fällen wurde eine EPH-Gestose bei keiner der mit Metoprolol behandelten Patientinnen angetroffen (Abb. 2).

Zusammenfassend bleibt festzuhalten, daß die ausgeprägte schwangerschaftsbedingte Harnstauung nicht nur mit einer erhöhten Infektrate einhergeht. Vorzeitige Wehen und EPH-Gestose werden ebenfalls überzufällig häufig angetroffen. Durch Metoprolol ist eine Steigerung der Motilität am oberen Harntrakt Schwangerer objektivierbar. Neben symptomatischer Schmerzbehandlung, antibiogrammgerechter Infekttherapie und der invasiven Harnleiterschienung bietet Metoprolol eine nebenwirkungsarme Alternative zur Therapie der ausgeprägten Harnstauung in der Schwangerschaft. Außerdem werden häufige Begleitkomplikationen und hier insbesondere vorzeitige Wehen erheblich reduziert.

Literatur

1. Anderson JH, Jones GRM, Standen JR (1983) Ultrasonographic assessment of hydronephrosis in pregnancy. J Can Assoc Radiol 34: 29
2. Bernaschek G, Kratochwil A (1981) Graviditätsbedingte Erweiterung am Nierenhohlsystem. Sonografische Diagnose und Verlaufskontrollen. Geburtshilfe Frauenheilkd 41: 208
3. Heinz H, Hallwachs O (1983) Stauungsniere in der Gravidität – Erfahrungen mit der inneren Harnleiterschienung. Therapiewoche 33 (23): 3317
4. Link H, Quent P (1978) Die Bedeutung der Nachsorge bei symptomatischer Schwangerschaftsbakteriurie und Pyelonephritis Gravidarum. Zentralbl Gynäkol 100: 1332
5. Raz S, Zeigler M, Caine M (1972) Hormonal influence on the adrenergic receptors of the ureter. Br J Urol 44: 405
6. Woo JSK, Wan CW, Ho-Kei M (1984) Pregnancy hydronephrosis - a longitudional ultrasonic evaluation. Aust NZ J Obstet Gynaecol 24: 9

Dr. med. R. Tschada
Klinikum Mannheim
Urologische Klinik
Theodor-Kutzer-Ufer
D-6800 Mannheim 1

Dynamisch-endoskopische Befunderhebung bei Harnreflux

G. Konrad und P.-D. Karp

Der primäre und sekundäre Harnreflux sind nahezu ein Standardthema kinderurologischer Kongreße und Symposien. Soviel auch darüber geschrieben wurde, sowenig einheitlich ist die Beurteilung des Krankheitsbildes. Die unterschiedliche Diskussion bezüglich Ätiologie und Pathophysiologie des Harnrefluxes in bezug auf Symptomatik und Morbidität spiegelt sich in den zwei offensichtlich unvereinbaren Lagern der orthodox-konservativen und eher progressiv-operativen Therapeuten wider. Die Wahrheit dürfte, wie so oft, in der Mitte liegen. Wo aber ist die Mitte zwischen sinnvoller konservativer und indizierter operativer Therapie? Im Lager der konservativ orientierten Therapeuten werden groß angelegte Langzeitstudien durchgeführt, wobei das Renal Scarring und pyelonephritische Schübe als wesentliche Kriterien angesehen werden, einen Harnreflux dann doch schweren Herzens in die operative Therapie zu überführen.

Sowohl Renal Scarring als auch rezidivierende pyelonephritische Schübe sollten jedoch vermieden werden. Im operativen Lager wiederum gelangen meist Refluxerkrankungen zur Therapie, die durch chronische Vorschädigung am Harntrakt von vornherein bezüglich der morphologischen und funktionellen Integrität ungünstige Vorzeichen aufweisen. Die aufgrund pyelonephritischer Veränderungen verlorengegangene Funktion läßt sich auch operativ nicht rückgängig machen. Obgleich oftmals eine erstaunliche morphologische Regeneration postoperativ zu beobachten ist, bleibt bestenfalls die Nierenfunktion erhalten. Oftmals geht sie aber durch Schrumpfung des Organs trotz ausgezeichnetem Operationsergebnis weiter zurück.

Keiner der konservativ oder operativ eingestellten Therapeuten kann ein gewisses Risiko für den von ihm gewählten Weg ausschließen; keiner kann für sich eine Patentlösung in Anspruch nehmen.

In eigenen Untersuchungen, die überwiegend auf die Tätigkeit des Erstautors an der urologischen Universitätsklinik Homburg/Saar zurückgehen, wird eine Zweistufendiagnostik durchgeführt (Tabelle 1): bei rezidivierenden Harnwegsinfekten, bei Enuresis, bei Dysurie und bei charakteristisch unklaren urologischen Symptomen mit Verdacht auf Harnreflux.

Tabelle 1. Zweistufendiagnostik des Harnrefluxes

I. Orientierende Diagnostik bei Verdacht:
  1. Urin
  2. Urogramm, Sonographie
  3. MCU
  4. evtl. Urodynamik

II. Gezielte Diagnostik bei Refluxnachweis:
  1. Nierenfunktion
  2. Harnröhrenkalibrierung
  3. Dynamische, endoskopische Befunderhebung mit Dokumentation

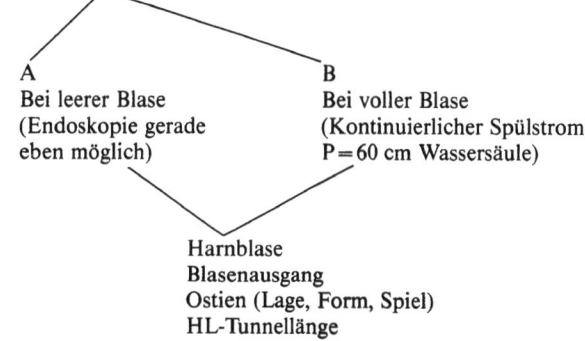

A Bei leerer Blase (Endoskopie gerade eben möglich)
B Bei voller Blase (Kontinuierlicher Spülstrom, P=60 cm Wassersäule)

Harnblase
Blasenausgang
Ostien (Lage, Form, Spiel)
HL-Tunnellänge

I. Orientierende Diagnostik

Die zunächst durchgeführte orientierende Diagnostik, beginnend mit gründlicher Anamnese und körperlicher Untersuchung, stützt sich auf Urinbefund und Sonographie und auf ein Urogramm, zur Aufdeckung pyelonephritischer Frühveränderungen. Ein Miktionscysturethrogramm (MCU) sollte unter Bildwandler-Kontrolle Bestandteil einer abklärenden Untersuchung sein, sowie, entsprechend den anamnestisch oder morphologischen Hinweisen, eine urodynamische Untersuchung mit 3 bis 5 Füllungs- und Miktionsvorgängen.

Da die Kinder oft von weit anreisen, gilt es, eine erste urologische Stellungnahme noch am selben Tag zu erreichen. Wir führen deshalb zunächst eine Abdomenleeraufnahme, dann das Miktionscysturethrogramm und bei nicht vorhandenem Reflux anschließend ein Urogramm durch.

II. Gezielte Diagnostik

Bei Nachweis eines Harnrefluxes wird im zweiten Schritt eine gezielte Diagnostik vorgenommen.

Ein Harnreflux Grad III-IV nach Parkkulainen wird immer durch eine nuklearmedizinische Funktionsuntersuchung (Jod Hippuran Clearance) abgeklärt. Bei nachgewiesenem Reflux wird eine Abklärung der Refluxätiologie, bzw. eine Therapie angestrebt. In einer Maskennarkoseuntersuchung wird eine Harnröhrenkalibrierung und bei gegebenem Kalibersprung eine distale Urethrotomie vorgenommen. Eine richtig durchgeführte Urethrotomie läßt meist einen Bougie a boule 26-28 charr. glatt passieren. In gleicher Sitzung erfolgt die dynamisch-endoskopische Befunderhebung der Harnleiterblasenverbindung und des Blasenausgangs. Bei nahezu leerer Blase mit einem Füllungszustand, der gerade soeben eine Cystoskopie ermöglicht, werden die Harnleiterostien, das Ostiumspiel, die Aufspülbarkeit und die Lage der Ostien registriert. Die Harnleitertunnel werden durch einen in den Harnleiter eingeführten Ureterkatheter und vorsichtiges Vorschieben und Zurückziehen desselben ausgemessen. Mit Verschwinden der sich unter der Schleimhaut abzeichnenden Ureterkatheterspitze beim Vorschieben und deren Wiedererscheinen beim Zurückziehen, läßt sich von Katheterspitze bis zum Ostienrand die Harnleitertunnellänge ablesen. Zu dieser Untersuchung sollte der Ureterkatheter eine angebogene Spitze und eine Graduierung aufweisen. Hiernach wird die Blase unter konstantem Druck von 60 cm Wasser aufgefüllt. Der Spülstrom kommt zum Stehen oder die Flüssigkeit rinnt am Instrument vorbei aus der Harnröhre. Unter diesem konstanten Druck werden dieselben Parameter der Ostien festgehalten. Nicht selten ist bereits während des Füllungsvorgangs ein kontinuierliches Ausweichen des Ostiums nach lateral zu beobachten. Form und Funktion des Ostiums können sich von der zunächst unauffälligen Schlitzform zu Hufeisen- oder Golflochform ändern und auch entsprechend starr und refluxtypisch imponieren. Die Harnleitertunnellänge verkürzt sich deutlich, wenn die Harnleiterblasenverbindung insuffizient angelegt ist. Diese oftmals erheblich divergierenden Ostiumbefunde bei leerer und bei voller Harnblase werden zur Dokumentation und Interpretation in ein Diagramm eingetragen (Abb.1).

Als weiterer Parameter ist bei aufgefüllter Harnblase der Blasenausgang zu beurteilen. Er sollte leicht gefältelt bleiben. Kommt er jedoch als weiße, straff ausgespannte Lippe, irisförmig eingeengt zur Darstellung und überragt den Sphinkter externus, so liegt eine fixierte Blasenhalshypertrophie vor. Diese Blasenhalsenge ist medikamentös (Alpha-Rezeptorenblocker) oder von kundiger Hand operativ zu behandeln. Die Blasenhalsschlitzung sollte von weit endovesikal bis an den äußeren Blasenhalslippenrand heranreichend bei 3 und 9 Uhr durchgeführt werden.

Von 2100 nachuntersuchten Kindern konnte durch Beseitigung einer subvesikalen Obstruktion in 85% der Fälle eine Heilung oder eine gravierende Besserung erreicht werden (keine Harnwegsinfekte und keine Enuresis mehr, Rückbildung des Harnrefluxes innerhalb eines Jahres). Bei dieser hohen Erfolgsquote ist zu berücksichtigen, daß nicht nur extreme distale Urethrastenosen durch eine distale anterolaterale Urethrotomie behandelt wurden, sondern, und dies ganz überwiegend, auch sogenannte relative Engen (18-20 charr. bei 4-8 jährigen Mädchen), um den Kalibersprung gegenüber der übrigen Harnröhrenweite anzugleichen. Hier bestätigt sich der stärker zu beachtende funktionelle Faktor

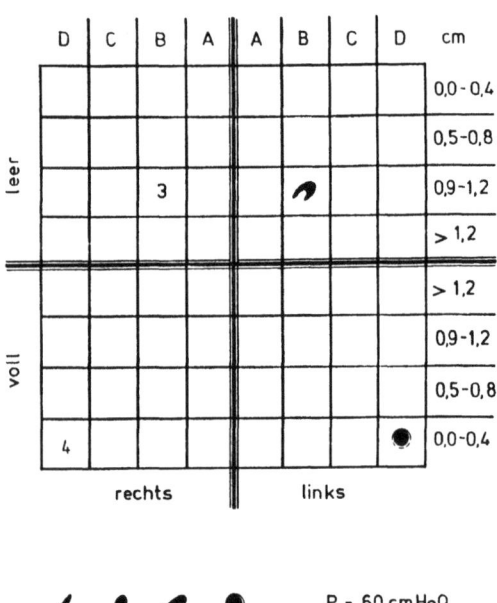

Abb. 1. Dokumentation der reproduzierbaren, dynamischen, endoskopischen Befunderhebung

Tabelle 2. Kriterien zur Bewertung des Harnrefluxes

1. Alter des Patienten
2. Harnwegsinfekt
   (Häufigkeit, Keimresistenz)
3. Nierenfunktion
4. Grad des Refluxes
5. Ausmaß der subves. Obstruktion
6. endovesikaler Befund

einer relativen Harnröhrenenge für die Blasenentleerung.

Die Kriterien zur Bewertung des Harnrefluxes, ob eine Spontanremission zu erwarten ist, oder das an die Blasenseitenwand ausweichende, golflochförmige Ostium bei völligem Verlust des submucösen, intramuralen Verlaufs des Harnleiters eine frühzeitige Operation sinnvoll erscheinen läßt, richten sich nach Alter der Patienten, dem Symptomenkomplex, der Nierenfunktion, dem Grad des Refluxes, dem Ausmaß der subvesikalen Obstruktion und nach dem dynamisch erhobenen Befund an der Harnleiterblasenverbindung (Tabelle 2). Nur in den Fällen wird in gleicher Narkose eine Antirefluxplastik durchgeführt, bei denen aufgrund der Morbidität, der bereits eingeschränkten Nierenfunktion und eines Refluxgrades III–IV, endoskopisch keine Aussicht auf eine spontane Remission besteht.

In allen anderen Fällen wird 6 Monate zugewartet, und bei Nichtbesserung der Symptomatik der Reflux durch eine Wiederholung des Miktionscysturethrogramms kontrolliert. In Abhängigkeit von der Schwere der persistierenden Krankheitssymptome, des Refluxes und anhand der dynamisch erhobenen Befunde an der Harnleiterblasenverbindung wird zwischen konservativer und operativer Therapie entschieden.

In 91% von 364 Fällen der in zwei Stufen diagnostizierten Kinder mit Reflux konnte prognostisch die richtige Aussage getroffen werden (Abb. 2):

a) Reflux bildete sich spontan zurück.
b) Refluxrückbildung wahrscheinlich.
c) Rückbildung des Refluxes unwahrscheinlich.
d) Keine Rückbildung des Refluxes zu erwarten.

Nur in 9% war entgegen der dynamisch-endoskopischen Vorhersage ein abweichendes Resultat eingetreten.

a) Der Reflux besserte sich nicht, sondern persistierte unverändert.
b) Der Reflux bildete sich unvollständig, z. B. nur von Grad III nach Grad II zurück.
c) Der Reflux verschlechterte sich von Grad II nach Grad III, obwohl nur eine Persistenz oder leichte Besserung vorhergesagt wurde.
d) Radiologisch bestand ein Reflux, der durch die dynamisch-endoskopische Befunderhebung an der Harnleiterblasenverbindung nicht nachzuvollziehen war, oder umgekehrt, durch die dyna-

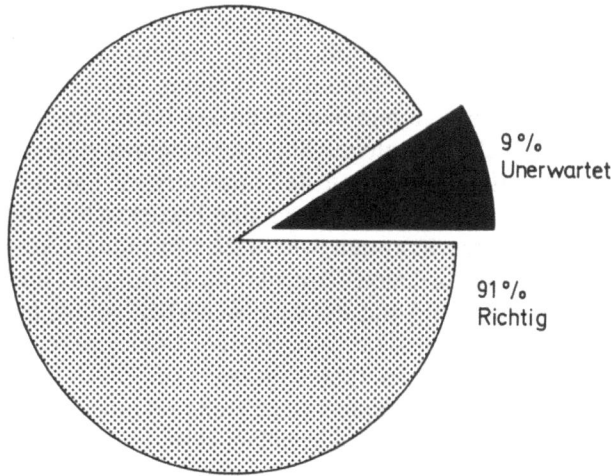

Abb. 2. Beurteilung der Verlaufskinetik des Harnrefluxes durch dynamisch-endoskopische Befunderhebung

misch-endoskopische Befunderhebung wäre ein Reflux zu erwarten gewesen; er hatte sich jedoch radiologisch bis dahin nicht nachweisen lassen.

In 3 Fällen eines zunächst nur endoskopisch zu äußernden Refluxverdachtes wurde die Diagnose 6 Monate, 9 Monate und 2 Jahre später radiologisch bestätigt.

Die hohe Sicherheit, die mit der dokumentierbaren, dynamisch-endoskopischen Befunderhebung an der Harnleiterblasenverbindung in Zusammenschau mit den in Tabelle 2 genannten Kriterien, eine prognostische Aussage erlaubt, läßt die Zweistufendiagnostik gerechtfertigt erscheinen:

a) Mit keinem anderen Vorgehen kann eine vergleichbar sichere Prognose gestellt werden.
b) Der Befund an der Harnleiterblasenverbindung ist dokumentierbar und reproduzierbar.
c) Die Therapie orientiert sich an nachvollziehbaren, objektiven Kriterien und ist nicht mehr nur dem Hoffen auf Remission, der Vermutung, dem Zufall und der persönlichen Meinung preisgegeben.
d) Die dokumentierte dynamisch-endoskopische Befunderhebung senkt eindeutig das Risiko rezidivierender Pyelonephritiden, Vernarbungen und Funktionsverschlechterung der Nieren durch einseitiges „Experimentieren" in der konservativen Richtung und reduziert auf der anderen Seite ein zu frühes operatives Vorgehen.
e) Mit der Zweistufendiagnostik ist durch ein klares Konzept in der Einschätzung des Harnrefluxes eine sichere und zumutbare Führung von Kind und dessen Eltern möglich und erspart wechselnde Diskussionen.

Zusammenfassung

Die konservative oder operative Behandlung des Harnrefluxes wird kontrovers diskutiert. Zur Abklärung einer Harnrefluxerkrankung wurden 364 Kinder einer Zweistufendiagnostik unterworfen. Bei nachgewiesenem Harnreflux können durch die standardisierte, dynamisch-endoskopische Befunderhebung der Harnleiter-Blasenverbindung objektive, reproduzierbare und dokumentierbare Parameter gewonnen werden. Unter der Berücksichtigung der bekannten Kriterien, wie Alter, Morbidität, Ausmaß der subvesikalen Obstruktion, Refluxgrad und Nierenfunktion, kann mit 91% Sicherheit vorausgesagt werden, ob eine konservative oder operative Therapie des Harnrefluxes indiziert ist. Diese hohe Sicherheit der Therapieentscheidung rechtfertigt die Zweistufendiagnostik gegenüber dem bisher überwiegend auf Vermutung und auf persönlicher Meinung beruhenden „blinden" Vorgehen.

Summary

The conservative or operative treatment of urinary reflux is still being discussed controversally. For diagnosis of a reflux 364 children underwent a two step procedure.

In stated reflux situation standardized dynamic-endoscopic evaluation of the uretero-vesical junction by empty and by filled bladder does offer objective and reproducable parameters, which are easy to document.

In correlation with the known criteria, like age, morbidity, form of subvesical obstruction, grade of reflux and renal function, the dynamic-endoscopic procedure allows to decide with 91% certainty between conservative or operative treatment.

The highly reliable dynamic-endoscopic evaluation does justify the two step diagnostic procedure in opposite to the usual assumption and personal opinion for a „blind" decision.

Priv. Doz. Dr. G. Konrad
Urologische Klinik - Franziskushaus
Maria Hilf GmbH
D-4050 Mönchengladbach

Zusammenfassung der Postersitzung 14: Freie Themen VII (Kinderurologie, Urodynamik)

K. M. Schrott

Von den insgesamt 17 Themen wird aus Zeit- bzw. Platzmangel nur über einen Teil referiert.

Ad 297) Herr Perovic, Kinderchirurg aus Belgrad, korrigierte 1985–1986 6 Epispadien mit Separation der Corpora cavernosa unter Bildung einer Neourethra aus gestielter ventraler Vorhaut, die er dazwischen einnäht.

Ad 298) Im nächsten Poster klassifiziert *Herr Perovic* die Hypospadie sine Hypospadie in 3 Grade: 1. mit Chorda cutanea, 2. mit Chorda fibrosa, 3. mit short urethra. Letztere streckt er mittels Durchtrennung und Interposition einer Neourethra à la Hodson II, dies bei 35 Fällen mit nur 11% Komplikationen.

Ad 299) Die Arbeitsgruppe Eberle, Glatzl, Bartsch (Innsbruck) und *Schweikert (Bonn)* stellten 3 Fälle mit hypoplastischem Skrotum und Mikropenis vor. Als Ursache konnten sie ein Fehlen der Androgenrezeptoren bzw. ein nur lokoregional gestörtes Verteilungsmuster in den Genitalhautbiopsien nachweisen.

Ad 303) de Vries aus Njimegen erläuterte seine Taktik seit 1980 bei 7 Kindern mit bilateralen Wilmstumoren. Nach Induktionschemotherapie gelingt die Exstirpation der teils beträchtlichen Resttumormassen meist im Gesunden mit Erhaltung der Nierenfunktion (dabei nur 1 Nephrektomie). Von einer zusätzlichen Nachbestrahlung rät er ab.

Ad 304) Die Arbeitsgruppe Alloussi aus Homburg lieferte einen interessanten Beitrag über „neue Aspekte zur Innervation der menschlichen Harnblase". Durch selektive Sakralnervenblockade bei 18 Patienten mit hyperreflexiver Blase stellten sie fest: 1. S_3 enthält ausschließlich die motorischen Efferenzen zum Detrusor und teils die sensorische Afferenz. 2. Die Innervation der Harnblase ist relativ streng seitengetrennt, prüfbar an der Sensibilitätsveränderung oder an der Motorik (Bulging im MCU). Hierzu Anmerkung des Moderators: Letzteres konnte ebenfalls 1968 Leadbetter Jr. zeigen. Die Dominanz der S_3-Wurzeln für die Blaseninnervation bestätigte auch M. Torrens aus Bristol 1975. S_2 und S_4 sind aber mit ca. 20% netzartig zugemischt und beteiligt.

Ad 305) Jünemann und Melchior (Kassel) stellten eine Neuraltherapie bei hyperaktiver Blase vor. Die vermehrte Reizafferenz von der Harnröhrenregion löst wahrscheinlich vorzeitig einen Harndrang und Detrusorkontraktionen aus. Folgerichtig können sie durch perkutane Neurostimulation der Hinterwurzeln von S_2 bei weiblichen oder des Nervus dorsalis penis bei männlichen Patienten den pathologischen Reflexbogen durchbrechen und zeitlich begrenzt durch Wurzelblockade von S_2 die Blasenkapazität erhöhen.

Anmerkung: Die Analogie zum Bougieren oder Dilatieren der Harnröhre bei Reizblase oder Enuresis drängt sich auf. Bereits Tanagho wies auf die vermehrten propriozeptiven Reize von der Harnröhre hin.

Ad 306) Madersbacher (Innsbruck) implantierte erfolgreich 1985 bei 4 Patientinnen mit debalanzierter Reflexblase einen Brindley-Blasenstimulator. Eine wichtige Voraussetzung ist jedoch die intradurale Durchtrennung der Hinterwurzel von $S_{2/3}$. Bei Männern würden dabei nicht nur die reflektorischen Detrusorkontraktionen, sondern auch die Erektion sistieren.

Ad 307) Rollema aus Kopenhagen verbessert die Aussagekraft von Harnflußkurven durch Einführen eines Klassifikationsfaktors KF. Er berücksichtigt die Detrusorkontraktionsgeschwindigkeit, die unterschiedlichen Miktionsvolumina, aber nicht Alterseinflüsse. Zum bisherigen Uroflowmeter benötigt man einen Prozessor für die automatische Auswertung. Das Follow-up der Blasenentleerungsstörung bei Patientinnen nach Hysterektomie zeigte eine gute Übereinstimmung des KF-Anstiegs mit den verbesserten Flußraten und der Restharnverminderung.

Ad 308) Die Gruppe Kuntz aus München, rechts der Isar, differenzierte bei 32 Patienten zwischen OP-bedürftiger Obstruktion und belangloser Atonie im oberen Harntrakt mit 2 nuklearmedizinischen Verfahren in einem Untersuchungsgang nebst invasiver Perfusionsstudie. Die verzögerte mittlere parenchymale Transitzeit bei der ING zeigt in 20% falsch positive, der Lasix-Washout in 20% falsch negative Werte an. Durch Kombination beider Aussagen läßt sich der obstruktive Charakter meistens erkennen. Nur bei Nichtübereinstimmung klärt der Whitacker-Test.

Ad 309) Dasselbe Thema versuchten *Jünemann, De Geeter und Melchior* mittels perkutaner Pyelomanometrie bei AUR mit Lasixbelastung zu lösen. Die Aussagekraft wird teils relativiert, da eine gewichtsbezogene Hydratation, Lasixgabe und Messung des Blasendruckes fehlten.

Ad 312) Tschada (Mannheim) lieferte einen interessanten klinischen Beitrag. Unter dem Beta-Blocker Metoprolol 3×50 mg/die waren obere Harnstauungen in der zweiten Hälfte der Schwangerschaft in 70% rückläufig mit weniger vorzeitigen Wehen. Schienungen können damit teilweise erspart werden.

Prof. Dr. Karl M. Schrott
Urologische Universitätsklinik
Maximiliansplatz
D-8520 Erlangen

Postersitzung 15: Freie Themen VIII (Varia)

Erste Erfahrungen mit einem neuen Tumormarker

P. H. Petritsch, A. Stenzl, G. Hubmer, E. Schauenstein, M. Reiter und R. Rehak

Einleitung

Die Bestimmung von labilen Disulfid-Verbindungen und freien SH Gruppen menschlichen IgGs durch Aufspaltung mit 5,5' dithio (2,2' dinitro) benzoe-säure (DTNB), entsprechend der Methode von Schauenstein et al. [3] läßt auf die relative Konzentration der IgG Subklassen IgG1 und IgG2 schließen. Im Rahmen der Entwicklung dieser indirekten IgG Subklassen Bestimmung [4] konnte eine konstante und signifikante Senkung von IgG1 sowie ein Anstieg von IgG2 bei Patienten mit malignen Erkrankungen (Prostatakarzinom und Mammakarzinom) beobachtet werden. Die Bestätigung dieses Phänomens im Tierexperiment [2] veranlaßte uns, diese Tatsache hinsichtlich seiner möglichen Wertigkeit als Tumormarker bei verschiedenen urologischen Malignomen zu untersuchen.

Material und Methode

Die Studie wurde als Doppelblindstudie durchgeführt; zum Zeitpunkt der Blutabnahme war sowohl dem Untersucher, als auch dem Biochemiker eine gesicherte Diagnose nicht bekannt. Die Patienten wurden an Hand der Einweisungsdiagnose für die Studie ausgewählt, wobei Patienten, die für ein Malignom suspekt waren, bevorzugt waren. Die Einweisungsdiagnose stützte sich auf den Rektalbefund, die Nierensonographie, das i.v. Urogramm und eventuell auf eine Zystoskopie. Bei allen Patienten war die Operation mit anschließender histologischer Verifizierung der Diagnose vorgesehen.

Als Kontrollgruppe dienten Patienten mit einer eindeutig gutartigen Urogenitaltrakterkrankung (PH, Blasenpapillom, Nierencysten, Harnsteinerkrankungen usw.).

Im Rahmen der Routineuntersuchung wurden bei diesen Patienten am Aufnahmstag 10 cc Nativblut aus der Armvene abgenommen und am selben Tag (ohne Bekanntgabe einer Diagnose) ins biochemische Labor gebracht, wo die sofortige Inkubation mit DTNB erfolgte. Die Bestimmung der ΣS (Summe der freien SH und labilen SS Gruppen) erfolgte 24 Stunden später.

Anschließend an die Blutabnahme erfolgte die weitere klinische Abklärung, Operation und histologische Aufarbeitung des Operationspräparates. Maligne Tumoren wurden nach der TNM-Klassifizierung der UICC 1978 eingeteilt.

Insgesamt wurden 187 Patienten untersucht, 76 davon hatten nachgewiesenermaßen eine gutartige Urogenitalerkrankung, 111 ein Malignom. Bei den letzteren handelte es sich in 34 Fällen um ein Blasenkarzinom, 49 mal um ein Prostatakarzinom und in 18 Fällen um ein Nierenzellkarzinom. Das Verhältnis männlicher zu weiblicher Patienten war in der Studiengruppe 96:15, in der Kontrollgruppe 61:15, die Altersverteilung war $67,6 \pm 10,6$ und $66,1 \pm 14,7$.

Ergebnisse

Die ΣS Werte bei 111 Patienten mit einem histologisch verifizierten Urogenitalkarzinom waren $1,105 \pm 0,250$/mol IgG, bei den 76 Patienten mit gutartigen Erkrankungen $1,493 \pm 0,235$ mol/IgG. Im einzelnen betrugen diese ΣS Werte bei 44 Patienten mit einem Blasenkarzinom $1,190 \pm 0,229$, bei 49 Patienten mit einem Prostatakarzinom $1,022 \pm 0,244$ und bei 18 Patienten mit einem Nierenzellkarzinom $1,122 \pm 0,256$.

Diese Werte sind statistisch nach dem U-Test von Wilcoxon, Mann und Whitney hoch signifikant ($p < 0,001$). Legt man auf Grund unserer Ergebnisse den Grenzwert der ΣS Bestimmung mit 1,3/mol IgG fest, so ergibt sich eine Sensitivität von 82,9% und eine Spezifität von 82,9%. Damit ist die Aussagekraft dieses Tumormarkers pro futuro (predictive value) bei positivem Befund 87,5% und im negativen Fall 77,4%.

Hinsichtlich des T-Stadiums und des Differenzierungsgrades G ergab sich in unserem Krankengut kein signifikanter Unterschied.

Hinsichtlich einer Verlaufskontrolle nach radikaler Tumorchirurgie haben wir bei 5 Patienten nach

Nephrektomie Kontrollwerte 8–14 Tage postoperativ durchgeführt. Dabei konnte bei einem Patienten mit einem T2 G 3 Nierenzellkarzinom ein Anstieg der ΣS von 1,0 auf Normalwert von 1,53 festgestellt werden, bei den übrigen 4 war keine wesentliche Änderung feststellbar.

Literatur

1. Javadpour N (1980) Tumor markers in urologic cancer. Urology 16: 127–136
2. Haddada MH, Escribano MJ, De Vaux Saint Cyr C, Barra Y (1980) Variations in the levels of IgG 1 and IgG 2 subclasses in the sera of normal, immunized and tumor-bearing hamsters. Eur J Cancer Clin Oncol 20: 553–560
3. Schauenstein E, Sorger S, Reiter M, Dachs F (1982) Free thiol groups and labile disulfide bonds in the IgG fraction of human serum. J Immunol Methods 50: 51–56
4. Schauenstein E, Reiter M, Gombotz H, List W (in press) Labile disulfide bonds and free thiol groups in human IgG. II Characteristic changes in malignant diseases corresponding to shifts of IgG 1 and IgG 2 subclasses. Int Arch Allergy Appl Immunol

Univ. Prof. Dr. P. Petritsch
Department für Urologie
Univ. Klinik für Chirurgie
Auenbruggerplatz
A-8036 Graz

Therapie des metastasierenden Hypernephroms mit IFN-RC 2-alpha als Monotherapie und in Kombination mit MPA

W. Aulitzky, J. Frick, F. Porzsolt und U. Scrinzi

Einleitung und Ziel der Studie

Das metastasierende Nierenzellkarzinom ist eine maligne Erkrankung mit einer sehr schlechten Langzeitprognose [1]. Außer der chirurgischen Entfernung des Tumors ist keine kurative Therapie bekannt. Neue Hoffnung wurde durch erfolgreiche Therapieversuche mit verschiedenen Interferonen geweckt [2, 3].

Ziel dieser Studie ist es, die Wirkung von rekombinantem Interferon-α allein und in Kombination mit MPA zu prüfen. Im Gegensatz zu den meisten, bisher durchgeführten Studien wurde eine niedrige Interferon-Dosis verabreicht, um den durch In-Vitro-Studien bestätigten, immunstimulatorischen Effekt von IFN-α auszunützen. Eine zytostatische Wirkung konnte bis heute nicht eindeutig belegt werden. Die Kombination mit MPA erschien deshalb sinnvoll, da verschiedentlich über Therapieerfolge nach MPA-Gabe berichtet wurde [4].

Material und Methode

An der Studie nahmen 12 Patienten (5 Frauen, 7 Männer, Alter 41 bis 65 Jahre) teil:

Bei allen Patienten handelte es sich um Nierenzellkarzinome mit Status nach Tumornephrektomie im Stadium $T_{3-4} N_x M_1$.

Die Metastasenlokalisation war mannigfaltig und multipel (Lunge, Skelett, Leber, Haut, Schleimhaut, Nebenniere).

Dosierungsschema

Gruppe A: IFN α-Monotherapie, n = 6
Induktionstherapie: 12 Wochen lang, IFN α 2 Mill. I.U./s.c. 5 ×/Wo.
Erhaltungstherapie: anschließend IFN α 2 Mill. I.U./s.c. 1 ×/Wo.

Gruppe B: IFN α + MPA, n = 6
Induktionstherapie: 12 Wochen lang, IFN α 2 Mill. I.U./s.c. 5 ×/Wo. + 750 mg MPA p.o. 7 ×/Wo.
Erhaltungstherapie: anschließend IFN α 2 Mill. I.U./s.c. 1 ×/Wo. + 750 mg MPA p.o. 7 ×/Wo.

Ergebnisse (Tabelle 1)

Nach 12 Monaten sind noch drei Patienten am Leben. Es wurde 1 × partielle Remission, 1 × gemischte Remission, 2 × Stabilisierung des Krankheitsbildes und 6 × Progression beobachtet. Bei zwei Patienten mußte die Therapie wegen Nebenwirkungen bzw. Nichtansprechen abgebrochen werden (Tabelle 1).

Tabelle 1. Metastasierendes Nierenzellkarzinom IFN-α/IFN-α + MPA Ergebnisse nach 12 Monaten (n = 12)

	gesamt	IFN-α	IFN-α + MPA
Kompl. Rem.	0	0	0
Part. Rem.	1	1	0
Stabilisierung	2	1	1
Gemischte Rem.	1	0	1
Prog./Tod	6	4	2
Abbruch	2	1	1

Die partielle Remission wurde bei einem Patienten mit 50%iger Reduktion einer Lungenmetastase beobachtet. Seit 18 Monaten ist sein Krankheitsverlauf stabil. Die Patientin mit gemischter Remission zeigte Verschwinden einer vaginalen Hautmetastase bei gleichzeitiger Zunahme von Lebermetastasen. Die beiden Patienten mit stabilem Krankheitsverlauf sind seit 13 und 22 Monaten ohne Progressionszeichen. Die sechs Patienten mit progredientem Krankheitsverlauf zeigten durchwegs Zunahme der multiplen Metastasen, die Überlebensdauer betrug 2 bis 11 Monate. Bei einem Patienten Regression einer Wangenmetastase nach Absetzen von IFN-α+MPA.

Nebenwirkungen: Eine Patientin entwickelte ein akutes Psychosyndrom – Zusammenhang mit der Therapie nicht gesichert. Weitere, unbedeutende Nebenwirkungen wie Müdigkeit, Schweißausbrüche und Kopfschmerzen wurden beobachtet.

Der Gruppenvergleich ergibt keinen Unterschied bei der Ansprechrate; eine statistische Auswertung erscheint aufgrund der geringen Fallzahl nicht sinnvoll.

Zusammenfassung

Die Ursache für den unbefriedigenden Effekt der niedrig dosierten IFN-α-Therapie bei 8 von 12 Patienten ist unklar.

Eine mögliche Ursache könnte das zu weit fortgeschrittene Krankheitsstadium darstellen. Aber auch eine Downregulation von IFN-α-Rezeptoren im Rahmen der niedrig dosierten IFN-α-Therapie mit täglicher Applikation wird diskutiert. Jedenfalls konnten in unserer Studie mit IFN-α allein oder in Kombination mit MPA keine besseren Ergebnisse erzielt werden als mit herkömmlichen Therapiekonzepten.

Literatur

1. Cesare Selli MD, Wanda M, Hinshaw MS et al. (1983) Stratification of risk factors in renal cell carcinoma: Cancer 52: 899–903
2. Quesada JR, Swanson DA, Trinidade A, Guttermann JV (1983) Renal cell carcinoma: Antitumor effects of leukocyte interferon. Cancer Res 43: 940–947
3. Kirkwood JM, Harris J, Vera R et al. Randomized trial of two doses of leukocyte interferon in metastatic renal cell carcinoma. The American Cancer Society Collaborative Trial
4. Frick J, Koehle R, Joos H (1983) Medroxyprogesterone acetate treatment in urological tumors. In: Campio L, Robustelli Della Cuna G, Taylor RW (eds) Role of medroxyprogesterone in endocrine-related tumors, vol II. Raven, New York

Dr. Wolfgang Aulitzky
Urolog. Abteilung
Landeskrankenanstalten Salzburg
Müllner Hauptstraße 48
A-5020 Salzburg

Die Behandlung der polyzystischen Nierendegeneration mittels perkutaner Tetrazyklininfusionen

J. Darewicz, L. Galek und B. Karasewicz

Die Polyzystie ist die häufigste Nierenanomalie und wird bei ca. 0,25% der Nierenkranken beobachtet. Es ist eine angeborene und familiäre Erkrankung, die eine erbliche, autosomale Abhängigkeit aufweist. Ihre Ätiologie ist bis jetzt unbekannt. Das Wesen der Veränderung beruht darauf, daß das Nierenparenchym durch zahlreiche, dünnwandige Zysten verdrängt wird, die, indem sie wachsen, zu einem Parenchymschwund und zu einer Fibrose führen.

Die Krankheit verläuft oft chronisch und symptomlos. Als eines der ersten Symptome manifestiert sich für gewöhnlich ein Druckschmerz oder ein kolikartiger Schmerz. Manchmal werden eine Mikrohämaturie bzw. Hämaturie oder auch eine zeitweise Albuminurie beobachtet. In der späteren Krankheitsphase kommt es zu einer arteriellen Hypertonie. Dabei kommt es zu einer Vergrößerung beider Nieren.

Die bisherige Behandlung der Krankheit beruhte wegen deren Charakter in der Regel auf einer konservierenden Therapie oder einer teilweisen Inzision der Zyste nach Rovsing oder Payr. Neue Behandlungsmöglichkeiten eröffneten sich durch den Einsatz von Teleröntgen, Computertomographie und Ultrasonographie.

Material und Methode

In der Urologischen Klinik der Medizinischen Akademie in Bialystok wurden innerhalb der letzten zwei Jahre 20 Patienten mit beidseitiger polyzystischer Nierendegeneration (Degeneratio polycytica renum) behandelt; darunter waren 12 Frauen im Alter von 26 bis 68 Jahren und 8 Männer im Alter von 36 bis 58 Jahren. Bei einem der Männer lag gleichzeitig eine Zystenleber vor.

Bei 15 Kranken manifestierte sich als klinisches Hauptsymptom eine arterielle Hypertonie, bei 3 war es eine Nierenkolik und bei 2 Kranken eine Hämaturie. Bei 8 Kranken mit fortgeschrittener Hypertonie wurden Symptome einer Niereninsuffizienz mit Albuminurie, Isostheurie und einem erhöhten Harnstoffspiegel im Serum beobachtet.

Als Diagnosegrundlage galten die intravenöse Urographie, die Übersichts- und selektive Angiographie sowie die Ultrasonographie (USG). Anhand der letzten wurden die Größe und Zahl der Zysten bestimmt. Behandelt wurden Zysten mit einem Durchmesser von über 15 mm.

Eingriffstechnik

Nach der Prämedikation mit Dolargan wurde der Kranke auf den Bauch gelagert. Haut und Unterhautgewebe wurden zusätzlich mit einer 0,5%igen Xylocainlösung anästhesiert. Danach wurden unter USG-Kontrolle (Gerät der Firma Brüel und Kjaer) durch die zum Verschluß ausgewählte Zyste eine Richtlinie gezogen (Abb. 1) und mit Hilfe eines Manipulators in die Zyste eine Nadel mit einem Mandrin eingeführt. Nach dem Entfernen des Mandrins wurde der Zysteninhalt aspiriert. Der aspirierte Inhalt wurde zyto- und bakteriologisch untersucht. In das Lumen der evakuierten Zysten wurden eine wäßrige Tetrazyklinlösung (Vibramycin-POLFA) instilliert. In die Zysten bis zu 30 mm Durchmesser wurden 30 mg, in die bis zu 50 mm 60 mg und in die mit über 50 mm Durchmesser 80 mg Tetrazyklin appliziert (= ca. 1 mg/1 mm Zystendurchmesser). Während einer Sitzung wurden von 3 bis 10 Zysten einer Niere verschlossen (Abb. 2). Nach 14 Tagen wurden die Zysten der zweiten Nieren okkludiert. Die USG-Kontrollen wurden nach 3, 6 und 12 Monaten durchgeführt.

Ergebnisse und Diskussion

Bei allen 20 Patienten wurden unmittelbar nach dem Eingriff eine Okklusion der Zysten erzielt. Bei 2 Patienten kam es zu einer vorübergehenden Hämaturie, und bei 3 wurde ein Anstieg der Körpertemperatur verzeichnet. In der Mehrzahl der Fälle wurde eine Mikrohämaturie beobachtet.

Die USG-Kontrolle zeigte bei 3 Kranken 3 Monate nach dem Eingriff ein Zystenrezidiv. Die Zysten wurden erneut verschlossen (Abb. 3). Die nach 6 und 12 Monaten durchgeführten Nachuntersuchungen zeigte eine effektive Okklusion der Zysten in beiden Nieren (Abb. 4).

Bei 10 Kranken kam es zu einer Senkung des arteriellen Blutdrucks, bei 15 wurden eine Besserung des Allgemeinzustandes, ein Schwund der Schmerzen und der Hämaturie sowie eine Senkung des Harnstoffspiegels im Serum beobachtet.

Bei 5 Patienten mit fixierter Hypertonie blieben die Blutdruckwerte unverändert. Nach dem Eingriff wurden keine entzündliche oder septische Komplikationen verzeichnet.

Die bisher angewandten Behandlungsmethoden nach Rovsing, Payr und Herrick-Goldstein ergaben

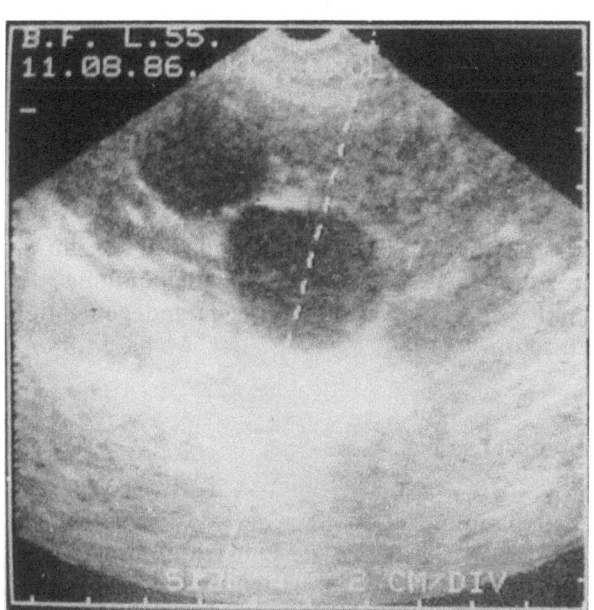

Abb. 1. Programmierung der Punktionslinie

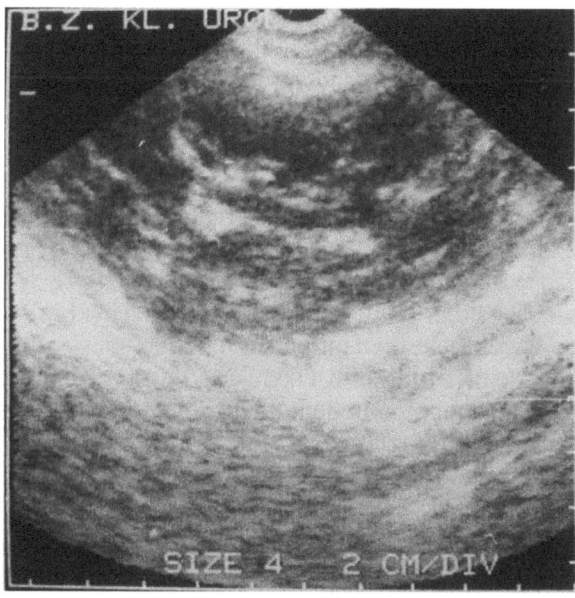

Abb. 2. Bild der Niere nach der Evakuation

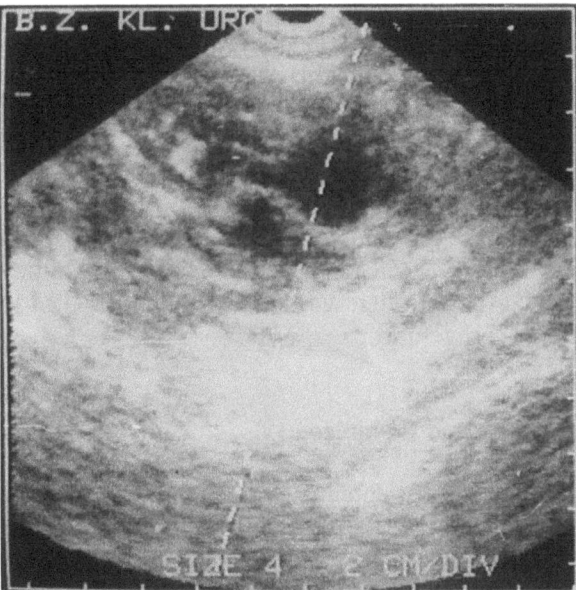

Abb. 3. In der Kontrolluntersuchung nachgewiesene Zystenrezidive

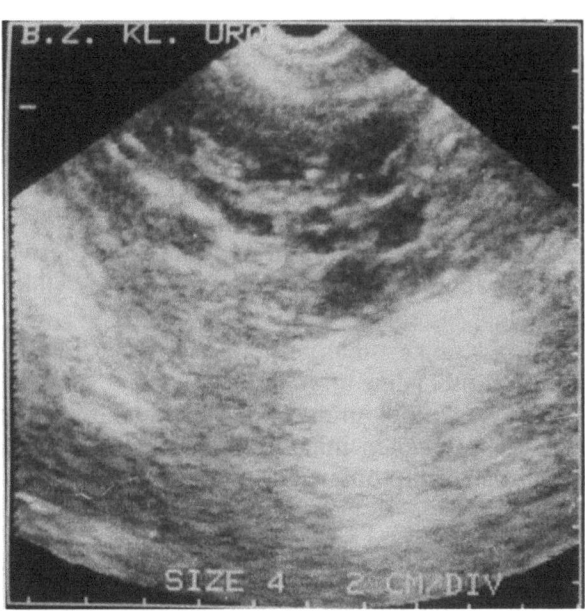

Abb. 4. Bild der Niere nach der erneuten Punktion

nur mäßige Erfolge. Außerdem führten sie zu einer zusätzlichen Schädigung der Niere, zu Infektionen und nicht selten zu Blutungen. Außerdem können derartige Eingriffe aus operationstechnischen Gründen nicht beliebig wiederholt werden. Die Patienten starben infolge einer fortschreitenden Niereninsuffizienz, die durch den Druck der wachsenden Zysten auf das Parenchym mit anschließender Atrophie des Nierenparenchyms bedingt war.

Die Einführung der perkutanen Aspiration und Okklusion der Zysten eliminierte vor allem die mit dem operativen Eingriff verbundenen Belastungen, und schuf außerdem die Möglichkeit einer mehrmaligen Wiederholung des Eingriffes. Bei den in unserer Klinik behandelten Kranken wurden das Druckgefühl, die Schmerzen und die Kolikanfälle eliminiert oder bedeutend reduziert. Der Nierenumfang verminderte sich weitgehend. Der Verschluß der Zysten, besonders in der Gegend der Nierenhilus und die Parenchymdekompression verursachten bei einem Teil der Kranken eine Senkung des arteriellen Blutdruckes.

Unter Berücksichtigung des chronischen Verlaufes der Krankheit und der verhältnismäßig guten Adaptation der Kranken an die steigende Niereninsuffizienz scheint die Möglichkeit mehrmaliger, wenig belastender obliterierender Eingriffe eine besonders wesentliche Bedeutung zu besitzen.

Die Aspirierung und Okklusion der wachsenden Zysten scheint eine Bedeutung für die Stabilisierung der Erkrankung zu haben. Die Wahl des Tetrazyklins als Mittel zur Zystenokklusion erfolgte aus zwei Gründen: erstens verursacht es in einer entsprechenden Konzentration eine Verklebung der Zystenwände, und zweitens beugt es als Antibiotikum einer Sekundärinfektion vor. Präparate wie Lipiodol Ultrafluid oder Alkohol wurden wegen einer möglichen Sensibilisierung bei mehrmaligen Eingriffen oder wegen einer Parenchymnekrose bei einer versehentlichen extrazystischen Injektion der Lösung nicht angewandt.

Obwohl wegen der geringen Zahl der Kranken und der kurzen Behandlungszeit keine definitiven Schlüsse gezogen werden können, sind wir der Meinung, daß der Behandlung der polyzystischen Nierendegeneration mittels perkutaner Tetrazyklininstillation Beachtung geschenkt werden sollte.

Schlüsse

1. Die perkutane Zystenokklusion mittels Tetrazyklininstillation ist ein den Patienten wenig belastender Eingriff, der keine Komplikationen mit sich führt und mehrmals angewandt werden kann.
2. Nach der Eliminierung der Zysten wurden eine Besserung des Gesamtzustandes der Patienten, eine Senkung des arteriellen Blutdruckes und des Harnstoffwertes beobachtet.
3. Die perkutanen Tetrazyklininstillation scheint eine effektive Methode in der Behandlung der beidseitigen polyzystischen Nierendegeneration zu sein.

Zusammenfassung

20 Patienten mit beidseitiger polyzystischer Nierendegeneration, bei denen als Leitsymptom eine arterielle Hypertonie beobachtet wurde, wurden mittels perkutaner Tetrazyklininstillation behandelt, wobei eine beständige Okklusion der 15 mm Durchmesser

überschreitenden Zysten erreicht wurde. Bei 10 Kranken wurde eine Senkung des arteriellen Blutdruckes und bei allen Patienten eine Besserung des Allgemeinzustandes erreicht.

Anhand dieser Beobachtungen kommen die Verfasser zum Schluß, daß die wenig invasive Methode der perkutanen Zystenokklusion mittels einer Tetrazyklininstillation gegenwärtig die Methode der Wahl in der Behandlung der beidseitigen polyzystischen Nierendegeneration sein könnte.

Doz. Dr. med. J. Darewicz
Med. Akademie
Bialystok
Polen

Gleichzeitige Operation: Prostatektomie und Herniotomie

M. Kazon

Kontrovers diskutiert wird die Frage, ob Eingriffe an der Prostata und Leistenherniotomie in gleicher Sitzung oder zweizeitig erfolgen sollen.

In den Jahren 1963-1985 haben wir 45 Prostatektomien und 5 transurethrale Resektionen gleichzeitig mit Leistenbruchoperationen durchgeführt. 12 Patienten kamen mit Dauerkatheter und Harninfekt, bei 3 Patienten lagen Harnblasensteine und Harnblasendivertikel vor. Bei 8 Patienten haben wir beiderseitige Hernien und bei einem Kranken Leistenbruchrezidive festgestellt.

Der Eingriff beginnt mit der Herniotomie, dann folgt die Prostatektomie. Zwei separate Zugangswege, d. h. Inguinalschnitt und suprapubischen Längsschnitt haben wir bei 33 Patienten angewandt. Nur bei 12 Patienten haben wir einen Zugangsweg, nämlich einen verlängerten Pfannenstielschnitt gewählt. Bei 25 Patienten haben wir eine transvesikale und bei 20 Kranken eine retropubische Prostatektomie durchgeführt. Die Herniotomie wurde bei 28 Patienten nach der Methode von Girard, 5mal nach Bassini und bei 12 Patienten nach Halstedt durchgeführt. In Fällen mit schwerer Harninfektion, Blasensteinen und Harnblasendivertikeln legen wir eine suprapubische Zystostomie an.

Der postoperative Verlauf war in 40 Fällen komplikationslos. Intra- und postoperative Blutungen beobachteten wir bei 5 Patienten ohne operative Konsequenzen. Wundheilungsstörungen traten bei 5 Patienten auf. Die Kranken wurden am Tag nach der Operation mobilisiert und verließen das Krankenhaus am 15. Tag nach dem Eingriff. Die Dauer des stationären Aufenthaltes war damit ebensolang wie nach alleiniger Prostatektomie.

Allgemeine Bemerkungen

Die akute Harnretention kann bei Patienten mit Prostatadenom nach einer Herniotomie auftreten und zwingt zum Einlegen eines Dauerkatheters. Der Kranke muß jedoch 2 bis 3 Monate auf eine Prostatektomie warten. Der Autor beobachtete einen Patienten mit Hernia incarcerata nach Prostatektomie. Die Durchführung beider Verfahren: Prostatektomie und Herniotomie in einer Sitzung erspart dem Patienten die psychische Belastung, die mit dem Warten auf eine zweite Operation verbunden ist und verkürzt die Behandlungsdauer. Die gleichzeitige Operation, Prostatektomie und Herniotomie kann jeder Urologe durchführen.

Literatur

1. Vasilev V, Masin A (1984) Endovremena Prostatektomija i Hernioplastika. Program i Sażeci VIII Kongres Urologa Jugoslavije. Split 4-6 X 1984
2. Wesolowski S (1974) Bericht des Staatskonsulent in der Urologie in Polen

Doc. dr hab. Miroslaw Kazon
02-562 Warschau
Odolańska Strasse 32/2
Polen

Differentialdiagnose von Klinefelter-Syndrom und Pubertas tarda mit Hilfe des transrektalen Ultraschalls

R. Hofmann, J. Braun und H. J. Vogt

Pathognomonische Hinweise auf ein Klinefelter Syndrom sind ein sehr kleines Hodenvolumen und eine kleine Prostata (<1 ml). Um genaueren Aufschluß über das Prostatavolumen bei Patienten mit Klinefelter Syndrom oder Pubertas tarda zu erhalten, haben wir eine transrektale sonographische Prostatavolumenbestimmung mit der Näherungsformel des Rotationsellipsoides $l \times B \times H \times 0{,}523$ durchgeführt.

Methoden und Patienten

Bisher wurden von uns 18 Patienten der Dermatologischen Klinik und Poliklinik der TU München untersucht. Es handelte sich dabei um:

1. 8 Patienten mit Klinefelter Syndrom (XXY).
2. 8 Patienten mit Pubertas tarda.
3. 2 Patienten mit Hypogonardismus bei Z. n. Kryptorchismus.

Das Alter der Patienten mit Klinefelter Syndrom lag zwischen 18 und 43 Jahren (Durchschnitt 26 Jahre), das Alter der Patienten mit Pubertas tarda lag zwischen 13 und 20 Jahren (Durchschnitt 17 Jahre).

Ergebnisse (Tabellen 1-3)

Die beiden Patienten mit Hypogonadismus und Kryptorchismus hatten ein Prostatavolumen von 18 bzw. 20 ccm. In der Gruppe der Klinefelter Syndrom Patienten wurden 3 Patienten 1,2 Jahre nach Testosteronsubstitutionstherapie nachuntersucht. Bei allen 3 Patienten war ein Prostatawachstum um etwa 41% feststellbar. 3 Patienten mit Pubertas tarda konnten nach 1,5jähriger Androgensubstitution nachuntersucht werden. Es ergab sich ein Größenwachstum der Prostata von durchschnittlich 75%.

Tabelle 1. Klinefelter-Syndrom

Patient	Alter	Prostatavolumen
H. G.	26 Jahre	16 cm^3
D. A.	17 Jahre	14 cm^3
S. A.	32 Jahre	12 cm^3
P. M.	20 Jahre	14 cm^3
L. M.	26 Jahre	12 cm^3
L. U.	33 Jahre	13 cm^3
B. A.	20 Jahre	11 cm^3
Sch. K.	20 Jahre	10 cm^3

Tabelle 2. Pubertas tarda

Patient	Alter	Prostatavolumen
S. J.	20 Jahre	5 cm^3
K. A.	15 Jahre	3 cm^3
V. A.	14 Jahre	2 cm^3
Sch. H.	19 Jahre	5 cm^3
M. Ch.	13 Jahre	8 cm^3
C. S.	14 Jahre	4 cm^3
E. F.	20 Jahre	5 cm^3
R. N.	20 Jahre	7 cm^3

Tabelle 3

Normalperson
Mittleres Prostatavolumen
$20 \pm 2{,}0$ cm^3

Klinefelter-Syndrom
Mittleres Prostatavolumen
$13 \pm 2{,}0$ cm^3

Pubertas tarda
Mittleres Prostatavolumen
$5 \pm 2{,}0$ cm^3

Diskussion

Mit der transrektalen sonographischen Prostatavolumenbestimmung ist eine einfache nicht-invasive und schnelle Untersuchung zur differentialdiagnostischen Unterscheidung zwischen Klinefelter Syndrom und Pubertas tarda möglich. Die Gewichtsdifferenz der Prostata bei beiden Erkrankungen ist dadurch erklärlich, daß der Androgenmangel bei Patienten mit Klinefelter Syndrom erst nach der Pubertät auftritt und sich die Prostata bis zu diesem Zeitpunkt normal entwickeln kann. Bei der Pubertas tarda liegt ein präpubertärer Testosteronspiegel vor, sodaß eine altersentsprechende Entwicklung der Prostata nicht möglich ist. Somit kann nur die Drüsenanlage sonographisch erfaßt werden. Mit der transrektal-sonographischen Kontrolluntersuchung nach Androgensubstitutionstherapie ist anhand des Größenwachstums der Prostata leicht ein lokaler Therapieerfolg nachweisbar.

Dr. R. Hofmann
Urologische Klinik und Poliklinik
der Technischen Universität München
Klinikum rechts der Isar
Ismaningerstr. 22
D-8000 München 80

Maligne Melanome des Urogenitaltraktes

P. Fornara und G. Staehler

Die Inzidenz maligner Melanome beträgt 2% aller malignen Tumoren beim Menschen. Zwei Drittel davon haben ihren Ausgang in der Haut, wobei maligne Melanome im Urogenitaltrakt (UGT) außerordentlich selten sind.

Ihre Prognose ist durch das frühzeitige Auftreten von Fernmetastasen extrem schlecht. Neben der unsystematischen multilokulären Metastasierung in allen Organen besteht zwischen histologischem Typ und Prognose keine eindeutige Korrelation. Im Urogenitaltrakt sind sekundäre Melanome nach dem Magenkarzinom (30%) der zweithäufigste metastatische Tumor der Harnblase mit 22,5% (Tabelle 1).

Die absolute Rarität des malignen Melanoms des Urogenitaltraktes erschwert eine einheitliche Meinungsbildung über das optimale therapeutische Vorgehen. Die Ergebnisse in der Behandlung der Melanome des UGT sind erheblich schlechter als die der sonst beobachteten Organkarzinome. Bei primären Melanomen liegt die 5-Jahres-Überlebensrate zwischen 8 und 21%, abhängig von der Größe und des Stadiums des Tumors (Tabelle 2).

Aufgrund der Ergebnisse im eigenen Patientengut (6 Fälle) scheint die unverzügliche radikale Operation mit Entfernung der Lymphknoten das derzeit erfolgversprechendste Vorgehen. Eine alleinige lokale Tumorexzision ist nur als Palliativmaßnahme anzusehen und sollte lediglich der histologischen Sicherung (Schnellschnittdiagnose) dienen (Tabelle 3).

Die Symptome der primären sowie sekundären Melanome des UGT unterscheiden sich nicht von den histologisch andersartigen Organtumoren. Hiernach erfolgt die Diagnostik nach den allgemeinen urologischen Richtlinien der Tumordiagnostik. Eine

Tabelle 1. Durch Autopsie gesicherte Metastasen im UGT bei 100 Melanomkranken (nach Dasgupta und Grabstald)

Niere(n)	45% (davon bds. 60%)
Blase	18%
Hoden	8%
Prostata	3%
Nebenhoden	2%
Ureter	1%
Skrotum	1%

Tabelle 2. Primäre Melanome im UGT (Literatur)

Organ	Fallzahl	Durchschnittsalter	Symptome	Empfohlene Therapie	5-Jahres-Überlebens-Rate
Urethra (Frau)	37	64	Dysurie, Hämaturie sichtbarer Tumor	Abtragung, Urethrektomie Cystektomie Lymphadenektomie	8%
Penis	35	60	sichtbarer Tumor	Penis-(Teil-)Amputation Lymphadenektomie	21%
Urethra (Mann)	18	58	Dysurie, Blutung	Urethrektomie, Penektomie, Lymphadenektomie	18%
Blase	4	60	Hämaturie, Dysurie	TUR, Cystektomie Lymphadenektomie	25%
Niere?	1	59	Flankenschmerz	Radikale Tumornephrektomie	†

Tabelle 3

Primäre Melanome im Urogenitaltrakt (Eigenes Krankenkollektiv)

Fall	Lokalisation	Symptome	Urologische Diagnostik	Urologische Therapie
1. R. K. 68 J. ♀	Blasenauslaß	Makrohämaturie	Urethrozystoskopie PE	Zystourethrektomie + LAE (5/86)
2. B. H. 62 J. ♂	Fosse Navicularis	Dysurie	Urethroskopie	Exzision + ND-YAG-Laser (12/77)

Sekundäre Melanome im Urogenitaltrakt (Eigenes Krankenkollektiv)

Fall	Lokalisation	Symptome	Lokalisation des Primärtumors	Urologische Diagnostik	Urologische Therapie
1. F. B. 76 J. ♀	Blase (multipel)	Makrohämaturie	Haut (Ferse)	Urethrozystoskopie	TUR-Blase (4/76)
2. S. G. 38 J. ♂	a) Li. Harnleiter	a) Makrohämaturie	Thorax (3 Tumorherde)	IUG, retrogrades Pyelogramm, operative Exploration	a) Nephroureterektomie li. (1/71)
	b) re. Harnleiter	b) Harnstauung, Makrohämaturie, Anurie			b) Nierenfistel re. (10/71)
3. E. K. 40 J. ♂	Nierenbecken Nierenfettkapsel	Makrohämaturie	Haut (Schulter)	IUG, Retrogrades Pyelogramm, operative Exploration	Nephrektomie li. (4/75)
4. G. E. 78 J. ♀	Harnröhre	Makrohämaturie Pollakisurie	Vulva	Urethro-Zystoskopie	TUR-Harnröhre + ND-YAG-Laser (11/82)

Melanozyturie führt gewöhnlich nicht zur Diagnose, da sie nur in weit fortgeschrittenen Fällen positiv zu sein scheint.

Bezüglich des therapeutischen Vorgehens kann postuliert werden, daß eine konsequente zytostatische Behandlung besonders bei ausgedehnten Tumoren erforderlich zu sein scheint, da die Effektivität der Strahlentherapie sehr gering ist. Der Stellenwert der adjuvanten Chemotherapie sowie einer Interferon-Therapie ist allerdings zum gegenwärtigen Zeitpunkt auch aufgrund der geringen Fallzahl noch nicht mit Sicherheit festzustellen.

Literatur

1. Ainworth AM, Clark WH, Mastrangelo M, Conger KB (1976) Primary malignant melanoma of the urinary bladder. Cancer 37: 1928
2. Boeckers M (1980) Melanomzellen im Urinsediment (Melanoma cells in urine sediment). Hautarzt 31: 391
3. Ganem EJ, Batal JT (1956) Secondary malignant tumors of the urinary bladder metastatic from primary fact in distant organs. J Urol 75: 965
4. Godec CJ, Cass AS, Hitchcock CR, Hildreth TA (1981) Melanoma of the female urethra. J Urol 126: 553
5. Iversen K, Robins RE (1980) Mucosal malignant melanomas. Am J Surg 139: 660
6. Jaeger N, Wirtler H, Tschubel K (1982) Acral lentiginous melanoma of the penis. Eur Urol 8: 182
7. Katz JI, Grabstald H (1976) Primary malignant melanoma of the female urethra. J Urol 116: 454
8. Wirtshafter A, Bondhus M, Politano VA, Lynne CM (1982) Malignant melanoma presenting as renal tumor. Urology 19: 66

Dr. med P. Fornara
Urologische Klinik und Poliklinik
der Ludwig-Maximilians-Universität
Klinikum Großhadern
Marchioninistr. 15
D-8000 München 70

Ungewöhnliche Metastasierung eines Magenkarzinoms in Prostata und Praeputium

W. D. Schwab, A. Schilling, R. Bassermann und E. Keiditsch

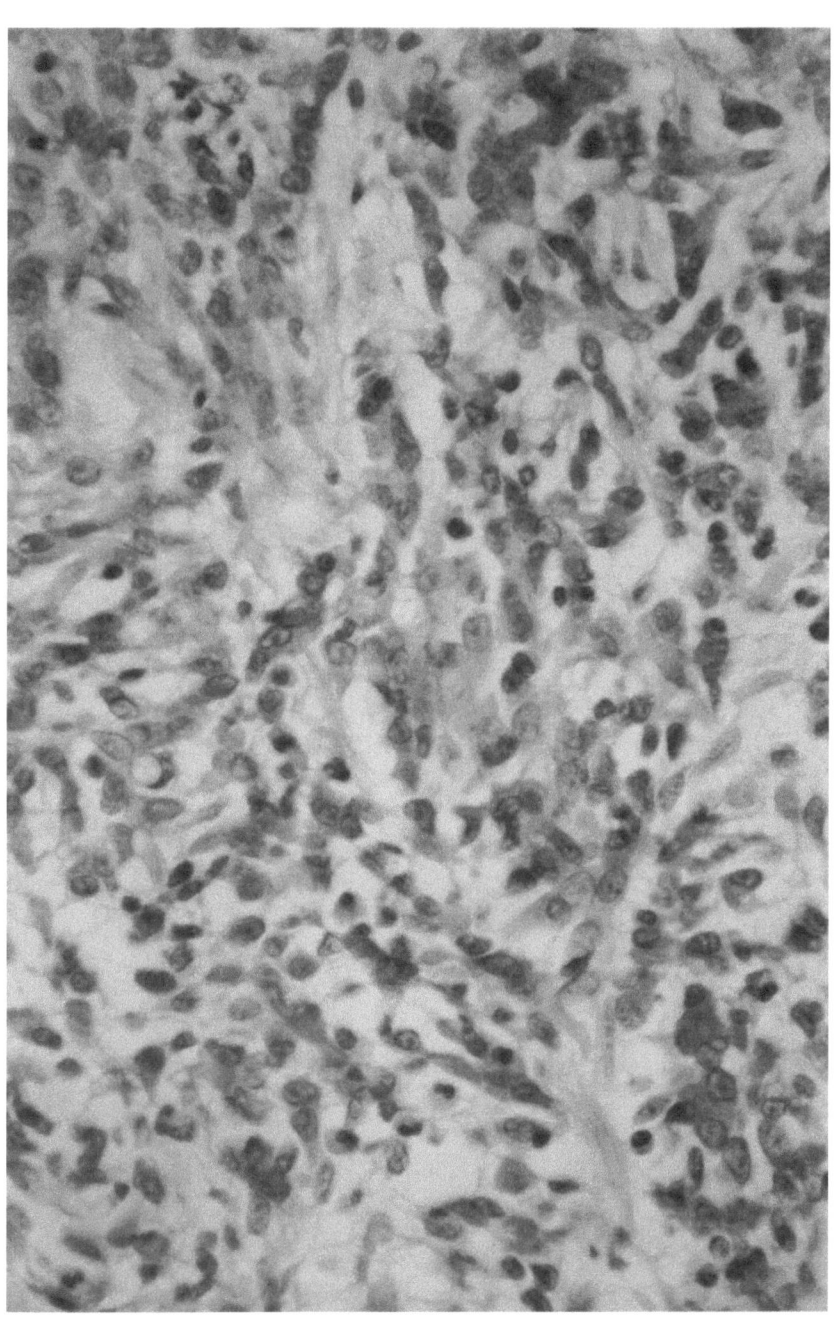

Abb. 1. Entdifferenziertes, monozellulär-verschleimendes Adeno-Ca des Magens (überwiegend Siegelringkarzinom)

Demonstriert wird die ungewöhnliche Metastasierung eines Magenkarzinoms bei einem 76jährigen Mann, bei dem 1949 eine ⅔ Magenresektion nach B II wegen Geschwüren durchgeführt wurde. 1980 erfolgte eine totale Gastrektomie wegen Magenstumpfkarzinoms. Die histologische Befundung ergab ein entdifferenziertes, überwiegend monozellulär-verschleimendes Adenokarzinom (überwiegend Siegelringkarzinom) (Abb. 1).

Wegen Rezidivkarzinoms wurde 1983 die Anastomosenresektion mit Oesophago-Jejunostomie durchgeführt. Die Histologie zeigte wiederum ein undifferenziertes, monozellulär-verschleimendes Karzinom (Siegelringzell-Typ) mit einer herdförmigen ausgeprägten desmoplastischen Reaktion (szirrhöses Karzinom). Für Fernmetastasen ergab sich kein Anhalt.

Bei Aufnahme in unsere urologische Fachklinik imponierte klinisch eine tastsuspekte Prostata, eine Elephantiasis penis, Skrotalödem und Beinödeme bds. bei deutlich reduziertem Allgemeinzustand des Patienten. Sämtliche Laborwerte einschließlich aller Phosphatasen lagen im Normbereich. Die Stanzbiopsie der Prostata zeigte histologisch ein undifferenziertes, teilweise monozellulär-verschleimendes Karzinom mit Siegelringzellformen und ausgeprägter desmoplastischer Reaktion (szirrhöser Typ) (Abb. 2). Nach Circumcision imponierte im Praeputium eine Lymphangiosis carcinomatosa durch ein Karzinom vom gleichen Typ (Abb. 3).

Es stellte sich nun die Frage, handelt es sich bei dem Prostatakarzinom um eine Metastase des primären Magenkarzinoms oder aber um ein primäres, monozellulär-verschleimendes Adenokarzinom

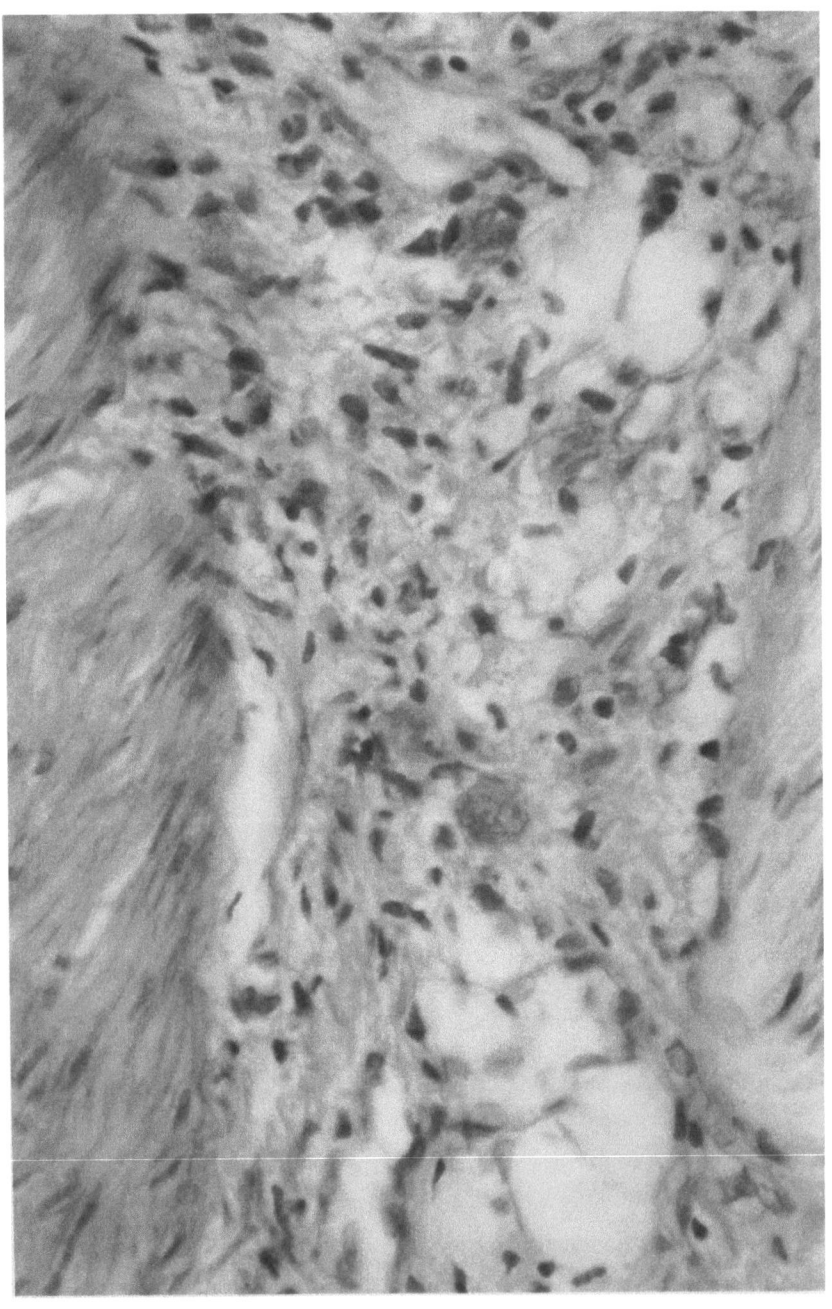

Abb. 2. Undifferenziertes, teilweise monozellulär-verschleimendes Karzinom mit Siegelringzellformen und ausgeprägter desmoplastischer Reaktion (szirrhöser Typ) der Prostatastanzbiopsie

(Siegelringzellkarzinom) der Prostata. Eine entsprechende Differenzierung war auch histochemisch durch Tumormarker (TPA und spezifische saure Prostataphosphatase sowohl im Magenpräparat als auch in der Prostata in Tumorzellen negativ) nicht möglich. Ein primäres Siegelringzell-Adenokarzinom der Prostata (als Sonderform des verschleimenden Karzinoms) wurde in der englischen Literatur erstmals von L. Giltman (1.) beschrieben.

Auf Grund des gleichartigen Tumortyps in Magen, Prostata und Praeputium darf man annehmen, daß es sich bei diesem Patienten um eine Metastasierung des Magenkarzinoms in Prostata und Praeputium handelt.

Da bekannt ist, daß Siegelringzellkarzinome des Magens fast ausschließlich per continuitatem oder lymphogenen metastasieren, kann man sich die ungewöhnliche Karzinominfiltration der Prostata und des Praeputiums in diesem Fall in gleicher Weise vorstellen, wie das Entstehen der typischen Krukenberg-Tumoren der Ovarien bei der Frau mit Magenkarzinom vom gleichen histologischen Typ.

Literatur

1. Giltman L (1982) Signet ring adenocarcinoma of the prostate. J Urol

Dr. med. Wolf Dieter Schwab
Abt. für Urologie
Städt. Krankenhaus München-Bogenhausen
Englschalkingerstr. 77
D-8000 München 81

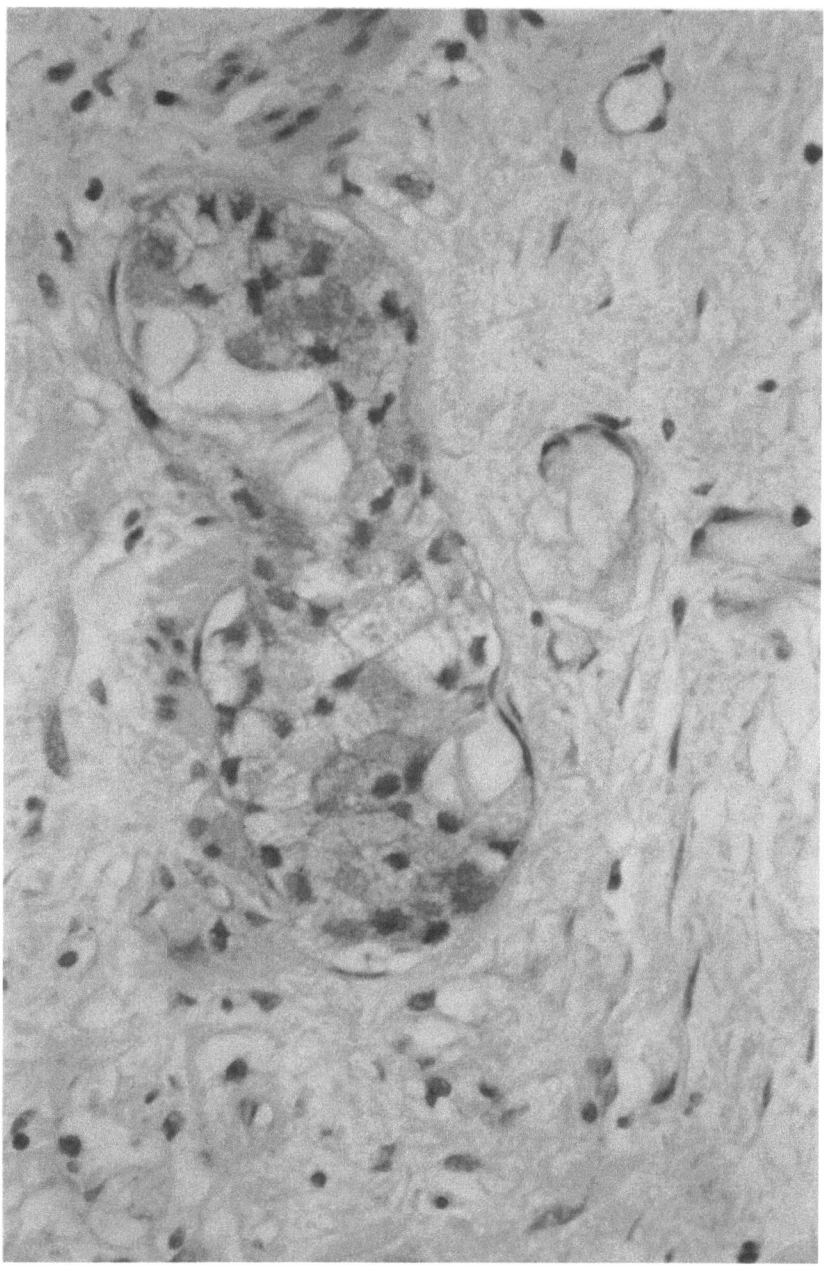

Abb. 3. Lymphangiosis eines Siegelringzellkarzinoms im Praeputium

Ist die skrotale Sonographie bei unauffälligem Palpationsbefund entbehrlich?

W. Kramer, B. Hamm, F. Fobbe und D. Jonas

Als Zusatz zur Palpation hat die skrotale Sonographie die Diagnostik des Skrotalinhalts verbessert. Seit 1.2. 1984 benutzen wir einen 5 bzw. 7,5 MHz Linear Scanner mit kombinierter Wasservorlaufstrecke. Die Wasservorlaufstrecke ermöglicht eine gerade bei Malignomen und schmerzhaften Epididymitiden wichtige kompressionsfreie Organankopplung und verbessert durch optimale Fokussierung die diagnostische Aussage: Dieses 3 mm große, nicht palpable Teratom würde ohne Wasservorlaufstrecke übersehen (Abb. 1). Seit dem 1.2. 1984 wurden 724 Patienten untersucht; 152 von ihnen wurden operiert, 52 an einem Hodentumor.

724 Patienten
174 Normalbefunde
613 pathologische Befunde
- 209 testikulär
    - 52 Tumoren
    - 60 Orchitiden, Epididymoorchitiden
- 404 paratestikulär
    - 188 am Nebenhoden
    - 13 Tumoren
    - 113 Epididymitiden
    - 62 Spermatozelen
    - 216 am übrigen Skrotalinhalt

Eine histologische Differentialdiagnose zwischen Seminomen, nichtseminomatösen Mischtumoren, luetischen Gummen oder Lymphommanifestationen des Hodens gelingt trotz sonomorphologischer Charakteristika nie mit Sicherheit. Bis auf das o.g. Teratom (Abb. 1) waren alle sonographisch diagnostizierten Hodentumoren klinisch tastbar, was die Wertigkeit der Sonographie beim sehr seltenen „okkulten" Hodentumor unterstreicht. Auch zur Tu-

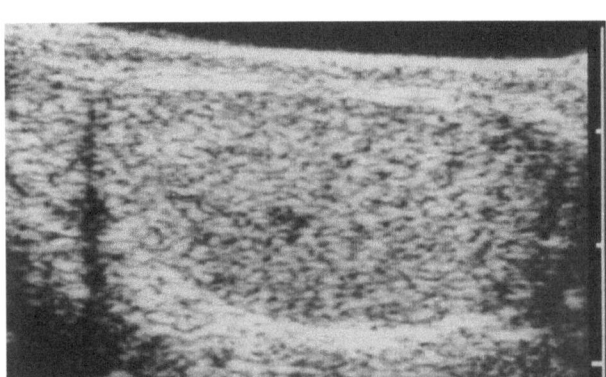
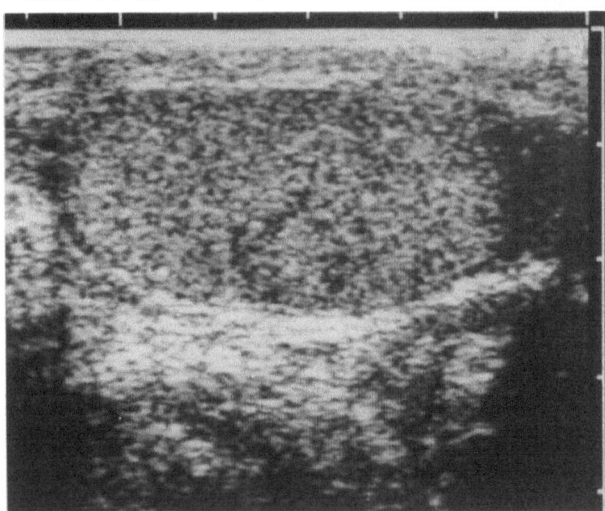

Abb. 1. 3 mm großes Teratom; mit und ohne Wasservorlaufstrecke

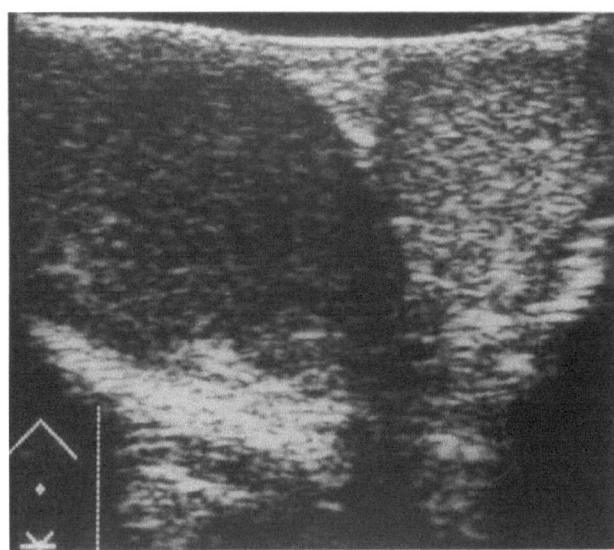

Abb. 2. Orchitis rechts

morsuche beim atrophischen Hoden hat sich die Sonographie durch den Nachweis herdförmiger Läsionen bewährt.

Während epidermale Hodenzysten sonographisch eine glatte Begrenzung und Binnenechos zeigen, entsprechen benigne seröse Hodenzysten (8 im untersuchten Kollektiv) auf Grund ihrer marginalen Lokalisation Zysten der Tunica albuginea testis.

Während sich sonographisch in 62% florider Epididymitiden eine Begleitorchitis – typischerweise als umschriebene Strukturstörung des oberen Hodenpols – feststellen ließ, ist die alleinige sonographische Differenzierung zwischen Orchitis und Tumor schwierig (Abb. 2 und 3); mit 76% bei Tumoren und 26% bei Entzündungen war die Inhomogenität wichtigstes sonographisches Tumorindiz. Eine Fehldiagnose allein aufgrund des sonographischen Befundes beträfe so fast jeden 4. Tumor und jede 4. Entzündung.

Die Sonographie eignet sich gut zur Verlaufsbeobachtung bei der Epididymoorchitis (Abb. 4).

Simultane Sonographie und Palpation gestattet die Trennung herdförmiger Fibrosen der Tunica albuginea von kleinen subkapsulären Tumoren mit entsprechender testikulärer Strukturstörung; die korrekte Beurteilung der Dignität eines Befundes gelang mit 82,5% sonographisch besser als klinisch.

Wesentlich von Vorteil ist die korrekte sonographische Differenzierung testikulärer und paratestikulärer Läsionen in 97,2%; klinisch als derbe indolente Resistenzen imponierend und sonographisch als umschriebene echoarme Nebenhodenläsionen sicher vom Hoden abgrenzbar sind der Adenomatoidtumor, ein Spermagranulom und eine spezifische chronisch-granulomatöse Entzündung (Abb. 5).

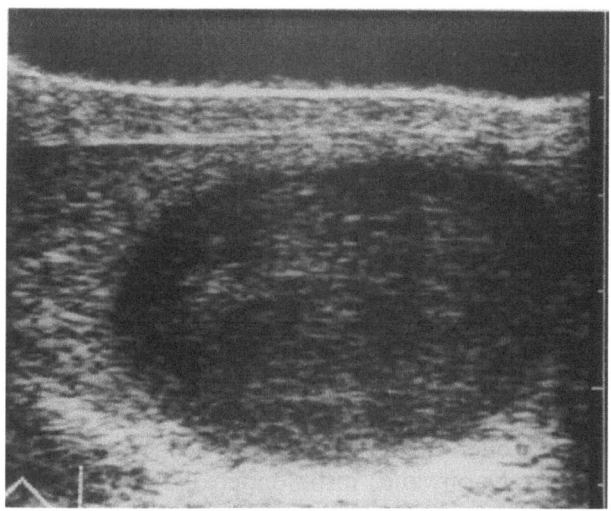

Abb. 3. Seminom

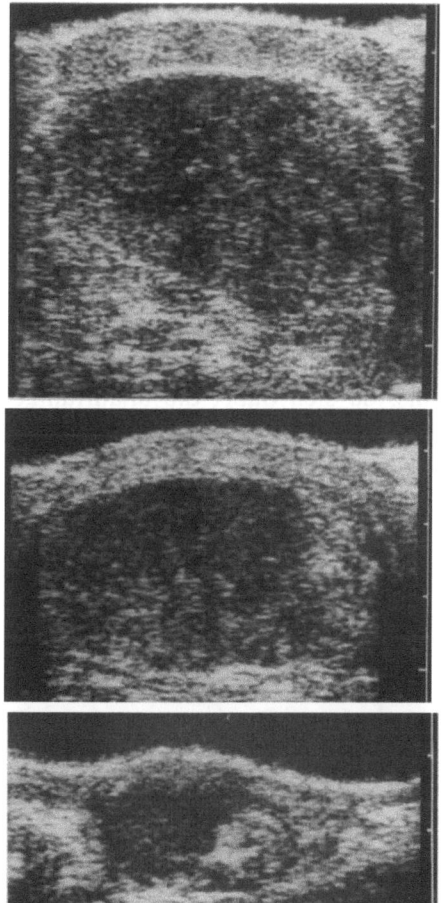

Abb. 4. Verlauf einer Epididymoorchitis; bei Therapiebeginn, nach 2 Wochen, nach 9 Monaten (testikuläre Atrophie)

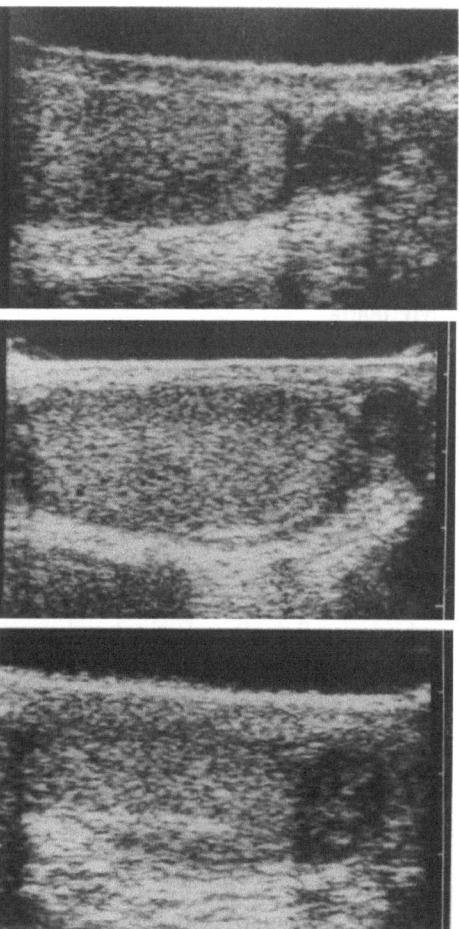

Abb. 5. Adenomatoidtumor *(oben)*; Spermagranulom *(Mitte)*; Nebenhodentuberkulose *(unten)*

Die skrotale Sonographie sehen wir indiziert bei
- unklarem Tastbefund bzw. palpatorisch nicht beurteilbarem Hoden
- Entzündung, als Verlaufskontrolle
- Hodentrauma
- Karzinophobie
- Suche nach „okkultem" Primärtumor

und nicht indiziert bei

- unauffälligem Tastbefund
- Hodentorsion
- Hodentumor

Dr. W. Kramer
ZChir, Urologische Abteilung
Klinikum der JWG-Universität
Theodor-Stern-Kai 7
D-6000 Frankfurt 70

Präoperatives Staging des Rectumkarzinoms durch transrectalen Ultraschall

J. Braun, R. Hofmann, U. Bader und B. Schwemmer

Das präoperative Staging von Rectumtumoren wurde bisher - ähnlich wie beim Prostatacarcinom - nur durch die Palpation mit dem Finger erhoben. Dies limitiert die Aussagekraft auf tiefsitzende Tumoren bis maximal 8 cm Höhe. Die normale Rectumwand läßt sich jedoch auch mit den transrectalen Sonographiegeräten, die zur Darstellung der Prostata und Samenblasen entwickelt wurden, bis auf eine Höhe von 15-20 cm gut in ihrem Schichtaufbau darstellen, da die Schallwelle immer senkrecht zur Wand auftrifft und durch eine hohe Schallfrequenz von 5-7 MHz eine hohe Auflösung erreicht wird.

Material und Methodik

Wir haben bei 36 Patienten, bei denen der V.a. ein Rectumcarcinom bestand, durch verschiedene Untersucher eine Rectoscopie mit Palpation, ein Computertomogramm und eine transrectale Ultraschalluntersuchung zur Diagnosestellung und zum Staging durchgeführt. Das Tumorstadium wurde dabei nach Mason bzw. der TNM-Klassifikation festgelegt, ohne das Ergebnis der jeweiligen anderen Untersuchung zu kennen. Bei allen Patienten konnte histologisch die Diagnose und das Tumorstadium gesichert und mit der präoperativen Diagnostik verglichen werden.

Ergebnisse

Bei der normalen Rectumwand sind die einzelnen Schichten - Mucosa, Muscularis mucosa und Muscularis propria - deutlich differenzierbar und vom umgebenden Fettgewebe sowie Blase, Samenblasen, Prostata oder Vagina gut abzugrenzen. Veränderungen der Darmwand, insbesondere Variationen der Wandstärke, werden durch die hohe Auflösung des transrectalen Ultraschalls im Nahbereich gut erfaßt. Bei den 36 Patienten mit einem histologisch gesicherten Rectumcarcinom ergaben die präoperativen Staging-Untersuchungen Rectoscopie, Computertomographie und transrectale Sonographie, folgende Ergebnisse:

Histologisches Stadium pT_1 (n = 4)

	Rectoscopie	Ultraschall	CT
Understaged	-	-	2 × Ø Tumor
Korrekt	3 × CI	4 × CI	1 × CI
Overstaged	1 × CII	-	1 × CII

Die transrectale Sonographie ergab beim histologischen Stadium pT_1 als einzigste Untersuchung ein korrektes Ergebnis, da sich dabei die unauffällige Muscularis mucosa und Muscularis propria exakt darstellen ließen.

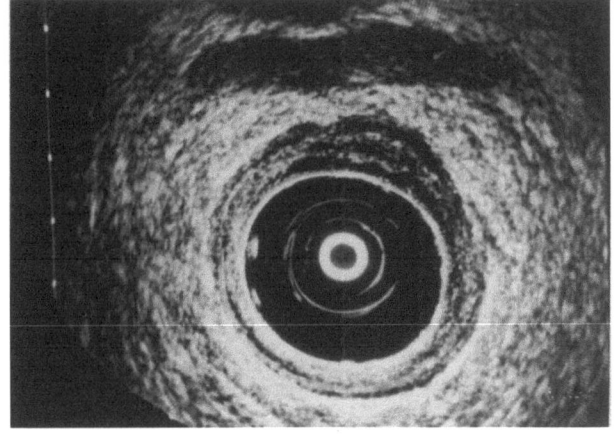

Abb. 1

Histologisches Stadium pT₂ (n = 4) (Abb. 1)

	Rectoscopie	Ultraschall	CT (n = 3)
Understaged	–	–	–
Korrekt	1 × CII	1 × CII	1 × CII
Overstaged	3 × CIII	3 × CIII	2 × CIII

Das Stadium pT₂ wurde bei allen drei Untersuchungsarten mehrheitlich overstaged, da kleine Wandunregelmäßigkeiten der Muscularis propria als Infiltration gedeutet wurden.

Histologisches Stadium pT₃ (n = 21)

	Rectoscopie	Ultraschall	CT (n = 19)
Understaged	4 × CII	1 × CII	4 × Ø Tumor 4 × CII
Korrekt	14 × CIII	17 × CIII	8 × CIII
Overstaged	3 × CIV	3 × CIV	3 × CIV

Beim Stadium pT₃ ergab der Ultraschallbefund wiederum das beste Ergebnis, insbesondere wurde nur ein einziger Tumor understaged. Das sonographische Overstaging beruhte in 2 der 3 Fälle auf einem zusätzlich perirectalen Abszeß, der nicht von einer nekrotisch zerfallenden tiefen Tumorinfiltration zu unterscheiden war.

Histologisches Stadium pT₄ (n = 7) (Abb. 2)

	Rectoscopie	Ultraschall	CT
Understaged	–	1 × CIII	1 × CIII
Korrekt	7 × CIV	6 × CIV	6 × CIV
Overstaged	–	–	–

Das Stadium pT₄ wurde in einem Fall sonographisch wie computertomographisch unterschätzt. Die Rectoscopie ergab in diesem Stadium das exakteste Staging mit der festen Einmauerung des Tumors und der Rectumwand im kleinen Becken.

Bei 2 Patienten konnte die Diagnose eines extraluminalen Tumorrezidivs ausschließlich sonographisch erhoben werden.

Diskussion

Die Computertomographie ist für die Erfassung der Grenzschichten beim Rectumcarcinom am wenigsten geeignet. Selbst bei Beginn der Infiltration des perirectalen Fettgewebes kam es in 35% der Fälle zu einem Understaging und in 16% der Fälle wurde durch das Computertomogramm der Tumor nicht diagnostiziert. Insgesamt wurden somit mehr als die Hälfte der Patienten durch die Computertomographie falsch klassifiziert. Da auch der Lymphknotenbefall erst ab einer Mindestgröße von 2 cm einigermaßen sicher diagnostiziert wurde, erscheint eine derartig aufwendige und teuere Untersuchung bei dem schlechten Ergebnis überflüssig zu sein.

Die transrectale Sonographie ist somit trotz fehlender Erfassung der Lymphknoten das einzige aussagekräftige bildgebende Verfahren zum präoperativen Staging des Rectumcarcinoms bis ca. 20–25 cm Höhe. Eine ganz besondere Rolle wird mit Sicherheit der Kontrolluntersuchung bei Rectumanastomosen zum Ausschluß von Rezidivtumoren zukommen.

Die transrectale Sonographie der Rectumwand ist eine gut dokumentier- und reproduzierbare Untersuchung, die gegenüber der Rectoscopie bzw. dem rectalen-digitalen Tastbefund objektiv und unabhängig vom Untersucher ist. Sie scheint auch bei der klinisch sehr wichtigen Stadiendifferenzierung zwischen den klinischen Stadien C2 und C3, bei denen die Entscheidung einerseits für eine Vorbestrahlung, andererseits für die Möglichkeit einer lokalen Excision fällt, allen anderen Untersuchungsmethoden überlegen zu sein. Dafür müssen jedoch noch eine größere Zahl von Untersuchungen mit histologischer Kontrolle durchgeführt werden. Bedeutend ist, daß bei den 36 Patienten nur 2 durch die Sonographie understaged wurden, wobei jedoch leider bei 80% der Patienten der Tumor bereits wandüberschreitend war.

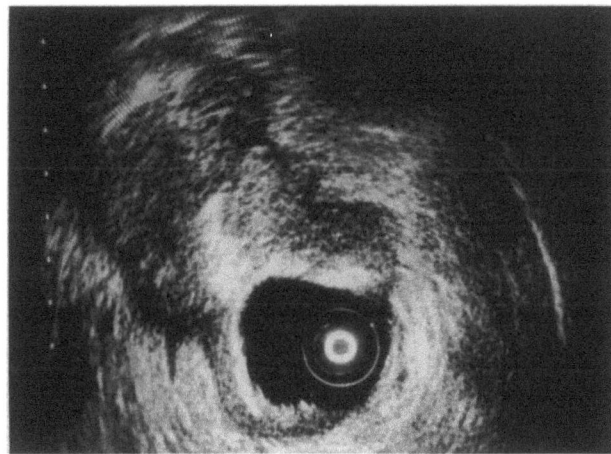

Abb. 2

Priv.-Doz. Dr. J. Braun
Urologische Klinik und Poliklinik
der Technischen Universität München
Klinikum rechts der Isar
Ismaninger Straße 22
D-8000 München 80

Einfluß von Bluttransfusionen auf Tumorentstehung und -wachstum bei chemisch induzierten Malignomen

W. Rössler, P. Scholler, V. Lenhard, W. J. Zeller und K. Dreikorn

Klinische Beobachtungen haben gezeigt, daß Bluttransfusionen einen günstigen Effekt auf Nierentransplantatüberlebenszeiten ausüben. Es wurde nun diskutiert, ob eine durch Bluttransfusion induzierte Immunmodulation eine wachstumsfördernde Wirkung auf maligne Tumoren haben könnte. Wir untersuchten den Einfluß allogener Bluttransfusionen auf Induktion und Wachstum eines autochthonen Tumormodells der Ratte.

Zur Induktion des Fibrosarkoms in SPRD Cu3-Ratten wurden einmalig 6 mg 3,4 Benzpyren/die subcutan appliziert. Es handelte sich um 80 Tiere, die in 4 Gruppen zu 20 Tieren randomisiert wurden. Gleichzeitig wurden 3 Transfusionsgruppen gebildet, die zu unterschiedlichen Zeitpunkten in Bezug auf die Benzpyrengabe transfundiert wurden. Die vierte Gruppe diente als Kontrolle und wurde mit 0,9% NaCl behandelt.

Die polyclonale T-Zellaktivierung wurde mittels Con A durchgeführt. Die Lymphozyten von transfundierten SPRD Cu3 Ratten und einer gleichen Anzahl von Kontrolltieren wurden aus Blut und Milz gewonnen, auf eine Zellzahl von 10^6/ml mit RPML Kulturmedium eingestellt und mit Con A für 3 Tage stimuliert. Acht Stunden vor Beendigung der Kulturen wurden die pro Ansatz mit 1 uCi Methy-3H-Thymidin inkubiert. Die Einbauraten wurden mit einem Szintillationszähler gemessen. Mit Hilfe der Flowzytometrie und des Zytotoxizitätstests wurden die relativen Anteile der T-Zellsubpopulationen bestimmt.

Die Ergebnisse von Tumor-Angehrate, mittlerer Volumenverdoppelungszeit sowie mittlerer Induktionszeit sind in Tabelle 1 wiedergegeben. Für die Lymphozyten der Milz ließen sich signifikante Unterschiede bei hohen Mitogenkonzentrationen von 62,5 ng/ml und 31,25 ng/ml finden. Die Stimulationsrate bei den Zellen transfundierter Tiere war signifikant erniedrigt (Abb. 1).

Nach Stimulation der Blutlymphozyten ließ sich ein signifikanter Unterschied bei einer Con-A-Konzentration von 7,81 ng/ml ermitteln (Abb. 2). Weder

Tabelle 1. Allogene Bluttransfusion und Wachstum autochthoner Fibrosarkome der Ratte

Gruppe	% Tumorausbeute	Mittlere Induktionszeit (Wochen)	Mittlere Volumenverdopplungszeit (Tage)
I	79	13,6	12,1
II	63	18,9	11,7
III	75	17,9	7,1
IV	70	18,0	11,2

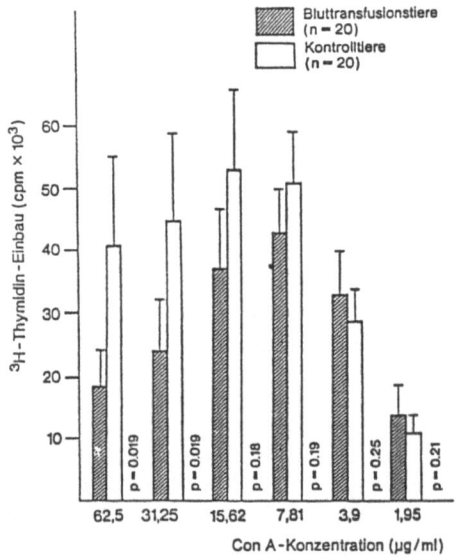

Abb. 1. Stimulationsrate Milzlymphozyten

bei den Milz- noch bei den Blutlymphozyten konnten nach Bluttransfusionen bzw. NaCl-Injektionen signifikante Unterschiede in den prozentualen Anteilen der Lymphozytensubpopulationen beobachtet werden. Bei chemisch induzierten Tumoren, die in unserer Untersuchung erstmals für die vorliegende Fragestellung eingesetzt wurden, ließen sich keine signifikanten Unterschiede in der prozentualen Tu-

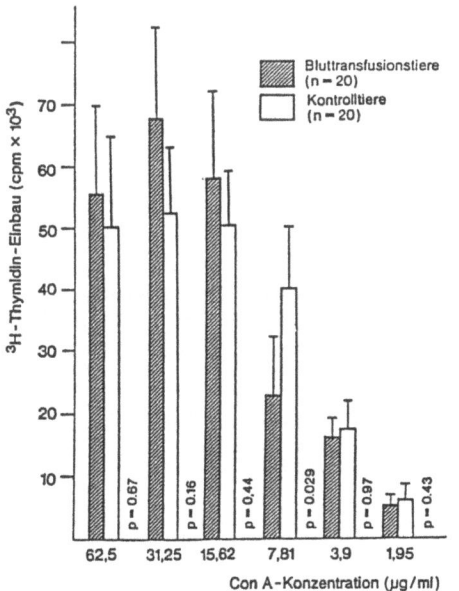

Abb. 2. Stimulationsrate Blutlymphozyten

morausbeute, der Induktionszeit sowie der Wachstumsrate zwischen Bluttransfusionsgruppen und Kontrollgruppen erkennen. Daraus geht hervor, daß Bluttransfusionen das Wachstum autochthoner Geschwülste offenbar nicht beeinflussen. Die vorgelegten Ergebnisse belegen, daß die Befürchtungen, beim Patienten eine Wachstumsförderung maligner Tumoren durch Bluttransfusionen zu induzieren, zumindest für chemisch induzierte Tumoren keine experimentelle Basis hat.

Literatur

1. Burrows L, Tartter P (1982) Effect of blood transfusions on colonic malignancy recurrence rate. Lancet 2: 662
2. Foster RS jr, Foster JC, Costanza MC (1983) Do blood transfusions have an adverse effect on survival after mastectomy for breast cancer? Proc Am Soc Clin Oncol 2: 60
3. Francis DMA, Shenton BK (1981) Blood transfusion and tumor growth: Evidence from laboratory animals. Lancet 2: 871
4. Opelz G, Sengar DPS, Mickey MR, Terasaki PI (1973) Effect of blood transfusion on subsequent kidney transplants. Transplant Proc 5: 253–259
5. Scholler P (1985) Der Einfluß allogener Bluttransfusionen auf Neogenese und Wachstum von Tumoren. Experimentelle Studien an Ratten. Inaug-Diss Univ Heidelberg
6. Zeller WJ (1981) Das Krebswachstum – Experimentelle und klinische Beobachtungen. In: Entstehung, Wachstum und Chemotherapie maligner Tumoren (Dr. Schmähl Hrsg). Editio Cantor, Aulendorf, S 324–363

Dr. med. W. Rössler
Oberarzt der Urologischen Abt.
im KH St. Josef
Landshuter Str. 65
D-8400 Regensburg

Verbesserung der postobstruktiven Nierenfunktion nach zwei- und vierwöchiger Harnstauung durch Blockade der Thromboxansynthese

W. Sturm, D. Jocham, O. Seemann, T. Straub, A. Baethmann und W. Wieland

Einleitung

Im Mittelpunkt der Diskussion um die pathophysiologischen Veränderungen, die während einer unilateralen Harnstauung ablaufen, steht die präglomeruläre Vasokontriktion. Sie löst etwa 5–6 Stunden nach Induktion der einseitigen Obstruktion die initiale präglomeruläre Vasodilatation ab und kann wie Huland und Mitarbeiter zeigen konnten, durch Blockade der Thromboxansynthese blockiert werden.

Material und Methode

In einer tierexperimentellen Untersuchung wurde an 24 weiblichen Beagle-Hunden geprüft, ob sich

Tabelle 1. Untersuchungsparameter

Basisuntersuchungen
Seitengetrennte Inulin-Clearance
Seitengetrennte PAH-Clearance
Seitengetrennte PAH-Extraktion
Seitengetrenntes Harnzeitvolumen

Ausscheidungsurogramm (DMSA-Clearance)

Osmolarität im Serum und seitengetrennten Urin
Druck im rechten Nierenbecken
Hämatokrit
Serum- und seitengetrennte Harnkonzentrationen von:
  Harnstoff
  Kreatinin
  Natrium
  Kalium

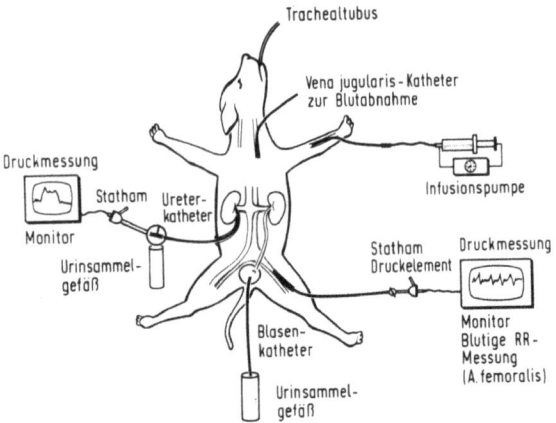

Abb. 1. Versuchsaufbau

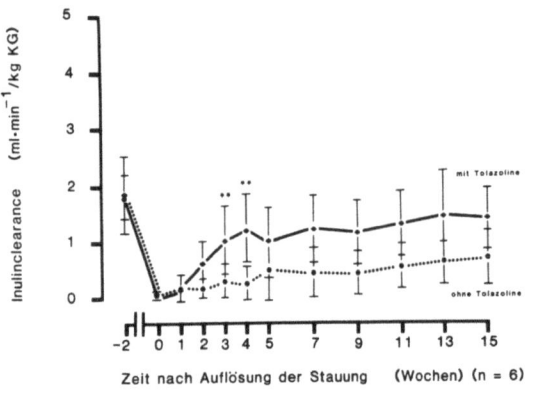

Abb. 2. Verlauf der Inulin-Clearance nach zweiwöchiger Harnstauung

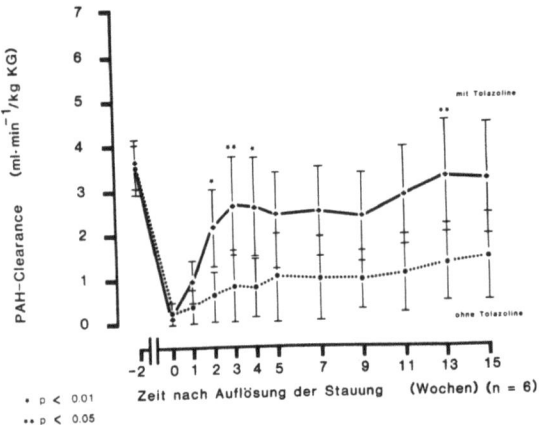

Abb. 3. Verlauf der PAH-Clearance nach zweiwöchiger Harnstauung

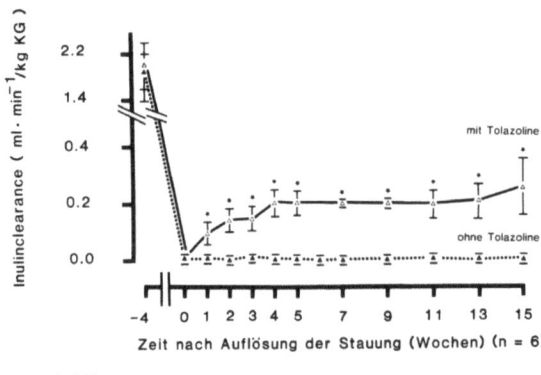

Abb. 4. Verlauf der Inulin-Clearance nach vierwöchiger Harnstauung

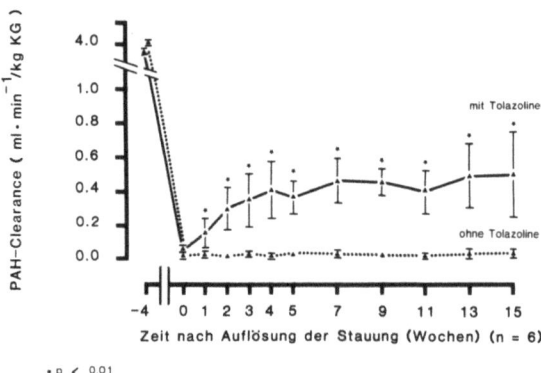

Abb. 5. Verlauf der PAH-Clearance nach vierwöchiger Harnstauung

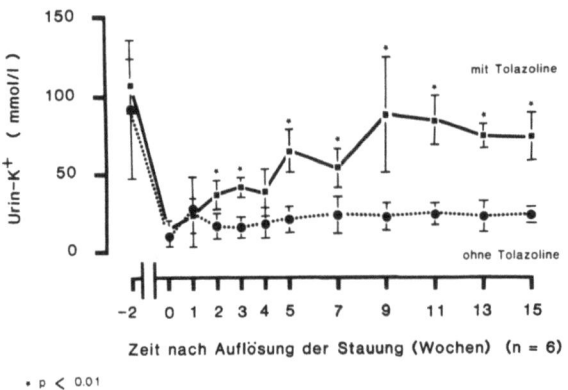

Abb. 6. Kaliumausscheidung nach zweiwöchiger Harnstauung

nach einer zwei- bzw. vierwöchigen Harnstauung durch Blockade der Thromboxansynthese eine Verbesserung der postobstruktiven Nierenfunktion erzielen läßt. Bei allen Tieren wurden die in Tabelle 1 zusammengefaßten Untersuchungen durchgeführt. Der Versuchsaufbau ist Abb. 1 zu entnehmen.

Nach Abschluß der Basisuntersuchungen wurde der rechte Ureter 1 cm proximal der Blase doppelt ligiert. Bei 12 Hunden wurde die Harnstauung 14 Tage, bei den übrigen Tieren 28 Tage belassen und durch Anlegen einer Ureterhautfistel aufgelöst.

Die Hälfte der Tiere erhielt zu diesem Zeitpunkt das Imidazolderivat Tolazoline in einer Dosierung von 5 mg/kg KG in einer einmaligen Gabe intravenös injiziert.

Ergebnisse

Stellvertretend für alle geprüften Parameter werden die Insulin- und PAH-Clearance (Abb. 2, 3, 4, 5) sowie die tubulären Funktionen wie die Kaliumausscheidung (Abb. 6 und 7) gezeigt.

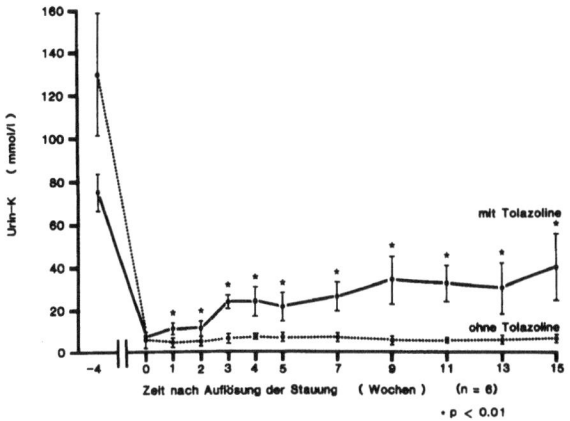

Abb. 7. Kaliumausscheidung nach vierwöchiger Harnstauung

Die Funktionen der kontralateralen, nicht gestauten Niere wurden durch die Blockade der Thromboxansynthese nicht beeinflußt.

Diskussion

Die sich im Verlaufe einer einseitigen Harnstauung entwickelnde präglomeruläre Vasokontriktion wird zumindest großenteils durch Thromboxan A_2 vermittelt.

Blockiert man beim Hund nach einer zwei- bzw. vierwöchigen Harnstauung zum Zeitpunkt der Auflösung der Obstruktion die Thromboxansynthese mit einem Imidazolderivat, so führt dies zu einer signifikanten Zunahme der vaskulären und der tubulären Funktionen der postobstruktiven Niere.

Dr. W. Sturm
Urologische Klinik
Klinikum Großhadern
Marchioninistr. 15
D-8000 München 70

Der Einfluß der Thromboxan-Synthesehemmung auf die Entwicklung der hydronephrotischen Atrophie

H. Huland, D. Gonnermann, B. Brenger und H. Schäfer

Einleitung

In den letzten Jahren hat die eigene Arbeitsgruppe am Modell der unilateral komplett gestauten Hundeniere gezeigt, daß die hydronephrotische Atrophie in der Nierenrinde eine ischämische Atrophie ist, die durch eine aktive praeglomeruläre Vasokontriktion verursacht wird. Hierfür sind vasoaktive Prostaglandine – das Thromboxan-A_2 – verantwortlich.

Diese „Ischämiethese" wird durch die Beobachtung gestützt, daß die Verminderung der Nierendurchblutung nach Ureterligatur der Entwicklung der hydronephrotischen Atrophie zeitlich vorausläuft; daß in der gestauten Niere große Felder der Nierenrinde bereits 24 Stunden nach kompletter Ureterligatur in Mikrosphären Perfusionsstudien nicht perfundiert werden; daß durch Imidazol, einem Thromboxan A_2-Synthesehemmer, die aktive praeglomeruläre Vasokonstriktion in den ersten 4 Wochen nach kompletter Ureterligatur fast komplett aufgehoben werden kann, zu einer Zeit also, in der sich die hydronephrotische Atrophie nach kompletter Ureterligatur entwickelt.

In der vorliegenden Studie soll tierexperimentell geprüft werden, ob sich die Entwicklung der hydronephrotischen Atrophie durch eine ständige Hemmung der Thromboxan A_2-Synthese aufhalten läßt. Dies wäre ein weiterer Beweis für die „Ischämiethese".

Material und Methoden

62 weibliche Ratten mit einem Gewicht zwischen 92 und 187 g wurden mit 8–10 ml Äther anesthesiert. Über einen abdominalen Mittelschnitt wurde der linke mittlere Ureter mit 3-0 Seide unterbunden. Die Tiere wurden in 6 Gruppen unterteilt:

Gruppe I   10 Tiere mit 4tägiger Ureterobstruktion
Gruppe II   10 Tiere mit 7tägiger Ureterobstruktion
Gruppe III 10 Tiere mit 10tägiger Ureterobstruktion
Gruppe IV   10 Tiere mit 14tägiger Ureterobstruktion
Gruppe V   12 Tiere mit 7tägiger Ureterobstruktion
Gruppe VI   12 Tiere mit 14tägiger Ureterobstruktion

In jeder der Gruppen I–IV erhielten 6 Tiere 100–150 mg OKY 1581 (Ono-Pharma) ins tägliche Trinkwasser. 4 Tiere, die unter gleichen Bedingungen gehalten wurden erhielten Trinkwasser ohne OKY 1581 und dienten als Kontrollgruppe. Die genaue OKY 1581 Dosierung wurde durch das getrunkene Wasservolumen am Ende eines jeden Ta-

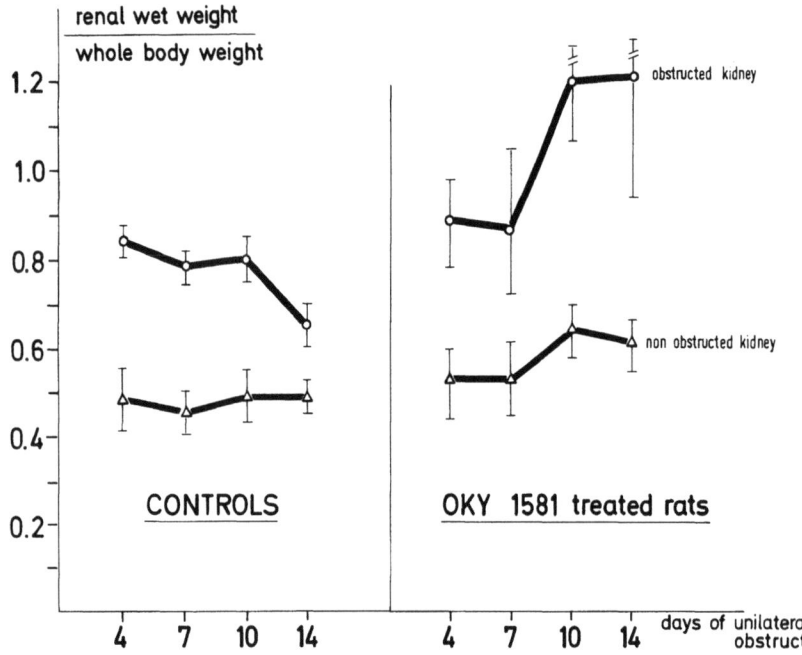

Abb. 1. Das Verhältnis des Nierenfeuchtgewichts zum Gesamtkörpergewicht von OKY 1581 behandelten sowie nicht behandelten Ratten (Kontrollgruppe) 4, 7, 10 u. 14 Tage nach kompletter unilateraler Harnleiterobstruktion

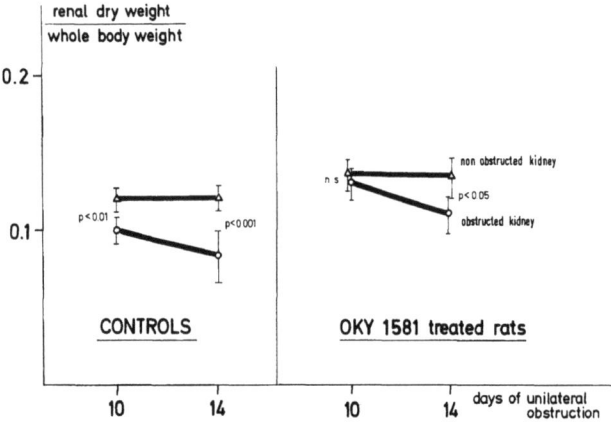

Abb. 2. Das Nierentrockengewicht im Verhältnis zum Gesamtkörpergewicht von OKY 1581 behandelten und nicht behandelten (Kontrollgruppe) Ratten 10 und 14 Tage nach kompletter unilateraler Ureterobstruktion

ges errechnet. In jeder der Gruppen V und VI wurden 6 Tiere in gleicher Weise mit OKY 1581 behandelt und 6 dienten als Kontrolle. Am Ende eines jeden Experimentes wurden alle Tiere in allen Gruppen getötet und das Gesamtkörpergewicht bestimmt. Jede Niere wurde entfernt und das Nierenvollgewicht nach Dekapsulierung bestimmt. Nieren der Gruppe I–IV wurden in 4%igem Formalin fixiert und longitudinal und transversal geschnitten, in stufenweisen Ethanolkonzentrationen dehydriert und in Paraffin eingebettet. Die Nierenrinden und Nierenmarkdicke wurde durch quantitative morphologische Messungen bestimmt, nachdem die Paraffinschnitte mit H&E angefärbt wurden. Die Nieren der Gruppe V und VI wurden in einer Trockenkammer bei 80 °C so lange getrocknet bis kein weiterer Gewichtsverlust beobachtet werden konnte.

Ergebnisse

In der Abb. 1 ist das mittlere Feuchtgewicht der obstruierten und nicht obstruierten Niere angegeben. Das Verhältnis des Feuchtgewichts der obstruierten Niere zum Gesamtkörpergewicht ist höher als das Verhältnis des Feuchtgewichtes der nicht obstruierten Niere zum Gesamtkörpergewicht. Dieser Unterschied ist nach 4- und 7tägigem Harnstau, aber noch deutlicher nach 10- und 14tägiger Ureterobstruktion zu sehen. Das Feuchtgewicht der obstruierten Niere im Verhältnis zum Gesamtkörpergewicht der Kontrolltiere war nach 14tägigem Stau niedriger als nach 10tägigem Stau. Das Verhältnis des Feuchtgewichts der obstruierten Niere zum Gesamtkörpergewicht ist in diesen beiden Gruppen etwa gleich groß.

Die Abb. 2 zeigt das Verhältnis des Nierentrokkengewichts zum Gesamtkörpergewicht der gestauten Niere im Vergleich zu den Kontrolltieren. Nach 10tägigem Stau ist es in der OKY 1581 behandelten Gruppe nur minimal erniedrigt, jedoch signifikant nach 14tägigem Stau erniedrigt. Bei den Kontrolltieren ist das Verhältnis des Nierengewichts zum Gesamtkörpergewicht der gestauten Niere jedoch sowohl nach 10- als auch nach 14tägigem Stau signifikant erniedrigt.

In der Tabelle 1 sind die histomorphometrischen Ergebnisse angegeben. Die Nierenrindendicke veränderte sich nach 10- und 14tägiger kompletter Ureterligatur deutlich in den gestauten Kontrollnieren im Vergleich zu den nicht gestauten kontralateralen Nieren der Kontrolltiere. Bei den mit OKY 1581 behandelten Tieren verändert sich die Nierenrindendicke der gestauten Niere deutlich weniger im Vergleich zu der kontralateralen nicht gestauten Niere. Die Nierenmarkdicke verändert sich in den gestau-

Tabelle 1a. Nierenrindendicke in mm der gestauten und nicht gestauten Niere der Kontrollgruppe und der OKY 1581 behandelten Tiere in Gruppe I und IV

Gruppe	I	II	III	IV
Dauer der Obstruktion (Tage)	4	7	10	14
Nierenrinde				
Kontrolle				
obstruiert	2,23 ± 0,29	2,07 ± 0,25	1,82 ± 0,15	1,52 ± 0,26
nicht obstruiert	2,85 ± 0,52	3,27 ± 0,33	3,0 ± 0,61	3,17 ± 0,34
T-Test	n.s.	$p < 0,01$	$p < 0,01$	0,001
OKY 1581				
obstruiert	2,38 ± 0,25 n.s.[a]	2,47 ± 0,4 n.s.[a]	2,3 ± 0,26 $p\,0,05$[a]	2,4 ± 0,44 $p\,0,01$[a]
nicht obstruiert	3,42 ± 0,17	3,42 ± 0,13	3,2 ± 0,33	3,0 ± 0,42
T-Test	$p < 0,05$	$p < 0,001$	$p < 0,001$	$p < 0.05$

[a] Vergleich der obstruierten Niere der Kontrollgruppe unter OKY 1581 behandelten Tiere.

Tabelle 1b. Nierenmarkdicke in mm der gestauten und nicht gestauten Niere der Kontrollgruppe und der OKY 1581 behandelten Tiere in Gruppe I-IV

Gruppe	I	II	III	IV
Nierenmark				
obstruiert	22,2 ± 0,51	2,25 ± 0,33	1,85 ± 0,37	1,92 ± 0,11
nicht obstruiert	3,45 ± 0,37	3,07 ± 0,3	3,0 ± 0,37	3,37 ± 0-84
	$p < 0,01$	$p < 0,05$	$p < 0,01$	$p < 0,05$
OKY 1581				
obstruiert	2,62 ± 0,66 n.s.	3,14 ± 0,68 $p < 0,05$[a]	2,05 ± 0,33 n.s.[a]	2,04 ± 0,88 n.s.[a]
nicht obstruiert	2,97 ± 0,69	3,53 ± 0,77	3,42 ± 0,53	3,33 ± 0,38
T-Test	n.s.	n.s.	$p < 0,001$	$p < 0-01$

[a] Vergleich der gestauten Nieren der Kontrollgruppe und der OKY 1581 behandelten Tiere.

ten Nieren der Kontrollgruppe genauso wie bei den Tieren, die mit OKY 1581 behandelt worden sind.

Schlußfolgerung

Frühere Untersuchungen haben gezeigt, daß die hydronephrotische Atrophie im Bereich der Nierenrinde durch Ischämie verursacht wird, die als Folge einer aktiven praeglomerulären Thromboxan A_2 vermittelten Vasokonstriktion auftritt. Die vorliegende Studie bestätigt das Konzept insofern, als die Entwicklung der hydronephrotischen Atrophie im Bereich der Nierenrinde durch einen Thromboxan A_2 Synthesehemmer beeinflußt werden kann.

Prof. Dr. med. H. Huland
Urologische Klinik der
Universität Hamburg
Martinistr. 52
D-2000 Hamburg 20

Untersuchungen zum natürlichen Verlauf und zur Erholungsfähigkeit der hydronephrotischen Atrophie nach einseitiger partieller Ureterobstruktion

D. Gonnermann, H. Huland, U. Schweiker und U. Oesterreich

Einleitung

Es gibt nur wenige tierexperimentelle und klinische Studien, die sich mit der Entwicklung und der Reversibilität der hydronephrotischen Atrophie nach partieller stabiler Uretereinengung beschäftigen.

In der vorliegenden Studie soll der natürliche Verlauf der hydronephrotischen Atrophie bei gegebener stabiler Uretereinengung untersucht werden, um die Frage zu beantworten, ob stets eine kontinuierlich fortschreitende Atrophie bis zur völligen Zerstörung der Niere erfolgt, oder ob das Ausmaß der hydronephrotischen Atrophie mit dem Grad der Uretereinengung korreliert und nach längerer Verlaufsbeobachtung stabil bleibt. In einer weiteren Versuchsserie wird die Reversibilität der hydronephrotischen Atrophie nach Deobstruktion untersucht. Hierbei interessiert vor allem die Frage, ob nach Beseitigung einer langfristig bestehenden stabilen partiellen Uretereinengung es überhaupt zu einer Erholung der Niere kommt.

Methodik

1. Untersuchungen zum natürlichen Verlauf der hydronephrotischen Atrophie nach einseitiger partieller Ureterobstruktion

Bei 60 männlichen Wistar-Ratten wurde nach der von Ulm und Miller beschriebenen Methode der linke Harnleiter über einen transperitonealen Zugang in den Psoasmuskel auf eine Länge von 2 cm versenkt. 7 Tage später wurde ein Urogramm angefertigt und die Tiere je nach Ausmaß der Uretereinengung in 2 Gruppen geteilt. Gruppe 1: minimale Uretereinengung; Gruppe 2: deutliche Uretereinengung. Folgeurogramme wurden im Abstand von 14 Tagen durchgeführt um die Stabilität der Uretereinengung zu dokumentieren. Nach 2, 4, 6, 8, 10 und 14 Wochen wurden jeweils 8–12 Tiere getötet. Von der gestauten wie von der kontralateralen Niere wurde das Nierentrockengewebe bestimmt, nachdem die Nieren bei ca. 80 °C solange getrocknet wurden, bis sich das Gewicht nicht mehr veränderte. Das Nierentrockengewicht wurde in Relation zum Tierkörpergewicht angegeben. Mindestens 1mal nach partieller Ureterobstruktion wurde ein Technetium 99^m DTPA Clearance angefertigt, die je nach Versuchsdauer alle 4 Wochen wiederholt wurde.

2. Untersuchungen zur Erholungsfähigkeit der hydronephrotischen Atrophie nach einseitiger partieller Ureterobstruktion

An 12 männlichen Wistar-Ratten wurde nach der o. g. Methode der linke Harnleiter in den Psoasmuskel auf eine Länge von 2 cm versenkt. Die Entwicklung der Nierenfunktionsveränderung wurde über eine Technetium 99^m DTPA Clearance erfaßt, die im Abstand von 4 Wochen wiederholt wurde. Nach 8 Wochen wurden die Ureterobstruktionen operativ beseitigt. Der Erfolg der Deobstruktion wurde durch ein Urogramm überprüft, 4 Wochen später wurde erneut ein Technetium 99^m DPTA Clearance durchgeführt.

Ergebnisse

1. Ergebnisse zum natürlichen Verlauf der hydronephrotischen Atrophie nach einseitiger partieller Ureterobstruktion.
   Die Serien-Urogramme zeigen, daß es möglich ist, mit der von Ulm und Miller beschriebenen Methode eine stabile Uretereinengung unterschiedlichen Ausmaßes zu erzielen. Die Ergebnisse der Nierentrockengewichtsbestimmung in Relation zum Tierkörpergewicht zeigen:

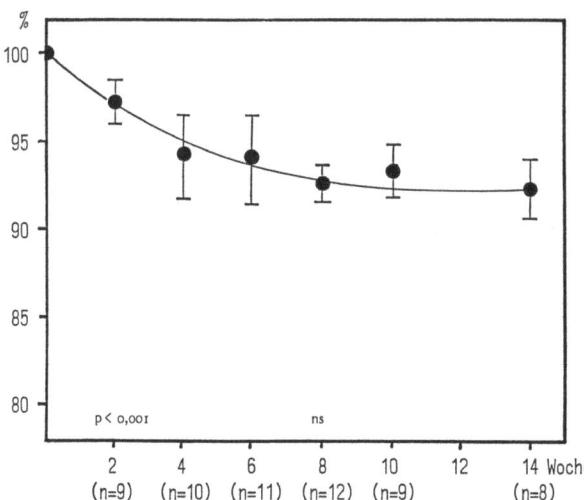

Abb. 1. Gruppe I: mittelgradige Hydronephrose. Relation der linken obstruierten Niere (Trockengewicht/Tierkörpergewicht; g/kg) nach 2, 4, 6, 8, 10, 14 Wochen zur rechten Kontrollniere (percent of crontrol)

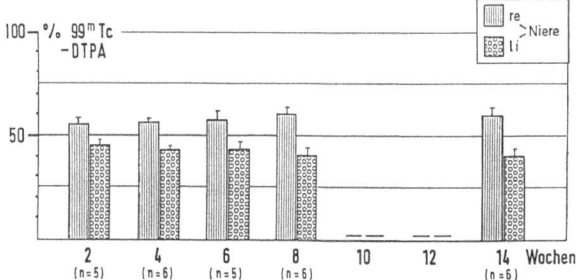

Abb. 3. Seitengetrennte prozentuale 99^m Technetium-DTPA Clearance 2, 4, 6, 8, 14 Wochen nach stabiler partieller Obstruktion der linken Niere (Gruppe I)

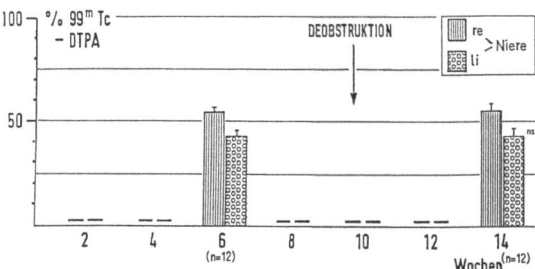

Abb. 4. Seitengetrennte prozentuale 99^m Technetium-DTPA Clearance 6 Wochen nach stabiler partieller Obstruktion der linken Niere und 3-4 Wochen nach Deobstruktion. ns = nicht signifikant geändert im Vergleich zur 6. Woche nach Ureterobstruktion

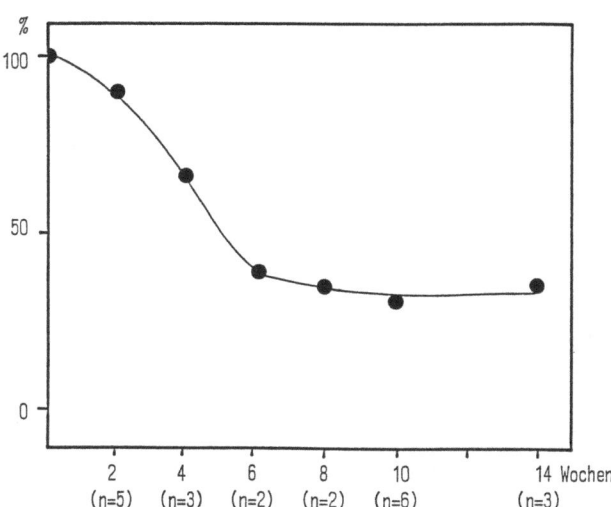

Abb. 2. Gruppe II: ausgeprägte Hydronephrose. Relation der linken obstruierten Niere (Trockengewicht/Tierkörpergewicht; g/kg) nach 2, 4, 6, 8, 10, 14 Wochen zur rechten Kontrollniere (percent of control)

a) Nach partieller Ureterobstruktion entwickelt sich die hydronephrotische Atrophie innerhalb von 8 Wochen – „Destruktions"-Phase (Abb. 1, 2).

b) Das Ausmaß der hydronephrotischen Atrophie korreliert mit dem Ausmaß der Ultereinengung (Abb. 1, 2).

c) Nach der 8. Woche tritt keine zusätzliche Destruktion der Niere bei stabiler Ureterengung auf. Das Ausmaß der hydronephrotischen Atrophie befindet sich in der „steady state"-Phase (Abb. 1, 2).

Die Ergebnisse der Isotopenuntersuchungen zeigen ebenfalls eine biphasische Entwicklung der hydronephrotischen Funktionsschädigung im Sinne einer ersten „Destruktions"-Phase und einer zweiten „steady state"-Phase (Abb. 3).

2. Ergebnisse zur Erholungsfähigkeit der hydronephrotischen Atrophie nach einseitiger partieller Ureterobstruktion.

Bei allen 12 Versuchstieren konnte, gemessen an den Urogrammen erfolgreich eine Deobstruktion 8 Wochen nach Setzen der partiellen Obstruktion durchgeführt werden. Die Serien-Isotopenuntersuchungen zeigen, daß eine Funktionseinbuße wie erwartet innerhalb der ersten 6-8 Wochen nachzuweisen ist. Eine Deobstruktion führt danach zu keiner Funktionsverbesserung (Abb. 4).

Diskussion

Die Untersuchungen zeigen, daß das Ausmaß der hydronephrotischen Atrophie nach stabiler partieller Ureterobstruktion vom Ausmaß der Uretereinengung abhängt. Die Untersuchungen zeigen ferner, daß sich bei einer stabilen partiellen Ureterobstruktion die Atrophie nicht kontinuierlich bis zur vollständigen Nierendestruktion entwickelt, sondern in 2 Phasen verläuft:

a) Eine „Destruktions"-Phase die 4–8 Wochen beträgt.
b) Eine „steady state"-Phase nach der 8. Woche, in der keine weitere Funktionseinbuße oder Atrophie nachgewiesen werden konnte.

Es ist selbstverständlich, daß durch eine Aufhebung der Ureterenengung in der ersten Phase weiterer Schaden im Hinblick auf die hydronephrotische Atrophie verhindert wird. Die vorliegenden Untersuchungen zeigen darüberhinaus, daß eine Deobstruktion in der „steady state"-Phase keine Erholungsfähigkeit im Hinblick auf die hydronephrotische Atrophie und die Nierenfunktion bewirkt.

Die Daten sind die Basis für die These, daß bei einer asymptomatisch partiellen stabilen Uretereinengung der Nachweis der Ureterenge (durch i.v.-Pyelogramm, ING, Lasix-ING, WHITAKER-Test) allein nicht genügt, um eine operative Indikation zur Deobstruktion zu stellen. Wünschenswert wäre nicht nur der Nachweis der partiellen Uretereinengung, sondern darüberhinaus der Nachweis der Erholungsfähigkeit der Niere. Das bedeutet nach den vorliegenden Daten die Identifizierung der „Destruktions"-Phase oder der „steady state"-Phase. Hierzu gibt es jedoch heute leider noch kein klinisch anwendbares Testverfahren.

Dr. med. D. Gonnermann
Urologische Klinik der Universität Hamburg
Martinistr. 25
D-2000 Hamburg 20

Kernspintomographie eines Angiomyolipoms: Vergleich mit dem pathologisch-anatomischen Korrelat

H. G. Zilch, R. Hoffmann und J. H. Schießl

Problemstellung

Mit der Kernspintomographie steht ein neues bildgebendes Verfahren zur Verfügung, das nicht-invasiv, ohne Strahlenexposition und Kontrastmittel, multidimensionale Abbildungen ermöglicht. Zur Beurteilung der Abbildungssensibilität ist primär eine Orientierung am pathologisch-anatomischen Substrat erforderlich. Daraus lassen sich dann Rückschlüsse für in-vivo-Untersuchungen ziehen.

Material und Methodik

Mit einem Kernspintomographen der Feldstärke 1,0 Tesla wird ein Angiomyolipom prae- und postoperativ untersucht. Als Aufnahmemodus wird eine T1- und T2-Betonung gewählt. Darüberhinaus erfolgt eine Inversion-Recovery-Sequenz. Die Schichtdicke beträgt 5–10 mm. Entsprechend den kernspintomographischen Aufnahmen erfolgt die pathologisch-anatomische Schnittführung.

Ergebnisse und Diskussion

Das untersuchte Angiomyolipom zeigt einen inhomogenen Tumoraufbau. Die einzelnen Kompartimente kommen unterschiedlich im Kernspintomogramm zur Darstellung. Die fetthaltigen Anteile kommen im T1-betonten Bild, aber vor allem in der Inversions-Recovery-Sequenz signalintensiv zur Darstellung, während sie im T2-betonten Bild dunkel abgebildet werden. Muskelproliferate und Gefäßneubildungen zeigen Grauwerte ohne eindeutige Differenzierungsmöglichkeit. Hier könnte eventuell der Einsatz paramagnetischer Kontrastmittel erfolgversprechend sein. Ältere Einblutungen kommen im T2-betonten Bild dunkel mit Kapselbildung zur Darstellung, während frische Hämorrhagien signalintensiv (hell) erscheinen. Die praeoperativ untersuchten Angiomyolipome (n = 3) weisen prinzipiell keine signifikanten Unterschiede auf. Das T1-betonte Kernspintomogramm zeigt die fetthaltigen Anteile signalintensiv. Im korrespondierenden CT-Bild kommen diese Anteile dunkel mit fettäquivalenten Dichtwerten zur Darstellung.

Zusammenfassung und Schlußfolgerung

Angiomyolipome bestehen aus verschiedenen Gewebsanteilen. Insbesondere die fetthaltigen Kompartimente lassen sich durch Wahl der Untersuchungsparameter eindeutig differenzieren. Im T1-betonten Bild kommen diese signalintensiv zur Darstellung. Auch lassen sich Einblutungen je nach dem Organisationsgrad unterscheiden. Vorteilhaft für die Kernspintomographie ist die multiplanare Abbildungsmöglichkeit, die eine genaue Abgrenzung vom umgebenden Gewebe in allen Ebenen ermöglicht und die für den Operateur zur besseren Orientierung beiträgt.

Literatur beim Verfasser

Dr. med. H.G. Zilch
Städt. Krankenhaus Passau
Radiologische Abteilung
Bischof-Pilgrim-Str. 1
D-8390 Passau

Elektrolyte und Glycin im Serum bei transurethraler Prostataresektion mit Glycinspüllösung

M. Schaefer, P. Brühl, N. Liappis und H. Porst

Bei transurethraler Resektion (TUR) kommt es in Abhängigkeit von Spüldruck, Resektionsdauer und Resektatgewicht zu einer intra- und paravasalen Einschwemmung von Spülflüssigkeit. Ist bei Verwendung einer Glycin-Spüllösung die Glycinbestimmung im Vergleich zur Analyse der Natriumkonzentration eine geeignetere Methode zur Messung des aktuell eingeschwemmten Volumens?

Material und Methode

Unter Verwendung einer isoosmolaren 1,5%igen Glycin-Spüllösung wurden acht Patienten im Alter zwischen 58 und 80 Jahren wegen einer benignen Prostatahyperplasie transurethral reseziert. Die Operationen wurden mit dem Iglesias-Niederdruckresektoskop durchgeführt. 15 min vor der Resektion, zu Beginn der Resektion und 15, 30, 45, 60, 120, 180, 240, 360 min nach Resektionsbeginn erfolgten Blutentnahmen aus der vena cubitalis. Die Bestimmung der freien Aminosäure Glycin aus 5 ml Serum erfolgte säulenchromatographisch unter Verwendung des Aminosäuren-Auto-Analysators 4400. Die Schnellbestimmung der Elektrolyte Natrium, Kalium und Calzium erfolgte unmittelbar mit dem Ionometer EF/bedside Analysator.

Ergebnisse

Die Glycinkonzentration im Serum stieg bei sieben der acht Patienten bis zum Ende der Resektion an. Das Maximum der Glycinwerte reichte vom 2,2fachen bis zum 213fachen des Glycinausgangswertes. Postoperativ sank der Glycinspiegel bei allen Patienten kontinuierlich, wobei 6 Stunden postoperativ noch ein 3,1facher Wert (im Durchschnitt) des Glycinausgangswertes bestimmt werden konnte. Die Berechnung der Einschwemmvolumina ergibt Werte zwischen 12 und 2458 ml, wobei klinisch ein TUR-Syndrom bei keinem Patienten beobachtet werden konnte. Parallel mit dem Glycinanstieg fand sich ein Abfall des Serum-Natriums, der jedoch lediglich 4,7 mmol/l (im Mittel) betrug.

Diskussion

Mit zunehmender Operationsdauer kam es zu steigenden Glycinwerten. Bei einigen Operationen stieg der Wert aber bereits nach 15 min auf das vielfache an. Dieses Phänomen ist nur dadurch zu erklären, daß hier die für die Einschwemmung verantwortlichen venösen Sinus schon frühzeitig, bei anderen Operationen aber erst spät oder gar nicht eröffnet wurden. Eine Abhängigkeit der Einschwemmung vom Resektatgewicht oder von der Menge des perioperativ eingesetzten Spülvolumens konnten wir nicht feststellen. Nach unseren Untersuchungen ist es daher sinnvoll, das starre Schema der maximalen Operationsdauer von einer Stunde je nach intraoperativer Situation zu modifizieren.

Schlußfolgerung

Die Glycinbestimmung im Serum erlaubt eine exakte Bestimmung des Absorptionsvolumens bei der TUR unter Verwendung einer isoosmolaren- und elektrolytfreien Glycinspüllösung. Die Natriumanalyse ergibt nur indirekte Aufschlüsse mit starker Abhängigkeit von perioperativen Infusionsmaßnahmen. Natrium und Glycin im Serum verhalten sich während der TUR gegenläufig, Glycinanstieg wird von Natriumabfall begleitet, wobei jedoch offenbar nur Glycin mit dem aktuell eingeschwemmten Volumen korrespondiert. Die Routinebestimmung des Glycin ist zur Patientenüberwachung gerade bei Lehr- und Lernoperationen bei der TUR von praktischem Interesse.

Literatur

1. Frohmüller H, Filipp N (1973) Elektrolytveränderungen im Blut und Urin bei der transurethralen Prostataresektion. Verhandlungsb Dtsch Ges für Urologie 24. Springer, Berlin Heidelberg New York, S 346–350
2. Kühn MW, Brühl P (1983) Elektrolytveränderungen durch differente Spülmedien bei der operativen Endoskopie. Urologe B 23: 268–270

Dr. med. M. Schaefer
Urologische Klinik der Universität Bonn
D-5300 Bonn

Subcutane Ventralverlagerung des Stomas bei Langzeit-PCN zur Verbesserung der Lebensqualität

K. Schwartmann und F. Boeminghaus

Die sonographisch gesteuerte percutane Nephrostomie-Anlage hat sich wegen ihrer einfachen und wenig belastenden Durchführung außer bei der akuten Harnstauungsniere auch als palliative Harnableitung bei fortgeschrittenen Tumoren des kleinen Beckens bewährt.

Schlauchverbindungen zu der dorsolateral austretenden Nephrostomie sind für den Patienten jedoch wenig akzeptabel, da sie in häuslicher Umgebung nicht nur umständlich und behindernd sind, sondern auch eine ständige Infektions- und Dislokationsgefahr darstellen. Eine direkte Stomabeutelversorgung der dorsalen Nephrostomie macht den Patienten andererseits von Hilfspersonen abhängig, da Beutel und Grundplatte für ihn kaum erreichbar sind.

Um die Lebensqualität und Mobilität dieser Patienten zu verbessern, haben wir versucht, durch subcutane Ventralverlagerung der Nephrostomie das Stoma in einen Bereich zu bringen, wo eine selbständige Versorgung durch den Patienten möglich ist.

Methode

In Lokalanästhesie wird nach Einbringen der Nephrostomie vom Katheter aus nach ventral ziehend (Abb. 1) eine 2 cm lange Incision bis auf die Fascie angelegt.

Im geplanten Stomabereich ventral erfolgt dann die Gegenincision, so daß eine Kornzange subcutan-präfascial von ventral aus stumpf bis zur dorsalen Incision vorgebracht werden kann (Abb. 2). Das

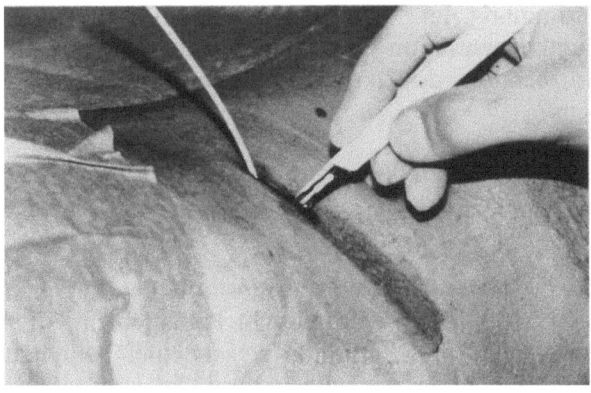

Abb. 1

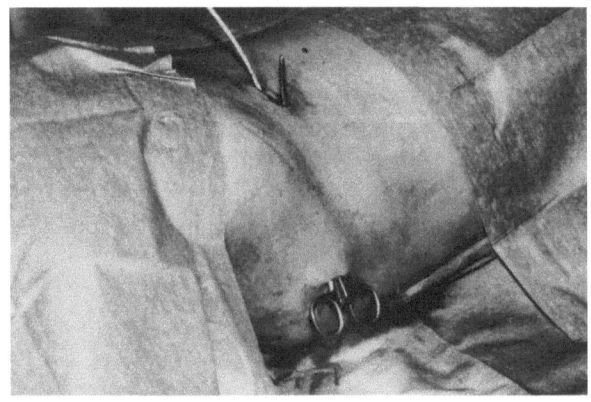

Abb. 2

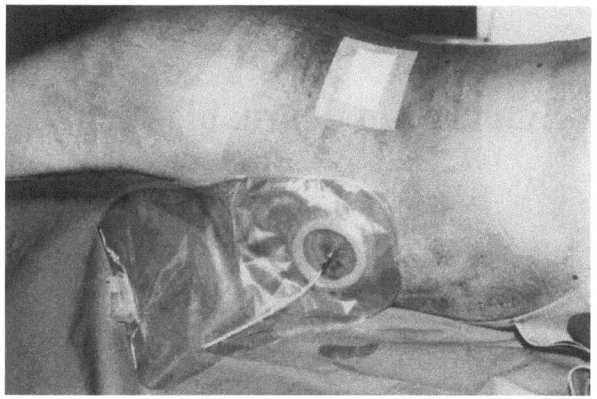

Abb. 3

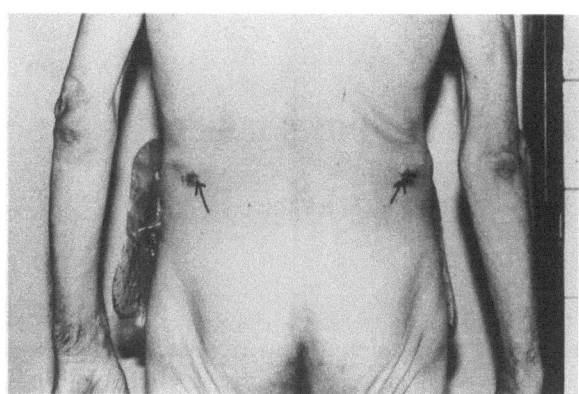

Abb. 5

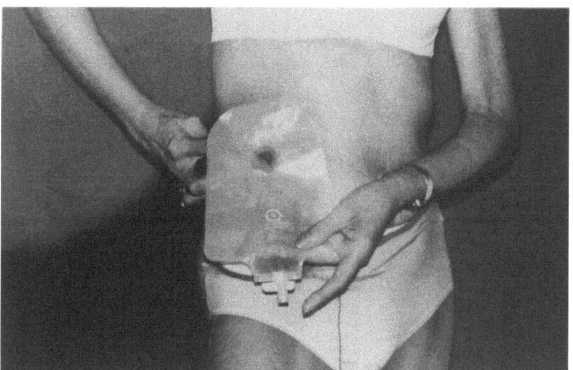

Abb. 4

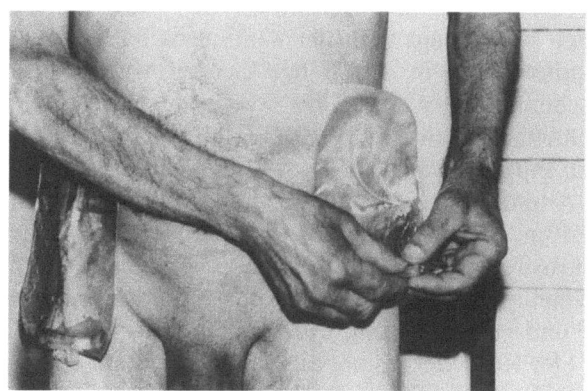

Abb. 6

Ende der Nephrostomie wird nun mit der Kornzange gefaßt und nach ventral eingezogen.

Nach Verschluß der dorsalen Incision und Fixation der Nephrostomie ventral läßt sich noch auf dem Operationstisch, wie die Abb. 3 zeigt, die Stomabeutelversorgung anlegen.

Der Patient kann nun selbst den Stomabeutel leicht entleeren bzw. wechseln (Abb. 4 bis 6).

Material

23 Patienten (29 URE) mit Harnstauungsnieren bei fortgeschrittenen Tumoren, PCN-Anlage ultraschallgesteuert in LA, Pigtailkatheter (Fa. Angiomed), Ventralverlagerung in LA, Stomabeutel (Combihesive; Convatec).

Erfahrungen

Druckgefühl unter der Haut	1/29
Infektion im subcutanen Tunnel	0/29
Penetration	0/29
Akzeptanz	gut
ambulante OP	möglich
Wechsel 3monatl. über Draht	wie üblich
längste Beobachtung	16 Monate

Schlußfolgerung

Durch die Ventralverlagerung der percutanen Nephrostomie kann der Patient das Stoma selbständig versorgen.

Größere Zugbelastungen an der Nephrostomie wurden auch unter enger Kleidung nicht beobachtet. Dadurch sind hohe Mobilität und soziale Integration gegeben.

Anlage und Wechsel sind auch ambulant möglich, so daß der Patient keine für ihn besonders kostbare Zeit verliert.

Der Wechsel erfolgt nach drei Monaten bzw. umgehend bei Schmerzen, Fieber oder verringerter Ausscheidung.

Nach den durchweg positiven Erfahrungen erscheint uns die Ventralverlagerung, da sie komplikationsarm und jederzeit reversibel ist, auch für die längerfristige passagere Harnableitung geeignet zu sein.

Dr. med. Klaus Schwartmann
Urologische Klinik
Krankenanstalten Neuss
Preußenstraße 84
D-4040 Neuss

Entwicklung eines neuen Ureter-Stoma-Splintes zur Harnableitung

R. Hofmann und U. Schwarzer

Patienten mit Harnleiterhautfistel, wie sie nötig werden kann nach einer palliativen Cystektomie oder bei supravesikaler Harnableitung, z.B. bei vesikovaginalen Fisteln als palliative Maßnahme, benötigen eine permanente Schienung der Ureterocutaneostomie, um Stenosen im Fascien- oder Hautbereich vorzubeugen. Bisher wurden dafür Doppel-J-Katheter, die in der Länge gekürzt wurden oder sogenannte „Boari-Splints" verwendet. Doppel-J-Katheter haben den Nachteil, daß sie gekürzt werden müssen, während Boari-Splints aus PVC relativ hart und starr sind und bei dem Patienten Blutungen im Nierenbecken erzeugen können. Zusätzlich inkrustieren diese Art von PVC-Schienen relativ schnell. Ein neuer Ureter-Stoma-Splint zur Drainage und Harnableitung wurde entwickelt.

Der Katheter besteht aus röntgendichtem Material mit geringer Inkrustationsneigung (Poroflex). An einem Ende weist der Katheter eine mit einem Strecker ausziehbare Spitze auf, während das distale Ende aufgespleißt ist, um ein Hineingleiten in den Harnleiter zu verhindern. Die Katheter sind in einer Länge von 25, 30, 35 und 60 cm bei 8 und 10 Charr. verfügbar. Zusätzlich kann auch ein Katheter mit der Schere am distalen Ende gekürzt werden und das Ende aufgespleißt werden, sodaß eine individuelle Längenanpassung hier möglich ist. Der Katheter ist sehr elastisch und weich und kann durch Zie-

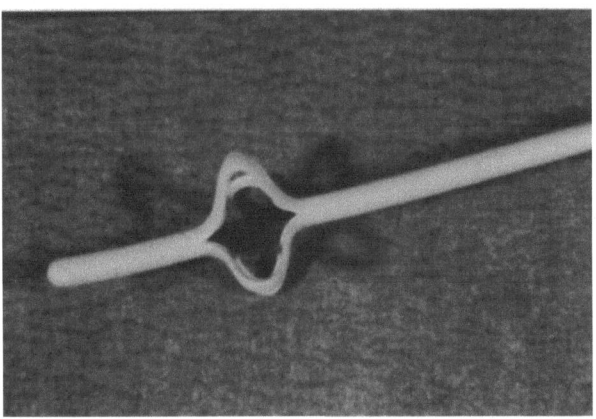

Abb. 2. Katheterspitze nach Zurückziehen des Streckers

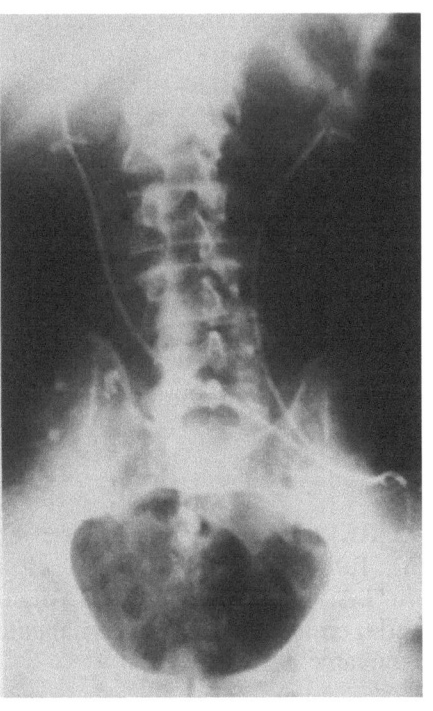

Abb. 3. Doppelläufige Ureterocutaneostomie nach palliativer Cystektomie wegen Blasentumors mit dem selbsthaltenden Katheter gesplintet

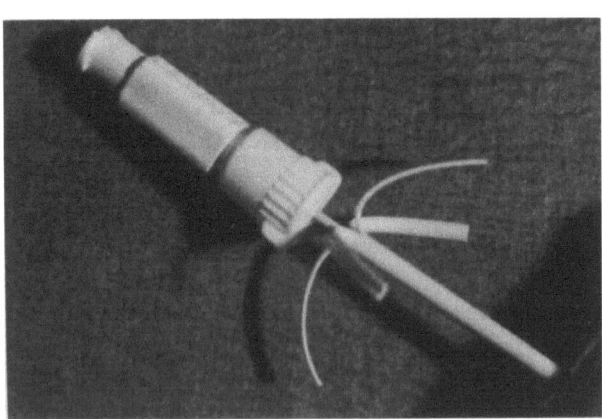

Abb. 1. Distales Ende des Katheters mit dem Strecker

hen aus dem Nierenbecken wieder entfernt werden. Eine erneute Aussteifung mit dem Strecker ist jedoch auch möglich. Der Katheter ist selbsthaltend im Nierenbecken (Abb. 1, 2 und 3).

Indikationen für den Ureter-Stoma-Splint

1. Permanente Splintung von Harnleiterhautfisteln.
2. Temporäre Splintung der Ureteren peri- und postoperativ, z. B. beim Anlegen eines Ileum conduits nach Cystektomie.
3. Temporäre Splintung des Harnleiters mit dem langen Ureter-Stoma-Splint transurethral im Sinne einer Endoprothese mit Harnableitung durch die Harnröhre nach außen (Spülmöglichkeit bei Koagelbildung, Harnsteinlyse). Hier ist der Katheter als Ersatz eines starren UK's gedacht. Der Patient ist mobilisierbar durch den selbsthaltenden Katheter.

Bisher wurde der Katheter bei 15 Patienten eingesetzt. Er wurde nach 4, 8, 12 und 16 Wochen untersucht, wobei sich keine Inkrustation bei den Kathetern fand. Die früher verwendeten Splints mußten regelmäßig bei den Patienten alle 4 Wochen ausgetauscht werden. Das Tragen des Katheters wird von den Patienten nicht als unangenehm empfunden. Bisher wurden keine nachteiligen Erscheinungen beobachtet, insbesondere keine Schmerzen oder Blutung aus dem oberen Hohlsystem. Die längste Verweildauer des Katheters beträgt derzeit 5 Monate.

Dr. R. Hofmann
Urologische Klinik und Poliklinik
der Technischen Universität München
Ismaninger Str. 22
D-8000 München 80

Unsere Erfahrungen in der Sichturethrotomie

M. Kazón und W. Pypno

In den Jahren 1981-1985 wurden an der Urologischen Klinik des Medizinischen Zentrums für ärztliche Fortbildung in Warschau 53 Patienten wegen Harnröhrenstrikturen behandelt.

Eine offene Harnröhrenplastik haben wir nur bei 3 Patienten durchgeführt, bei allen anderen haben wir die Sichturethrotomie angewandt.

Unser Krankengut umfaßte 25 posttraumatische, 25 postoperative und iatrogene und 3 angeborene Strikturen. Die Untersuchungen schlossen die Miktionszystographie und retrograde Urethrographie ein.

Therapie

In Fällen mit akutem Harnverhalt erfolgte die suprapubische Urinableitung mittels Punktionszystostomie. Eine Katheterisierung des Strikturkanals markiert die Inzisionsrichtung. Über den Zystostomiekanal kann man eine Metallsonde nach Benique einführen, um das Gewebe im Operationsfeld anzuheben, oder durch Instillation von Indigokarmin den Verlauf der Harnröhre darstellen. Nach dem Eingriff wird ein Katheter von 18-20 Charr. für etwa 5 Tage in die Harnröhre eingelegt.

Wir beobachten folgende Komplikationen: Blutung und Nachblutung traten bei 12 Patienten, akute Harnretetion nach Katheterentfernung bei 5 Patienten, Übertritt von Spüllösungen in das paraurethrale Gewebe bei 3 Patienten, Übertritt von Spüllösung in das subvesikale Gewebe (Via falsa) nur bei einem Patienten auf. Rezidive der Harnröhrenstrikturen wurden bei 11 Patienten (20%) beobachtet.

Nachbehandlung

Intraoperative Blutung und Nachblutung wurden durch Einführen des Katheters beherrscht. Bei Verwendung isotoner, steriler Lösung bleibt ein Extravasat mit Penis- oder Scrotalödem ohne Folgen und ist bereits am nächsten Tag resorbiert. Bei dem Patienten mit Via falsa mußten wir eine suprapubische Zystostomie und perivesikale Drainage einlegen.

Bei 11 Kranken mußten wir die Sichturethrotomie wiederholen - bei 3 Patienten war eine nochmalige Wiederholung erforderlich.

Diskussion

Wir sind der Meinung, daß die Sichturethrotomie bei Patienten mit posttraumatischen Strikturen ein technisch schwieriger Eingriff ist, der dem erfahrenen Operateur vorbehalten sein soll. Nur bei einem

Patienten mit einer 4 cm langen, posttraumatischen Striktur war eine Versorgung durch eine offene Harnröhrenplastik erforderlich. Die Sichturethrotomie ist eine moderne Methode, die der Harnröhrenplastik Konkurrenz macht.

Die Sichturethrotomie schont Nerven und Blutgefäße des Penis und Scrotum und vermindert das Risiko der Potenzstörungen.

Literatur

1. Mebel M, Vogler H (1982) Harnröhrenplastik contra Sichturethrotomie. Proc XIX Congres de la Soc Int d'Urologie 1982. S 67–68
2. Sachse H (1982) Zur Gefahr schwerer Blutungen und Sepsis im Zusammenhang mit innerer Urethrotomie. Proc XIX Congres de la Soc Int d'Urologie 1982. S 67

Doc. Dr. hab. Miroskla Kazon
02-562 Warschau
Odolanska Str. 32/2
Polen

Malignitätsindex beim Nierenkarzinom und seine Korrelation zur Prognose

U. Otto, H. Baisch, G. Klöppel und H. Klosterhalfen

Beitrag nicht eingereicht

Die Chirurgie ausgedehnter Tumore des Retroperitoneums

R. Hartung und W. Kropp

Die Entfernung ausgedehnter retroperitonealer Tumore stellt neben dem erheblichen Tumorvolumen, der Infiltration in Nachbarorgane (Nebenniere, Niere, Milz, Pankreas, Darm, Vena cava) und damit auch deren notwendig werdender Entfernung sowie des Zustandes nach Chemo- und/oder Radiotherapie besondere Anforderungen an Operationsvorbereitung, -durchführung und postoperative Versorgung. Eine interdisziplinäre Kooperation (Gefäßchirurg, Gynäkologe, Orthopäde, Radiotherapeut) kann vielfach erforderlich werden.

Patientengut

Innerhalb der letzten 15 Monate (Zeitraum 1/85 bis 3/86) wurden 21 Patienten (17 Männer, 4 Frauen) im Durchschnittsalter von 40 Jahren (15–62 Jahre) wegen eines ausgedehnten retroperitonealen Tumors operiert. In 10/21 Fällen handelte es sich um ausgedehnte Metastasen bei Hodencarcinom (Abb. 1 und 2). 8/10 hatten primär eine Polychemotherapie von bis zu 22 Kursen erhalten, bei 3/10 handelte es sich um einen Second-look-Eingriff bei erneutem Lokalrezidiv. In weiteren 8/21 Fällen handelte es sich um maligne Neubildungen von Organstrukturen des Retroperitoneums (Neurofibro-

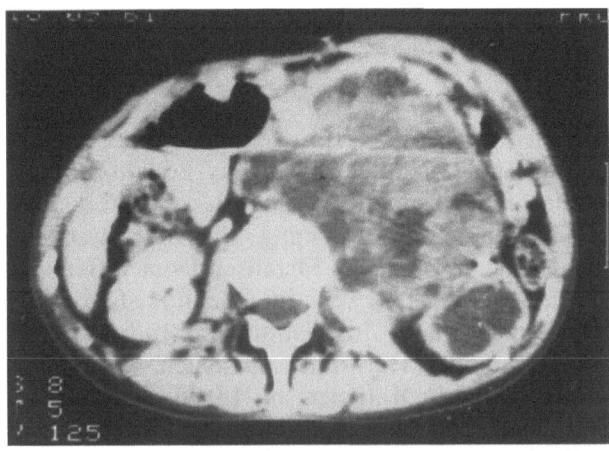

Abb. 1. Ausgedehnter retroperitonealer Tumor mit Vorwölbung des Abdomens und Harnstauungsniere links bei Hodentumor

sarkom, malignes fibröses Histiozytom, malignes Angioperizytom, Ewing-Sarkom), ausgedehnte Lokalrezidive bei Nieren- oder Nebennierencarcinom sowie Metastasen gynäkologischer Tumore. Bei 3/21 Patienten mit Nierencarcinom wurde wegen solitärer Knochenmetastasen neben der transperitonealen Nephrektomie eine Metastasenentfernung und Wirbelsäulenstabilisierung vorgenommen (Abb. 3 a, b). 4/21 Patienten erhielten bei Operationsende eine Radio-Gold-Spickung im Bereich der Tumorgrenzen zur Umgebung.

Bewertung der Ergebnisse

Entsprechend dem Inhalt des Retroperitonealraumes ist eine Vielzahl maligner Neubildungen unterschiedlichsten Ursprungs möglich. Wie auch in anderen Übersichtsarbeiten mit zum Teil sehr großen Fallzahlen, die jedoch über einen wesentlich längeren Zeitraum gesammelt wurden [2, 3, 5, 6], überwogen bei uns ausgedehnte Metastasen bei Hodencarcinom. Obwohl die operative Behandlung primär den Urologen betrifft [4], war aufgrund vorausgegangener Therapie und ausgedehnter Tumorentwicklung mit Infiltration in Nachbarorgane häufig eine Beteiligung eines Allgemein-, Gefäß- oder Neurochirurgen notwendig, um Darmresektionen, Gefäßersatz oder Entfernung des Tumors aus dem Spinalkanal durchzuführen. Als postoperative Komplikationen traten in dieser Gruppe so behandelter Patienten eine Beckenvenenthrombose, ein Bridenileus, eine Liquorfistel sowie eine behandlungsbedürftige Lymphocele auf. Die Komplikationsrate entsprach durchaus der in der Literatur wiedergegebenen Erfahrung [7, 8, 10] und ist gerechnet an der Größe des Eingriffes vertretbar gering.

Durch entsprechende Vorbereitung und Planung konnte bei 4/21 Patienten gemeinsam mit den Orthopäden die Entfernung eines metastatisch befallenen Wirbelkörpers vorgenommen und gleichzeitig eine Stabilisierung mittels Pallakosauffüllung und Polsterprothese erreicht werden. Dieses gemeinsame Vorgehen über einen ventralen Zugang ersparte den Patienten nicht nur einen unnötigen Zweiteingriff, sondern verhinderte in unseren Fällen den drohenden Querschnitt. Als Spätfolge kam es in 1/4 Fällen zu einer Prothesenlockerung.

Lokalrezidive (4/21) und Fernmetastasen (3/21) traten in einem Beobachtungszeitraum von nun mehr 18 Monaten bei Patienten mit Nebennierencarcinom, gynäkologischem Tumor und Liposarkom auf. 2/21 Patienten verstarben in diesem Zeitraum an ihrem Tumorleiden, 1/21 an einer nicht tumorbedingten Erkrankung.

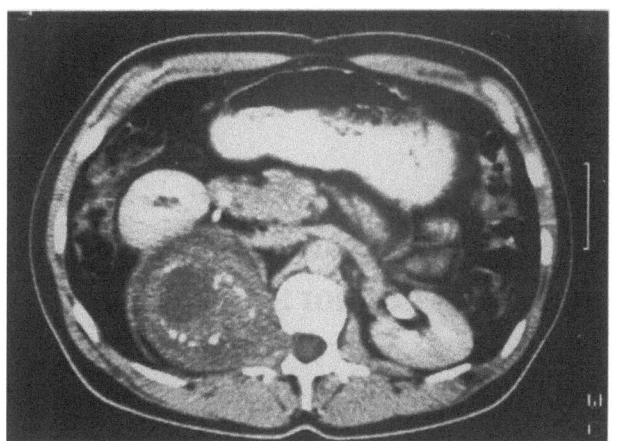

Abb. 2. Retrorenal rechts gelegener verkalkter Tumor mit Infiltration der Nervenwurzel (Metastase bei Terato-Ca)

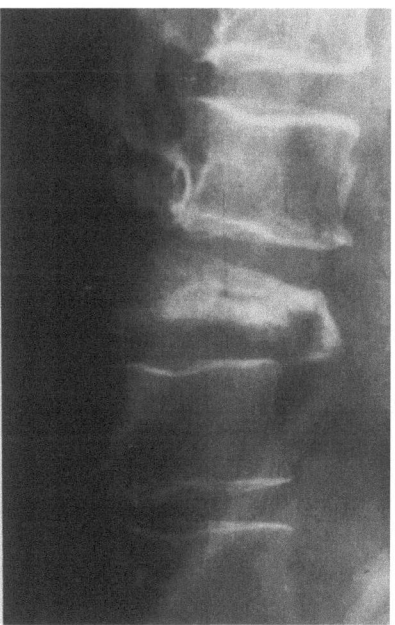
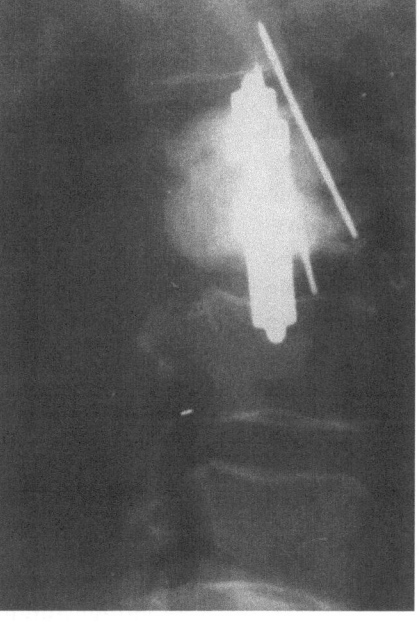

Abb. 3. a Solitäre osteolytische Metastase LWK 2 bei Nieren-Ca, b Zustand nach Wirbelkörperexstirpation, Pallakos-Auffüllung und Stabilisierung durch Osteosynthese mit Polsterprothese

Zusammenfassung

Man kann sagen, daß die chirurgische Entfernung ausgedehnter Tumore des Retroperitoneums nach ausgeschöpfter Therapie oder sonstigen fehlenden Alternativen letztlich die einzige noch sinnvolle Behandlung darstellt. Dies setzt eine gute interdisziplinäre Planung und intraoperative Kooperation zur Erzielung des optimalsten Ergebnisses, nämlich der radikalen Tumorentfernung, voraus. Dadurch kann eine drohende Entwicklung, wie z.B. eine Querschnittslähmung abgewandt werden. Auch wenn der Einfluß auf die Prognose der Erkrankung nicht immer vorausgesagt werden kann, sind die von uns gemachten Erfahrungen ermutigend und im Rahmen des tumortherapeutischen Konzeptes individuell zu berücksichtigen.

Literatur

1.-Ackermann LV (1954) Tumors of the retroperitoneum, mesentery and peritoneum. In: Atlas of tumor pathology, sect. 6, fascs 23 and 24. Armed Forces Institute of Pathology, Washington, DC, p 136
2. Donnelly BA (1946) Primary retroperitoneal tumors. A report of 95 cases and review of the literature. Surg Gynecol Obstet 83: 705
3. Mellicow MM (1953) Primary tumors of the retroperitoneum: A clinicopathologic analysis of 162 cases. Review of the literature and tables of classification. J Int Coll Surg 19: 401
4. Newmann HR, Pinck BD (1950) Primary retroperitoneal tumors. A summation of 33 cases. Arch Surg 60: 879
5. Pack GT, Tabak EJ (1954) Collective review. Primary retroperitoneal tumors. A study of 120 cases. Surg Gynecol Obstet 99: 209
6. Pitts WR jr, Marshall VF (1978) Radical retroperitoneal surgery: A 25 year experience. J Urol 119: 37
7. Rhamy RK (1975) Retroperitoneal tumors. In: Glenn JF, Boyce WH (eds) Urologic surgery, 2nd ed. Harper & Row, New York, p 859
8. Skinner DG (1977): Considerations for management of large retroperitoneal tumors: Use of modified thoracoabdominal approach. J Urol 117: 605
9. Young JD jr (1975) Retroperitoneal surgery. In: Glenn JF, Boyce WH (eds) Urologic surgery, 2nd ed. Harper & Row, New York, p 854

Dr. med. W. Kropp
Urologische Klinik und Poliklinik
der Technischen Universität München
Klinikum rechts der Isar
Ismaninger Str. 22
D-8000 München 80

Zytoreduktive Chemotherapie beim bulky-Hodentumor: Stellenwert der Metastasenvolumetrie

J. E. Altwein, E. B. Kreuser, H. Heymer und W. Thon

Die Metastasenbeladung beeinflußt die Prognose des Hodentumorpatienten. Eine Vollremission wird bei minimaler Erkrankung [7] bei 85–95% erreicht, hingegen beim bulky-Hodentumor schwanken die Literaturangaben zwischen 35 und 805% [5]. Im Schrifttum sind 10 verschiedene Definitionen des bulky-Hodentumors veröffentlicht, sodaß allein dadurch die große Streubreite der erreichten Vollremissionen zu erklären wäre. Darüberhinaus sind die Angaben über den Wert prognostischer Faktoren widersprüchlich. In den genannten zehn Arbeiten kristallisieren sich aus einem Bündel von 17 denkbaren prognostischen Faktoren die Histologie, die Höhe der Tumormarker-Spiegel und die Metastasenmasse heraus. Bei Anwendung einer Multivarianzanalyse haben im Schrifttum und im eigenen Krankengut von 84 Patienten, über die früher berichtet wurde [1], die Tumormasse, eine β-HCG-Konzentration über 10 000 und ein Alpha-Fetoprotein über 1000 Bestand.

Bei 15 weiteren Patienten mit bulky-Hodentumor, die seit 1983 behandelt wurden, betrug der höchste prätherapeutische HCG-Spiegel 9600 und eine AFP-Erhöhung über 1000 wurde nur bei drei der 15 Patienten beobachtet, obwohl alle einen bulky-Hodentumor aufwiesen, d.h. die retroperitoneale und mediastinale Lymphomgröße überschritt 5 cm im Querdurchmesser, die Lungenmetastasen waren größer als 2 cm oder es bestand eine Lebermetastasierung. Eine Korrelation der Histologie zum Tumorstadium bei diesen Patienten war auch nicht nachzuweisen. Wir überprüften daher die Eignung der Metastasenvolumetrie, die bislang vorzugsweise zur Ermittlung der Größe von Lebermetastasen unter Einsatz des CT verwandt wurde [3]. Die Addition von Scheibenvolumina und die Anwendung der Kugelformel erwiesen sich als zufriedenstellend genau. Ermittelt man beispielsweise das Kugelvolumen im Computertomogramm bei nicht lückenloser Schichtung durch Interpolation, dann zeigt sich eine Plusabweichung im Vergleich zur Berechnung von nur 6,7%. Würde man lückenlos computertomographisch schichten, steigt der Fehler bereits auf 14,2%. Durch nicht lückenlose Schichtung bei einem Abstand von 1 cm haben wir das Lymphomvolumen ermittelt [2]. Die induktive Chemotherapie wurde stets mit dem PVB-Regime in einer mittleren Dosierung durchgeführt, d.h. Cis-Platin wurde in einer Menge von 30 mg/m² verabreicht. Das EIP-Regime in der Sekundärtherapie setzte sich zusammen aus Ifosfamid, Etoposid und Cis-Platin.

Die Kinetik der Tumormassenentwicklung macht deutlich, wie zuverlässig der Zeitpunkt einer Chemotherapieumstellung bestimmt werden kann. Auch ein Therapieversager mit großvolumigen Lungenmetastasen wird anhand der Zunahme des Metastasenvolumens frühzeitig erkannt. Die Tumormasse läßt sich aus dem ermittelten Volumen durch Multiplikation mit der Dichte [6] errechnen. Es besteht eine signifikante Korrelation von initialer zu residualer Tumormasse nach PVB-Induktion $r = 0,72$ bei einem $p = 0,002$. Stellt man das Metastasenvolumen der Histologie nach der Chemotherapie gegenüber, dann zeigt sich, daß mit Ausnahme von Thoraxmetastasen bei der Mehrzahl derPatienten bis zu einem Metastasenvolumen von 500 ccm bei der Lymphadenektomie nach Chemotherapie praktisch nur noch eine Lymphknotennekrose oder -fibrose angetroffen wird.

Abschließend ein Blick auf die Überlebensqualität nach induktiver PVB-Chemotherapie, verzögerter Operation und EIP-Behandlung: 8 Patienten sind in anhaltender Vollremission tumorfrei (= NED). Die residuale Tumormasse betrug bei 5 Patienten 47 cm³ im Retroperitoneum und 18 cm³ in der Lunge; histologisch wurde ein Teratom oder ein florides Karzinom nachgewiesen. Bei 2 Patienten mit großer residualer Tumormasse kam es zur Progression (Tabelle 1).

Tabelle 1. Überlebensqualität nach PVB-Induktion (15 Pat.) - Operation und EIP - Nachbehandlung (6 Pat.)

Ø Tumormasse		CR tumorfrei	CR mit Tumor	Progression
retrop.	initial	464	145	1204
	residual	19	47	167
thorakal	initial	183	190	596
	residual	0	18	8
		8 Pat.	5 Pat.	2 Pat.

Literatur

1. Altwein JE et al (1985) In: Pavone Macaluso M, Smith PH, Bagshaw MA (Hrsg) Testicular cancer and other tumors of the genitourinary tract. Plenum, New York, p 161
2. Breiman RS et al (1982) Am J Roentgen 138: 329
3. Friedman MA et al (1983) Am J Med 75: 193
4. Heymsfield SB et al (1979) Am Int Med 90: 184
5. Kreuser ED et al (1985) Eur Urol 11: 613
6. Mull RT (1984) Am J Roentgen 143: 1101
7. Samuels ML et al (1975) Cancer Chemother Rep 59: 563

Prof. Dr. J.E. Altwein
Chefarzt an der Urologischen Abteilung des
Krankenhauses der Barmherzigen Brüder
Romanstr. 93
D-8000 München

Der Wert radikaler ausgedehnter Metastasenchirurgie bei chemotherapieresistenten disseminierten Hodenkarzinomen

D. Gonnermann, H. Huland und A. v. Palleske

In den vergangenen 5 Jahren haben wir in der Gruppe der 62 von uns betreuten Patienten mit nichtseminomatösen Hodentumoren 13 weit fortgeschritten erkrankte Patienten beobachtet, die sich durch große Tumormassen, exzessive Tumormarkererhöhung sowie fortgeschrittener Metastasierung auszeichneten. Trotz aller Erfolge kombinierter Chemotherapie und Operation gibt es eine solche „high risk" Gruppe mit ungünstiger Prognose. Diese Patienten wurden bei uns mit dem besonders aggressiven Cytostaseschema nach Newlands und Bagshaw mit sieben hochdosierten alternierend gegebenen Zytostatika behandelt.

In der folgenden Studie sollten anhand der Verlaufsbeobachtungen einer solchen hochselektionierten Gruppe von nichtseminomatösen Hodentumorpatienten folgende Fragen beantwortet werden:

1. Wie ist heute bei dieser Gruppe die Überlebenschance bei einer kombinierten Chemo- und chirurgischen Therapie?

2. Wie kann man rechtzeitig diejenigen identifizieren, bei denen ein Therapieversagen zu erwarten ist?

Von den 13 Patienten haben 6 überlebt und sind bei einer mittleren Beobachtungszeit von 33 Monaten tumorfrei. 7 haben erneut Metastasen entwickelt und sind mittlerweile am Tumor verstorben.

Alle 6 Patienten, die überlebt haben, haben folgende Charakteristika:

1. Sie kamen ausnahmslos aus der Gruppe der Patienten, die bei der Erstvorstellung noch keine chemotherapeutische Vorbehandlung hatten.
2. Unter der Chemotherapie beobachteten wir bei allen eine komplette Normalisierung der Tumormarker, die mehr oder weniger rasch erfolgte.
3. Bei der abschließenden Laparatomie fand sich bei keinem dieser Patienten vitales Resttumorgewebe.

Im Gegensatz dazu hatten die 7 verstorbenen Patienten folgende Charakteristika:

1. 5 der 7 waren bereits erfolglos mit dem Einhornschema oder ähnlichen Zytostatikaschemata behandelt worden.
2. Die Tumormarker zeigten bei all diesen Patienten keinen ausreichenden Abfall.
3. Durch die Chemotherapie wurde keine Normalisierung der Tumormarker erreicht und bei der Laparatomie fanden wir bei allen diesen Patienten noch vitales Tumorgewebe.

Darüberhinaus erscheint mir eine weitere Beobachtung besonders wichtig. Bei fast allen diesen Patienten wurde eine exzessive und wie wir jeweils meinten, komplette Tumorausräumung, zum Teil in 8-12stündiger chirurgischer Sitzung vorgenommen, mit der Zeilsetzung, trotz offenbarem Chemotherapieversagens durch einen solchen ausgedehnten chirurgischen Eingriff das Leben dieser Patienten zu retten.

Im Hinblick auf die eingangs gestellten Fragen zeigen die beiden Kollektive, daß es auch in einer Zeit der erfolgreichen Chemotherapie eine Restgruppe von Patienten gibt, die offenbar schlecht oder gar nicht mit der Chemotherapie zu behandeln sind. Unsere begrenzten Erfahrungen zeigen, daß diese prognostisch schlechte Gruppe an dem Tumormarkerverhalten unter der Chemotherapie rechtzeitig, bzw. frühzeitig zu erkennen ist. Eine noch so ausgedehnte chirurgische Therapie war bei diesen Patienten von zweifelhaftem Wert und hat unseren Patienten nicht helfen können. Für diese kleine, hoch problematische Patientengruppe muß man offenbar neue therapeutische Wege suchen. Möglicherweise läßt sich die Prognose verbessern durch eine weitere Steigerung der Zytostatika bei gleichzeitiger Verringerung der Knochenmarkstoxizität durch vorherige Konservierung des Knochenmarks und einer anschließenden autologen Knochenmarkstransplantation in einer keimfreien Behandlungseinheit.

Dr. med. D. Gonnermann
Urologische Klinik der Universität Hamburg
Martinistr. 52
D-2000 Hamburg 20

Der bilaterale Hodentumor – Analyse von 40 eigenen Fällen

H. Porst, H. van Ahlen und W. Vahlensieck

Einleitung

Die Inzidenz des Hodentumors wird in der Literatur mit 2,3–6,7/100000 männliche Einwohner angegeben [13]. Obgleich bekannt ist, daß Patienten, die bereits an einem Hodentumor erkrankt waren, gegenüber der Normalbevölkerung ein 500–1000mal höheres Entartungsrisiko des verbliebenen Resthodens aufweisen [2, 4, 10, 11] stellt der bilaterale Hodentumor eine Rarität dar. Größere Fallzahlen einer Institution sind in der Literatur hierbei die Ausnahme (Tabelle 1).

Tabelle 1. Inzidenz des bilateralen Keimzelltumors

Autor	Jahr	Bilat. Keimzelltumoren	Gesamtzahl Hodentumoren
Friedman and Moore	1946	0	922
Fergusson	1962	8 (1,5%)	527
Collins and Pugh	1964	25 (2,5%)	974
Johnson and Morneau	1974	8 (1,2%)	683
Sokal et al.	1980	21 (2,8%)	760
Hartung et al.	1982	12 (3,2%)	375
Hoekstra et al.	1982	8 (2,2%)	362
Dieckmann et al.	1986	9 (5,0%)	181
Kristanslund et al.	1986	26 (1,9%)	1300
Urol. Uniklinik Bonn	1986	32 (4,6%)	700

Tabelle 2. Manifestationsintervall beim nicht-synchronen bilateralen Hodentumor (n = 26)

Zahl	Histologie 1	Histologie 2	Ø Zeitintervall	Ø Alter (Erstmanifestation)
2	Non-Hodgkin-Lymphom		2,5 J.	33
3	Seminom	Seminom	5,3 J.	30
5	Seminom	Nicht-Seminom	6,1 J.	32,8
5	Nicht-Seminom	Seminom	7,1 J.	27,5
7	Nicht-Seminom	Nicht-Seminom	3,4 J.	24,6
3	Unbekannt	Nicht-Seminom	10 J.	23,0
1	Burned-out Tumor	Nicht-Seminom	4 J.	18,0

Tabelle 3. Der bilaterale Hodentumor (n = 40)

I Nicht-germinale Hodentumoren: 8
 1. Non-Hodgkin-Lymphome: 7
 2. Metastas. kleinzelliges Bronchial-Ca: 1
II Germinale Hodentumoren: 32
 1. Seminom-Seminom: 6
 2. Seminom-Nicht-Seminom: 5
 3. Nicht-Seminom-Seminom: 6
 4. Nicht-Seminom – Nicht-Seminom: 11
 5. Histologie unbekannt – Nicht-Seminom: 3
 6. Burned-out Tumor – Nicht-Seminom: 1

Material und Methode

Im Zeitraum 1966–1986 wurden an der Urologischen Universitätsklinik Bonn über 700 Patienten mit Hodentumor behandelt. Darunter befanden sich 40 mit einem bilateralen Befall, 32/700 (4,6%) hatten dabei einen bilateralen Keimzelltumor. 8 Patienten waren an bilateralen nicht-germinalen Hodentumoren erkrankt, darunter 7 Non-Hodgkin-Lymphome und ein beidseitiger metastatischer Befall eines kleinzelligen Bronchialkarzinoms (Tabelle 3). Bei den bilateralen Keimzelltumoren (n = 32) konnte in 8 Fällen eine synchrone Manifestation (Zeitintervall < 3 Monate) und in 24 Fällen eine nicht-synchrone Manifestation beobachtet werden (Tabelle 2).

Therapie und Ergebnisse

Die Behandlungsstrategie des germinalen bilateralen Hodentumors erfolgte stadien- und histologieadaptiert und unterschied sich im allgemeinen nicht von der Therapie einseitiger Hodentumoren. Bei nicht-seminomatösen Hodentumoren in den Stadien I–IIB schloß sich der inguinalen Semicastratio eine RLA, bei seminomatösen Tumoren eine Radiatio an. Bei Tumorstadien > IIB wurde sowohl bei Seminomen als auch bei Nicht-Seminomen die induktive Chemotherapie der Salvage - RLA vorgeschaltet. Die Behandlung des Zweittumors richtete sich wiederum nach Histologie und Stadium und beinhaltete evtl. eine Second-look-RLA oder eine erneute Radatio mit entsprechender Pendel- und Schrägfeldbestrahlung. Alle 8 Patienten mit nicht-germinalen bilateralen Hodentumoren verstarben trotz Polychemotherapie u./o. Radiatio. Von den 32 bilateralen Keimzelltumoren waren 22 einer Nachbeobachtung zugänglich. Bei einem Patienten nahm die Krankheit einen tödlichen Verlauf, 7 Patienten zeigten einen Progreß (3 × pulmonal, 2 × retroperitoneal, je 1 × inguinal bzw. mediastinal) mit der Notwendigkeit einer erneuten chemotherapeutischen Intervention.

Diskussion

Die gegenüber den Literaturangaben relativ hohe Inzidenz des bilateralen Keimzelltumors mit 4,6% im eigenen Krankengut dürfte mit der Selektionierung zuzuschreiben sein (siehe Tabelle 3). Wie auch schon von anderen Autoren [2, 4, 10] angegeben zeigte auch in der eigenen Untersuchungsserie der bilaterale Hodentumor keine wesentlich schlechtere Prognose. Allerdings weist die Tatsache von 7 Relapsen trotz fachgerechter Therapie auf die Notwendigkeit engmaschiger Kontrollen hin, um den Progreß rechtzeitig chemotherapeutisch abfangen zu können. Durch eine entsprechende Hormonsubstitutionstherapie sind die meisten Patienten zu einer normalen Vita sexualis fähig. Die Prognose des bilateralen nicht-germinalen Hodentumors war im eigenen Krankengut, wie auch schon vorher beschrieben [1], ungünstig mit letalem Ausgang in allen Fällen.

Literatur

1. Adolphs H-D (1982) Testikuläre Manifestation des malignen Lymphoms. In: Weißbach L, Hildenbrand G (Hrsg) Register und Verbundstudie für Hodentumoren – Bonn. Zuckschwerdt, München, S 340–348
2. Bach D, Weißbach L, Hartlapp JH (1983) Bilateral testicular tumor. J Urol 129: 989–991
3. Collins DH, Pugh RCB (1964) Classification and freuquency of testicular tumors. Br J Urol 36 Suppl. T: 1–11
4. Dieckmann K-P, Boeckmann W, Brosig W, Jonas D, Bauer H-W (1986) Bilaterale testikuläre Keimzelltumoren. Akt Urol 17: 25–29
5. Ferugsson JD (1962) Tumors of the testis. Br J Urol 34: 407–421
6. Friedmann MB, Moore RA (1946) Tumors of the testis. Mil Surg 99: 573–593
7. Hartung R, Ringert RH, Brehmer B (1982) Zur Problematik beidseitiger Hodentumoren. Verh Dtsch Ges Urol 34: 406–408

8. Hoekstra HJ, Wobbes T, Sleyfer DT, Schraffordt Koops H (1982) Bilateral primary germ cell tumors of the testis. Urology 19: 152-154
9. Johnson DE, Morneau JE (1974) Bilateral sequential germ cell tumors of testis. Urology 4: 567-570
10. Kristianslund S, Fossa SD, Kjellevold K (1986) Bilateral malignant testicular germ cell cancer. Br J Urol 58: 60-63
11. Sokal M, Peckham MJ, Hendry WF (1980) Bilateral germ cell tumors of the testis. Br J Urol 52: 158-162
12. Strohmeyer T, Hartmann M (1984) Doppelseitige Hodentumoren: Fallpräsentation und Therapiekonzept. Akt Urol 15: 186-189
13. Weißbach L, Hildenbrand G (1982) Register und Verbundstudie für Hodentumoren - Bonn. Zuckschwerdt, München

Prof. Dr. Hartmut Porst
Urologische Universitätsklinik
Sigmund-Freud-Str. 25
D-5300 Bonn 1-Venusberg

Versager in der Therapie nichtseminomatöser Hodentumoren [NSH]

H. Rübben, F. Recker, F.-J. Deutz und W. Lutzeyer

Kann bei einem Patienten mit weit fortgeschrittener Metastasierung eines nicht-seminomatösen Hodentumors trotz intensiver diagnostischer und therapeutischer Bemühungen eine Progression der Erkrankung nicht verhindert werden, ist der Therapeut geneigt, von einem schicksalsmäßigen Verlauf der Erkrankung zu sprechen. Im eigenen Krankengut wurden zwischen 1973 und 1983 16 Patienten beobachtet, die den Folgen ihrer Erkrankung erlagen; dabei handelt es sich jedoch nur in je 5 Fällen um Patienten in einem fortgeschrittenen Stadium der Erkrankung (5 Patienten im Stadium 2c und 5 Patienten im Stadium 3), wohingegen je 3 Patienten zum Zeitpunkt der ersten Diagnose ein Stadium 1 bzw. 2a-b aufwiesen.

In einer retrospektiven Analyse des Krankheitsverlaufes dieser Patienten wurde versucht, die Gründe für das Versagen der therapeutischen Bemühungen zu erkennen; wesentliche Befunde werden zunächst an 5 typischen Beispielen dargestellt:

Fall 1

26jähriger Patient mit einem Teratokarzinom im Stadium 1. Nach inguinaler Ablatio testis modifizierte Lymphknotendissektion ohne Nachweis für retroperitoneale Lymphknotenmetastasen Dezember 1973, alpha-Fetoprotein und beta-HCG (AFP, BHCG) negativ. Im April 1974 ausgedehnte pulmonale Metastasierung. Polychemotherapie (Vinblastin, Bleomycin, Ifosfamid). Der Patient verstarb an den Folgen der progredienten Metastasierung bereits 2 Monate nach Einleitung der Chemotherapie.

Gründe für das Therapieversagen

Auch in einem prognostisch günstigen Ausgangsstadium, fehlender Lymphknotenmetastasierung und relativ günstiger histologischer Klassifikation des Tumors muß in 7% der Fälle mit einer haematogenen Metastasierung gerechnet werden, die in aller Regel in der Lunge lokalisiert ist. Auch bei dieser Patientengruppe ist daher eine Kontrolle der Markersubstanzen im Serum und eine Röntgenkontrolle der Thoraxorgane spätestens nach 3 Monaten angezeigt; das Zeitintervall von 5 Monaten zwischen Lymphknotendissektion und Einleitung der Chemotherapie wegen eingetretener pulmonaler Metastasierung hat sicher wesentlich zum ungünstigen Krankheitsverlauf beigetragen.

Fall 2

40jähriger Patient, Seminom mit Chorionkarzinomanteilen im Stadium 1, inguinale Ablatio testis und anschließende modifizierte Lymphknotendissektion ohne Nachweis für Lymphknotenmetastasen August 1980. Markersubstanzen zu diesem Zeitpunkt negativ. Fehlende Verlaufskontrollen bis November 1981: Zu diesem Zeitpunkt stellt sich der Patient mit einer symptomatischen pulmonalen Metastase zur Behandlung vor, AFP und BHCG sind erhöht. Partielle Remission nach 4 Kursen Polychemotherapie (Cisplatin, Vinblastin, Bleomycin). Ablehnung einer Lobektomie. Lokale Hochvoltstrahlentherapie der isolierten pulmonalen Metastase, Fortführung der Polychemotherapie. Der Patient verstarb April 1984 an den Folgen der progredienten pulmonalen Metastasierung.

Gründe für das Therapieversagen

Die Uneinsichtigkeit des Patienten führte zu einer völlig unzureichenden Verlaufskontrolle sowohl der Thoraxorgane als auch der Serummarker; trotzdem konnte bei eingetretener Metastasierung eine partielle Remission der solitären Lungenmetastase erzielt werden; die röntgenologisch dokumentierte partielle Remission stellt die Indikation zur operativen Behandlung des Befundes, da nur in 40% mit einer histologisch nachweisbaren kompletten Zerstörung aller vitaler Tumoranteile gerechnet werden kann. Die Kombination der Chemotherapie mit der operativen Behandlung erlaubt selbst bei fortgeschrittener haematogener Metastasierung eine Heilungsrate von 75%.

Fall 3

21jähriger Patient, Seminom mit Embryonalkarzinomanteilen, Stadium 1, inguinale Ablatio testis und Lymphknotendissektion ohne Nachweis für Lymphknotenmetastasen im März 1982. Markersubstanzen im Serum negativ. Im Juli 1982 multiple kleinvolumige pulmonale Metastasierung. Polychemotherapie (2 Kuren Vinblastin, Bleomycin, Ifosfamid, 2 Kuren Adriamycin, Cisplatin) partielle Remission, erneute Polychemotherapie (Vinblastin, Bleomycin, Cisplatin insgesamt 4 Kuren). Erst jetzt wird eine komplette Remission erzielt. April 1983 Progreß der Erkrankung, die sich trotz einer Polychemotherapie nicht beeinflussen läßt, so daß der Patient an den Folgen der Erkrankung im Juli des gleichen Jahres verstirbt.

Gründe für das Therapieversagen

Die Notwendigkeit von 8 Chemotherapiekursen zur Erzielung einer kompletten Remission ist offenbar darauf zurückzuführen, daß Cisplatin bei der Primärbehandlung nicht in Kombination mit Vinblastin und Bleomycin bzw. Vepesid eingesetzt wurde. Da der initiale Chemotherapieerfolg mit der Prognose des Patienten korreliert, sollte die primäre Polychemotherapie in jedem Fall die Gabe von Cisplatin beinhalten.

Fall 4

32jähriger Patient, Teratokarzinom Stadium 2b. Nach inguinaler Ablatio testis radikale Lymphknotendissektion Juli 1976 mit Nachweis ausgedehnter Lymphknotenmetastasen. Polychemotherapie (6 Kuren Aktinomycin D, Adriamycin, Bleomycin) komplette Remission. August 1977 solitäre pulmonale Metastase, Oktober 1977 Lobektomie mit Nachweis vitalen Tumorgewebes. Erhaltungschemotherapie bis Februar 1978, dann erneute pulmonale Metastasierung. Der Patient verstarb an den Folgen einer progressiven Lungenmetastasierung im März 1978.

Gründe für das Therapieversagen

Vor der Lobektomie wurde eine erneute induktive Chemotherapie versäumt, aber auch im Anschluß an die Lobektomie mit Nachweis vitalen Tumorgewebes gibt es keine Indikation für eine niedrig dosierte Erhaltungstherapie; auch in diesem Fall hätte eine erneute hoch dosierte Chemotherapie in Form einer adjuvanten Behandlung durchgeführt werden sollen. Nur unter diesen Voraussetzungen ist mit Heilungsraten zwischen 50% und 60% zu rechnen.

Fall 5

41jähriger Patient, Seminom im Stadium 2c. Hochvoltstrahlentherapie der ausgedehnten retroperitonealen Lymphknoten im März 1980, Markersubstanzen zu diesem Zeitpunkt unauffällig. Im September 1980 Anstieg des AFP und des BHCG. Polychemotherapie (Vinblastin, Bleomycin, Ifosfamid 4 Kuren). April 1981 retroperitoneale Lymphknotendissektion mit Nachweis vitalen Tumorgewebes. Erneute Polychemotherapie (Adriamycin, Vinblastin, Cisplatin 2 Kuren). Progredienz der Erkrankung, an deren Folgen der Patient im Juli 1982 verstarb.

Gründe für das Therapieversagen

Unabhängig von der histologischen Klassifikation des Hodentumors ist die Primärbehandlung retroperitonealer Lymphknotenmetastasen im Stadium 2c die Polychemotherapie. Bei der großen Ausdehnung des Tumors läßt sich eine sichere Zuordnung zu reinen Seminomen histologisch nicht durchführen. So muß auch in diesem Fall retrospektiv durch die sekundäre Erhöhung des AFP davon ausgegangen werden, daß es sich nicht um ein reines Seminom gehandelt hat. Bei Eintreten einer Remission nach induktiver Chemotherapie sollte eine Lymphknotendissektion zur Konsolidierung der Erkrankung angestrebt werden.

Schlußfolgerung

10 der 16 Patienten, die an den Folgen eines nichtseminomatösen Hodentumors verstarben, stellten sich primär mit einer weit fortgeschrittenen Erkrankung vor. Trotzdem zeigt die retrospektive Analyse bei mindestens 2 dieser Patienten eine nach heutigem Kenntnisstand unzureichende Koordination und zeitliche Abfolge von Chemotherapie und operativer Behandlung der Lymphknoten- oder Fernmetastasen. Dies trifft im besonderen Maße auch für die Behandlung von Patienten in Frühstadien zu. Wesentlichster Gesichtspunkt für eine erfolgreiche Therapie scheint eine lückenlose Information und Kooperation zwischen behandelndem und nachsorgendem Arzt, sowie dem Patienten selbst.

Priv.-Doz. Dr. med. H. Rübben
Abteilung Urologie der Medizinischen
Fakultät der RWTH Aachen
Pauwelsstraße
D-5100 Aachen

Stand der gesundheitspolitischen Aufklärung (Fertilität, Hodentumor) bei früher orchidopexierten Patienten

B. Hengstermann, P. Brühl und B. Mende

Beitrag nicht eingereicht

Postnatales Management pränatal diagnostizierter Harntransportstörungen

P. Brühl, R. Mallmann, D. Emons, S. Kowalewski und M. Hansmann

Anomalien der Nieren und der ableitenden Harnwege machen etwa ein Drittel aller kongenitalen Fehlbildungen aus und sind mit einer Häufigkeit von 0,5 bis 1% nicht selten. Vor der Einführung des Ultraschalls in die Schwangerschaftsüberwachung und Geburtshilfe wurden Entwicklungsstörungen des Urogenitalsystems üblicherweise erst nach der Geburt diagnostiziert, sobald sie Symptome verursachten.

Die Sonographie erlaubt heute bei regelrechter Fruchtwassermenge eine Identifizierung des fetalen harnableitenden Systems ab der 13. Schwangerschaftswoche; bis zu 90% der fetalen Nieren sollen in der 17. bis 20. Gestationswoche sicher nachzuweisen sein. Dabei stellt die Sonographie eine sichere und nicht-invasive Technik dar, zwei Eigenschaften, die ihren Einsatz als Screeningmethode ermöglicht haben, zumal 80 bis 90% aller entdeckten Fehlbildungen bei unbelasteter Schwangerschaftsanamnese gefunden werden.

Ultrasonographisch ist mittlerweile eine breite Palette kongenitaler Fehlbildungen pränatal zu diagnostizieren. Methodisch bedingt sind es gerade pathologische Flüssigkeitsansammlungen im fetalen Abdomen z. B. Harnstauungsnieren, Zysten, Megazystitis, die besonders gut erfaßt werden können. Bei der Frage nach dem individuellen Nutzen der Pränataldiagnostik für Kind und Eltern darf nicht vergessen werden, daß die pränatale Ultraschalldiagnostik bislang nicht sicher zwischen obstruktiv und nicht-obstruktiv bedingter Dilatation im Bereich von Nieren und ableitenden Harnwegen unterscheiden kann. Nur bei bestimmten obstruktiven Uropathien wird man zum gegenwärtigen Zeitpunkt aus kindlicher Sicht die intrauterine Entlastung diskutieren bzw. ein solches Vorgehen mit all seinen Risiken gegen die einer Frühgeburt zwecks extrauteriner Therapie abzuwägen haben. Schwierig wird die Entscheidung beim Vorliegen einer Oligohydramnie zusammen mit dem Nachweis einer fetalen Harnblase, die sich nie füllt bzw. nach iatrogener Entleerung leer bleibt. Dahinter verbirgt sich nicht selten eine seit der Frühschwangerschaft bestehende schwerwiegende Obstruktion, die bis zum Zeitpunkt ihrer Entdeckung häufig bereits eine irreversible Schädigung der Nieren verursacht hat und sekundär mit einer Lungenhypoplasie einhergehen kann.

Kinder mit pränatal diagnostizierten Auffälligkeiten des Urogenitaltrakts werden nach der neonatologischen Primärversorgung zunächst einer differenzierten Ultraschalluntersuchung unterzogen. Danach wird über das weitere diagnostische Procedere entschieden, wobei das Miktionszysturethrogramm in aller Regel die nächste Untersuchungsmaßnahme darstellt. Radiologische Diagnostik, die, wie das Urogramm oder die Anwendung von Isotopen in ihrer Aussagekraft von der Nierenfunktion abhängig ist, kann in der frühen Neugeborenenperiode mit noch eingeschränkter glomerulärer und tubulärer Funktion häufig wenig hilfreich und mitunter sogar irreführend sein. Danach ist die Anwendung dieser Techniken jedoch zur Darstellung der supravesikalen Abflußverhältnisse, der Sicherung von Doppelanlagen, der Abklärung von unklaren parenchymatösen Nierenprozessen und nicht zuletzt zur Erfassung seitengetrennter Nierenfunktionsanteile indiziert. Vor urologischen Eingriffen am Harntrakt ist das Urogramm meist conditio sine qua non. Ist durch entsprechende Untersuchungen die Diagnose gestellt, so wird die Behandlung im Neugeborenenalter mitunter zunächst konservativ oder aber palliativ sein, sei es, weil die Art-Diagnose für den korrigierenden Eingriff zu einem späteren Zeitpunkt spricht, weil er von aufgeschobener Dringlichkeit ist, sei es, daß das Kind aus anderer Ursache einer belastenden größeren Operation aktuell nicht unterzogen werden sollte oder kann. Nicht einfach ist die Entscheidung, wenn über das Schicksal einer offenkundig kaum oder nicht zur Gesamtfunktion beitragenden Niere entschieden werden soll. Bei zunächst minimalem Funktionsbeitrag z.B. einer durch Reflux geschädigten Niere ist unseres Erachtens meist eine passagere Entlastung durch perkutane Nephropyelostomie oder temporäre Pyelo-Ureterokutaneostomie mit nachfolgenden regelmäßigen exspektativen Ultraschallkontrollen sowie nuklearmedizinischer seitengetrennter Überprüfung der Nierenfunktion sinnvoll. Es ist zu hoffen, daß die sonographische Pränataldiagnostik Kriterien für die dringliche Unterscheidung obstruktiver von nicht-obstruktiven Harntraktanomalien findet, die die Entscheidung, eine ansonsten unauffällige Schwangerschaft zum Zwecke der extrauterinen nephrologisch-urologischen Versorgung des Kindes vorzeitig zu beenden, sicherer machen könnte. Die fetale Chirurgie, d.h. die intrauterine Operation der Frucht wird kaum eine echte Alternative zur vorzeitigen Entbindung werden. Bezüglich der Notwendigkeit einer klaren Indikationsstellung stellt sie sicherlich höchste Anforderungen.

Literatur

1. Brühl P (1985) Pyeloplastik pränatal diagnostizierter subpelviner Harnleiterstenosen. XXX. Kongreß Dtsch Ges Urol, Bremen 1984. Springer, Berlin Heidelberg New York
2. Eggert P, Schröder H, Weisner D, Brillo M, Halsband H (1984) Verlaufsbeobachtungen bei Kindern mit pränatal diagnostizierten obstruktiven Erkrankungen der ableitenden Harnwege. In: Kowalewski S (Hrsg) Pädiatrische Intensivmedizin VI. Thieme, Stuttgart, S 79
3. Hansmann M (1984) Möglichkeiten und Grenzen sonographischer Diagnostik bei fetalen Erkrankungen und Mißbildungen. In: Kowalewski S (Hrsg) Pädiatrische Intensivmedizin VI. Thieme, Stuttgart, S 56
4. Kowalewski S (1984) Pränatale Diagnostik und symptomatische Therapie aus neonatologischer Sicht. Gynäkologe 17: 56-61
5. Turnock RR, Shawis R (1984) Management of fetal urinary tract anomalies detected by prenatal ultrasonography. Arch Dis Child 59: 962-965

Prof. Dr. med. P. Brühl
Urologische Universitätsklinik
Sigmund-Freud-Straße 25
5300 Bonn 1 Venusberg

Perkutane Pyeloplastik – Indikation, Technik, Ergebnisse

K. Korth

Die perkutane Nierensteinentfernung ist in den letzten Jahren ein in vielen urologischen Abteilungen üblicher Routineeingriff geworden. Seitdem sie zusammen mit der extrakorporalen Stoßwellenlithotrypsie nahezu die gesamte Breite der Steinoperationen abdecken konnte, blieb die Kombination eines Steines mit einer subpelvinen Stenose des Harnleiters eine der letzten Indikationen zur offenen Nierensteinchirurgie. Der einfache Zugang zur Niere legte es aber nahe, auch jene perkutan zu beseitigen, wenn sie nach geglückter Steinoperation sozusagen schon vor einem lag. Offene Methoden zur Beseitigung subpelviner Ureterstenosen haben sich bewährt, solange es sich um angeborene Stenosen handelte. Die Ergebnisse sind zufriedenstellend und zuverlässig reproduzierbar. Enttäuschend sind dagegen die Resultate plastischer Korrekturen sekundärer Stenosen. So haben z.B. keine der heute üblichen Operationstechniken, auch die Verfahren mit Verwendung von Peritoneal- oder Fettlappen oder die „intubierte Ureterotomie" nach Davis [1] einen entscheidenden Durchbruch gebracht. Derartiges ist meines Erachtens auch nicht möglich. Denn wenn durch die Erstoperation Blutgefäße, die das betreffende Harnleitersegment ernähren, teilweise zerstört wurden – eine der Ursachen schlechter Ergebnisse nach plastischen Operationen –, müssen bei der Rezidivoperation durch die erneute Präparierarbeit weitere Gefäße durchtrennt werden. Damit kann in vielen Fällen das postoperative Ergebnis nur schlechter als der präoperative Befund sein.

Material und Methode

Perkutane Pyeloplastiken führen wir seit 3½ Jahren durch. Die Patientenselektion erfolgte nach dem Whitaker-Test [2, 3], den wir intraoperativ in einer Sitzung mit der eventuellen Spaltung der Striktur vornahmen. Daneben wurde immer auch die Anamnese, der klinische Befund und das Urogramm herangezogen. Die Operationsindikation war danach neben entsprechendem Ausfall der Druckstudie gegeben

1) bei einer Hydronephrose mit ausgeprägter subpelviner Stenose,
2) bei einer Hydronephrose mit rezidivierenden Infekten oder
3) bei einer Hydronephrose mit rezidivierender Steinbildung.

Operationstechnik

Für das Gelingen der Operation ist ein gut liegender, dünner Ureterenkatheter, der die Stenose durchläuft, damit über ihn geschnitten werden kann, unbedingte Voraussetzung. Der perkutane Zugang wird in der Regel über einen Kelch der mittleren Gruppe gelegt. So erreicht man, daß der Schnittwinkel des Urethrotoms zum subpelvinen Segment flach und die Schnittiefe über den ganzen Bereich gleich ist. Der Schnitt erfolgt nach dorsolateral, weil hier in der Regel keine Blutgefäße laufen. Anschließend wird der Splint orthograd über den angespannten Draht in den Harnleiter geschoben.

Ergebnisse

Wir haben bis heute 117 subpelvine Stenosen perkutan operiert. Die Patienten hatten zum Zeitpunkt der Operation ein Durchschnittsalter von 49 Jahren, maximal 79, minimal 8 Jahre. 5 waren jünger als 20 Jahre. Nachuntersuchungen haben wir an 57 Patienten nach 6 Monaten durchgeführt. Von diesen hatten 24 primäre, d.h. kongenitale und 33 sekundäre, d.h. erworbene Stenosen. Um den präoperativen Befund des Urogramms mit dem postoperativen Ergebnis vergleichen zu können, haben wir die Hydronephrose in 4 Stufen unterteilt [4]. Wenn die Differenz zwischen prä- und postoperativem Stauungsgrad 0 betrug, nannten wir das Ergebnis unverändert, betrug die Differenz 1, war das Ergebnis gut, und war die Differenz 2 oder 3, hatten wir ein sehr gutes postoperatives Ergebnis.

Bei einer Gesamtzahl von 57 operierten Patienten war das Ergebnis nach 6 Monaten in 16% unverändert, 58% gut und in 18% sehr gut. In 5 Fällen mußte nach vergeblichem Versuch, die subpelvine Stenose zu spalten, eine offene Plastik angeschlossen werden. Differenziert nach angeboren und erworben zeigt sich ein deutlicher Unterschied. Bei den angeborenen Stenosen lagen die postoperativen Ergebnisse, die guten und sehr guten zusammengenommen, nur bei 69%, während sie bei den erworbenen bei 80% lagen. In diese Ergebnisse sind auch die ersten Erfahrungen mit noch mangelhafter Operationstechnik und der Schienung mit PVC-Splints Charr. 9-12 eingeflossen. Wenn wir diese Fälle herausnehmen und die Fälle mit der heutigen Operationstechnik (nach Juni 84) und den Splints aus Polyäthylen und größerer Weite von 12-14 Charr. betrachten, liegen die guten und sehr guten Ergebnisse bei 86%.

Komplikationen

Wir haben 3mal einen Pneumothorax erlebt, von denen 2 drainiert werden mußten. In 56% trat, jeweils kurzfristig Fieber von über 38° auf. Eine stärkere Blutung, die die Transfusion von mindestens 2 Blutkonserven erforderlich machte, hatten wir bei 5 Patienten (=9%). Einmal trat eine Lungenembolie auf, die einen weitgehend unkomplizierten Verlauf nahm.

Zusammenfassung

Ich halte die perkutane Spaltung subpelviner Stenosen für eine weitere Bereicherung der endourologischen Operationsmethoden. Sie ist bei ausreichender Übung schnell und sicher durchführbar. Sie belastet den Patienten nicht und gewährleistet ein gutes, reproduzierbares, postoperatives Ergebnis.

Literatur

1. Davis DM (1958) The process of ureteral repair. J Urol 79: 215-223
2. Whitaker RH (1977) Hydronephrosis. Ann Roy Coll Surg 59: 388
3. Whitfield HN, Mills V, Miller RA, Wickham JEA (1983) Percutaneous pyelolysis: an alternative to pyeloplasty. Br J Urol Suppl 93-96
4. Schmiedt E, Eisenberger F, Carl P (1972) Ergebnisse und Erfahrungen der operativen Behandlung der Ureterabgangsstenose mit der Methode nach Anderson-Hynes. Urologe A 3: 124-129

Dr. med. Knut Korth
Urologische Abt.
Lorettokrankenhaus
D-7800 Freiburg

Auxiliäre Methoden zur perkutanen Nierensteinentfernung

E. Rosdy, P. Török, M. Bakos, P. Laczko und T. Nádor

Im Bajcsy Zsilinszky Krankenhaus in Budapest haben wir im Zeitraum von 1.3.1985 bis 31.7.1986 80 perkutane Nierensteinentfernungen vorgenommen. Die praktischen Erfahrungen konnte ich zuvor in West Berlin sammeln, in zwei Instituten in Charlottenburg und in Kreutzberg, wofür ich sehr dankbar bin.

Wir haben 38 Männer und 42 Frauen behandelt. Lage der Steine: Nierenbecken: 55, Kelchsteine: 33, Uretersteine in 9 Fällen. Solitäre Steine: 56. Multiple Steine: 24.

Die Nierenpunktion wurde von uns Urologen unter fluoroskopischer Kontrolle in Bauchlage vorgenommen, stets mit Günther-Kanüle. Danach erfolgte die Dilatation des Punktionskanales mit einem Teleskop-Metall Dilatator überwiegend in Lokalanaesthesie mit Lidocain und i.v. Diazepam. Die Intervention war bei 50 Patienten in einer Sitzung, bei 18 Fällen in zwei, bei 7 Fällen in drei, bei 3 Fällen in vier, und bei 2 Fällen in mehreren Sitzungen vorgenommen worden. Anfangs arbeiteten wir mit einem selbstkonstruierten, in Ungarn hergestellten Gerät, zu dem eine ostdeutsche orthograde Optik adaptiert wurde. Später erhielten wir ein Nephroskop der Firma Olympus und Storz, und auch Ultraschallzertrümmerungsgeräte.

Die Steinentfernungsmethoden waren folgende: ohne Fragmentation des Steines in 40 Fällen, eine Zertrümmerung bei Dilatation erfolgte in 8 Fällen und durch eine Steinfaßzange in 12 Fällen. Bei 20 Patienten erfolgte die Lithotripsie mittels Ultraschallsonde. Reststeine kamen bei 16 Patienten vor, in 5 Fällen nach Ultraschallzertrümmerung, bei 11 Patienten nach mechanischer Zertrümmerung. Die perkutane Punktion, als wiederholter Eingriff, war bei 13 Patienten notwendig (15%), davon sekundäre Op. in 8 Fällen. Die Masse der Steine, kleiner als 1omm: 29, 10-15 mm: 31, größer als 15 mm: 15. Ausgußsteine: 5.

Bei 3 Patienten mußten wir eine offene Operation

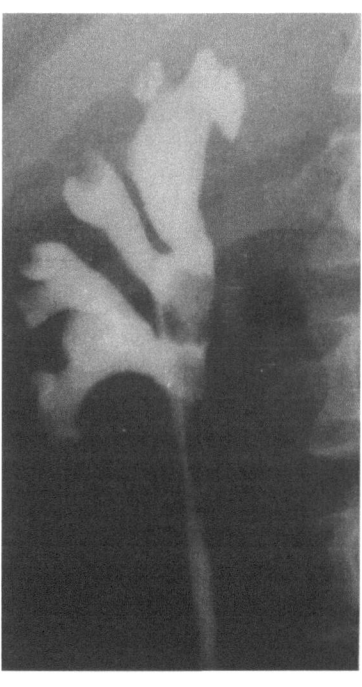

Abb. 1. Blockierter Okklusionskatheter mit N.B. Stein

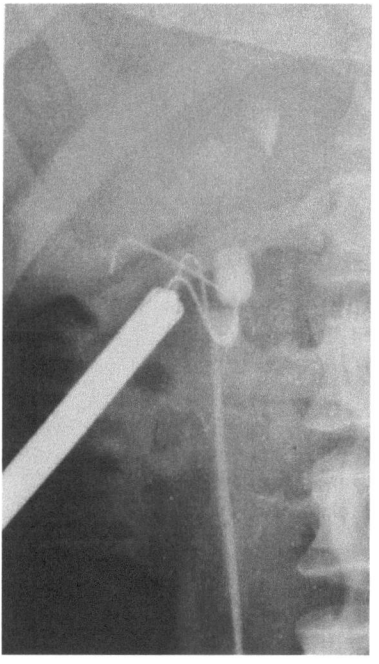

Abb. 2. Mit Kontrastmaterial blockierter Okklusionskatheter, N.B. Stein und Führungsdrähte

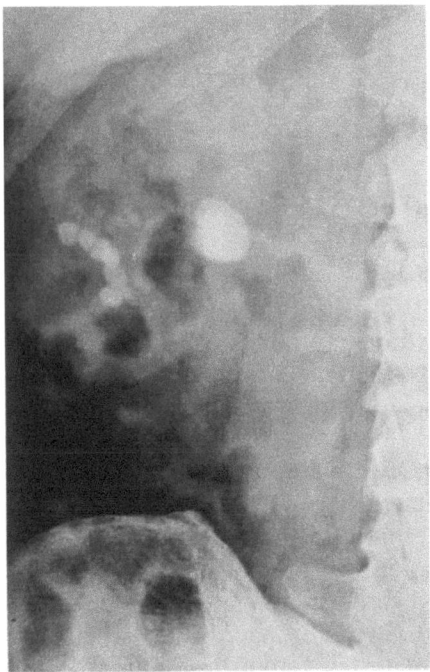

Abb. 3. Multiple Kelchsteine, Nierenbeckenstein und Ureterstein

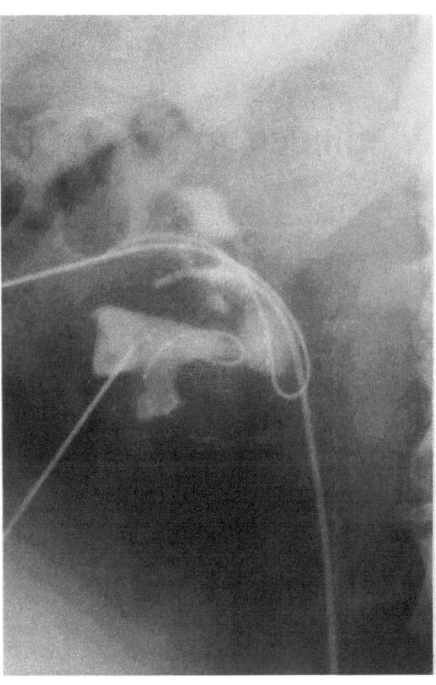

Abb. 5. Zwei Führungsdrähte in zwei verschiedenen Kelchen

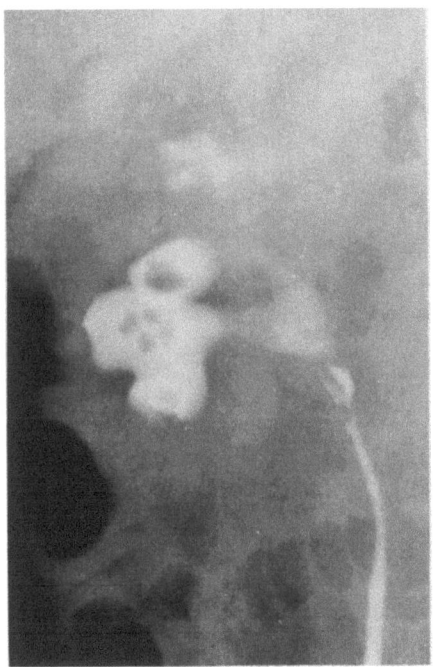

Abb. 4. Pyelogramm

vornehmen, da sie Korallensteine hatten und während der Zertrümmerung ein septischer Zustand auftrat.

Bei 10 Patienten mit versprengten Steinfragmenten in lateralen und oberen lateralen Nebenkelchen, die mit den starren Instrumenten nicht aufzufinden und zu entfernen waren, mußten wir deswegen öfters wiederholte Interventionen durchführen (bei 10 Patienten insgesamt 27 Interventionen). Zur Vermeidung wiederholter Eingriffe wurden die oberen und oberen lateralen Kelchhälse mit Okklusionskatheter blockiert, die mit dem Ureterkatheter gleichzeitig eingeführt wurden (Abb. 1, 2).

Bei 6 Patienten mit Okklusionskatheter waren die Steinentfernungen problemloser, die durchschnittliche Dauer des Eingriffes war kürzer als 30 min, der Spülflüssigkeitsverbrauch weniger als 3–4 l/Eingriff.

Bei multiplen, komplizierten Steinen waren die Steinentfernungen sehr zeitaufwendig.

Zur Vermeidung von Komplikationen haben wir bei multiplen Steinen gleichzeitig zwei Kelche punktiert, dilatiert und zwei Nephroskope eingeführt, die abwechselnd verwendet werden abhängig von der jeweiligen Lage der Steine (Abb. 3, 4, 5). Mit diesen zwei Methoden konnten einige Probleme bei der perkutanen Nierensteinentfernung gelöst werden und wiederholte Eingriffe wurden vermieden.

Dr. med. habil. Ernő Rosdy
Urologische Klinik in Bajcsy Zs.
Krankenhaus Budapest
X. Maglódi str. 89
H-1475 Budapest

Kontrolle der Nierenfunktion nach ESWL mittels Nierensequenzszintigraphie (NSS) und ^{131}-J-Hippuranclearance

H. Schuldes, U. Behrendt, R. Babst-Nickig und R. Nagel

Gegenstand dieser Studie sind Untersuchungen zum Verhalten der Nierenfunktion *vor* und *nach* ESWL-Behandlung gemessen mit der Nierensequenzszintigraphie und 131-J-Hippuranclearance.

Material und Methode

Von *209 Patienten,* die wegen Nierensteinen mit der ESWL behandelt wurden, erfolgte vor und 3–12 Monate nach ESWL-Behandlung die Auswertung des *Nierensequenzszintigramms und der seitengetrennten 131-J-Hippuranclearance.*

Sämtliche Untersuchungen erfolgten unter *standardisierten Bedingungen* im Institut für Nuklearmedizin. Die 131-J-Hippuranclearance wurde nach der *Methode der Quotientenbildung aus Dosis/Plasmakonzentration* (sog. virtuelles Verteilungsvolumen) *mit einer Blutentnahme 45 Minuten nach Injektion des Radionuklids* bestimmt. Der Korrelationskoeffizient zur 2-Compartment-Clearance nach Sapirstein betrug $r=0,96$. Die Clearance wurde in ml/min/1,73 m^2 Körperoberfläche berechnet.

Bei der *statistischen Bewertung* der verbundenen Stichproben wurden von den *Differenzen der Clearance vor und nach ESWL* der *Mittelwert und die Standardabweichung* bestimmt. Alle Meßwerte die außerhalb des *Vertrauensbereiches des Mittelwertes* $\bar{x} \pm s$ lagen wurden entsprechend des Vorzeichens als verbessert bzw. verschlechtert gewertet. Der Unterschied der mittleren Differenz der Clearance von Null war nach student-Test *stark gesichert* $p<0,001$.

Ergebnisse

Vor ESWL hatten nur *33,5%* der 209 Patienten ein *normales Nierensequenzszintigramm und eine normale Clearance.* Dagegen wiesen *66,5%* der Patienten bereits ein *pathologisches NSS oder eine pathologische Clearance* auf.

Bei den Kontrollen 3–12 Monate nach ESWL war die Clearance der behandelten Niere bei *80% der Patienten unverändert* und zwar *unabhängig von der Ausgangssituation,* bei *9,5% war sie verbessert* und bei *10,5% statistisch gesichert verschlechtert (p< 0,05).*

Bei den vor ESWL normal funktionierenden Nieren war die Verschlechterung mit 17% *statistisch höher als bei Pat. mit pathologischen Nieren*, bei denen demgegenüber in *nur 7%* der Fälle eine *weitere* Verschlechterung auftrat ($p<0,05$). Faßt man beide Gruppen zusammen dann ist es *bei 10,5% aller Patienten* nach der ESWL zu einer Verschlechterung der Nierenfunktion gekommen.

Bei Analyse *der möglichen Gründe* für die Verschlechterung konnten weder *Alter, Stoßwellenanzahl*, allgemeine Erkrankungen wie *Diabetes mellitus, Gicht, Hypertonus,* vorangegangene *Operationen* am Nierenparenchym, *perkutane Nephrostomien* und nicht einmal *Nierenhämatome* als Ursache gesichert werden.

Lediglich frühere Pyelonephritiden kamen in dieser Gruppe statistisch häufiger vor und könnten ursächlich für die Verschlechterung angeschuldigt werden.

Bei *Patienten mit pathologischem Ausgangswert* verschlechterte sich demgegenüber die Clearance bei *nur 7%* und war bei 93% unverändert bzw. verbessert. Bei dieser, nach gleichen Kriterien untersuchten Gruppe, war keiner der untersuchten Faktoren oder Begleiterkrankungen als Ursache zu sichern, auch nicht die Pyelonephritis, wie in der Gruppe mit normaler Clearance *vor ESWL.*

Faßt man die Ergebnisse zusammen, so ist festzustellen, daß sich die Clearance bei insgesamt 22/209 Patienten = *10,5% signifikant verschlechtert hat.*

Auffallend ist, daß sich vorher normal funktionierende Nieren mit 17% stärker verschlechtern als pathologische Nieren mit 7%.

Obgleich über 200 Patienten eingehend untersucht wurden, sind letztlich die Ursachen der Clearanceverschlechterung nicht eindeutig geklärt und bedürfen weiterer Untersuchungen die bereits angelaufen sind.

Dr. med. H. Schuldes
Urologische Klinik u. Poliklinik
Klinikum Charlottenburg
Freie Universität Berlin
Spandauer Damm 130
D-1000 Berlin 19

Zusammenfassung der Postersitzung 15: Freie Themen VIII (Varia)

R. Harzmann

Die Postersitzung 15 umfaßte 19 Poster mit Themen aller Bereiche der Urologie.

Petritsch et al./Graz untersuchten IgG und dessen Subklassen IgG 1 und IgG 2 hinsichtlich Markerqualitäten. Bei 96 Patienten mit Prostatakarzinom, hypernephroidem Karzinom oder Harnblasenkarzinom wurden signifikant erniedrigte Werte von IgG 1 festgestellt, wobei die Spezifität 84% und die Sensitivität 94,3% betrugen. Kritisch ist anzumerken, daß IgG 1 kein spezifischer Marker für eines der genannten Karzinome ist, sondern offensichtlich generell auf ein Malignom hinweisen kann und somit mit der Aussagesicherheit der BSG verglichen werden muß.

Aulitzky et al./Salzburg behandelten metastasierende hypernephroide Karzinome mit rekombinantem Interferon-Alpha allein oder in Kombination mit MPA. In Analogie mit den Erfahrungen anderer Autoren war festzustellen, daß die Interferontherapie keine positiven Effekte zeigt.

Darewicz et al./Bialystok behandelten 14 Patienten mit Zystennieren mittels percutaner Tetracyclin-Infusion. In einzelnen Fällen wurden günstige Effekte auf Blutdruck und Stickstoffretentionswerte bei Verkleinerung der Zysten festgestellt, wobei der Pathomechanismus dieser Therapie offen blieb.

Kazon/Warschau untersuchte die Frage, ob die offene oder transurethrale Prostatektomie gleichzeitig mit einer Leistenbruchoperation durchgeführt werden sollte oder ob dies Nachteile bietet. Nach Ansicht des Autors empfiehlt sich die einzeitige Operation.

Hofmann et al./Urologische Universitäts-Klinik rechts der Isar, München differenzierten Klinefelter-Syndrom und Pubertas tarda mit Hilfe des transrektalen Ultraschalls. Im Gegensatz zum Klinefelter-Syndrom hat die Pubertas tarda auch präpubertär keine altersentsprechende Entwicklung, weswegen die transrektale Sonographie in diesen Fällen wesentlich kleinere Prostatae ergibt. Wichtig erscheint, daß der transrektale Ultraschall bei diesen Fällen offensichtlich Hinweise ermöglicht, die für die Therapiekontrolle wichtig sind.

Fornara und Stähler/Urologische Universitätsklinik Großhadern, München berichteten über 6 Fälle mit malignem Melanom des Urogenitaltrakts. Radikale operative Therapie und Zytostase werden empfohlen, zumal die Effektivität der Strahlentherapie denkbar gering ist.

Schwab et al./München-Bogenhausen stellten die Kasuistik eines Patienten mit in Prostata und Präputium metastasierendem Magenkarzinom vor.

Kramer et al./Berlin vertraten die Ansicht, daß die scrotale Sonographie nur bei schwer beurteilbarem Palpationsbefund indiziert sei. Auf die Bedeutung dieser Technik zum Nachweis oder Ausschluß eines primär extratestikulären Hodenkarzinoms wird an dieser Stelle hingewiesen.

Braun et al./Urologische Universitäts-Klinik rechts der Isar, München führten das präoperative Staging des Rektumkarzinoms mit Hilfe der transrektalen Sonographie durch. Danach kann der im transrektalen Schall erfahrene Urologe für den Chirurgen präoperativ Hinweise liefern, die für dessen operative Strategie von Bedeutung sein könnten.

Rößler et al./Regensburg untersuchten den Einfluß von Bluttransfusionen auf Angehrate, Tumorinzidenz und Induktionszeit von experimentellen Tumoren der Ratte. Ein tumorwachstumsfördernder Effekt der Bluttransfusionen wurde nicht festgestellt.

Mit den Auswirkungen einer Thromboxan-Synthetase-Hemmung auf die Nierenfunktion nach Ureterobstruktion beschäftigten sich die Arbeitsgruppen *Sturm et al./Urologische Universitätsklinik Großhadern, München* und *Huland et al./Hamburg* bzw. *Gonnermann et al./Hamburg*. Übereinstimmend wurde mitgeteilt, daß nach Harnleiterobstruktion eine präglomeruläre Vasokonstriktion auftritt, die durch Thromboxan A 2 vermittelt wird. Die Verabreichung eines Thromboxan-Synthetase-Blockers kann – unmittelbar nach Obstruktion gegeben – einen protektiven Effekt auf die Nierenfunktion haben. Diese drei Beiträge aus der Grundlagenforschung zeigen Effekte auf, die für die Klinik Bedeutung erlangen dürften.

Zilch et al./Passau untersuchten das Angiomyolipom mit Hilfe der NMR-Technik. Gefunden wurde eine überraschend genaue Differenzierung der unterschiedlichen Gewebestrukturen, wobei sich Detailverbesserungen gegenüber den bekannt sicheren CT-Befunden bei diesem Krankheitsbild ergaben.

Schaefer et al./Bonn untersuchten die Frage, ob Glyzin-Spülflüssigkeit bei der transurethralen Resektion der Prostata Vorteile hinsichtlich der Erfassung des TUR-Syndroms bietet. Anhand der Glyzin-Analyse im Serum konnte eine exakte Beurteilung der eingeschwemmten Glyzinmenge vorgenommen werden. Festzustellen bleibt, daß diese aufwendige Technik das TUR-Syndrom nicht schnell genug erfaßt und damit zur Impedanz-Kardiographie, die dazu in der Lage ist, nicht in Konkurrenz treten kann. Dies wäre erst denkbar nach Einführung eines automatisierten Glyzin-Serum-Schnelltests.

Schwartmann und Boeminghaus/Neuss berichteten über eine operative Technik zur Ventralverlagerung zu weit dorsal eingelegter percutaner Nierenfisteln. Nach Ansicht der Autoren wird durch diesen Eingriff die Lebensqualität der langzeitig mit einer Nephrostomie versorgten Patienten entscheidend verbessert. Für die Moderatoren blieb zu fragen, ob dieser Effekt einfacher nicht dadurch erzielt werden kann, daß die percutane Nephrostomie von vornherein nicht dorsal, sondern in der Axillarlinie vorgenommen wird, was bei Durchführung des Eingriffs in Lumbalschnittlagerung unproblematisch erscheint.

Hofmann/Urologische Universitäts-Klinik rechts der Isar, München berichtete über einen Splint, der vor allem für die Ureterocutaneostomie und das Ileum Conduit entwickelt wurde. Der Vorteil dieses Splints liegt in der langen Verweildauer bei gleichzeitig sicherer Selbsthaftung im Nierenbecken.

Kazon und Pypno/Warschau berichteten in einem weiteren Beitrag über ihre Ergebnisse der internen Sichturethrotomie. Die Erfahrungen der Warschauer Klinik mit der auf Herrn Sachse zurückgehenden Behandlungstechnik sind ähnlich gut wie hierzulande.

Otto et al./Hamburg berichteten über Untersuchungen zum Malignitätsindex des hypernephroiden Karzinoms und dessen Korrelation zur Prognose. Dieser Malignitätsindex wurde aus DNA-Index, Zellanteilen in den verschiedenen Zellzyklusphasen, Tumorstruktur, Tumormorphologie und nukleärem Grading nach Arner ermittelt. Es zeigte sich, daß der Malignitätsindex zuverlässige Aussagen über die Prognose nach der Tumornephrektomie liefern kann, so daß frühzeitig für oder gegen eine adjuvante Therapie entschieden werden kann.

Prof. Dr. R. Harzmann
Urologische Klinik
Zentralklinikum
D-8900 Augsburg 1

Nierentransplantation

Mögliche Langzeitfolgen nach unilateraler Nephrektomie

J. Mann, K. Dreikorn und E. Ritz

Die Frage, ob Nieren von Lebendspendern in der Transplantation genutzt werden sollen wird sehr kontrovers diskutiert [1, 2] und kann sicher nur individuell beantwortet werden. Die Komplikationsrate unmittelbar nach unilateraler Nephrektomie bei Lebendspendern variiert von Zentrum zu Zentrum. Größere Komplikationen kommen sicher bei mehr als 1% der Operationen vor und es ist über mehr als ein Dutzend Todesfälle berichtet worden. Dabei muß man berücksichtigen, daß sicher nicht alle Komplikationen in die Literatur eingehen. Neben den akuten peri- und postoperativen Folgen einer unilateralen Nephrektomie hat die Frage nach den Langzeitfolgen dieser Operation in den letzten Jahren an Aktualität gewonnen. Dies ist vornehmlich auf die stimulierende Hypothese von Brenner et al. [3, 4] zurückzuführen, die international ein sehr großes Echo fand. Die Hypothese lautet, daß eine Verminderung der Zahl der Nephrone - sei es durch Nephrektomie, Entzündung, Trauma u. ä. - zu einer hämodynamisch bedingten Schädigung der Restglomeruli durch Hyperperfusion kommt. Diese Hyperperfusion wird nach diesen Vorstellungen nur dann beobachtet, wenn eine relativ hohe Proteinzufuhr vorliegt. Ohne hier auf Einzelheiten einzugehen muß erwähnt werden, daß diese Hypothese nicht unumstritten ist. Zum einen ist unklar, ob nicht tubulo-interstitielle Faktoren mindestens eine ebenso große Rolle in der Progredienz der Niereninsuffizienz spielen wie die glomeruläre Hyperfiltration [5, 6], zum anderen spielt möglicherweise die Phosphatzufuhr eine größere Rolle als die Proteinzufuhr [7, 8].

Angeregt durch die Brenner'schen Arbeiten sind inzwischen mehrere Kollektive von Lebendspendern und von Patienten, die aus anderen Gründen uninephrektomiert wurden nachuntersucht worden, wobei besonders auf Proteinurie, Hypertonie und Nierenfunktion geachtet wurde [9-14]. Diese Studien, die in der Regel Patienten mehr als 10 Jahre nach unilateraler Nephrektomie untersuchten, zeigen übereinstimmend, daß die Kreatinin-Clearance um etwa 10-20% gegenüber den Werten vor Nephrektomie zurückgeht. Eine Hypertonie wurde mit sehr unterschiedlicher Häufigkeit gefunden, jedoch insgesamt - mit Ausnahme einer Studie [11] - kaum häufiger als in der altersentsprechenden Allgemeinbevölkerung. Bezüglich der Proteinurie sind die Kollektive aus Boston [11] und aus Rochester [12] am besten untersucht. Wie auch in den anderen Studien, fand sich nie eine Proteinurie über 1,5 g/24 Std. Geringgradige Proteinurien fanden sich allerdings bei 7-23% der untersuchten Patienten. Übereinstimmend berichteten alle Gruppen [9-14], daß eine Proteinurie nach unilateraler Nephrektomie fast ausschließlich bei Männern vorkommt. Unklar bleibt, warum die Proteinurie-Rate zwischen den einzelnen Studien um das mehrfache schwankt. Die höchste Rate nach Lebendspende wurde von Hakim et al. [11] mit 23% von 52 Patienten berichtet, an der Mayo-Klinik waren es nur 7% von 105 Patienten. Die Minnesota-Gruppe [13] hat zwar 628 Lebendspender 1-19 Jahre nach Nephrektomie verfolgt, jedoch nur bei 26 Patienten die 24-Stunden-Eiweißausscheidung im Urin gemessen und bei 2 Patienten schließlich erhöht gefunden. Vincenti et al. [14a] untersuchten 20 Lebendspender (von insgesamt 64) nach 15 Jahren und fanden bei 2 eine Urineiweißausscheidung >200 mg/d. Mögliche Faktoren, die das Auftreten der Proteinurie beeinflussen können sind unerkannte Nierenerkrankung beim Spender, unerkannte Hypertonie sowie de-novo aufgetretene Erkrankungen des Spenders, die mit der ursprünglichen Nephrektomie (und damit mit der „Hyperperfusion") nichts zu tun haben. Auffällig ist, daß die beiden einzigen Patienten von Hakim et al. [11] und Anderson et al. [12], die über 1 g Protein pro Tag verloren, einen klinisch manifesten Diabetes mellitus bzw. ein extremes Übergewicht (170 kg) aufwiesen. Schließlich kann die Proteinurie bei einem erheblichen Teil der Patienten durch die Hypertonie erklärt werden, findet man doch etwa bei 10% der Patienten mit essentieller Hypertonie eine mäßige Proteinurie [15]. Haben sich die oben angeführten Untersuchungen [9-13] fast ausschließlich mit Erwachsenen beschäftigt, so wurde in einer Untersuchung von Patienten, die als Kinder unilateral nephrektomiert wurden, 17-33 Jahre später keine erhöhte Proteinurie- und Hypertonierate gefunden; auch die Nierenfunktion war nicht eingeschränkt [14].

Wie oben schon angedeutet, wurde das morphologische Substrat der Proteinurie nach unilateraler Nephrektomie nicht untersucht, birgt doch die Nierenbiopsie in diesem Fall ein sehr hohes Risiko. In einem sehr selektierten Krankengut (den Autoren wurden 24 Patienten wegen nephrologischer Probleme 3–37 Jahre nach unilateraler Nephrektomie zugewiesen; 7 waren proteinurisch) wurden 4 Nierenbiopsien gewonnen, die alle eine fokal-segmentale Glomerulosklerose zeigten ohne Anhalt für andere bekannte Glomerulonephritiden [10]. Dies ist in guter Übereinstimmung mit den tierexperimentellen Befunden, wo vor allem bei Ratten ausschließlich diese histologische Läsion als morphologische Grundlage der Nierenschädigung nach subtotaler Nephrektomie gefunden wurde (Übersicht 4). Die Tierversuche begnügten sich allerdings praktisch nie mit unilateraler Nephrektomie, sondern wesentlich mehr Nierengewebe wurde entfernt, bis sich in den Restnephronen eine fokal-segmentale Glomerulosklerose entwickelte [4]. Es bleibt dahingestellt, ob die Ratte mit ihrer sehr hohen physiologischen Urin-Eiweiß-Ausscheidung ein geeignetes Modell zur Untersuchung der Proteinurie nach Nephrektomie ist.

Zusammenfassend zeigen die publizierten Daten, daß bei grob geschätzt 10% der Patienten nach unilateraler Nephrektomie langfristig eine geringgradige Proteinurie auftreten kann. Ob dies Konsequenzen hat für das Überleben der Patienten ist nach dem derzeitigen Stand der Kenntnis eher unwahrscheinlich, denn langfristige Untersuchungen konnten nicht zeigen, daß eine unilaterale Nephrektomie *allein* mit einer Reduktion der Lebenserwartung einherginge [16, 17]. Die vorgestellten Studien weisen jedoch eindringlich darauf hin, Patienten vor und nach unilateraler Nephrektomie eingehend nephrologisch zu untersuchen, da doch die bisher berichteten Patientenzahlen gering sind, bei denen 10 Jahre nach unilateraler Nephrektomie die Proteinurie untersucht wurde.

Literatur beim Verfasser

Priv.-Doz. Dr. med. J. Mann
Sektion Nephrologie
Medizinische Univ.-Klinik
Bergheimer Straße 56
D-6900 Heidelberg

Erfahrungen und Ergebnisse mit 55 Lebendspendernierentransplantationen

L. Röhl, K. Dreikorn und R. Horsch

Einleitung

Kaum ein anderes Teilgebiet der Nierentransplantation wird auch heute noch so kontrovers diskutiert wie die Indikation zur Lebendspendernierentransplantation. Während die Befürworter der Lebendspendernierentransplantation auf die insbesondere langfristig besseren Ergebnisse und die Vorteile der kürzeren Wartezeit im Vergleich zur Leichennierentransplantation hinweisen, führen andere als Gegenargumente die Verbesserung der Erfolgsraten nach Leichennierentransplantation durch Ciclosporin und einen potentiell ungünstigen Einfluß der unilateralen Nephrektomie auf die Funktion der Restniere beim Spender an [2, 4, 5, 6, 7, 10, 18, 19, 20, 21, 22, 26, 28] an.

Eigenes Krankengut

Im Zeitraum 1967 bis zum 15.7.1986 wurden an der Urologischen Abteilung des Chirurgischen Zentrums der Universität Heidelberg insgesamt 732 Nierentransplantationen durchgeführt. 677 Nieren stammten von Frischverstorbenen, 55 (7,5%) von Lebendspendern. Tabelle 1 und 2 geben eine Übersicht über den Verwandtschaftsgrad zwischen Spender und Empfänger sowie das Empfänger- und Spenderalter.

Das schrittweise Untersuchungsprogramm der potentiellen Lebendspender ist in Tabelle 3 angegeben, wobei streng auf Kontraindikationen (Operationsrisiko) geachtet wurde.

Als Spenderorgan wurde die Niere mit solitärer arterieller und venöser Versorgung bevorzugt, wegen der längeren Nierenvene (falls möglich) die linke Niere. Die Entnahme der Spenderniere erfolgte nach ausreichender präoperativer Hydrierung retro-

Tabelle 1. Verwandtschaftsgrad bei 55 Lebendspendernierentransplantationen

Spender:	Mutter	27
	Vater	3
	Schwester	10
	Bruder	11
	Zwilling	2
	Cousine	1
	Ehemann	1
HLA-Identität		20
Haplotyp-Identität		35

Tabelle 2. Alter der Empfänger und Spender bei 55 Lebendspendernierentransplantationen

Alter der Empfänger	n	Alter der Spender	n
5–10 Jahre	3	18–20 Jahre	2
11–15 Jahre	5	21–30 Jahre	11
16–20 Jahre	4	31–40 Jahre	11
21–30 Jahre	19	41–50 Jahre	19
31–40 Jahre	9	51–60 Jahre	10
41–50 Jahre	9	61–65 Jahre	2
51–60 Jahre	4		
61–65 Jahre	2		

Tabelle 3. Schrittweises Untersuchungsprogramm bei potentiellen Lebendspendern

I. Aufklärung über Vorteile, potentielle Komplikationen und Risiken der Nierenspende, Beurteilung der „Freiwilligkeit" bzw. „Motivation"
II. Anamnese, klinische Untersuchung, BKS, Blutdruck, Blutgruppe, HLA-Typisierung, gemischte Lymphozytenkultur (MLC), Kreuzprobe (Cross-Match), Serum-Kreatinin und -Harnstoff, Urinsediment, Urinkultur
III. Differentialblutbild, „Gerinnungsstatus". Serum-Elektrolyte, „Leberstatus" („Hepatitis-Suchprogramm"), (SGOT, SGPT, Hb_sAG, usw.), Cholesterin, Triglyceride, CMV-Serologie, HTLV III AK, Blutzucker, -Belastungstest, Beurteilung des Fundus, bei Frauen: gynäkologische Untersuchung, EKG, Röntgen-Thorax, Ausscheidungsurographie, seitengetrennte Isotopenclearance
IV. Übersichtsaortographie, selektive Renovasographie der Spenderniere
V. Nochmalige Beurteilung der Freiwilligkeit zur Nierenspende.
VI. Nochmalige Kreuzprobe.

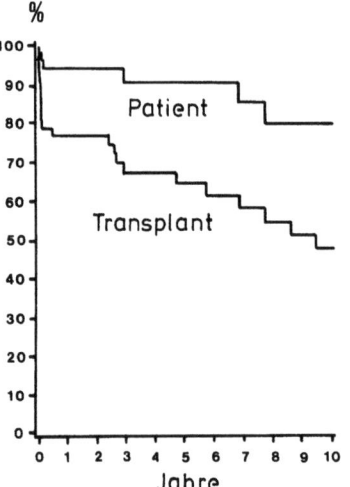

Abb. 1. Patientenüberlebens- und Transplantatfunktionsrate nach Lebendspendernierentransplantation (n = 55)

Tabelle 4. Todesursachen und -zeitpunkt bei 12 Empfängern von Lebendspendernieren

Todesursache	Jahr	Zeit nach Tpl	mit (+) bzw. ohne (–) Transplantatfunktion
akutes Herzversagen	1975	9 Tage	+
Urinfistel, Urosepsis	1974	1 Monat	+
Pilzpneumonie	1975	1,5 Monate	+
rupt. Aneurysma der A. il. ext. nach Angio	1975	6 Monate	–
Suizid	1981	2 Jahre	+
Herzinsuffizienz	1977	3 Jahre	+
Herzinfarkt	1982	5 Jahre	+
Leukämie	1982	7 Jahre	+
Herzinfarkt	1980	12 Jahre	+
Herzinfarkt	1980	13 Jahre	+
Hirntumor	1985	13 Jahre	+
Herzinfarkt	1985	14 Jahre	+

peritoneal von einem Flankenschnitt. Ab 1975 erhielten alle vorher nicht transfundierten Empfänger vor der Transplantation 3 gewaschene Erythrozyten-Konzentrate, bei 9 Empfängern wurden donorspezifische Transfusionen verabreicht. Wegen des potentiellen Sensibilisierungsrisikos durch donorspezifische Transfusionen verabreichen wir seit 3 Jahren ausschließlich „random" Transfusionen.

Bei 47 Patienten erfolgte die Immunsuppression konventionell mit Steroiden und Azathioprin, bei den letzten 8 Patienten mit niedrigen Dosen von Steroiden in Kombination mit Ciclosporin. Abstoßungsreaktionen wurden mit hohen Dosen Steroiden, „steroidrefraktäre" Abstoßungen mit ATG behandelt.

Ergebnisse

Die Gesamt-Patientenüberlebens- und -Transplantatfunktionsrate nach 55 Lebendspendernierentransplantationen ist in Abb. 1 dargestellt. Die 10-Jahres-Patientenüberlebensrate beträgt 80%, die entsprechende Transplantatfunktionsrate 48%.

12 Patienten sind verstorben, davon 4 in der Spätphase an Herzinfarkten, ein Patient 7 Jahre nach der Transplantation an einer akuten Leukämie und eine Patientin 13 Jahre postoperativ an einem Hirntumor (Tabelle 4). Von den 8 mit Ciclosporin behandelten Empfängern leben derzeit 7 mit funktionierendem Transplantat, ein Patient wird nach irreversibler Transplantatabstoßung wieder dialysiert. In Abb. 2 sind die Ergebnisse der 8 mit Ciclosporin behandelten Empfänger von Lebendspendernieren denen von 106 ebenfalls mit Ciclosporin behandelten Empfängern von Leichennieren gegenübergestellt.

In Tabelle 5 sind die Komplikationen bei den 55 Nierenspendern aufgeführt.

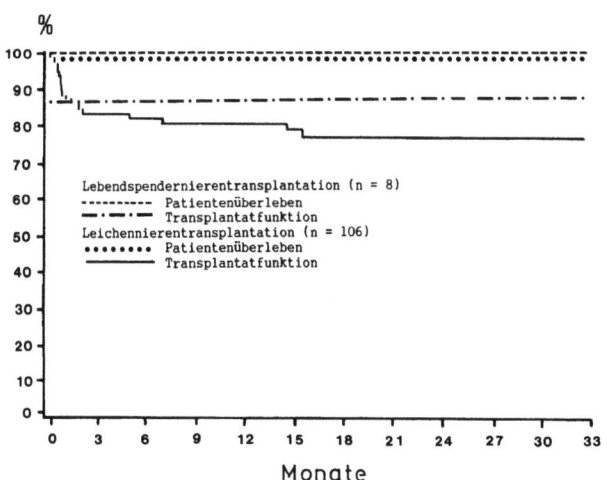

Abb. 2. Patientenüberlebens- und Transplantatfunktionsraten nach Lebendspender- und Leichennierentransplantation mit Ciclosporin (1983–15.7.1986)

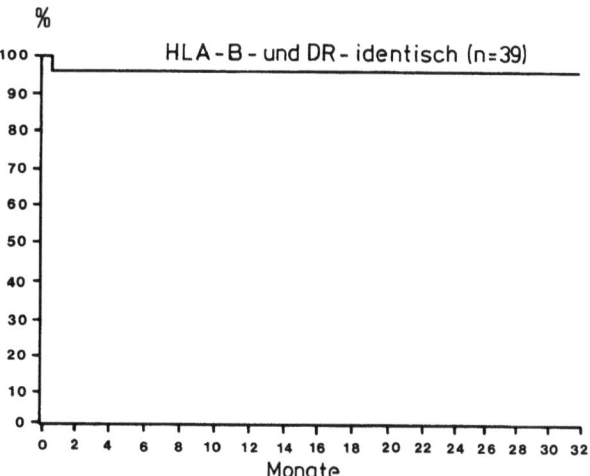

Abb. 3. Transplantatfunktionsrate nach *HLA-B*- und *-DR*-identischer Leichennierentransplantation mit Ciclosporin

Tabelle 5. Komplikationen und Spätverlauf bei 55 Nierenspendern

Komplikationen	n	Auftreten nach Transplantation	(Jahr)
1. Frühe Phase			
– Ligatur der Vena cava bei atyp. Venenverlauf, Beckenvenenthrombose	1	intraoperativ 12 Tage postoperativ	(1974)
– Hepatitis Non A–Non B	1	2 Monate postoperativ	(1983)
2. Späte Phase			
– Myokardinfarkt (†)	1	5 Jahre postoperativ	(1976)
– Hypertonie	5	6, 8, 10, 12, 14 Jahre postop.	
– Mißempfindungen in der Operations-Narbe	5	6–8 Wochen postoperativ	
– Narbenhernie	2	2 bzw. 3 Monate postoperativ	
– Nachlassen der Libido	1	1 Jahr postoperativ	
Keine Beschwerden/ Spätfolgen	39		

Diskussion

Über die Indikation zur Lebendspendernierentransplantation bestehen kontroverse Ansichten.

Da die Ergebnisse der Leichennierentransplantation seit Einführung von Ciclosporin in den meisten Zentren signifikant verbessert werden konnten, ergibt sich die Frage, ob die geringer gewordenen Unterschiede in den Funktionsraten die Lebendspendernierentransplantation weiter rechtfertigen. Von den immungenetischen Voraussetzungen, die den Erfolg einer Transplantation in erster Linie bestimmen, weist das Kollektiv der Lebendspender eine große Heterogenität auf [2, 8, 10, 13, 15]. Bei eineiigen Zwillingen und HLA-identischen Geschwistertransplantationen können mit Einjahres-Funktionsraten von über 95% hervorragende Ergebnisse erzielt werden. Seit Einführung der donorspezifischen Bluttransfusionen bei haplotyp-identischen Spender-Empfänger-Kombinationen (z. B. Eltern-Kind) konnten die Ergebnisse bei dieser HLA-Konstellation wesentlich verbessert werden und sind mit denen bei HLA-Identität vergleichbar [9, 24]. Wegen des hohen Sensibilisierungsrisikos donorspezifischer Transfusionen (30% der donorspezifisch transfundierten potentiellen Empfänger entwickeln HLA-Antikörper mit positivem Cross-Match, der die Transplantation verbietet) sind „random" Transfusionen vorzuziehen, da sie ein geringeres Sensibilisierungsrisiko aufweisen und zu vergleichbaren Ergebnissen führen [16, 23]. Durch strenge Selektion der potentiellen Spender können postoperative Komplikationen auf ein geringes (vertretbares) Maß reduziert werden [5, 11, 25]. In klinischen Kontrolluntersuchungen bei Nierenspendern konnten – im Gegensatz zu tierexperimentellen Befunden nach unilateraler Nephrektomie – bisher keine sicheren negativen Spätfolgen, insbesondere keine progressive Verschlechterung der Restnierenfunktion nachgewiesen werden [11, 12, 14, 17, 18, 27, 28, 29]. Dieses entspricht auch den Beobachtungen bei anderen unilateral Nephrektomierten [1]. In unserem eigenen Krankengut erscheinen in Übereinstimmung mit anderen Autoren die Früh- und Spätkomplikationen bei Nierenspendern gering und zumutbar. Die Langzeitfunktionsraten nach Lebendspendernierentransplantation sind darüber hinaus um ca. 10% höher als nach Leichennierentransplantation. Mit zunehmender Verbesserung der Ergebnisse der Leichennierentransplantation seit Einführung von Ciclosporin sollte die Indikation zur Lebendspendernierentransplantation jedoch differenziert und individuell gestellt werden, zumal in unserem Krankengut zumindest kurzfristig (d.h. über 2–3 Jahre) bei HLA-B- und -DR-identischer Leichennierentransplantation (bei Verwendung von Ciclosporin) vergleichbare bzw. sogar bessere Ergebnisse erzielt wurden als im Gesamtkollektiv der Lebendspendernierentransplantationen (Abb. 3).

Literatur

1. Andersen B, Hansen JB, Jørgensen SJ (1968) Survival after nephrectomy. Scand J Urol Nephrol 2: 91
2. Barnes AD (1980) Kidney transplantation-living versus cadaver donors. Br Med J 1: 713
3. Bart KJ, Macon EJ, Humpries AL Jr, Baldwin RJ, Fitek T, Pope RS, Rich MJ, Langford D, Teutsch SM, Blount JH (1981) Increasing the supply of cadaveric kidneys for transplantation. Transplantation 31: 383
4. Bently FR, Sutherland DER, Fryd DS, Kaufman D, Ascher NL, Simmons RL, Najarian JS (1984) Similar renal allograft functional survival rates for kidneys from sibling donors matched for zero-versus-one haplotype with the recipient. Transplantation 38: 674
5. Bergan JJ (1973) Current risks to the kidney transplant donor. Transplant Proc 5: 1131
6. Brenner BM, Meyer TW, Hostetter TH (1982) Dietary protein intake and the progressive nature of kidney disease: The role of hemodynamically mediated glomerular injury in the pathogenesis of progressive glomerular sclerosis in aging, renal ablation, and intrinsic renal disease. N Engl J Med 307: 652
7. British Medical Journal Editorial (1980) Renal tramsplantation in the 1980s. Br Med J 1: 503
8. Cheigh JS et al. (1977) Renal transplantation between HLA identical siblings. Comparison with transplants from HLA semi-identical related donors. N Engl J Med 296: 1030
9. Cochrum K et al. (1981) Improved graft survival following donor specific-blood transfusions. Transplant Proc 13: 1657
10. Corry RJ, Thompson JS, Freeman RM, Colville DS (1978) Critical comparison of renal transplant survival between recipients of live related donor and cadaver organs. Surg Gyn Obst 146: 519
11. Cosimi BA (1979) The donor and donor nephrectomy. In: Morris PJ (ed) Kidney transplantation - Principles and practice. Academic Press, Grune and Stratton, New York
12. Davison JM, Uldall PR, Wallis J (1976) Renal function studies after nephrectomy in renal donors. Br Med J 1: 1050
13. Dreikorn K, Rößler W, Horsch R, Ritz E, Lenhard V (1983) Derzeitiger Stand der Transplantation von Nieren verwandter Lebendspender. Nieren- Hochdruckkrankheiten 1: 21
14. Edgren J, Laasonen L, Kock B, Brotherus JW, Pasternack A, Kuhlbäck B (1976) Kidney function and compensatory growth of the kidney in living kidney donors. Scand J Urol Nephrol 10: 134
15. Eisendrath RM, Guttmann RD, Murray JE (1969) Psychologic considerations in the selection of kidney transplant donors. Surg Gyn Obst 129: 243
16. Frisk B, Brynger H, Sandberg L (1982) Two random transfusions before primary renal transplantation - four year's experience from a single center. Transplant Proc 14: 386
17. Hakim RM, Goldszer RC, Breuner BM (1984) Hypertension and proteinuria: Long term sequelae of uninephrectomy in humans. Kidney Int 25: 930
18. Hanke P, Fassbinder W (1985) Verwandtennierentransplantation. Dialyse J 12: 20
19. Hostetter TH (1984) The hyperfiltering glomerulus. Med Clin N Am 68: 387 (1984)
20. Kreis H (1985) Why living related donors should not be used whenever possible. Transplant Proc 17: 1510
21. Largiader F, Uhlschmidt G (1980) Für und Wider der Lebendspende. In: Albert FW, Kreiter H, Jutzler GA, Traut G (Hrsg) Prax Nierentranspl. Schattauer, Stuttgart, S 101
22. Najarian JS, Hook van EJ, Simmons RL (1978) Kidney transplants from distant relatives. Am J Surg 135: 362
23. Opelz G (1985) Comparison of „random" transfusions with donor-specific transfusions for pretreatment of HLA one-haplotype-matched related donor kidney transplant recipients. Transplant Proc 17: 357
24. Salvatierra O Jr, Vincenti F, Amend W Jr, Garovoy M, Iwaki Y, Terasaki P, Potter D, Duca R, Hopper S, Slemmer T, Feduska N (1983) Four year experience with donor-specific blood trans-fusions. Transplant Proc 15: 924
25. Spanos PK, Simmons RL, Lampe E, Rattazzi LC, Kjellstrand CM, Goetz FC, Najarian JS (1974) Complications of related kidney donation. Surgery 76: 741
26. Sutherland DER (1985) Living related donors should be used whenever possible. Transplant Proc 17: 1503
27. Vincenti F, Amend WJC Jr, Kaysen G, Feduska N, Birnbaum J, Duca R, Salvatierra O (1983) Long term renal function in kidney donors. Transplantation 36: 626
28. Weiland D, Sutherland DER, Chavers B, Simmons RL, Ascher NL, Najarian JS (1984) Information on 628 living-related kidney donors at a single institution, with long-term follow-up in 472 cases. Transplant Proc 16: 5
29. Weinstein SH, Navarre RJ Jr, Loening SA, Corry RJ (1980) Experience with live donor nephrectomy. J Urol 124: 321

Prof. Dr. med. Lars Röhl
Urologische Abteilung des
Chirurgischen Zentrums der Univ. Heidelberg
Im Neuenheimer Feld 110
D-6900 Heidelberg

Ergebnisse der Verwandtennierentransplantation am Zentrum Frankfurt a. M. unter Berücksichtigung der donorspezifischen Vortransfusion

P. Hanke, W. Fassbinder, M. Balducci und W. Weber

Einleitung

Eine der frühsten Erkenntnisse im Rahmen der Transplantationschirurgie ist, daß die Übertragung von Organen naher Verwandter bessere Resultate liefert als die von Leichenspendern. Die Transplantation von Lebendspenderorganen Nichtverwandter jedoch liefert heute keine besseren Ergebnisse.

Material und Methode

Zeischen September 1974 und August 1986 wurden in Frankfurt/Main 55 Verwandtennierentransplantationen durchgeführt. Lediglich Eltern-Kind- oder Geschwisterkombinationen wurden akzeptiert. Beim Spender bevorzugen wir wegen der längeren Vene die linke Niere. Die Nephrektomie wurde in 47 Fällen lumbal, in 8 Fällen transabdominal vorgenommen.

Haploid-identische Spender/Empfänger-Kombinationen erhielten seit 1981 donorspezifische Bluttransfusionen, wobei in 14tägigen Abständen insgesamt 3 × jeweils 250 ml frisches Blut des potentiellen Empfängers transfundiert werden. Kontrollen auf Induktion von zytotoxischen Antikörpern sowie die Durchführung des direkten cross-match-Testes sind obligat. Ein positives cross-match mit T-Zellen stellt in jedem Fall eine Kontraindikation für die vorgesehene Transplantation dar.

Ergebnisse

Hinsichtlich der Spender-Komplikationen konnten in 4 Fällen passagere Harnwegsinfekte, 2 retroperitoneale, jedoch nicht revisionsbedürftige Hämatome und in einem Fall ein Hämatothorax beobachtet werden. In 3 Fällen waren postoperativ Bluttransfusionen notwendig. Die Entwicklung eines Hochdrucks haben wir nicht beobachtet.

Seitens der Empfänger lebten 5 Jahre nach dem Eingriff noch 94,5% der Transplantierten. Ein Kind war an den Folgen einer Zytomegalieinfektion, eine Frau an einer Listeriose-Meningitis und ein weiterer Patient an den Folgen eines Autounfalls verstorben.

16 Patienten erhielten HLA-vollidentische Nieren, wobei die volle Kompatibilität durch eine MLC bestätigt wurde. In dieser Gruppe beträgt die 5-Jahres-Funktionsrate der Organe, die mit sehr gut bis gut zu bezeichnen ist, 100%, wobei der Beobachtungszeitraum in 10 Fällen länger als 5 Jahre beträgt. Kein Patient mußte an die Hämodialysebehandlung zurückgenommen werden. Lediglich in 2 Fällen wurde nach vollständigem Absetzen der Cortisondosis eine milde Abstoßungsreaktion beobachtet, die jedoch gut beherrscht werden konnte.

Insgesamt erhielten 39 Patienten HLA-haploidentische Transplantate, von denen 19 nicht donorspezifisch vortransfundiert wurden. 2 der 3 erwähnten Todesfälle entfallen in diese Gruppe. Die Empfänger-Überlebensrate beträgt nach 5 Jahren 94,5%. Insgesamt mußten 7 Organe wegen irreversibler Abstoßungen entfernt werden. Die 1-Jahres-Transplantatfunktionsrate beträgt 89,5%, die 5-Jahresrate 73,7%.

20 der habloidentischen Spender/Empfänger-Kombinationen wurden donorspezifisch vortransfundiert. In 2 Fällen, das sind 10%, kam es zur Entwicklung eines definitiv positiven cross-match-Testes, so daß wir von einer Transplantation absehen mußten. In 2 weiteren Fällen entwickelten sich passager positive cross-match-Tests, die jedoch weiterhin donorspezifisch vortransfundiert wurden. In einem dieser Fälle waren nach 6 Transfusionen keine zytotoxischen Antikörper mehr nachweisbar, in zwei nur noch mit B-Zellen reagierende Antikörper, so daß letztlich die Transplantation durchgeführt werden konnte. In dieser Gruppe sind 18 Organe in Funktion, die 1-Jahres-Funktionsrate beträgt 90%.

Diskussion und Zusammenfassung

1. Die Verwandtennierentransplantation bietet für den Empfänger die erheblichen Vorteile einer hohen Transplantatfunktionsrate bei niedriger bzw. vollkommen absetzbarer Cortisonmedikation. Die Rehabilitation ist optimal. Das Risiko für den Spender muß immer im Vergleich mit dem Nutzen des Empfängers gesehen werden. Bei geeigneter Selektion ist das Risiko für den Spender kurz- und mittelfristig gesehen minimal.
2. Bezüglich der donorspezifischen Vortransfusion zeigt ein Vergleich der Daten, daß die präoperative Transfusion von Fremdblut bezüglich der Transplantatprognose denselben Effekt hat bei weniger Sensibilisierungen. Wir stehen damit in Übereinstimmung mit anderen Gruppen. Demgegenüber beinhaltet die Transfusion donorspezifischen Blutes den Vorteil des geringeren Risikos übertragbarer Erkrankungen. Wir werden in Zukunft die donorspezifische Vortransfusion nicht mehr durchführen.

Literatur

1. Fassbinder W, Bechstein P-B, Hanke P (1986) Langzeitergebnisse nach Verwandtennierentransplantation. Nieren- und Hochdruckkrankheiten 15: 61–65
2. Frisk W, Brynger H, Sandberg L (1982) Two random transfusions before primary renal transplantation four years experience from a single center. Transplant Proc 14: 368–388
3. Hanke P, Fassbinder W (1985) Verwandtennierentransplantation. Dialyse J 12: 20–24
4. Opelz G (1985) Current relevances of the transfusion effect in renal transplantation. Transplant Proc 17: 1015–1021
5. Salvatierra O et al. (1980) Deliberate donor specific blood transfusions prior to living related renal transplantation: A new approach. Ann Surg 192: 543–552

Dr. med. P. Hanke
Zentrum für Chirurgie
Abteilung für Urologie
Johann-Wolfgang-Goethe-Universität
Theodor Stern Kai 7
D-6000 Frankfurt 70

Donorspezifische oder „Random"-Transfusionen bei Lebendspendernierentransplantationen?

K. Dreikorn und G. Opelz

Für die Prognose eines Nierentransplantats ist in erster Linie die HLA-Kompatibilität zwischen Spender und Empfänger entscheidend. Dies kommt besonders bei der Verwandtennierentransplantation zum Ausdruck: Bei HLA-Identität sind die Transplantationsergebnisse signifikant besser als bei Haplotyp-Identität oder geringerer HLA-Kompatibilität [7] (Abb. 1). Neben dem Nachweis der Kompatibilität im HLA-System hat nach einigen Autoren auch die Stimulationsrate in der gemischten Lymphozytenkultur (MLC = Mixed-Lymphocyte-Culture) einen prognostischen Aussagewert [3, 10, 11, 12, 13].

Von der Arbeitsgruppe um Salvatierra [10, 11, 12, 13] wurde 1980 erstmals darauf hingewiesen, daß die Ergebnisse bei haplotyp-identischen Verwandtennierentransplantationen mit hoher Stimulationsrate in der MLC durch die Verabreichung von drei donorspezifischen Transfusionen soweit verbessert werden können, daß vergleichbare Ergebnisse wie bei HLA-identischen Geschwisterkombinationen erzielt werden können, mit Einjahres-Transplantatfunktionsraten von über 95%. Allerdings kam es bei bis zu 30% der donorspezifisch vortransfundierten potentiellen Transplantatempfänger zur Bildung von gegen den Spender gerichteten HLA-Antikörpern mit positivem Crossmatch, so daß die Transplantationen nicht durchgeführt werden konnten [10, 11, 12, 13, 14].

Zur Reduktion der Sensibilisierungsrate bei donorspezifischen Transfusionen wurden von Ander-

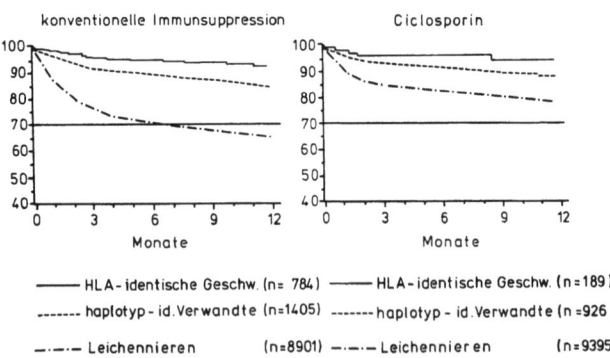

Abb. 1. Transplantatfunktionsraten nach Ersttransplantation in Abhängigkeit vom Verwandtschaftsgrad und von der Immunsuppression (CTS-Studie)

son [1, 2] und Glass [6] die gleichzeitige Verabreichung von Azathioprin vorgeschlagen, von Whelchel [15] die Verabreichung von gelagertem Blut. Mit diesem Vorgehen konnte die Sensibilisierungsrate auf 5-9% reduziert werden, wobei die Funktionsraten haplotyp-identischer Lebendspendernierentransplantationen ebenfalls denen bei HLA-identischen Geschwistertransplantationen entsprachen. Flechner [4, 5] schlug vor, in der Ciclosporin „Ära" auf Bluttransfusionen zur Transplantationsvorbereitung gänzlich zu verzichten, da mit dem neuen Immunsuppressivum in Kombination mit Steroiden auch ohne Transfusionen bei haplotyp-identischen Verwandtennierentransplantationen Einjahres-Funktionsraten von über 90% erzielt werden könnten.

Pfaff wies 1984 [9] darauf hin, daß die durch donorspezifische Transfusionen erreichbare Verbesserung der Transplantationsergebnisse bei haplotyp-identischer Lebendspendernierentransplantation auch durch die Verabreichung von fünf „random" Transfusionen erzielt werden kann, wobei die Sensibilisierungsrate nur 5% betrug.

Ergebnisse der Collaborative Transplant Study (CTS)

In der von G. Opelz durchgeführten Collaborative Transplant Study wurde der Einfluß donorspezifischer und von „random"-Transfusionen bei haplotyp-identischen Verwandtennierentransplantationen unter konventioneller Immunsuppression und Ciclosporin untersucht [8].

Abb. 1 zeigt die unterschiedlichen Transplantatfunktionsraten nach HLA-identischer bzw. haplotyp-identischer Verwandtennieren- und Leichennierentransplantation nach konventioneller Immunsuppression und Verwendung von Ciclosporin.

Durch Ciclosporin konnten die Transplantationsergebnisse in allen Gruppen verbessert werden, allerdings am ausgeprägtesten bei den Leichennierentransplantationen.

Wie aus Abb. 2 hervorgeht, läßt sich die Einjahres-Transplantatfunktionsrate bei haplotyp-identischer Verwandtennierentransplantation durch die Verabreichung von donorspezifischen Transfusionen um ca. 7% verbessern.

Abb. 3 zeigt neben dem günstigen Effekt von Ciclosporin, daß bei haplotyp-identischer Verwandtennierentransplantation durch die Verabreichung von mehr als drei „random"-Transfusionen vergleichbare Ergebnisse erzielt werden können wie nach donorspezifischen Transfusionen mit Einjahres-Transplantatfunktionsraten von über 90% bei Verwendung von Ciclosporin.

Diskussion/Schlußfolgerungen

Die Verabreichung donorspezifischer Transfusionen bei haplotyp-identischer Verwandtennierentransplantation führt zu einer Verbesserung der Transplantationsergebnisse. Nachteil donorspezifischer Transfusionen ist die Tatsache, daß ca. 30% der potentiellen Transplantatempfänger gegen den Spender gerichtete HLA-Antikörper mit positivem Crossmatch entwickeln, die eine Transplantation ausschließen.

Mit „random"-Transfusionen läßt sich bei geringerer Sensibilisierungsrate (5%) ein vergleichbar günstiger Effekt erzielen wie mit donorspezifischen Transfusionen.

Bei Verwendung von „random"-Transfusionen und Immunsuppression mit Ciclosporin können bei haplotyp-identischer Verwandtennierentransplantation Einjahres-Transplantatfunktionsraten von über 90% erreicht werden.

Darüber hinaus unterstützen diese Befunde die Annahme, daß der günstige Effekt von Bluttransfusionen nicht auf „donorspezifische" Mechanismen zurückzuführen ist.

Wegen des geringeren Sensibilisierungsrisikos und der vergleichbaren Ergebnisse sollte bei haplotyp-identischer Lebendspendernierentransplantation auf die Gabe von donorspezifischen zugunsten von „random"-Transfusionen verzichtet werden.

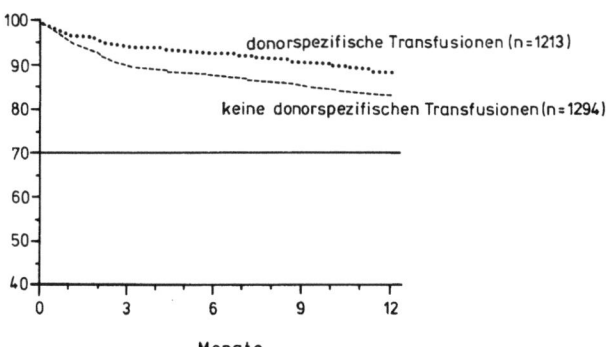

Abb. 2. Transplantatfunktionsraten bei haplotyp-identischen Verwandtennierentransplantationen (Erst-Transplantationen) mit und ohne donorspezifischen Bluttransfusionen

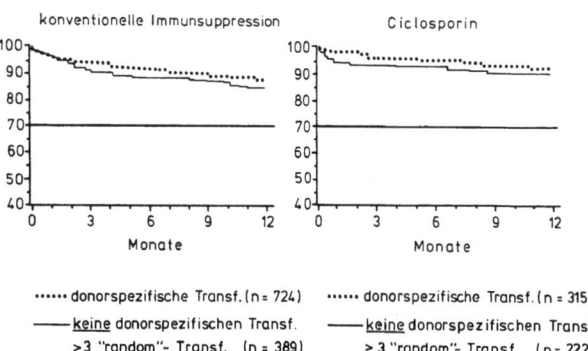

Abb. 3. Einfluß von Ciclosporin, donorspezifischen und „random"-Transfusionen auf die Transplantatfunktionsrate bei haplotyp-identischen Verwandtennierentransplantationen (Erst-Transplantationen)

Literatur

1. Anderson CB, Sicard GA, Rodey GE, Anderman CK, Etheredge EE (1983) Renal allograft recipient pretreatment with donor-specific blood and concomitant immunosuppression. Transplant Proc 15: 939
2. Anderson CB, Tyler JD, Sicard GA, Anderman CK, Rodey GE, Etheredge EE (1985) Renal allograft recipient pretreatment with immunosuppression and donor-specific blood. Transplant Proc 17: 1047
3. Cochrum KC, Salvatierra O Jr, Belzer FO (1974) Correlation between MLC stimulation and graft survival in living related and cadaver transplants. Ann Surg 180: 617
4. Flechner SM, Kerman RH, Buren van CT, Epps L, Kahan BD (1984) The use of cyclosporine in living-related renal transplantation. Transplantation 38: 685
5. Flechner SM, Kerman RH, Buren van C, Kahan BD (1984) Successful transplantation of cyclosporine-treated haploidentical living-related renal recipients without blood transfusions. Transplantation 37: 73
6. Glass NR, Miller DT, Sollinger HW, Belzer FO (1985) A four-year experience with donor blood transfusion protocols for living donor renal transplantation. Transplant Proc 17: 1023
7. Opelz G, Terasaki PJ (1977) Studies on the strength of HLA-antigens in related donor kidney transplants. Transplantation 24: 106
8. Opelz G (1985) Comparison of random transfusions with donor-specific transfusions for pretreatment of HLA one-haplotype-matched related donor kidney transplant recipients. Transplant Proc 17: 2357
9. Pfaff WW, Fennell RS, Howard RJ, Ireland JF, Scornic JC (1984) Planned random donor blood transfusion in preparation for transplantation. Transplantation 38: 701
10. Salvatierra O Jr, Vincenti F, Amend W, Potter D, Iwaki Y, Opelz G, Terasaki P, Duca R, Cochrum K, Hanes D, Stoney RJ, Feduska N (1980) Deliberate donor-specific blood transfusion prior to living related renal transplantation. A new approach. Ann Surg 192: 543
11. Salvatierra O Jr, Iwaki Y, Vincenti F, Amend W, Terasaki P, Garovoy M, Duca R, Hopper S, Feduska N (1982) Update of the University of California at San Francisco experience with donor-specific blood transfusions. Transplant Proc 14: 363
12. Salvatierra O Jr, Amend WJC Jr, Vincenti F, Garovoy M, Potter D, Hopper S, Feduska N (1983) Donor-specific blood transfusions (DST) Dial Transplant 12: 99
13. Salvatierra O Jr, Vincenti F, Amend W Jr, Garovoy M, Iwaki Y, Terasaki P, Potter D, Duca R, Hopper S, Slemmer T, Feduska N (1983) Four-year experience with donor-specific blood transfusions. Transplant Proc 15: 924
14. Schweizer R, Bow L, Generas D, Bartus S (1982) Serologic considerations in donor-specific transfusion therapy for kidney transplantation. Transplant Proc 14: 374
15. Whelchel JD, Curtis JJ, Barger BO, Luke RG, Diethelm AG (1984) The effect of pretransplant stored donor-specific blood transfusion on renal allograft survival in one-haplotype living related transplant recipients. Transplantation 38: 654

Prof. Dr. med. Kurt Dreikorn
Ltd. Oberarzt der Urologischen Abt.
des Chirurgischen Zentrums der Univers. Heidelberg
Im Neuenheimer Feld 110
D-6900 Heidelberg

Wertigkeit der Feinnadelaspirationscytologie zur Beurteilung akuter zellulärer Rejektionen bei Nierentransplantaten

P. Hammerer, R. Arndt, H. Kraemer-Hansen und H. Huland

Wir haben uns gefragt, ob die gut verträgliche Feinnadelbiopsie (FNAB) die konventionelle Stanzbiopsie in der Diagnostik nierentransplantierter Patienten ersetzen kann. Hierzu haben wir folgende Fragestellungen untersucht.

Lassen sich mit der Cytologie akute Rejektionen sicher erkennen? Ist ein Cyclosporin-A-Schaden nachweisbar; lassen sich mit Hilfe der FNAB Virusinfekte diagnostizieren? Zum anderen haben wir die Fragestellung untersucht, ob alle zellulären Infiltrate, die in der Histologie beschrieben werden, mit interstitiellen Rejektionen gleichzusetzen sind?

Ergebnisse

Seit 1985 sind in der Urologischen Klinik der Universität Hamburg 355 aspirationscytologische Untersuchungen der Transplantatnieren durchgeführt worden.

Im gleichen Zeitraum wurde 278mal konventionell biopsiert, wobei der Anteil der konventionellen Biopsien seit 1 Jahr stetig rückläufig ist. Pro Patient führen wir jetzt im Mittel 4,4 FNAB-Untersuchungen und im Mittel nur noch 0,7 Stanzbiopsien durch. Die Aspirationscytologie wird mit einer 25 G Nadel entnommen, von den Zellen werden anschließend Zytozentrifugenpräparate hergestellt. Eine akute zelluläre Rejektion zeigt sich in der Zytologie an der Präsenz von Lymphoblasten, Plasmoblasten und aktivierten Lymphozyten [1]. Diese leukozytäre Zellverteilung in der Niere wird mit dem Blutbild verglichen und die Differenz berechnet.

Die Zellen, die wesentlich für eine akute Rejektion verantwortlich sind, werden mit dem Korrekturfaktor 1 multipliziert, die Zellen, die nicht für eine Rejektion verantwortlich sind, werden mit dem

Korrekturfaktor 0,1 multipliziert. Die Summe wird als Gesamtinkrement bezeichnet. Liegt dieser Wert über 2,5, so spricht dieses für eine akute zelluläre Rejektion.

Es liegen die Ergebnisse von 143 parallel durchgeführten Untersuchungen vor. Bioptisch wurden hiervon 46 mittelgradig schwere Rejektionsepisoden diagnostiziert. 43 dieser 46 Rejektionsepisoden (93%) wurde mit der Zytologie erkannt.

17 Patienten hatten in der Biopsie minimale Zellinfiltrate, nur 11 dieser Patienten hatten jedoch cytologisch Aktivitätszeichen.

Es liegt die Frage auf der Hand, ob diese minimalen Rundzellinfiltrate in der Biopsie ohne Aktivierungszeichen Normalbefunde sind und keine Rejektionszeichen.

Zur Klärung dieser Frage haben wir Patienten, die histologisch solche minimalen zellulären Infiltrationen zeigten und cytologisch keine Aktivierungszeichen aufwiesen, keiner Rejektionstherapie unterzogen. In jedem Fall verbesserte sich die Nierenfunktion ohne Therapie. Das bedeutet, daß wir auf der Basis der cytologischen Untersuchungen weniger akute Rejektionen behandeln als zur Zeit der Biopsien. Dennoch ist der Anteil der Transplantatverluste durch eine irreversible zelluläre Rejektion gleich geblieben.

Nun zum zweiten Punkt, der Diagnostik der CyA-Schädigung: Ein Vorteil der Zytologie ist die einfache Erkennung der Cyclosporin A Schädigung.

Typischerweise finden sich isometrische, mittelblasige Vakuolisierungen des Zytoplasmas, tubuläre Einschlußkörper und eine Anisozytose und eine Anisokariose [2]. Diese Befunde sind reversibel und meist mit einer deutlichen Nierenfunktionsverbesserung bei Cyclosporin A Reduktion verbunden.

Schließlich hilft die Cytologie bei der schwierigen Differentialdiagnose Rejektion versus Infektion. Bei 143 Vergleichsuntersuchungen fanden sich in 5 Fällen in der Zytologie Hinweise auf ein Virusgeschehen aufgrund des hohen Anteiles an lymphozytären Zellen, insbesondere den sogenannten großen granulierten Lymphozyten (LGL-Zellen) und dem Fehlen von Blasten. In jedem Fall wurde der Virusinfekt durch in situ Hybridisierung und durch serologische Untersuchungen bestätigt [3].

Nach unseren Erfahrungen war eine solche Differentialdiagnose mit Hilfe der Biopsie nicht möglich.

Literatur

1. Häyry P, Willebrand E v, Ahonen J, Eklund B, Lautenschlager I (1981) Monitoring of organ allograft rejektion by transplant aspiration cytology. Ann Clin Res 13: 264–287
2. Mihatsch MJ, Thiel G, Spichtin HP, Oberholzer M, Brunner FP, Harder F, Oliveri V, Bremer R, Ryffel B, Stöcklin E, Thorhost J, Gudat F, Zollinger HU, Lörtscher R (1983) Morphological findings in kidney transplants after treatment with cyclosporine. Transplant Proc Supp 1: 15
3. Hammerer P, Arndt R, Huland H (1986) Analysis of T cellsubsets and DNA in situ hydridisation a new diagnostic tool for virusinfections in kidney transplants. Invest Urol Springer (submitted)

Dr. med. P. Hammerer
Urologische Universitätsklinik
Hamburg Eppendorf
Martinistr. 52
D-2000 Hamburg 20

Neues Radiopharmakon zur simultanen Beurteilung der Transplantatperfusion und der -funktion

B. Bubeck, K. Dreikorn, M. Steinbächer, W. Brandau und M. Eisenhut

In vielen Transplantationszentren werden u. a. zur Verifizierung einer akuten Tubulusnekrose, zur frühzeitigen Erkennung einer Abstoßungsreaktion und auch zur Differenzierung von einer Ciclosporin-Nephrotoxizität nuklearmedizinische Methoden eingesetzt. Die szintigraphische Beurteilung der Transplantatperfusion erfolgte bisher mit Tc-99m-DTPA und die der Funktion des Tubulussystems mit jodmarkierter Orthojodhippursäure (OIH). Wegen der schlechten Verfügbarkeit und auch wegen des sehr hohen Preises des Jodisotops Jod-123 muß auch heute noch häufig das Isotop Jod-131 zur Markierung von OIH verwendet werden, was jedoch aufgrund seiner physikalischen Eigenschaften zu einer schlechten Abbildungsqualität der Szintigramme und zu einer relativ hohen Strahlenbelastung der Transplantatniere führt.

Um die günstigen physikalischen Eigenschaften von Tc-99m auch für die Beurteilung des Tubulussystems nutzen zu können, galt seit Jahren das Bestreben, hippurananaloge Substanzen zu entwickeln, die mit Tc-99m markierbar sind. In Vorversuchen

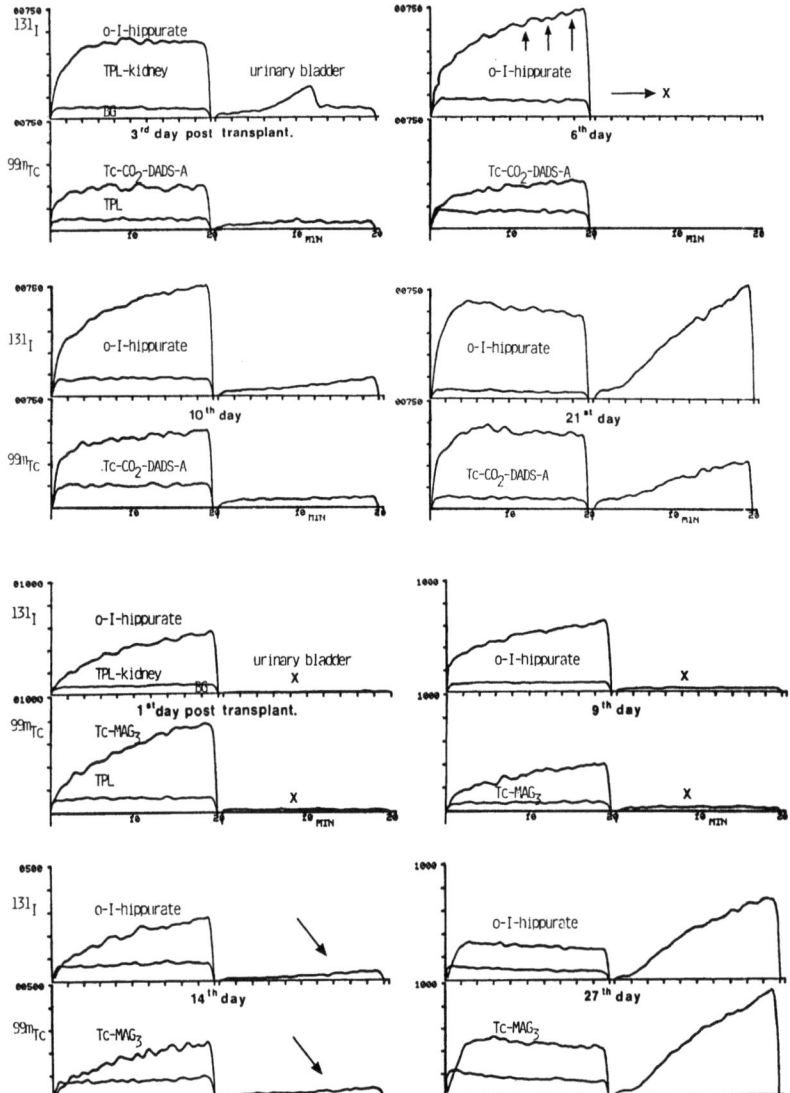

Abb. 1. Doppelisotopenuntersuchung mit OIH/CO$_2$-DADS-A bei einer akuten Abstoßungsreaktion

Abb. 2. Doppelisotopenuntersuchung mit OIH/MAG$_3$ bei einer ATN

erwies sich zunächst das sogenannte Tc-99m-CO$_2$-DADS-A am geeignetsten; zwar zeigten erste Untersuchungen an Patienten, daß diese Verbindung eine geringere renale Extraktionsrate und eine längere parenchymale Transitzeit aufwies [3], jedoch standen die Vorteile durch die hervorragende Detailerkennbarkeit aufgrund der Technetium-Markierung und die Möglichkeit der simultanen Beurteilbarkeit der Nierenperfusion in einem Untersuchungsgang sowie dadurch die deutliche Reduktion der Strahlenbelastung im Vordergrund. Um die klinische Brauchbarkeit dieser Substanz in pathologischen Bereichen zu beurteilen, führten wir bei transplantierten Patienten die routinemäßigen postoperativen Kontrollen nicht nur wie bisher mit OIH, sondern simultan auch mit Tc-99m-CO$_2$-DADS-A durch, um die jeweiligen Nephrogramme direkt miteinander vergleichen und auf unterschiedliches Verhalten z. B. bei einer akuten Abstoßungsreaktion untersuchen zu können. Die Abb. 1 zeigt die jeweiligen Funktionskurvenpaare mit der typischen Akkumulationskurve mit OIH bei einer akuten Abstoßungsreaktion. Die entsprechenden DADS-Kurven zeigen jedoch keine sichere Änderung ihrer Proportionen, so daß diese Substanz als Ersatz für OIH nicht geeignet erscheint.

Während dieser Untersuchungen wurde ein neues Derivat dieser Substanzgruppe vorgestellt, das sogenannte Tc-99m-MAG$_3$, das ein zu OIH ähnlicheres Bioverhalten aufwies als CO$_2$-DADS-A [4]. Es gelang uns, diese Substanz selbst herzustellen, und wir begannen wiederum transplantierte Patienten analog der vorbeschriebenen DADS-Studie zu untersuchen und konnten in mehr als 70 Doppelisotopenmessungen an 12 Patienten keinen sicheren Unterschied gegenüber dem Ausscheidungsverhalten von OIH finden [1, 2].

In Abb. 2 erkennt man die im wesentlichen identischen Kurvenproportionen sowohl für OIH als auch für Tc-99m-MAG$_3$, vom Stadium einer akuten Tubulusnekrose (ATN) bis zur Normalisierung der Transplantatfunktion.

Die Abb. 3 zeigt die Verlaufskontrolle bei einem transplantierten Patienten in einer stabilen Phase. In der oberen Reihe die szintigraphischen Bilder mit Jod-131-OIH und darunter mit Tc-99m-MAG$_3$. Bei

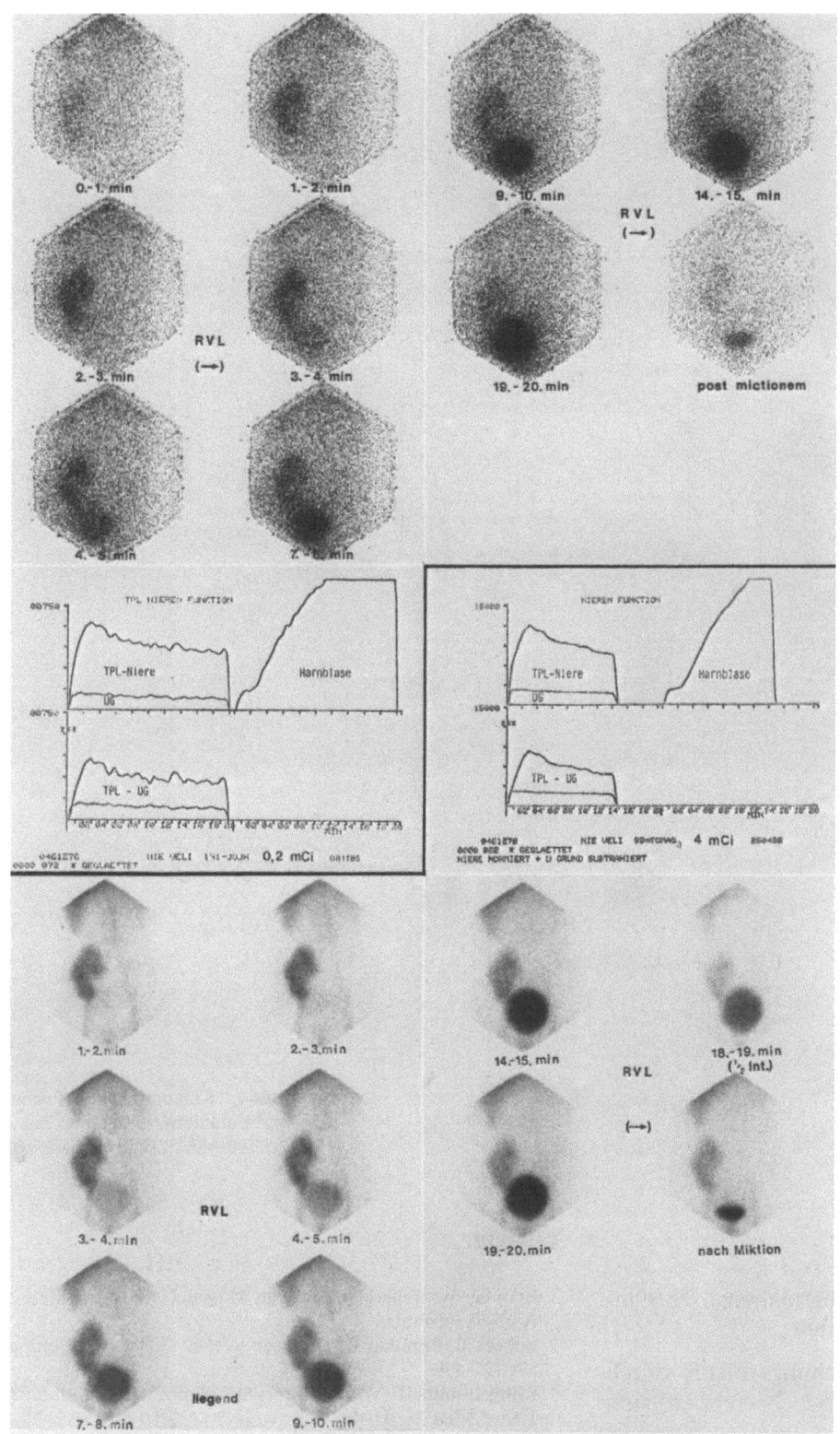

Abb. 3. Vergleich eines Jod-131-OIH- mit einem Tc-99m-MAG₃-Szintigramm

gleichen Proportionen der Funktionskurven zeigt sich eine deutlich bessere Detailerkennbarkeit der Tc-99m-MAG₃-Szintigramme. Die Abb. 4 zeigt wieder bei einem TPL-Patienten in der stabilen Phase das kombinierte Perfusions- und Funktionsszintigramm nach bolusartiger i.v. Applikation von 4 mCi Tc-99m-MAG₃. Es ist zwar deutlich der Peak in der Perfusionskurve zu erkennen, jedoch ist seine Amplitude wegen der unterschiedlichen Eliminationsrate geringer als die bei dem bisher verwendeten Tc-99m-DTPA. Weitere Untersuchungen werden klären, ob dadurch bei der Beurteilung der Transplantatperfusion ein Informationsverlust erfolgt.

Bisherige pharmakokinetische Untersuchungen lassen erwarten, daß dieses neue Radiopharmakon auch zur quantitativen Bestimmung der tubulosekretorischen Funktion Orthojodhippursäure ersetzen kann.

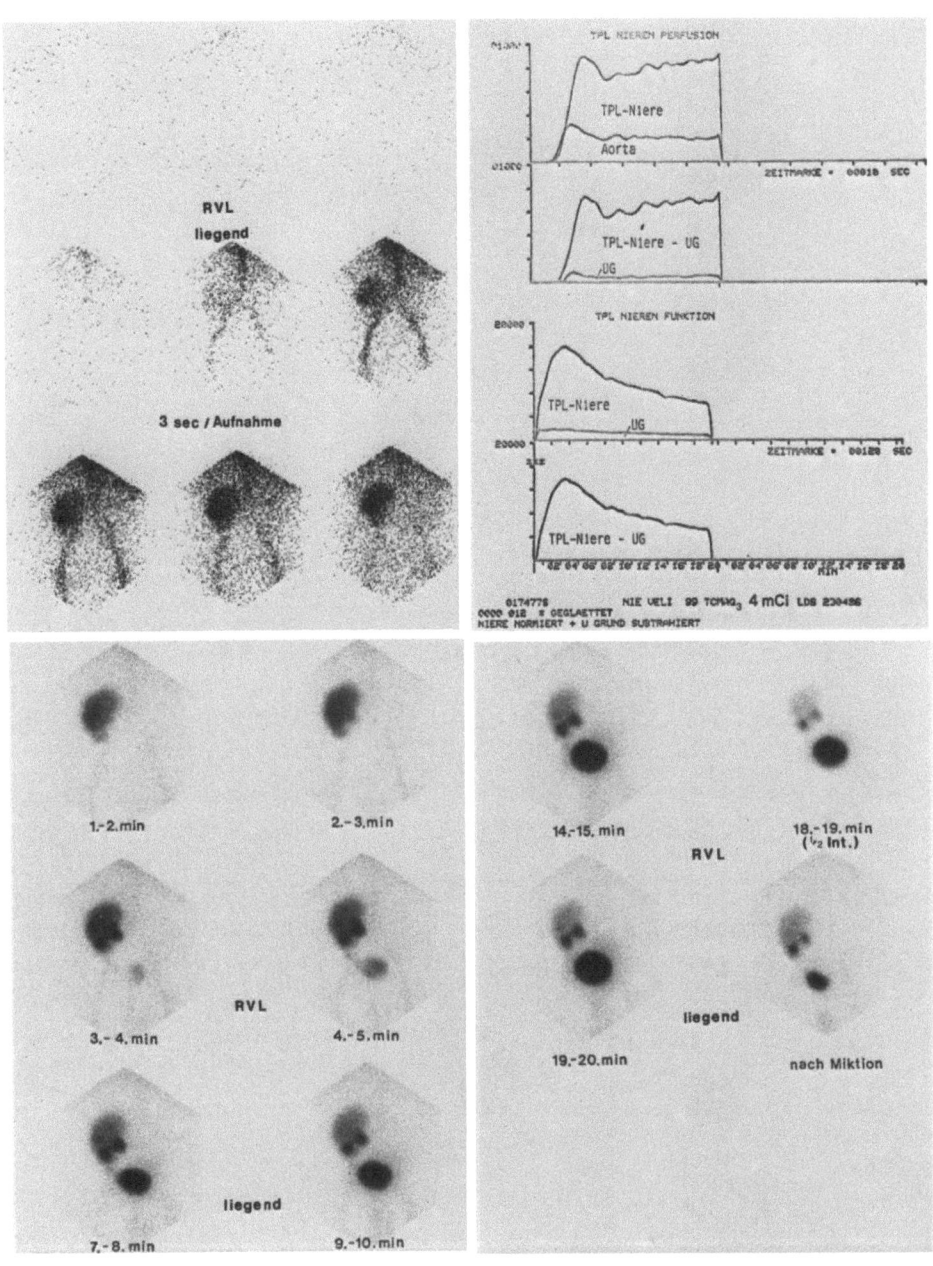

Abb. 4. Kombiniertes Perfusions- und Funktionsszintigramm mit Tc-99m-MAG$_3$ (Normalbefund)

Zusammenfassung

Vorteile des neuen Radiopharmakons Tc-99m-MAG$_3$ gegenüber o-J-Hippursäure:

- Vereinfachung des Untersuchungsablaufs durch simultane Beurteilbarkeit der Nierenperfusion und der Tubulusfunktion.
- Erhebliche Reduktion der Strahlenbelastung, besonders bei Patienten mit eingeschränkter Nierenfunktion.
- Deutliche Verbesserung der Detailerkennbarkeit im Szintigramm.
- Bessere Verfügbarkeit und geringere Nuklidkosten als bei Verwendung von Jod-123-markierter OIH.

Literatur

1. Brandau W, Bubeck B, Eisenhut M et al. (1986) Nucl Med 25: A 97-98 (abstract)
2. Bubeck B, Brandau W, Dreikorn K et al. (1986) Nuc Compact 17: 135-138
3. Klingensmith III WC, Fritzberg AR, Spitzer VM et al. (1984) J Nucl Med 25: 42-48
4. Taylor A Jr, Eshima D, Fritzberg AR et al. (1985) J Nucl Med 26: P 57 (abstract)

Dr. med. Bernd Bubeck
Abt. Nukl.-Med. der Strahlenklinik
Voßstraße 3
D-6900 Heidelberg

Rasterelektronenmikroskopische Untersuchungen über nephrotoxische Einflüsse von Cyclosporin A bei Rattennieren

F. Recker, K. Marquardt, G. Uhlschmid, F.-J. Deutz und H. Rübben

Problemstellung

Die Einführung des neuen Immunsuppressivums Cyclosporin A, CsA, bei Nierentransplantationen hat die Transplantatüberlebensrate wesentlich verbessert. Es handelt sich um ein zyklisches Dekapeptid, daß insbesondere den zellulären Arm der Immunantwort beeinflußt. Im Vergleich zur konventionellen Immuntherapie zeigt sich unter CsA jedoch eine ausgeprägtere Nephrotoxizität. Histologisch ist das Auftreten diffuser und streifiger interstitieller Fibrosen, peritubulärer kapillärer Kongestionen sowie von Arteriolopathien beschrieben [1, 2].

Untersucht werden sollten mögliche im Rasterelektronenmikroskop nachweisbare cyclosporinbedingte Veränderungen der Nierenmorphologie.

Material und Methode

An einer Gruppe von 60 Wistar Ratten wurde mikrochirurgisch eine Uretero-Cysto-Neostomie angelegt, um auch hydronephrotische Einflüsse mit beurteilen zu können. Die Tiere (n = 60) wurden auf drei Gruppen verteilt

Gruppe I	Gruppe II	Gruppe III
Aeth/Intralipid	CsA 12,5 mg/kg KG	CsA 17,5 mg/kg KG
tgl. i.p.	tgl. i.p.	tgl. i.p.

Gruppe I diente als Kontrollgruppe, die CsA Spiegel in II betrugen ca. 1500 ng/ml, in III ca. 2500 ng/ml. Nach 28 Tagen wurden die Tiere relapratomiert. Eine funktionelle Untersuchung der Nierenperfusion und Abflußverhältnisse wurde über einen in die A. Thoracica vorgeschobenen Katheter durchgeführt. Im Anschluß an eine Fixierung der Nieren mit Glutaraldehyd wurde die rasterelektronenmikroskopische Aufarbeitung und Untersuchung vorgenommen.

Ergebnisse

In der Rasterelektronenmikroskopie ließ sich im Bereich des inneren Blattes der Bowman'schen Kapsel das Fehlen der typischen Kinocilien und Mikrovilli unter Cyclosporin A nachweisen. Diese Beobachtung war besonders in der hochdosierten CsA Gruppe ausgeprägt und stellte sich unabhängig von Abflußstörungen dar (Tabelle 1, Abb. 1 u. 2). Eine in der Literatur beschriebene Verdickung der Bowmanschen Kapsel konnte nicht nachgewiesen werden. Im Bereich der Glomerula Schlingen zeig-

Tabelle 1. Fehlende Auskleidung des inneren Blattes der Bowman'schen Kapsel mit Kinocilien und Mikrovilli unter Cyclosporin A, Gruppe II u. III

Hydronephr.	Gruppe		
	I	II	III
0	1/6	3/5	3/4
I	-/6	3/5	3/4
II	-/3	1/4	2/2
III	-/1		-/1

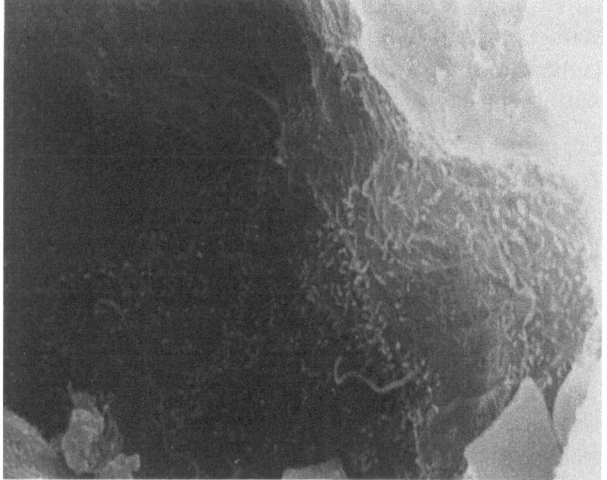

Abb. 1. Normale Auskleidung der Bowman'schen Kapsel mit Kinocilien und Mikrovilli

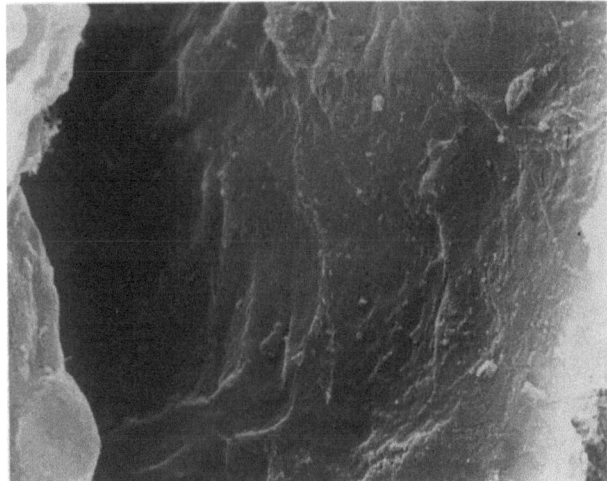

Abb. 2. Fehlende Auskleidung der Bowman'schen Kapsel mit Kinocilien und Mikrovilli unter Cyclosporin A

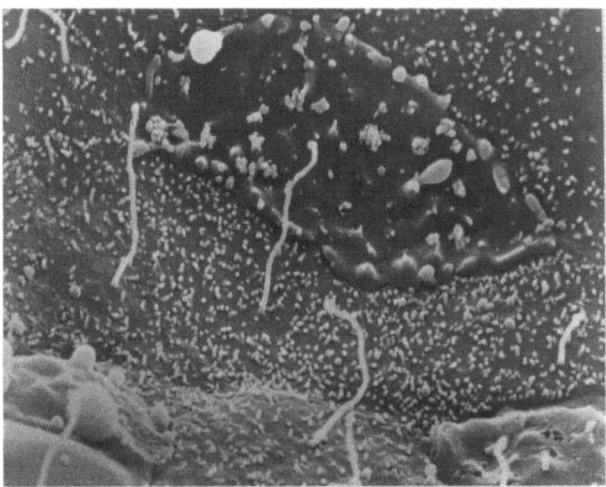

Abb. 3. Bullöse, sich ablösende Zelle im distalen Tubulus unter Cyclosporin A

Tabelle 2. Zelläsionen unter Cyclosporin A, Gruppe II u. III, im distalen Tubulus, unabhängig vom Grad der Hydronephrose

Hydronephr.	Gruppe		
	I	II	III
0	–/6	2/5	4/4
I	2/6	3/5	3/4
II	–/3	2/4	2/2
III	–/1		1/1

ten die Podozyten in den drei Gruppen keinerlei Unterschiede. Die Untersuchung des CsA Einflusses auf die Tubuli zeigte im proximalen Teil keine Veränderungen. In den distalen Anteilen ließen sich verstärkt Zelläsionen nachweisen. Es kam zu bullösen Auftreibungen der Tubuli mit Verlust der Kinocilien und Mikrovilli (Tabelle 2, Abb. 3) und anschließender Desquamation. Auch diese Veränderungen waren unabhängig vom Grad der Hydronephrosen.

Diskussion

In den Untersuchungen wird erstmals die fehlende Auskleidung der Bowman'schen Kapsel unter Cyclosporin A beschrieben. Dies geht mit Beobachtungen von Schwertz et al. einher, die eine spezifische Bindung von CsA an brush border membranen beschrieben haben. Möglicherweise entsteht durch das Fehlen der Kinocilien und Mikrovilli eine Transportstörung des Primärharns.

Der bisher beobachtete Einfluß von CsA bezog sich im wesentlichen auf den proximalen Teil [4]. Während sich dort unter CsA keine Veränderungen beschreiben ließen, stellte sich im distalen Anteil eine ausgeprägte Zelläsion dar. Dies läßt sich im Rahmen einer unter CsA gestörten Respiration der Mitochondrien [5] in Kombination mit einer erhöhten Anzahl von Lysosomen erklären.

Die Ergebnisse unterstreichen die Bedeutung einer niedrig dosierten Cyclosporin Gabe in der Klinik im Hinblick auf die Nephrotoxizität der Substanz.

Literatur

1. Mihatsch MJ, Thiel G, Basler B, Ryffel B, Landmann J, Overbeck J von, Zollinger HU (1985) Morphological patterns in cyclosporine treated renal transplant recipients. Transplant Proc, Vol XVII, No 4, Suppl 1
2. Bryan D, Meyers MB, MRCP, Jon Ross MD, Lynn Newton RN, John Luetscher MD, Perlroth M (1984) Cyclosporine-associated chronic nephropathy. N Engl J Med 311: 699–705
3. Schwertz DW, Troyer DA, Kreisberg J, Venkatachalam M (1985) Pathology and pathogenesis of nephrotoxic membrane damage. Transplant Proc, Vol XVII, No 4, Suppl 1
4. Weinberg JM (1985) Issues in the pathophysiology of nephrotoxic renal tubular cell injury pertinent to understanding cyclosporine nephrotoxicity. Transplant Proc, Vol XVII, No 4, Suppl 1
5. Humes HD, Jackson NM, Connor RPO, Hunt DA, White MD (1985) Pathogenic mechanism of nephrotoxicity: Insights into cyclosporine nephrotoxicity. Transplant Proc, Vol XVII, No 4, Suppl 1

Dr. F. Recker
Abt. Urologie der RWTH Aachen
Pauwelsstr.
D-5100 Aachen

Diagnostik und Therapie akuter zellulärer Rejektionen

P. Hammerer, R. Arndt, H. Kraemer-Hansen und H. Huland

Seit 1970 sind in der Urologischen Klinik der Universität Hamburg über 400 Nierentransplantationen durchgeführt worden. Seit 1983 besteht die immunsuppressive Basistherapie in der Gabe von Cyclosporin A und Prednison, wodurch die 1-Jahresfunktionsrate der Nierentransplantate von 65% in der Azathioprin-Ära zunächst auf 75% erhöht werden konnte. Diese Verbesserung ist alleine durch die verringerte Rate irreversibler Rejektionen erzielt worden.

Deshalb haben wir seit 2 Jahren sowohl die Diagnostik als auch die Therapie akuter Rejektionen weiter verbessert und dadurch die 1-Jahres-Funktionsrate der Nierentransplantate auf über 80% erhöhen können. Die Rate der Transplantatverluste durch Rejektionen betrug 1985 nur 3%, eine Zahl, die wir vor wenigen Jahren noch für unerreichbar gehalten haben.

Zunächst zur Diagnostik akuter zellulärer Rejektionen. Seit 1 Jahr verlassen wir uns nur noch auf die Ergebnisse der Feinnadelaspirationsbiopsie (FNAB), die vom Patienten sehr gut toleriert wird und so gut wie keine Nebenwirkungen zeigt. Die früher von uns regelmäßig geübten Stanzbiopsien führen wir nur noch in Ausnahmefällen durch. Nach unseren Studien und den Erfahrungen anderer Zentren läßt sich eine akute zelluläre Rejektion in der Zytologie sicher anhand der Präsenz von aktivierten Lymphozyten und Blasten erkennen.

Weitere Möglichkeit durch die Feinnadelbiopsie Cyclosporin-A-Schädigungen und Infektionen von Rejektionen zu differenzieren, habe ich im vorigen Referat dargelegt. Nun zur Therapie der Rejektionen.

Statt der sonst üblichen Steroid-Bolus-Gabe, der standardisierten Antithymozytenglobulintherapie (ATG) oder der Therapie mit monoklonalen Antikörpern setzen wir Antithymozytenglobulin (ATG) zur kompletten Eliminierung der T-Lymphozyten ein. Wir tun dieses, um sämtliche T-Lymphozyten zu eliminieren und so wirkungsvoll die zelluläre Immunantwort zu unterbinden. Wir beginnen die Therapie mit Fresenius Kaninchen-ATG in einer Dosierung von 5 mg/kg Körpergewicht, nach 3-4 Tagen führen wir im peripheren Blut eine quantitative und qualitative Bestimmung der T-Lymphozyten und der T-Lymphozyten-Subpopulationen mit verschiedenen monoklonalen Antikörpern gegen T-Zell-Antigene durch. Lassen sich noch T-Lymphozyten nachweisen, führen wir die Therapie fort bis zur vollständigen Eliminierung der T-Zellen gemessen in der T-Zell-Analyse. Zur Virusprophylaxe setzen wir gleichzeitig mit dem ATG immer Acyclovir ein.

Nun zu unseren Daten: Von den 62 Patienten, die im Jahre 1985 transplantiert worden waren, entwickelten 44 Patienten eine mittelgradig schwere zelluläre Rejektion, die alle nach unserem neuen Konzept der patientenspezifischen ATG-Therapie behandelt wurden. 42 der 44 (95%) Rejektionsepisoden konnten erfolgreich therapiert werden [1]. Nur in 2 Fällen kam es zu einem Organverlust, wobei bei einem Patienten histologisch nicht eindeutig zwischen einer Gefäßstenose und einer Rejektion unterschieden werden konnte. Die Nebenwirkungen der ATG-Therapie beinhalteten Fieber, Thrombozytopenie, Leukopenie, vereinzelt Thrombosen der AV-Shunts und vereinzelt ein erhöhtes Blutungsrisiko aus dem Biopsie-Stichkanal. Die Rate der Virusinfektionen betrug 12% und war im Vergleich zu der Kontrollgruppe, die kein ATG erhalten hatten, nicht erhöht. Lymphome wurden von uns nicht beobachtet. Eine Antikörperinduktion von Antikaninchenantikörpern, die wir regelmäßig mit einem ELISA-Test überprüfen, beobachteten wir nur in ca. 4% der Fälle. Dieses ist ein entscheidender Vorteil im Vergleich zur Rejektionstherapie mit monoklonalen Antikörpern, da hierbei in bis zu 60% eine Antikörperentwicklung beschrieben wird, die dann eine weitere Therapie unmöglich macht [2].

Literatur

1. Arndt R, Hammerer P, Krämer-Hansen H, Kruppa A, Huland H (1986) Treatment of acute cellular rejection in renal transplantation patients on cyclosporin A with antithymocyte globuline. Transplantation (submitted)
2. Cosimi AB (1985) Treatment of rejection: antithymocyte globuline versus monoclonal antibodies. Transplant Proc 17: 1526

Dr. med. P. Hammerer
Universität Hamburg
Universitätskrankenhaus Eppendorf
Martinistr. 52
D-2000 Hamburg 20

Niedrigdosierte Cyclosporinbehandlung bei Nierentransplantation im Kindesalter

J. Strehlau, H. Ruder, K. Dreikorn, K. Schärer, O. Mehls und D. E. Müller-Wiefel

Beitrag nicht eingereicht

Kombination von CAPD und Transplantation zur Therapie der terminalen Niereninsuffizienz im Kindesalter

D. E. Müller-Wiefel, K. E. Bonzel, K. Dreikorn, K. Schärer und J. Dippell

Im Gegensatz zum Erwachsenenalter stellt im Kindesalter die Nierentransplantation sowohl aus medizinischen, wie aus psychosozialen Gründen das ausschließlich angestrebte Therapieziel in der Behandlung der terminalen Niereninsuffizienz dar [1, 2]. Der Weg zur Transplantation ist heute nicht nur über ein Hämadialyseprogramm, sondern auch über die kontinuierliche ambulante Peritonealdialyse (CAPD) möglich [3], die gerade für kleine Kinder eine Reihe von Vorteilen bietet [4], so daß ihre Anwendung in aller Welt für pädiatrische Patienten zunimmt [5, 6]. Von 78 pädiatrischen Nierentransplantationen im Zeitraum 1/69-9/86 in Heidelberg wurden bislang bereits 17 (22%) unter CAPD durchgeführt.

Patienten und Methodik

Die *Patientendaten* sind der Tabelle zu entnehmen. Die Technik der Peritonealkatheterimplantation ist an anderer Stelle beschrieben [7]. Grundsätzlich bevorzugten wir hierfür die linke Seite. Zur Konnektion des Katheters mit speziellen pädiatrischen Beuteln verwendeten wir das sog. Safe-lock-System (Fa. Fresenius). Die CAPD hatte im Mittel 13 (6-26) Monate gedauert, währenddessen pro Patient durchschnittlich 1,4 Peritonitiden auftraten und 0,5 Katheterwechsel notwendig wurden. Insgesamt waren drei vorbereitende Ureteronephrektomien bei infizierter Refluxniere erforderlich. Vorausgegangene harnableitende Operationen stellten keine Kontraindikation zur Durchführung der CAPD dar. Das *Transplantat* stammte fast immer von verstorbenen Spendern (Alter 0,9-40, Mittel 10 Jahre). In der Regel bestanden zwei Kompatibilitäten auf dem B- bzw. DR-Locus. Favorisiert wurde die Wahl eines linken Organs (13/17) zur Implantation in die rechte Fossa iliaca.

Eine präoperative Hämodialyse erübrigte sich stets. Eine gleichzeitige Nephrektomie konnte einmal kontralateral zur Katheterseite durchgeführt werden. In keinem Fall war eine Entfernung des Peritonealkatheters während der Operation erforderlich. Zur Operationstechnik s. [8].

Ergebnisse

Die Transplantationsergebnisse sind in der Tabelle 1 zusammengestellt. In den drei Fällen mit fehlender Funktionsaufnahme wurde die CAPD unmittelbar wieder aufgenommen, in zwei weiteren Fällen nach drei bzw. vier Monaten, im Anschluß an eine irreversible Abstoßungsreaktion.

Gebrauch und Verweilzeit des Tenckhoff-Kathe-

Tabelle 1. Nierentransplantation bei Kindern unter CAPD Heidelberg 4/83-9/86

Nr.	Pat.	Geschl.	Alter (Jahre)	KG (kg)	Diagnose	TPL-Ergebnis Funktionsaufnahme	Immunsuppression	Funktionsdauer (Monate)	S_{cR} (9/86) (mg/dl)	Tenckhoff-Katheter nach TPL Gebrauch zur postop. Dialyse	Verweilzeit (Tage)
1	G.J.	w	6,9	18	rapid progr. GN	+	Konv.→CyA	41	1,7	1	90
2	W.N.	w	2,7	14	häm. uräm. Syndrom	+	Konv.	40	0,8	0	128
3	K.B.	m	2,6	8	obstr. Uropathie	0	Konv.	0	CAPD	-fortwährend	-
4	K.B.[a]	m	3,1	8	obstr. Uropathie	+	CyA	31	0,6	0	150
5	M.M.	m	13,4	30	bds. Hypoplasie	+	CyA	30	1,8	1	120
6	S.D.	m	5,1	13	Nephronophthise	+	CyA	29	1,9	0	187
7	B.M.	m	13,7	28	obstr. Uropathie	+	CyA	24	1,2	0	165
8	S.A.	w	16,9	29	Cystinose	+	CyA→Konv.	16	2,2	5	159
9	H.G.	m	4,9	13	häm. uräm. Syndrom	+	CyA	3	CAPD	0	90→CAPD
10	P.D.[b]	m	9,4	37	unklar	+	CyA	11	0,7	0	91
11	S.S.	m	7,3	18	obstr. Uropathie	0	CyA	0	CAPD	-fortwährend	-
12	K.A.	w	3,1	11	medikam. Nierenv.	+	CyA	5	0,6	0	137
13	H.S.	m	4,9	13	obstr. Uropathie	+	CyA	4	0,9	4	128
14	H.G.[a]	m	5,6	14	häm. uräm. Syndrom	+	CyA	4	CAPD	73	104→CAPD
15	W.J.	m	10,8	23	Cystinose	0	CyA	0	CAPD	-fortwährend	-
16	H.L.	w	10,8	29	Nephrokalzinose	+	CyA	2	1,1	0	noch in situ
17	F.S.	w	12,6	35	Glomerulosklerose	+	CyA	1	1,4	0	noch in situ
			$\bar{x}=7,9$	$\bar{x}=20$		14		241	$\bar{x}=1,2$		$\bar{x}=136$

[a] 2. Transplantation
[b] Lebendtransplantation

ters nach Transplantation sind ebenfalls der Tabelle zu entnehmen. Schwerwiegende *Katheterkomplikationen* traten hier nicht auf. Trotz der langen Verweilzeit ergab sich keine Infektion im Katheterbereich, noch eine Peritonitis. Ein Ascites fand sich jeweils in den Fällen, wo die CAPD nach Transplantation nicht unmittelbar wieder aufgenommen werden mußte, und erforderte lediglich in den ersten zwei Wochen eine vorübergehende Drainage. Ansonsten blieb der Katheter abgestöpselt.

Unsere Daten zeigen, daß CAPD und Transplantation in der Behandlung der terminalen Niereninsuffizienz beim Kind fließend ineinander übergehen und sich gegenseitig nicht behindern, sondern methodisch in idealer Weise ergänzen.

Literatur

1. Müller-Wiefel DE (1980) Dialyse oder Transplantation? Monatsschr Kinderheilkd 128: 692-695
2. Schärer K, Mehls O, Dreikorn K, Müller-Wiefel DE, Manz F (1983) Nierentransplantation bei Kindern und Jugendlichen. Nieren- und Hochdruckkrankh 12: 1-10
3. Bonzel KE, Mehls O, Müller-Wiefel DE, Diekmann L, Wartha R, Ruder H, Rascher W, Schärer K (1986) Kontinuierliche ambulante Peritonealdialyse (CAPD) bei Kindern und Jugendlichen. Monatsschr Kinderheilkd 134: 197-204
4. Müller-Wiefel DE, Bonzel KE, Wartha R, Mehls O, Schärer K (1985) Renal anemia in children on CAPD. In: Fine RN, Schärer K, Mehls O (eds) CAPD in children. Springer, Berlin Heidelberg New York Tokyo, pp 150-157
5. Bonzel KE, Müller-Wiefel DE (1986) Peritoneal dialysis in children with acute and chronic renal failure. World Pediatrics Child Care 2: 123-133
6. Broyer M, Brunner FP, Brynger H, Fassbinder W, Guillon PJ, Oules R, Rizzoni GF, Selwood NH, Wing AJ, Challah S, Dykes SR (1986) Demography of dialysis and transplantation in children in Europe, 1984. Nephrol Dial Transplant 1: 9-15
7. Bonzel KE, Müller-Wiefel DE, Roth B, Benz G, Wartha R, Rascher W, Mehls O (1985) Wahl des Katheters, Kathetereinpflanzung und Komplikationen bei der kontinuierlichen ambulanten Peritonealdialyse (CAPD) im Kindesalter. Akt Nephrol 18: 151-169
8. Dreikorn K (1986) Nierentransplantation. In: Hohenfellner R, Thüroff JW, Schulte-Wissermann H (Hrsg) Kinderurologie in Klinik und Praxis. Thieme, Stuttgart, pp 171-193

Priv. Doz. Dr. D. E. Müller-Wiefel
Sektion Pädiatrische Nephrologie
Universitäts-Kinderklinik Heidelberg
Im Neuenheimer Feld 150
D-6900 Heidelberg

Nierentransplantation in höherem Lebensalter

K. Dreikorn, L. Röhl, R. Horsch und J. Mann

Einleitung

Ein höheres Lebensalter galt lange Zeit als eine Kontraindikation für die Nierentransplantation. So lehnte Simmons 1971 Leichennierentransplantationen bei über 45jährigen grundsätzlich ab [12]. Bis Mitte der 70er Jahre nahmen auch andere Autoren wegen der in vielen Zentren beobachteten Einjahres-Patientenüberlebensraten von nur 40-65% eine eher ablehnende Haltung gegenüber der Transplantation bei älteren Urämikern ein, da mit der Dialysebehandlung zumindest kurzfristig höhere Überlebensraten erzielt wurden [1, 7, 9, 10, 12, 14, 16, 18]. Noch 1977 schlossen 70% aller europäischen Transplantationszentren über 55jährige von einer Transplantation aus [19]. Auch aus der EDTA-Statistik von 1982 geht eindeutig hervor, daß die Überlebensraten nach Transplantation in den höheren Altersgruppen schlechter sind als in den jüngeren [20].

Eigenes Krankengut

Im Zeitraum 1967 bis zum 15.7.1986 wurden in der Urologischen Abteilung des Chirurgischen Zentrums der Universität Heidelberg insgesamt 732 Nierentransplantationen durchgeführt. Eine Übersicht über die Altersverteilung (Tabelle 1) zum Zeitpunkt der Transplantation zeigt, daß 66 Transplantationen (9%) bei über 50jährigen durchgeführt wurden. 41 Patienten waren zum Zeitpunkt der Transplantation 51-54, 18 55-59 und 7 60-64 Jahre alt. Bei 64 Patienten wurden Leichennieren, bei 2 Patienten Lebendspendernieren transplantiert (60 Erst-, 5 Zweit-, eine Dritt-Transplantation) (Tabelle 2).

Ergebnisse

Von den 66 Patienten sind 15 (22,7%) verstorben, 5 befinden sich nach irreversibler Transplantatabstoßung wieder an der Dialyse, 46 (69,7%) leben mit funktionierendem Transplantat. Häufigste Todesursachen waren Infektionen und kardio-vaskuläre Komplikationen (Tabelle 3). Während Todesfälle durch Infektionen überwiegend in der frühen postoperativen Phase beobachtet wurden, traten kardiovaskuläre Todesfälle eher in der Spätphase auf. Wir verloren einen Patienten 8,5 Jahre nach der Transplantation an einer Leukämie und eine Patientin nach über 13 Jahren an einem Hirntumor. 12 Pati-

Tabelle 1. Altersverteilung bei 732 Nierentransplantationen

Alter in Jahren	n	(%)	Alter	n	(%)
3-20	134	(18,3)	51-54	41	(5,6)
21-35	258	(35,3)	55-59	18	(2,5)
36-50	274	(37,4)	60-64	7	(0,9)
>50	66	(9,0)			

Tabelle 2. Nierentransplantationen bei >50jährigen

Alter (Jahre)	Lebendn.	Leichenn.	Erst-Tpl	Zweit-Tpl	Dritt-Tpl
51-54	1	40	38	3	0
55-59	1	17	16	2	0
60-64	0	7	6	0	1
>50	2	64	60	5	1

Tabelle 3. Todesursachen bei 15 Patienten

Ursache	n	Transplantatfunktion mit	Transplantatfunktion ohne	Zeit nach Transplantation
Infektion (Pneumonie, Sepsis)	6	5	1	9, 22 Tage 2, 3, 6, 42 Monate
kardio-vaskulär	6	4	2	1, 3, 5, 23, 36, 37 Monate
akute Leukämie	1	1	-	102 Monate
Hirntumor	1	1	-	164 Monate
Pankreatitis	1	1	-	13 Tage
	15	12	3	

Tabelle 4. Nicht-letale Komplikationen nach 66 Nierentransplantationen

Hypertonie	41 (62,1%)	Prostataadenom	6
		Epididymitis	1
Wundinfektion	4	Urethrastenose	2
Thrombophlebitis	3	Lymphozele	3
Pneumonie	3		
CMV-Infektionen	6	Cholelithiasis (Op)	2
Herpes Zoster	1	Kolon-Polyp	1
Sinusitis	1		
Steroid-Diabetes	1		
Katarakt	3		
Hüftkopfnekrose	1		

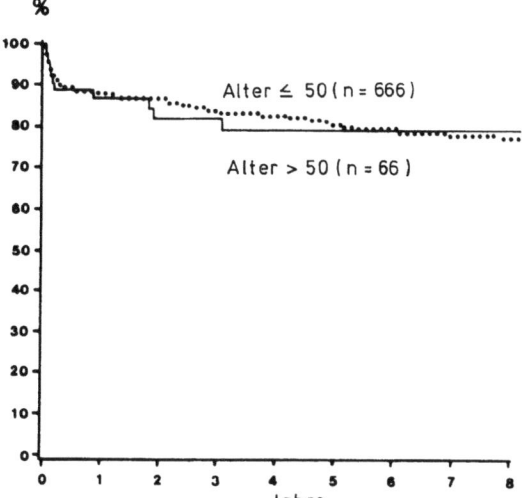

Abb. 1. Patientenüberlebensrate in Abhängigkeit vom Alter

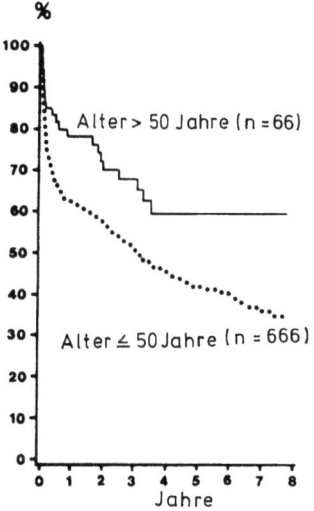

Abb. 2. Transplantatfunktionsrate in Abhängigkeit vom Empfängeralter

enten hatten zum Zeitpunkt ihres Todes ein funktionierendes Transplantat.

Von den nicht-letalen Komplikationen (Tabelle 4) war die Hypertonie mit 62% am häufigsten, gefolgt von Infektionen und den Nebenwirkungen der Immunsuppression.

Abb. 1 zeigt, daß die Patientenüberlebensrate nach der Transplantation der über 50jährigen vergleichbar ist mit der der jüngeren Patienten. Die Transplantatfunktionsrate ist in unserem Krankengut bei den älteren Patienten sogar höher als bei den jüngeren (Abb. 2), was aber auf die kleinere Patientenzahl und die strengeren Auswahlkriterien zur Transplantation in der älteren Patientengruppe zurückzuführen sein könnte. Von den 66 Patienten wurden 54 mit konventioneller Immunsuppression, 12 mit Ciclosporin in Kombination mit niedrig dosierten Steroiden behandelt. Von letzterer Patientengruppe leben alle mit funktionierendem Transplantat (mittlere Beobachtungszeit 16,1 ± 8,7 Monate).

Diskussion

Grundsätzlich ist für die Indikation zur Nierentransplantation das biologische Alter von größerer Bedeutung als das numerische. Dies bedeutet, daß bei Fehlen von absoluten Kontraindikationen – wie bei jüngeren Urämikern – wegen der besseren Rehabilitationsmöglichkeiten dem Transplantationswunsch der Patienten entsprochen werden sollte [1, 2, 3, 4, 5, 6, 7, 8, 9, 10, 13, 15, 17]. Durch die Verwendung niedriger Steroiddosen in Kombination mit Ciclosporin können die Nebenwirkungen und Komplikationen der Immunsuppression reduziert werden [5, 11]. In unserem eigenen Krankengut war die Patientenüberlebensrate der über 50jährigen vergleichbar mit der der jüngeren Transplantatempfänger, die Transplantatfunktionsraten waren bei der älteren Patientengruppe – wahrscheinlich aufgrund der strengen Selektionskriterien – denen der jüngeren sogar überlegen.

Zusammenfassung

Der Anstieg des Durchschnittsalters der behandlungsbedürftigen terminalen Urämiker und die Verbesserung der Transplantationsergebnisse rechtfertigen heute die Transplantation auch in höherem Lebensalter. Ciclosporin scheint auch bei älteren Transplantatempfängern der konventionellen Immunsuppression überlegen zu sein. Ältere Urämiker sollten nicht grundsätzlich von der Transplantation ausgeschlossen werden.

Literatur

1. Delmonico FL, Cosimi AB, Russell PS (1975) Renal transplantation in the older age group. Arch Surg 110: 1107
2. Flechner SM, Novick AC, Steinmuller D, Braun W, Buszta C (1982) Determinants of allograft survival in 100 consecutive cadaver kidney transplants. J Urol 127: 1084
3. Jordan ML, Novick AC, Steinmuller D, Braun W, Buszta C, Mintz D, Goormastic M, Streem S (1985) Renal transplantation in the older recipient. J Urol 134: 243

4. Kock B, Kuhlbäck B, Ahonen J, Lindfors O, Lindström BL (1980) Kidney transplantation in patients over 60 years of age. Scand J Urol Nephrol Suppl 54: 103
5. Krakauer H, Spees EK, Hodges JF, Milam R (1985) The current experience with cyclosporine in the United States: Recipient age considerations. Transplant Proc 17: 2808
6. Lundgren G, Fehrman I, Gunnarsson R, Lindholm B, Tillegard A, Öst L, Groth CG (1982) Cadaveric renal transplantation in patients over 55 years of age with special emphasis on immunosuppressive therapy. Transplant Proc 14: 601
7. Najarian JS, Kjellstrand CM, Simmons RL (1977) High-risk patients in renal transplantation. Transplant Proc 9: 107
8. Najarian JS, Sutherland DER, Morrow CE, Ferguson RM, Simmons RL (1983) Kidney transplants for high-risk patients. Kidney Int 23 (Suppl 14): 10
9. Okiye SE, Engen DE, Sterioff S, Johnson WJ, Frohnert PP, Offord KP, Zincke H (1983) Primary renal transplantation in patients 50 years of age and older. Transplant Proc 15: 1046
10. Öst L, Groth CG, Lindholm B, Lundgren G, Magnusson G, Tillegard A (1980) Cadaveric renal transplantation in patients of 60 years and above. Transplantation 30: 339
11. Ringdén O, Öst L, Klintmalm G, Tillegard A, Fehrman I, Wilczek H, Groth CG (1983) Improved outcome in renal transplant recipients above 55 years of age treated with cyclosporine and low doses of steroids. Transplant Proc 15: 291
12. Simmons RL, Kjellstrand CM, Buselmeier TJ, Najarian JS (1971) Renal transplantation in high-risk patients. Arch Surg 103: 290
13. Sommer BG, Ferguson RM, Davin TD, Kjellstrand CM, Fryd DS, Simmons RL, Najarian JS (1981) Results of a prospective randomized study on the effect of splenectomy versus no splenectomy in renal transplant patients. Transplant Proc 13: 33
14. Standards Committee of the American Society of Transplant Surgeons (1981) Current results and expectations of renal transplantation. JAMA 246: 1330
15. Taube DH, Winder EA, Ogg CS, Bewick M, Cameron JS, Rudge CJ, Williams DG (1983) Successful treatment of middle aged and elderly patients with end stage renal disease. Br Med J 286: 2018
16. Tersigni R, Kjellstrand CM, Simmons RL, Najarian JS (1976) Renal transplantation in high risk patients older than sixty years. Am J Surg 131: 648
17. Tilney N, Strom TB, Vineyard GC, Merrill JP (1978) The declining mortality rate in renal transplantation. N Engl J Med 299: 1321
18. Wedel N, Brynger H, Blohmé I (1980) Kidney transplantation in patients 60 years and older. Scand J Urol Nephrol Suppl 54: 106
19. Wing AJ, Brunner FP, Brynger H, Chantler C, Donckerwolcke RA, Gurland HJ, Hathway RA, Jacobs C, Selwood NH (1978) Combined report on regular dialysis and transplantation in Europe VIII, 1977. Proc EDTA 15: 3
20. Wing AJ, Broyer M, Brunner FP, Brynger H, Challah S, Donckerwolcke RA, Gretz N, Jacobs C, Kramer P, Selwood NH (1983) Combined report on regular dialysis and transplantation in Europe XIII, 1982. Proc EDTA 20: 5

Prof. Dr. med. Kurt Dreikorn
Ltd. Oberarzt der Urologischen Abt.
des Chirurgischen Zentrums der Univers. Heidelberg
Im Neuenheimer Feld 110
D-6900 Heidelberg

Chirurgische Behandlung urologischer Komplikationen nach Nierentransplantation

F. M. J. Debruyne, E. H. Arendsen, A. J. Hoitsma und G. O. N. Oosterhof

Beitrag nicht eingereicht

Nephropyelostomie bei Transplantatnieren

M. Beer, P. Fornara, Ch. Saul und W. Land

Einleitung

Harnabflußstörungen zählen zu den gefürchtetsten Komplikationen nach Nierentransplantation. Eine Nephropyelostomie in perkutaner bzw. offener Technik ist daher oftmals nicht zu umgehen. Nebenwirkungsraten und Effizienz beider Op-Verfahren werden anhand einer retrospektiven Analyse von 30 Nephropyelostomien bei Transplantatnieren gegenübergestellt.

Material und Methode

Seit 1976 wurden im Transplantationszentrum München mehr als 1000 allogene Nierentransplantationen durchgeführt. Bei einer Gesamttransplantationszahl von 410 seit Einführung der perkutanen diagnostischen Verfahren 1982 und einer standardisierten Immunsuppression mit Cyclosporin A wurden 30 Nephropyelostomien erforderlich, was unter Berücksichtigung der pathologischen Befunde einer

Tabelle 1. Nebenwirkungen bei Fistellegung

	Offen (n = 10)	Percutan (n = 17)
Fieber	33%	41%
HB-Abfall	12%	18%
Nierenbecken Perforation	0	9%
Urosepsis	0	0
Transplantatverlust		

1983–1985

transplantatbehafteten urologischen Komplikationsrate von 5% entspricht.

Ergebnisse

Der Vergleich beider Op-Verfahren (perkutan – offen) anhand der Nebenwirkungsrate zeigt eine höhere sekundäre Infektionsrate bei offener Fisteltechnik bei vergleichbaren Keimspektren. Trotz Immunsuppression waren 70% der signifikanten Bakteriurien klinisch unauffällig und deshalb nicht antibiotisch zu behandeln. Als Hauptnebenwirkung bei Fistellegung war in beiden Gruppen eine vergleichbare hohe Inzidenz von Hb-wirksamen Blutungen zu beobachten (Tabelle 1). Nach Fistelentfernung trat in 4 Fällen eine innerhalb von Wochen spontan reversible Kelchhautfistel auf.

Als funktionelle Einzelniere liefert die transplantierte Niere ein klinisches Modell zur Untersuchung der Erholungsvorgänge bei partieller bzw. kompletter Obstruktion. Nach kompletter Obstruktion war in 80% der Fälle nach Fistellegung eine initiale Polyurie mit sofortigem Kreatininabfall zu beobachten. Bei partieller Obstruktion war der erste Kreatininabfall erst nach 1–2 Wochen nachzuweisen (s. Abb. 1). Der präobstruktive Ausgangsserumkreatininwert war nach kompletter Obstruktion nach 2–3 Wochen erreicht worden.

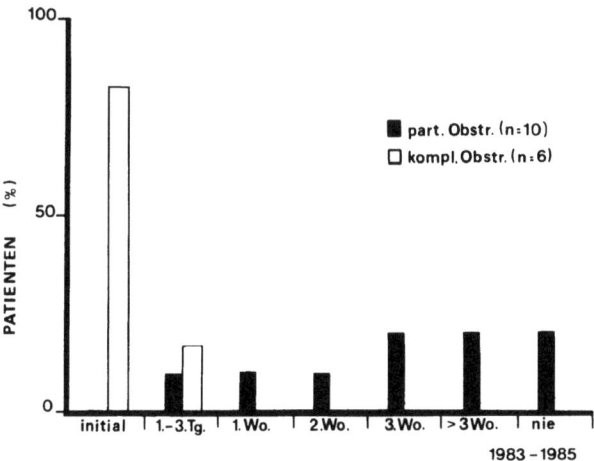

Abb. 1. Funktionsaufnahme nach Fistelung von T.-Nieren (erster Abfall des Serumkreatinins)

Diskussion

Die Analyse der Ergebnisse zeigt, daß trotz reduzierter Abwehrlage unter Immunsuppression keine vital- bzw. transplantatgefährdende Komplikation in Zusammenhang mit der Nephropyelostomie eintrat. In 6 von 19 perkutan gefistelten Patienten konnte bei z. T. spontan reversibler Obstruktion eine Operation umgangen werden. Die perkutane Nephropyelostomie erlaubt es, einzeitig Diagnostik und Therapie zu kombinieren. Ein Vergleich mit zusammengefaßten Statistiken früherer Jahre zeigt, daß durch die modernen Therapieverfahren die Transplantatverluste bei urologischen Komplikationen deutlich gesenkt werden können.

Literatur beim Verfasser

Dr. med. Manfred Beer
Urologische Klinik und Poliklinik
der Ludwig-Maximilians-Universität München
Klinikum Großhadern
Marchioninistraße 15
D-8000 München 70

Die anurische Schrumpfblase nach Nierentransplantation

P. Fornara, G. Staehler, M. Beer, V. Laible und W. Land

Aufgrund der restriktiven Betrachtung der Transplantabilität von Patienten mit urämischer Schrumpfblase kommt der fachurologischen Behandlung dieser Patientengruppe große Bedeutung zu.

Retrospektiv wurden 871 am Münchner Transplantationszentrum durchgeführte allogene Nierentransplantationen analysiert (302 unter Azathioprin-Immunsuppression und 569 unter Verwendung von Cyclosporin A jeweils in Kombination mit niedrig dosierten Steroiden). Insgesamt wurden 324 Patienten urologisch voruntersucht und bei 12 Niereninsuffizienten (3,7%) dieses Kollektivs eine Blasenkapazität von maximal 60 ml festgestellt (Tabelle 1

Tabelle 1. Sanierungsbedürftige Befunde bei urologisch voruntersuchten Patienten
n = 324

	vor Tpl	bei Tpl	nach Tpl
HR-Stenose	11	27	4
VR-Reflux	15	5	2
Cystennieren	13	–	3
VU-Reflux	2	–	1
Gekreuzte Dystopie	2	–	1
Meatusstenose	–	3	–
Nephrolithiasis	3	–	–
Neurogene Blase	–	–	–
Ureter Duplex oder Fissus	2	–	–
Cystocele	–	–	–
Prostataadenom	3	–	2
Phimose	2	–	–
Blasenkapazität ≤ 60 ml	–	–	–
Refluxiver Ureterstumpf	–	6	–
Nach Nephrektomie	–	6	–
	53 (14%)	41 (12,6%)	13 (4%)

Tabelle 2. Erhobene Befunde bei Voruntersuchung vor Tpl
n = 324

VR-Reflux	52	(16%)
HR-Stenose	48	(14,8%)
Cystennieren	32	(9,8%)
VU-Reflux	16	(5 %)
Blasenkapazität ≤ 60 ml	12	(3,7%)
Refluxiver Ureterstumpf nach Nephrektomie	8	(2,4%)
Prostataadenom	8	(2,4%)
Ureter Duplex oder Fissus	6	(1,8%)
Nephrolithiasis	5	(1,5%)
Meatusstenose	5	(1,5%)
Cystocele	4	(1,2%)
Gekreuzte Dystopie	4	(1,2%)
Phimose	2	(0,6%)
Neurogene Blase	1	(0,3%)
	203	(62 %)

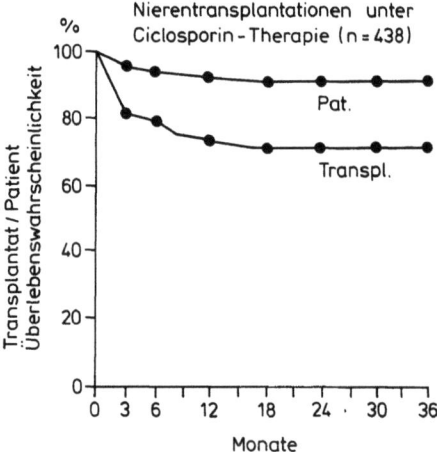

Abb. 1. Gesamtkollektiv

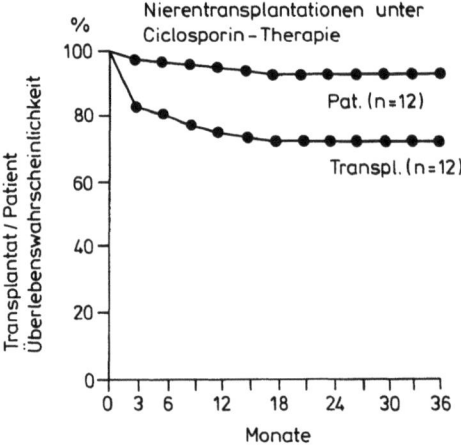

Abb. 2. Blasenkapazität < 60 ml

und 2). Hierbei handelte es sich ausschließlich um Patienten, deren Restausscheidung unter 100 ml an dialysefreien Tagen lag. Die durchschnittliche dialytische Behandlungsdauer vor Transplantation betrug 3,4 Jahre (Range 2–8 Jahre).

Eine präoperative Blasendehnung wurde in keinem Falle vorgenommen. Bei allen Patienten wurde eine extravesikale Ureteroneozystostomie mit Antirefluxplastik nach Roehl-Pasini vorgenommen, wobei natürlich die intramurale Verlaufsstrecke stark reduziert werden mußte.

In keinem der 12 Fälle ergaben sich nach der Nierentransplantation aufgrund der präoperativ bestehenden stark reduzierten Blasenkapazität urologische Komplikationen.

Spätere, im Rahmen der Transplantationsnachsorge vorgenommene Verlaufskontrollen zeigten bei allen Patienten dieser Gruppe nach 8 bis maximal 12 Wochen eine nahezu normalisierte Blasenkapazität bei Blasenvolumen zwischen 200 und 300 ml bei unauffälliger Miktionsfrequenz. Wir beobachteten eine postoperative Harninfektionsrate von 27% bei dieser Patientengruppe, die sich von 23% des Gesamtkollektivs auch statistisch so gut wie nicht unterscheidet. Weiterhin konnte eine höhere Inzidenz der vesikorenalen Refluxrate (38%) nicht beobachtet werden.

Die Patienten sowie die Transplantatüberlebensrate dieser Patientengruppe entsprechen den Ergebnissen des Gesamtkollektivs (Abb. 1 und 2).

Zusammenfassend kann also gesagt werden, daß eine defunktionalisierte Schrumpfblase keineswegs eine Kontraindikation hinsichtlich einer geplanten Nierentransplantation darstellt. Da es postoperativ innerhalb relativ kurzer Zeit zu einer spontanen Wiederaufnahme der Funktion mit Normalisierung der Blasenkapazität kommt, halten wir eine präoperative Blasendehnung für nicht gerechtfertigt.

Dr. med. P. Fornara
Urologische Klinik und Poliklinik
der Ludwig-Maximilians-Universität
Klinikum Großhadern
Marchioninistr. 15
D-8000 München 70

Atypische pulmonale Komplikationen nach Nierentransplantation

R. A. Zink, R. Götz, E. Heidbreder und A. Heidland

Eine große Gefahr für nierentransplantierte Patienten stellen immer noch atypische pulmonale Infektionen dar. Nach Rubin (1981) überschreitet ihre Letalität 50%.

Im Krankengut des Transplantationszentrums Würzburg wurden bei 4 von 30, in der Zeit von Dezember 1984 bis Juni 1986 transplantierten Patienten atypische Pneumonien diagnostiziert.

Die Basisimmunsuppression bestand bei allen Patienten aus Ciclosporin mit „Trough"-Spiegeln im Vollblut von 200–400 ng/ml in Kombination mit niedrig dosierten Steroiden während des 1. halben Jahres. Bei Abstoßungsreaktionen wurden zusätzlich 3 × 500 mg Cortison initial gegeben und dann über 3 Tage auf 120 mg reduziert.

Im 1. Fall handelte es sich um eine 38jährige Frau, die bereits 1979 transplantiert wurde und das Organ durch eine vaskuläre Abstoßungsreaktion verloren hatte. Auch bei der Zweittransplantation kam es nach primär exzellenter Funktion am 8. postoperativen Tag zu einer vaskulären Abstoßungsreaktion, die 2 Tage später durch septische Temperaturen und pulmonale Infiltrate kompliziert wurde. Am 11. postoperativen Tag ließen sich im Trachealabstrich Nocardien nachweisen.

Der nächste Patient war 58 Jahre alt und wies in der Anamnese eine alte Lungentuberkulose auf. Am 7. postoperativen Tag wurde eine zelluläre Abstoßungsreaktion diagnostiziert und erfolgreich mit einem Cortisonpuls sowie wiederholter Plasmapherese behandelt. 3 Monate später trat ein unkomplizierter Herpes-simplex-Infekt auf. 5 Monate nach der Transplantation mußte der Patient wegen einer massiven Ateminsuffizienz und septischen Temperaturen stationär aufgenommen werden. Es fanden sich hochpathologische Legionella-Titer, welche die Diagnose sicherten. Die Immunsuppression mußte für mehr als 3 Wochen ausgesetzt werden, was mit einem Kreatininanstieg bis 8,5 mg% einherging. Unter antibiotischer Therapie erholte sich der Patient gut, das Kreatinin ging auf 3,5 mg% zurück, das Transplantat funktioniert seither unverändert.

Fall 3 ist eine 51jährige Frau mit chronischer Bronchitis in der Anamnese. Am 6. Tag trat eine zelluläre Abstoßungsreaktion auf, die erfolgreich mit einem Cortisonstoß behandelt wurde. Später kam es zu einer Abszeßbildung im Bereich des Shunts, kurz darauf zum Auftreten septischer Temperaturen mit hochpathologischen Legionella-Titern und der zunehmenden Entwicklung einer reaktiven Psychose, die gegen das Transplantat gerichtet war. Die Immunsuppression mußte während des Infektes eingestellt werden.

Das Kreatinin stieg von 2,0 mg% auf 9,2 mg% an um nach Wiederaufnahme der Immunsuppression auf 3,2 mg% abzufallen. Die Patientin erholte sich physisch gut, die psychologischen Veränderungen hingegen wurden therapiebedürftig.

Der letzte Patient schließlich war 51 Jahre alt, wies anamnestisch ebenfalls eine chronische Bronchitis auf und zeigte am 8. postoperativen Tag histologisch Zeichen einer interstitiellen Abstoßungsreaktion. Sie wurde ebenfalls mit einem Cortisonpuls behandelt. Nach 3 Monaten kam es zu einer Abszeßbildung in der Transplantatloge mit Nocardien in der mikrobiologischen Untersuchung. Nach Drainage und antibiotischer Therapie erholte sich der Patient, kam allerdings kurz nach seiner Klinikentlassung wegen einer Staphylokokkendermatitis erneut in stationäre Behandlung. Nach Abklingen der Hauterscheinung trat eine pulmonale Insuffizienz mit multiplen kleinen Abszessen, parahilären Rundschatten und Fieberschüben in den Vordergrund.

Da trotz gezielter Antibiose keine wesentliche Besserung eintrat, wurden die betroffenen Lungenareale links reseziert. Histologisch fand sich ein Aspergillom, bakteriologisch konnten zusätzlich Nocardien nachgewiesen werden. Postoperativ kam es zu einer blutungsbedingten völligen Atelektase der linken Lunge und einem komatösen Zustand. Während des mehr als 6wöchigen Aussetzens der Immunsuppression stieg das Kreatinin nur auf 4,3 mg% an. Der Patient verstarb schließlich am Herz-Kreislaufversagen (Tabelle 1).

Die von uns beobachteten atypischen Pneumonien traten genau in den von Rubin (1981) angegebenen, erregerspezifischen Zeiträumen auf.

Tabelle 1

a	Sex	Anamnese	Abstoßung Zeit: Typ	Besonderheit	Atyp. Pneumonie Zeit: Erreger	Kreatinin (mg%) Min.-Max.-End.
38	W	1. N-Tpl: 1979	8. Tg.: Vask. Cortison: 9,5 g	-	11. Tg.: Nocardia	1,8-Dialyse
58	M	Alte Lung-Tb	7. Tg.: Zell. Cortison: 5 g	3. Mo.: Herp. simplex	5. Mo.: Legionella	3,2-8,5-3,5
51	W	Chr. Bronchitis	6. Tg.: Zell.	Shunt-Abszeß Reakt. Psychose	3. Mo.: Legionella	2,0-9,2-3,2
51	M	Chr. Bronchitis	8. Tg.: Interstit. Cortison 3 g	3. Mo.: Noc. Abszeß 4. Mo.: Staphyl. Dermat.	3.-4. Mo.: Aspergillom 5. Mo.: Nocardia	2,0-4,3-† Lungenblutung n. Lobektomie

Zusammenfassung

- Alle Transplantate funktionierten primär einwandfrei.
- Die atypischen Pneumonien traten zwischen dem 1. und 6. Monat auf.
- Ihnen gingen stets Abstoßungsreaktionen voraus, die mit Steroiden und z. T. mit der Plasmapherese therapiert wurden.
- Pulmonale Vorerkrankungen scheinen praedisponierend zu sein.
- Negative mikrobiologische Diagnostik in Urin, Stuhl und Bronchiallavage, Lungenbiopsie oder Spezialserologie (Legionella).
- Stets wurde die Immunsuppression abgesetzt.
- Die Auswirkung auf die Transplantatfunktion ist nicht vorhersehbar.
- Die Letalität atypischer Pneumonien wird bis 50% angegeben.

Literatur

Rubin RH, Wolfson JS, Cosimi AB, Tolkoff-Rubin NE (1981) Am J Med 70: 405-411

Priv. Doz. Dr. R. A. Zink
Urologische Klinik u. Poliklinik
der Universität Würzburg
Josef-Schneider-Str. 2
D-8700 Würzburg

Das Urothelkarzinom beim terminalen niereninsuffizienten Patienten

P. Hanke, B. Rehm, W. W. Meyer und W. Fassbinder

Einleitung

Nach Angaben der Europäischen Dialyse- und Transplantationsgesellschaft, liegt beim dialysepflichtigen, terminal niereninsuffizienten Patienten die Prävalenz des Urothelcarcinoms bei 0,16%, wobei jedoch auffallenderweise beim Manne weder ein Nierenbecken noch ein Harnleitercarcinom angegeben wurde.

Die Häufigkeit der übrigen, ansonsten nierengesunden Bevölkerung desselben geographischen Raumes wird mit 0,17% angegeben und unterscheidet sich somit nicht wesentlich.

Material und Methode

Von unseren 568 Dialysepatienten erkrankten 5 an einem Urothelcarcinom. Die Kausistiken zeigen die Abb. 1-3.

Bei allen Patienten handelte es sich um eine Erstmanifestation. Das die Diagnostik auslösende Leitsymptom war immer die Hämaturie. Das Durchschnittsalter der Patienten war bei der Diagnosestellung mit 56,2 ± 3,9 Jahren für diesen Tumortyp auffallend niedrig. Zu diesem Zeitpunkt betrug die durchschnittliche Dialysedauer 66,2 ± 51,1 Monate.

Bei der Suche nach Risikofaktoren wurden familiäre Belastung, Phenacetin, Exposition gegenüber aromatischen Aminen, Aluminium, Süßstoffe, Nikotin, Opium, chronische Entzündungen, Harnabflußstörungen sowie die Bilharziose berücksichtigt. Abgesehen von den beiden Fällen von chronischer

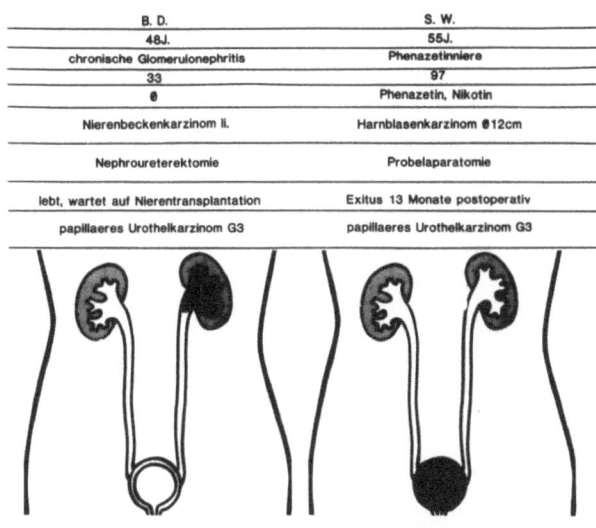

B. D.	S. W.
48J.	55J.
chronische Glomerulonephritis	Phenazetinniere
33	97
Ø	Phenazetin, Nikotin
Nierenbeckenkarzinom li.	Harnblasenkarzinom Ø12cm
Nephroureterektomie	Probelaparatomie
lebt, wartet auf Nierentransplantation	Exitus 13 Monate postoperativ
papillaeres Urothelkarzinom G3	papillaeres Urothelkarzinom G3

Abb. 1

B. J.	W. E.
56J.	60J.
chronische Glomerulonephritis	chronische Pyelonephritis
139	14
Nikotin	Ø
Harnblasen - Harnleiterkarzinom li.	Harnblasen - Harnleiter - Nierenbecken - karzinom li. Nierenbeckenkarzinom re.
radikale Zystektomie, Ureterresektion	Nephroureterektomie, radikale Zystektomie (2 Sitzungen)
Exitus 16 Monate postoperativ	Suicid 8 Monate postoperativ
plattenepithelial diff. Urothelkarzinom	Papillaeres Urothelkarzinom G3, Carcinoma in Situ

Abb. 2

PATIENT	SCH. W.
ALTER (bei Diagnosestellung)	61J.
NEPHROLOGISCHE DIAGNOSE	chronische Pyelonephritis
DIALYSEZEIT (Monate bei Diagnosestellung)	48
RISIKOFAKTOR	Ø
UROLOGISCHE DIAGNOSE	Harnblasen - Nierenbeckenkarzinom re.
OPERATION	Nephroureterektomie re., radikale Zyst-ektomie, Ureterhautfistel li. (2 Sitzungen)
VERLAUF	lebt, Rezidiv bekannt
HISTOLOGIE	papillaeres Urothelkarzinom G3

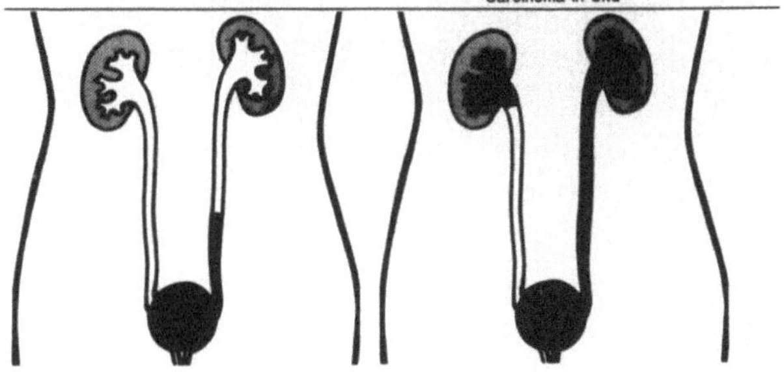

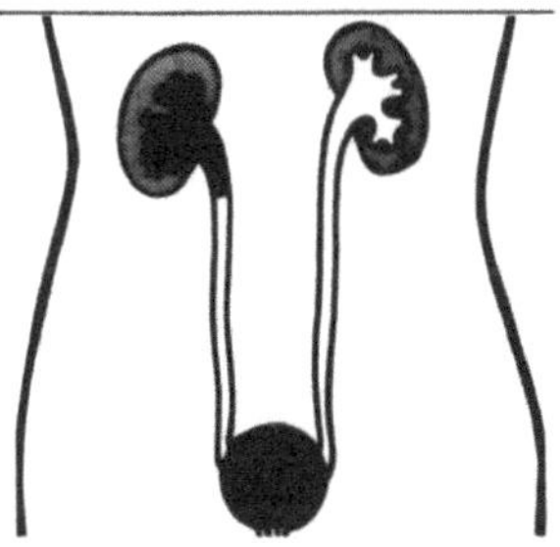

Abb. 3

Pyelonephritis fanden wir einen Phenacetinabusus bei gleichzeitigen Nikotinabusus. Bei einem weiteren Patienten war ebenfalls Nikotingenuß bekannt.

Ergebnisse

Alle Patienten wurden nach den Prinzipien der radikalen Tumorchirurgie operiert. In einem Fall - es handelt sich um den Patienten S. W. mit einem Harnblasencarcinom vom Stadium T4 - mußte der Eingriff im Sinne einer Probelaparotomie beendet werden. Zwei Patienten wurden in zwei Sitzungen operiert. Zwei Patienten sind an den Folgen ihres Tumorleidens 13 und 16 Monate postoperativ verstorben, eine weitere Patientin beging Suizid, war aber zu diesem Zeitpunkt tumorfrei. Der vierte lebt, jedoch ist zwei Jahre nach der ersten Manifestation eine Metastasierung bekannt. Der Fünfte lebt und wartet auf die Nierentransplantation.

Diskussion und Folgerung

Bei unseren Dialysepatienten liegt die Erkrankungshäufigkeit mit 0,88% um das 5,2fache höher als in der Literatur angegeben. Eine eindeutige Ursache konnte bisher nicht eruiert werden. Auffallend waren in allen Fällen das weit fortgeschrittene Tumorstadium mit nahezu systemischen Charakter, das teilweise Inoperabilität bedingte. Offensichtlich wird die Hämaturie bedingt durch die Oligoanurie erst spät bemerkt und möglicherweise dem Grundleiden zugeordnet. Bei der heute als relativ günstig anzusehenden Überlebensprognose von Dialysepatienten, ist hinsichtlich der Chirurgie zu fordern, daß die Prinzipien der radikalen Tumorchirurgie ebenso wie beim Stoffwechselgesunden angewendet werden.

Literatur

Kramer P, Broyer M, Brunner FP, Brynger H, Challah S, Qulés R, Rizzioni G, Selwood MH, Wing AJ, Balás (1984) Combined report on regular dialysis and transplantation in Europe, XIV, 1983. Proc EDTA - ERA 21: 5

Dr. med. P. Hanke
Zentrum der Chirurgie
Abteilung für Urologie
Johann Wolfgang Goethe-Universität
Theodor Stern Kai 7
D-6000 Frankfurt 70

Maligne Tumoren nach Nierentransplantation

G. Rodeck, B. Ulshöfer, Th. Hanisch und H. Ebel

Es kann als gesichert gelten, daß ganz allgemein bei Transplantatempfängern sowohl unter der herkömmlichen immunsuppressorischen Therapie mit Prednison, Azathioprin und Antilymphozytenglobulin (ALG) als auch unter Cyclosporin (CsA) gehäuft maligne Tumoren auftreten.

Penn [3] machte 1974 schon darauf aufmerksam, daß dies nicht nur für Organempfänger, sondern auch für diejenigen Patienten gilt, die aus anderen Gründen immunsuppressorische Medikamente erhalten.

Das Risiko, einen malignen Tumor zu bekommen, liegt etwa 30 bis 100mal höher als bei einer vergleichbaren Population entsprechenden Alters. Die *Inzidenz* von malignen Tumoren nach Nierentransplantationen schwankt zwischen 3 und 6%, einzelne Autoren berichten allerdings auch über höhere Prozentzahlen, so Brünisholz und Mitarbeiter [2] aus Basel, die unter 157 Patienten in 9,5% maligne Tumoren beobachteten.

Der Zeitraum von Beginn der Immunsuppression bis zum Auftreten des Malignoms ist sehr unterschiedlich und liegt im Durchschnitt bei 28 Monaten (6–92 Monate). Am häufigsten finden sich maligne Lymphome, viscerale Carcinome und Hauttumoren. Wir beobachteten nach 242 Nierentransplantationen die in den Jahre 1972–1986 zur Ausführung kamen, 8 maligne Tumoren, dies entspricht 3,3% und liegt damit im unteren Bereich der Literaturangaben (Tabelle 1).

Das *Durchschnittsalter* zum Zeitpunkt der Transplantation betrug 46 Jahre und zum Zeitpunkt der Tumorerfassung 51 Jahre.

Als Ursache der terminalen Niereninsuffizienz fand sich 6mal eine Glomerulonephritis und je 1mal eine Pyelonephritis in Kombination mit Uro-Tbc, sowie eine bilaterale Zystenniere.

Die *Dialysedauer vor Transplantation* betrug minimal 2 Monate, maximal 60 Monate, im Durchschnitt 25 Monate. Es wurden zwei nicht metastasierende Nierenzellcarcinome (G_1, pT_1 bzw. pT_2), zwei Mammacarcinome mit regionalen Metastasen, ein foudroyant verlaufendes Ovarialcarcinom mit diffuser Peritonealcarcinose, ein Bronchialcarcinom mit 6 Monate später auftretender Hirnmetastasierung und ein malignes Phäochromozytom diagnostiziert.

Die operative *Behandlung* erfolgte in kurativer

Tabelle 1. Maligne Tumoren (n = 8) nach Nierentransplantation (n = 242)

Patient	Alter b. Trspl.	Grundkrankheit	Dialyse v. Trspl.	Tumorart	Intervall Trspl.-Tu	Therapie	†
1. W. H. ♀	38 J.	PN, Uro-Tb	2 Mt.	Endometriose Ovarial-Ca	12 J.	Diagn. Lap. 4/86	5/86 Tumor
2. F. W. ♂	48 J.	GN, RR↑	15 Mt.	Adeno-Ca. der li. Niere	9 J.	Nephrektomie	
3. Sp. R. ♂	44 J.	GN, RR↑	36 Mt.	Bronch.-Ca. (großzellig)	9 J.	Lobektomie Radiatio 8/85	6/86 Tumor
4. W. M. ♀	54 J.	GN	60 Mt.	Mamma-Ca reg. Metast.	5 J.	Ablatio Mammae	
5. R. R. ♀	41 J.	GN	5 Mt.	Mamma-Ca Reg. Metast.	10 Mt.	Ablatio Mammae (1974)	11/84 Apoplex
6. N. W. ♂	64 J.	GN	36 Mt.	Phäochromoz. (maligne)	4 J.	Adrenalektomie	
7. St. E. ♂	46 J.	Zystennieren	6 Mt.	M. Hodgkin Typ IB	9 Mt.	PE (Mediast.) Polychemoth. Radiatio	
8. W. Ch. ♀	34 J.	GN	44 Mt.	Adeno-Ca. der li. Niere	20 Mt.	Nephrektomie	

Absicht, evtl. ergänzt durch Radiatio und cytostatische Chemotherapie. Im Falle des Morbus Hodgkin wurde die Diagnose durch die Exstirpation eines mediastinalen Tumors gesichert und bei der zuerst aufgeführten Patientin mit Ovarialcarcinom durch Laparotomie Inoperabilität festgestellt. Mit Ausnahme dieses Falles, wo Schmerzen im Unterleib und eine Kreatininerhöhung als Folge von Stauungszuständen der Transplantatniere auftraten, verliefen alle „de novo" Tumoren symptomenfrei und waren reine Zufallsbefunde. Zwei Patienten verstarben 1 bzw. 8 Monate an Tumorfolgen, ein Patient nach 10 Jahren an Apoplex.

Die Histokompatibilität war in allen Fällen gut bzw. befriedigend. Vier Patienten hatten eine teils akute, teils chronische Abstoßung. Im Fall 4+5 kam es nach 5 Jahren bzw. 8 Monaten zum Funktionsverlust des Transplantates, so daß erneut eine Dialysebehandlung erforderlich wurde.

Die immunsuppressorische Therapie war in 6 Fällen konventionell (CIT), d.h. bestand in AZA+Steroiden und evtl. ALG. Im Fall 4 wurde später auch CsA in Kombination mit Steroiden verabreicht. Die Patienten 7 und 8 wurden primär mit CsA und Steroiden behandelt. Auffallend ist hier, daß der Tumor schon relativ früh, nach 9 und 20 Monaten manifest wurde.

Dies entspricht den allgemeinen Erfahrungen. Penn und First [4] haben in ihrer im April 1986 erschienenen Übersichtsarbeit mitgeteilt, daß nach CsA die Tumoren früher, d.h. im Durchschnitt schon nach 14 Monaten im Vergleich 59 Monaten nach CIT auftreten. Einige Tumorarten werden nach CsA häufiger beobachtet, so maligne Lymphome in 52% gegenüber 12% nach CIT. Hauttumoren dagegen traten mit 13% gegenüber 40% unter CIT wesentlich seltener auf.

Carcinome der übrigen Organe wie Niere, Lunge, Hoden, Ovar, Mamma, Colon und Larynx wurden unter CsA nur ganz vereinzelt gesehen.

Birkeland [1] teilt 1983 die Ergebnisse einer skandinavischen Studie mit. Bei 2339 Patienten wurden nach Nierentransplantationen 89 de novo Tumoren (3,8%) gefunden. Eine Kontrollgruppe wurde aus 73 Patienten gebildet, denen das Zweitorgan des gleichen Spenders transplantiert wurde. Es ergaben sich keine signifikanten Unterschiede hinsichtlich der immunsuppressorischen Therapie, Häufigkeit der Abstoßung, Vorkommen viraler Infektionen, Dauer der Dialyse, Zahl der Bluttransfusionen vor Transplantationen und Nachweis zytotoxischer Antikörper, so daß die Mitwirkung dieser Faktoren bei der Tumorentstehung weitgehend ausgeschlossen werden kann.

In der Tabelle 2 sind mögliche Faktoren, die für die Pathogenese der Tumoren nach Nierentransplantationen bedeutungsvoll sein können, aufgeführt.

Tabelle 2. Mögliche Faktoren in der Pathogenese der Tumoren nach Nierentransplantation

- Dauer der Hämodialyse als Maß für den onkogenen Effekt der Urämie
- Onkogene Viren (Epstein-Barr-V.; Herpes Hominis I und II; Polyoma-V.)
- Veränderung der Immunitätslage
- Antigenstimulation durch das Transplantat in Kombination mit Immunsuppressiva
- Potenzierung der Umweltkarzinogene
- Direkte onkogene Wirkung der Immunsuppressiva
- Genetische Prädisposition

Dauer der Hämodialyse: Hier konnten Vollenweider u. Mitarb. [6] am Züricher Krankengut keine signifikanten Unterschiede zwischen Tumorpatienten und den Transplantatempfängern insgesamt feststellen.

Onkogene Viren: Es ergibt sich eine Übereinstimmung zwischen dem Vorkommen bestimmter Tumorarten nach Nierentransplantationen wie maligne Lymphome, Hauttumoren, Cervix-Carcinome, für die man onkogene Viren als Ursache annimmt.

Bezüglich Veränderung der *Immunitätslage* nach Nierentransplantationen muß darauf verwiesen werden, daß de novo Tumoren auch nach alleiniger Immuntherapie häufiger vorkommen. Wesentlich erscheint die *chronische Antigenstimulation* durch das Transplantat im Zusammenwirken mit Immunsuppressiva, wodurch eine *Potenzierung der Umweltkarzinogene,* wie z.B. der UV-Strahlung durch Sonneneinwirkung und der onkogenen Viren bewirkt wird. Letztlich muß eine direkte onkogene Wirkung der Immunsuppressiva und eine genetische Prädisposition als wahrscheinlich gelten. Die Diskussion über diese Frage ist jedoch noch nicht abgeschlossen.

Zu erwähnen ist weiterhin eine Tumorübertragung vom Spender auf Empfänger. Penn berichtete 1980 über 79 Patienten die ein Organ von einem tumorkranken Spender erhielten. 30 Patienten (38%) entwickelten in der Folgezeit einen identischen Tumor.

Zur *Therapie* läßt sich sagen, daß eine Transplantatentfernung nur äußerst selten einmal indiziert sein dürfte.

Bei Hauttumoren ergibt sich nach allgemeiner Ansicht auch nicht die Notwendigkeit einer cytostatischen Therapie, wohl aber bei Auftreten maligner Lymphome unter gleichzeitigem Aussetzen der AZA-Medikation, einer Reduzierung der CsA-Dosis und Beibehaltung der Steroide.

Die visceralen Tumoren sollen nach Möglichkeit radikal operativ angegangen werden, gleichzeitig ist individuell über Auswahl und Dosierung der cytostatischen Therapie zu entscheiden. Für die Erfolgsquote dieser operativen Maßnahmen ist natürlich auch hier die *Früherkennung* der Tumorentwicklung im asymptomatischen Stadium von größter Wichtigkeit.

Unter Berücksichtigung der Literatur und eigener Erkenntnisse sollten aus der erhöhten Tumorinzidenz nach Nierentransplantation folgende Konsequenzen gezogen werden:

Vor Transplantation: Tumorvorsorgeuntersuchung bei allen Dialysepatienten. Sicherer Tumorausschluß bei potentiellen Organspendern Ausnahmen: Tumoren des Gehirns und der Haut).

Nach Transplantation: Möglichst frühzeitige Tumorerkennung durch regelmäßige klinische, biochemische, zytologische und sonographische Kontrollen.

Beachtung neurologischer Symptomatik als Hinweis auf ein cerebrales Lymphom.

½jährliche Urinzytologie bei Vorliegen einer Analgetika-Nephropathie.

Literatur

1. Birkeland SA (1983) Cancer in transplanted patients - The scandia-transplant material. Transplant Proc Vol XV, No 1: 1071-1078
2. Brünisholz M, Hodel K, Brunner FP, Harder F, Torhorst J, Thiel G (1984) Tumoren und Nierentransplantation. Schweiz Med Wochenschr 114: 1915-1924
3. Penn I (1974) Chemical immunosuppression and human cancer. Cancer 34: 1474-1480
4. Penn I (1975) The incidence of malignancies in transplant recipients. Transplant Proc Vol VII, No 2: 323-326
5. Penn I, First MR (1986) Development and incidence of cancer following cyclosporine therapy. Transplant Proc Vol XVIII, No 2, Suppl 1: 210-213
6. Vollenweider A, Largiadèr F, Uhlschmid G, Binswanger U, Briner J (1982) Maligne Tumoren bei Nierentransplantatempfängern unter immunsuppressiver Therapie. Schweiz Med Wochenschr 112: 102-111

Professor Dr. med. G. Rodeck
Direktor der Urologischen Klinik
der Philipps-Universität
Baldinger Straße
D-3550 Marburg/Lahn

Entnahme und Transplantation einer Hufeisenniere

W. Kramer, U. Fiedler, F. Keller und D. Jonas

Hufeisennieren entstehen zwischen der 4. und 6. Gestationswoche aus einer gewöhnlich an den Polen eintretenden Fusion des metanephrogenen Gewebes. Ihre Inzidenz beträgt zwischen 1:300 bis 1:1800; Männer sind häufiger betroffen. Statistisch ist bei 500 Leichennierenentnahmen einmal mit einer Hufeisenniere zu rechnen. Von einer Verwendung von Hufeisennieren zu Transplantationszwecken wird meist Abstand genommen, da man mit dieser Anomalie manchmal assoziierte Komplikationen befürchtet; dies sind: Eine oft multiple Gefäßversorgung, selten über den Isthmus ziehende Kelchanteile, die eine operative Durchtrennung komplizieren, sowie gelegentliche Probleme am pyelourethralen Übergang mit Urinstase, konsekutiver Steinbildung und Infektion.

Die Transplantation von Hufeisennieren ist in der Literatur bisher 5mal publiziert worden [1-5]. Als Pionier gilt Victor Politano [nach 5], der 1963 die rechte Hälfte einer Hufeisenniere in den eineiigen Zwillingsbruder transplantierte. Viermal wurden die Hufeisennieren teils in situ oder nach Entnahme am Isthmus durchtrennt und 8 Empfängern erfolgreich transplantiert [1-3, 5]. Bisher einmalig ist die enbloc-Transplantation einer kompletten Hufeisenniere in einen Empfänger [4].

Anläßlich einer Nierenentnahme bei einem 42 Jahren alten, an einem Schädel-Hirn-Trauma verstorbenen Mann mit leerer urologischer Fremdanamnese stellten wir intraoperativ eine pelvine Hufeisenniere fest (Abb. 1). Erst nach Durchtrennung des Organs am Isthmus - es kam hier zu kei-

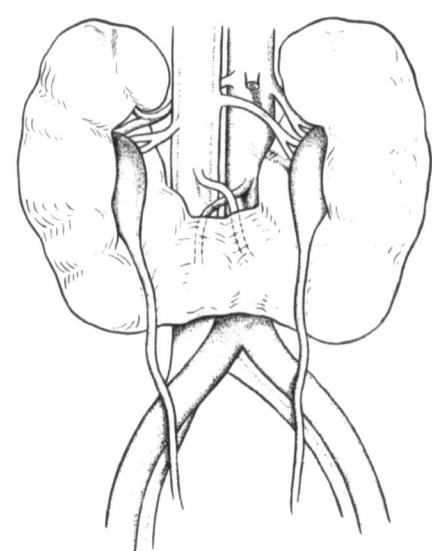

Abb. 1

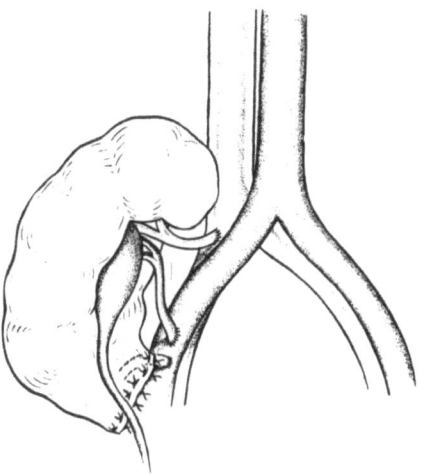

Abb. 2

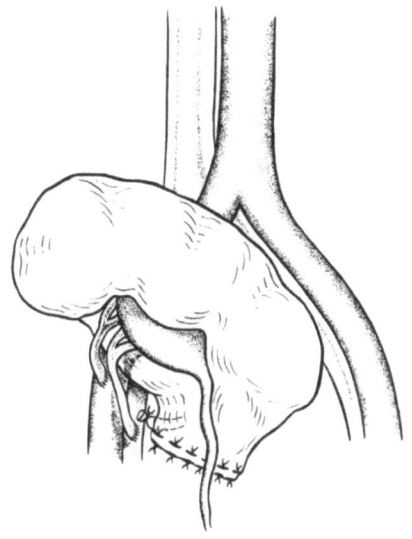

Abb. 3

ner Eröffnung des Hohlsystems – ließen sich beide Hälften mobilisieren und unter schonender Präparation aus dem Situs entfernen. Hinterher wurde offenbar, daß der Isthmus zwischen einer rechts gelegenen unteren Polarterie und einer links gelegenen Polvene durchtrennt worden war. Die in situ Perfusion mit Euro Collins Lösung war sehr gut. Der rechte Teil der Hufeisenniere mit einer langen Arterie, der erwähnten Polarterie und einer kurzen Vene wurde bei der Empfängerin in die rechte Fossa iliaca transplantiert, mit üblicher End-zu-Seit-Anastomose von Nierenarterie und Nierenvene mit der A. und V. iliaca externa; die Polarterie wurde separat End-zu-Seit mit der A. iliaca ext. anastomosiert (Abb. 2). Die Perfusion war gut; die warme Ischämie dauerte 30 Minuten. Die Ureterocystostomie geschah nach Leadbetter in der Modifikation nach Röhl. Es kam zur Primärfunktion. Der unmittelbare postoperative klinische Verlauf war unkompliziert; leider verstarb die Patientin 6 Wochen nach Transplantation an einer Pilzsepsis.

Der linke Hufeisennierenanteil mit einer kurzen Arterie, einer Vene und der unteren Polvene wurde beim Empfänger in die rechte Fossa iliaca transplantiert, mit den üblichen Gefäßanastomosen (Abb. 3). Bei insgesamt guter Perfusion konnte die untere Polvene ohne Zeichen venöser Kongestion ligiert werden. Die warme Ischämie betrug 31 Minuten. Der Transplantatureter wurde wie o. a. implantiert; das Organ nahm Primärfunktion auf. Dem Empfänger geht es heute mit funktionierendem Transplantat ausgezeichnet.

Die Entnahme und Transplantation von Hufeisennieren stellen seltene Ereignisse dar. Aufgrund des geschilderten Falles und in mehrheitlicher Übereinstimmung mit dem Schrifttum möchten wir bei der Organentnahme eine en-bloc-Nephrektomie primär ohne Durchtrennung des Isthmus zur besseren Schonung der Gefäße empfehlen. Die Gefäße lassen sich binnen akzeptabler warmer Ischämiezeiten anastomosieren. Während der anzustrebende ventrale Ureterverlauf die Seitenlokalisation einer zu transplantierenden Niere determiniert, entfällt diese Regel bei Hufeisennieren mit ventralem Ureterverlauf.

Schließlich sollten Hufeisennieren nicht a priori für eine Transplantation verworfen werden.

Literatur

1. Barry JM, Fincher RD (1984) J Urol 131: 1162–1163
2. Brandina L, Mocelin AJ, Fraga AMI, Lacerda G (1978) Br J Urol 50: 284
3. Majewski JA, Alexander JW, First R, Munda R, Fidler JP (1979) JAMA 242: 1066
4. Menezes de Goes G, de Campos Freire G, Borelli M, Pompeo ACL, Wroclawski ER (1981) J Urol 126: 537–538
5. Nelson RP, Palmer JN (1975) Urology 6: 357–359

Dr. W. Kramer
ZChir, Urologische Abteilung
Klinikum der JWG-Universität
Theodor-Stern-Kai 7
D-6000 Frankfurt 70

Der renoprotektive Effekt von Calcium-Antagonisten bei der Konservierung und Transplantation von Rattennieren

S. Pomer, W. Hull, K. Dreikorn, R. Horsch und L. Röhl

Einführung

Der protektive Effekt der Calcium-Antagonisten auf das ischämische Nierenversagen konnte auf der vaskulären Ebene bereits nachgewiesen werden [1]; durch Blockade des Calcium-Einstroms wird die Wirkung von Angiotension-2 auf die afferente Arteriole aufgehoben und infolge dessen die renale Durchblutung verbessert. Gleichzeitig wird die glomeruläre Permeabilität erhöht.

Ziel der vorliegenden Arbeit war es, die *zytoprotektiven* Eigenschaften des Calcium-Antagonisten Diltiazem auf der *tubulären* Ebene aufzuzeigen.

Da die Ischämie zur Hemmung der mitochondrialen Energiebildung und zum Abfall des ATP-Gehaltes der Zelle führt, gilt es nachzuweisen, daß die Hemmung des Calcium-Einstroms den ATP-Abbau während der kalten Ischämie verlangsamt.

Zweitens soll die Hypothese geprüft werden, daß die durch Ischämie ebenfalls eingeschränkte mitochondriale ATP-Resynthese während der Rezirkulation über die selektive Hemmung des überschießenden Calcium-Einstroms in die Zelle begünstigt wird.

Methodik

Zur Aufzeichnung der zeitlichen Veränderung des ATP-Gehaltes der konservierten und transplantierten Rattennieren wurden die 31P-Kernspin-Spektra herangezogen. Mit dieser Meßtechnik werden gleichzeitig Adenin-nukleotide (ATP, ADP, AMP), Phosphor-Kreatin, Zuckerphosphate und anorganisches Phosphat erfaßt sowie der intrazelluläre pH-Wert bestimmt [2].

Es wurden 64 Lewis-Ratten in vier Gruppen randomisiert behandelt;

Gruppe 1 und 2: mit Diltiazem 25 mg/kg ohne bzw. mit 30 Min. kalter Ischämie,
Gruppe 3 und 4: mit Kochsalz ohne bzw. mit 30 Min. warmer Ischämie.

Nach Organentnahme wurden 31-Phosphor-Kernspin-Spektra der mit modifizierter Phosphat-freier Collins-Lösung kalt preservierten Nieren mit BRUKER-AM-500-Spektrometer kontinuierlich gemessen (Meßbedingungen: 900 Pulse mit einer Repetitionszeit von 1 Sekunde bei 45° Pulswinkel und 15 Minuten Gesamtmeßzeit, Frequenz 202 mHz). Die Transplantation wurde mit üblicher mikrochirurgischer Technik durchgeführt: End-zu-Seit-Anastomosen mit Einzelknopfnähten der Gefäße und End-zu-End-Anastomose des Harnleiters [3]. Im Anschluß an die Transplantation erfolgten weitere Messungen der Kernspin-Spektra und zweitägig Bestimmungen der Nierenfunktion anhand der endogenen Kreatinin-Clearance-Werte.

Ergebnisse

Analysiert wurde der Einfluß der Ischämie auf die Konzentrationen aller Phosphor-haltigen Metabolite in vier Behandlungsgruppen. Zur Beurteilung der Vitalität der zu transplantierenden Nieren wurden die Zerfallskurven der NAD-/P-Quotienten ausgewertet. Nieren, die mit Diltiazem behandelt wurden, zeigten einen verlangsamten Aufbau der Phosphornukleotide sowohl während der warmen Ischämie als auch während der kalten Lagerung. Analysiert wurde auch die Fähigkeit der transplantierten Nieren die Phosphornukleotide zu resynthetisieren in den ersten Stunden der Rezirkulation. Ausgewertet wurden die Spektra nach 60 und 120 Minuten. Es zeigte sich, daß bei mit Diltiazem-behandelten Tieren der ATP-Wiederaufbau nach 120 Minuten bereits zu 80% erfolgt ist. Demgegenüber erreichte die ATP-Wiederaufbaurate bei Kontrolltieren nach 2 Stunden 62%. Die Behandlung hatte einen Einfluß auf die Transplantatfunktion sowohl in der warm ischämischen als auch nicht ischämischen Gruppe. Die endogenen Kreatinin-Clearance-Werte waren nach 48 Stunden signifikant höher bei mit Diltiazem behandelten Transplantatempfängern.

Auch der Grad der morphologischen – elektronenmikroskopisch nachweisbaren – Destruktion war unterschiedlich: Neben Schwellung der Mitochondrien und Auflockerung der mitochondrialen Matrix, die allen Präparaten gemeinsam war, waren nur bei nicht behandelten Tieren die Calcium-haltigen Granula nachweisbar. Diese Calcium-Phosphat-Präcipitate fehlten in der mitochondrialen Matrix bei *behandelten* Tieren.

Schlußfolgerung

Der Calcium-Antagonist Diltiazem besitzt neben den vasoaktiven, auf der Ebene der Tubuluszellen, auch *zytoprotektive* Eigenschaften: Offenbar führt die Hemmung des Calcium-Einstroms in die Zelle durch Membranstabilisierung zum Schutz der Mitochondrien vor Calcium-Überladung und zur Verbesserung der mitochondrialen Atmungsleistung sowie Stabilisierung des intrazellulären ATP-Gehaltes. Ob es sich hier um eine Verlangsamung des Stoffwechsels mit Schonung der Metaboliten oder um eine aktive Rolle im Stoffwechsel handelt, muß noch im einzelnen geklärt werden.

Literatur

1. Navar LG et al (1986) Effects of calcium channel blockade on renal vascular resistance responses to changes in perfusion pressure and angiotensin – converting enzyme inhibition in dogs. Circ Res 58: 874–881
2. Hoerter JA et al (1986) A phosphorus-31. NMR study of the metabolic, contractile and ionic consequences of induced calcium alterations in the isovolumetric rat heart. Circ Res 58: 539–551
3. Pomer S et al (1984) Standardisiertes mikrochirurgisches Verfahren bei Rattennierentransplantation. 7. Symp Exp Urologie, Tübingen, Abstracta, S 107

Dr. med. Sigmund Pomer
Urologische Abteilung des Chirurgischen Zentrums
der Universität Heidelberg
Im Neuenheimer Feld 110
D-6900 Heidelberg

Was gibt es Neues in der Urologie?

R. Hautmann

Fortgeschrittenes Prostatakarzinom – konservative Therapie

1982 propagierte Labrie die komplette Androgenblockade, die Ausschaltung testikulärer und adrenaler Androgene, zur Behandlung des fortgeschrittenen Prostatacarcinoms. Er berichtete mit einer Kombinationsbehandlung aus LHRH-Analoga und einem reinen Antiandrogen über Therapieerfolge, die in 40 Jahren kontrasexueller Behandlung nie gezeigt werden konnten: Trotz dieser aufsehenerregenden Ergebnisse wurde von Beginn an bezweifelt, ob dieses Therapiekonzept eine entscheidende Verbesserung in der Behandlung des fortgeschrittenen Prostatacarcinoms bedeutet. Kürzlich vorgelegte randomisierte Studien (Beland, 1986; Brisset, 1986) widerlegen tatsächlich die Überlegenheit des Labrie'schen Therapiekonzeptes an mit Labrie vergleichbaren Patientenkollektiven.

Den Anspruch, der herkömmlichen Hormontherapie überlegen zu sein, verliert die komplette Androgenblockade beim Vergleich der Progressions- und Überlebensraten: Nach 12 Monaten lagen sowohl in der von Brisset vorgestellten Studie, als auch in einer an über 250 Patienten durchgeführten Studie der EORTC die Progressionsraten in der Mono- und in der Kombinationstherapie bei 40 bis 50%.

Harnsteinleiden: Neue Nierenlithotriptoren / ESWL beim tiefen Harnleiterstein

Die Möglichkeit, Harnsteine berührungsfrei zu zertrümmern, ist bislang auf Lokalisationen oberhalb des Beckenkamms begrenzt.

Durch Lagerung des Patienten in sitzender Position anstelle der liegenden können jetzt auch *tiefe* Harnleitersteine röntgenologisch geortet und mit dem Dornier-Lithotriptor lithotripsiert werden. Von Januar bis August 1986 wurden in Ulm 72 Patienten behandelt (Miller et al. 1986). Die Erfolgsrate lag bei erstaunlichen 91,7%. Komplikationen oder Nebenwirkungen der ESWL im kleinen Becken wurden nicht beobachtet. Nach den bisherigen Erfahrungen sehen wir den tiefen Harnleiterstein als primäre ideale Indikation für die ESWL. Hier wird eine drastische Änderung in der Indikation für die Ureterorenoskopie sichtbar.

Die große Zahl der neuen Lithotriptoren hat den

Markt fast unüberschaubar gemacht. Fall-Zahlen von derzeit 120000 mit dem Dornier-Lithotriptor und die Minimalfallzahlen der Konkurrenz sind eine klare Antwort auf die Frage nach dem *derzeit* besten Lithotriptor. Dennoch zeichnet sich ab, daß der derzeitige Dornier-Lithotriptor in näherer oder ferner Zukunft nicht mehr das Non-plus-Ultra sein kann und sein wird.

Im Lastenheft des Lithotriptors der Zukunft stehen:

1) Das erste Ziel muß die Narkosefreiheit sein.
2) Das zweite Ziel, die Kombination eines Ortungssystems aus Ultraschall und Röntgen, ist schon heute leicht erreichbar.
3) Das dritte und vierte Ziel ist die Kostendämpfung im Hinblick auf die Wartungsarmut bzw. -freiheit und einen günstigen Anschaffungspreis.

Erreicht werden diese Ziele derzeit von keinem einzigen Lithotriptor. Aber, zum Beispiel der Piezolith 2200 ist ein großer Schritt in die richtige Richtung.

Superfiziales Harnblasenkarzinom / BCG

80% der Blasentumoren sind zur Zeit ihrer Diagnose superfizial. Nach transurethraler Resektion ist mit einer Rezidivhäufigkeit von 60 bis 70% zu rechnen. 30 bis 70% sind mit einem Carcinoma in situ assoziiert. Eine Tumorprogression im Sinne einer Zunahme der T- und G-Kategorie ist in 10 bis 37% zu erwarten.

Die gegenwärtige Standard-Therapie ist die transurethrale Resektion und die zytologische und cystoskopische Nachsorge. Die Frage nach der Rezidivprophylaxe muß heute mit Ja, eigentlich mit einem *Muß* beantwortet werden.

Außergewöhnlich günstige Ergebnisse werden in jüngster Zeit bei einer im Prinzip seit langem bekannten Therapieform dem BCG berichtet (Haff et al., 1985): In der Prophylaxe, das heißt, nach vollständiger transurethraler Resektion des Tumors, beträgt die Rezidivfreiheit über 70%. Die Vergleichszahlen der Rezidivfreiheit bei alleiniger Resektion betragen 30 bis 40%.

BCG erreicht selbst dann, wenn nach der TUR ein Residualtumor zurückbleibt, eine Regressionsrate von 50 bis 60%. Bemerkenswert ist unter BCG die Rezidivfreiheit von rund 70% beim Carcinoma in situ. Nach gängiger Indikationsstellung wären diese Patienten üblicherweise cystektomiert worden. Das BCG muß derzeit als ernsthafteste Möglichkeit der Rezidivprophylaxe betrachtet werden. Mit den BCG-Erfolgsraten kann einzig die von Huland beschriebene Langzeitbehandlung mit Mitomycin C konkurrieren. Eine Reihe von Problemen und unbeantworteten Fragen bleiben dennoch bei der BCG-Behandlung:

1) Die Tumorbehandlung hat einen Einfluß auf den Therapieerfolg.
2) Die zur Verfügung stehenden Tbc-Stämme sind unterschiedlich geeignet.
3) Die intratumorale Applikation ist nicht erforderlich.
4) Das Verständnis des Wirkungsmechanismus des BCG beginnt sich abzuzeichnen. Es liegen erste Erkenntnisse vor, daß es sich um eine spezifische, immunologische Reaktion, an der T-Helper Cells, Interleukin und Gamma-Interferon wesentlich beteiligt sind, handelt und nicht um eine entzündliche Reaktion oder einen toxischen BCG-Effekt.
5) Die Kenntnis der Wirksubstanz würde die Instillation der lebenden Bakterien vermeiden.

Derzeit ist BCG als Therapie der Wahl beim superfizialen Blasentumor anzusehen.

Harnableitung – Neoblase

Vor 1 Jahr wurden Kock Pouch und das Verfahren von Camey als bemerkenswerte Innovationen der Harnableitung begrüßt. Aber etwa seit dieser Zeit wird in Bern, Houston, Kassel, Schwelm und Ulm versucht, die Vorteile beider Verfahren zu kombinieren, ohne dabei die unbestreitbar vorhandenen Nachteile (Teilkontinenz, nächtliche Inkontinenz, Stoma, Katheter) mit in Kauf nehmen zu müssen:

Aus 60 bis 80 cm antimesenterial geschlitztem Ileum wird eine pouchähnliche Kugel geformt, welche an die Harnröhre anastomosiert wird. Die Implantation der Ureteren hat sich bei uns problemlos mit dem von Le Duc und Camey angegebenen Verfahren durchführen lassen.

Diese tatsächliche *NEO*-Blase gibt dem Patienten erstmals das zurück, was er bei der Cystektomie verloren hat (Hautmann et al., 1987).

Urodynamische Funktionsuntersuchungen ergaben maximale Blasenkapazitäten von 700 ml und eine effektive Kapazität von 450 ml. Bis zum Erreichen der maximalen Kapazität liegen Niederdruckverhältnisse vor. Die Entleerung der Ileumblase erfolgt passiv durch die Bauchpresse durch die Harnröhre. Die Miktion ist restharnfrei. Die Patienten sind Tag und Nacht kontinent. Anhand der Kurzzeiterfahrung bis zu 1 Jahr stellt die Ileumblase ein kontinenzerhaltendes Niederdruckreservoir dar, das willkürlich durch die Harnröhre entleert wird.

Wir sehen in dieser Form der Harnableitung eine deutliche Verbesserung der Lebensqualität durch Wiederherstellung der physiologischen Funktion des unteren Harntraktes. Erstaunlich ist, daß die Patienten eine der natürlichen Sensorik entsprechende Ersatzsensorik entwickeln.

Invasives Blasenkarzinom – Chemotherapie

Die Chemotherapie des fortgeschrittenen Blasencarcinoms als *Mono*-Therapie erreicht Responsraten von 20 bis 30%. Die bescheidene Responsdauer stieg von 3 auf 6 Monate.

Aktuelle Kombinationstherapien gehen mit einer eindrucksvollen Zunahme der kompletten Remissionsrate auf 40% und einer Overall-Responsrate von 50 bis über 70% einher (Stoter, 1985).

Es stellt sich damit die Frage nach der derzeitigen Leistungsfähigkeit der Chemotherapie beim fortgeschrittenen Harnblasencarcinom: Um diese Frage beantworten zu können, muß nach einem kompletten Staging und abgeschlossener Kombinationstherapie eine histologische Verifikation des Therapieerfolges, eine Cystektomie, durchgeführt werden.

Derartige Daten gibt es, wenngleich nur limitiert. Allerdings kann man in Kürze mit weiteren Daten rechnen. Bereits jetzt ist aber klar, daß man mit einer geeigneten *Kombinationschemotherapie* – vorwiegend basierend auf Cisplatin und Methotrexat – eine histologisch beweisbare komplette Vernichtung eines fortgeschrittenen Blasencarcinoms in einem hohen Prozentsatz erreichen kann.

Der praeoperativ und prae Chemotherapie nachweisbare invasive Tumor ist in rund 70% in eine reine Fibrose umgewandelt worden. Das heißt, wir haben beim Blasencarcinom eine Trendwende zu erwarten bzw. erreichen sie gerade. Für die frühinvasiven Carcinome T 1 und 2 könnte eine induktive Chemotherapie mit dem Ziel der Blasenerhaltung Standard werden. Die Heilungschancen der T 3 Stadien können durch eine adjunktive Chemotherapie dramatisch verbessert werden. Wir stehen damit beim Blasencarcinom offensichtlich an der Stelle, bei der wir beim Hodentumor bereits vor 15 bis 20 Jahren angekommen waren.

Impotenz und Zigarettenrauchen

In einer tierexperimentellen Studie wurden die pathophysiologischen Parameter der penilen Erektion nach Zigarettenrauchen untersucht (Jünemann und Tanagho, 1985).

Nach 2 Zigaretten fand sich eine temporäre Blokkierung der zuvor mittels Neurostimulation erzielbaren penilen Erektion, die mit einer signifikanten Abnahme des arteriellen Flows sowie einer nahezu vollständigen Aufhebung der venösen Ausstromrestriktion einherging. Direkte intravenöse Nikotinapplikation führte zu den gleichen Ergebnissen. Die Autoren folgern, daß Zigarettenrauchen zu temporären Impotenzerscheinungen führt, wobei es pathophysiologisch zu einer Blockierung der Relaxation der glattmuskulären Strukturen in den Corpora cavernosa kommt, was mit der Aufhebung der venösen Abflußrestriktion aus dem Penis einhergeht.

Der Prozentsatz aktueller Raucher und Exraucher beträgt bei Impotenten 51 bis 81% und ist damit signifikant höher als bei der männlichen Durchschnittsbevölkerung (Chondra, 1986). Vergleicht man die Anzahl der Zigaretten, die pro Tag und Patient geraucht wurden, so überschreiten die Impotenten in *jedem* Vergleich die Zahlen der Durchschnittsbevölkerung. Am ausgeprägtesten ist dieser Unterschied in der Gruppe der schweren Raucher, welche mehr als 25 Zigaretten pro Tag konsumieren. Besonderes Interesse weckte daher die Untersuchung dieser Gruppe der *schweren Raucher*.

Innerhalb jeder Altersgruppe sind bei den Impotenten die schweren Raucher mehr als doppelt so häufig als in der Durchschnittsbevölkerung.

Aus dieser Studie kann gefolgert werden, daß offensichtlich chronisches Rauchen ein signifikanter *Risikofaktor* für die erektile Impotenz ist und daß sich der Effekt an der Gefäßmuskulatur der Penisgefäße manifestiert.

Intracorporale, laserinduzierte Stoßwellen-Lithotripsie

Die intracorporale, laserinduzierte Stoßwellen-Lithotripsie ist in erster Linie für Harnleitersteine, aber auch für die Zerstörung von *Gallen*-Steinen gedacht. Technisch wird sie dadurch möglich, daß die Laserenergie durch flexible Quarzglasfasern geleitet werden kann. Im Prinzip funktioniert dieses Verfahren und die laserinduzierte Stoßwellenapplikation zersplittert den in einer Dormia-Schlinge gefangenen Stein staubförmig. Die Fokussierung hat den Vorteil, daß man im Milli-Joule-Bereich arbeitet und die Stoßwelle auf kleinstem Raum handhaben kann. Kleinere technische Probleme, vor allem die Dicke des Linsenkopfes am Ende der Quarzglasfaser, müssen noch bewältigt werden. Die ersten Patienten wurden inzwischen behandelt (Hofstetter und Mitarbeiter, 1985).

Literatur

1. Beland G (1986) Clinical efficacy of complete androgen blockade: Controlled studies of one year or more – Castration + Anadron (experience Canadienne). Second International Symposium on Prostatic Cancer, Paris, 16.-18.6.
2. Brisset (1986) JM French experience with the antiandrogen Anandron (RU 23908) in advanced prostate cancer. International Symposium on Hormonal Manipulation of Cancer: Peptides, Growth Factors and New (Anti)Steroidal Agents, Rotterdam, 4.-5.6.
3. Condra M, Morales A, Owen JA, Surridge DH, Fenemore J (1986) prevalence and significance of tobacco smoking in impotence. Urology 27: 495-498
4. Haff EO, Dresner SM, Kelley DR, Ratliff TL, Shapiro A, Catalona W (1985) Role of immunotherapy in the prevention of recurrence and invasion of urothelial bladder tumors: a review. World J Urol 3: 76-85
5. Hautmann R, Egghart G, Frohneberg D, Miller K (1987) Die Ileum-Neoblase. Urologe A (im Druck)

6. Hofstetter A, Frank F, Keiditsch E, Wondrazek F (1985) Intracorporale, laserinduzierte Stoßwellen-Lithotripsie (ILISL). Laser 1: 155-158
7. Jünemann K-P, Lue TF, Tanagho EA, Melchior H (1986) Die Pathogenese des Zigarettenrauchens bei der erektilen Impotenz. 8.Symposium für Experimentelle Urologie, Mainz, 4.-5.Juli
8. Labrie F, Dupont A, Belanger A, Arnand RSt, Giguere M, Lacourciere Y, Emond J, Monfette G (1986) Treatment of prostate cancer with gonadotropin-releasing hormone agonists. Endocrine Rev 7: 67-73
9. Miller K, Bubeck R, Hautmann R (1986) Extracorporeal Shockwave Lithotripsy of Distal Ureteral Calculi. Eur Urol 12: 305-307
10. Stoter G (1985) Chemotherapy for metastatic bladder carcinoma: World J Urol 3: 110-114

Prof. Dr. Richard Hautmann
Urologische Univ.-Klinik
Prittwitzstr. 43
D-7900 Ulm

Die D1-Spacelabmission – Überblick über die medizinischen Ergebnisse der D1-Mission

H. Stromeyer

Am 30.Oktober 1985 startete die erste Deutsche Spacelab-Mission mit den Astronauten Ernst Messerschmid und Reinhard Furrer zu einer siebentägigen wissenschaftlichen Mission. An Bord wurden insgesamt 73 Experimente aus den Materialwissenschaften, der Biologie, der Physik und Medizin durchgeführt. Die Bahnneigung betrug 57 Grad, die Bahnhöhe der Umlaufbahn erstreckte sich auf 324 km, insgesamt wurde in 7 Tagen und 44 Minuten die Erde 111mal umrundet.

Mit dem erfolgreichen Abschluß dieser Mission hat die Bundesrepublik Deutschland ihren Vorsprung im wissenschaftlichen und technischen Bereich bestätigt und weiter ausgebaut.

Die medizinischen Experimente befaßten sich mit folgenden Fragestellungen:

- Bakterien und Infektabwehr
- kalorischer Nystagmus
- Beschleunigungswahrnehmung und Raumkrankheit
- Augeninnendruck
- zentraler Venendruck

1. Bakterien und Infektabwehr

Bereits bei frühen Weltraumflügen war zu beobachten, daß eher banale Infekte (Erkältungen) zu schwerwiegenden Reaktionen bei den Raumfahrern geführt hatten. Eine sowjetische Mission mußte kürzlich wegen eines Schnupfens des Kommandanten durch Notrückkehr auf die Erde abgebrochen werden.

Im Experiment „Wachstum und Differentiation von Bacillus subtilis", wurde das Verhalten dieser Species im Weltall untersucht. In Vergleichskontainern wurden Proben im All und am Boden zum Wachstum gebracht, wobei sich zeigte, daß die Flugproben schneller mit dem Wachstum begannen und eine höhere maximale Beschleunigungsrate aufwiesen. In einem Experiment, das sich mit der Beeinflussung der Genetischen Rekombination bei Escherichia coli befaßte ergab sich, daß Schwerelosigkeit einen positiven Effekt auf die Conjugation der Bakterien hat, wobei weder Transformation noch Transduktion beeinflußt waren.

Menschliche Lymphozyten schließlich zeigen einen klaren Effekt, der durch die Schwerelosigkeit ausgeübt wird. In Vergleichsproben zwischen Erde und Weltall wurde die Reaktion der Lymphozyten auf das Mitogen Concancavalin A (Con A) untersucht. Differenzierende Zellen wie Lymphozyten, die unter Con A von ruhenden Zellen in aktivierte Zellen überführt werden sollten, zeigten im All beinahe keinerlei Aktivierung im Vergleich zu den Bodenproben. Demgegenüber bewiesen sie ihre Lebensfähigkeit durch die Tatsache, daß sie angebotene Glucose weiterhin verstoffwechselten.

2. Kalorischer Nystagmus

Weltweit akzeptiert war bis zum ersten Flug des Raumlabors Spacelab 1 mit Ulf Merbold an Bord die Theorie von Barany, daß der durch kalorische Reizung der Ohren ausgelöste Nystagmus auf dem Mechanismus der Thermokonvektion beruht. Da thermische Konvektion in Schwerelosigkeit aber nicht stattfindet, dürfte der Nystagmus der Theorie zufolge auch nicht auslösbar sein. Sowohl bei der ersten Spacelabmission sowie bei der D1-Spacelabmission zeigte sich, daß Nystagmen regelmäßig auslösbar sind. Es zeigte sich zudem, daß der calorische Nystagmus durch lineare Akzeleration auf dem Schlitten im Weltall modulierbar ist.

3. Beschleunigungswahrnehmungen und Raumkrankheit

Einen wesentlichen Anteil an den medizinischen Experimenten der D1-Mission hatte der Vestibularschlitten. Es handelt sich bei dieser Experimentiereinheit um einen auf Rollen befindlichen Stuhl der in drei verschiedenen Koordinaten des Raumes gedreht werden kann (X, Y und Z-Achse), um die Reaktion der Versuchspersonen auf lineare Beschleunigungen zu untersuchen. Während der Beschleunigungen des Schlittens wurden Augenbewegungen sowie subjektive Empfindungen der Versuchspersonen aufgezeichnet. Es zeigte sich, daß die aufgezeichneten Elektro-Okulogramme wenig bis überhaupt keine Änderung im Vergleich zu den Ergebnissen am Boden zeigten. Drehbewegungen der Augen bei sinusförmigen Beschleunigungen des Schlittens konnten beobachtet werden.

Wesentlichen Anteil der Schlittenexperimente nahmen die Untersuchungen zur Raumkrankheit ein, einer Übelkeit, die regelmäßig die Astronauten bei ihrem Raumflügen vornehmlich in den ersten ein bis zwei Tagen befällt. Bei den Überlegungen zu den Ursachen dieser zumeist schwerwiegenden Beeinträchtigung des Wohlbefindens der Crews spielt unter anderem die Theorie eine Rolle, daß das Otolithenorgan in Schwerelosigkeit empfindlicher auf Kopfbewegungen reagiert, als auf der Erde, somit stärkere nervliche Impulse entstehen, gleichzeitig über die Augen aber qualitativ unveränderte Kopfbeschleunigungen registriert werden (mismatch-Theorie). Beobachtungen der Astronauten speziell bei Nickbewegungen des Kopfes gegenüber der Körperachse konnten diese Theorie bestätigen. Ein Crewmitglied nutzte diese Beobachtung bei sich selbst sogar, konstante Übelkeit zum Maximum hin zu steigern, um die befreiende emesis auf diese Weise zu triggern (vgl. „Abkotzen" bei Seglern).

Ein weiteres Ergebnis zu den Reaktionen des Menschen auf die Schwerelosigkeit lieferte die Untersuchung zu den Halsrezeptoren: Vor und nach dem Raumflug wurde der Kopf der Astronauten lateral 30 Grad geneigt, wobei sich vor dem Flug keine Augen-Gegenrollbewegung (Okulo-Counterrolling, OCR) bei den Versuchspersonen zeigte. Nach dem Flug jedoch konnte OCR bei den Astronauten nachgewiesen werden, bei einer Versuchsperson noch bis zu sieben Tagen nach dem Flug.

4. Venendruckmessungen

Bereits bei den frühen Raumflügen der Amerikaner (Gemini, Apollo) konnten Veränderungen im Gesichtsbereich beobachtet werden, gemeinhin bekannt als „puffy face". Diese deutliche Schwellung im Gesichtsbereich tritt gemeinsam mit starker Halsvenenstauung auf und läßt die Raumfahrer sehr viel jünger erscheinen. Es wurde daher angenommen, daß erhöhter Venendruck in den oberen Anteilen des Körpers diesen Beobachtungen ursächlich zugrundeliegen mußte. Daher wurde bei der D1-Spacelabmission bereits sehr früh nach Eintritt in die Schwerelosigkeit der Venendruck in den Armvenen der Astronauten gemessen. Die ersten Messungen kurz nach dem Start ergaben überraschenderweise niedrigere Werte als auf dem Boden vor dem Start. Weitere Untersuchungen auf diesem

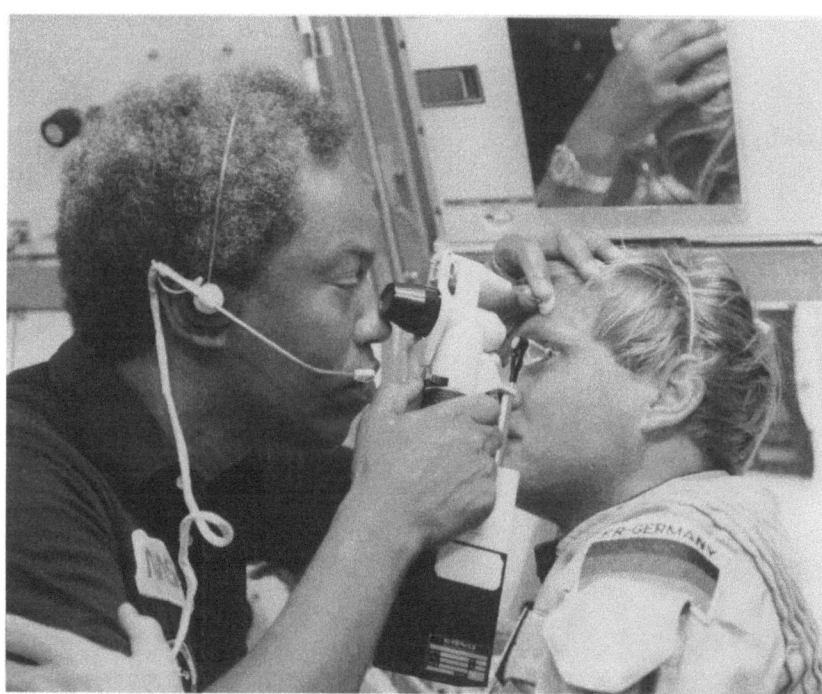

Abb. 1. Guion Bluford und Ernst Messerschmid mit dem Handapplanationstronometer zur Augendruckmessung

Gebiet, vorzugsweise mit einem zentralen Venenkatheter sollen zur Klärung dieser Fragen in der Zukunft beitragen.

5. Augeninnendruck

Zu ähnlichen Ergebnissen führten die Versuche mit dem Handapplanationstonometer, einer eigens für Messungen des Augeninnendruckes in Schwerelosigkeit entwickelten Apparatur (Abb.1). Auch hier zeigten sich nur kurz nach dem Start leicht erhöhte Werte, die jedoch bald wieder im Normbereich anzusiedeln waren. Sie waren auf jeden Fall nicht mit den persistierenden „Puffy Faces" der Crewmitglieder kongruent.

Zusammenfassend ist festzustellen, daß sich in vielen Bereichen teils bestätigende, teils aber den Theorien zuwiderlaufende Ergebnisse erzielen lassen konnten. Sie sind, auch wenn sie in Ermangelung quantifizierbarer Daten nur erste Hinweise geben Anlaß, auf diesem Weg weiter zu gehen und weitergehende Forschungen im Weltall zu betreiben. Eine erste Gelegenheit wird in der multifunktionellen Anlage „Anthrorack" der zweiten deutschen Mission gegeben werden. Diese äußerst kompakte Experimentieranlage wird es ermöglichen, wesentliche Parameter zum gleichen Zeitpunkt (EKG, Spirometrie, Unterkörper-Unterdruck, Ergometrie Ultraschall etc.) zu erheben. Es wird somit möglich sein, ein noch viel umfassenderes und differenzierteres Bild von den Anpassungsreaktionen zu erhalten. Wie bereits in der Vergangenheit wird die medizinische Forschung im Weltall dazu beitragen, die menschliche Physiologie besser zu verstehen.

Literatur beim Verfasser

Dr. Hans Stromeyer
DFVLR Köln
Linder Höhe
D-5000 Köln 90

Wissenschaftliches Filmprogramm

1. Nichtoperative Behandlung von Harnleitersteinen N. Schmeller (Lübeck)

2. Endoskopische Behandlung von urothelialen Tumoren mit dem Neodym-YAG Laser R. Böwering, A. Schilling, E. Keiditsch und F. Frank (München)

3. Operative Technik der transabdominalen Tumornephrektomie mit systematischer Lymphdissektion A. Herrlinger, K. M. Schrott und J. Weißmüller (Fürth, Erlangen)

4. Kontinente Harnableitung über Appendico-Vesico-Cutaneostomie F. Boehminghaus und W. Horn (Neuss)

5. Der totale Harnleiterdünndarmersatz C. F. Rothauge (Gießen)

6. Freie Hodentransplantation zwischen eineiigen Zwillingen G. Konrad, R. Schwaiger und H. Alzin (Mönchengladbach, Homburg/Saar)

7. Die Harnleitersteinentfernung mit dem Ureterorenoskop H. Brandl, F. J. Marx, G. Schnabl und B. Liedl (München)

8. Perkutane Nierensteinchirurgie: Technik und Taktik H.-U. Eickenberg (Bielefeld)

9. Transurethrale Adenomektomie der Prostata D. Völter (Pforzheim)

10. Innere Harnableitung nach radikaler Zystoprostatektomie mit Niederdruckreservoir und Anastomose zur membranösen Harnröhre U. E. Studer (Bern)

11. Das Spermiogramm W. Aulitzky, J. Frick, G. Pfligersdorffer und E. Rovan (Salzburg)

12. A New Personal Computer Assisted Pressur-Flow Study T. Hatano, M. Hayakawa, M. Oda and A. Osawa (Okinawa/Japan)

13. Die kontinente Ileum-Blase H. Melchior, Ch. Spehr, Ch. Persson und K.-P. Jünemann (Kassel)

14. Endoskopische Eingriffe am oberen Harntrakt W. A. Hübner, A. Floth und P. Porpaczy (Wien)

15. Der hohe Harnleiterstein - endourologische Therapie - antegrade Ureterorenoskopie R. Gumpinger, A. Schmidt und F. Eisenberger (Stuttgart)

16. Berührungsfreie Nierensteinzertrümmerung mit dem piezoelektrischen Lithotripter M. Ziegler, B. Kopper, R. Riedlinger, D. Neisius, H. Wurster, F. Überle, W. Kraus und Th. Gebhardt (Homburg/Saar, Karlsruhe, Knittlingen)

17. Radikale perineale Prostatektomie H.-F. Roblick (Marktredwitz)

18. Perkutane und ureteroskopische Schlitzungen von Harnleiterstenosen J. Schüller, N. Schmeller, J. Pensel und A. Knipper (Lübeck)

19. Blutstillung des Parenchymkanales mit einem Fibrinkleber bei der perkutanen Nephrolitholapaxie R. Pfab, W. Schütz, J. Braun und G. Blümel (München)

20. Die kontinente Harnableitung: Kock-Pouch U. Jonas (Leiden)

21. Laparoskopische Lokalisation nicht-palpabler Hoden J. A. J. M. Kirch und U. Jonas (Leiden)

22. Zweite Generation der Extrakorporalen Stoßwellenlithotripsie - Lithostar, ein universeller urologischer Arbeitsplatz D. M. Wilbert, H. Riedmiller, P. Alken und R. Hohenfellner (Mainz)

23. Vollständiger kontinenter Funktionsersatz des unteren Harntraktes - Operationstechnik und Funktion F. Schreiter und F. Noll (Schwelm)

24. Die sonographische Darstellung der Prostata und ihrer Nachbarorgane S. M. Miller und V. Müller-Mattheis (Düsseldorf)

25. Transperineale Implantation von radioaktivem I-125 Korn in die Prostata F. Rasmussen, H. H. Holm, N. Juul, S. Torp-Petersen und J. F. Laursen (Herlev/Dänemark)

26. Role of Lymphokines in Patients with Urological Malignancies H. Tazaki, K. Marumo, S. Nakamura and T. Shibayama (Tokio/Japan)

27. Pancreatico-Duodenectomy in a Case with Invasive Hypernephroma H. Tazaki, M. Hata, N. Deguchi and T. Ogata (Tokio/Japan)

Preisverleihungen

Den *Maximilian-Nitze-Preis* erhielten gleichberechtigt

Hertle L., Marienhospital, Univ. Klinik Bochum:
„Wirkungen und Mechanismen von Pharmaka am oberen ableitenden Harntrakt. Versuche an isolierten Präparaten des Menschen"

Otto U., Univ.-Krankenhaus Eppendorf, Hamburg:
„Tumor Cell Deoxyribonucleic Acid Content and Prognosis in Human Renal Cell Carcinoma"

Der *Filmpreis* wurde geteilt, wobei den *ersten Preis* zwei Bewerber gleichberechtigt erhielten, nämlich die Herren

Ziegler u. Mitarb., Homburg/Saar:
„Berührungsfreie Nierensteinzertrümmerung mit dem piezoelektrischen Lithotripter"

sowie

Roblick H.-F., Marktredwitz:
„Radikale perineale Prostatektomie"

Den *zweiten Filmpreis* erhielten

Brandl H. und Mitarb., München:
„Die Harnleitersteinentfernung mit dem Ureterorenoskop"

Den *Bard-Preis* erhielten

Schachtner W. u. Mitarb., Innsbruck:
„Nervenerhaltende bilaterale retroperitoneale Lymphadenektomie - anatomische Studie und Zugangsweg"

Generalversammlung

Protokoll der ordentlichen Mitgliederversammlung
der Deutschen Gesellschaft für Urologie
Am Donnerstag, dem 25. September 1986, im Franconia Saal, Congreß Centrum Würzburg

Versammlungsleitung: Präsident Prof. Dr. H. Frohmüller, Direktor der Urologischen Klinik und Poliklinik der Universität Würzburg, Luitpoldkrankenhaus, 8700 Würzburg

Protokollführer: 1. Schriftführer Prof. Dr. J. Kaufmann, Ärztlicher Direktor des Allgemeinen Krankenhauses Altona, Paul Ehrlichstr. 1, 2000 Hamburg 50

Der Präsident, Prof. Dr. H. Frohmüller, eröffnet um 17.00 Uhr die Generalversammlung der Deutschen Gesellschaft für Urologie und begrüßt die 159 anwesenden Mitglieder. Er stellt fest, daß die Einladung zu dieser Mitgliederversammlung satzungsgemäß und fristgerecht ergangen ist, die Tagesordnung den Mitgliedern rechtzeitig angekündigt wurde und die Versammlung damit beschlußfähig ist.

Generalversammlung

Der Präsident gibt den versammelten Mitgliedern der Gesellschaft noch einmal die Namen der in der abgelaufenen Kongreßperiode verstorbenen Mitglieder der Gesellschaft bekannt. Es sind die beiden Ehrenmitglieder Herr Prof. Karl Heusch, Aachen, und Herr Prof. Einar Ljunggren, Göteborg, sowie die Kollegen Prof. Dr. K. M. Bauer, Rosenheim, Dr. Paul Dietz, Mülheim/Ruhr, Dr. Wolfgang Frank, Planegg bei München, Prof. Gunther Karcher, Offenbach/Main, Dr. Karl-Heinz Linke, Alfeld/Leine und Dr. Hans Smoler, Isny.

Die Mitgliederversammlung gedenkt ihrer Verstorbenen.

Tagesordnung

Prämienverleihung für die Wissenschaftliche Ausstellung

Auf Vorschlag der Auswahlkommission erhielten W. Schachtner und Mitarbeiter für das Poster Nr. 58 des Programmheftes mit dem Titel: „Nerverhaltende bilaterale retroperitoneale Lymphadenektomie - anatomische Studie und Zugangsweg" den BARD-Preis und somit die Anerkennung als beste Wissenschaftliche Ausstellung.

Prämienverleihung für das Wissenschaftliche Filmprogramm

Der Filmpreis wurde geteilt. Den ersten Preis erhielten zwei Bewerber gleichberechtigt, und zwar die Herren Ziegler und Mitarbeiter (Nr. 180 im Programm): „Berührungsfreie Nierensteinzertrümmerung mit dem piezoelektrischen Lithotripter", sowie Dr. H.-F. Roblick (Nr. 181 im Programm) mit dem Film: „Radikale perineale Prostatektomie."

Den zweiten Filmpreis erhielten Herr Brandl und Mitarbeiter (Nr. 339 im Programm) mit dem Titel: „Die Harnleitersteinentfernung mit dem Ureterorenoskop."

Wahl des Präsidenten für das Amtsjahr 1987/88

Der Präsident teilt der Mitgliederversammlung den Beschluß des Vorstandes und des Ausschußes der Deutschen Gesellschaft für Urologie mit, Herrn Prof. Dr. Ziegler, Direktor der Urologischen Univ.-Klinik Homburg/Saar, zum Präsidenten für das Kongreßjahr 1987/88 vorzuschlagen. Der Präsident bittet um weitere Vorschläge. Weitere Vorschläge werden nicht gemacht. Bei der anschließend durchgeführten Wahl durch Stimmzettel werden 159 Stimmen abgegeben. Im einzelnen: Für Herrn Prof. Ziegler als Präsidenten stimmten 135 Mitglieder mit Ja. Ungültige Stimmen: 3, Enthaltungen: 3, Nein: 4, ungültig durch die Benennung von 6 nicht aufgestellten Kandidaten: 10. Damit ist Herr Prof. Ziegler für das Kongreßjahr 1987/88 zum Präsidenten der Deutschen Gesellschaft für Urologie gewählt. Herr Prof. Ziegler bedankt sich für das ihm entgegengebrachte Vertrauen und nimmt die Wahl an. Als Kongreßort ist Saarbrücken vorgesehen.

Wahl des 1. Schriftführers

Der Präsident schlägt den amtierenden 1. Schriftführer Prof. Dr. J. Kaufmann zur Wiederwahl vor und bittet um Gegenvorschläge. Diese erfolgen nicht, Herr Kaufmann wird mit 1 Stimmenthaltung für die weiteren 2 Jahre wiedergewählt.

Wahl des 2. Schriftführers

Der Präsident schlägt vor, Herrn Prof. Ackermann, derzeitiger 2. Schriftführer für weitere 2 Jahre zu wählen und bittet um Gegenvorschläge. Diese erfolgen nicht. Herr Prof. Ackermann wird mit 1 Stimmenthaltung zum 2. Schriftführer für weitere 2 Jahre gewählt.

Wahl des Schatzmeisters

Auf Vorschlag des Präsidenten wird Herr Dr. Brachmann für weitere 2 Jahre zum Schatzmeister der Deutschen Gesellschaft für Urologie wiedergewählt.

Wahl von zwei nicht ständigen Ausschußmitgliedern

Der Präsident teilt mit, daß die Amtszeit der Herren Prof. Gasser, Wien, und Bülow, Schweinfurt, als nicht ständige Mitglieder abläuft. Als Nachfolger schlägt Prof. Frohmüller die Herren Prof. Marberger/Wien, und Prof. Marx/Köln vor. Beide Herren werden ohne Gegenstimmen als nicht ständige Ausschußmitglieder für 4 Jahre gewählt.

Bericht des Präsidenten über das Geschäftsjahr 85/86

Der Präsident berichtet über die den Vorstand beschäftigenden Probleme der Tumornachsorge, die insbesondere in Bayern bestehen mit der Tendenz, die Tumornachsorge insgesamt dem internistischen Fachbereich zuzuordnen. Angesprochen werden weiterhin die vorhandenen Bestrebungen, das seit über 10 Jahren selbständige Fach Urologie wieder als Abteilung der Chirurgie zu integrieren. Seitens der Deutschen Gesellschaft für Urologie wird alles unternommen, um dieser Entwicklung Einhalt zu gebieten.

Die z. Zt. laufende Einarbeitung der Sonographierichtlinien in die Weiterbildungsordnungen der einzelnen Fachbereiche wird seitens der Deutschen Urologen durch die Herren Eickenberg, Knipper und Heck vertreten.

Bericht des Schatzmeisters und Ergebnis der Kassenprüfung

Der Schatzmeister, Herr Dr. Brachmann, berichtet, daß von der Hermes Steuerberatungsgesellschaft Hamburg ein Kassenbericht für die Zeit vom 1.9. 85 bis 31.8. 86 erstellt worden ist. Dieser Bericht ist von den Herren Prof. Ziegler und Prof. Melchior geprüft und gebilligt worden. Am 31.8. 86 betrugen das Barguthaben und Bankvermögen der Deutschen Gesellschaft für Urologie DM 241 469,11, das Effektenvermögen DM 78 500,-. Die Beitragsrückstände der Mitglieder beliefen sich zum Stichtag auf 9050,- DM. Im Anschluß an diese Berichte erteilt die Versammlung dem Vorstand der Gesellschaft die Entlastung.

Bericht des Archivars

Der Archivar, Herr Dr. Schultze-Seemann, Berlin, berichtet über den Neuerwerb urologischer Antiquitäten und zählt diese im einzelnen auf. Der Archivar berichtet weiter über seine Bemühungen, die Serie „Bedeutende Urologen des deutschen Sprachraums" zu vervollständigen mit dem Ziel, diese Serie dann ohne Änderungen in das bibliographische Lexikon bei einer vorgesehenen Neuauflage zu übernehmen. Abschließend berichtet Herr Dr. Schultze-Seemann über die vom Springer Verlag herausgegebene Monographie der Geschichte der Deutschen Gesellschaft für Urologie und deren Bedeutung für das Selbstverständnis der Deutschen Urologen. Der Präsident und das Plenum danken dem Archivar für seine in das Werk investierte Arbeit.

Bericht über Mitgliederbewegungen

Der 1. Schriftführer berichtet über den Zugang von 140 neuen Mitgliedern seit der letzten Versammlung. Davon haben 73 um die Vollmitgliedschaft und 67 um die Juniormitgliedschaft nachgesucht. 8 Mitglieder sind im Berichtszeitraum verstorben und 11 Mitglieder haben ihren Austritt aus der Gesellschaft erklärt. Die Deutsche Gesellschaft zählt somit 1025 ordentliche Mitglieder.

Verleihung des Maximilian-Nitze-Preises

Der Kommission (Herr Nagel als Vorsitzender, Herr Sökeland, Herr Sommerkamp, Herr Vahlensieck, Herr Lutzeyer) lagen 5 Arbeiten zur Begutachtung vor. Die Jury hat entschieden, daß 2 der Bewerber den Preis zu gleichen Teilen erhalten sollen. Es sind dies: Herr Hertle, L., Marienhospital, Univ.-Klinik Bochum: Für die Arbeit „Wirkungen und Mechanismen von Pharmaka am oberen ableitenden Harntrakt. Versuche an isolierten Präparaten des Menschen."
Herr Otto, U., Univ.-Krankenhaus Eppendorf, Hamburg. „Tumor Cell Deoxyribonucleic Acid Content and Prognosis in Human Renal Cell Carcinoma."

Der Präsident überreicht den Preisträgern die Zertifikate. Abschließend schlägt Prof. Frohmüller der Mitgliederversammlung vor, Herrn Prof. Ackermann in die Jury der Kommission für den Maximilian-Nitze-Preis aufzunehmen, da der amtierende Generalsekretär Lutzeyer z. Zt. diese Aufgabe nicht wahrnehmen kann.

Bericht zur Tätigkeit der Fort- und Weiterbildungskommission der Deutschen Urologen

Herrn Prof. Hartung, München, berichtet über die Tätigkeit der bestehenden 10 Arbeitskreise der Deutschen Urologen in der vergangenen Jahresperiode. Auch im kommenden Jahr sollen Zahl der Arbeitskreise und Frequenz der Veranstaltungen im wesentlichen konstant bleiben. Interessant ist, daß die ausgestellten Zertifikate zunehmend an Bedeutung für die Teilnehmer gewinnen, um vor den Kassenärztlichen Vereinigungen bestehen zu können. Herr Hartung berichtet weiter über die Bemühungen, mit der Bundesärztekammer und den Landesärztekammern im Gespräch zu bleiben, um die sehr unterschiedlichen Anforderungen bei den Facharztprüfungen auf ein gleich hohes Niveau zu heben.

Bericht der Film-Jury

Herr Prof. Hautmann weist auf die Notwendigkeit der Beachtung des Anmeldeschlusses für die Meldung eines Filmes hin, da spätere Anmeldungen auch in Zukunft nicht berücksichtigt werden können. Da satzungsgemäß Herr Priv.-Doz. Dr. Hubmann, Hamburg, aus der Film-Jury ausscheidet, schlägt Herr Hautmann Herrn Dr. Schreiter als Nachfolger vor. Die Versammlung stimmt diesem Vorschlag zu.

Kongreßband, Kosten und Gestaltung

Der 2. Schriftführer, Herr Prof. Ackermann, berichtet über die Gründe, die zur Herausgabe des in veränderter Form vorliegenden letztjährigen Kongreßbandes führten. Das damalige Ziel der Kostensenkung sei mit dem Autorensatz sicher erreicht worden, dagegen sei das zweite Ziel, den Band kurzfristiger herauszubringen, an der fehlenden Disziplin der Autoren gescheitert. Für den anstehenden Kongreßband soll noch einmal mit den verschiedenen Verlagen Kontakt aufgenommen werden, um die finanziellen Rahmenbedingungen erneut abzuklären. Das Ziel bleibt nach wie vor eine kostengünstige Drucklegung bei gleichzeitig für die Mitglieder akzeptablen Erscheinungsbild des Bandes.

Verschiedenes

Der Präsident gibt bekannt, daß bei Beginn der Generalversammlung 1100 Kongreßteilnehmer angemeldet waren. Die Zahl der Anmeldungen für die Urologischen Assistenzberufe beträgt 563, für das Seminar Mikrobiologie haben sich 144 Teilnehmer, für das Seminar Onkologie 118 Teilnehmer gemeldet.

Der Präsident des Kongreßjahres 86/87, Herr Prof. Eisenberger, dankt dem scheidenden Präsidenten, Herrn Prof. Frohmüller, für die hervorragende Ausrichtung der Tagung und lädt nach Stuttgart für Oktober 87 ein. Herr Prof. Frohmüller schließt die Mitgliederversammlung.

Genehmigt:
Prof. Dr. H. Frohmüller
Präsident der Deutschen Ges. für Urologie
im Kongreßjahr 1985/86

Prof. Dr. Kaufmann
1. Schriftführer

Autorenregister

Ackermann D 315, 344
Ackermann R 18, 41, 82, 179, 196, 209, 402
Ahlen H van 60, 163, 412, 424, 492
Al-Abadi H 239, 381
Alken P 39, 62, 318, 336, 341, 356
Allhoff E 80, 198
Alloussi Sch 440
Alth G 262
Altwein JE 40, 57, 162, 211, 417, 418, 490
Ålund G 135
Ammon J 252
Andreopoulos D 252
Arendsen EH 524
Arndt R 350, 387, 512, 519
Arnhold J 128
Auberger T 197
Aulitzky W 283, 371, 459

Babst-Nickig R 501
Bader U 472
Baert L 253
Baethmann A 475
Bähren W 162, 417
Baisch H 350, 390, 488
Bakos M 499
Balducci N 509
Balogh F 63
Bandhauer K 90, 133
Bartsch G 152, 169, 195, 407, 432
Bartsch W 112
Baskos M 499
Bassermann R 467
Bauer E 180
Bauer HW 365
Baur G 209
Becht E 161
Becker H 103, 109, 112, 127, 134, 238, 390, 399
Becker J 231
Becker T 365
Beckert R 417, 418
Bedri I 64, 226
Beer M 83, 183, 524, 525
Begemann P 247
Behrendt H 158, 171, 361, 367
Behrendt U 300, 501
Behrmann-Küster A 301
Bendl G 233
Berendsen G 300
Bergner S 158
Bertermann H 89, 141, 256, 266
Bichler K-H 76, 220, 221
Bier B 13
Biermann G 44
Bimmermann A 239
Binder BR 395
Bingold M 85, 128
Bloemers HPJ 388

Blümcke S 218
Bodrogi I 63
Boemers T 347
Boeminghaus F 65, 363, 484
Bökkerink JPM 439
Bonzel KE 522
Borgmann V 381
Bornhoff Ch 156, 223
Bosch R 86
Bosman F 390
Brachmann W 343
Braedel HU 31
Brand K 78, 205
Brandau W 513
Braun J 87, 139, 193, 255, 260, 279, 404, 464, 472
Braun P 252
Brenger B 477
Bressel M 35, 72, 91, 230
Breuel F 40
Breul J 247, 369
Brinnel Ch 218
Brix F 256, 266
Brühl P 424, 483, 496
Bruhns T 399
Bruins JL 408
Bubeck B 513
Bubeck J 241
Bubeck JR 307
Bucher H 35
Buchgeher M 283
Bühmann W 182
Bülow H 37
Bürger RA 62
Burk K 128, 216, 247
Bussar-Maatz R 143
Buys GAEM 439

Carl P 114, 188, 197
Carlström K 135
Cederlund J 106
Chaussy Ch 295, 296, 299, 319, 337, 356, 384
Chiang H 362
Chiari R 233
Christ G 395
Claes H 253
Colleselli K 169
Cordes M 85
Cramer B 274
Csapo Z 78, 205, 389
Czaplicki M 373
Czempiel H 255

Darewicz J 460
Debruyne FMJ 51, 113, 278, 352, 388, 439, 524
Demetriou D 37
Denil J 410
Denis L 278
Derouet H 36, 101
Deutz F-J 191, 353, 378, 494, 517
Dhom G 13, 36, 101, 398
Dieckmann K-P 365

Diederich R 329
Dippell J 520
Dollezal P 262
Donn F 109, 112, 134, 238, 399
Dörsam J 286
Dreikorn K 474, 504, 505, 510, 513, 520, 522, 534
Dressler K 372

Ebel H 530
Eberle J 432
Ebert T 82, 196, 209
Egender G 195
Egghart G 99, 241
Ehrenthal W 74, 110
Eichenberger T 218
Eickenberg H-U 285, 345
Eisenberger F 207, 306, 310
Eisenhut M 513
Emons D 496
Engelking R 80, 198
Engelmann U 356
Erkens F 320
Esk PC 146, 182

Fabricius PG 30, 203
Fassbinder W 509, 528
Fastenmeier K 347
Faul P 250
Feher M 64
Feiber H 191
Feitz WF 352, 388
Feller J 287
Fiedler U 532
Figge M 176
Finsterwalder H 222
Fischer C 329
Fischer J 442
Fischer N 28, 383
Fisser M 327
Flamm J 289
Fleischmann R 290
Flüchter StH 76, 220, 221
Fobbe F 470
Fornara P 203, 465, 524, 525
Frank F 338
Franke HD 103
Frankenschmidt A 138
Franz J 230
Franzen W 80, 198
Freund G 200
Frick J 149, 283, 371, 459
Friedrichs R 136, 378
Friesen A 178, 386
Frimodt-Møller C 444
Fritjofsson Å 106
Fritz K-W 145
Frohmüller H 1, 21, 35, 75, 91, 100, 107, 177, 190
Frohneberg D 99, 435
Fuchs G 295, 296, 337, 356, 384
Funke P-J 115, 302, 305, 323, 335, 449
Fürstenau Chr 24

Gaca A 191
Galek L 460
Gebhardt Th 317
Geeter P de 440, 447
Gehrig Th 370
Gellhaar G 345
Gerdes J 393, 395
Girsch E 277
Glatzl J 432
Goepel M 174, 361, 379, 421
Gola H 111
Gonnermann D 477, 480, 491
Götting B 216
Götz R 527
Gouvalis D 252
Graber P 93
Gräfenhahn H 239
Graff J 115, 302, 305, 335, 449
Gregl A 184
Gregor G 20
Grups J 402
Grups JW 35, 43, 75, 91, 100, 107, 177, 190
Grussendorf-Conen EI 353
Gschwind R 218
Gumpinger R 238
Gunst MA 315

Hackelöer B 434
Hadziselimovic F 133
Haefelinger G 167
Hagmaier V 91
Hain J 116
Hainz A 210
Halbig W 65
Halim S 76
Hallwachs O 201
Hamm B 470
Hammer C 336
Hammerer P 512, 519
Hanisch Th 530
Hanke P 216, 247, 308, 314, 509, 528
Hannappel J 320
Hansmann M 496
Hartlapp JH 172
Hartmann M 150, 372
Hartung R 171, 174, 361, 369, 379. 421, 488
Harzmann R 167, 290, 502
Hasun R 224
Hath U 310
Hauri D 47, 241, 245, 271
Hautmann R 99, 111, 306, 307, 435, 535
Heckl W 21
Hegemann M 327, 328
Heger ME 395
Heidbreder E 527
Heidland A 527
Heilmann L 361
Heller V 35, 43, 177, 190
Helpap B 213

Hengstermann B 496
Herich F 218
Hering F 93
Herrlinger A 23
Hertle L 302, 305, 323, 329, 335, 449
Hettenbach A 451
Heyden B von 150
Heymer B 377, 490
Hienert G 234, 244, 395
Hildebrandt F 434
Hirche H 174
Hirnle P 167
Höffken H 434
Hoffmeister R 242
Hofmann R 193, 255, 260, 279, 404, 464, 472, 482, 486
Hofstetter A 184, 324, 338, 347, 348
Hofstetter AG 303
Hohenfellner R 39, 62, 318, 356
Hoitsma AJ 524
Höltl W 224
Hölzl D 20
Hopp P 89
Horn W 363
Horsch R 505, 522, 534
Hort W 82
Hruby W 339
Hubmann R 343
Hubmer G 458
Huland E 350, 387
Huland H 297, 343, 350, 364, 387, 477, 480, 491, 512, 519
Hull W 534
Hunold C 231

Jacobi GH 39, 74, 110, 228
Jacobi-Nolde P 180
Jaeger N 25, 46, 54, 57, 157, 159, 172, 213
Jaeger P 47
Janetschek G 195
Jantos Ch 422
Jarrar K 333
Jellinghaus W 382
Jocham D 264, 299, 475
Jonas D 24, 365, 393, 395, 470, 532
Jonas U 390, 408
Joos H 149, 283, 371
Jünemann K-P 358, 400, 406, 440, 447
Jung P 154, 161

Karasewicz B 460
Karp P-D 453
Karstens JH 252
Karthaus HFM 388
Kastendieck H 35
Kate J ten 390
Kaufmann J 343
Kaufmann JJ 296
Kaula N 340
Kazón M 463, 487
Keiditsch E 347, 348, 386, 467
Keller F 532
Kernion J de 384
Kersting H 331
Kiechle J 312
Kiehn R 331

Kilian J 230
Kirch J 390
Kirchheimer JC 395
Kirkels WJ 352
Kirschall H 231
Kisbenedek L 63
Kleinschmidt K 127, 273
Klocke K 46
Kloppe H-P 49
Klöppel G 343, 350, 390, 488
Klose KC 378
Klosterhalfen H 103, 109, 112, 134, 238, 390, 488
Kneschaurek P 260
Knipper A 321, 324
Knipper W 343
Knönagel H 245, 271
Knöpfle G 424
Kohr P 266
Köllermann MW 116, 180, 215
König B 198
Konrad G 453
Kopper B 36, 101, 154, 317
Koren H 262
Korth K 497
Kosak D 224
Köster O 412
Köster R 65
Kovàcs J 97
Kowalewski S 496
Koyle M 295, 337
Kraemer-Hansen H 512, 519
Kraft R 88
Kramer AEJL 408, 444
Kramer W 24, 393, 395, 470, 532
Kranz A 325
Kratzik Ch 210, 277
Kraus W 317
Kraushaar J 130
Krech R 393, 395
Kreuser EB 490
Kreuser E-D 57
Kriegmair M 347
Kroiss A 339
Kröpfl D 44, 171, 174, 361, 379, 421
Kropp W 247, 367, 421, 488
Krüger H 286
Kuber W 210, 277
Kuhlencordt R 127, 134
Kühn R 59
Kunit G 149, 283
Kuntz RM 446
Kurth KH 86
Kutscher K-R 184, 303
Kuzaka B 373

Lacko P 499
Lagrange W 136
Laible V 525
Land W 524, 525
Langhammer H 87, 139
Lanthius-Beninga F 343
Lauke H 372
Lehmer A 404
Leistenschneider W 218
Leititis JU 434
Lenhard V 474
Lent V 450
Levens W 28
Liappis N 483

Liebau W 242
Liedke S 145
Liedl B 20, 30, 299
Lierse W 11
Lindner H 260
Loew F 440
Löhrs U 303
Lorenz R 198
Loy V 393, 395
Ludwig G 281, 426
Lue TF 400, 406
Lühr HG 437
Lunglmayr G 210, 262, 277, 278
Lupu A 295, 337, 356
Lütkemeyer B 285
Lutz K 207, 238
Lutzeyer W 28, 52, 136, 191, 353, 378, 383, 494
Lymberopoulos S 52

Mach P 305, 323
Madersbacher H 442
Maier U 244
Mallmann R 496
Mann J 504, 522
Mannel H 370
Marberger M 224, 339
Marquardt HD 241
Marquardt K 517
Martell M 215
Marumo K 403
Marx FJ 211
Mast G 36, 161
Mast GJ 154, 440
Matteis A de 215
Mayer R 25
Mehls O 520
Melchior H 358, 400, 406, 440, 447
Mellin H-E 179
Mende B 496
Merkel KH 274
Metzler H-J 50
Meyer WH 297
Meyer WW 308, 314, 528
Meyer-Schwickerath M 44, 171, 379
Michel W 302, 449
Miersch W-D 159, 172, 424
Mihatsch M 93
Mihatsch MJ 218
Milenković D 180
Milewski JB 373
Miller K 306, 307
Miller S 82, 196
Mlynek M-L 367
Möhring K 286
Molitor D 157, 159, 172
Mönch R 233
Mönk M 387
Moral PF del 113
Mouhanna H 287
Müller H-A 69
Müller HAG 207
Müller HM 383
Müller-Wiefel DE 520
Muraki J 403
Muschter R 184, 303

Nádor T 499
Nagel R 239, 300, 301, 381, 501
Nagy A 226

Nauth P 191
Neisius D 317
Nelde HJ 220, 221
Niederle N 158
Niemeyer U 333
Niggl M 327
Niklas K 154, 161
Nikolić J 180
Noll F 419
Norlén B-J 106
Noszákay A 97
Novakovski N 35

Oberholzer M 218
Oesterreich U 480
Oette K 80
Oosterhof GON 51, 524
Opelz G 510
Osieka R 369
Osterhage HR 21, 269
Ostwald R 52
Otto U 350, 390, 488
Ouden D van den 444

Palleske A von 491
Papadopoulos I 273, 274
Pastor J 305, 323, 335
Pauthner H 281
Peemöller A 312
Peiberg G 99, 435
Pensel J 321, 338, 347, 348
Perović S 428, 430
Perseus J 20
Persson Ch 358, 440
Peter HU 73
Peter St 41, 50
Peters H-P 385
Petritsch PH 458
Pfab R 327
Pfänder K 197
Pfleiderer G 209
Pflüger H 395
Pinter J 64, 226
Planz K 200
Poenitz-Pohl E 27
Poisel S 169
Pomer S 534
Poppel H van 253
Porst H 25, 54, 60, 157, 412, 483, 492
Porzsolt F 459
Potempa J 50, 451
Prellwitz W 74
Prinz J 130
Pykalo R 373
Pypno W 487

Randazzo R 384
Rassweiler H 238
Rassweiler J 207, 306, 310
Rath M 83, 183
Rathert P 53, 236, 249
Raz S 362
Recker F 52, 191, 494, 517
Rehak R 458
Rehm B 528
Reichelt H-G 345
Reidemeister JChr 369
Reimann H-J 331
Reimers I 303
Reindl P 188, 197
Reiner A 223
Reiter M 458

Rennmayer D 210
Riccabona M 263
Richter M 370
Riedlinger R 317
Riedmiller H 318, 356
Riemenschneider T 221
Riese W de 128, 146, 247
Ringert R-H 44, 171, 247, 379
Rist M 93
Ritz E 504
Robinson MRG 278
Rodeck G 27, 312, 434, 530
Röhl L 286, 505, 522, 534
Rohloff R 264
Rohrmoser L 27, 312
Rollema HJ 444
Romer H 370
Ros A 437
Rosdy E 499
Rössler W 385, 474
Roth F 93
Roth St 236
Rothauge CF 130, 333
Rothe KF 220
Rothenberger KH 347
Rotter M 139
Rübben H 28, 52, 136, 191, 252, 292, 353, 378, 383, 494, 517
Ruder H 520
Rulf W 242
Rutishauser G 93, 218

Sabel S 308
Salinger W 222
Salzer E 152
Sandow J 281
Sarafides P 440
Saul Ch 524
Scaria F 215
Šćepanović D 430
Schachtner W 169
Schaefer M 483
Schaefer RM 54
Schäfer H 477
Schafhauser R 59
Schalken JA 388
Schärer K 520
Schärfe Th 336
Schauenstein E 458
Scheiber K 152
Scheidegger J 33
Scheikert HU 287
Schemmer B 139
Schießl JH 482
Schiller A 244
Schilling A 178, 386, 467
Schindler E 49, 145, 146, 182, 269
Schlake W 231
Schmeller N 244, 321, 324, 338, 348

Schmeller NT 303
Schmid L 87, 139
Schmidbauer CP 296, 362
Schmidt H 83, 183
Schmitz B 320
Schmitz-Dräger BJ 82, 196, 209, 402
Schmoll H-J 49, 145
Schnabel K 101
Schneider M 216
Schneider W 40
Schnell D 377, 418
Schnyder M 416
Schnyder v WM 344
Scholler P 474
Scholman HJ 218
Schorn A 263
Schott G 23
Schreiter F 131, 340, 359, 410, 419
Schröder F-H 71, 86
Schrott KM 59, 156, 205, 223, 265, 389, 456
Schueren E van der 253
Schuldes H 300, 301, 501
Schüller J 321, 324
Schulte-Mattler G 158
Schultze-Seemann F 7, 126
Schultze-Seemann W 128, 247, 312
Schulze H 115
Schumacher F 422
Schuster E 210
Schütz W 87, 139, 255, 260, 279, 328, 404, 446
Schwab WD 467
Schwartmann K 363, 484
Schwartzkopff W 239
Schwarzer U 486
Schweiker U 480
Schweikert HU 287, 432
Schweinsberg F 167
Schwemmer B 87, 139, 255, 260, 279, 404, 472
Schwertfeger K 440
Sciara F 215
Scrinzi U 459
Seemann O 475
Seidl E 146
Seitz G 398
Senge Th 115, 302
Senn E 90, 133
Sigel A 23, 56, 78
Silverio F di 215
Simons H 249
Sinagowitz H 111
Skukfeh F 226
Sohn M 33
Sommerkamp H 104, 138, 222, 258, 259
Sonntag W 201
Sparwasser C 417

Spindler H-W 110
Spona J 289
Sremčević D 428
Sropp C 128
Stackl W 339
Staehler G 20, 30, 183, 186, 465, 525
Stauffenberg A von 60, 163
Steffens J 437
Steffens L 325, 437
Steinbächer M 513
Steiner H 283
Stenzl A 458
Stief CG 162, 417, 418
Stöckle M 39
Stöhr S 327
Straub T 475
Straube W 231
Strehlau J 520
Stromeyer H 538
Studer UE 33, 73, 88, 344, 416
Sturm W 203, 385, 475
Szeldeli P 63
Szokoly V 64

Tackmann W 412
Talić B 428, 430
Tanagho EA 400, 406
Tanke HJ 390
Tauber R 264, 292, 331
Tazaki H 403
Tenaglia R 215
Teufel K-J 244
Theyer G 223
Thiel H-J 265
Thon WF 377, 417, 418, 490
Thüroff J 356
Tomić M 180
Török P 499
Tradowsky M 162
Tschada R 451
Tunn UW 85, 128, 287

Überle F 317
Ueno M 403
Uhlschmid G 517
Ulm K 139
Ulshöfer B 312, 530
Uytsel L van 253

Vahlensieck W 46, 54, 57, 60, 157, 163, 492
Varenhorst E 135
Ven WJM van de 388
Verhagen-Derks WAM 352
Vescei P 286
Vietsch H von 62
Villiers E-M de 353
Visser CE 51
Vita R de 215
Vogel E 328, 446

Vogel J 159, 213
Vogt HJ 464
Voigt A 178
Voigt KD 112
Vossaert P 325
Vradeles V 127
Vries JDM de 439
Vydra G 230

Wabrosch G 97
Wagenknecht LV 226, 412
Waldthausen W von 301
Walter K 201
Walther R 205, 265, 389
Walz M 369
Wand H 89
Wannenmacher M 104
Weber W 216, 247, 509
Weckermann D 290
Weidenfeld M 116, 215
Weidner W 422
Weiglein W 85
Weis G 37
Weißbach L 48, 142, 143, 147, 164, 176, 273, 274
Weißmüller J 56, 59, 156
Weitbrecht M 327
Wenderoth UK 74, 110, 111, 191
Wernert N 398
Wetterauer U 222, 258, 259
Wicklung H 106
Wieland W 385, 475
Wienhöver Rh 242
Wiest W 451
Wilbert D 336
Wilbert DM 318
Winter P 25
Wipfler G 286
Wirth M 35, 43, 75, 91, 100, 107, 177, 190
Wirth MP 402
Wissinger U 24
Witjes JA 113
Wojta J 395
Wolf J 446
Wondrazek F 338
Wurster H 317

Zechner O 234
Zehntner Ch 315
Zeller WJ 474
Ziegler M 36, 101, 317
Zilch HG 482
Zingg EJ 73, 88, 315, 344
Zink R 107, 264
Zink RA 527
Zöckler H-T 49
ZurNedden D 195
Zwergel Th 31
Zwergel U 31
Zwirner M 221

P. Abrams, R. Feneley, M. Torrens

Urodynamik für Klinik und Praxis

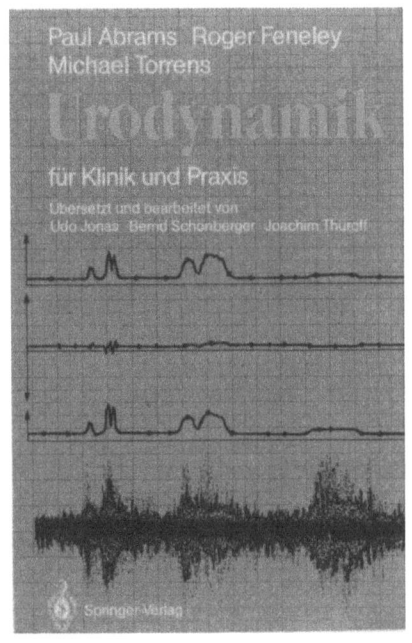

Übersetzt und bearbeitet von
U. Jonas, B. Schönberger, J. Thüroff

1987. 98 Abbildungen. X, 306 Seiten.
Gebunden DM 168,-. ISBN 3-540-17065-0

Inhalt: Voruntersuchung des Patienten. Urodynamische Untersuchungen. – Interpretation urodynamischer Befunde. – Klinischer Wert urodynamischer Untersuchungen. Neue Entwicklungen in der Urodyamik. Berichte der International Continence Society (ICS). Planung neuer urodynamischer Meßplätze. Ausführliche urodynamische Literaturübersicht der Jahre 1980–1985.

Dieses Buch bringt eine kompakte Beschreibung der urodynamischen Untersuchungsmethoden, wie sie in einem spezifischen urodynamischen Zentrum entwickelt wurden. Es spiegelt die langjährige Erfahrung und die Lehrmeinungen der Autoren wider. Die deutsche Neubearbeitung berücksicht die notwendige Aktualisierung und Anpassung an die in Deutschland entwickelten und standardisierten Untersuchungstechniken. Das Buch soll Urologen, Gynäkologen, Pädiater und Neurologen ansprechen und ist als Basis und Nachschlagewerk für den urodynamisch interessierten Mediziner gedacht.

Springer-Verlag
Berlin Heidelberg New York
London Paris Tokyo

Heidelberger Platz 3, D-1000 Berlin 33 · 175 Fifth Ave.,
New York, NY 10010, USA · 28, Lurke Street, Bedford
MK40 3HU, England · 26, rue des Carmes, F-75005 Paris
37-3, Hongo 3-chome, Bunkyo-ku, Tokyo 113, Japan

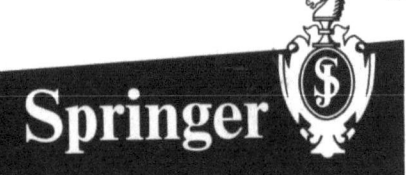

G. Ludwig und J. Frick

Praxis der Spermatologie

Atlas und Anleitung

unter Mitarbeit von E. Rovan
mit einem Beitrag von W.-H. Weiske und F. Maleike

1987. Etwa 160 Seiten mit 212 größtenteils farbigen Abbildungen, 14 Tabellen. Gebunden DM 160,–. ISBN 3–540–17771-X

Die Ejakulat-Analyse, das sogenannte Spermiogramm, ist der zentrale Untersuchungsgang in der andrologischen Abklärung einer ungewollten Kinderlosigkeit. Sie ist der richtungsgebende Gradmesser in der Abschätzung der Fertilitätschance. Verbesserte Inseminationstechniken und die in-vitro-Fertilisation haben in den letzen Jahren die Bedeutung einer exakten morphologischen und funktionellen Spermaanalyse noch erhöht.

In diesem Buch wird in bewußter Beschränkung auf die Belange der täglichen Praxis das Spermiogramm anhand zahlreicher Farbabbildungen stufenweise rezeptartig dargestellt. Dabei ermöglicht der reich bebilderte Atlas die morphologische Erkennung und Beurteilung der normalen und pathologischen Spermatozoenformen und sonstigen zellulären Elemente.

In gesonderten Kapiteln werden die modernen Penetrationstests, die für die Kapazitationsfähigkeit der Spermatozoen wichtig sind, ebenso abgehandelt wie die Möglichkeiten der Spematozoenstimulation und relevante immunologische Tests.

Als „Rezeptbuch" zur Erstellung des Spermiogramms dient der Atlas allen andrologisch tätigen Ärzten wie Urologen, Gynäkologen, Dermatologen sowie endokrinologisch und immunologisch ausgerichteten Internisten, interessierten Allgemeinmedizinern und Laborärzten.

Springer-Verlag
Berlin Heidelberg New York
London Paris Tokyo

Heidelberger Platz 3, D-1000 Berlin 33 · 175 Fifth Ave., New York, NY 10010, USA · 28, Lurke Street, Bedford MK40 3HU, England · 26, rue des Carmes, F-75005 Paris 37-3, Hongo 3-chome, Bunkyo-ku, Tokyo 113, Japan

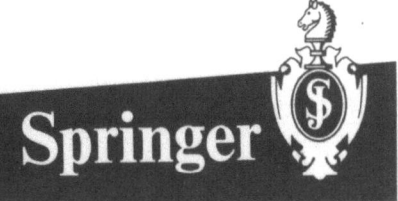

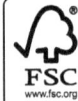

If you have any concerns about our products,
you can contact us on
ProductSafety@springernature.com

In case Publisher is established outside the EU,
the EU authorized representative is:
**Springer Nature Customer Service Center GmbH
Europaplatz 3, 69115 Heidelberg, Germany**

Printed by Libri Plureos GmbH
in Hamburg, Germany